Schriftenreihe Humandiskurs – Medizinische Herausforderungen in Geschichte und Gegenwart

Medizinisch Wissenschaftliche Verlagsgesellschaft

Über die Schriftenreihe
Humandiskurs – Medizinische Herausforderungen in Geschichte und Gegenwart

Die Schriftenreihe begreift das Menschliche als integratives Zentrum der Fächertrias Medizingeschichte, Medizinethik und Medizintheorie („Medical Humanities"); sie verfolgt das Ziel, diejenigen Perspektiven zusammenzuführen, die den Menschen als Wesen in einem komplexen Spannungsfeld erkennen lassen: Der Mensch erfährt Bedrohungen durch Krankheit und Tod, aber auch die medizinischen Reaktionen darauf unter sachlichen, sozialen und geistigen Bedingungen, die sich im Laufe der Zeit in praktischer und konzeptioneller Hinsicht ändern und insofern historisch aufzuarbeiten sind (Medizingeschichte). Zugleich ist es erforderlich, die theoretische Ordnung der konkreten Zugriffsweisen auf den Menschen zu reflektieren (Medizintheorie). Beides kann allerdings nicht geschehen, ohne dass Rechenschaft über die jeweils zugrunde gelegten, handlungs- und reflexionsleitenden Zielbestimmungen sowie den vorausgsetzten oder in Frage gestellten normativen Rahmen abgelegt wird (Medizinethik). In diesem Sinne versammelt die Schriftenreihe zum einen monographische Abhandlungen, zum anderen thematisch fokussierte Sammelbände, in denen Mitglieder des Aachener Instituts, Gastautoren sowie nicht zuletzt auch Nachwuchsforscher medizinhistorisch, medizinethisch und medizintheoretisch relevante Fragestellungen auf ihre zentrale anthropologische Dimension hin in den Blick nehmen. Dabei fokussiert sich die Schriftenreihe Humandiskurs besonders auf kontrovers diskutierte Problemfelder aus den besagten Querschnittsfächern.

Herausgeber
Univ.-Prof. Dr. med. Dr. med. dent. Dr. phil. Dominik Groß
Institut für Geschichte, Theorie und Ethik der Medizin
Wendlingweg 2
D - 52074 Aachen

Schriftenreihe Humandiskurs –
Medizinische Herausforderungen in Geschichte und Gegenwart

Dominik Groß | Sabine Müller
Jan Steinmetzer (Hrsg.)

Normal – anders – krank?

Akzeptanz, Stigmatisierung und Pathologisierung im Kontext der Medizin

mit Beiträgen von
G. Buchli | R. D'Ortona | S. Evers | P. Gelhaus | D. Groß
U. Hagenah | W. Henn | P. Hucklenbroich | M. Kehl | T. Krones
A. Kopytto | A. T. May | F. Mildenberger | S. Müller
C. Neuschaefer-Rube | G. Schäfer | D. Scheidt
J. Steinmetzer | M. Thal | S. Westermann

Medizinisch Wissenschaftliche Verlagsgesellschaft

Herausgeber

Univ.-Prof. Dr. med., med. dent. et phil. Dominik Groß
Dr. phil. Dipl.-Phys. Sabine Müller
Jan Steinmetzer, M. A.

Institut für Geschichte, Theorie und Ethik der Medizin
Medizinische Fakultät der RWTH Aachen
Wendlingweg 2
D - 52074 Aachen

Schriftleitung: Sabine Müller

MWV Medizinisch Wissenschaftliche Verlagsgesellschaft OHG
Zimmerstraße 11
D - 10969 Berlin
www.mwv-berlin.de

ISBN 978-3-939069-28-7

Bibliografische Information der Deutschen Nationalbibliothek
Die Deutsche Nationalbibliothek verzeichnet diese Publikation in der Deutschen Nationalbibliografie; detaillierte bibliografische Informationen sind im Internet über http://dnb.d-nb.de abrufbar.

Produkt-/Projektmanagement: Nina Heinlein, Berlin
Lektorat: Monika Laut, Berlin
Layout & Satz: eScriptum GmbH & Co KG – Publishing Services, Berlin
Printed in Germany

Zuschriften und Kritik an:

MWV Medizinisch Wissenschaftliche Verlagsgesellschaft OHG, Zimmerstraße 11, D - 10969 Berlin, lektorat@mwv-berlin.de

Vorwort

„Normal - anders - krank?“ ist der zweite Band der Reihe „Humandiskurs“, die sich aus der Perspektive der Medizin historisch bedingten wie neuen gesellschaftlichen Herausforderungen widmet. Er behandelt das Themenfeld Akzeptanz, Stigmatisierung und Pathologisierung im Kontext der Medizin und versammelt hierzu ein breites Spektrum von Beiträgen, denen - mittel- oder unmittelbar - *ein* Aspekt gemeinsam ist: die soziale Verantwortung der Medizin und der in der Heilkunde tätigen Akteure. In vielen Beiträgen wird zudem die Frage aufgeworfen, inwieweit die Medizin über die gesellschaftliche Akzeptanz, Pathologisierung oder Ausgrenzung von bestimmten Minderheiten oder Individuen bestimmt, und inwiefern ihr die Funktion einer Deutungsmacht nicht nur über Krankheit, sondern auch über Normalität zukommt. Dabei wird deutlich, dass die Krankheits- und Normalitätsdefinitionen der Medizin gerade für die Behandlung von Menschen, deren körperliche oder psychische Erscheinung von der Allgemeinheit als „irgendwie anders“ empfunden wird, eine zentrale Rolle spielen. Gefordert werden daher eine neue Achtsamkeit innerhalb der Medizin, welche die Gefahr von Diskriminierungen und Stigmatisierungen wahrnimmt und reflektiert, aber auch eine besondere Zurückhaltung bei Versuch(ung)en, bestimmten Phänomenen einen Krankheitswert zuzuschreiben. Diese Forderung ist schon deswegen berechtigt, weil erstens keine verbindliche, normative Definition des Begriffs Krankheit existiert, und zweitens der medizinische und der lebensweltliche Normalitätsbegriff nicht übereinstimmen und zudem einem ständigen Wandel unterliegen.

Die Vorstellungen von Gesundheit und Krankheit sind abhängig vom jeweiligen soziokulturellen und politischen Kontext. Beispiele für die Relativität derartiger Vorstellungen sind die Einschätzung eines regelmäßigen Konsums bewusstseinsverändernder Substanzen als Suchterkrankung oder aber als normales Verhalten sowie die - zeit- und kulturabhängige - Betrachtung von Homosexualität als moralisches Fehlverhalten, als angeborene oder erworbene Krankheit oder als selbst gewählter Lebensstil.

Abgesehen von kulturellen Differenzen verändern sich das Verständnis und die Bewertung von Krankheit auch entscheidend durch den medizinischen Fortschritt. Vor allem psychische und neurologische Erkrankungen werden durch die Verfügbarkeit neuer Medikamente und Interventionsmöglichkeiten grundlegend anders betrachtet. Bestimmte psychiatrische Störungen, die früher als Resultat frühkindlicher psychischer Traumata angesehen wurden, werden zunehmend als hirnorganisch bedingt und medikamentös behandelbar eingeschätzt. Andererseits werden früher als normal angesehene kognitive und affektive Veränderungen im Alter wie Vergesslichkeit oder Antriebsschwäche zunehmend als pathologisch und behandlungswürdig interpretiert.

Die Beiträge dieses Buches untersuchen verschiedene Fragestellungen zur Normalität, zum Anderssein und zur Krankheit aus theoretischer Perspektive oder anhand konkreter Beispiele.

Teil A behandelt die *theoretischen Grundlagen* der Begriffe „normal“, „anders“ und „krank“. Den Anfang macht der Mediziner und Medizintheoretiker *Peter*

Hucklenbroich mit einer wissenschaftstheoretischen Untersuchung der Begriffe „Krankheit" und „Normalität". Er analysiert und rekonstruiert systematisch die wissenschaftlich-medizinische Krankheitslehre und stellt eine umfassende Definition von Krankheit vor, die die grundlegenden Kriterien und Prinzipien der heutigen medizinischen Nosologie zusammenfasst.

Anschließend stellt die Medizinerin und Medizinethikerin *Petra Gelhaus* die Frage nach der Funktionalität des Normalen. Ausgangspunkt ihrer Untersuchungen ist der Fall des schwer behinderten Mädchens Ashley, das einer wachstumsbegrenzenden Behandlung unterzogen wurde, um seine Pflege zu erleichtern, aber auch um das kindliche Erscheinungsbild zu bewahren. Von dort entwickelt sie Überlegungen über die Grenzen der Normalität und den Status, den Normalität für den medizinischen Krankheitsbegriff besitzt.

Aus Sicht der klinischen Neurowissenschaften, insbesondere der Neurologie, Neuropädiatrie, Psychiatrie und Neurochirurgie, untersucht der Neurologe *Stefan Evers* den Krankheitsbegriff. Er stellt fest, dass gerade in diesen Bereichen zunehmend relativierende Beobachtungen zur Feststellung von Krankheit gemacht werden. Anhand verschiedener Beispiele, insbesondere der Migräne und der Altersdemenz, demonstriert er, wie unscharf die Grenzen zwischen krank und gesund sind, und dass sich Krankheiten je nach Situation als Lebensvorteil oder als Lebensnachteil manifestieren können.

Der Humangenetiker und Medizinethiker *Wolfram Henn* untersucht die Konzepte Normalität, Anderssein und Krankheit aus Sicht der Humangenetik und betrachtet die diskriminierenden Folgen von bestimmten, nicht positiv konnotierten Normabweichungen, insbesondere das Risiko genetischer Diskriminierung.

Nach diesen theoretisch ausgerichteten Beiträgen beschäftigen sich die weiteren Aufsätze in den Teilen B bis G mit konkreten Beispielen von Andersartigkeit, Normabweichung und Krankheit.

Teil B behandelt die *Homosexualität* aus zwei verschiedenen Perspektiven: Zuerst betrachtet der Medizinhistoriker *Florian Mildenberger* den Diskurs über männliche Homosexualität in der deutschen Medizin von 1880 bis heute und stellt dabei den Wandel von einer durch die Medizin betriebenen Pathologisierung der Homosexualität bis zu deren Depathologisierung aufgrund gesellschaftlichen Drucks dar. Anschließend untersucht die Physikerin und Medizinethikerin *Sabine Müller* den aktuellen Forschungsstand zu biologischen Grundlagen der Homosexualität und diskutiert die ethischen Implikationen einer biologischen (Mit-)Bedingtheit homosexueller Neigungen.

Teil C widmet sich den Phänomenen *Transsexualität und Intersexualität*. Der Medizinhistoriker *Jan Steinmetzer* und der Arzt und Medizinethiker *Dominik Groß* analysieren den gesellschaftlichen und juristischen Umgang mit transsexuellen Menschen in Belgien und anderen Staaten der Europäischen Union. Dabei wird deutlich, wie sehr die Definition von „Normalität" vom jeweiligen soziokulturellen und medizinischen Umfeld abhängt. Die Phoniaterin *Christiane Neuschaefer-Rube*, der Logopäde *David Scheidt* und *Dominik Groß* betrachten Modelle zur Definition von Transsexualität und untersuchen, wie sich eine der Geschlechtsdarstellung entsprechende bzw. eine davon abweichende Stimme auf die Akzeptanz der Betroffenen im Alltag auswirkt. Anschließend beschreibt die Ärztin *Mareike Kehl* die Situation von intersexuellen Menschen; sie geht der Frage nach, wie sich die gesellschaftliche Normvorstellung von eindeutig definierter Geschlechtszugehörigkeit in der medizinischen Behandlung von Intersexuellen niederschlägt und wie diese häufig traumatisierende operative Eingriffe veranlasst.

Teil D enthält Beiträge zur *Körperwahrnehmung und Identität*: Der Kinder- und Jugendpsychiater *Ulrich Hagenah* untersucht die Bedeutung von Stigmatisierungsprozessen für die Entwicklung von Essstörungen wie Anorexie und Bulimie sowie von Übergewicht. *Sabine Müller* beschreibt das sehr seltene Phänomen der Body Integrity Identity Disorder (BIID), das durch ein starkes Verlangen nach der Amputation eines gesunden Körperteils charakterisiert ist. Sie diskutiert die kontroversen medizinethischen Positionen hierzu: zum einen die Respektierung eines solchen Amputationswunsches als autonome Entscheidung, zum anderen die Hypothese, dass diesem Verlangen eine neurologische Störung zugrunde liegt. *Christiane Neuschaefer-Rube* und *Dominik Groß* untersuchen die Bedeutung der Sprecheridentität für die Zuschreibung von „Normalität". Dabei geht es u.a. um die bisher wenig beachtete Frage, inwieweit der Verlust dieser Sprecheridentität Diskriminierungen und Stigmatisierungen durch das soziale Umfeld nach sich zieht. Der Medizinethiker *Arnd T. May* untersucht aus medizinethischer und juristischer Sicht das Piercing. Er diskutiert Modelle zur Kostenübernahme der Komplikationskosten nach Piercings. Der Zahnarzt und Medizinhistoriker *Gereon Schäfer* beschäftigt sich demgegenüber mit traditionellen und modernen Körpermodifikationen im Orofazialbereich, insbesondere mit Dental Piercing und Tattoos, und diskutiert deren Akzeptanz bzw. Ablehnung unter medizinischen, gesellschaftlichen und ethischen Aspekten.

Teil E stellt zwei historische Formen von *Zwangsbehandlungen* im Bereich der Medizin dar: *Dominik Groß* und *Gereon Schäfer* analysieren Austauschprozesse zwischen der fachlichen und der gesellschaftlichen Diskussion über Psychochirurgie am Beispiel der (verfilmten) belletristischen Literatur – ausgehend von der Annahme, dass die Darstellung der Medizin in der Literatur den gesellschaftlichen Blick auf Medizin (und hier insbesondere auf die psychiatrische Chirurgie) reflektiert und prägt. Die Medizinhistorikerin *Stefanie Westermann* untersucht die Folgen der in der NS-Zeit von Medizinern durchgeführten Zwangssterilisationen für die Betroffenen und zeigt dabei die Kontinuität der Stigmatisierung der Opfer bis in die Gegenwart auf.

Teil F untersucht die Phänomene *Hochbegabung und Inselbegabung*, die keineswegs als durchweg positive Normabweichungen betrachtet wurden und werden. *Jan Steinmetzer* und *Sabine Müller* untersuchen zunächst Wunderkinder und Genies in historischer und sozialwissenschaftlicher Perspektive. Anschließend betrachten *Sabine Müller* und *Jan Steinmetzer* Hochbegabte und Savants in medizinischer Perspektive, wobei sie vor allem die biologischen Ursachen der Inselbegabungen von Savants und die möglichen Zusammenhänge mit echter Hochbegabung, aber auch mit geistigen Behinderungen behandeln.

Schließlich behandelt *Teil G Behinderungen* im Kontext der Medizin. Der Historiker *Gisep Buchli* beschreibt den eugenischen Diskurs über Menschen mit Behinderungen und das Konzept, sie in Asylen abzusondern, von der Gesellschaft fernzuhalten und an der Fortpflanzung zu hindern. Anschließend untersucht die Ärztin und Medizinsoziologin *Tanja Krones* theoretisch und empirisch die Frage, ob Menschen mit Behinderungen durch die Einführung von Pränatal- und Präimplantationsdiagnostik vermehrt Diskriminierungen ausgesetzt werden. Am Ende von Teil G steht ein Aufsatz ganz anderer Art: *Rosanna D'Ortona* von der Redaktion *Ohrenkuss* berichtet über ein Projekt von Menschen mit Down-Syndrom, die weitgehend eigenständig eine Zeitung gestalten; dabei präsentiert sie Kurzbeiträge aus dem Magazin zum Thema „Wie erleben Menschen mit Down-Syndrom die Welt?"

Das Buch wird durch *Teil H*, die *Auswahlbibliographien*, abgerundet. Die erste, von *Andreas Kopytto* und *Michaela Thal* erstellte Bibliographie, versammelt Publikationen zu den Themen des Buches in medizinischer Perspektive; die zweite, von *Michaela Thal* und *Andreas Kopytto*, entsprechende Beiträge aus soziokultureller Sicht.

Aachen, im November 2007
Dominik Groß, Sabine Müller und Jan Steinmetzer

Inhalt

A

Theoretische Grundlagen von Normalität und Krankheit

„Normal – anders – krank“: Begriffsklärungen und theoretische Grundlagen zum Krankheitsbegriff

Peter Hucklenbroich

1 Normal, anders, krank?

Die Trias der Begriffe „normal“, „anders“ und „krank“ beinhaltet in vollständiger Darstellung drei Paare von Unterscheidungen, nämlich zwischen *normal* und *krank*, zwischen *normal* und *anders* und zwischen *anders* und *krank*. In wissenschaftlichen Kontexten gehört nur die erste Unterscheidung im engeren Sinne zur Krankheitstheorie und damit zur Medizin; die zweite Unterscheidung gehört disziplinär eher in den Bereich einer Soziologie und Sozialpsychologie (oder, ganz abstrakt, in die Statistik) und die dritte in eine vergleichende oder abgrenzende, z. B. wissenschaftstheoretische Betrachtung zwischen den beiden ersten Unterscheidungen. Im Folgenden soll versucht werden, insbesondere die erste und die dritte Unterscheidung auf der Basis medizin- und wissenschaftstheoretischer Überlegungen näher zu charakterisieren. Eine historische oder empirisch-sozialwissenschaftliche Untersuchung der Unterscheidung zwischen Normalität und „Anderssein“ liegt dagegen nicht in der Reichweite dieses Aufsatzes; hier werde ich mich darauf beschränken, die Existenz sozialer Ab- und Ausgrenzungsphänomene als Faktum anzunehmen, ohne in tiefergehende theoretische Erklärungen und Deutungen einzusteigen.

Die folgende Untersuchung setzt sich daher aus zwei Teilen zusammen: Im ersten Teil lege ich dar, wie die Unterscheidung zwischen *normal* (bzw. *gesund* oder *ungestört*) und *krank* (bzw. *krankhaft* oder *pathologisch*) – also insbesondere der *Krankheitsbegriff* und der *Normalitätsbegriff* – in der Medizin begründet werden können. Im zweiten Teil diskutiere ich (a) einige Probleme, die sich aus dem Unterschied zwischen dem medizinischen und dem lebensweltlichen Normalitätsbegriff ergeben, (b) die Frage, inwieweit historische Verschiebungen in der medizinischen Krankheitslehre als Veränderungen, Wechsel oder Relativierung des Krankheits- und Normalitätsbegriffs aufzufassen sind.

2 Der Krankheitsbegriff

Der *Krankheitsbegriff* und die auf ihm basierenden Unterscheidungen bilden die zentrale *theoretische* Begrifflichkeit der *Medizin*, vergleichbar der Rolle des Lebensbegriffs in der *Biologie*, des Stoffbegriffs in der *Chemie* oder der Begriffe von Raum, Zeit, Masse und Kraft in der klassischen *Physik*. Zugleich bildet der Krankheitsbegriff das wichtigste Bindeglied zwischen theoretischer Medizin und klinisch-praktischer Medizin, insofern die *Krankhaftigkeit* von Zuständen und Prozessen – allgemein: von Merkmalen – des menschlichen Organismus ein *prima-facie-Kriterium* für deren *Behandlungsbedürftigkeit* darstellt. (Um Missverständnisse zu vermeiden, sei betont: Krankhaftigkeit ist nicht das einzige Kriterium für Behandlungsbedürftigkeit, sondern es gibt andere Kriterien, z. B. bei normalen Altersbeschwerden. Außerdem handelt es sich um ein Kriterium *prima facie*, was bedeutet, dass für die Stellung einer Behandlungsindikation und die Fällung einer Behandlungsentscheidung noch weitere Kriterien zu berücksichtigen sind, so die *vergleichende Bewertung* der verfügbaren Behandlungsoptionen und die *Präferenzen* und *Wertüberzeugungen* von Patient und Arzt.) Daher ist die medizinische Krankheitslehre, oder genauer: die Gesamtheit von medizinischer *Orthologie*, *Pathologie* und *Nosologie*, das eigentliche theoretische Rückgrat der Medizin, an dem die methodischen und praktischen Anteile der Medizin wie Therapeutik und Diagnostik festgemacht sind.

Während nun die medizinische Fachliteratur einschließlich der üblichen Lehr- und Handbücher das Erfahrungsmaterial bezüglich der einzelnen gesunden und krankhaften Lebenserscheinungen am menschlichen Organismus ausgiebig behandelt, fehlt eine entsprechende Darstellung der dem ganzen System *zugrunde liegenden* Unterscheidung zwischen gesund (bzw. normal) und krank (bzw. krankhaft). Es existieren umfangreiche Darstellungen z. B. der normalen und Pathologischen Anatomie, der Physiologie und Pathophysiologie oder der klinischen Subdisziplinen wie Innere Medizin, Chirurgie und Psychiatrie; dagegen gibt es kein Lehrbuch und keine Standarddarstellung der *Theoretischen Pathologie* – wenn man mit Karl E. Rothschuh und der Heidelberger Schule um Wilhelm Doerr und Heinrich Schipperges die für den allgemeinen Krankheitsbegriff benötigte und zuständige Disziplin so bezeichnen will.[1] Stattdessen finden wir allerdings ausgedehnte *Diskussionen* darüber, wie ein allgemeiner Krankheitsbegriff theoretisch zu fassen wäre. Diese Diskussionen haben zwar schon eine lange medizinhistorische Tradition bis zurück zum *Corpus Hippocraticum*,[2] haben aber etwa seit den 1970er Jahren eine neue Qualität gewonnen: Es beteiligen sich nunmehr zunehmend nicht nur Mediziner, sondern auch Vertreter anderer Fächer wie Philosophie, Psychologie, Soziologie, (Medizin-)Geschichte und (Bio-)Ethik, und die Diskussion wird

1 Rothschuh (1958); Doerr/Schipperges (1979); Becker/Doerr/Schipperges (1993).

2 Vgl. die in den Sammelbänden Rothschuh (1975 b) und Caplan/Engelhardt/McCartney (1981) zusammengestellten historischen Zeugnisse zu dieser Diskussion.

international geführt. Man kann sogar den Eindruck gewinnen, dass sich diese neuere Diskussion bislang eher außerhalb als innerhalb der Medizinischen Fakultäten abgespielt hat, insofern als Autoren wie Christopher Boorse, Bernard Gert, Lawrie Reznek oder Lennart Nordenfelt in der Philosophie und den Sozialwissenschaften bekannter zu sein scheinen als in der Medizin. Es handelt sich aber um eine Diskussion, die die begrifflichen und theoretischen Grundlagen der Medizin direkt betrifft, gewissermaßen um die medizintheoretische *Grundlagenforschung* – oder den medizinischen *Grundlagenstreit*.[3]

Während eine Zeit lang der Eindruck entstehen konnte, dass diese Grundlagendiskussion aporetisch und extrem kontrovers verläuft, lassen sich mittlerweile doch bestimmte Resultate festhalten, die nur mehr wenig kontrovers sind und in die Richtung einer vereinheitlichten allgemeinen Krankheitstheorie mit einem in bestimmter Weise fassbaren allgemeinen Krankheitsbegriff weisen. Ohne behaupten zu wollen, dass sich bereits ein allgemeiner Konsens in dieser Hinsicht abzeichne, glaube ich doch die Grundlinien dieser Theorie angeben zu können, insoweit sie aus einer kritischen Rekonstruktion der Struktur der medizinischen Krankheitslehre selbst abgeleitet werden können. Ich lege diese Konzeption der Theoretischen Pathologie, die an anderer Stelle ausführlich entwickelt wurde,[4] der folgenden kurzgefassten Darstellung zugrunde.

2.1 Grundlagen

Wie schon Karl E. Rothschuh aufgezeigt hat,[5] gibt es nicht nur den Krankheitsbegriff der Medizin, sondern man muss zusätzlich in Rechnung stellen, dass die Bezeichnungen *krank* und *Krankheit*

a) auch in der *alltäglichen Lebenswelt* gebraucht werden und dann ein Krankheitsverständnis widerspiegeln, das sich nicht mit dem der (wissenschaftlichen) Medizin deckt;
b) in der Arbeitswelt, im Sozialrecht und im Versicherungswesen einen bestimmten *sozialen Status* bezeichnen, der mit bestimmten Erwartungen, Rechten, Pflichten, Ansprüchen und Privilegien verbunden ist;[6]
c) sowohl in der *Geschichte* der abendländischen Medizin als auch in *außereuropäischen Kulturen und Medizinsystemen* der Vergangenheit und Gegenwart mit anderen theoretischen Vorstellungen und praktischen Konsequenzen verbunden wurden bzw. werden, als es in der zeitgenössischen „westlichen" wissenschaftlichen Medizin der Fall ist.[7]

Es ist sehr wahrscheinlich nicht möglich, einen Bedeutungskern von *krank* und *Krankheit* zu identifizieren, der allen genannten Verwendungsweisen dieser Bezeichnungen im Sinne eines gemeinsamen Definiens zugrunde liegt. Wenn man bedenkt, dass in bestimmten Medizinsystemen z. B. persönliches Missgeschick,

3 Im Rahmen dieses Aufsatzes kann ich nicht näher auf diese ausgedehnte Diskussion eingehen. Es sei auf die im Literaturverzeichnis angeführten Werke der im Text genannten Autoren verwiesen sowie auf Caplan/Engelhardt/McCartney (1981), Humber/Almeder (1997) und Caplan (2004).

4 Vgl. Hucklenbroich (2006), (2007 a), (2007 b); Buyx/Hucklenbroich (2007); Hucklenbroich et al. (2007).

5 Rothschuh (1975 a).

6 Die klassische Darstellung dazu ist Parsons (1967). Vgl. auch Mazal (1992), (2004).

7 Vgl. Schipperges/Seidler/Unschuld (1978); Lux (2003).

Streitigkeiten mit anderen Menschen oder das Vertreten bestimmter religiöser Auffassungen zu den Krankheiten gerechnet werden, in anderen Systemen dagegen Ereignisse wie ein Schlaganfall, eine Epilepsie oder das Versterben eines Kindes nicht als Krankheiten, sondern z. B. als göttliche Strafe oder göttliche Erleuchtung aufgefasst werden, scheint eine gemeinsame begriffliche Basis nicht denkbar zu sein. Wenn man aber deswegen als „kleinsten gemeinsamen Nenner" nur eine *negative Normativität* annehmen will, also die Vorstellung, dass *etwas nicht so ist oder sich verhält, wie es sollte*,[8] erhält man wieder eine viel zu weite Bedeutung, da davon nicht nur Krankheitserscheinungen, sondern alle Arten von Unglück, Misserfolg, Unfähigkeit, Kriminalität oder Unmoral abgedeckt werden.

Aus diesem Grunde ist es sinnvoll, sich bei der Analyse des Krankheitsbegriffs bewusst auf den Bereich zu beschränken, in dem eine systematische theoretische Grundlage vorgefunden werden kann: Die *wissenschaftlich-medizinische Krankheitslehre* im o. g. Verständnis. Diesen *medizinischen Krankheitsbegriff* gilt es sodann klar zu unterscheiden vom alltagssprachlich-lebensweltlichen Begriffsverständnis, vom sozialen bzw. soziologischen Krankheitsbegriff und von den Krankheitsvorstellungen anderer Kulturen und Epochen. Der Vorteil, den man sich mit dieser selbstauferlegten Beschränkung einhandelt, besteht in der Möglichkeit, die Bedeutung dieses Krankheitsbegriffs in Form einer relativ überschaubaren und logisch klaren *Definition* angeben zu können. Diese Definition stellt natürlich keine normative Vorgabe an die Medizin dar, so als ob die Medizintheorie den Ärzten vorschreiben wollte, was sie unter Krankheit zu verstehen haben, sondern sie ist eine *Zusammenfassung der grundlegenden Kriterien und Prinzipien*, die sich in der heutigen medizinischen Krankheitslehre, als Resultat ihrer bisherigen historischen Entwicklung, finden.

Welche sind nun diese grundlegenden Kriterien und Prinzipien, und wie kann man sie erkennen? Die erste, negative Antwort hierauf besagt, dass keine der gängigen „Definitionen" von Krankheit oder Gesundheit, wie man sie etwa in Wörterbüchern und Konversationslexika findet, eine gehaltvolle, theoretisch oder praktisch brauchbare Charakterisierung dieser Begriffe beinhaltet: Diese Worterklärungen sind entweder *zirkulär* („Krankheit als Abwesenheit von Gesundheit" und „Gesundheit als Abwesenheit von Krankheit"), oder sie führen zum *Regress*, indem sie Begriffe zur Definition heranziehen, die selbst genau so erklärungsbedürftig sind wie das Definiendum (z. B. Krankheit als Störung, als Regelwidrigkeit, als Normabweichung oder Abnormalität), oder sie sind genau besehen *inhaltsleer* (z. B. Krankheit als „Leben unter veränderten Bedingungen"). Auch die etwas elaborierteren Versionen, in denen etwa Krankheit mit einer Disharmonie, Abweichung vom Gleichgewicht oder Störung der Regulations- und Kompensationsfähigkeit des Organismus gleichgesetzt wird,[9] leiden unter ähnlichen Defekten: Erstens wären sie nur anwendbar, wenn unabhängig von ihnen schon klar wäre, wann denn eine ungestörte Harmonie, ein ungestörtes Gleichgewicht oder eine ungestörte Regulationsfähigkeit vorliegt; und zweitens wären sie selbst dann, wenn dies

8 Dies wurde von Axel Bauer vorgeschlagen; Bauer (2007), S. 94.

9 Definitionsvorschläge, die auf diese und ähnliche Vorstellungen zurückgreifen, finden sich z. B. in aktuellen Lehrbüchern der Pathologie wie Grundmann et al. (2004), Böcker (2004), Riede (2004).

Wissen vorausgesetzt werden könnte, keineswegs allgemeingültig, sondern würden zwar auf einige ganz bestimmte Krankheitsklassen passen, viele andere Klassen von Krankheiten dagegen völlig unberücksichtigt lassen.

Die von mir zugrunde gelegte medizintheoretische Hypothese, auf deren Basis eine positive Antwort gegeben werden kann, lautet folgendermaßen: Um den Krankheitsbegriff der Medizin zu rekonstruieren, müssen diejenigen Voraussetzungen identifiziert werden, die in der medizinischen Beurteilung und Theoriebildung regelmäßig in Anspruch genommen werden, aber (in der Regel) *implizit bleiben*. Dass diese impliziten Voraussetzungen tatsächlich angenommen werden und logisch auch notwendig sind, lässt sich zeigen, sobald sie *explizit* formuliert sind, denn dann kann man prüfen und nachweisen, dass die geltende Krankheitslehre und Diagnostik von diesen Voraussetzungen Gebrauch macht. Es handelt sich im Wesentlichen um drei Voraussetzungen, die z. T. in sich noch einmal differenziert sind. Die *erste Voraussetzung* besteht in der Zugrundelegung eines (primären) *Kriteriums für Krankhaftigkeit*, das sich aus drei (bzw. fünf, s. u.) Teilkriterien zusammensetzt. Die *zweite Voraussetzung* besteht in dem Prinzip, dass es möglich ist, bestimmte Phänomene als *Teil-, Begleit- und Folgeerscheinungen* krankhafter Vorgänge zu identifizieren und daher als krankhaft zu klassifizieren, auch wenn diese Phänomene *für sich allein betrachtet nicht von den primären Krankheitskriterien erfasst werden sollten*: Nämlich *erstens* dann, wenn diese Phänomene notwendige Glieder in einer spezifischen *pathogenetischen Entwicklung* sind, die zu einer bereits als pathologisch bekannten Erscheinung gehört, und wenn diese Phänomene nicht außerhalb solcher pathogenetischer Entwicklungen auftreten; *zweitens* auch dann, wenn sie nach klinischer Erfahrung *spezifischer Teilvorgang oder Symptom* eines bereits als solchen identifizierten *Krankheitsbildes* (einer *nosologischen Krankheitsentität*) sind. Ergänzend tritt als *dritte Voraussetzung* noch das Prinzip auf, dass sich alle krankhaften Erscheinungen im Organismus *prinzipiell* innerhalb des Systems aller Krankheiten – der Nosologie – zuordnen lassen (müssen), und zwar als Erscheinungen einer oder mehrerer vorliegender *Krankheitsentitäten*. Dies letzte Prinzip sichert die *Vollständigkeit* des medizinischen Krankheitsbegriffs und liegt insbesondere der Methode der Diagnostik und Differentialdiagnostik *konstitutiv* zugrunde, indem es postuliert, dass es keine „isolierten", aus dem System der Krankheitsentitäten herausfallenden Krankheitserscheinungen gibt, sondern jedes pathologische Phänomen im Rahmen einer oder mehrerer kombinierter Krankheitsentität(en) auftritt und dementsprechend diagnostisch zugeordnet werden *muss*.

Man kann die gerade gegebene Rekonstruktion in Form einer Definition zusammenfassen:

(D 1) Ein Vorgang (Zustand/Ereignis) ist krankhaft (pathologisch) genau dann,

(1) wenn mindestens eines der fünf Krankheitskriterien (siehe D2) auf ihn zutrifft, oder
(2) wenn er, entsprechend dem ätiopathogenetischen Krankheitsmodell, ausgehend von ersten Krankheitsursachen ein spezifisch krankheitsbedingender Vorgang im Rahmen eines pathogenetischen Prozesses ist, oder

(3) wenn er als Ganzes einer (oder mehreren kombinierten) nosologischen Krankheitsentität(en) entspricht oder als Teil oder Symptom unter eine (oder mehrere kombinierte) Krankheitsentität(en) subsumierbar ist.

Um diese Definition vollständig zu machen, müssen noch die primären Krankheitskriterien angegeben werden. Es handelt sich dabei um Kriterien, die sich schon in der antiken Medizin (implizit) nachweisen lassen[10] und deren Grundgedanke ganz kurz und einfach formuliert werden kann: Ein Zustand oder Vorgang im Organismus ist krankhaft, wenn er (unbehandelt)

1. zum Tode führt,
2. mit Schmerz oder Leiden verbunden ist,
3. oder das (individuelle) Risiko erhöht, dass ein Ereignis der ersten oder zweiten Art auftritt.

Wenn man diese einfachen Grundgedanken so ausformuliert, dass alle möglichen – gutgläubigen oder böswilligen – Missdeutungen und Missverständnisse ausgeschlossen sind, wird die Formulierung der Definition deutlich umfangreicher und unhandlicher. Es muss insbesondere zusätzlich festgehalten werden, dass die Beurteilung eines Vorgangs als pathologisch immer einen Vergleich einschließen muss mit der Situation, die bestehen würde, wenn der fragliche Vorgang *ceteris paribus* nicht eingetreten wäre; und dass überhaupt die Möglichkeit eines solchen alternativen Verlaufs (nach bestem ärztlichen bzw. medizinischen Wissen) gegeben sein muss. Wenn es zu einem Vorgang gar keine natürliche Alternative gibt, oder wenn die Alternativen gemäß Kriterium (1) bis (3) ungünstiger wären als der fragliche Vorgang, dann betrachten wir einen solchen Vorgang nicht als krankhaft. Dagegen betrachten wir Vorgänge nicht schon deswegen als krankhaft, wenn es zwar bessere Alternativverläufe gibt, diese aber *ausschließlich* durch gezieltes menschliches (z. B. technisches oder medizinisches) Eingreifen möglich gemacht werden können (das wäre im übrigen auch nicht *ceteris paribus*).

Zur Erläuterung dieser abstrakten Prinzipien einige kurze Beispiele:

- Das Auftreten einer kurzfristigen Bewusstlosigkeit, z. B. als orthostatischer Kollaps bei arterieller Hypotonie oder vagovasale Synkope, ist *pathologisch*, weil es *erstens* mit Verletzungsgefahr und (kurz dauernder) Hilflosigkeit verbunden ist, die bei erhaltenem Bewusstsein nicht auftreten würden, und insofern unter Kriterium 3 fällt; und weil *zweitens* ohne Widerspruch zur Erfahrung angenommen werden kann, dass ein gesundes Leben ohne solche Bewusstlosigkeiten möglich ist (= dass ein Alternativverlauf möglich ist und weniger nachteilig wäre).
- Das regelmäßige Auftreten mehrstündiger Bewusstlosigkeiten jede Nacht (sog. natürlicher Schlaf) ist *nicht pathologisch* – obwohl es mit Hilf- und Wehrlosigkeit verbunden ist –, weil erfahrungsgemäß (und wissen-

10 Eine Lektüre z. B. der hippokratischen Schrift „Die Natur des Menschen" zeigt, dass sich hinter den expliziten humoralpathologischen Vorstellungen implizit auch schon dort mindestens die ersten beiden Krankheitskriterien finden, vgl. Hippokrates (1975).

schaftlich erklärbar) ein Überleben ohne solchen regelmäßigen Schlaf nicht möglich ist (Alternative = Tod durch Schlafentzug).
- Falls es in Zukunft möglich werden sollte, durch z. B. neuropharmakologische Maßnahmen zu erreichen, dass Menschen teilweise oder ganz ohne Schlaf auskommen, ohne gesundheitlichen Schaden zu nehmen, würde dadurch der natürliche Schlaf *nicht* zu einem *pathologischen* Phänomen, sondern – allenfalls – zu einer mehr oder weniger *entbehrlichen* oder *obsoleten* Lebensform.

Dies sind bewusst einfach gehaltene Beispiele, die trivial erscheinen mögen. Sie sollen jedoch deutlich machen, wie man auch in sehr viel komplizierteren Zusammenhängen grundsätzlich argumentieren würde.

Zu den drei genannten Grundkriterien treten zwei weitere Kriterien hinzu, die sich spezifisch auf die Fähigkeit zur biologischen Reproduktion und zur Beteiligung am sozialen Leben beziehen: Wenn eine dieser Fähigkeiten eingeschränkt oder verloren ist, liegt nach den Teilkriterien 4 und 5 ebenfalls ein pathologischer Zustand oder Vorgang vor. Diese beiden Kriterien werden zwar, wie anderen Ortes gezeigt,[11] in der medizinischen Krankheitslehre *de facto* verwendet und finden sich implizit z. B. auch in den Systematiken des ICD-10 und DSM-IV, sie sind jedoch in der interdisziplinären Diskussion um den Krankheitsbegriff deutlich kontroverser als die ersten drei Kriterien. Gerade deshalb ist es sinnvoll, sie als eigene Kriterien zu formulieren und nicht z. B. in das Kriterium 3 zu integrieren, da so die Diskussion um Sinn und Angemessenheit dieser letzten beiden Kriterien separat und transparent geführt werden kann, ohne die unkontroverseren Anteile der Rekonstruktion in Frage stellen zu müssen.

Nimmt man das bis hierhin Gesagte zusammen und versucht eine vollständige Formulierung der Krankheitskriterien zu geben, so erhält man in etwa folgende Definition:

(D 2) Ein Vorgang (Zustand/Ereignis) ist krankhaft (pathologisch) genau dann,

(1) wenn er bei natürlichem, unbehandeltem Verlauf unmittelbar zum vorzeitigen Tod oder zur Verkürzung der natürlichen Lebenserwartung des Betroffenen führt, oder
(2) wenn er (unbehandelt) mit Schmerz, Leiden, Missempfindungen oder Beschwerden in körperlicher und/oder seelischer Hinsicht verbunden ist, wobei diese Zustände bestimmte natürlich vorgegebene, kulturell überformbare Normalbereiche oder Schwellenwerte bezüglich Intensität, Dauer und/oder Häufigkeit des Auftretens überschreiten, oder
(3) wenn er das individuelle Risiko erhöht, dass ein Ereignis eintritt, das schon nach mindestens einem Krankheitskriterium (1–5) als krankhaft erkannt ist. *Insbesondere*: wenn er die natürlich vorgegebenen körperlich-seelischen Dispositionen und Potentiale des Betroffenen so verändert (z. B. Fähigkeiten einschränkt oder verschwinden lässt, ungünstige Reaktionsweisen entstehen lässt oder verstärkt), dass dieser (ohne ad-

11 Vgl. Hucklenbroich (2006), S. 18 ff.

äquate Behandlung bzw. Substitution) in bestimmten, zuvor harmlosen Situationen krank wird (gemäß den Krankheitskriterien 1–5), z. B. in Lebensgefahr gemäß Klausel (1) gerät oder Schmerz, Leiden oder Beschwerden gemäß Klausel (2) ertragen muss, oder wenn bestimmte solche Dispositionen/Potentiale von vornherein (d. h. in angeborener Weise) in dem genannten Sinn vorhanden, verändert bzw. eingeschränkt/verstärkt sind oder ganz fehlen, oder/und

(4) wenn er unbehandelt die Unfähigkeit zur biologischen Reproduktion beinhaltet oder zur Folge hat, oder/und

(5) wenn (a) ein einzelner davon Betroffener unbehandelt nicht in der Lage ist, mit „gesunden" menschlichen Lebensgemeinschaften seinem Alter entsprechend in möglichst konfliktfreier und kooperativer Weise und ohne selbst Leid zu verursachen zusammenzuleben, oder (b) umgekehrt eine davon betroffene Lebensgemeinschaft „unbehandelt" nicht in der Lage ist, ihren einzelnen Mitgliedern ein möglichst leid- und konfliktfreies, kooperatives Zusammenleben zu gewährleisten.

Zusatzbedingungen: Alle fünf Kriterien gelten nur für Vorgänge, die

a) Merkmale des Organismus selbst und nicht seiner Umgebung sind,
b) keine bewussten Erkenntnisse und Absichten und keine gewollten, intentionalen Handlungen sind, sofern Wahrnehmungs- und Erkenntnisfähigkeit, Wille und Handlungsfähigkeit nicht selbst erkrankt sind,

und unter der empirisch zu belegenden Voraussetzung, dass

c) es mindestens einen natürlich vorkommenden, bei dem Betroffenen grundsätzlich möglichen alternativen Lebensprozess bzw. alternativen Verlauf gibt, bei dem der fragliche Prozess und seine Konsequenz (Tod, Leiden, ...) nicht auftritt. Der Alternativverlauf darf natürlich seinerseits kein pathologischer Verlauf sein;
d) alternative Verläufe, die *nur* durch gezieltes, intentionales menschliches Handeln zustande kommen können, nicht in diesen Vergleich einbezogen werden (außer bei Erkrankungen von Erkenntnis- und Selbstbestimmungsfähigkeit).

Mit den beiden Definitionen D1 und D2 zusammengenommen kann die der gesamten medizinischen Krankheitslehre zugrunde liegende Unterscheidung zwischen gesund/normal und krank/krankhaft in jedem Einzelfall nachgezeichnet und in diesem Sinne begründet werden. Das ist jedenfalls die hier vertretene These, die sich in Konfrontation mit der tatsächlichen medizinischen Lehre prüfen und bestätigen lassen muss. An dieser Stelle kann natürlich kein umfangreicher Nachweis erfolgen, sondern ich muss mich auf einige Beispiele beschränken.[12]

12 Ausführliche Erläuterungen zu dieser Definition habe ich in Hucklenbroich (2006) und (2007 a) gegeben.

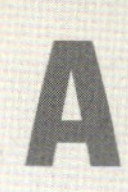

2.2 Allgemeine Beispiele

Zunächst seien zur Illustration des bis hierhin Gesagten einige Krankheitsbilder angeführt, die verdeutlichen können, wie die Definitionen und die Krankheitskriterien zu verstehen sind.

Typische Beispiele für Erkrankungen, bei denen primär oder ausschließlich das *Kriterium (1)* zugrunde liegt, sind folgende:

1. Verletzungen mit Eröffnung großer Blutgefäße, Zerstörung lebenswichtiger Organe, Unterbindung der Blutversorgung des Gehirns
2. Vergiftungen mit starken Toxinen (Cyanide, Arsenide, Knollenblätterpilz, CO-Gas)
3. Malignome, bestimmte bakterielle und virale Infektionen (Tbc, Tollwut, Cholera, HIV)
4. Bestimmte erbliche Krankheiten wie Zystische Fibrose, Chorea Huntington, Zystennieren, letal endende Muskeldystrophien, Progeria infantum.

Typische Beispiele für Erkrankungen, bei denen primär oder ausschließlich das *Kriterium (2)* zugrunde liegt, sind folgende:

1. Steinerkrankungen (Nierenbecken, Gallenblase) mit Koliken
2. Weichteilrheumatismus
3. Pruritus bei Erkrankungen der Haut
4. Schmerzen und Parästhesien bei Neuritiden und Polyneuropathien
5. Depressionen
6. Phobien und Panikerkrankungen.

Typische Beispiele für Erkrankungen, bei denen primär oder ausschließlich das *Kriterium (3)* zugrunde liegt, sind folgende:

1. Asymptomatische Gefäßstenosen z. B. durch Arteriosklerose (KHK, AVK, Karotisstenose)
2. Herzinsuffizienz Stadium NYHA I–III
3. Myasthenien, nicht-letale Muskeldystrophien, Paresen
4. Blindheit, Farbenblindheit
5. Einnierigkeit.

Es ist jedoch darauf hinzuweisen, dass bei den meisten Erkrankungen (im Sinne von Krankheitsentitäten), die die Medizin kennt, mehr als ein Krankheitskriterium zugrunde liegt, d. h. im Verlauf einer Erkrankung treten verschiedene klinische und pathologisch-pathophysiologische Manifestationen auf, die unter unterschiedliche Krankheitskriterien fallen. Es treten also z. B. sowohl Beschwerden als auch Behinderungen (z. B. Schmerzen und Claudicatio intermittens bei peripherer AVK), oder sowohl Lebensgefährdung als auch Schmerzen (z. B. bei akuter Appendizitis) gleichzeitig auf. Nicht selten sind alle drei Kriterien gleichzeitig oder nacheinander erfüllt, also Lebensbedrohlichkeit, Schmerz/Beschwerden und Behinderungen (überlebter cerebraler Insult oder Myokardinfarkt, fortgeschrittene Malignome, schwere Unfälle).

Beispiele für krankhafte Zustände, die *für sich allein betrachtet* nicht unter die Krankheitskriterien fallen, sondern erst unter Berücksichtigung ätiopathogenetischer oder klinisch-nosologischer Zusammenhänge als krankhaft erkannt werden, sind z. B. *Form- und Farbveränderungen* von inneren Organen oder äußeren Hautarealen, Änderungen in der *Struktur* von Biomolekülen oder in der *Zusammensetzung* von Zellen und Körperflüssigkeiten: Eine Gelbfärbung der Haut und Schleimhäute, oder eine Gelbfärbung des inneren Organs Leber, sind nicht im Sinne der Kriterien 1–5 krankhaft, aber unter Kenntnis der Zusammenhänge zwischen bestimmten Leber- und Bluterkrankungen und solchen Farbveränderungen können sie trotzdem als eindeutig pathologisch klassifiziert werden (*Gelbsucht* bzw. *Ikterus* als Symptom; Gelbfärbung der Leber als Zeichen der *Fettleber*). Vorauszusetzen ist bei solchen Klassifikationen natürlich, dass die zur Begründung herangezogenen Krankheiten (Krankheitsentitäten) schon unabhängig von den betrachteten Symptomen bzw. Zuständen als krankhaft erwiesen werden können, im Beispiel etwa aufgrund der Schäden und Risiken, die mit einer eingeschränkten Leberfunktion oder einem Zerfall von roten Blutzellen einhergehen.

2.3 Beispiele und Erläuterungen zu Kriterium 4

Zu den Zuständen, die als „Störungen der Fortpflanzungsfähigkeit" eingeordnet werden, rechnet man insbesondere:

1. Sterilität/Infertilität („Impotentia generandi")
2. Impotentia coeundi
3. (ungewollte) Kinderlosigkeit.

Es handelt sich also darum, dass entweder durch somatische Veränderungen oder Varianten am reproduktiven System von Mann oder Frau (Anatomie und Entwicklung der Keimdrüsen und Genitalorgane, Produktion und Proliferation von Ei- und Samenzellen, Produktion und Regulation der Geschlechtshormone, etc.) oder durch die somatisch oder psychisch zu erklärende Unfähigkeit zur Kohabitation oder aufgrund unbekannter Ursachen bei bestehendem Kinderwunsch und trotz bestehender somatischer und psychischer Voraussetzungen, es bei einer Einzelperson oder einem Paar nicht zu einer Fortpflanzung kommt bzw. kommen kann. Es kann sich also beispielsweise um die genetisch bedingte Infertilität bei Formen der Intersexualität, um eine erworbene Sterilität aufgrund von Infektionen oder Malignomen der Genitalorgane oder um eine psychosomatisch zu erklärende Unfähigkeit zur Ausübung des Geschlechtsaktes (erektile Dysfunktion oder Vaginismus) handeln.

Auch die absichtlich herbeigeführte Unfähigkeit zur Fortpflanzung, z. B. durch Vasektomie im Rahmen der Familienplanung beim Mann, führt zu einem Zustand, der grundsätzlich als krankhafte Veränderung („Verstümmelung") einzuordnen ist. Dies kann nur dann irritieren, wenn man in einer solchen Einordnung einen *Makel* oder eine *Abwertung* des betroffenen Individuums sehen will. Die theoretisch-pathologische Klassifikation impliziert jedoch keinerlei Wertung dieser Art, sondern dient lediglich zur deskriptiven

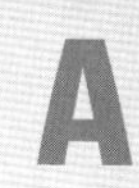

Unterscheidung und Ordnung der Erscheinungen. Wer damit eine (Ab-)Wertung verbindet, tut dies auf eigene Rechnung (vgl. Kapitel 4.1).

Es ist vermutet worden, dass aufgrund von Kriterium (4) bestimmte psychosexuelle Orientierungen, insbesondere die Homosexualität, als pathologisch eingeordnet werden müssten, da bei homosexuell Orientierten das Interesse an oder sogar die Fähigkeit zur heterosexuellen Betätigung vermindert oder ganz fehlend sei. Hier muss sorgfältig differenziert werden: Soweit es sich nur darum handelt, dass die sexuelle Betätigung und das sexuelle Interesse des Betreffenden sich nicht auf das andere Geschlecht richten, kann hier ebenso wenig eine Krankhaftigkeit angenommen werden wie etwa bei der Ausübung einer (Risiko-)Sportart, bei der das Risiko einer körperlichen Verletzung oder sogar des tödlichen Unfalls in relevanter Weise erhöht ist: Die Ausübung einer Sportart ist, als intentional herbeigeführte Handlung bzw. als Teil des Lebensstils, *kein Kandidat* für Krankheit oder Krankhaftigkeit; die Ausübung von Sexualität auch nicht. Sofern dagegen eine psychisch-psychosomatische *Impotentia coeundi* (in Bezug auf das andere Geschlecht) vorliegt, wäre dies zwar tatsächlich eine pathologische Kondition, aber damit wird nicht die psychosexuelle Orientierung bzw. der Lebensstil als solche(r) ebenfalls pathologisch. Richtig ist hier lediglich, dass ein Lebensstil mehr oder weniger *riskant* sein kann. Es lässt sich übrigens ohne weiteres denken, dass eine solche *Impotentia* bei entsprechendem Wunsch therapierbar ist, ohne dass die psychosexuelle Orientierung sich dabei ändert. Eine Krankhaftigkeit im Zusammenhang mit Homosexualität kann allenfalls dann angenommen werden, wenn der oder die Betreffende unter seiner/ihrer Veranlagung subjektiv *leidet*; dann aber ist nicht Kriterium (4), sondern Kriterium (2) einschlägig. Das heißt, dieses Leiden kann Krankheitswert besitzen; aber damit darf nicht gleichzeitig automatisch die *Ursache* bzw. der *Anlass* dieses Leidens, nämlich die Wahrnehmung eines bestimmten Zustandes oder dieser Zustand selbst, als krankhaft eingestuft werden. Dies wäre erst dann der Fall, wenn die psychosexuelle Veranlagung selbst als ein *Zwang* im Sinne einer *Zwangserkrankung* erlebt würde. In diesem Zusammenhang ist weiterhin zu beachten, dass *Leiden unter einem bestimmten wahrgenommenen Zustand* nicht verwechselt werden darf mit dem *Leiden unter der gesellschaftlichen Reaktion auf diesen Zustand*; letzteres ist zwar auch ein Leiden und kann Krankheitswert besitzen, hat aber eine *andere Ursache* und könnte ggf. zusätzlich das Kriterium (5b) erforderlich machen (vgl. Kapitel 4.2).

2.4 Beispiele und Erläuterungen zu Kriterium 5

Die Krankheitskriterien (1) bis (4) decken nicht nur die somatischen, sondern auch einen großen Teil der psychischen Erkrankungen ab. So trifft das Kriterium (2) etwa für solche Störungen zu, die mit übermäßigen, inadäquaten Gefühlen von Trauer (z. B. bei Depressionen) oder Angst (z. B. bei Phobien und Panikerkrankungen) einhergehen. Kriterium (3) erfasst psychische Störungen, bei denen die Handlungsfähigkeiten des Betroffenen eingeschränkt sind, z. B. Zwangserkrankungen oder Demenzen. Fortgeschrittene Formen der Demenz erfüllen sogar das Kriterium der Lebensbedrohlichkeit (Kriterium [1]), was natürlich nur zum Tragen kommt, sofern keine entsprechende soziale

Unterstützung vorhanden ist. Die psychisch bedingte bzw. psychosomatische Impotentia coeundi, z. B. die (psychosomatische) erektile Dysfunktion des Mannes, wird – wie gezeigt – durch das Kriterium (4) abgedeckt.

Es gibt jedoch einige Gruppen als pathologisch betrachteter Verhaltens- und Erlebensweisen, die sich kaum oder gar nicht auf diese Weise rekonstruieren lassen. Bei diesen muss daher die Frage aufgeworfen werden, nach welchem Kriterium oder welchen Kriterien diese Phänomene als krankhaft klassifiziert werden. Um diese Frage *eindeutig* beantworten zu können, müsste eigentlich geklärt sein, welche Phänomene überhaupt als psychopathologisch gelten sollen – eine Frage, die in der Psychiatrie und Psychopathologie jedoch noch teilweise kontrovers diskutiert wird. Solange diese Kontroversen nicht aufgelöst sind, wird auch jedes vorgeschlagene Krankheitskriterium nicht unumstritten sein. Ich habe daher oben mit der Klausel (5) ein hypothetisches fünftes Krankheitskriterium formuliert, das unter dem Vorbehalt steht, im Zuge einer Einigung über die psychiatrische Krankheitslehre revidiert werden zu können. Allerdings ist die gegebene Formulierung nicht völlig unverbindlich, sondern orientiert sich an dem Kanon psychiatrischer Erkrankungen, die in der *Internationalen Klassifikation psychischer Störungen* ICD-10, Kap. V (F)[13] sowie in der letzten Fassung des *Diagnostischen und Statistischen Manuals Psychischer Störungen – Textrevision* – (DSM-IV-TR)[14] aufgelistet sind. Diese beiden Systeme haben bekanntlich national und international einen hohen Verbindlichkeitsgrad; die ICD-10 ist in Deutschland die gesetzlich vorgeschriebene Grundlage für die Dokumentation psychiatrischer (und aller anderen) Erkrankungen.

Legt man die in den beiden genannten Handbüchern vorgelegte Krankheitsklassifikation zugrunde, so lassen sich u. a. folgende Krankheitsgruppen als „problematische" Fälle identifizieren, d. h. als Fälle, in denen die Anwendung der Krankheitskriterien (1) bis (4) nicht möglich oder zumindest nicht vorrangig erscheint (in Klammern der ICD-Code):

- Dissozialität bzw. Antisozialität: erheblich schädigendes oder störendes Verhalten bei fehlendem Leidensdruck und mangelhafter Motivation zur Änderung (F91)
- Persönlichkeitsstörungen: paranoide, dissoziale/antisoziale, anankastische oder ängstlich-vermeidende Persönlichkeitsstörung (F60.0, 60.2, 60.5, 60.6)
- Aufmerksamkeitsstörung mit Hyperaktivität, evtl. mit Störung des Sozialverhaltens (ADHS-Syndrom, F90.0/F90.1)
- Frühkindlicher Autismus/Asperger-Syndrom (F84.0/F84.5).

Dass diese Krankheitsgruppen schwer unter die Krankheitskriterien (1) bis (4) zu bringen sind, sieht man, wenn man die diagnostischen Kriterien betrachtet, die in den genannten Handbüchern angegeben sind. Als Beispiel sei die paranoide Persönlichkeitsstörung zitiert:

13 Vgl. ICD-10 (2005).
14 Vgl. DSM-IV-TR (2003).

Diagnostische Kriterien für ICD-10 Code F60.0 „Paranoide Persönlichkeitsstörung“:

Mindestens vier der folgenden Eigenschaften oder Verhaltensweisen müssen vorliegen:

1. Übertriebene Empfindlichkeit bei Rückschlägen und Zurücksetzung.
2. Neigung zu ständigem Groll wegen der Weigerung, Beleidigungen, Verletzungen oder Missachtungen zu verzeihen.
3. Misstrauen und eine starke Neigung, Erlebtes zu verdrehen, indem neutrale oder freundliche Handlungen anderer als feindlich oder verächtlich missdeutet werden.
4. Streitsüchtiges und beharrliches, situationsunangemessenes Bestehen auf eigenen Rechten.
5. Häufiges ungerechtfertigtes Misstrauen gegenüber der sexuellen Treue des Ehe- oder Sexualpartners.
6. Tendenz zu stark überhöhtem Selbstwertgefühl, das sich in ständiger Selbstbezogenheit zeigt.
7. Inanspruchnahme durch ungerechtfertigte Gedanken an Verschwörungen als Erklärungen für Ereignisse in der näheren Umgebung und in aller Welt.

Hier ist zu erkennen, dass man zwar versuchen könnte, die Kriterien der Missempfindung oder der (Selbst-)Behinderung heranzuziehen, dass aber das eigentliche Problem anders gelagert ist und eher in der mangelnden „sozialen Einpassung“ des Betroffenen liegt, d. h. in seiner Unfähigkeit, mit seinen Mitmenschen in einer „normalen“, konfliktfreien Weise zusammenzuleben.

Auch bei dem o. g. Krankheitsbild des Asperger-Autismus geht aus der Definition gemäß ICD-10 bzw. DSM-IV hervor, dass ein Leiden oder eine Behinderung im engeren Sinne nicht vorliegen. Asperger-Patienten können beruflich sehr erfolgreich sein, bis hin zur Tätigkeit als Wissenschaftler. Die eigentliche Störung liegt wiederum in der Unfähigkeit zur „sozialen Einpassung“, d. h. zu einem adäquaten Verstehen und Beherrschen sozialer Interaktionen und Prozesse. Dies macht die Betroffenen fremdartig für ihre Mitmenschen, isoliert sie und verhindert Kooperation. Man hat ihre soziale Situation einmal bildhaft verglichen mit der eines „Anthropologen auf dem Mars“, also eines Erdmenschen inmitten einer ihm intuitiv völlig unverständlichen Gemeinschaft von Marsmenschen.[15]

Das Gemeinsame dieser beiden Störungen sowie auch der anderen „Problemfälle“ bei den psychiatrischen Störungen liegt in der bereits erwähnten „mangelnden sozialen Einpassung“. Dieser Gedanke ist die Grundlage für die Formulierung des fünften Krankheitskriteriums, das spezifisch die psychosoziale und epidemiologische[16] Pathologie betrifft. Bei der Formulierung ist allerdings zu beachten, dass vermieden werden muss, soziostrukturelle Probleme und Konflikte in einen Betroffenen zu „introjizieren“: Auch eine Lebensgemeinschaft von Menschen (Familie, Arbeitsteam, Wohngemeinschaft etc.)

15 Vgl. die Titelgeschichte in Sacks (1995).

16 Die epidemiologische Pathologie ist insofern einzubeziehen, als z. B. symptomfreie Überträger von Infektionskrankheiten („carrier“, z. B. bei Salmonellosen) auch unter Kriterium (5) fallen können. Vgl. dazu auch die Kritik von Rosenthal (2007) und meine Replik in Hucklenbroich (2007 b), S. 150 f.

kann als solche pathologische Züge aufweisen und einen vorher „psychisch gesunden" Menschen zu Verhaltensweisen und Reaktionen zwingen, die dann ihrerseits als „nicht normal" und pathologisch imponieren. Man muss daher das Verhalten und Erleben eines Menschen immer auf dem Hintergrund einer als „gesund" angenommenen Lebensgemeinschaft analysieren und beurteilen, ob er auch in einer solchen gesunden Gemeinschaft pathologisches Verhalten zeigt oder zeigen würde – oder ob sein Verhalten als bloße Reaktion auf eine pathologische soziale Umgebung aufzufassen ist. Das fünfte und letzte Krankheitskriterium ist also sinnvollerweise in Form von zwei Teilkriterien (5a) und (5b) formuliert – einmal bezogen auf das Individuum, einmal bezogen auf das soziale System.

Das Kriterium (5b) würde z. B. zutreffen auf solche Störungen einer Lebensgemeinschaft, wie sie in der „systemischen Familientherapie" diagnostiziert und behandelt werden. Hierzu würde man auch solche Störungen wie *Pubertätsmagersucht* (*Anorexia nervosa*) und sogar *Schizophrenie* rechnen müssen, *wenn* die dazu vorgelegten Erklärungsmodelle bestimmter Forschungsrichtungen, z. B. von Stierlin u. a.[17] für die Anorexia nervosa oder von Bateson, Jackson und Haley [18] für die Schizophrenie, *zutreffend sein sollten*. Dies gilt selbst dann noch, wenn man die inzwischen durch biologisch-psychiatrische Forschungen bekannten organischen Prädispositionen für diese Erkrankungen berücksichtigt, da ein wesentliches Merkmal dieser Erkrankungen gerade die Beziehungsstörung ist. Andererseits ist damit nicht ausgeschlossen, dass diese Erkrankungen auch noch nach anderen Kriterien als pathologisch zu klassifizieren sind, z. B. wegen der Lebensgefährdung durch Verhungern bei Anorexie oder wegen des Leidens aufgrund von Angstzuständen bei Schizophrenie.

Das Kriterium (5), insbesondere die Teilklausel (5b), sind in besonderem Maße der Gefahr von Missverständnissen und sinnwidrigem Missbrauch ausgesetzt. Dies hängt damit zusammen, dass die Bereiche von krankhaftem und kriminellem Verhalten eines Individuums sowie krankhafter und gewaltförmiger Verfassung einer Lebensgemeinschaft nicht streng getrennt werden können, sondern immer Überlappungen zeigen werden. Etliche Kritiker plädieren daher dafür, ganz auf dieses Kriterium zu verzichten. Das hätte jedoch den Nachteil, dass die genannten Beeinträchtigungen der Fähigkeit zum sozialen Miteinanderleben ganz aus dem medizinisch-pathologischen Kontext herausfallen würden, obgleich in vielen Fällen enge Beziehungen zwischen *organisch-somatischen* Gegebenheiten (z. B. Hirnstruktur), Besonderheiten oder Störungen der *neuropsychologischen Entwicklung* und der *psychosozialen Symptomatik* selbst nachgewiesen sind. Dies gilt nicht nur für Individuen, sondern kann in Ansätzen auch für Lebensgemeinschaften wie die Mutter-Kind-Dyade oder Familien mit spezifischen Strukturen aufgezeigt werden.[19] Selbst die Rolle der gesamten umgebenden historisch-sozialen Figuration für die Identitätsbildung – und mögliche Störungen – kann heute mit Mitteln der Hirnforschung

17 Vgl. Weber/Stierlin (1989).

18 Vgl. Bateson/Jackson/Haley (1969).

19 Aus der zahlreichen Literatur sei nur hingewiesen auf einige neuere Übersichtsdarstellungen: Petermann (1998); Herpertz-Dahlmann et al. (2003); Petermann (2004); Fonagy et al. (2004); Förstl (2005), (2007).

nachgewiesen werden, indem z. B. gezeigt wird, wie bei der Bildung des autobiographischen Gedächtnisses „aus interpersonalen Beziehungen intrapersonale psychische Formationen werden“.[20] Die Einbeziehung der in Kriterium (5) genannten Dimensionen in den Krankheitsbegriff steht daher m. E. völlig in der Konsequenz der medizinisch-pathologischen Systematisierung, benötigt aber vielleicht noch mehr erfahrungswissenschaftlich abgesichertes Belegmaterial, ehe eine für alle Diskussionsteilnehmer überzeugende Grundlage gegeben ist. Andererseits würde ich eine Ablehnung dieses Kriteriums, die sich ausschließlich auf die Möglichkeit eines politischen Missbrauchs stützt, für eine Form vorauseilender Unterwerfung wissenschaftlicher Erkenntnis unter politisch-taktische Erwägungen halten, die – zu Ende gedacht – Wissenschaft überhaupt unmöglich machen würde.

3 Die Konstruktion von Normalität in der Medizin

Nachdem gezeigt wurde, wie die Medizin *Krankhaftigkeit* konzeptualisiert, soll nun skizziert werden, wie in diesem Zusammenhang *Normalität* und *Varianz* bzw. *Abweichung* konstruiert werden können. Auch hier handelt es sich um eine Rekonstruktion der Verfahren, die in der Medizin faktisch angewendet werden. Ich betrachte zunächst exemplarisch die Vorgehensweise bei der Etablierung von Normalwerten und Normalbereichen und anschließend das dahinter stehende allgemeine Schema der Konstruktion von Normalität.

3.1 Die Konstruktion von Normalwerten und Normalbereichen

Normalwerte bzw. Normal(wert)bereiche sind ein in der ganzen Medizin verwendetes begriffliches Instrumentarium. Ihr Prinzip besteht darin, für Merkmale des Organismus, die entweder diskrete Werte bzw. Ausprägungen annehmen oder kontinuierlich quantitativ variieren können, bestimmte Ausprägungen/Werte bzw. bestimmte numerische Intervalle anzugeben, die einen Bereich des *wahrscheinlich Gesunden* von einem Bereich des *wahrscheinlich pathologisch Veränderten* trennen. Als solche Merkmale oder Parameter kommen grundsätzlich alle am Organismus unterscheidbaren Teile, Eigenschaften und Zustände in Frage, von physikalisch und chemisch definierten Körperbestandteilen über klinisch definierte Funktionen und Vorgänge bis zu psychometrisch definierten Fähigkeiten und Verhaltensdispositionen. Wesentlich für das Verständnis solcher Normalwerte ist die Kenntnis der Art und Weise, wie man zu ihnen gelangt: Wenn für ein bestimmtes Merkmal bzw. einen Parameter die Normalwerte bzw. der Normalbereich ermittelt werden sollen, wird eine möglichst große und repräsentative *Stichprobe* aus der Population gezogen, für die die Normalwerte/Normalbereiche gelten sollen, und es wird dann die *statistische Verteilung* des entsprechenden Merkmals/Parameters ermittelt. Solche Verteilungen können unterschiedlich aussehen; in vielen, wenngleich keineswegs in allen Fällen existiert eine sog. *Normalverteilung (Gaussverteilung)*, bei der die Werte/Ausprägungen in bestimmter, mathematisch exakt definierbarer, sym-

20 Vgl. Markowitsch (2005); Welzer (2006); Zitat bei Markowitsch (2005), S. 261.

metrischer Weise um einen Mittelwert herum gruppiert sind.[21] Im zweiten Schritt wird aus einer solchen Gesamtverteilung dann ein Bereich ermittelt, der nach bestimmten statistischen Kriterien als „Normalbereich" gelten darf, insofern eine bestimmter quantitativ festgelegter Anteil der Stichprobe darin enthalten ist. Im Falle einer Normalverteilung besteht ein übliches Verfahren darin, dasjenige Intervall um den Mittelwert als Normalbereich zu wählen, dessen beide Grenzen jeweils um die doppelte Standardabweichung vom Mittelwert abweichen, womit ca. 95,5 % der Stichprobe erfasst werden.

Von grundlegender Bedeutung ist bei diesem Verfahren der Umstand, dass für die Stichprobe nicht eine unausgelesene Population verwendet werden darf, sondern nur eine Population, die *ausschließlich aus Gesunden* (als gesund Bekannten bzw. Nachgewiesenen) besteht.[22] Andernfalls bekäme man nicht eine „normale" Verteilung des untersuchten Merkmals, sondern eine, die durch die Einflüsse verschiedenster Krankheiten in unbekannter Weise verzerrt und verfälscht sein könnte. Dieses Vorgehen impliziert daher insbesondere, dass man bereits über Kriterien verfügen muss, mit denen die Gesunden von den Erkrankten *vor der statistischen Erhebung* getrennt werden können. Es eignet sich daher auch nicht als *primäre Methode* zur Definition des Krankheitsbegriffs! Vielmehr stellt es eine Methode dar, unter Voraussetzung eines bereits existierenden primären Krankheitsbegriffs die Unterscheidung zwischen krankhaft und gesund/normal auf (fast) beliebige Merkmale zu *erweitern*. Dabei wird übrigens in Kauf genommen, dass ein bestimmter Prozentsatz der *Gesunden* – im obigen Beispiel wären es ca. 4,5 % – als *nicht normal* bezüglich des untersuchten Wertes eingestuft werden – also als falsch positiv hinsichtlich Erkrankung! Daher darf diese Erweiterung der Krankheitskriterien auch nur als mit einer bestimmten *Wahrscheinlichkeit* gültig und anwendbar betrachtet werden, wie in der obigen Formulierung bereits berücksichtigt: Wenn ein klinisch Untersuchter einen Wert außerhalb des Normalbereichs aufweist, ist er trotzdem mit einer bestimmten geringen Wahrscheinlichkeit *nicht erkrankt*, sondern gehört zu den *Gesunden*, die durch die *statistische Methodik* artifiziell aus dem Normalbereich ausgeschlossen wurden.

3.2 Die Unterscheidung von Normalvarianten und pathologischen Abweichungen in der Morphologie

Das gerade genannte Verfahren der Etablierung von Normalwerten und Normalbereichen eignet sich gut für diskrete oder kontinuierliche *quantitative* Parameter, dagegen weniger für *morphologische* Merkmale, also z. B. Varianten in der *Form* des Körpers oder bestimmter Körperteile, im *Vorhandensein* oder *Fehlen* bestimmter Strukturen oder Merkmale oder in der *Anzahl* oder *Größe* bestimmter anatomischer Strukturen. Hier wird daher meist ein anderes Vorgehen gewählt, um das Normale vom Pathologischen zu trennen. Dabei wird ebenfalls auf den primären Krankheitsbegriff rekurriert, aber er wird nicht zur Auswahl einer Stichprobe von Gesunden, sondern zur Falldifferenzierung in Anwendung auf Einzelfälle benutzt. Dies sei an zwei einfachen Beispielen demonstriert:

21 Einzelheiten sind den einschlägigen Darstellungen der medizinischen Statistik und Biometrie zu entnehmen.
22 Vgl. z. B. die Darstellung in Löffler/Petrides (2003), S. XXXVII, oder in Thomas (2000), S. 1504.

Beispiel 1: In der Anatomie des Skelettsystems ist bekannt, dass sich Rippen zwar ganz überwiegend nur im Bereich der Thoraxwirbel finden, in einer kleinen Zahl der Fälle aber auch an den Halswirbeln auftreten können. Man bezeichnet solche Rippen als *Halsrippen*.[23] Für solche Halsrippen gilt:

a) Sie treten als Vergrößerungen des Tuberculum anterius des 7. (seltener des 6. bis 4.) Halswirbels oder als frei bewegliche zusätzliche Rippen auf.
b) Die Stämme des Armnervengeflechts (Plexus brachialis) oder die A. subclavia können durch Halsrippen behindert oder zwischen Halsrippe und 1. Rippe eingeklemmt werden, mit der Folge von Durchblutungs- und Sensibilitätsstörungen.
c) Mögliche Symptome sind Schmerzen und Muskelschwächen im Arm.

Im Hinblick auf Krankhaftigkeit bzw. Krankheitswert von Halsrippen wird daher geurteilt, dass ein Krankheitswert dieser anatomischen Variation nicht generell gegeben ist, sondern nur vorliegt, falls aufgrund ihrer Größe und Lage die in b) oder c) genannten Konsequenzen auftreten. Dann liegt ein aufgrund der Krankheitskriterien (3) (Einschränkung von Muskelkraft und Sensibilität) und (2) (Schmerzen im Arm) als krankhaft zu bewertender Zustand vor. In allen anderen Fällen werden Halsrippen als *Normalvariante* beurteilt. Diese Beurteilung wird also jeweils im Einzelfall vorgenommen, aber sie orientiert sich an einer Falldifferenzierung, die auf die primären Krankheitskriterien rekurriert.

Beispiel 2: Bei der Untersuchung des Abdomens, z. B. mit Ultraschall oder der Röntgen-Computertomographie, wird häufig als Zufallsbefund eine Variante der Nierenmorphologie gefunden, die als *solitäre Nierenzyste* bezeichnet wird. Man sieht dann z. B., ausgehend von einer Niere, eine mehr oder weniger große homogene Verschattung mit geringer Röntgendichte, die im Extremfall fast den gesamten ipsilateralen Bauchraum ausfüllen kann. Für solche Solitärzysten gilt:[24]

a) Sie sind entstanden durch eine Entwicklungsstörung, bei der Nierenkanälchen und Ast des Sammelrohrs nicht zusammenfinden. Der im zugehörigen Nierenkörperchen gebildete Primärharn kann nicht abfließen und staut sich an. Es entsteht ein Hohlraum, der bis auf Fußballgröße heranwachsen kann.
b) Sie können wie eine Geschwulst die Nachbarorgane verdrängen, die Arbeit der Niere beeinträchtigen (Kompression des ableitenden Harnsystems) und Flankenschmerzen verursachen, wenn die Zyste infolge ihrer Größe die Nachbarorgane stört.
c) Außerdem kann es zu Komplikationen wie Ruptur, Infektion, Einblutung oder maligner Entartung kommen, durch die sekundär Schmerzen, Schwäche und sogar lebensbedrohliche Zustände auftreten können.

---

23 Vgl. Benninghoff/Drenckhahn (2003), S. 424–426; dort auch Beispiele für weitere Variationen und Fehlbildungen.

24 Zu Ätiologie, Pathogenese, Morphologie und Krankheitswert von Nierenzysten vgl. Böcker (2004), S. 835–836, und Riede (2004), S. 810–813.

Im Hinblick auf den Krankheitswert von solitären Nierenzysten ist ebenfalls zu sagen, dass dieser keineswegs generell gegeben ist bzw. angenommen wird. Solitäre Nierenzysten gelten als primär gutartige Variationen der „normalen" Entwicklung, die jedoch dann einen Krankheitswert erhalten können, wenn aufgrund ihres Wachstums oder einer akut eintretenden Veränderung die in b) und c) genannten Komplikationen auftreten. Nur dann liegt nach den Kriterien (3) (Einschränkung der Nierenleistung), (2) (z. B. Flankenschmerz) und (1) (Lebensbedrohlichkeit) ein als pathologisch zu beurteilender Zustand vor. Festzuhalten ist also: Obwohl eine solitäre Nierenzyste keine (positive) Funktion im Organismus erfüllt und ihre ätiologische Erklärung sogar einen Vorgang zugrundelegt, der als „Störung" oder „Fehler" bezeichnet werden kann, wird sie solange als Normalvariante eingestuft, wie sie keine expliziten Krankheitskriterien erfüllt.

An diesen beiden Beispielen wird die generelle Strategie der Klassifikation morphologischer Varianten erkennbar: Maßgeblich dafür, unter den vorkommenden Variationen der Morphologie die normalen von den krankhaften zu unterscheiden, ist für die Medizin nicht deren Häufigkeit bzw. Seltenheit, nicht einmal deren vorhandene oder fehlende Funktionalität, sondern ausschließlich die Frage, ob explizit *Krankheitskriterien* erfüllt sind oder nicht. Davon muss deutlich die Beurteilung nach *ästhetischen* Kriterien unterschieden werden, die z. B. bestimmte Variationen von Körperform, Hautfärbung und Behaarung oder das Vorkommen von bestimmten Hautanhangsgebilden und (gutartigen) Tumoren als *Abweichung von gesellschaftlich etablierten ästhetischen Idealen oder Normen* wertet – und daraus möglicherweise eine *ästhetische bzw. kosmetische Behandlungsindikation* ableitet.

4 Die Konstruktion von Normalität: Probleme

4.1 Deskriptivität und Normativität

Die in den beiden vorhergehenden Abschnitten dargestellten Methoden zur Konstruktion von Normalität lassen ein allgemeines Paradigma für die Medizin erkennen: Wenn die Fälle ausgesondert sind, die sich gemäß dem Krankheitsbegriff eindeutig als pathologisch identifizieren lassen, ist der verbleibende gesamte übrige Spielraum als Variationsbreite des Normalen aufzufassen. *Seltenes Vorkommen* und *fehlende Funktionalität* sind keine Ausschlusskriterien für Normalität, ebenso wenig wie bloße *Abweichung von ästhetischen Idealen* oder von *kulturell konstruierten (z. B. sportlichen) Leistungsnormen*. Dagegen können durchaus Zustände oder Merkmale, die aus kultur- oder gesellschaftsgebundenen Vorstellungen heraus als normal oder sogar als positiv gelten, in medizinischer Sicht als pathologisch zu werten sein. Man denke nur an die *Lotusfüßchen* in der chinesischen Kultur, die *Giraffenhalsfrauen* in Thailand, den *Embonpoint* und die *Wespentaille* im 19. Jahrhundert und die *Twiggy-* bzw. *Supermodel-Figur* im 20. Jahrhundert in der westlichen Kultur. Daran zeigt sich, dass der medizinische Normalitätsbegriff und die mit ihm gemachten Unterscheidungen nicht einfach mit dem allgemeinen, lebensweltlich gebrauchten Begriff der Normalität identifiziert werden können. Der wichtigste Unterschied ergibt sich daraus, dass sowohl der Krankheits- als auch der Normalitätsbegriff in der Medizin als *Begriffe einer wissenschaftlichen Theorie* verstanden werden. Welche Konsequenzen das hat, soll etwas ausführlicher dargestellt werden:

Die im vorigen Kapitel dargestellte Rekonstruktion des Krankheitsbegriffs diente dazu, die Unterscheidung zwischen *normal* und *krank* (bzw. *krankhaft*) so nachzuzeichnen, wie sie *im Rahmen der medizinischen Krankheitslehre* verwendet wird. Ich hatte bereits darauf hingewiesen, dass sich diese Unterscheidung nicht mit der gleich lautenden alltäglichen, vorwissenschaftlichen Unterscheidung deckt. Der entscheidende Unterschied besteht darin, dass sich die wissenschaftlich-medizinische Unterscheidung nur als eine *deskriptive* Unterscheidung verwenden lässt, jedenfalls dann, wenn sie in Übereinstimmung mit der rekonstruierten Definition gebraucht wird: Wenn gemäß der gegebenen Definition zwischen *normal* und *krankhaft* unterschieden wird, hängt das Ergebnis der Unterscheidung nur davon ab, welche Sachlage gegeben ist, d. h. ob eines oder mehrere der Definitionskriterien erfüllt sind oder nicht – es hängt dagegen nicht davon ab, welche wertende (*evaluative*) Einstellung der Beurteiler gegenüber dieser Sachlage oder gegenüber dem allgemeinen Phänomen „Krankheit" einnimmt, oder welche Handlungskonsequenzen (*normativen* Folgerungen) er aus dem gegebenen Sachverhalt, oder allgemein aus dem Vorliegen von Krankheit, zu ziehen beabsichtigt. Die Deskriptivität des Krankheitsbegriffs ist mithin ein Spezialfall desjenigen Merkmals, das in der Methodologie üblicherweise als *Objektivität* (Unabhängigkeit vom Beobachter) bezeichnet wird. Diese Deskriptivität folgt daraus, dass die Kriterien für die Beurteilung eines Phänomens als krankhaft oder normal in ihrem Inhalt durch die gegebene Definition explizit festgelegt sind und insofern keinen Spielraum für die Einbeziehung subjektiver Wertungen des Beurteilers lassen; eine Einbeziehung subjektiver Wertungen kann, sobald sie das Ergebnis der Unterscheidung überhaupt tangiert, nur eine *Verfälschung* dieses Ergebnisses sein. Einige Beispiele zur Erläuterung: Wer z. B. aus Stolz oder Scham leugnet, einen tatsächlich empfundenen Schmerz zu verspüren („Das tut mir überhaupt nicht weh!"), verfälscht die Tatsachen; wer einem anderen – z. B. aus Rechthaberei – die Anerkennung des zugefügten und subjektiv angegebenen Schmerzes verweigert („Das kann Ihnen doch gar nicht weh getan haben!"), verleugnet ebenfalls die Wahrheit; wer von einem malignen, die Lebenserwartung verkürzenden Prozess betroffen ist, dies aber nicht als krankhaft bezeichnen will, weil er des Lebens ohnehin überdrüssig ist, hat zwar das Recht auf Behandlungsverzicht, verfehlt aber die medizinische Definition von Krankhaftigkeit.

In diesem Sinne ist die medizinische Unterscheidung *deskriptiv*, d. h. rein beschreibend und von Werten und Normen *unabhängig*. Dieser Sachverhalt wird prinzipiell auch dadurch nicht berührt, dass natürlich keine Definition unendlich genau und exakt, und nicht jede konkrete Sachlage absolut eindeutig bestimmt ist: Auch wenn aufgrund von Ungenauigkeiten oder Uneindeutigkeiten subjektive Einstellungen des Beurteilers in die Unterscheidung einfließen, wird dadurch die prinzipielle Intention, mit der Unterscheidung eine bestehende Sachlage zu beschreiben und nicht ein subjektives Werturteil zu äußern, nicht desavouiert, sondern es wird lediglich ein nicht vermeidbarer subjektiver *Ermessensspielraum* ausgefüllt. In solchen Fällen kann es dann allerdings – im Rahmen des Ermessensspielraums – zu divergierenden, von Werthaltungen abhängigen Beurteilungen kommen; daraus folgt aber nicht die Wertabhängigkeit des zugrunde liegenden Begriffs selbst. Die Sachlage ist also im Fall des medizinischen Krankheitsbegriffs grundsätzlich anders als etwa bei ästhetischen, politischen oder moralischen Beurteilungskategorien: Ob z. B. ein Kinofilm ein *schöner* Film, eine politische Entscheidung eine *richtige* Entscheidung und eine Handlung eine moralisch *gute* Handlung ist, lässt sich nicht ohne Rekurs auf Werte, Normen, Einstellungen oder Geschmacksrichtungen unterscheiden, und daher sind diese Unterscheidungen *nicht* rein deskriptiv.

Es wird oft zur Verteidigung der *Normativität* des Krankheitsbegriffs das Argument ins Feld geführt, der Krankheitsbegriff diene zur Begründung von *Entscheidungen normativer Art*, insbesondere Entscheidungen über Behandlung oder Nichtbehandlung, bzw. über *Behandlungsbedürftigkeit*; deswegen müsse der Begriff mindestens *auch* normative oder evaluative Komponenten enthalten. Dieses Argument ist falsch und beruht auf einer ungenügenden logischen Analyse von Entscheidungen der genannten Art. Die Tatsache, dass ein Begriff bei der Begründung von Entscheidungen eine wesentliche Rolle spielt, bedeutet mitnichten, dass dieser Begriff selbst normative Bedeutungskomponenten aufweisen muss. Das kann man ganz einfach an folgender Tatsache sehen: Es ist durchaus denkbar, dass die Entscheidung über die Behandlungsbedürftigkeit bestimmter Zustände z. B. vom *Lebensalter* des Betroffenen abhängig gemacht wird. Nun ist der Begriff *Lebensalter* aber sicherlich ein rein deskriptiver Begriff, der nur von der tatsächlich gelebten Zeitdauer und nicht von Werten oder Normen des Beurteilers abhängig ist. Trotzdem kann ein solcher deskriptiver Begriff als *Kriterium* bei der Anwendung von Normen zur Begründung von Entscheidungen fungieren. Dies gilt auch für den Krankheitsbegriff: Er fungiert häufig (aber keineswegs immer) als *Kriterium* bei der Entscheidung, ob ein bestimmter Zustand behandelt werden soll, ohne dazu selbst normative Bedeutungskomponenten enthalten zu müssen. Die *Normativität* ist vielmehr in den *expliziten Normen* zu finden, auf denen solche Entscheidungen beruhen, wenn z. B. die Norm zugrunde gelegt wird: „Jeder krankhafte Zustand *sollte* prinzipiell ärztlich behandelt werden.“[25] (Ob diese Norm eine *gute* Norm wäre, soll hier nicht weiter diskutiert werden.)

Ein Nebenergebnis dieser Argumentation ist, dass die Definition des Krankheitsbegriffs weiterhin in die Zuständigkeit der *Medizin* fällt und nicht etwa in die der *Medizinethik* – was u. a. von Wolfgang Wieland und Urban Wiesing behauptet wurde:[26] Sie wollen aus der Tatsache, dass der Krankheitsbegriff innerhalb normativer Entscheidungen benutzt wird, eine Art „Mitspracherecht“ der Medizinethik bzw. des Medizinethikers bei der Unterscheidung zwischen *normal* und *krank(haft)* ableiten. Wiesing geht sogar so weit, der Medizin das Recht zur Definition dieser Unterscheidung ganz zu bestreiten und sie vollständig der Zuständigkeit „moralischer Argumente“ und damit der (Medizin-)

25 So auch Hoffmann (2006), S. 209 ff. – Eine ausführlichere Analyse der logischen Ebenen und Schritte bei Entscheidungen über ärztliche Behandlung habe ich gegeben in Hucklenbroich (2006), Kap. 5.2.

26 Wieland (1986), S. 35–41, und (2004), S. 19–28; Wiesing (1998), (2004), (2007). Vgl. schon meine Kritik in Hucklenbroich (1998).

Ethik zu unterstellen. Diese kuriose Position, die die Ethik völlig überfordern würde, beruht auf einer simplen Verwechslung: Was die Medizinethik zuständigerweise untersuchen und ggf. begründen kann, ist nicht der Krankheitsbegriff, sondern sind die *Normen*, die bei Behandlungsentscheidungen zugrunde gelegt werden und in denen der Krankheitsbegriff, aber auch andere Kriterien lediglich *herangezogen* – aber nicht definiert – werden.[27] Die Analyse und Rekonstruktion der Art und Weise, wie der Krankheitsbegriff in der Medizin definiert und gebraucht wird, ist dagegen eine typische *wissenschaftstheoretische* Aufgabe und fällt daher *nicht* in das Gebiet der Medizin*ethik*, sondern der *Theorie* der Medizin bzw. in deren Teilgebiet, die *Theoretische Pathologie*. So auch der Medizinhistoriker Heinrich Schipperges mit Blick auf die Position Wielands und Wiesings:

> „Der Wissenschaftshistoriker tut sich zunächst einmal recht schwer bei seiner Suche nach einem gängigen, einigermaßen verbindlichen Krankheitsbegriff. Ein Krankheitsbegriff sollte selbstverständlich alle Erscheinungen von „krank" vom Phänomen „nicht krank" abgrenzen und für beide Felder die zureichenden Merkmale liefern. [...] Nun muß sicherlich zugegeben werden, daß Krankheitsbegriffe wie Krankheitsvorstellungen überhaupt einem historischen Wandel unterliegen und vom jeweiligen soziokulturellen Kontext abhängig bleiben. Daher wird man auch – bei allen noch so pragmatischen Rechtfertigungen – auf historisch gewachsene Krankheitsvorstellungen und Lebensentwürfe zurückgreifen müssen. In diesem Rahmen aber bleibt die Analyse des Krankheitsbegriffs eher die Aufgabe einer ‚*Theoretischen Pathologie*' als die einer ‚*Medizinischen Ethik*'."[28]

Missverständnisse, wie sie den hier kritisierten (und ähnlichen) Positionen zugrunde liegen, die eine Normativität oder Werthaftigkeit des Krankheitsbegriffs annehmen, können allerdings dadurch verursacht sein, dass deren Vertretern eigentlich nicht der medizinische, sondern der außerwissenschaftliche, lebensweltliche Krankheitsbegriff vor Augen steht. Es ist ja nicht zu bestreiten, dass im alltäglichen Leben Krankheit meistens – wenn auch keineswegs immer – ein unerwünschtes, ja gefürchtetes Ereignis darstellt und in den Bezeichnungen *Krankheit*, *krank* und *krankhaft* daher diese negative Wertung in der Regel *mitschwingt* und mit zum Ausdruck gebracht werden *soll*. Der lebensweltliche Krankheitsbegriff darf deswegen, soweit man ihn überhaupt fixieren kann oder will, als „wertbehafteter" Begriff bezeichnet werden – wobei man aber berücksichtigen muss, dass es auch in der Lebenswelt Kontexte und Situationen gibt, in denen Krankheit nicht negativ, sondern neutral oder sogar positiv gewertet wird und trotzdem als „Krankheit" bezeichnet wird; die Alltagssprache ist offenbar so elastisch, dass sie für solche Fälle auch einen wertfreien Krankheitsbegriff zur Verfügung hat. Wegen dieser Flexibilität der Alltagssprache macht es allerdings wenig Sinn, aus ihr eine philosophische Grundlagenentscheidung ableiten zu wollen.

---

27 Dass Wiesings Position, wenn sie beim Wort genommen wird, sogar auf einen logischen Widerspruch hinausläuft, habe ich gezeigt in Hucklenbroich (2007b), S. 155f.

28 Schipperges (1999), S. 18–20 (Hervorhebung von mir).

4.2 Lebensweltliche Normalitätsvorstellungen und medizinische Kriterien

In der Lebenswelt außerhalb der wissenschaftlichen Medizin i. e. S. wird unter Normalität die *Übereinstimmung mit den Normen* verstanden, die in einer Gesellschaft/Kultur oder Subkultur „akzeptiert“ sind und als selbstverständlich gelten. Solche Normen beziehen sich sowohl auf körperliche und seelische Eigenschaften als auch auf Verhaltensweisen und Lebensformen. Abweichungen von diesen Normen werden unterschiedlich konzeptualisiert, z. B. als Missgestalt (Missbildung), Abartigkeit (Perversität), Delinquenz oder politische bzw. ästhetische Provokation, aber auch als Krankheit bzw. Krankhaftigkeit (dann entgegen der medizinischen Bedeutung). Entsprechend unterschiedlich sind die gesellschaftlichen Reaktionen darauf, von Hospitalisierung, Ausgrenzung, Diskrimierung (Stigmatisierung), Kriminalisierung, Verfolgung (Strafverfolgung) bis zur Tolerierung und Einweisung in spezifische Reservate.[29] In medizintheoretischer Hinsicht sind in diesem Zusammenhang zwei Feststellungen zu machen, ohne auf das Phänomen des gesellschaftlichen Umgangs mit solchem Anderssein umfassend eingehend zu können:

Erstens ist es wichtig zu unterscheiden, ob die lebensweltliche Kategorisierung eines Phänomens als *krankhaft* von der medizinischen Definition des Krankheitsbegriffs gedeckt wird oder sich ausschließlich außermedizinischen Normalitätsvorstellungen verdankt. Was von diesen beiden Möglichkeiten der Fall ist, kann nicht dadurch entschieden werden, ob der Beurteilende professionell der Medizin bzw. dem Gesundheitssystem angehört oder nicht: Es lassen sich genügend Beispiele in Geschichte und Gegenwart finden, wo auch Ärzte, sogar führende medizinische Autoritäten, sich im Irrtum hierüber befunden haben bzw. sich durch weltanschaulich oder ideologisch begründete Normen statt durch medizinisch begründbare Kriterien haben bestimmen lassen. Wissenschaftlich vertretbar und ärztlich verantwortbar ist die Einschätzung eines Phänomens als krankhaft aber nur dann, wenn sie ihre Kriterien explizit ausweisen kann und damit zu erkennen gibt, ob sie medizinisch oder außermedizinisch motiviert ist. Solange diese Kriterien nicht klar erkennbar sind, darf bezweifelt werden, ob es sich um eine wissenschaftlich-medizinische Beurteilung handelt.

Zweitens, und im nur scheinbaren Gegensatz zum soeben Gesagten, muss festgehalten werden, dass auch bei Zuständen und Erscheinungen, die im medizinischen Sinn *nicht krankhaft* sind, eine ärztliche Behandlung (z. B. Korrektur) trotzdem indiziert und ethisch gerechtfertigt *sein kann* – gerade auch dann, wenn es sich um Zustände handelt, die (nur) im außermedizinischen Sinn als krankhaft oder nicht normal gelten! Dies ist typischerweise dann der Fall, wenn die ärztliche Behandlung dem *Schutz* des Betroffenen vor nachteiligen gesellschaftlichen Reaktionen dient, die aus der herrschenden Normalitätsvorstellung resultieren würden. Zu denken ist an Hänseleien, Quälereien oder *Mobbing* durch Gleichaltrige, denen Kinder mit auffälligen körperlichen Merkmalen ausgesetzt sein können, aber auch an ästhetisch als fremdartig oder abstoßend bewertete Merkmale bei Erwachsenen. Die ethische Einschät-

29 Die klassische soziologische Abhandlung zum Thema der Stigmatisierung ist Goffman (1967).

zung solcher korrigierender Eingriffe ist teilweise kontrovers, insofern darin eine „Komplizenschaft“ des Arztes mit der benachteiligenden Gesellschaft oder eine unzulässige „Medikalisierung“ nicht krankheitsbedingter Phänomene gesehen wird. Dieser ethischen Diskussion kann ich hier nicht nachgehen. Es dürfte aber auch für die Gegner solcher korrigierender Eingriffe Fälle geben, in denen sie eine ärztliche Behandlung für gerechtfertigt halten. Aus medizintheoretischer Sicht ist das Besondere an solchen Behandlungen, dass sie im strengen Sinn keine *Behandlung von Krankheiten* sind, selbst dann nicht, wenn die herrschende gesellschaftliche Ansicht den zu korrigierenden Zustand *als krankhaft betrachtet*. Zur Rechtfertigung solcher Behandlung ist daher auf Normen zurückzugreifen, die eine Behandlungsindikation auf andere Ziele als die Beseitigung von Krankheiten stützen, z. B. auf den *Schutz* vor gesellschaftlicher Benachteiligung oder Schädigung. Es handelt sich dabei also um *Spezial-Indikationen*, die nicht oder zumindest nicht ausschließlich auf den Krankheitsbegriff rekurrieren – ähnlich wie im Fall der Behandlung von altersbedingten Beschwerden. Auch die Empfängnisverhütung oder künstliche Sterilisierung ist übrigens eine Behandlung und/oder Prävention nicht krankhafter Zustände. Im Falle der Schutz-Indikation kann allerdings grundsätzlich diskutiert werden, ob die schädigende Lebensgemeinschaft oder Gesellschaft nicht nach Kriterium (5b) als *krank* zu beurteilen ist – was einerseits nicht *a priori* ausgeschlossen werden sollte, andererseits aber erst noch durch die Entwicklung einer methodisch ausgearbeiteten *Sozialpathologie* wissenschaftlich abzusichern wäre. Dies gilt übrigens unbeschadet der Möglichkeit einer (zusätzlichen) ethischen oder politischen Bewertung solcher sozialer Prozesse.

Zusammenfassend möchte ich festhalten,

- dass die medizinische Konstruktion von *Normalität* auf dem Krankheitsbegriff aufbaut und diesen mit fallvergleichenden und statistischen Methoden *erweitert*, ohne zusätzliche inhaltliche oder bewertende Kriterien heranzuziehen;
- dass der medizinische Krankheits- und Normalitätsbegriff in dem Sinne als *deskriptiv* zu bezeichnen ist, dass die korrekte Anwendung der Krankheitskriterien *nicht* durch *subjektive Wertungen* des Beurteilers beeinflusst sein kann und normative Konsequenzen nicht aus diesen Begriffen und Kriterien allein, sondern *nur* unter expliziter *Heranziehung normativer Sätze* gezogen werden können;
- dass medizinische und gesellschaftliche Normalitätsvorstellungen nicht zusammenfallen (müssen);
- dass gesellschaftliche Vorstellungen von Normalität und Krankhaftigkeit bestimmte ärztliche Maßnahmen notwendig machen können, die keine Krankheitsbehandlung sind, die aber durch Spezial-Indikationen (insbesondere die Schutz-Indikation) normativ begründet werden können.

5 Stufen der Allgemeinheit in der Krankheitstheorie und die Frage der Historizität des Krankheitsbegriffs

Die medizinische Krankheitslehre hat sich in einer langen geschichtlichen Entwicklung herausgebildet und hat bis zum Erreichen des heutigen Standes mannigfache Formen durchlaufen. Diese Geschichte ist von Medizinhistorikern immer wieder dargestellt worden, häufig unter Bezeichnungen wie „Geschichte des Krankheitsbegriffs".[30] Dieser Sprachgebrauch kann dazu verführen, von einer *Geschichtlichkeit des Krankheitsbegriffs selbst* im Sinne seiner *historischen Relativität*, ohne jede Differenzierung, auszugehen und zu sprechen. Als Beleg für eine solche historische Relativität wird dann gern der historisch zu beobachtende Wechsel in der Einschätzung bestimmter Phänomene als normal oder krankhaft angeführt. Zum Beispiel wird in diesem Zusammenhang das Argument vorgebracht, der Wechsel in der Einschätzung von *Homosexualität*, *Alkoholismus* und *Säuglingssterblichkeit* gehe auf einen Wechsel des Krankheitsbegriffs zurück oder beweise diesen.[31] Diese Schlussfolgerung ist jedoch erstens schon in dieser Form logisch nicht zwingend: Statt eines Wechsels im Krankheitsbegriff kann, logisch gesehen, genauso gut ein Wechsel im Verständnis des jeweiligen Phänomens zugrunde liegen, durch den das Phänomen nunmehr entweder aus dem Krankheitsbegriff herausfällt, oder aber erstmals unter ihn subsumierbar wird. Dabei wäre der Krankheitsbegriff gerade der historisch konstant bleibende Bezugspunkt, so dass man nicht von einem Wechsel oder Wandel dieses Begriffs sprechen könnte. Zweitens muss aber betont werden, dass die ganze Betrachtungsweise zu undifferenziert bleibt, wenn man nur den ganz allgemeinen Krankheitsbegriff mit den konkreten fraglich krankhaften Phänomenen ins Verhältnis setzt. Es muss hier vielmehr berücksichtigt werden, dass in der Krankheitslehre mehrere Ebenen der Konzeptualisierung von Krankheit zu unterscheiden sind, die unterschiedliche Allgemeinheits- oder Abstraktionsstufen repräsentieren. Diese unterschiedlichen Ebenen sind auch unterschiedlich von den Phänomenen des historischen Wandels betroffen:

Die allgemeinste Ebene in der Krankheitslehre wird von der *Krankheitsdefinition* dargestellt (oben in D1 und D2 zusammengestellt). Diese Ebene darf als konstitutiv für die westliche (abendländische), naturalistische und erfahrungsbasierte (= „rationale" bzw. *wissenschaftliche*) Form von Medizin und Krankheitslehre überhaupt angesehen werden. Abweichungen auf dieser Ebene, also die Verwendung anderer als der in der Definition genannten Bedingungen und Kriterien, liegen historisch in solchen Kulturen vor, in denen die Funktionen von Arzt, Priester, Richter und Prophet (noch) nicht vollständig voneinander getrennt sind, in denen also z. B. schuldhaftes Verhalten (wie z. B. ein Tabubruch), Naturereignisse wie z. B. Dürreperioden und politische Ereignisse, wie z. B. Sieg oder Niederlage im Krieg, in die Zuständigkeit des *Heilers* fallen können. Wir sollten nicht sagen, dass in diesen Kulturen ein anderer Krankheitsbegriff vorliegt, sondern dass noch gar kein eigentlicher

30 Vgl. exemplarisch Berghoff (1947).

31 So z. B. Wieland (1986), S. 36–39; (2004), S. 24–25; (2007), S. 135. – Zur Kritik vgl. Hoffmann (2006).

(rationaler) Krankheitsbegriff ausdifferenziert wurde: Die Begriffe von Krankheit, Verbrechen (gesellschaftlich sanktioniertem Verhalten), Naturkatastrophen und gesellschaftlichem Konflikt sind noch nicht deutlich geschieden, sie existieren noch nicht als eigenständige Begriffe; an ihrer Stelle stehen andere, „primitivere" Vorstellungen, die mit den jeweiligen mythischen und religiösen Glaubensvorstellungen assoziiert sind. Wenn in diesen Vorstellungen ein Wandel eintritt (wie vermutlich in der griechischen Antike bei den ionischen Naturphilosophen und den hippokratischen Ärzten), sprechen wir besser nicht von einem *Wandel im Krankheitsbegriff*, sondern von der *erstmaligen Entstehung* eines rationalen Krankheitsbegriffs.

Eine Stufe unterhalb der Krankheitsdefinition liegt das *Rahmenmodell* für die Erklärung natürlicher Lebens- und Krankheitsvorgänge: Welche Bestandteile den menschlichen Organismus ausmachen, wie sie miteinander interagieren und welche generellen Ursachen jeweils für normale und pathologische Abläufe namhaft zu machen sind, gehört zum allgemeinen Erklärungsrahmen. Innerhalb dieses Rahmenmodells ist die jeweilige Auffassung des Verhältnisses somatischer und psychischer „Anteile" am Organismus, also die jeweilige *Leib-Seele-Theorie*, ein besonders wichtiger Teilaspekt. Das Rahmenmodell hat sich im Laufe der Medizingeschichte von der antiken Humoralpathologie bis zum heutigen bio-psycho-sozialen Modell mehrfach verändert, wobei als die wichtigste Zäsur üblicherweise der Anschluss der Medizin an die Theorien, Begrifflichkeiten, Denk- und Forschungsmethoden der neuzeitlichen Erfahrungswissenschaften im ersten Drittel des 19. Jahrhunderts gesehen wird.

Innerhalb des jeweiligen Rahmenmodells und nochmals eine Allgemeinheitsstufe darunter sind die spezifischen *erklärenden Theorien* für ganz bestimmte Zustände und Abläufe im Organismus anzusiedeln, insbesondere für die *Funktion* von Organen und Körperbestandteilen, die *Mechanismen* von Veränderungen und Entwicklungsvorgängen und die *Verursachung, Entstehung und Entwicklung* krankhafter Abläufe. Dies ist, im gegenwärtigen Rahmenmodell, der Bereich der allgemeinen und speziellen Pathologie, Pathophysiologie und Psychopathologie. Parallel dazu, also auf derselben Allgemeinheitsstufe, ist das System nosologischer Entitäten anzusetzen, also die Systematik und Einteilung der Krankheitsentitäten, die sich auf der Basis klinischer Erfahrung und unter Einbeziehung des Wissens der pathologischen Disziplinen ergibt.

Betrachtet man nun die Veränderungen, die sich im Lauf der Geschichte der Krankheitslehre bezüglich der Einordnung bestimmter Phänomene ergeben haben, so zeigt sich, dass wir es mit zwei großen Gruppen zu tun haben: Die erste, weitaus größere Gruppe ist die derjenigen Veränderungen, die sich aus Entdeckungen und theoretischen Innovationen im Bereich der erklärenden Theorien und der klinischen Erfahrung sowie aus den großen Verschiebungen der Rahmenmodelle ergeben. Unterschiedliche Auffassungen über ursächliche Zusammenhänge, über Funktion und Nutzen körperlicher Vorgänge oder über den Leib-Seele-Zusammenhang führen zu unterschiedlicher Bewertung hinsichtlich der Gesundheit oder Pathologizität der fraglichen Vorgänge. Dabei wird die *Definition* von Krankhaftigkeit nicht verändert, sondern diese ist gerade diejenige Instanz, auf die man sich bei der Neubewertung letztlich bezieht. Die Neubewertung der Säuglingssterblichkeit beispielsweise ergibt sich gerade aus der Entdeckung spezifischer Todesursachen, die nicht notwendig und unvermeidlich aus der Gesetzmäßigkeit körperlicher Entwicklung resultieren, sondern akzidentell sind und somit eine natürliche Alternative besitzen. Wenn es aber eine nicht letal verlaufende natürliche Alternative gibt, ist *per definitionem* der Tod vorzeitig und somit pathologisch! In dieser Weise lässt sich bei den meisten Veränderungen aufzeigen, dass sie *keine Änderung des Krankheitsbegriffs* sind, sondern diesen gerade als *konstant* voraussetzen.

Eine kleine zweite Gruppe von Veränderungen bzw. Differenzen kann man so beschreiben, dass eine fehlerhafte Anwendung des Krankheitsbegriffs bzw. eine Inkonsequenz bei seiner Anwendung aufgedeckt wird. Diese Form der Differenz liegt beispielsweise vor, wenn die Einordnung eines Phänomens und Verhaltens als krankhaft *eigentlich* auf nicht-medizinischen Motiven beruht, z. B. religiösen, moralischen oder ästhetischen Vorstellungen, diese Bewertung aber – inkorrekt – als medizinische Erkenntnis *ausgegeben* wird. Insbesondere auch als Folgen christlich-religiöser Moralvorstellungen lassen sich solche Fehleinordnungen historisch aufzeigen. Bei der Aufdeckung und Korrektur solcher Fehlauffassungen liegt nicht etwa ein Wechsel im Krankheitsbegriff vor, sondern es wird eine Inkonsequenz in der Anwendung des rationalen Krankheitsbegriffs, eine Vermischung von medizinischen mit z. B. religiösen Vorstellungen aufgezeigt. Letzteres kann auch dann der Fall sein, wenn diese Klassifikation von Medizinern vorgenommen wurde – deren Urteil ist genauso wenig sakrosankt wie jedes andere Urteil und muss sich an unpersönlichen Kriterien messen lassen. Eine Kritik und Korrektur solcher Fehler als einen Wechsel im *medizinischen Krankheitsbegriff* zu betrachten, wäre hier eine Verkennung der tatsächlichen Zusammenhänge.

In den Fällen, die üblicherweise für eine historische Relativierbarkeit bzw. Variabilität des Krankheitsbegriffs ins Feld geführt werden, wie z. B. die drei oben genannten, liegt nachweislich der Sachverhalt vor, dass die Klassifikation gemäß dem allgemeinen rationalen Krankheitsbegriff nur zu einem einzigen, eindeutig bestimmten Resultat führt: Homosexualität ist eindeutig nicht pathologisch (außer wenn sie als *Folge einer Erkrankung* auftritt), Alkoholismus (im Sinne einer Substanz-*Abhängigkeit*) ist eindeutig krankhaft, und der Tod im Säuglingsalter ist immer ein *vorzeitiger Tod* und geht immer auf pathologische bzw. pathogene Ereignisse oder Bedingungen zurück.

Es wäre eine lohnende Aufgabe der medizinhistorischen Forschung, die in der Geschichte solcher Klassifikationen vorkommenden Abweichungen vom Krankheitsbegriff und methodologischen Inkorrektheiten einmal detailliert aufzudecken und als *Fehler* oder medizinische *Inkonsequenzen* kenntlich zu machen. (Dies ist natürlich nicht zu verwechseln mit dem Versuch, früheren Zeiten in anachronistischer Weise heutige Maßstäbe zu supponieren – es geht um Fehler, die auch damals schon welche waren.) Dann würde sich die Auffassung, dass dem Wandel der Einschätzung bestimmter Lebenserscheinungen notwendigerweise eine historische Änderung und Variabilität des *Krankheitsbegriffs* zugrunde liege, jedenfalls nicht mehr als so selbstverständlich präsentieren lassen.

Literatur

Bateson/Jackson/Haley (1969): Gregory Bateson, Don D. Jackson, Jay Haley, Schizophrenie und Familie, Frankfurt a. M. 1969

Bauer (2007): Axel W. Bauer, Brute Facts oder Institutional Facts? Kritische Bemerkungen zum wissenschaftstheoretischen Diskurs um den allgemeinen Krankheitsbegriff, *Erwägen – Wissen – Ethik* 18 (2007), 1, S. 93–95

Becker/Doerr/Schipperges (1993): Volker Becker, Wilhelm Doerr, Heinrich Schipperges, Krankheitsbegriff und Krankheitsforschung im Lichte der Präsidialansprachen der Deutschen Gesellschaft für Pathologie (1897–1992), Stuttgart 1993

Benninghoff/Drenckhahn (2003): Alfred Benninghoff, Detlev Drenckhahn (Hrsg.), Anatomie, Bd. 1, München, Jena, 16. Aufl., 2003

Berghoff (1947): Emanuel Berghoff, Entwicklungsgeschichte des Krankheitsbegriffes, Wien, 2. Aufl., 1947

Böcker/Denk/Heitz (2004): Werner Böcker, Helmut Denk, Philipp U. Heitz (Hrsg.), Pathologie, München, Jena, 3. Aufl., 2004

Boorse (1976): Christopher Boorse, On the distinction between disease and illness, *Philosophy and Public Affairs* 5 (1975), p. 49–68

Boorse (1977): Christopher Boorse, Health as a theoretical concept, *Philosophy of Science* 44 (1977), p. 542–573

Boorse (1997): Christopher Boorse, A Rebuttal on Health, in: James M. Humber, Robert F. Almeder (ed.), What is Disease?, Totowa 1997, p. 3–134

Buyx/Hucklenbroich (2007): Alena Buyx, Peter Hucklenbroich, „Wunscherfüllende Medizin" und Krankheitsbegriff: Eine medizintheoretische Analyse, in: Matthias Kettner (Hrsg.), Wunscherfüllende Medizin? (im Druck)

Caplan/Engelhardt/McCartney (1981): Arthur L. Caplan, H. Tristram Engelhardt, James J. McCartney (ed.), Concepts of Health and Disease, Reading 1981

Caplan/McCartney/Sisti (2004): Arthur L. Caplan, James J. McCartney, Dominic A. Sisti (ed.), Health, Disease, and Illness, Washington 2004

Culver/Gert (1982): Charles M. Culver, Bernard Gert, Philosophy in Medicine, New York, Oxford 1982

Doerr/Schipperges (1979): Wilhelm Doerr, Heinrich Schipperges, Was ist Theoretische Pathologie?, Heidelberg 1979

DSM-IV-TR (2003): Diagnostisches und Statistisches Manual Psychischer Störungen – Textrevision, München 2003

Fonagy et al. (2004): Peter Fonagy, György Gergely, Elliot L. Jurist et al., Affektregulierung, Mentalisierung und die Entwicklung des Selbst, Stuttgart 2004

Förstl (2005): Hans Förstl (Hrsg.), Frontalhirn. Funktionen und Erkrankungen, Heidelberg, 2. Aufl., 2005

Förstl (2007): Hans Förstl (Hrsg.), Theory of Mind. Neurobiologie und Psychologie sozialen Verhaltens, Heidelberg 2007

Gert/Culver/Clouser (2006): Bernard Gert, Charles M. Culver, K. Danner Clouser, Bioethics: A Systematic Approach, Oxford 2006

Goffman (1967): Erving Goffman, Stigma, Frankfurt a. M. 1967

Grundmann et al. (2004): Ekkehard Grundmann, Albert Roessner, Ulrich Pfeifer et al. (Hrsg.), Allgemeine Pathologie, München, Jena, 10. Aufl., 2004

Herpertz-Dahlmann et al. (2003): Beate Herpertz-Dahlmann, Franz Resch, Michael Schulte-Markwort et al. (Hrsg.), Entwicklungspsychiatrie. Biopsychologische Grundlagen und die Entwicklung psychischer Störungen, Stuttgart, New York 2003

Hippokrates (1975): (Aus der Schule des) Hippokrates, Die Natur des Menschen, in: Karl E. Rothschuh (Hrsg.), Was ist Krankheit?, Darmstadt 1975, S. 11–18

Hoffmann (2006): Martin Hoffmann, Gibt es eine klare Abgrenzung von Therapie und Enhancement?, *Jahrbuch für Wissenschaft und Ethik* 11 (2006), S. 201–221

Hucklenbroich (1998): Peter Hucklenbroich, Die Struktur des medizinischen Wissens. Zur Grundlegung und zum Verhältnis von Medizintheorie und medizinischer Ethik, *Zeitschrift für medizinische Ethik* 44 (1998), 2, S. 107–125

Hucklenbroich (2006): Peter Hucklenbroich, Wissenschaftstheoretische Aspekte des medizinischen Krankheitsbegriffs. First Draft, http://egtm.klinikum.uni-muenster.de/mitarbeiter/hucklen/pub.html

Hucklenbroich (2007 a): Peter Hucklenbroich, (Hauptartikel:) Krankheit – Begriffsklärung und Grundlagen einer Krankheitstheorie, *Erwägen – Wissen – Ethik* 18 (2007), 1, S. 77–90

Hucklenbroich (2007 b): Peter Hucklenbroich, (Replik:) Klärungen, Präzisierungen und Richtigstellungen zur Krankheitstheorie, *Erwägen – Wissen – Ethik* 18 (2007), 1, S. 140–156

Hucklenbroich/Buyx/Suhm (2007): Peter Hucklenbroich, Alena M. Buyx, Christian Suhm (Hrsg.), Wissenschaftstheoretische Aspekte des medizinischen Krankheitsbegriffs, Paderborn 2007 (im Druck)

Humber/Almeder (1997): James M. Humber, Robert F. Almeder (ed.), What is Disease?, Totowa 1997

ICD-10 (2005): Weltgesundheitsorganisation (Hrsg.), Internationale Klassifikation psychischer Störungen. ICD-10 Kapitel V (F). Klinisch-diagnostische Leitlinien, Bern 52005

Löffler/Petrides (2003): Georg Löffler, Petro E. Petrides (Hrsg.), Biochemie und Pathobiochemie, Berlin, 7. Aufl., 2003

Lux (2003): Thomas Lux (Hrsg.), Kulturelle Dimensionen der Medizin, Berlin 2003

Markowitsch (2005): Hans J. Markowitsch, Harald Welzer, Das autobiographische Gedächtnis. Hirnorganische Grundlagen und biosoziale Entwicklung, Stuttgart 2005

Mazal (1992): Wolfgang Mazal, Krankheitsbegriff und Risikobegrenzung, Wien 1992

Mazal (2004): Wolfgang Mazal, Krankheit als Rechtsbegriff, in: Nadja Mazouz, Micha H. Werner, Urban Wiesing (Hrsg.), Krankheitsbegriff und Mittelverteilung, Baden-Baden 2004, S. 127–138

Nordenfelt (1987, 1995): Lennart Nordenfelt, On the Nature of Health, Dordrecht 1987, 2. Aufl., 1995

Nordenfelt (2001): Lennart Nordenfelt, Health, Science, and Ordinary Language, Amsterdam 2001

Parsons (1967): Talcott Parsons, Definition von Gesundheit und Krankheit im Lichte der Wertbegriffe und der sozialen Struktur Amerikas, in: Alexander Mitscherlich, Tobias Brocher, Otto von Mering et al. (Hrsg.), Der Kranke in der modernen Gesellschaft, Köln, Berlin 1967, S. 59–87

Petermann (1998): Franz Petermann, Michael Kusch, Kay Niebank, Entwicklungspsychopathologie, Wiesbaden 1998

Petermann (2004): Franz Petermann, Kay Niebank, Herbert Scheithauer, Entwicklungswissenschaft. Entwicklungspsychologie – Genetik – Neuropsychologie, Berlin 2004

Reznek (1987): Lawrie Reznek, The Nature of Disease, London, New York 1987

Riede/Werner/Schaefer (2004): Ursus-Nikolaus Riede, Martin Werner, Hans-Eckart Schaefer (Hrsg.), Allgemeine und spezielle Pathologie, Stuttgart, 5. Aufl., 2004

Rosenthal (2007): Hans A. Rosenthal, Krankheitstheorie und einige praktische Erwägungen, *Erwägen – Wissen – Ethik* 18 (2007), 1, S. 124 f.

Rothschuh (1958): Karl E. Rothschuh, Theorie des Organismus. Bios – Psyche – Pathos, München 1958

Rothschuh (1975 a): Karl E. Rothschuh, Der Krankheitsbegriff (was ist Krankheit?), in: Rothschuh (1975 b), S. 397–420

Rothschuh (1975 b): Karl E. Rothschuh (Hrsg.), Was ist Krankheit?, Darmstadt 1975

Sacks (1995): Oliver Sacks, Eine Anthropologin auf dem Mars, Reinbek 1995

Schipperges (1999): Heinrich Schipperges, Krankheit und Kranksein im Spiegel der Geschichte, Berlin 1999

Schipperges/Seidler/Unschuld (1978): Heinrich Schipperges, Eduard Seidler, Paul U. Unschuld (Hrsg.), Krankheit, Heilkunst, Heilung, München 1978

Thomas (2000): Lothar Thomas (Hrsg.), Labor und Diagnose, Frankfurt a. M., 5. Aufl., 2000

Weber/Stierlin (1989): Guntram Weber, Helm Stierlin, In Liebe entzweit. Ein systemischer Ansatz zum Verständnis und zur Behandlung der Magersuchtsfamilie, Reinbek 1989

Welzer (2006): Harald Welzer, Hans J. Markowitsch (Hrsg.), Warum Menschen sich erinnern können, Stuttgart 2006

Wieland (1986): Wolfgang Wieland, Strukturwandel der Medizin und ärztliche Ethik, Heidelberg 1986

Wieland (2004): Wolfgang Wieland, Grundlegende Aspekte des Krankheitsbegriffs, in: Nadja Mazouz, Micha H. Werner, Urban Wiesing (Hrsg.), Krankheitsbegriff und Mittelverteilung, Baden-Baden 2004, S. 15–29

Wieland (2007): Wolfgang Wieland, Zur Tragfähigkeit eines wertfreien Krankheitsbegriffs, *Erwägen – Wissen – Ethik* 18 (2007), 1, S. 133–136

Wiesing (1998): Urban Wiesing, Kann die Medizin als praktische Wissenschaft auf eine allgemeine Definition von Krankheit verzichten?, *Zeitschrift für Medizinische Ethik* 44 (1998), S. 83–97

Wiesing (2004): Urban Wiesing, Kritische Anmerkungen zu einer Krankheitsdefinition anhand objektiver Kriterien, in: Nadja Mazouz, Micha H. Werner, Urban Wiesing (Hrsg.), Krankheitsbegriff und Mittelverteilung, Baden-Baden 2004, S. 47–55

Wiesing (2007): Urban Wiesing, Die Medizin kann auf eine allgemeine Definition von Krankheit verzichten und die Medizintheorie sollte andere Fragen stellen, *Erwägen – Wissen – Ethik* 18 (2007), 1, S. 136–138

Wie groß ist zu groß? Zur Funktionalität des Normalen

Petra Gelhaus

1 Einleitung

Um die Jahreswende 2006/2007 sorgte eine bislang ungewöhnliche Patientengeschichte für internationales Aufsehen. Ashley, ein mittlerweile neunjähriges, schwer behindertes Mädchen, war einer „Growth Attenuation Therapy" unterzogen worden, um die Pflege in der Familie weiterhin gewährleisten zu können.[1] Ihr Wachstum war also vorzeitig beendet worden, damit sie leichter getragen, gepflegt, gewaschen und überhaupt ins Familienleben integriert bleiben kann. Dieser Fall hat zu einer ausgedehnten ethischen Kontroverse geführt, die zahlreiche Aspekte berührt: von der Stellung Behinderter in der Gesellschaft über das Recht der Eltern zu stellvertretenden Entscheidungen und das Kindeswohl bis hin zur Medikalisierung von Lebensproblemen.

In diesem Artikel soll nicht etwa eine umfassende Analyse der relevanten ethischen Probleme rund um Ashleys Fall erfolgen, vielmehr soll ihre Geschichte Anlass geben zu einer Überlegung über die Grenzen der Normalität und den Status, den Normalität in Bezug auf den Krankheitsbegriff einnimmt. War noch für Georges Canguilhem das Normale geradezu der Inbegriff des Gesunden,[2] so gibt es in modernen Medizintheorien eine Vielzahl von anderen Kandidaten, die den Unterschied von Gesundheit und Krankheit definieren sollen.[3] Nichtsdestotrotz muss jeder Ansatz sich zur Normalität oder „Or-

1 Vgl. Gunther et al. (2006).

2 Vgl. Canguilhem (1974).

3 Auch eine nur grobe Übersicht wäre an dieser Stelle zu umfangreich und würde vom Kern des Themas wegführen. Für den ersten Einstieg wären mindestens Boorse/Nordenfelt (1995), Clouser/Culver/Gert (1981) und Engelhardt, Jr. (1986) wichtig.

thologie" in der Medizin verorten.[4] Ohne Normalbereiche, Normwerte und Vorstellungen vom normalen Funktionieren wäre die moderne Medizin mit dem Ziel der Wiederherstellung der Gesundheit nicht denkbar. Selbst wenn Krankheit über das individuelle Leiden beschrieben wird und somit keinen Vergleich mit Mitmenschen erfordert, ist doch das System, das bei uns die Bekämpfung oder Linderung des Leidens verspricht, in wichtigen Teilen von der Vorstellung bzw. dem Ideal des Normalen bestimmt.

Ethisch sind die medizinisch relevanten Grenzen der Normalität insofern interessant, als der allgemeine Krankheitsbegriff moralische Implikationen transportiert, die zum Beispiel medizinisch indizierte Eingriffe legitimieren, während die gleichen Eingriffe ohne entsprechende Indikation nicht auf diese Weise legitimiert oder gar verwerflich erscheinen. Der Fall von Ashley wird ein Prüffall dafür sein, wie relevant der Normalitätsbegriff für den medizinischen Parameter der Körpergröße sein mag. Abgesehen von den protektiven Aspekten des Krankheitsbegriffs kann das medizinische Ideal der Normalität aber auch zu einer Abwertung der vom Ideal abweichenden Menschen führen.

2 Der „Fall Ashley"

Ashley ist ein stark pflegebedürftiges Kind mit massiven geistigen und körperlichen Einschränkungen. Nach einer unkomplizierten Schwangerschaft und Geburt zeigten sich ab dem ersten Lebensmonat schwere Entwicklungsverzögerungen, deren Ursache trotz umfangreicher Diagnostik unbekannt blieb. Neurologisch und kognitiv bleibt sie auf dem Stand eines etwa drei Monate alten Säuglings bei weitgehend altersgemäßer körperlicher Entwicklung, und ihre Diagnose „statische Encephalopathie" stellt keine Perspektive auf Besserung in Aussicht. Sie hat zwei gesunde Geschwister und wird von ihrer Familie liebevoll gepflegt und integriert.

Im Alter von sechs Jahren wurde Ashley wegen vorzeitiger pubertärer Entwicklung in einer endokrinologischen Sprechstunde vorgestellt. Neben einem Wachstumsschub, der bei den Eltern Sorge bezüglich ihrer weiteren Pflege weckte, bestanden auch Befürchtungen wegen der Komplikationen der Pubertät, insbesondere wegen des zu erwartenden Einsetzens der Menstruation. Eltern und Ärzte beschlossen nach Beratung mit dem örtlichen Ethik-Komitee, durch hoch dosierte Östrogengabe Ashleys Wachstum zu vermindern. Um Nebenwirkungen der Behandlung und auch generell die Effekte der Pubertät zu vermeiden, wurde vor Beginn der Behandlung eine chirurgische Entfernung der Gebärmutter und des Brustgewebes durchgeführt. Bei der Behandlung sind laut Angaben der behandelnden Ärzte keine Nebenwirkungen aufgetreten. Mittlerweile ist Ashley neun Jahre alt und bei einer Größe von 1,34 m stehen geblieben.

Auf die wissenschaftliche Veröffentlichung des „Case Reports" im Oktober 2006 (Präpublikation im Internet im August 2006) regte sich noch keine nennenswerte öffentliche Aufmerksamkeit.[5] Erst durch die Veröffentlichung eines

4 „Orthologie" soll den Gegensatzbegriff zur „Pathologie" darstellen und umfasst z. B. die normale Anatomie, Physiologie, Biochemie usw. des Menschen. Den Begriff verdanke ich Peter Hucklenbroich.

5 Vgl. Gunther et al. (2006).

B-Logs der Eltern im Internet[6] entwickelte sich eine breite ethische Diskussion über die „Peter-Pan-Therapie", durch die „Ashley für immer ein Kind bleiben soll."[7] Während auf der einen Seite das Kindeswohl für diese Behandlung sprechen kann, stellen sich aus Sicht des Nicht-Schaden-Gebots und der Verhältnismäßigkeit der Mittel gravierende Bedenken. Auch die Motivation der Eltern wird gelegentlich in Frage gestellt: Ist es wirklich Ashleys Wohl, das allein ausschlaggebend war, oder drohte durch ein körperliches Erwachsenwerden das Bild des geliebten „Pillow-Angel" erschüttert zu werden? Und auch wenn von den behandelnden Ärzten und dem zuständigen Ethik-Komitee betont wird, dass es sich um eine Einzelfallentscheidung handele, so wird die „Therapie" doch als allgemeine Option bei schwer behinderten Kindern propagiert.[8] Dies eröffnet, abgesehen von der individuellen Abwägung von Ashleys Wohl und Wehe, auch die generellere Überlegung, unter welchen Umständen eine an sich normale Körperentwicklung zum pathologischen Fall werden kann, der den therapeutischen Eingriff der Ärzte legitimiert.

3 Körpergröße als medizinischer Parameter

Körpergröße per se ist in der Medizin kein Wert, der bei einem Über- oder Unterschreiten eines Normalbereichs eine klare pathologische Einstufung ermöglicht. Harte Kriterien wie Lebensbedrohlichkeit, körperliches Leiden oder Einschränkung irgendwelcher physiologischer Funktionen sind nicht notwendigerweise mit Körpergröße assoziiert. Nicht nur die individuellen Größen bei Gesunden variieren beachtlich, auch die Durchschnittsgröße verschiedener Ethnien (z. B. Buschmänner und Massai) liegen weit auseinander, ohne dass damit Krankheitsaspekte verbunden wären.

Trotzdem können abweichende Größenentwicklungen Symptom von verschiedenen, eindeutig als Krankheit zu klassifizierenden Zuständen sein; z. B. vermehrtes Wachstum bei Überfunktion des Hypophysenvorderlappens oder Malignomen; vermindertes Wachstum z. B. bei der Chondrodystrophie oder verschiedenen Arten der Mangelernährung oder Malabsorption (etwa Zöliakie = Glutenunverträglichkeit). Daher ist die Körpergröße einer der Screeningwerte, die routinemäßig bei den Vorsorgeuntersuchungen von Kindern registriert und mit der durchschnittlichen Entwicklung verglichen werden. Interessanterweise ist dabei nicht nur der absolute Wert aussagekräftig, sondern auch die Veränderung im Vergleich zur Normalentwicklung, also wenn ein zunächst kleines Kind plötzlich überdurchschnittlich wächst oder umgekehrt. Körpergröße als Krankheitssymptom ist also insofern medizinisch interessant, als sie einfach und nicht-invasiv zu erheben ist und Anzeichen für einige Krankheiten und Entwicklungsdefizite sein kann.

Abgesehen von diesen eindeutig medizinischen Bedeutungen der Körpergröße bzw. der Entwicklung derselben gibt es aber auch „therapeutische" Eingriffe bei nicht-medizinischer Indikation im Sinne eines Enhancements. So

6 www.ashleytreatment.spaces.live.com.

7 Vgl. Caplan (2006).

8 Vgl. Gunther et al. (2006). Unter anderem wird Größenminderung im Untertitel als „new approach to an old dilemma" präsentiert.

gibt es bei Kindern, die eher kleinwüchsig sind, die Möglichkeit, einige Zentimeter mehr durch die Gabe von Wachstumshormonen zu erreichen, während bei zu hochwüchsigen Kindern durch die Gabe von Geschlechtshormonen wegen des vorzeitigen Verschlusses der Wachstumsfugen einige Zentimeter eingespart werden können. Erwartungsgemäß sind es vorwiegend Jungen, die eine Wachstumstherapie erhalten, während vorwiegend bei Mädchen das Wachstum limitiert wird.[9] Das entspricht den Durchschnittswerten, die bei Jungen ca. 10 bis 12 cm über denen der Mädchen liegen. Kulturell gesehen macht es Sinn, lieber größer sein zu wollen, da Körpergröße statistisch relevant mit höherem Einkommen und höherem Status im Beruf assoziiert zu sein scheinen.[10] Dies betrifft aber auch normal große Kinder, so dass nur das Ideal der Normalität legitimiert, warum üblicherweise diese „Therapie" nur für Minderwüchsige angeboten wird. Bei großen Mädchen wird befürchtet, dass die Partnerwahl erschwert sein könnte, da die meisten Männer Frauen bevorzugen, die kleiner sind als sie selbst. Auch hier ist es kein medizinischer Grund, der zu der „Therapie" führt, sondern das kulturell angestrebte Ideal. Die Einschränkung der Indikation auf Extremfälle ist ein Kompromiss, der der Hochschätzung der Normalität zuzuschreiben ist; aus medizinischer Sicht ist nicht ersichtlich, warum nicht eine Wunsch erfüllende Medizin unabhängig vom herrschenden Durchschnitt gewährt werden sollte.

Ethisch problematisch ist der medizinische Eingriff aus zwei Gründen. Erstens hat jede Therapie ihr Risiko von unerwünschten Wirkungen, das bei normalen medizinischen Indikationen durch den erhofften medizinischen Nutzen gerechtfertigt wird. Wenn es keinen medizinischen Nutzen gibt, ist der Arzt nicht qualifiziert, den möglichen sonstigen Nutzen gegen das Risiko abzuwägen.

Zweitens ist bei Eingriffen zur Beeinflussung der Körpergröße notwendigerweise ein Kind der Patient, bei dem von einer eingeschränkten Fähigkeit zur autonomen Entscheidung ausgegangen werden muss. Es sind die Eltern, die die stellvertretende Entscheidung treffen müssen, und ob deren Wertungen mit den späteren Einschätzungen des Kindes übereinstimmen werden, ist insbesondere beim Eintreten von Nebenwirkungen wie dem verfrühten Auftreten einer Krebserkrankung fraglich. Gerade beim Größenwachstum wachsen auch die Durchschnittswerte; und dass z. B. eine Größe von 1,80 m, die vor vierzig Jahren für eine Frau extrem war, heute eher dem Modellideal entspricht, war damals wahrscheinlich nicht abzusehen. Auch wohlmeinende Eltern können sich also nicht einmal an gängigen Meinungen orientieren, wenn sie die Optimierungsentscheidung für ihr Kind treffen, da die Auswirkungen auch und vor allem die fernere Zukunft betreffen. Die Medizin kann sich folglich nur eingeschränkt auf die Einschätzung des Nutzens durch den Patienten selbst und dessen Autonomie verlassen, was die Rechtfertigung des Risikos fragwürdig macht.

Wenn also die Normalität – auch wenn sie nichts mit direkt medizinischen Faktoren zu tun hat – ein zusätzliches Argument ist, dem Wunsch der Eltern

9 Vgl. Lee et al. (2006).
10 Vgl. Judge et al. (2004).

auf Beeinflussung der Größe ihrer Kinder nachzukommen, sollte ihre Bedeutung genauer untersucht werden. Schließlich wird sie im entgegengesetzten Fall von Ashley deutlich verletzt; hier wird die normale Entwicklung der Größe und der Geschlechtsentwicklung verhindert.

4 Facetten der Normalität

Wie u. a. Georges Canguilhem herausgearbeitet hat, gibt es zwei grundlegende Arten, Krankheit zu begreifen: entweder ontologisch, indem der Krankheit eine eigene spezielle Wesenheit zugeschrieben wird, als etwas Fremdes, für den gesunden Körper Zerstörerisches, oder dynamisch als Ungleichgewicht in der Harmonie des Körpers.

In beiden Fällen gibt es einen Bezug zur Normalität: bei der ersten Vorstellung ist der gesunde Körper das Normale, das durch einen Feind herausgefordert wird; im zweiten Fall gibt es ein bewegliches Gleichgewicht, dessen Mittelpunkt sich vom Normalen wegbewegt hat. Der ontologische Ansatz (der Solidarpathologie und der Mikrobiologie nahe stehend) hat einen eindeutig qualitativen Charakter, während der dynamische Krankheitsbegriff (u. a. von der Physiologie vertreten) entweder rein quantitativ verstanden werden kann wie bei Claude Bernard oder – so auch Canguilhems Sichtweise – als zunächst quantitatives Geschehen, das in einen qualitativ neuen Gleichgewichtszustand einschwenkt.[11]

Gleichgültig, welche Krankheitsvorstellung vertreten wird, irgendwie muss der normale Zustand festgestellt werden, um den pathologischen davon unterscheiden zu können. Dabei lassen sich verschiedene Bedeutungen von Normalität auseinander halten. Die Methode, die sich möglicherweise als Erste aufdrängt, Normalität zu bestimmen, ist die Ermittlung des statistischen Durchschnitts.

4.1 Normalität und Statistik

In der modernen Medizin ist die Abgrenzung von Krankheit und Gesundheit nach Durchschnittswerten etwas Übliches. Die meisten Laborwerte werden auf diese Art und Weise interpretiert. Über- und Unterfunktionen von Organen werden nach den von ihnen erzeugten Produkten oder nach ihren physikalischen Wirkungen unterschieden. Dafür wird zunächst die Kenntnis der Normalverteilung einer gesunden Referenzgruppe benötigt. An geeigneter Stelle wird ein Schnitt gesetzt, der die Grenze für erhöhte oder erniedrigte Werte darstellt. Dies kann zum Beispiel bei der doppelten Standardabweichung der Normalverteilung erfolgen.[12] Bei der Beurteilung des Größenwachstums von Kindern wird der Schnitt bei der 3. Perzentile gezogen, d. h. die 3 % der kleinsten und größten *gesunden* Kinder fallen aus dem Normalbereich heraus. Das ist

11 Canguilhem (1974) bezeichnet diese Fähigkeit des Körpers, neue individuelle Mittelwerte zu setzen, als Normativität des Lebendigen. Das pathologische Lebewesen ist trotz der Krankheit am Leben, nur befindet es sich in einem qualitativ anderen, also nicht normalen Zustand.

12 Ausführlicher zu den Problemen der statistischen Normalitätsbestimmung empfiehlt sich der Artikel von Gross/Wichmann (1979).

nicht spezifisch für das Größenwachstum mit seiner relativ begrenzten medizinischen Bedeutung, sondern gilt für alle Normalwerte. Ein Laborwert allein kann daher kaum jemals zur Diagnose einer Krankheit genügen. Das Unter- oder Überschreiten des Normalbereiches ist nur ein Indiz für eine erhöhte Wahrscheinlichkeit, dass eine Fehlfunktion vorliegt und führt zu gesteigerter Aufmerksamkeit und der Suche nach möglichen Krankheiten. Die statistische Methode zur Ermittlung der Normalwerte macht es aber von vornherein unmöglich, das Herausfallen aus dem definierten Normalbereich als einziges Krankheitskriterium zu begreifen, da sonst 6 % der vorher bestimmten gesunden Bevölkerung definitionsgemäß plötzlich zu Kranken erklärt würden, die in der Bestimmung der Durchschnittswerte nichts zu suchen hätten. Es müsste also eine neue Normalverteilung ohne sie ermittelt werden, die wiederum die Personen an den Rändern der Normalverteilung aus dem Kreis der Gesunden ausschließen würde. Das System würde sich also ad absurdum führen.

Da man zur Bestimmung der Normalwerte schon wissen muss, wer gesund ist, sind außerdem Ansätze, die den Krankheitsbegriff allein über die Abweichung von statistischer Normalität definieren, dem Vorwurf der zirkulären Argumentation ausgesetzt.

Damit die Durchschnittswerte einen medizinischen Sinn ergeben können, müssen überdies relevante Referenzgruppen unterschieden werden: insbesondere Alter und Geschlecht müssen berücksichtigt werden, da sonst die Durchschnittswerte den größten Teil der Bevölkerung pathologisieren würden.

Ohne Zweifel geben die Durchschnittswerte unter Gesunden wichtige Hinweise für die Grenzziehung zwischen „gesund“ und „krank“, aber als einziges Kriterium sind sie auch deshalb nicht geeignet, weil es dann kein Kriterium gäbe, allgemein verbreitete Krankheiten als solche zu klassifizieren. Es ist aber sinnvoll, biologisch bedingte Unannehmlichkeiten medizinisch zu begreifen und nach Möglichkeit zu bekämpfen, auch wenn sie weit verbreitet sind (z. B. Karies).[13]

Außerdem würden auch Abweichungen zu Krankheiten erklärt, die nichts mit medizinischen Problemen zu tun haben, wie etwa soziale, aber auch rein kosmetische Auffälligkeiten. Der Krankheitsbegriff würde dann dazu genutzt, den sozialen Druck zur Konformität auf den biologischen Bereich weiter auszuweiten (vgl. Kapitel 4.4).

Des Weiteren ist neben dem statistischen Normalbereich auch die individuelle Normalität zu berücksichtigen: Auch wenn der Durchschnittswert der Pulsfrequenz zwischen 60 und 80 liegt, kann für den durchtrainierten Sportler 40 ein normaler Ruhepuls sein.[14]

Schließlich ist die Ermittlung des Durchschnitts auch nicht hilfreich, die anatomische und physiologische Normalität zu definieren; wie soll zum Beispiel die durchschnittliche Lage der Organe bestimmt werden, wenn das Herz normalerweise auf der rechten Seite liegt, aber ab und zu ein *Situs inversus* auftritt? Ab welcher Abweichung von der leicht nach rechts verschobenen Mittellinie soll die Lage als unnormal gelten? Auch die Denkweise der Physiologie

13 Dieses und andere Beispiele finden sich bei u. a. bei Boorse (1975), (1977) und (1997).

14 Vgl. Wiesemann (1999).

geht nicht primär von Häufigkeiten aus, sondern versucht, Funktionszusammenhänge zu begreifen und Störfalle zu identifizieren; sie ist also kausal und nicht statistisch.

Die reine Ermittlung von Durchschnittswerten erübrigt also aus einer Vielzahl an Gründen nicht die Setzung von Normen.

4.2 Normalität und Norm

Der Begriff „Norm" erstreckt sich über mehrere, sehr unterschiedliche Ebenen.[15] Schon im Begriff (lat. norma: Regel, Richtschnur) ist der präskriptive Charakter enthalten, der in den verwandten Begriffen normal, Normalität und Normativität wieder auftaucht. Eine Norm wird gesetzt, nicht unbedingt willkürlich, da sie einen Anspruch auf Anerkennung erhebt, aber auch nicht naturgesetzlich und ohne Ausnahme verbindlich. Eine Norm bietet einen Vergleichspunkt oder Maßstab, ein Ideal, das Orientierung ermöglicht, in so unterschiedlichen Bereichen wie der Mathematik, Physik, Chemie, Soziologie, Ethik und Jura.

Dabei sind die Ansprüche der erhobenen Normativität sehr unterschiedlich: Während in der Mathematik die Normen als Ausgangspunkt für Denkmodelle im Sinne einer Wenn-dann-Beziehung relativ beliebig sind, und in Physik und Chemie der wichtigste Grund für die Wahl des Vergleichspunktes die Praktikabilität ist, so beanspruchen die kulturell erhobenen Normen der Soziologie, Ethik und Gesetzgebung eine ganz andere Art von Normativität, die auf das erwünschte Verhalten der Menschen hinzielt. Dieser Unterschied ist gemeint, wenn etwa Boorse auf der vermeintlichen Deskriptivität seines Krankheitsbegriffes besteht.

> „But behind this conceptual framework or medical practice stands an autonomous framework of medical theory, a body of doctrine that describes the functioning of a healthy body, classifies various deviations from such functioning as diseases, predicts their behavior under various forms of treatment, etc. This theoretical corpus looks in every way continuous with theory in biology and other natural sciences, and I believe it to be value-free."[16]

In seinem neueren Aufsatz *Rebuttal on Health* verdeutlicht er, dass ihm ein Grad an Normativität, wie er in den Naturwissenschaften üblich ist, durchaus akzeptabel erscheint, während er findet, dass Elemente der kulturellen Präskriptivität im theoretischen Krankheitsbegriff nichts zu suchen hätten.[17] In der Tat ist es schon eine hinreichend anspruchsvolle Aufgabe, die Elemente der rein biologischen Normgebung voneinander zu unterscheiden, ohne dass die kulturellen Einflüsse und Auswirkungen mit berücksichtigt werden.

Um sinnvolle Referenzbereiche für *statistische* Normen zu definieren, reicht wie oben ausgeführt die Erhebung der Normalverteilung der Bevölkerung nicht aus. Vielmehr muss schon vorher bekannt sein, welche Krankheitsbilder es zu erkennen gilt. Dann müssen Parameter identifiziert werden, die möglichst

15 Vgl. Gelhaus (2007).
16 Boorse (1975), S. 55 f.
17 Vgl. Boorse (1997).

signifikant für die Krankheit sind; Parameter also, die bei den Kranken möglichst weit von der Normalbevölkerung abweichen. Diese Parameter definieren dann die Abweichung von den Normalwerten als Krankheitssymptome. Im besonders günstigen Fall ist das Symptom immer mit der Krankheit verbunden und kommt ohne die Krankheit nie vor (z. B. der Nachweis von *Plasmodium falciparum* bei Malaria). In diesem Fall ist das Symptom pathognomisch. Es verlässt damit den üblichen Bereich der statistischen Normbestimmung und lässt sich besser im Sinne einer strukturellen Norm begreifen.

Eine *strukturelle* Norm ist nicht quantitativ abzugrenzen. Vielmehr ist sie abhängig von einer Form von Normalität, die einem Ideal entspricht. Zwar ist es zur Bestimmung dieses Ideals hilfreich und wahrscheinlich sogar notwendig, dass die fragliche Struktur häufig vorkommt, doch die Abgrenzung dieser Form von Normalität ist nur qualitativ sinnvoll (wie wiederum das Beispiel des *Situs inversus* zeigt). Auch bei der strukturellen Normalität bedeutet jedoch das Abweichen davon nicht per se das Vorliegen einer Krankheit. Im Allgemeinen spricht man von einer Normvariante, wenn die ungewöhnliche Struktur nicht mit einer Krankheit assoziiert ist, während die nicht normale Struktur mit Krankheitswert als pathologische Struktur bezeichnet wird. Es ist leicht ersichtlich, dass auch die strukturelle Normalität nicht geeignet ist, den Krankheitsbegriff allein zu bestimmen, da auch hier die Norm mit Rückgriff auf einen schon bekannten Krankheitsbegriff definiert wird. Das strukturelle Normideal ist eng verbunden mit dem, was u. a. Boorse als Speziesdesign bezeichnet.[18] Um Letzteres zu beschreiben, reicht aber nicht allein die strukturelle Normalität; man benötigt auch die Kenntnis der Funktion der Strukturen. Zur *funktionellen* Normalität, die weniger von Normen als vielmehr von Zielen bestimmt ist, äußere ich mich in Kapitel 4.3.

Die dritte große Gruppe von Normen, die für den Krankheitsbegriff von Bedeutung sind, sind soziale Normen. Zwar bestreiten verschiedene Medizintheoretiker, dass diese beim naturwissenschaftlich verstandenen Krankheitsbegriff von Bedeutung sind, vielmehr sind die kulturell und historisch nachweisbaren Unterschiede im Verständnis von Phänomenen als Krankheiten ihrer Meinung nach als Irrtümer aufzufassen, die es durch die Naturwissenschaft aufzuklären gilt (z. B. Masturbation, Homosexualität, Sucht etc.).[19] Verbreiteter ist jedoch die Auffassung, dass auch naturwissenschaftliche Krankheitskonzepte nicht ohne eine gewisse Kulturrelativität auskommen, da die untersuchten Objekte – die Patienten – nun einmal biopsychosoziale Organismen sind, die den Einflüssen der Gesellschaft notwendigerweise ausgesetzt sind und daher auf diese Einflüsse auch pathologisch reagieren können – nicht nur im biologischen Bereich, sondern auch in der Psyche oder im Sozialverhalten. Darüber hinaus ist die Deutung von unnormalem Verhalten oder Aussehen als Krankheit offenkundig in verschiedenen Kulturen oder Epochen unterschiedlich. Ob z. B. die Sucht zu Recht als Krankheit oder doch eher als Charakterschwäche oder moralische Verfehlung aufgefasst werden sollte, ist bei allem Wissen über physiologische und psychologische Zusammenhänge eher eine

18 Boorse (1977).
19 Vgl. Boorse (1997), im Gegensatz zu Engelhardt (1974).

Frage der gesellschaftlichen Konzeption als der naturwissenschaftlichen Expertise.[20] Auch die Grenzziehung zwischen Exzentrizität, psychischer Krankheit und gesetzlich nicht geduldetem Verhalten ist wohl nicht allein durch naturwissenschaftliche Erkenntnisse zu ziehen.

Die Wechselbeziehung von Krankheitsbegriff und gesellschaftlichen Normen ist komplex. Geht z. B. die Konzeption von Normen von autonomen, verantwortungsfähigen Individuen aus, so ist der Nachweis einer biologischen Determination zum unerwünschten Verhalten im Sinne einer Krankheit ein wichtiger Entschuldigungsgrund. Wird andererseits gesellschaftskritisches Verhalten als Krankheit interpretiert, so wird die Kritik abgewehrt und auf das „defekte" Individuum zurückgeworfen. Wenn die fragliche Kritik bewusst und absichtlich geäußert worden ist, ist diese Immunisierungsstrategie sicherlich fälschlich (oder sogar böswillig) angewandt worden. Schwieriger ist die Situation bei einer Gesellschaft, die ein hohes Risiko auf unbewusste psychische oder soziale Abwehrreaktionen in sich trägt (etwa durch die Induzierung starker Vereinzelung oder Verrohung). Sind beispielsweise die depressiven Symptomträger als krank einzuordnen, als Opfer einer pathogenen Gesellschaft, oder zeigen sie eine normale Reaktion auf ein pathologisches Gesellschaftssystem? Einige Aspekte der Wechselwirkung zwischen gesellschaftlicher Normalität und dem Krankheitsbegriff werde ich in Kapitel 4.4 und 4.5 näher betrachten.

4.3 Normalität und Natürlichkeit

Im biologischen Sinn sind Normalität und Natürlichkeit eng miteinander verbunden. Natur ist hier aber nicht im Gegensatz zu Kultur oder gar zu Übernatürlichem zu verstehen, sondern im Sinne eines regelgerechten Verhältnisses eines Individuums zu seiner Umwelt. Regelgerecht bedeutet dabei keine von außen vorgegebene Regel, sondern eine innen angelegte (in der eigenen Natur vorgegebene) Zielrichtung, der erfolgreich gefolgt wird. Boorse nennt diese Zielausrichtung „Speziesdesign".[21]

Die natürliche, artspezifische Norm ist also das Muster, dem das Individuum entsprechen sollte. Fehler im Muster sind nicht allein durch die Abweichung bestimmt. Variationen im genetischen Code sind als solche kein Anzeichen für Krankheit, sondern notwendig für die weitere Anpassung der Art an die jeweiligen Umwelten. Daraus resultierend ist die Abweichung von der strukturellen Norm an sich noch kein Krankheitskriterium. Erst wenn durch die Veränderung auch die Funktion eingeschränkt ist, hat eine Abweichung vom normalen Speziesdesign einen Krankheitswert. Für die Bestimmung des Krankheitsbegriffs ist also nicht die strukturelle Norm (vgl. Kapitel 4.2) entscheidend, sondern die *normale Funktion*.

20 Vgl. Wiesemann (2000).

21 Auch die Metapher der Programmierung wird immer wieder gern verwendet. Sie hat im Ggs. zum „Design" die ansprechende Implikation eines gewissen Selbstläufertums, aber auch hier gibt es einen Programmierer mit einer speziellen Absicht, während nach biologischer Theorie die Teleologie nur zufällig in Auseinandersetzung mit der Umwelt im Ergebnis als Anpassung erscheint.

Wie Robert Wachbroit ausarbeitet, ist das Konzept der normalen Funktion nicht unproblematisch. Entweder ist die normale Funktion bezogen auf ein *Ziel* des Gesamtsystems, so ist z. B. die Funktion des Herzens zielgerichtet auf die Erhaltung der Blutzirkulation. Zwar kann diese eventuell auch auf andere Art aufrechterhalten werden, aber normale Menschen benötigen dazu ein (funktionierendes) Herz. Wachbroit behauptet, alle „dünnen, a priori Spezifizierungen" eines Funktionsziels wie „Überleben des Individuums" oder „Gleichgewichtszustand" seien letztlich nicht in der Lage, Funktionen von Fehlfunktionen zu unterscheiden, da die Funktion auch dann Funktion sei, wenn sie das Ziel verfehle. Oder die normale Funktion sei durch ätiologische Theorien zu erklären, die sich letztlich auf evolutionäre Entwicklungen beriefen. Nach diesen Theorien ist die Funktion der Grund für die Existenz des betreffenden Organs. Das Organ hat diese Funktion sogar dann, wenn es sie gar nicht erfüllen kann. Es reicht, wenn es *typischerweise* dazu da ist. Der Begriff „typisch" ist wieder ein Rückgriff auf die Normalität, ohne weiter zu erhellen, was diese im Kern ausmacht. Wachbroit kritisiert jedoch vor allem, dass der Funktionsbegriff evolutionär unterbestimmt ist, da eine Eigenschaft in einer Hinsicht eine Fehlfunktion sein kann, während sie in anderer Hinsicht von vorteilhafter Funktion ist (z. B. Sichelzellanämie).

> „An item can malfunction, or even cease to function, and still have a function. A non-functioning heart may still function as a teaching tool."[22]

Nach Wachbroit ist biologische Normalität eng mit der Unterscheidung von Funktion und Fehlfunktion verknüpft.[23] „Normal" ist ein idealer (ungestörter) Zustand, der schrittweise ähnlich einer Approximation die Störungen (Fehlfunktionen) im Sinne physiologischer Erklärungen mit einbezieht. Eine Herzfunktion kann also in erster Annäherung normal sein, während *bei Bedarf*, also bei praktischer Notwendigkeit genauer auf pathologische Parameter geachtet werden kann.[24] Alternativ kann auf eine normale Referenzumwelt zurückgegriffen werden. Gleichgültig welches Erklärungsmodell der normalen Funktion gewählt wird, immer impliziert der Funktionsbegriff einen Aspekt von Absicht, von deliberativer Wahl, von „nützlich für". Gleichzeitig ist die Ausklammerung intentionaler und wertender Aspekte das Credo der Biologie wie jeder anderen Naturwissenschaft.

Meines Erachtens ist dieses Paradoxon entweder durch die Akzeptanz einer inneren, natürlichen Wertsetzung aufzulösen[25] oder durch eine Relativierung der biologischen Erklärungsmodelle auf bestimmte, in menschlicher Absicht eingenommener (d. h. nicht wirklich objektiver) Perspektiven.[26] Nur die erste Erklärung bietet die Chance darauf, dass Normalität einen objektiven, natür-

22 Wachbroit (1994), S. 586.

23 Davon zu unterscheiden ist der Normalitätsbegriff der Physik (als statistische Normalität) und der Chemie (als abstraktes, nicht wirklich existentes Modellideal); vgl. Wachbroit (1994), S. 587–589.

24 So ist auch der beliebte Medizinerspruch zu verstehen: Es gibt keine Gesunden, nur noch nicht genügend durchdiagnostizierte Patienten.

25 Vgl. Müller (2004).

26 Übrigens handelt es sich nicht notwendigerweise um ein ausschließendes „oder". Es könnte eine natürlich vorgegebene Normalität *und* eine notwendige menschliche Perspektivität der Naturwissenschaft geben.

lichen Vergleichsmaßstab darstellen kann. Die zweite Möglichkeit bedeutet hingegen, dass schon die Idee des biologischen Normalzustands einen Faktor der menschlichen Evaluation und der praktischen Ausrichtung beinhaltet, nicht erst spezielle Randphänomene (nach Daniels sog. „hard cases")[27] oder kulturelle Besonderheiten.

4.4 Normalität und Menschenbild

In sozialer Hinsicht heißt „normal" „erwünscht", „nicht aus dem Standard herausragend". Natürlich sind alle Menschen unterschiedlich, sowohl im Aussehen als auch in der Mentalität. Die Marge, die als tolerable Abweichung vom Durchschnitt aufgefasst wird, kann je nach Kultur sehr unterschiedlich sein. Daher hat Normalität entscheidend mit dem herrschenden Menschenbild zu tun. Je mehr Individualität und Selbstbestimmung das Menschenbild prägen, desto mehr Freiraum sollte dem Einzelnen zugestanden werden. Je rigider und je mehr von Regeln und Disziplin bestimmt die Kultur ist, umso enger ist der Rahmen, der der Normalität zugestanden wird. Nach Alexander ist der Konformismus, der mit dem Diktat der Normalität einhergeht, notwendig für jede Art von Gesellschaft und Kultur. Ohne Regeln und die entsprechenden Sanktionen ist keine Art von Zusammenleben denkbar.[28] Unterschiedlich ist jedoch, wie viele Mitglieder der Gesellschaft aus dem akzeptierten Rahmen herausfallen. Sehr unterschiedlich ist auch, welche Art von Sanktionen für welche Art von Abweichung droht. In Bezug auf den Krankheitsbegriff ist festzuhalten, dass das abweichende Verhalten in diesem Fall oft nicht oder weniger und anders sanktioniert wird als eine Verletzung der moralischen, legalen oder sonstigen Regeln und Konventionen. Zu den Sanktionen *wegen* der krankheitsbedingten Abweichung vom Normalen vgl. Kapitel 4.5. Meistens jedoch schützt der Krankheitsstatus vor den üblichen Konsequenzen der Abweichung, seien es Auffälligkeiten im Verhalten, im Aussehen oder auch in der Erfüllung der Aufgaben und Rollen der Person.[29]

Das Menschenbild bewahrt aber nicht nur das Bestehende und sorgt für einen identitätsstiftenden Konformismus. Darüber hinaus gibt es ein Ziel und eine Richtung vor, in der Abweichungen erwünscht sind; es definiert, was *besser als normal* ist. In unserer Gesellschaft könnten solche erwünschten und bewunderten Abweichungen zum Beispiel Intelligenz und Schönheit sein. Auch Reichtum fällt in diese Kategorie; als sehr äußerliche Eigenschaft ist aber hier die Beziehung zum Menschenbild eher oberflächlich. Die erwünschten Eigenschaften deuten an, was für sozialen Erfolg verantwortlich gemacht wird; als Ideal geben sie keinen Hinweis darauf, ob es ein oberes Limit gibt; eine Grenze, ab der Intelligenz oder Schönheit kontraproduktiv wird und nicht mehr zu Erfolgen oder gesteigerter Beliebtheit führt. So mag ein zu weit überragender Intellekt zu Kommunikationsproblemen mit der normalen Bevölkerung führen, und übermäßige Schönheit mag überirdisch und unnahbar erscheinen.

27 Vgl. Daniels (2000).
28 Vgl. Alexander (1973).
29 Vgl. Parsons (1967).

Außerdem kann auch und gerade bei den besonders geschätzten menschlichen Eigenschaften Neid entstehen, der die funktionellen Vorteile der betreffenden Eigenschaften zunichte macht. Es gibt also einen „sekundären Vorteilsnachteil", so wie es andererseits bezüglich der unerwünschten Abweichungen vom Durchschnitt einen „sekundären Krankheitsgewinn" geben kann.

Generell ermutigt das Idealbild, sich selbst mit den verfügbaren Mitteln zu vervollkommnen und in die gewünschte Richtung zu entwickeln. Ob dafür auch medizinische Mittel als akzeptabel gelten, hängt von bestimmten Randbedingungen ab (so gilt Doping als Regelverstoß, der zu einem unfairen Vorteil führt und somit die Bedingungen für einen Betrug erfüllt), aber auch mit dem Abstand vom Normalbild, der hergestellt wird. Im Allgemeinen wird die medizinische Verbesserung von einem schlechteren Zustand hin zur Normalität als unproblematischer aufgefasst als die übermäßige Optimierung (z. B. Normalisierung der Brustgröße im Gegensatz zur Erzeugung eher unnatürlicher Konturen zur Betonung der sekundären Geschlechtsmerkmale). Dies mag mit einem Verständnis von (ausgleichender) Gerechtigkeit zu tun haben, aber auch mit einer intuitiven Wertschätzung von Natürlichkeit, für deren Korrektur es gute Gründe geben sollte. Ethisch gesehen ist es aber nicht leicht zu begründen, warum man die „natürliche und soziale Lotterie" nicht bewusst beeinflussen sollte.[30] Ein meines Erachtens guter Grund, medizinische Korrekturen in Richtung der Normalität eher zu billigen als die (ebenso erwünschte) in die Richtung auf ein Extrem, liegt in den moralischen Konnotationen des Krankheitsbegriffs. Krankheit wird als ein unerwünschter Zustand der Hilfsbedürftigkeit aufgefasst, der zu Schonung, Linderung, Hilfe und Entschuldigung auffordert. Zu diesem Zweck wurde u. a. das Medizinsystem entwickelt. Wenn dieses System auch oder gar vor allem für die nicht mit Krankheit verbundene Wunscherfüllung genutzt wird, droht der besondere moralische Status der Krankheit aufgeweicht zu werden. Die Wunsch erfüllende Medizin zur Behebung von Nachteilen liegt den ursprünglichen Intentionen der Medizin näher als die Optimierung im Sinne des Enhancements.

Dies sind keine kategorischen Argumente gegen das Enhancement insgesamt, nur gebieten sie eine gewisse Vorsicht gegenüber der allzu unbekümmerten Verwischung der Unterschiede von „gesund", „normal" und „ideal". „Gesund" hat zwar in erster Näherung etwas mit „normal" zu tun, es handelt sich aber um eine bestimmte, normative Art von Normalität, die mit der individuellen wie auch der speziestypischen biologischen Konstitution und der Funktionalität innerhalb der Umwelt zu tun hat (siehe Kapitel 4.3). Trotz aller kulturellen Einflüsse auf den Krankheitsbegriff ist Krankheit nur eine spezielle Form der Abweichung von sozialer Normalität.

4.5 Normalität und Stigma

Krankheit ist aber nicht nur ein Anlass zu sozyialer Hilfe, Fürsorge und Schonung; sie kann auch Ursache für Ekel, Zurückweisung und Ablehnung sein. Auch diese Implikationen von Krankheit haben eine lange Tradition. Eine Vielzahl von

30 Vgl. Daniels (2000).

Erklärungen für Krankheiten hat die Ablehnung der Kranken begründet: von der Schuld gegenüber dem Mitmenschen, den Göttern oder Ahnen, Strafe oder Buße für Verbrechen in vergangenen Leben bis hin zur Angst vor Ansteckung.

Je offenkundiger die Krankheit zu einer Abweichung vom Normalen führte und je gefährlicher und lebensbedrohlicher sie war, desto größer die Ablehnung und Isolierung der Kranken (z. B. Hautkrankheiten, Lepra als Inbegriff des „Aussatzes"). Die Krankheit war das Stigma, das sichtbare Zeichen der Verfehlung; eine Solidarisierung bedeutete, sich selbst ebenfalls in Gefahr zu begeben. Auch heute noch haben diese Vorstellungen Auswirkung auf den Umgang mit Kranken. Auch heute werden besonders die Kranken benachteiligt und zurückgewiesen, die ein besonders deutliches Stigma haben, d. h. denen man das Anderssein deutlich ansieht oder deren Krankheit mit einem „unmoralischen" Lebensstil in Verbindung gebracht wird (z. B. AIDS). Behinderungen, insbesondere angeborene Behinderungen werden in dieser Hinsicht genauso behandelt wie (andere) Krankheiten. In der Tat möchte ich Krankheit hier nicht im engeren Sinn, sondern als Oberbegriff für Krankheiten, Verletzungen, Behinderungen und andere gesundheitliche Einschränkungen verstanden wissen. Wenn der Kranke (oder Behinderte) *stigmatisiert* wird, so heißt das nicht nur, dass er benachteiligt oder nicht besonders beachtet wird. Vielmehr wird er als fremd und anders, wenn nicht gar als minderwertig begriffen. Er entspricht nicht der normalen Bevölkerung. Manche Ethiker versuchen sich im Rahmen einer Gerechtigkeitskonzeption für die Verpflichtung zu einem Ausgleich der natürlichen Benachteiligung auszusprechen („levelling the playing field").[31] Anita Silvers argumentiert, dass diese übertrieben wohlmeinende Ethik letztlich zu einer Nichtbeachtung der Bedürfnisse von Behinderten führe.[32] Als Beispiel führt sie die Priorisierung im Gesundheitswesen nach dem Oregonmodell an, wobei die seltenen Krankheiten und Behinderungen unabhängig vom damit verbundenen Leiden oder der Effektivität der möglichen Therapie völlig unter den Tisch gefallen sind. Silvers plädiert nicht für ein Sonderrecht für Behinderte, sondern generell für einen angemessenen Minderheitenschutz.[33] Um aber die Interessen von Kranken und Behinderten angemessen berücksichtigen zu können, müssen meines Erachtens sehr wohl die gängigen Krankheitskriterien wie z. B. Leiden, Lebensverkürzung und Funktionseinschränkung berücksichtigt werden. Primäres Ziel sollte dabei aber, wie Silvers zu Recht fordert, nicht die weitest mögliche Normalisierung sein, sondern die Orientierung an den Wünschen und der Lebensqualität der Betroffenen. So ist neben Cochleaimplantaten und Training im Lippenlesen die Ermöglichung einer umfassenden Taubstummenkultur (mit eigenen Fernsehprogrammen bis hin zu eigenen Hochschulen) eine Alternative, die statt der Anpassung der Betroffenen mit medizinischen Mitteln für eine an die Taubstummen angepasste Umwelt sorgt. Allerdings ist mit der Ausgrenzung einzelner Subkulturen die Gefahr der Stigmatisierung nicht gerade vermindert, da diese umso fremder und unnormaler erscheinen.

31 Vgl. Daniels (2000).
32 Vgl. Silvers (1994).
33 Vgl. Silvers (1998).

5 Wie groß ist zu groß?

Um auf Ashley und unsere Ausgangsfragen zurückzukommen: Was kann der Normalitätsaspekt zur moralischen Beurteilung ihrer „Größenminderungstherapie" beitragen? Sicherlich ist das Konzept der Normalität zu schillernd, um schnelle, einfache Entscheidungen zu ermöglichen. Außerdem ersetzen diese Überlegungen nicht die Hauptaspekte der ethischen Beurteilung, nämlich die Frage nach der richtigen Intyrpretation von Ashleys Wohl; die Frage ob, und mit welchem Recht vielleicht egoistische Interessen der Familie ausschlaggebend waren; ob es sich um eine reine Instrumentalisierung des Kindes handelt, und ob die doch recht eingreifenden medizinisch angewandten Mittel angemessen waren. Allerdings ist der Normalitätsaspekt ein wichtiger Unterschied zur Größensteigerungstherapie bei kleinwüchsigen Jungen oder Größenbegrenzungstherapie bei hochgewachsenen Mädchen, die von den beteiligten Medizinern als etablierte Referenztherapie angeführt wird.

Auch die „Referenztherapie" zur Größenbestimmung ist keine wirkliche Therapie im engeren Sinne, da sie keinen pathologischen Zustand behebt. Allenfalls kann sie je nach Ätiologie die Folgen einer Krankheit (etwa eines Tumors) beheben. Daniels versucht jedoch zu zeigen, dass es zu absurden Differenzierungen führen würde, wenn man beispielsweise eine zu erwartende Größe von 1,60 m je nach Art der biologischen Ursache anders beurteilt (Genetik, Tumor, eigenes Verschulden oder nichtbiologischer, schicksalhafter Grund).[34] Daniels interpretiert diese Schwierigkeit als Beispiel für die mangelnde Trennschärfe des Krankheitsbegriffs zur Vorstellung des Enhancements. Ich schlage vor, einen robusteren Kern des Krankheitsbegriffs zu verwenden, der höchstens ein extremes Abweichen von der Normalgröße eindeutig pathologisiert, während mit verschiedenen eindeutigen Krankheiten assoziierte leichte Größeneinschränkungen zwar symptomatischen Charakter haben, aber keinen eigenen Krankheitswert mit allen damit verbundenen moralischen Verpflichtungen. Insofern wären alle Maßnahmen, 1,60 m große Jungen größer werden zu lassen (oder 1,90 m große Mädchen zu verkleinern) Maßnahmen des Enhancements, also *keine* Therapien. Denn die Größe an sich verursacht kein Leiden und keine Lebensverkürzung, und ob die statistisch höhere berufliche Erfolgsrate größerer Menschen ausreicht, um für Kleinwüchsige eine Funktionseinschränkung zu diagnostizieren, erscheint eher fraglich. Es handelt sich also nicht um eine medizinische Indikation, von medizinischer Notwendigkeit ganz zu schweigen.

Das Enhancement allerdings ist ein Enhancement in Richtung des Ideals der Normalität, nicht des Extrems. Auch in diesen Fällen können die Betroffenen höchstens eingeschränkt autonom für sich selbst entscheiden, da die Maßnahmen an Kindern vorgenommen werden müssen und bei Erwachsenen nicht mehr wirken. Die Eltern müssen stellvertretend für die betroffenen Kinder antizipierend deren Wohl und späteren Willen beurteilen; beileibe keine leichte Aufgabe. Handelte es sich um eine schwere, eindeutige Krankheit, könnte man davon ausgehen, dass es eine allgemein rationale Entscheidung

34 Daniels (1992).

wäre, diesen per definitionem unerwünschten Zustand möglichst zu vermeiden. Der *mutmaßliche* Wille des Kindes ginge also wohl in Richtung der Prophylaxe. Die tatsächliche Position ist jedoch weitaus schwächer. Nicht ganz dem Durchschnitt zu entsprechen, hat durchaus nicht den gleichen konsensuellen Ablehnungswert wie eine eindeutige Krankheit. Der mutmaßliche Wille ist also ungleich schwerer zu bestimmen, ebenso das zukünftige Wohl des Kindes. Immerhin aber ist es unwahrscheinlich, dass zukünftig die Wertung völlig umgekehrt zu derzeitigen Vorstellungen und Idealen sein wird, da wohl kaum der durchschnittliche, normale Zustand stigmatisiert werden wird. Die erhoffte Wirkung wird also voraussichtlich nicht von Nachteil für die Kinder sein; ob die positive Wirkung stark genug ist, ob die Risiken aufzuwiegen, ist schwer zu beurteilen.

Bei Ashley ist die Lage noch weit komplizierter. Einerseits ist sie im Gegensatz zu vielen der Kinder mit einer Größenanpassung eindeutig schwer krank und hat damit alle Ansprüche auf Hilfe, die damit verbunden sind. Andererseits ist ihre erwartete Größe gerade nicht pathologisch. Auch die Pubertät und die Menstruationsbeschwerden werden trotz aller pflegerischen Schwierigkeiten wohl kaum als pathologisch einzustufen sein. Die dagegen aufgewendeten medizinischen Maßnahmen sind also keinesfalls therapeutisch, sondern entsprechen bestenfalls den Maßnahmen eines Enhancements, also einer Optimierung. Wie bei allen Enhancements ist es schwierig zu beurteilen, was für einen Anderen eine wirkliche Verbesserung bedeutet; die rudimentäre geistige Entwicklung von Ashley macht die Einschätzung noch problematischer. Ich bezweifele, dass man in diesem Fall einen mutmaßlichen Willen auf Größenbegrenzung und Vermeidung der Geschlechtsentwicklung überhaupt sinnvoll konstruieren könnte. Im Gegensatz zu den Referenzfällen kann man sich noch nicht einmal auf die normative Kraft des Normalen berufen, denn das Normale soll ja gerade verhindert werden. Eher hat man den Eindruck, dass eigentlich die Zeit angehalten werden soll, damit (vielleicht nicht nur aus pflegerischen Gründen) die körperliche Entwicklung dem geistigen Status nicht zu weit davoneilt. Das ungute Gefühl, das Viele bei Ashleys „Peter-Pan-Therapie" haben, mag z. T. daher rühren, dass neben der reinen Funktionalität der Pflege auch das Kindchenschema bedient wird, um die Motivation der Umwelt zu erhalten. Auch dieses ist wahrscheinlich zu Ashleys Nutzen, und doch bleibt der Verdacht, dass man ihr nicht nur durch die Eingriffe Schaden zugefügt hat, sondern dass auch die Verhinderung der normalen körperlichen Entwicklung ein Schaden ist, auch wenn nicht klar ist, wie viel sie davon jemals mitbekommen wird, und ob die Vermeidung der Unannehmlichkeiten des körperlichen Erwachsenwerdens und -seins diese Schäden vielleicht überwiegen.

6 Fazit

Der Begriff der Normalität ist schillernd und umfasst viele verschiedene Bedeutungen und Konnotationen, die sogar z. T. gegenläufig sind (z. B. Ideal und Durchschnitt).[35] Nichtsdestotrotz ist er von großer Bedeutung in der Medizin, auch wenn er kein rein empirischer Begriff ist und auf verschiedenen Ebenen normative Elemente benötigt.

Durch den notwendigerweise praktischen Bezug der medizinisch verstandenen Normalität könnte man verleitet sein, krank und nicht normal einfach gleichzusetzen. Wenn man die Funktionalität des Normalen jedoch so weit fasst, erhält man einerseits das paradoxe Ergebnis, dass in Ashleys Fall die an sich normale körperliche Entwicklung krankhaft und unnormal sein könnte, da sie sich hier als dysfunktional erweist. Andererseits könnten alle gesellschaftlichen Abweichungen als pathologisch aufgefasst werden und somit als mögliche Kandidaten für medizinische Anpassung. Obwohl also die Definition des (biologisch) Normalen nicht ohne einen Rekurs auf die medizinische Funktionalität auskommt, erweist sich der Begriff der Krankheit als grundlegender zur Festlegung der Rolle der Medizin. Ich plädiere sogar dafür, einen „robusten Kern“ eindeutiger Krankheit festzulegen, der alle erwünschten moralischen Implikationen trägt.[36] Im Übergangsbereich von Krankheit zu Gesundheit könnten hingegen die Verpflichtungen der Gesellschaft eingeschränkt sein. Das impliziert natürlich nicht, dass alle Tätigkeiten außerhalb der Grenzen des Kerns oder sogar außerhalb jedes Krankheitsbegriffs verwerflich wären; es soll nur das Profil der Arztrolle schärfen und das Wesen der Medizin stützen und pointieren.

Literatur

Alexander (1973): Peter Alexander, Normality, *Philosophy* 48 (1973), p. 173–151

Boorse (1975): Christopher Boorse, On the distinction between disease and illness, *Philosophy and Public Affairs* 5 (1975), p. 49–68

Boorse (1977): Christopher Boorse, Health as a theoretical concept, *Philosophy of Science* 44 (1977), p. 542–573

Boorse (1997): Christopher Boorse, A rebuttal on health, in: James A. Humber, Robert F. Almeder (ed.), What is disease, Totowa 1997, p. 1–134

Canguilhem (1974): Georges Canguilhem, Das Normale und das Pathologische, München 1974

Caplan (2006): Arthur Caplan, Commentary: Is „Peter Pan“ treatment right?, www.msnbc.msn.com/id/16472931

Clouser/Culver/Gert (1981): K. Danner Clouser, Charles Culver, Bernard Gert, Malady: A new treatment of disease, *Hastings Center Report* 11 (1981), p. 29–37

Daniels (1985): Norman Daniels, Just health care, Cambridge 1985

35 Gross führt als Beispiel u.a. die Gauß-Verteilung, arithmetisches Mittel, Median, Modus, „üblich“, „optimal“, „harmlos“, „unschuldig“, „konventionell“, „Standard“ und „Ideal“ an. Vgl. Gross et al. (1979), S. 9.

36 Mit „erwünschten moralischen Implikationen“ meine ich die protektiven Aspekte, die mit der Krankheitszuschreibung einhergehen. Natürlich appelliere ich nicht dafür, die Stigmatisierungen und moralische Missbilligungen der Kranken festzuschreiben.

Daniels (1992): Norman Daniels, Growth hormone therapy for short stature: Can we support the treatment/enhancement distinction?, *Growth, Genetics and Hormones* 8 [Suppl. 1] (1992), p. 46–48

Daniels (2000): Norman Daniels, Normal functioning and the treatment-enhancement distinction, *Cambridge Quarterly of Healthcare Ethics* 9 (2000), 3, p. 309–322

Engelhardt Jr. (1974): H. Tristram Engelhardt Jr., The disease of Masturbation: Values and the concept of disease, *Bulletin of the History of Medicine* 48 (1974), p. 234–248

Engelhardt Jr. (1986): H. Tristram Engelhardt Jr., The foundations of bioethics, Oxford, New York 1986

Gelhaus (2007): Petra Gelhaus, Theoretischer und Normativer Krankheitsbegriff, in: *Erwägen – Wissen – Ethik* 18 (2007)

Gross et al. (1979): Rudolf Gross, H. E. Wichmann, Was ist eigentlich „normal"?, *Medizinische Welt* 30 (1979), 1, S. 2–13

Gunther et al. (2006): Daniel F. Gunther, Douglas S. Diekema, Attenueting growth in children with profound developmental disability. A new approach to an old dilemma, *Archives of Pediatrics & Adolescent Medicine* 160 (2006), p. 1013–1017

Judge et al. (2004): Timothy A. Judge, Daniel M. Cable, The effect of physical height on workplace success and income: preliminary test of a theoretical model, *Journal of Applied Psychology* 89 (2004), 3, p. 428–441

Lee et al. (2006): Joyce M. Lee, Joel D. Howell, Tall Girls. The social shaping of a medical therapy, *Archives Pediatrics & Adolescent Medicine* 160 (2006), p. 1077 f.

Müller (2004): Sabine Müller, Programm für eine neue Wissenschaftstheorie, Würzburg 2004

Nordenfelt (1995): Lennart Nordenfelt, On the nature of health. An action-theoretic approach, Dordrecht, Boston, London, 2. Aufl., 1995

Parsons (1967): Talcott Parsons, Definition von Gesundheit und Krankheit im Lichte der Wertbegriffe und der sozialen Struktur Amerikas, in: Alexander Mitscherlich et al. (Hrsg.), Der Kranke in der modernen Gesellschaft, Köln, Berlin 1967

Silvers (1994): Anita Silvers, „Defective" agents: equality, difference and the tyranny of the normal, *Journal of Social Philosophy*, 25th anniversary special issue (1994), p. 154–175

Silvers (1998): Anita Silvers, A fatal attraction to normalizing: treating disabilities as deviations from „species-typical" functioning, in: Erik Parens (ed.), Enhancing human traits: ethical and social implications, Washington 1998, p. 95–123

Wachbroit (1994): Robert Wachbroit, Normality as a biological concept, *Philosophy of Science* 61 (1994), p. 579–591

Wiesemann (1999): Claudia Wiesemann, Norm, Normalität, Normativität – Ein Beitrag zur Definition des Krankheitsbegriffs, in: Jörn Rüsen et al. (Hrsg.), Zukunftsentwürfe: Ideen für eine Kultur der Veränderung, Frankfurt a. M., New York 1999, p. 275–282

Wiesemann (2000): Claudia Wiesemann, Die heimliche Krankheit. Eine Geschichte des Suchtbegriffs, Stuttgart 2000

Die Relativität des Krankheitsbegriffs am Beispiel der Neuromedizin

Stefan Evers

1 Einleitung

Die klinischen Neurowissenschaften (d. h. im engeren Sinne die Fachgebiete Neurologie inklusive Neuropädiatrie, Psychiatrie und Neurochirurgie), die sich ganz besonders mit den Grenzen von Krankheit und Gesundheit, von Empfindung und Körperlichkeit befassen, haben zum Krankheitsbegriff zunehmend relativierende Beobachtungen gemacht, die es gerechtfertigt erscheinen lassen, aus der spezifischen Sicht dieser Fächer, im Folgenden kurz Neuromedizin genannt, zu diesem Begriff Stellung zu nehmen. Dabei ist zu berücksichtigen, dass in der westlichen Medizin keine normative Definition des Begriffs Krankheit besteht und somit nur von der konsensuellen Vorstellung über den Begriff Krankheit ausgegangen werden kann. Dies steht im Widerspruch zum dichotomisierenden Charakter dieses Begriffes, der nur eine Einteilung in gesund und krank zulässt. Letzteres ist aber gerade in der Neuromedizin, wie zu zeigen sein wird, nicht immer möglich; die vielfältig konstruierten Grenzen zwischen gesund und krank stellen sich hier oft weniger hart dar als z. B. in manchen operativen Fachgebieten.

Es sollen daher auf verschiedenen Ebenen Anmerkungen gemacht werden, die sich insbesondere mit dieser Relativität der Krankheitszuordnung beschäftigen und paradigmatisch auch für jüngere Forschungsentwicklungen in anderen Gebieten der Medizin stehen. Mit der Relativität ist die Uneindeutigkeit gemeint, mit der ein biologischer und/oder psychischer Zustand oder Prozess als krankhaft oder als gesund bzw. physiologisch charakterisiert werden kann.[1]

1 Aus Platzgründen kann keine ausführliche Diskussion der Originalliteratur erfolgen, jedoch werden Übersichtsarbeiten zur weiterführenden Beschäftigung mit dem Thema angeführt.

2 Krankheit als Konstrukt

Notwendigerweise muss bei der Definition des Krankheitsbegriffs immer zuerst eine Abgrenzung gegenüber dem Begriff der Diagnose erfolgen. Für Patienten sind diese beiden Begriffe in der Regel synonym. Dies bedeutet, dass Patienten die ihnen mitgeteilte Diagnose häufig auch als Krankheitsentität auffassen. Dies wiederum führt zu typischen Missverständnissen in der Patient-Arzt-Beziehung, da für Ärzte implizit verschiedene biologische Konzepte für dieselbe Diagnose (die oft nur ein klinisches Bild beschreibt, ohne es ätiologisch zu begründen) gemeint sein können. Beispielhaft sei hier die Parkinsonsche Krankheit angeführt, die durch ihre eindrückliche Symptomatik von vielen Patienten selbst erkannt und als Entität wahrgenommen wird. Biologisch gesehen können aber verschiedene degenerative Prozesse zu dem Bild der Parkinsonschen Krankheit führen, was durch akademische diagnostische Klassifikationen auch zum Ausdruck gebracht werden kann, von Patienten und Laien aber häufig nicht nachvollzogen wird. Krankheit in diesem Sinne impliziert somit auch immer eine Diagnose, aber umgekehrt muss nicht immer eine Diagnose eine eindeutig definierte Krankheit implizieren. Vielmehr ist die Attribuierung eines biologischen Zustands, der als beschreibende Diagnose mit einem Begriff belegt werden kann, zu einem Krankheitsbegriff von vielen Faktoren abhängig, die nicht zuletzt einer historischen und gesellschaftlichen Bewertung unterliegen.

Die Relativität der Konstruktion des Krankheitsbegriffs kann sogar noch weitergeführt werden. Die Zuordnung eines biologischen oder psychischen Zustands zu einem Krankheitsbegriff kann sogar durch kulturelle Einflüsse ins Gegenteil verkehrt werden. So ist es medizinhistorisch gut belegt, dass in unserem System eindeutig als krank identifizierte biologische Zustände wie z. B. die idiopathische Epilepsie in anderen kulturell-historischen Kontexten, trotz aller behindernden Einschränkungen, als gesund oder sogar als Ausdruck eines qualitativ höherwertigen Seelenzustandes angesehen worden sind.[2] Hier wird bereits der später noch zu erörternde fließende Übergang des Krankheitsbegriffs zum Begriff der funktionellen Behinderung angesprochen (auf die aktuelle Diskussion über den pejorativen Charakter des Begriffs Behinderung soll hier nicht eingegangen werden, hier ist damit nur die weitgehend objektive Funktionseinschränkung gemeint).

Es lässt sich somit als These postulieren, dass es eine Relativität des Krankheitsbegriffs gibt, d. h. derselbe biologische (oder psychische) Zustand kann zu einer (krankheitsdefinierenden) Diagnose führen oder als physiologisch oder sogar als vorteilhaft angesehen werden.

Diese Relativität des Krankheitsbegriffs gilt in besonderem Maße für Erkrankungen aus dem Bereich der Neuromedizin und dort vor allem für die genetischen Syndrome und (oft nicht eindeutig von diesen abgrenzbar) für die chronischen degenerativen Erkrankungen des zentralen Nervensystems. Gründe hierfür sind, dass neuromedizinische Krankheiten häufig das seelische Erleben betreffen, dass diese Krankheiten häufig Mitteilungen der Be-

2 Jilek-Aall (1999), Vanzan/Paladin (1992).

troffenen im Verlauf der Erkrankung unmöglich machen und somit viele Symptome spekulativ interpretiert werden müssen und dass die Sichtbarmachung zentraler Prozesse des Gehirns mit der modernen funktionellen Bildgebung immer besser gelingt. Es folgt somit als weitere These, dass *diese Uneindeutigkeit der Krankheitsbegriffs insbesondere für chronische Erkrankungen des Nervensystems gilt und häufiger ist als gemeinhin angenommen.*

Warum ist es nun wichtig, sich über dieses Konstrukt des Krankheitsbegriffs im Klaren zu sein und seine Relativität im praktischen medizinischen Kontext überhaupt zu berücksichtigen?

Ein Bewusstsein über die Relativität des Krankheitsbegriffs ist besonders relevant für

a) die adäquate Aufklärung von Patientinnen und Patienten, damit diese die Möglichkeit haben, auf die Krankheit zu reagieren und sich mit den Konsequenzen inklusive Stigmatisierung auseinander zu setzen,
b) die gesellschaftliche Normierung eines biologischen Zustands (und damit die Handlungsnotwendigkeiten, die sich dann automatisch aus einer Krankheit heraus ergeben wie z. B. die sozioökonomischen Auswirkungen),
c) die theoretische Weiterentwicklung des Krankheitsbegriffs.

Zu (a) Eine adäquate Aufklärung von Patienten über ihre Krankheit und über die zugeordnete Diagnose folgt immer der Unterscheidung zwischen beiden Begriffen und dem Versuch, den Patienten deutlich zu machen, dass manche Diagnosen nicht aufgrund eines biologischen oder psychischen Zustands, sondern einer Konstruktion gestellt werden und dass manche biologische Zustände nicht allein krankheitsdefinierend sind. Hieraus ergeben sich direkte Konsequenzen für die Selbstbestimmtheit von Patienten und für die Sichtweise einer Krankheit durch die soziale Umgebung. Explizite Fragen nach der „Schuld" an einer Krankheit oder der „Prognose" durch eine Krankheit stellen sich unter Umständen ganz neu, wenn z. B. Pathomechanismen wie eine angeborene genetische Disposition oder ein irreversibler degenerativer Prozess nachgewiesen werden können.

Zu (b) Wenn ein bestimmter biologischer Zustand gesellschaftlich als krank normiert wird, zieht dies automatisch Handlungen innerhalb der Gesellschaft nach sich. Die hat u. a. direkte sozioökonomische Konsequenzen. Es ist in diesem Kontext sogar möglich, regulierend auf diese sozioökonomischen Konsequenzen über willkürliche Veränderungen in der Krankheitsdefinition Einfluss zu nehmen. Hervorstechendes Beispiel ist die Definition des kognitiven Abbaus mit zunehmendem Alter als Demenz. Hier ergeben sich aus dem fließenden Übergang von dem physiologischen Alterungsprozess hin zu einer krankhaften Demenz, wie er aus biologischer und aus psychosozialer Sicht exakt beschrieben werden kann, gravierende Auswirkungen z. B. auf die Belastung des Krankenkassen- und Rentensystems.

Zu (c) Die theoretische Diskussion über den Krankheitsbegriff bedarf ebenfalls der ständigen Überprüfung durch die neuen Erkenntnisse der medizinischen Forschung. Die Normierung eines Zustands als krank hat eben auch Auswirkungen auf den kulturwissenschaftlichen Diskurs. Krankheit als Schuld, Sünde oder Strafe z. B. unterliegt dem klassischen dichotomen Konzept von krank versus gesund. Gegen diese Dichotomie gibt es in der modernen Neuromedizin immer mehr Einwände, die nicht zuletzt auch von der Lebensqualitätsforschung beeinflusst sind, die den Krankheitsbegriff zunehmend von einem definierten biologischen Zustand entfernt und ihn mehr aus dem funktionellen und affektiven Kontext der Betroffenen heraus erklärt.

Im Folgenden sollen die oben skizzierten Probleme der Krankheitsdefinition an Beispielen aus dem Bereich der Neuromedizin genauer ausgeführt werden. Dies soll durch die folgenden Thesen strukturiert werden:

1. Ein biologischer Zustand bzw. Prozess kann sowohl krankheitsbegründend als auch physiologisch vorteilhaft sein.
2. Krankheiten (als pathologische Prozesse) und physiologische Prozesse können ein Kontinuum darstellen.
3. Der Begriff Krankheit beschreibt häufig einen (historisch) definierten und nicht einen physiologisch determinierten Zustand.
4. Die Attribuierung eines biologischen Zustands als Krankheit kann von (manipulierbaren) statistischen Normen abhängen.

3 Krankheit als Lebensvorteil und Lebensnachteil

Im medizintheoretischen Diskurs wird Krankheit als ein auf verschiedenen Ebenen (praktisch, theoretisch, nosologisch) beschreibbarer, aber eben doch eindeutiger bzw. einheitlicher Zustand definiert. Wir kommen jedoch immer mehr zu Erkenntnissen, die denselben biologischen Zustand (darunter sind auch biologische Prozesse subsumiert) sowohl als im herkömmlichen Sinne „krank“ als auch im weiteren Sinne als physiologisch bzw. „gesund“ erscheinen lassen. Diese Erkenntnisse sind insbesondere Folge einer genetischen Forschung, die es uns erlaubt, von einer Prädisposition zu sprechen, die sowohl zu krankhaften (d. h. im evolutionären Kontext „Selektions“nachteilen) als auch zu physiologischen (d. h. im evolutionären Kontext „Selektions“vorteilen) biologischen Zuständen führen kann.

Dies soll am Beispiel der Erkrankung Migräne genauer erläutert werden, bei der sicherlich ein Konsens besteht (zumindest bei den von Migräneattacken Betroffenen), dass es sich bei einer Attacke selbst um einen krankhaften Zustand handelt.

Die Migräne ist nach heutiger Erkenntnis ein Zustand, bei dem es auf Grundlage einer genetischen Prädisposition (drei Genloci sind inzwischen identifiziert und bis hin zu den relevanten Punktmutationen genau charakterisiert, weitere werden sicherlich demnächst identifiziert werden)[3] zu Migräneattacken kommt, die in ihrer Dynamik biochemisch ebenfalls inzwischen gut charakterisiert sind und die mit Schmerzen, mit vegetativen Symptomen und gelegentlich auch mit neurologischen Ausfallsymptomen (sog. Auren)

3 Estevez/Gardner (2004).

einhergehen.[4] Der Zustand der Attacke führt zu einer erheblichen Beeinträchtigung der Lebensqualität und manchmal sogar zu einem Ausfall der Fähigkeit, sich um persönliche Angelegenheiten zu kümmern, somit zu einem Ausfall der sozialen und produktiven (incl. reproduktiven) Funktionen.[5]

Diese genetische Prädisposition weisen über 20 % der Bevölkerung auf, wobei bei ca. 15 % der erwachsenen Frauen und 5 % der erwachsenen Männer dadurch regelmäßig Migräneattacken auftreten (durchschnittlich einmal im Monat mit durchschnittlich einem Tag Dauer).[6] Dieser (rein epidemiologische) Geschlechtsunterschied lässt sich auf den unterschiedlichen Einfluss von Triggerfaktoren für die einzelnen Attacken zurückführen. Allein schon die Prävalenz der Prädisposition lässt anfragen, ob ein so häufig verbreiteter Zustand als Krankheit aufgefasst werden darf. Zusammenfassend kann der Zustand einer Migräneattacke sicherlich als ein „Selektions“nachteil aufgefasst werden.

Nun kann man auf mindestens zwei Ebenen anfragen, ob diese genetische Prädisposition nicht gleichzeitig auch einen „Selektions“vorteil darstellt, zumindest angesichts der menschlichen Evolution. Eine Ebene betrifft die Migräne als individuelle Erkrankung. Es konnte gezeigt werden, dass Menschen mit einer Veranlagung für Migräne zwischen den Attacken eine fehlende Habituation bei der Verarbeitung kognitiver Reize aufweisen.[7] Dies bedeutet, dass bei repetitiver Reizpräsentation im Verlauf der Kategorisierung eines Reizes die Reaktion auf einen Reiz bei Menschen mit Migräne um mehrere Millisekunden schneller erfolgt als bei Menschen ohne Migräne. Dies lässt sich leicht als „Selektions“vorteil, z. B. in Gefahrensituationen, vorstellen. Auf den (naheliegenden) Einwand, dass nicht die Prädisposition der Migräne an sich, sondern nur der Zustand der Attacke als „krank“ zu bezeichnen sei, lässt sich inhärent entgegnen, dass die Attacke aus physiologischer Sicht (was hier aus Platzgründen nicht weiter ausgeführt werden kann) als notwendige Unterbrechung interpretiert werden kann, um diese besonderen kognitiven Fähigkeiten zwischen den Attacken aufrechterhalten zu können.[8]

Auf einer zweiten Ebene lässt sich Migräne aufgrund sozialreproduktiver Aspekte als „Selektions“vorteil beschreiben. Ca. 80 % der Frauen mit Migräne haben während einer Schwangerschaft keine Migräneattacken und fühlen sich auch in weiteren Dimensionen subjektiv besser (z. B. leistungsfähiger, affektiv weniger belastet).[9] Es gibt somit Frauen, die den Zustand einer Schwangerschaft geradezu anstreben, um für eine Zeit keine Migräne zu haben und sich subjektiv wohler zu fühlen. Dies ist heutzutage sicherlich eher die Ausnahme unter allen Frauen mit Migräne (in der Realität einer Kopfschmerzambulanz aber immer noch anzutreffen), mag aber unter anderen Lebensbedingungen eine evolutionäre Rolle gespielt haben.

---

4 Goadsby/Lipton/Ferrari (2002).
5 Leonardi et al. (2005).
6 Stovner et al. (2006).
7 Gantenbein/Sandor (2006).
8 Evers et al. (1999).
9 Silberstein (2004).

Die grundsätzliche Frage, warum chronische Erkrankungen mit einer hochprävalenten genetischen Prädisposition bzw. Zustände mit genetischen Polymorphismen nicht aussterben, muss immer auch Anlass sein zu überprüfen, ob durch diese Prädisposition nicht auch ein „Selektions"vorteil besteht und somit die Prädisposition an sich nicht als (allein) krankhaft bezeichnet werden darf. Inzwischen beschäftigt sich eine ganze (nicht nur neurologische) Forschungsrichtung mit dieser Frage und bestätigt diesen ambivalenten Charakter von chronischen genetischen „Erkrankungen". Dies sei auch noch an einem weiteren Beispiel, nämlich dem der Hyperhomocysteinämie, erläutert.

Die Hyperhomocysteinämie ist ein Zustand, bei dem im Blut ein erhöhter Spiegel der Aminosäure Homocystein besteht. Dieser Zustand ist verbunden mit einem erhöhten Risiko für Arteriosklerose und damit sekundär mit vaskulären Erkrankungen wie Herzinfarkt oder Schlaganfall.[10] Da der Homocysteinspiegel direkt auch von den Vitaminen B12 und Folsäure beeinflusst werden kann, gab es für einige Jahre ein hohes kommerzielles Interesse, den Zustand der Hyperhomocysteinämie an sich als Krankheit zu klassifizieren und als Therapie die hochdosierte Gabe eben dieser Vitamine zu empfehlen. Hintergrund der Hyperhomocysteinämie ist in vielen Fällen eine genetische Variante (sog. C677T-Polymorphismus) im MTHFR-Gen. Dieses Gen kodiert für ein Enzym, das den Abbau von Homocystein aus dem Blut reguliert. Von den drei verschiedenen Polymorphismus-Varianten im MTHFR-Gen (CC, TT, CT) ist der TT-Polymorphismus am stärksten mit Arteriosklerose assoziiert. Die Prävalenz des TT-Polymorphismus ist allerdings in erster Linie ethnisch bedingt. So liegt sie im mediterranen Gebiet bei 18 %, in Nordeuropa bei 7 %, in Asien bei 4 % und in Afroamerika bei 0 %. Es stellt sich nun die Frage, ob eine vermehrte Arteriosklerose, eine Hyperhomocysteinämie, der TT-Polymorphismus oder gar die ethnische Zugehörigkeit selbst eine Krankheit darstellt. Man wird sich schnell darauf einigen können, dass eine ethnische Zugehörigkeit als Krankheit mit unserem Verständnis des Krankheitsbegriffs nicht vereinbar ist. Der Polymorphismus selbst kann auch nicht nur als „Selektions"nachteil angesehen werden, da bekannt ist, dass die TT-Variante mit einer verbesserten Energiebereitstellung in Hungerphasen verbunden ist, also dann einen Vorteil darstellt, wenn längere Zeit auf eine Zufuhr von Kalorien verzichtet werden muss. In Form einer Medienkampagne ist durch verschiedene Interessenten die Hyperhomocysteinämie als Krankheit definiert und präsentiert worden. Interessanterweise haben aber die Interventionsstudien, die zu einer Senkung des Homocysteins durch die Gabe von Vitaminen im Blut geführt haben, nicht gleichzeitig auch zu einem Rückgang der Arteriosklerose, zu einer Senkung von vaskulären Erkrankungen oder zu einem sonst irgendwie messbaren Vorteil für die Betroffenen geführt. Hier fehlt ein wesentliches Merkmal von Krankheit, dass nämlich die (und wenn nur theoretisch vorstellbare) Reversibilität eines krankhaften Zustands mit einer Verbesserung der Krankheitsfolgen einhergehen muss.

---

10 Herrmann/Herrmann/Obeid (2007).

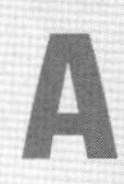

4 Neurodegeneration: Altern oder Krankheit?

Der Münchener Demenzforscher Hans Förstl hat noch jüngst in der Wochenzeitung Die Zeit (39/2006) formuliert: „Die Wahrscheinlichkeit, bis zum Alter von 100 Jahren eine Demenz zu entwickeln, beträgt fast 100 %. Es stellt sich also die Frage, ob es sich nicht um den natürlichen Alterungsprozess des Menschen handelt."

Es ist inzwischen auch vielfältig in den Laienmedien verbreitet worden, dass alle Menschen irgendwann einmal an Morbus Alzheimer erkranken würden, wenn sie nur alt genug würden. Diese gleichzeitig trivial und unwissenschaftlich wirkende Aussage entspricht im Kern jedoch dem heutigen Erkenntnisstand über neurodegenerative Erkrankungen im Allgemeinen und lässt somit auch hier die Frage zu, ob ein Zustand, der häufig vorkommt und einer physiologischen Dynamik unterliegt, als Krankheit bezeichnet werden kann.

Die Prävalenz des Morbus Alzheimer steigt exponentiell mit zunehmendem Lebensalter[11] und steht allein schon aufgrund der demographischen Entwicklung in Deutschland im zunehmenden Fokus der neurobiologischen Forschung. Der dem Morbus Alzheimer zugrundeliegende pathophysiologische Mechanismus ist nicht vollständig aufgeklärt, es handelt sich jedoch unter anderem um Amyloidablagerungen, die bei jedem Menschen mit zunehmendem Alter vorkommen und mit dem Ausmaß der kognitiven Beeinträchtigungen korrelieren.[12] Interessanterweise kommen identische oder ähnliche Ablagerungen auch bei anderen neurodegenerativen Erkrankungen (wie z. B. der Lewy-Body-Demenz oder der frontotemporalen Demenz) vor, die sich in den sehr späten Stadien weder klinisch noch histopathologisch voneinander differenzieren lassen.[13] Insofern ist die Diagnose eines Morbus Alzheimer im Spätstadium ein Konstrukt aufgrund des Verlaufs der Erkrankung und nicht eine eindeutige Beschreibung eines pathologischen Zustands. Ähnliche Beschreibungen sind z. B. auch für den Morbus Parkinson möglich, bei dem die Degeneration von Neuronen der Substantia nigra direkt mit dem Ausmaß der motorischen Beeinträchtigung durch diese Erkrankung korreliert,[14] eine solche Degeneration aber bei jedem Menschen schon ab dem 20. Lebensjahr stattfindet und nur unterschiedlich rasch in ihrer Progression ist. Für die Definition des Krankheitsbegriffs ergeben sich nunmehr zwei Problemfelder. Wo ist die Grenze zwischen normaler altersbedingter kognitiver Beeinträchtigung und pathologischer Beeinträchtigung durch Morbus Alzheimer? Ist die Tatsache einer abnormen, frühzeitigen und rasch progredienten kognitiven Beeinträchtigung (i. e., die Diagnose eines Morbus Alzheimer) ein Krankheitszustand oder nur Ausdruck eines raschen und vorzeitigen Alternsprozesses, der in späterer und verzögerter Form gesellschaftlich nicht als Krankheit per se interpretiert würde?

---

11 Van der Flier/Scheltens (2005).
12 Blennow/de Leon/Zetterberg (2006).
13 Rachakonda/Pan/Le (2004).
14 Smits/Burbach/Smidt (2006).

Der aktuelle Antwortversuch der Neurologie auf diese Fragen ist mehrgestaltig. Zum einen werden kognitive Veränderungen sowie biologische Marker (z. B. Demenzmarker im Liquor sowie morphologische Veränderungen im Gehirn, nachgewiesen durch MRT oder funktionell durch PET) quantifiziert und zum Altersdurchschnitt in Beziehung gesetzt.[15] Somit ergibt sich eine statistische Definition des Unterschieds zwischen Krankheit und normalem Alternsprozess. Auf die Problematik dieses Ansatzes wird in Kapitel 6 noch einzugehen sein. Zum anderen werden genetische Prädispositionen als Voraussetzung für einen frühzeitigen und raschen kognitiven Abbau als eigentliche Krankheitsursache definiert. Hierzu gehören z. B. die Polymorphismen des ApoE-Lipoproteins und die sehr seltenen autosomal-dominant vererbten Formen des familiären M. Alzheimer.[16] Es lässt sich also aus neuromedizinischer Sicht nicht exakt konstruieren, welcher Zustand bei der Neurodegeneration als „krankhaft“ oder als „physiologisch“ zu bezeichnen wäre.

5 Krankheit: Definition oder pathophysiologisches Konstrukt?

Bei der engen Verzahnung der Begriffe „Krankheit“ und „Diagnose“ stößt man häufig an die Grenze der Unterscheidbarkeit und muss feststellen, dass sich eine Krankheit nur über den Begriff einer Diagnose beschreiben lässt und dass es eben diese Diagnose ist, die die Krankheit konstituiert. Somit stellt sich die Frage, wie man formal eine Diagnose stellt (wenn dies eben nicht über klare Krankheitsprozesse geschieht), und damit die Frage, inwieweit Krankheiten auch definierte Konstrukte und nicht psychologische oder biologische Phänomene sind. Eine physiologische Determinierung von biologischen Erkrankungen ist also (zumindest nach dem heutigen Stand der Medizin) nicht immer möglich.

Dies berührt die Frage von diagnostischen Kriterien und damit die Frage, wie stark eine Krankheit durch die jeweils gültigen diagnostischen Kriterien oder eben durch biologische (im medizinischen Sprachgebrauch objektivierbare und messbare) Prozesse beschrieben wird. Dies soll ebenfalls am Beispiel der Krankheit Migräne dargestellt werden. An diesem Beispiel kann zusätzlich auch erläutert werden, inwieweit sich Krankheitsdefinition und medizinische Forschung im historischen Kontext direkt wechselseitig beeinflussen. Für die Migräne hat sich herausgestellt, dass eine ätiologische Klassifikation untauglich ist, da verwertbare biologische Marker bislang fehlen.

Die Migräne ist kein neuer Gegenstand der Medizingeschichte. Es gibt bereits zahlreiche Werke, die sich mit ihrer Phänomenologie beschäftigen, dies um so eindrucksvoller, als die Migräne seit der Frühgeschichte der Menschheit in verschiedenen Kulturen beschrieben wird und Anlass zu teilweise kuriosen Darstellungen gegeben hat, die auch Eingang in schöngeistige Literatur, Kunst und sogar Musik gefunden haben.[17] Allerdings ist trotz der Vorstellung, dass es

15 Hsu et al. (2001), Wiltfang et al. (2005).
16 Poirier (2005), Williamson/LaRusse (2004).
17 Friedman (1972), Patterson/Silberstein (1993), Pöldinger/Kocher (1993).

eine idiopathische Kopfschmerzentität wie die Migräne geben muss, das biologische Konstrukt bis etwa Anfang der 1990er Jahre ungeklärt geblieben.

Die ersten systematischen Beobachtungen über die Migräne haben Hippokrates[18], Celsus und Aretaeus gegeben. Interessanterweise äußern sich alle nicht explizit zur Pathogenese.[19] Aretaeus spricht als erster von „heterocrania", die er als eine Form der Cephalalgia im Gegensatz zur chronischen Cephalea interpretiert. Galen schließlich verwendet in seiner *Decompositione Medicamentorum Secundum locos* um 180 n. Chr. als erster den Begriff „hemicrania", von dem sich über die französische Prosodie unser heutiges Wort Migräne ableitet. Er diskutiert auch als Erster vage pathogenetische Vorstellungen, indem er Migräne auf ein Aufsteigen von zu vielen zu heißen oder zu kalten Dünsten zurückführt.[20] Diese der Galenschen Variante der Humoralpathologie verpflichtete Ansicht wird von Caelius Aurelianus tradiert und findet sich in vielen Traktaten der arabischen Medizin und der Klostermedizin. Allen ist gemeinsam, dass als Ursache der Migräne ein Überangebot an Säften für den Kopf - vor allem an gelber Galle - angenommen wird. Oliver Sacks (1995) unterscheidet dabei eine rein humoralpathologische von einer sympathetisch-neurogenen Theorie, bei der der Ursprung der Migräne in peripheren Organen liegt, von wo aus sie sich durch Flüssigkeitswanderung über die Nerven im Kopf festsetzt. Die Migräne, die von allen antiken Autoren phänomenologisch sehr ähnlich beschrieben wird, wird hier also als eine Krankheit nach humoralpathologischen Vorstellungen beschrieben, ohne dass eine definitorische Festlegung erfolgt, wie eigentlich die Diagnose Migräne zu stellen ist.

Jason Pratensis (1486–1558) hat mit seinem Buch *De cerebri morbis* (1549) die Grundlage der Neurologie als eigenständiger Disziplin gelegt.[21] Er beschreibt ausführlich die Migräne, bleibt aber bei der humoralpathologischen Theorie eines Überangebots an schwarzer Galle und Schleim. Bemerkenswert ist, dass er als Erster die Meningen als morphologisches Substrat der Kopfschmerzen identifiziert. Dabei wird die Migräne als eigenständiges Krankheitsbild wie bei den antiken Autoren beschrieben, das heißt, es gibt die gemeinsame Annahme einer Krankheit Migräne, nur die Definition und damit die Diagnosestellung ändern sich. Pratensis gibt auch eine Klassifikation von Kopfschmerzen mit diagnostischen Kriterien und akzeptiert erstmals explizit die Migräne als eine definierte Erkrankung.

Samuel Tissot (1728–1797) beschreibt 1780 im *Traité des nerfs et de leurs maladies* am ausführlichsten die Migräne und führt sie auf Irritationen des Magens zurück, die nerval über supraorbitale Nerven ins Gehirn ausstrahlen, wo sie einen Migräneanfall triggern können. Er unterscheidet dabei eine echte Migräne („migraine vraie") von einer sekundären Migräne („migraine accidentelle"), die Symptom einer okulären oder rhinologischen Erkrankung ist.[22] Damit wird die Krankheit neu definiert und andere (wahrscheinlich sympto-

18 Ritter (1969).
19 Pearce (1986).
20 Ebd.
21 Pestronk (1988).
22 Karbowski (1986).

matische Kopfschmerzen) werden jetzt per definitionem auch als Krankheit Migräne akzeptiert.

Die Abhandlungen über die Migräne im 19. Jahrhundert diskutieren vor allem die Pathophysiologie der Migräne, ohne sich auf eine einheitliche Definition zu verständigen. Beispielhaft seien hier nur genannt: Peter Latham (1789–1875), der um 1850 Migräne als Folge einer arteriellen Konstriktion im Bereich der Arteria cerebri posterior ansieht; Hughlings Jackson (1834–1911), der Migräne um 1860 als Abart der Epilepsie beschreibt; Emil du Bois-Reymond (1818–1896), der 1860 Migräne als Tetanie der Gefäßmuskulatur auffasst und damit die Zwei-Phasen-Theorie nach Harold Wolff mit initialer Vasokonstriktion und sekundärer Vasodilatation vorbereitet. Schließlich muss auch der Beitrag von William Gowers erwähnt werden, der 1886 in *Diseases of the Nervous System* keinen Beweis für eine vaskuläre Ursache findet. Er lokalisiert die gestörte neuronale Aktivität im Cortex (nicht wie Edward Liveing in den Thalamus), nimmt aber auch eine Ausbreitung in subkortikale Zentren an. Das für die Pathogenese-Diskussion des 19. Jahrhunderts wohl bedeutendste Werk ist jenes von Edward Liveing *On Megrim, Sick-Headache, and Some Allied Disorders* (1873); jedoch gibt auch er keine operationalisierbare Definition der Migräne, sondern geht implizit von einer Konvention über die Krankheit Migräne aus.

Erst in den 1940er und 1950er Jahren ist der erneute Versuch gemacht worden, alle Kopfschmerzformen systematisch zu klassifizieren. So haben Harold Georg Wolff (1948) im englischsprachigen Raum und Hartwig Heyck (1958) im deutschsprachigen Raum in ihren Monographien Einteilungen von Kopfschmerzen vorgeschlagen, die aber noch unsystematisch waren und sich nicht durchsetzen konnten. Auf Grundlage des Vorschlags von Wolff erstellte dann ein Ad Hoc Committee des *National Institute of Neurological Diseases and Blindness* (1962) in den USA eine Klassifikation, die in ihrer Struktur ätiologisch aufgebaut war. Danach wurden Kopfschmerzen, die vaskulär bedingt sind, unterschieden von Kopfschmerzen, die durch Muskelverspannung oder durch andere Faktoren bedingt sind; insgesamt wurden 15 Gruppen von Kopf- und Gesichtsschmerzen definiert. Diese Klassifikation hat für viele Jahre Bezeichnungen etabliert, die auch noch in heutigen neurologischen Lehrbüchern zu finden sind, so etwa die komplizierte Migräne, die gemeine Migräne, die klassische Migräne, aber auch den Muskelkontraktionskopfschmerz.

Das Problem der Klassifikation des Ad Hoc Committee war, dass sie sich auf spekulative Annahmen zur Pathophysiologie stützte und diese als systematisierendes Kriterium verwendete. So wurde die Migräne als primär vaskulär angesehen, nur weil sie einen pulsierenden Charakter haben kann. Eine weitere Schwäche dieser Klassifikation war, dass sie keine operationalisierten Kriterien verwendete, um die einzelnen Kopfschmerzformen zu definieren. Sie ist auch nicht verbindlich in andere Sprachen übersetzt worden. So hat sie nicht zu einer einheitlichen Forschungsaktivität beitragen können; die individuellen Definitionen der Migräne in den Publikationen der 1960er und 1970er Jahre wichen daher weiterhin relevant voneinander ab.

Im Jahr 1988 wurde erstmals von der *International Headache Society* eine Klassifikation vorgelegt, die die verschiedenen Kopfschmerzformen nach phänomenologischen Gesichtspunkten klassifiziert und zudem einheitliche operationalisierte Kriterien beinhaltet, nach denen die Kopfschmerzen exakt diagnostiziert werden können (Headache Classification Committee 1988). Die Kriterien sind so angelegt, dass eine hohe Spezifität unter Inkaufnahme einer geringeren Sensitivität erzielt wird (d. h. die Diagnose soll sicher stimmen, auch wenn nicht alle Betroffenen von den Kriterien erfasst werden). Klassifiziert werden sollen die Kopfschmerzen an sich und nicht die Patienten, die an den Kopfschmerzen leiden, daher wird ausdrücklich auch das gleichzeitige Vorliegen von mehreren Kopfschmerzdiagnosen akzeptiert. Dadurch haben zahlreiche Patienten, die vorher unter der Diagnose Migräne klassifiziert werden konnten, ihre Diagnose verloren. Dabei war noch ungeklärt, ob diesen Kopfschmerzen auch ein anderer biologischer Prozess zugrunde liegt.

Die Klassifikation von 1988 teilte Kopfschmerzen erstmals in primäre (= idiopathische) und in sekundäre (= symptomatische) Formen ein; insgesamt wurden 13 Gruppen unterschieden mit insgesamt über 160 verschiedenen Kopfschmerzdiagnosen. Gleichzeitig wurden erstmals auch Hinweise gegeben, wo noch keine ausreichende Validierung von bestimmten Kopfschmerzformen erfolgt war oder wo das Konzept einer bestimmten Entität (wie z. B. dem Kombinationskopfschmerz) sowohl aus phänomenologischer als auch aus ätiologischer Sicht in Frage gestellt werden musste.

Die exakten Definitionen der IHS-Klassifikation haben in den folgenden Jahren eine enorme Forschungstätigkeit beflügelt und z. T. überhaupt erst möglich gemacht. Durch einheitliche Kriterien konnten sowohl valide epidemiologische Studien als auch große klinische Studien durchgeführt werden. Die Entwicklung der modernen Pharmakotherapie der Migräne wäre beispielsweise ohne die Klassifikation nicht denkbar. Insgesamt hat sich gezeigt, dass die definitorische Klassifikation der Krankheit Migräne zu einer biologischen Forschung geführt hat, die weitgehend bestätigt hat, dass die Definition der Migräne auch einer biologischen Entität entspricht.

Im Jahr 2003 wurde eine Revision der alten IHS-Klassifikation von 1988 verabschiedet (Headache Classification Committee 2003). Diese Revision war aus mehreren Gründen notwendig geworden. So wurden bei einigen idiopathischen Kopfschmerzformen neue Erkenntnisse gewonnen, die zu einer Abänderung von diagnostischen Kriterien führen mussten. Weiterhin sind in der Zwischenzeit neue Entitäten identifiziert und wissenschaftlich kategorisiert worden. Außerdem sollten zu kontroversen Fragen, so etwa zur Existenz einer sog. Chronischen Migräne, Kriterien entwickelt werden, um epidemiologische und pathophysiologische Forschung zu initiieren, die diese Kontroversen klären soll.

Die neue IHS-Klassifikation teilt die Kopfschmerzen in insgesamt 14 Gruppen ein. Unverändert wird zwischen primären und sekundären Kopfschmerzen unterschieden. Die Grundkriterien der Migräne mussten dabei nicht verändert werden, sie haben sich wie gesagt als sehr robust herausgestellt. Lediglich das Kriterium „verstärkt sich bei körperlicher Aktivität" ist ergänzt worden durch „oder führt zu deren Verhinderung". Dadurch kann nunmehr bei einigen sehr wenigen Menschen, die in der Klassifikation von 1988 noch nicht als Migräne klassifiziert worden sind, die Diagnose Migräne gestellt werden. Mit anderen Worten: Diese Patienten haben nun eine Krankheit, die sie vorher per definitionem nicht hatten. Als wichtigste neue Subform der Migräne ist dabei die sogenannte Chronische Migräne eingefügt worden, die vorher ausdrücklich nicht zulässig war. So ist eine neue Krankheitsform durch eine Definition geschaffen worden, weil es sich gezeigt hatte, dass das Phänomen existiert, aber nicht in der (mit einem allumfassenden Anspruch auftretenden) Klassifikation enthalten war.

Zusammenfassend kann also festgestellt werden, dass die Zuordnung der Krankheit Migräne zu einem betroffenen Patienten historisch von der jeweils gültigen Definition abhing und insofern beliebig war.[23] Zuordnungen desselben Zustands zur Diagnose Migräne waren insofern im Laufe der Medizingeschichte häufig Schwankungen unterworfen. Die stufenweise Weiterentwicklung der Migränedefinition (jeweils sowohl Voraussetzung als auch Ergebnis von biologischer Forschung) hat inzwischen zu einer weitgehenden Übereinstimmung der Diagnosestellung anhand semiologischer Kriterien mit den heute bekannten biologischen Mechanismen geführt. Allgemein gesprochen können also streng phänomenologische und streng ätiologische Krankheitsklassifikationen biologische Zustände häufig nicht adäquat abbilden, phänomenologische Krankheitsbeschreibungen und ätiologische Forschung können sich aber gegenseitig beeinflussen.

6 Statistische Methoden zur Normierung von Krankheit

Krankheitsbilder, die sich mit quantifizierbaren Messmethoden erfassen lassen, unterliegen in ihrer Normierung auch einer Willkürlichkeit von statistischen Definitionen. In den Neurowissenschaften berührt dies z. B. neuropsychologische Funktionen, die mit psychometrischen Messverfahren erfasst werden. Pathologische Ergebnisse dieser Messverfahren werden anhand von sogenannten Normwerten definiert. Diese Normwerte sind allerdings ein Konstrukt, das sich aus Berechnungen von Ergebnissen einer gesunden Kontrollgruppe ergibt. Hierbei kann eo ipso nicht ermittelt werden, ob diese Kontrollgruppe auch wirklich gesund ist, da die Abgrenzung von gesund zu krank erst nach ihrer Untersuchung erfolgen kann. So ist es in der Medizin üblich geworden, bei parametrisch verteilten Messwerten die Normgrenze beim arithmetischen Mittelwert ± zwei Standardabweichungen festzusetzen. Diese bedeutet aber auch, dass ca. 5 % der gesunden Normalbevölkerung per definitionem pathologische Messwerte aufweist. Nun kann man entgegnen, dass pathologische Messwerte natürlich keine Krankheit konstituieren. Dies entspricht aber nicht immer dem medizinischen Alltag, der oftmals auf eine pragmatische Diagnosebegründung angewiesen ist (die im Übrigen auch von Patienten und dem Gesundheitssystem oftmals eingefordert wird).

Als weiteres Problem kommt bei der statistischen Normierung von Krankheitszuständen hinzu, dass häufig nicht nur eine quantifizierbare Untersuchung, sondern deren mehrere durchgeführt werden. Je mehr solcher Erhebungen jedoch vorgenommen werden, desto größer ist die Wahrscheinlichkeit, dass ein pathologisches Messergebnis bei einem an sich gesunden Menschen erhoben wird. Wie oben gesagt, liegt die Wahrscheinlichkeit für ein

23 Evers (2004).

pathologisches Ergebnis bei einem gesunden Menschen bei ca. 5%, wenn ein Test durchgeführt wird. Werden jetzt 10 Tests durchgeführt (was in der Labormedizin durchaus üblich ist), so erhöht sich die Wahrscheinlichkeit für wenigstens ein pathologisches Ergebnis bereits auf ca. 20%. Teilweise wird diesem Problem begegnet, indem für Untergruppen eigenständige Normwerte festgelegt werden (so nach Geschlecht, nach Alter, nach Ethnie). Eine solche Differenzierung stößt aber notwendigerweise irgendwann an ihre Grenzen.

Weiterhin unterliegt die statistische Normierung auch genetischen, ethnischen und soziokulturellen Einflüssen. Diese Zusammenhänge sollen an einigen Beispielen noch einmal skizziert werden. So ist auf die Hyperhomocysteinämie bereits weiter oben eingegangen worden. Der Normwert des Homocysteinspiegels im Blut ist somit abhängig vom genetischen Polymorphismus (oder sollte für jeden Polymorphismus ein eigenständiger Normwert festgelegt werden?); außerdem ist er abhängig von Ernährungsverhalten und der Zuführung von bestimmten Vitaminen (ohne dass diese einen Einfluss auf den durch die Hyperhomocysteinämie vermittelten krankhaften Zustand haben). Ein anderes Beispiel ist die Hypercholesterinämie, die stark von ethnischen Einflüssen abhängt (so ist der Cholesterinspiegel in ostasiatischen Völkern sehr viel niedriger). Gleichzeitig ist der Grenzwert der Hypercholesterinämie auf 200 mg/dl festgelegt worden. Dies ist zum einen gut zu merken, zum anderen ist er niedriger, als es die gängige Regel vom arithmetischen Mittelwert ± zwei Standardabweichungen erfordern würde. Es soll an dieser Stelle auch auf die Debatte verwiesen werden, inwieweit Interessen der pharmazeutischen Industrie zur Festlegung dieses niedrigen Grenzwerts mit beigetragen haben.

Somit ergeben sich einige Anfragen an die Definition der statistischen Norm als Grundlage für eine Krankheitsdefinition. Wie kann z. B. eine statistische biologische Norm definiert werden, wenn sie altersabhängig ist? Dies berührt die Frage, was einen gesunden alten Mensch charakterisiert. Unabhängig von dem Verfahren der arithmetischen Berechnung eines Normwerts muss überlegt werden, vor welchem Hintergrund die Grunddaten für eine solche Berechnung erhoben werden. Weiterhin muss gefragt werden, wie sich statistische und biologische Norm zueinander verhalten. Notwendigerweise gibt es per definitionem statistisch kranke Menschen, die gesund sein müssen (wenn man den oben beschriebenen arithmetischen Normwert heranzieht). Darüber hinaus muss aber auch bedacht werden, dass sich biologisch krankhafte Zustände einer messbaren Normabweichung entziehen können. Abschließend soll auch darauf hingewiesen werden, dass trotz aller berechtigten Kritik und nur relativen Bedeutung des statistischen Krankheitsbegriffs dieser auch Vorteile aufweist. So ist er gut operationalisierbar und somit z. B. für eine statistische Prognoseabschätzung geeignet. Zudem ist er auch kategorisierbar und damit z. B. für epidemiologische Forschung geeignet.

7 Symptom: pathologisch oder notwendig?

Es soll noch auf ein Phänomen hingewiesen werden, das ebenfalls zur Relativität von Krankheit beiträgt. So gibt es aus Sicht der Neurowissenschaften Zustände, die als Symptom zwar landläufig als pathologisch bzw. krankhaft klassifiziert werden, im biologischen System des Menschen aber (überlebens-)

notwendig sind und daher nur schwer einer Krankheit zugeordnet werden können.

Am besten ist dies am Beispiel des Schmerzes als Symptom zu erläutern. Man kann sich wahrscheinlich schnell darauf verständigen, dass leichter, vorübergehender Schmerz als Warnsignal eher physiologisch und nicht als krankhafter Zustand zu werten ist und dass eine Chronifizierung von Schmerzen bzw. eine durch traumatische Zufügung übermäßige Intensität von Schmerzen als Krankheitszustand zu interpretieren ist. Im Übergang kann es manchmal sehr schwer zu differenzieren sein, wann ein Schmerz physiologisches Warnsymptom ist und wann er einen eigenständigen Krankheitscharakter erfährt.

Es gibt den (außerordentlich seltenen) genetisch bedingten Zustand, dass ein Mensch keine C-Fasern aufweist, die für eine Weiterleitung chronischer Schmerzen zwingend notwendig sind.[24] Diese Menschen verspüren zwar einen Akutschmerz, aber keinen (über Aδ-Fasern vermittelten) Dauerschmerz. Dieser Zustand ist mit dem Leben kaum vereinbar, da Schmerz als Warnsymptom bei Verletzung der körperlichen Integrität ausfällt, zumindest versterben diese Menschen sehr früh an Bagatelltraumen, Verbrennungen oder Ähnlichem. Auch hier stellt sich also wieder die Frage nach der Grenzziehung zwischen einem natürlichen physiologischen Zustand und einem krankhaften Zustand, die beide auf denselben (patho-)physiologischen Prozess zurückgeführt werden können. Ähnliche Beispiele ließen sich hier auch für andere Symptome finden, etwa der Juckreiz (mit einer sehr starken Analogie zum Symptom Schmerz), die Hautpigmentation (Ist Albinismus eine Krankheit?), das körperliche Erleben affektiver Symptome oder die Störung mnestischer Funktionen.

8 Zusammenfassung

Aus neurowissenschaftlicher Sicht ist eine strikte Grenzziehung zwischen Krankheit und Gesundheit nicht möglich. So wünschenswert eine operationalisierbare Definition von Krankheit auch auf vielen Ebenen unserer Gesellschaft und unseres Gesundheitssystems wäre, so ist es vielleicht doch klüger zu akzeptieren, dass es eine solche Definition im exakten Sinne nicht geben wird. Damit soll jedoch nicht einer Beliebigkeit des Zustands Krankheit das Wort geredet werden. In unserem reglementierten und starken sozioökonomischen Einflüssen ausgesetzten Gesundheitssystem ist es im Gegenteil vielmehr zwingend, von dieser Exaktheit abzusehen und Krankheit häufig als Kompromissformel zu definieren.

Die Wertigkeit eines biologischen oder psychischen Zustands (bzw. dynamischen Prozesses) als Krankheit hängt nicht nur von der objektiven Definition dieses Zustands und dem subjektiven Empfinden des Betroffenen ab, sondern auch von weiteren Faktoren, die nicht von einem Untersucher oder dem Betroffenen selbst beeinflussbar sind (z. B. situative Faktoren, soziale, historische und statistische Normen). Diese einzelnen Faktoren können zu einem

24 Sztriha et al. (2001).

qualitativ unterschiedlichen Ergebnis bezüglich der Attribuierung desselben Zustands als Krankheit kommen. Krankheit ist eben nicht durch biologische Prozesse und das subjektive Empfinden des Menschen determiniert, sondern auch durch die Sichtweise eines objektiven Betrachters und durch die reziproken Reaktionen des Systems Mensch auf diese Prozesse (die je nach Lebensphase, Reproduktivitätsstatus etc. bei demselben Individuum unterschiedlich ausfallen können). Somit kann derselbe biologische Prozess, selbst bei derselben subjektiven Betrachtung durch den Betroffenen mal als „krank“ und mal als „gesund“ interpretiert werden.

Literatur

Ad Hoc Committee (1962): Ad Hoc Committee on Classification of Headache, Classification of headache, *JAMA* 179 (1962), p. 717 f.

Blennow/de Leon/Zetterberg (2006): Kai Blennow, Mony J. de Leon, Henrik Zetterberg, Alzheimer's disease, *Lancet* 368 (2006), p. 387–403

Du Bois-Reymond (1860): Emil du Bois-Reymond, Zur Kenntnis der Hemikrania, *Archiv für Anatomie, Physiologie und wissenschaftliche Medizin* (1860), S. 461–468

Estevez/Gardner (2004): Miguel Estevez, Kathy L. Gardner, Update on the genetics of migraine, *Human Genetics* 114 (2004), p. 225–235

Evers et al. (1999): Stefan Evers, F. Quibeldey, Karl-Heinz Grotemeyer et al., Dynamic changes of cognitive habituation and serotonin metabolism during the migraine interval, *Cephalalgia* 19 (1999), p. 485–491

Evers (2004): Stefan Evers, Die neue IHS-Klassifikation, Hintergrund und Struktur, *Schmerz* 18 (2004), S. 351–356

Friedman (1972): Arnold Friedman, The headache in history, literature and legend, *Bulletin of the New York Academy of Medicine* 48 (1972), p. 661–681

Gantenbein/Sandor (2006): Andreas R. Gantenbein, Peter S. Sandor, Physiological parameters as biomarkers of migraine, *Headache* 46 (2006), p. 1069–1074

Goadsby/Lipton/Ferrari (2002): Peter J. Goadsby, Richard B. Lipton, Michael D. Ferrari, Migraine – current understanding and treatment, *New England Journal of Medicine* 346 (2002), p. 257–270

Gowers (1886): William R. Gowers, A manual of diseases of the nervous system, Vol. 2, London 1886

Headache Classification Committee (1988): Headache Classification Committee, Classification and diagnostic criteria for headache disorders, cranial neuralgias and facial pain, *Cephalalgia* 8 (1988), p. 1–96

Headache Classification Subcommittee (2004): Headache Classification Subcommittee, The international classification of headache disorders, *Cephalalgia* 24 (2004), p. 1–160

Herrmann/Herrmann/Obeid (2007): Wolfgang Herrmann, Marcus Herrmann, Rima Obeid, Hyperhomocysteinaemia: a critical review of old and new aspects, *Current Drug Metabolism* 8 (2007), p. 17–31

Heyck (1958): Hartwig Heyck, Der Kopfschmerz. Differentialdiagnostik und Therapie für die Praxis, Stuttgart 1958

Hsu et al. (2001): Yuan-Yu Hsu, An-Tao Du, Norbert Schuff et al., Magnetic resonance imaging and magnetic resonance spectroscopy in dementias, *Journal of Geriatric Psychiatry and Neurology* 14 (2001), p. 145–166

Jilek-Aall (1999): Louise Jilek-Aall, Morbus sacer in Africa. Some religious aspects of epilepsy in traditional cultures, *Epilepsia* 40 (1999), p. 382–386

Karbowski (1986): Kazimierz Karbowski, Samuel Auguste Tissot. His research on migraine, *Journal of Neurology* 233 (1986), p. 123–125

Leonardi et al. (2005): Matilde Leonardi, Timothy J. Steiner, Ann I. Scher et al., The global burden of migraine: measuring disability in headache disorders with WHO's Classification of Functioning, Disability and Health (ICF), *Headache Pain* 6 (2005), p. 429–440

Liveing (1873): Edward Liveing, On megrim, sick-headache, and some allied disorders: A contribution to the pathology of nervestorms, London 1873

Patterson/Silberstein (1993): Stephanie Patterson, Stephen D. Silberstein, Sometimes jello helps: Perceptions of headache etiology, triggers and treatments in literature, *Headache* 33 (1993), p. 76–81

Pearce (1986): John M. S. Pearce, Historical aspects of migraine, *Journal of Neurology, Neurosurgery and Psychiatry* 49 (1986), p. 1097–1103

Pestronk (1988): Alan Pestronk, The first neurology book, *Archives of Neurology* 45 (1988), p. 341–344

Pöldinger/Kocher (1993): Walter Pöldinger, Ralph Kocher, Schmerz in der Gesellschaft und in der Medizin, *Schweizerische Rundschau für Medizinische Praxis* 82 (1993), S. 255–259

Poirier (2005): Judes Poirier, Apolipoprotein E, cholesterol transport and synthesis in sporadic Alzheimer's disease, *Neurobiology of Aging* 26 (2005), p. 355–361

Pratensis (1549): Jason Pratensis, De Cerebri Morbis. Hoc Est, Omnibus Ferme, etc., Basel 1549

Rachakonda/Pan/Le (2004): Varun Rachakonda, Tian Hong Pan, Wei Dong Le, Biomarkers of neurodegenerative disorders. How good are they?, *Cell Research* 14 (2004), p. 347–358

Ritter (1969): Gerhard Ritter, Die Neurologie in der hippokratischen Medizin, *Der Nervenarzt*, 40 (1969), p. 327–333

Sacks (1985): Oliver Sacks, Migräne. Evolution eines häufigen Leidens, Stuttgart 1985

Silberstein (2004): Stephen D. Silberstein, Headaches in pregnancy, *Neurologic Clinics* 22 (2004), p. 727–756

Smits/Burbach/Smidt (2006): Simone Marije Smits, J. Peter Burbach, Marten P. Smidt, Developmental origin and fate of mesodiencephalic dopamine neurons, *Progress in Neurobiology* 78 (2006), p. 1–16

Stovner et al. (2006): Lars Jacob Stovner, John-Anker Zwart, Knut Hagen et al., Epidemiology of headache in Europe, *European Journal of Neurology* 13 (2006), p. 333–345

Sztriha et al. (2001): László Sztriha, Gilles G. Lestringant, Jozef Hertecant et al., Congenital insensitivity to pain with anhidrosis, *Pediatric Neurology* 25 (2001), p. 63–66

Tissot (1780): Samuel Auguste Tissot, Traité des nerfs et de leurs maladies. Tome III, Partie II, Paris 1780

Van der Flier/Scheltens (2005): Wiesje M. van der Flier, Philip Scheltens, Epidemiology and risk factors of dementia, *Journal of Neurology, Neurosurgery and Psychiatry* 76 (2005), p. v2-v7

Vanzan/Paladin (1992): Anna Vanzan, Francesco Paladin, Epilepsy and Persian culture. An overview, *Epilepsia* 33 (1992), p. 1057–1064

Williamson/LaRusse (2004): Jennifer Williamson, Susan LaRusse, Genetics and genetic counseling: Recommendations for Alzheimer's disease, frontotemporal dementia, and Creutzfeldt-Jakob disease, *Current Neurology and Neuroscience Reports* 4 (2004), p. 351–357

Wiltfang et al. (2005): Jens Wiltfang, Piotr Lewczuk, Peter Riederer et al., Consensus paper of the WFSBP Task Force on Biological Markers of Dementia. The role of CSF and blood analysis in the early and differential diagnosis of dementia, *The World Journal of Biological Psychiatry* 6 (2005), p. 69–84

Wolff (1948): Harold George Wolff, Headache and other head pain, New York 1948

Normal – anders – krank: Die Perspektive des Humangenetikers

Wolfram Henn

1 Formale Kategorien von Normalität

Eine Betrachtung des mit zahlreichen Konnotationen versehenen Begriffs der Normalität in medizinischer, im Folgenden genauer: genetisch-konstitutioneller Hinsicht erfordert zunächst eine allgemeine semantische Klärung: Was ist unter „normal" zu verstehen?

Offensichtlich ist das Verständnis von Normalität für einen Mathematiker ein anderes als für einen Juristen und auch innerhalb der Medizin für einen klinischen Chemiker ein anderes als für einen Psychiater. Innerhalb solcher fachspezifischer Kontexte mag es objektive Definitionen oder empirisch begründete Konventionen geben, im umgangssprachlichen Verständnis ist das weitaus weniger der Fall. Hier wird Normalität in aller Regel positiv bewertet; Normabweichungen werden fast immer als Verfehlungen aufgefasst. „Der ist doch nicht normal!" heißt im üblichen Sprachgebrauch soviel wie „Dieser Mensch ist psychisch auffällig". Umgekehrt existieren in der Gesellschaft aber auch Einstellungen mit elitärem oder aber subkulturellem Anspruch, nach denen es erstrebenswert ist, sich in Erscheinungsbild oder Verhalten möglichst weit außerhalb sozialer Normen zu bewegen.

Unterzieht man den Begriff der Normalität einer genaueren Betrachtung, so lässt er sich in drei formale Kategorien aufspalten, die sich je nach Betrachtungsobjekt mehr oder weniger stark überlappen: statistische, funktionelle und normative Normalität (s. Abb. 1).

- Am objektivsten zu definieren, zumindest in erster Näherung, ist *statistische Normalität*: Ein Messwert, der innerhalb einer in Standardabweichungen angegebenen Streubreite um die Mitte der Grundgesamtheit liegt, wird als normal definiert. Allerdings kann bereits die Zuordnung, wieviele Standardabweichungen als Normgrenze gelten, durchaus subjektiv gefärbt sein; man denke an Daten wie Körpergröße oder – noch genauer auszuführen – Intelligenzquotienten.

- Hiervon abgeleitet, aber nicht immer deckungsgleich ist *funktionelle Normalität*. Danach ist eine Eigenschaft solange als normal anzusehen, wie sie empirisch keine schädlichen Auswirkungen auf das Funktionieren des Gesamtsystems hat. In der Medizin ist dieses Normalitätsverständnis wohl am augenfälligsten in der klinischen Chemie. Hier wird aber auch deutlich, dass es sehr unterschiedliche funktionelle Toleranzgrenzen für Normabweichungen geben kann: Das Doppelte des Durchschnittswertes der gesunden Allgemeinpopulation ist bei Leberenzymen weitaus weniger bedrohlich als beim Serumkalium.
- Am subjektivsten, zugleich aber auch am sozial prägendsten, sind *normative Zuordnungen menschlicher Eigenschaften oder Verhaltensweisen*. Normativ normal sind Menschen immer dann, wenn sie anderen nicht negativ auffallen, speziell wenn sie nicht aufgrund ihrer Auffälligkeiten von gesellschaftlicher Teilhabe oder Chancen ausgeschlossen werden.[1] Insbesondere bei psychiatrischen Einordnungen spielen kulturelle Kontexte und sogar individuelle Präferenzen eine wesentliche Rolle: Die Grenzen zwischen Ordnungsliebe und zwanghaftem Verhalten oder zwischen lebhaftem Temperament und Hypomanie sind fließend; verschiedentlich wird sogar behauptet, dass aus monetärem Interesse von Ärzten und Pharmaindustrie ganze Krankheitsbilder „erfunden“ und damit eigentlich gesunde Menschen normativ zu Kranken umgedeutet würden.[2]

Im Gegensatz zur gängigen pejorativen Einordnung von Normabweichungen als „Abnormitäten“ steht der Versuch, sie normativ neutral als „Anderssein“ zu beschreiben. Intuitiv kann dies aber nur bei Besonderheiten gelingen, die unzweifelhaft kein Ausgrenzungspotenzial besitzen, jedoch ist selbst bei objektiv bedeutungslosen sichtbaren Auffälligkeiten wie Linkshändigkeit, Strabismus oder Pigmentmalen der Weg zur Diskriminierung erfahrungsgemäß nicht weit. Umgekehrt ist die Benennung von Krankheit oder Behinderung als „Verschiedenheit“ meist als betonte Stellungnahme gegen die Ausgrenzung betroffener Menschen intendiert, wie an Richard von Weizsäckers Wort „Es ist normal, verschieden zu sein“ deutlich wird.

Ein augenfälliges Beispiel für die Schwierigkeit, Normalität konsensfähig zu definieren, und zugleich für das Diskriminierungspotenzial von Abweichungen vom Normbereich ist die Intelligenz. Es ist bereits höchst umstritten, ob die zur Messung von Intelligenz verwendeten IQ-Tests überhaupt valide und frei von kulturellen Einflüssen sein können.[3] Selbst wenn man dies bejaht, stellt sich zunächst für die statistische Normdefinition die Frage nach

1 Hoedemakers/ten Have (1999).
2 Blech (2003).
3 Sternberg/Grigorenko (2004).

der Breite des Normbereiches. Wo liegen die Grenzen zwischen Normal-IQ und Hochbegabung auf der einen beziehungsweise Lernbehinderung auf der anderen Seite? Für ein Kind im Vorschulalter hängen seine Bildungschancen davon ab, mit welchen Verfahren bei einer kinderpsychologischen Eignungstestung sein Intelligenzquotient gemessen und auf welche Normalpopulation er bezogen wird.

Die funktionelle Wertigkeit von Intelligenz hängt ganz von den situativen Anforderungen ab. Einfache Aufforderungen kann auch ein Mensch mit recht ausgeprägten mentalen Defiziten adäquat ausführen, wohingegen bestimmte extreme Intelligenzleistungen nur von wenigen Personen überhaupt bewältigt werden können: Auf einem Mathematikerkongress beispielsweise genügt auch ein über dem statistischen Mittel liegender allgemeiner IQ kaum, den Vorträgen intellektuell zu folgen. Mithin kann jeder Mensch mehr oder weniger oft in Situationen geraten, in denen seine kognitiven Fähigkeiten funktionell unzureichend sind, was er dann meist als beschämend empfindet.

Normativ kann die Grenze zur – zweifellos unmittelbar diskriminierungsträchtigen – Minderbegabung weitgehend beliebig nach milieuspezifischen Gepflogenheiten gezogen werden; eine Kategorisierung eines Menschen als „geistig behindert" kommt seinem weitgehenden Ausschluss von gesellschaftlicher Anerkennung und Teilhabe gleich. Eine statistisch gleich starke Normabweichung der Intelligenz nach oben wird dagegen normativ akzeptiert; allenfalls kann sie ihren Träger über subtile soziale Mechanismen als „Sonderling" ausgrenzen.

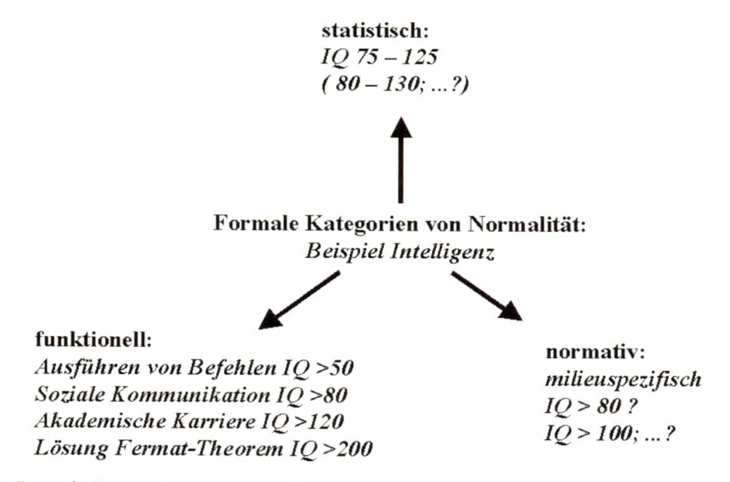

Abb. 1 Formale Kategorien von Normalität am Beispiel der Intelligenz

2 Kategorien genetischer Normalität

Auch auf genetische Merkmale ist die dreigliedrige Einteilung von Normalität anwendbar, allerdings mit gewissen Besonderheiten: In Betracht zu ziehen sind lediglich die etwa 10 % des menschlichen Genoms, die für im Phänotyp ausgeprägte Merkmale codieren. Varianten in nicht-codierenden Bereichen des Genoms führen definitionsgemäß nicht zur Manifestation von phänotypischen Eigenschaften oder gar Krankheiten; individuelle Bedeutung können sie allenfalls als Ergebnisse von Laboranalysen im Zusammenhang von forensischen Untersuchungen oder Vaterschaftstests erlangen.

Von zentraler Bedeutung für genetische Normzuordnungen sind die Begriffe „Polymorphismus" und „Mutation". Nach einer gängigen formalgenetischen Definition bezeichnen Polymorphismen häufige genetische Varianten, die in mindestens 1% der Allgemeinbevölkerung verbreitet sind, Mutationen dagegen seltenere Varianten. Allerdings ist diese Einteilung für die klinische Praxis und auch die ethische Betrachtung wenig tauglich, weil es durchaus Varianten im Genom gibt, die zwar statistisch selten sind, aber auf den Phänotyp des Individuums nur so geringe Auswirkungen haben, dass sie weder funktionell noch normativ bedeutsam werden können. Für die hier anzustellenden Überlegungen brauchbarer ist die klinisch-genetische Definition, nach der unter Polymorphismen, unabhängig von ihrer Häufigkeit, genetische Varianten ohne Krankheitswert und unter Mutationen solche mit Krankheitswert verstanden werden.

Ein bekanntes Beispiel für genetische Polymorphismen sind die Blutgruppen des ABo- und des Rhesus-Systems, für die es zwar innerhalb der gesunden Allgemeinpopulation verschiedene messbare Varianten gibt, die aber außerhalb besonderer Konstellationen wie etwa einer Rhesus-Inkompatibilität zwischen Schwangerer und Fetus keine gesundheitliche Bedeutung haben. Bestimmte Allelkonstellationen im Rhesus-System sind in der Population extrem selten und entsprechen damit der formalen, nicht aber der klinischen Definition einer Mutation. Wohl niemand käme auf die Idee, einen Menschen mit einer seltenen Blutgruppe als „genetisch abnorm" zur bezeichnen, weil sich sein diesseits von Laborbefunden wahrnehmbarer Phänotyp nicht vom gesellschaftlich Üblichen unterscheidet. Vielmehr kommt hier nach intuitivem Verständnis zwanglos der Begriff des „Andersseins" zur Anwendung. (Nur am Rande sei bemerkt, dass eine seltene Blutgruppe im Falle einer Transfusionsbedürftigkeit tatsächlich funktionelle Relevanz erlangen kann, dennoch würde sie wohl auch in dieser Konstellation normativ nicht als Defektzustand wahrgenommen werden).

Eine Besonderheit genetischer Merkmale besteht in der Vererbbarkeit rezessiver Krankheitsanlagen, die im Phänotyp nicht ausgeprägt werden. Es ist keineswegs selten, dass ein klinisch völlig gesunder Mensch eine genetische Defektanlage trägt, die durch die vom anderen Elternteil ererbte Normalanlage ausgeglichen wird und somit für ihn selbst keinerlei gesundheitliche Relevanz besitzt, wohl aber möglicherweise für Nachkommen. Ein bekanntes historisches Beispiel ist die englische Königin Victoria, die über sechzig Jahre lang regierte und als ein Musterbeispiel gesundheitlicher Robustheit galt, aber als Trägerin eines überdeckten Defektes im Gen für den Blutgerinnungsfaktor VIII auf einem ihrer beiden X-Chromosomen an männliche Nachkommen in mehreren Generationen die Hämophilie A vererbte.

Wie sind solche Anlageträgerschaften für rezessive Krankheiten – vermutlich ist jeder Mensch Anlageträger für mehrere rezessive Defektallele – statistisch, funktionell und normativ zu bewerten? Dies sei am Beispiel der in Europa häufigsten rezessiven Erbkrankheit, der Mukoviszidose, erörtert.

Statistisch tragen etwa 95 % der Europäer homozygot, also in beiden von Mutter beziehungsweise Vater ererbten Kopien des Mukoviszidose-Gens das Wildtyp-Allel, also die häufigste und für ein in typischer Weise funktionsfähiges Protein codierende Anlage. Knapp 5 % sind heterozygote Mutationsträger; bei ihnen liegt ein Wildtyp-Allel sowie ein nach klinisch-genetischer Definition mutiertes, also für ein defektes Protein codierendes Allel vor. Etwa jeder zweitausendste Mensch in Europa ist homozygoter Träger von Mutationen in beiden von Mutter beziehungsweise Vater ererbten Mukoviszidose-Genkopien.[4]

Funktionell betrachtet sind die homozygoten Wildtyp-Träger wie auch die heterozygoten Mutationsträger in ihren vitalen organischen Funktionen unbeeinträchtigt und nur durch molekulargenetische Analysen voneinander unterscheidbar, denn auch die verbliebene Wildtyp-Genkopie des heterozygoten Mutationsträgers reicht zur Bildung einer hinreichenden Menge funktionsfähigen Genproduktes aus. Anders ausgedrückt ist die klinisch manifeste – in ihrem Schweregrad höchst variable – Mukoviszidose-Krankheit des homozygoten Mutationsträgers die einzige funktionell abnorme Konstitution für das Mukoviszidose-Gen. Dies gilt allerdings nur auf der Ebene des Individuums, da das Zusammentreffen eines heterozygoten Mannes mit einer heterozygoten Frau trotz der jeweils unbeeinträchtigten eigenen organischen Gesundheit für jeden gemeinsamen Nachkommen ein Risiko von 25 % für eine homozygote und damit klinisch ausgeprägte Mukoviszidose bedeutet. Dabei ist es ein reiner Zufallseffekt, ob das Elternpaar überhaupt letztlich ein oder mehrere kranke Kinder bekommt; angesichts der geringen durchschnittlichen Kinderzahl in Europa bleibt die Mehrzahl der „Risikoehen" unentdeckt.

An dieser Stelle wird erkennbar, dass genetische und klinische Kategorien von Normalität erheblich divergieren können, da sich genetische Normabweichungen phänotypisch nicht bemerkbar machen müssen und, falls es doch geschieht, die Manifestation der Anomalie sich auch in einem anderen Individuum, nämlich einem Nachkommen, vollziehen kann.

Daraus ergibt sich eine Unschärfe in der normativen Zuordnung: Nach intuitiven Maßstäben, die sich am Phänotyp orientieren, ist ein homozygoter Wildtyp-Träger zweifellos normal und ein homozygoter, klinisch manifester Mutationsträger ebenso zweifellos klinisch krank und genetisch abnorm. Der Heterozygote, der selbst nicht krank ist und nur in bestimmten zufallsassoziierten Konstellationen kranke Kinder haben kann, entzieht sich hergebrachten normativen Einordnungen von Normalität (s. Abb. 2).

4 Tümmler/Stuhrmann (2003).

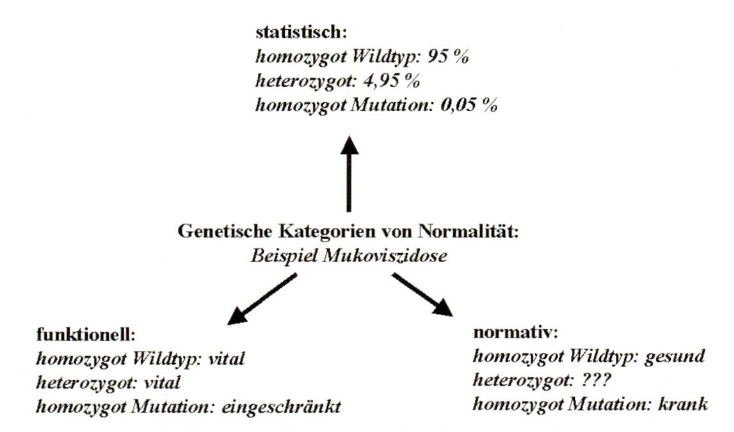

Abb. 2 Kategorien genetischer Normalität: Beispiel Mukoviszidose als rezessives Erbleiden

3 Der klinische und der genetische Anomaliebegriff

Damit sind wir bei der Frage angekommen, welche genetischen Varianten, die zwischen klinisch unauffälligem Wildtyp und klinisch als Krankheit manifestierter Mutation liegen, zu Zwischenzuständen führen, die normativen Intuitionen von Normalität nicht zugänglich sind, und welche Konsequenzen dies für die betroffenen Menschen hat.

Hier sind verschiedene Konstellationen möglich und auch keineswegs selten, deren normative Zuordnung innerhalb oder außerhalb medizinischer bzw. sozialer Normen schwerwiegende Folgen im Sinne von „genetischer Diskiminierung" haben kann.

Der heterozygote Anlageträger

Bereits beschrieben wurde der Status der überdeckten Anlageträgerschaft eines phänotypisch völlig gesunden Menschen für ein rezessives Erbleiden. Für seine eigene Gesundheit und Lebenserwartung ist dieser – statistisch wie erwähnt ohnehin normale – Zustand zunächst ohne Belang; auch ein Arbeitgeber oder der Anbieter einer Berufsunfähigkeitsversicherung würde hiervon keine Notiz nehmen wollen.

Problematisch wird ein solcher Status aber im Zusammenhang mit der Fortpflanzung. Von dem Moment an, in dem ein Elternpaar erfährt, dass ein gemeinsames Kind ein rezessives Erbleiden hat, schwebt über ihm das Damoklesschwert des 25%igen Wiederholungsrisikos für dieselbe Krankheit bei weiteren gemeinsamen Nachkommen.[5]

Damit wird jede weitere Schwangerschaft definitionsgemäß zur Hochrisikoschwangerschaft, und der soziale Druck auf diese Paare, dann eine Pränataldiagnostik mit der Option eines Schwangerschaftsabbruchs in Anspruch zu nehmen, ist erfahrungsgemäß hoch. Der bewusste Verzicht hierauf wird in

5 Grabowski (2000).

der Gesellschaft vielfach als verantwortungslos und die Geburt eines zweiten behinderten Kindes entsprechend als schuldhaftes Fehlverhalten der Eltern angesehen.[6] Es hat sogar bereits eine Diskussion darüber begonnen, inwieweit in diesem Sinne „vermeidbare" kranke Kinder von Leistungen privater Krankenversicherungen ausgeschlossen werden dürfen.[7]

Durch die seit etwa fünfzehn Jahren bestehende Möglichkeit, mittels genetischer Tests Heterozygote zu identifizieren, bevor sie kranke Kinder bekommen, sind sie zum Objekt angewandter negativer Eugenik durch das sogenannte prämaritale Heterozygotenscreening geworden. In Ländern wie Zypern oder Israel, in denen eine besonders hohe Heterozygotenrate für bestimmte rezessive Erbleiden besteht, gehört das Screening Heiratswilliger bereits zum gesellschaftlichen Standard; wer sich weigert teilzunehmen, muss mit Nachteilen auf dem Heiratsmarkt rechnen.[8] Vor dem Hintergrund historischer Belastungen besteht hierzulande dagegen eine verständliche Zurückhaltung gegenüber dem Heterozygotenscreening.[9]

Der „Noch-nicht-Kranke"

Nicht jede Erbkrankheit manifestiert sich bereits zum Zeitpunkt der Geburt, vielmehr sind genetische Krankheitsanlagen ihrem Wesen nach zeitlich von der organischen Ausprägung der Krankheit entkoppelt. Das bekannteste Beispiel dafür ist die Huntington-Krankheit, ein dominantes Erbleiden, das sich bei Anlageträgern nach zuvor unbeeinträchtigter organischer Gesundheit meist erst jenseits des dreißigsten Lebensjahres manifestiert, dann aber unaufhaltsam bis zum Tode fortschreitet. Viel häufiger sind erbliche Krebserkrankungen; mehrere hunderttausend Menschen allein in Deutschland sind Anlageträger für erblichen Darmkrebs oder Brustkrebs. Für sie gilt ein extrem hohes, wenn auch meist nicht 100%iges Risiko, im Lauf des Lebens an Krebs zu erkranken.[10]

Mit der Identifikation verantwortlicher Gene ist die prädiktive genetische Diagnostik zur Realität geworden: Ein Nachkomme eines von einer spätmanifestierenden dominanten Krankheit betroffenen Elternteils trägt ein A-priori-Risiko von je 50 %, die Krankheitsanlage geerbt zu haben oder nicht. Mit einer molekulargenetischen Blutuntersuchung besteht nun die Möglichkeit, dieses Risiko im Sinne eines sicheren Ausschlusses oder aber des definitiven Nachweises der Anlageträgerschaft zu präzisieren.[11] Ein Mensch, der durch einen solchen prädiktiven Gentest als Anlageträger für ein spätmanifestierendes Erbleiden identifiziert worden ist, weiß also bei der Huntington-Krankheit mit absoluter Sicherheit, bei erblichen Krebserkrankungen mit hoher Wahrscheinlichkeit, dass ihm eine schwere Krankheit bevorsteht. Er ist zwar zum Zeitpunkt des Tests meist organisch gesund, wird durch dieses Wissen aber

6 Lenhard et al. (2005).
7 Henn (2007).
8 Broide et al. (1993).
9 Bundesärztekammer (1992).
10 Lynch/Fusaro/Lynch (1997).
11 Benjamin et al. (1994).

zum „Noch-nicht-Kranken“ oder zum „Unpatienten“.[12] Während für die Huntington-Krankheit keine medizinische Prävention, sondern lediglich eine Anpassung der Lebensplanung an das unausweichliche Schicksal möglich ist, besteht für Anlageträger erblicher Krebserkrankungen die Indikation zu engmaschigen Vorsorgeuntersuchungen, bei bestimmten Krankheiten wie etwa der familiären Darmpolyposis sogar die einzige lebensrettende Notwendigkeit einer präventiven Colektomie. Zweifellos entzieht sich der gesundheitliche Status einer zwanzig Jahre alten, körperlich völlig gesunden Frau mit molekulargenetisch nachgewiesener Anlage für Darmpolyposis allen hergebrachten Kategorien von Gesundheit, Anomalie oder Krankheit. Entsprechend kontraintuitiv und emotional schwierig ist es sowohl für die Patientin selbst als auch den behandelnden Chirurgen, einen zu diesem Zeitpunkt problemlos funktionierenden und tumorfreien Dickdarm komplett zu entfernen.

Wie keine andere Gruppierung in der Gesellschaft sehen sich die prädiktiv identifizierten oder auch nur familienanamnestisch als Risikoperson für ein spätmanifestierendes Erbleiden erkennbaren „Noch-Nicht-Kranken“ der Gefahr einer Diskriminierung aufgrund ihres genetischen Status gegenüber. Sowohl Arbeitgeber wie auch private Versicherungsunternehmen haben ein starkes Interesse daran, dass die sich bei ihnen um einen Vertrag bemühenden Personen nicht mit verdeckten gesundheitlichen Belastungen behaftet sind. Hier kann auch für einen nach allen klinischen Kriterien vollständig gesunden Menschen sein abnormer Genotyp durch normative Bewertung unmittelbar in die soziale Ausgrenzung und zu materiellen Nachteilen führen, selbst dann, wenn bei ihm die tatsächliche künftige Manifestation der Krankheit nicht feststeht. Dementsprechend legen Betroffenenorganisationen äußersten Wert auf zurückhaltenden Umgang mit prädiktiv bedeutsamen genetischen Daten, und rechtliche Schutzmechanismen werden inzwischen von politischer Seite entwickelt.[13]

Der multifaktorielle Risikoträger

Über die seltenen, künftige Krankheiten weitgehend unausweichlich vorherbestimmenden monogenen Krankheitsanlagen hinaus gibt es auch genetische Dispositionen für in der Bevölkerung häufige multifaktorielle „Volkskrankheiten“. Allerdings werden die zugrunde liegenden genetischen „Suszeptibilitätsfaktoren“ in ihren Auswirkungen von exogenen Einflüssen, darunter auch willentlich steuerbaren Verhaltensweisen, modifiziert. So trägt etwa jeder fünfzehnte Europäer eine als „Faktor-V-Leiden“ bezeichnete Variante in der DNA-Sequenz des Gens für ein Protein im Blutgerinnungssystem. Sie führt zu einem statistisch etwa siebenfach erhöhten Risiko, im Lauf des Lebens an einer Venenthrombose zu erkranken. Nimmt eine Faktor-V-Leiden-Trägerin orale Kontrazeptiva ein, erhöht sich das Thromboserisiko auf das Dreißigfache; raucht sie, ist sie übergewichtig oder treibt keinen Sport, nimmt das Risiko immer weiter zu.[14] In ähnlicher Weise gibt es eine Vielzahl von in der

12 Rautenstrauch (2003).
13 IHA/WFN (1994); Henn (2005).
14 Vandenbroucke et al. (1996).

Allgemeinbevölkerung häufigen genetischen Suszeptibilitätsfaktoren für Diabetes, Hypertonie, Altersdemenz und andere nach landläufigem Verständnis nicht erbliche, allenfalls mitunter „in der Familie liegende" Krankheiten. Angesichts der großen Zahl und der hohen relativen Häufigkeit dieser genetischen Risikoanlagen ist zweifellos jeder Mensch nach seiner genetischen Ausstattung für bestimmte Krankheiten anfälliger, gegen andere resistenter als der Bevölkerungsdurchschnitt. Folglich ist auch jeder Mensch bezüglich seines individuellen Risikos für bestimmte Krankheiten statistisch, bei Vorliegen entsprechender exogener Risikofaktoren auch funktionell abnorm.[15] Normative Bedeutung im Sinne von Diskriminierungspotenzial ergibt sich daraus aber in aller Regel nicht, da sich in arbeits- oder versicherungsmedizinischer Hinsicht über das gesamte Spektrum möglicher multifaktorieller Krankheiten hinweg meist keine relevanten interindividuellen Risikounterschiede errechnen lassen.[16]

Allerdings gibt es in der Arbeitsmedizin zunehmende Tendenzen, genetische Untersuchungen auf im üblichen Leben bedeutungslose Stoffwechselvarianten in Eignungsuntersuchungen für bestimmte, beispielsweise mit definierten Schadstoffexpositionen belastete Arbeitsplätze einzubeziehen.[17] Hier kann es einem sich zuvor für „genetisch normal" haltenden Arbeitnehmer widerfahren, durch den Betriebsarzt aufgrund einer zunächst nur statistischen, nur in einem bestimmten Umfeld als funktionell bedeutsam drohenden, funktionellen Anomalie normativ ausgegrenzt zu werden. Es lässt sich trefflich darüber streiten, ob diese Form der genetischen Diskriminierung nicht doch letztlich in seinem eigenen besten Interesse ist. Ganz neu ist diese Situation übrigens nicht: Schon lange gehört die Überprüfung der Farbsehtüchtigleit mit Ishihara-Zahlentafeln – sie ist nichts anderes als eine genetische Untersuchung auf Phänotypebene – zum Standardrepertoire von Einstellungsuntersuchungen.

Der stolze Andersartige

„Say it loud, I'm black and I'm proud":[18] Aus der amerikanischen Bürgerrechtsbewegung der sechziger Jahre hat sich in der Folge eine Kultur selbstbewusster Zugehörigkeit zu Minderheiten entwickelt, aus der nach Black Power über Gay Pride auch eine weltweite Behindertenbewegung entstanden ist. Über das Streben nach rechtlicher Gleichstellung und gesellschaftliche Teilhabe hinaus hat sich dabei verschiedentlich eine Tendenz entwickelt, das eigene, nach landläufiger Meinung als Defekt verstandene gesundheitliche Merkmal nicht nur als wertneutrale Erscheinungsform menschlicher Vielfalt, sondern sogar als positiv identitätsstiftende und die statistische Mehrheit der Menschen ausgrenzende Andersartigkeit zu begreifen.

Schon immer haben sozial stigmatisierende beziehungsweise funktionell die Lebensgestaltung prägende Anomalien ihre Träger zusammengeführt,

15 Henn (2001).
16 Knudsen/Loft/Autrup (2001).
17 McCunney (2002).
18 Brown (1968).

um unter ihresgleichen Normalität im geschlossenen Kreis erfahren zu können. Vereinigungen wie etwa der Klub Langer Menschen e. V. verstehen sich nicht mehr bloß als Selbsthilfegruppe zur Bewältigung medizinischer Probleme, sondern auch als im Wortsinne exklusive, nämlich Nicht-Merkmalsträger per Statut ausschließende Vereinigung mit sozialem und kulturellem Anspruch.[19]

Noch einen Schritt weiter geht die „Deaf Nation“. Sie versteht Taubheit – mit „Deaf“ in Großschreibung als Erkennungszeichen – nicht als Behinderung, sondern als verbindendes Merkmal einer volksähnlichen Gemeinschaft, die eine eigenständige Sprache und Kultur hervorgebracht hat, bis hin zu einer eigenen Universität – Gallaudet University –, eigenen „Deaflympics“ und sogar „SuperDeafy“, einer tauben Superhero-Figur.[20] Die „Culturally Deaf“, wie sie sich selbst bezeichnen, verstehen ihre Gebärdensprache als der gesprochenen Sprache gleichwertige alternative Kommunikationsweise; konsequent werden von ihnen Menschen, die der Gebärdensprache nicht mächtig sind, analog zur für sie selbst gängigen Bezeichnung „hearing impaired“ als „signing impaired“ bezeichnet.

Hier wird also in betont präziser Weise statistische und im allgemeinen Lebenskontext auch funktionelle Abnormität zu einer alternativen Normalität umgedeutet, die im selbstgewählten eigenen Umfeld – der Begriff „Parallelgesellschaft“ drängt sich auf – für die außerhalb stehende Bevölkerungsmehrheit einen Defizienzstatus begründet.

Diese Haltung mag man als konsequent gelebtes Anderssein bewundern oder auch als skurriles Sektierertum belächeln: Auch an ihrem Ende steht die Diskriminierung der als normativ abnorm definierten Mehrheit, hier durch durch „pro-disability selection“. In einer Umfrage innerhalb der Deaf Community erklärten 29 % der an Pränataldiagnostik für genetisch bedingte Taubheit interessierten Erwachsenen, sie würden ein taubes Kind einem hörenden vorziehen.[21]

Wie auch immer der eigene ethnische, medizinische oder genetische Status auch sein mag: Der dem Menschen wohl evolutionär eingeprägte Drang, nach Möglichkeit den Phänotyp- und Verhaltensnormen der ihn umgebenden Mehrheit zu entsprechen und sich, wenn es denn unvermeidlich ist, allenfalls positiv von der Norm abzuheben, bricht sich immer wieder Bahn. Vielleicht verhilft die Schärfung des Bewusstseins, dass kein Mensch in allen Lebenslagen den jeweils gültigen statistischen, funktionellen und normativen Normen entsprechen kann, am besten zum gelassenen Umgang mit eigenen und fremden Unzulänglichkeiten.

Nobody is perfect.

19 KLM (2002).
20 Deaf Nation (2007).
21 Middleton/Hewison/Mueller (1998).

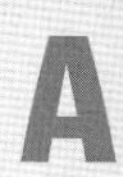

Literatur

Benjamin et al (1994): Caroline M. Benjamin, Shelin Adam, Sandi Wiggins et al., Proceed with care: direct predictive testing for Huntington disease, *American Journal of Human Genetics* 55 (1994), p. 606–617

Blech (2003): Jörg Blech, Die Krankheitserfinder. Wie wir zu Patienten gemacht werden, Frankfurt a. M. 2003

Broide et al. (1993): Etty Broide, Marcia Zeigler, Joseph Eckstein, Gideon Bach, Screening for carriers of Tay-Sachs disease in the ultraorthodox Ashkenazi Jewish community in Israel, *American Journal of Medical Genetics* 47 (1993), p. 213–215

Brown (1968): James Brown, Say it loud, I'm black and I'm proud. Part 1 & 2, King Records 1968

Bundesärztekammer (1992): Bundesärztekammer, Memorandum: Genetisches Screening, *Deutsches Ärzteblatt* 89 (1992), S. B1433-B1437

Deaf Nation (2007): About Deaf Nation, www.deafnation.com

Grabowski (2000): Gregory A. Grabowski, Gaucher disease: considerations in prenatal diagnosis, *Prenatal Diagnosis* 20 (2000), p. 60–62

Henn (2001): Wolfram Henn, Sind wir alle erbkrank?, *Universitas* 56 (2001), S. 266–274

Henn (2005): Wolfram Henn, Der Diskussionsentwurf des Gendiagnostikgesetzes – Ein Meilenstein der Patientenautonomie? *Ethik in der Medizin* 17 (2005), S. 34–38

Henn (2007): Wolfram Henn, Auf dem Weg zur „finanziellen Indikation" zum Schwangerschaftsabbruch bei therapierbaren Erbleiden? *Ethik in der Medizin* 19, Heft 2 (2007), S. 120–127

Hoedemaekers/Ten Have (1999): Rogeer Hoedemaekers, Henk ten Have, The concept of abnormality in medical genetics, *Theoretical Medicine and Bioethics* 20 (1999), p. 537–561

IHA/WFN (1994): International Huntington Association, World Federation of Neurology, Guidelines for the molecular genetics predictive test in Huntington's disease, *Journal of Medical Genetics* 31 (1994), p. 555–559

KLM (2002): Klub Langer Menschen Deutschland e. V., Satzung, www.klub-langer-menschen.de

Knudsen/Loft/Autrup (2001): Lisbeth E. Knudsen, Steffen H. Loft, Herman N. Autrup, Risk assessment: the importance of genetic polymorphisms in man, *Mutation Research* 482 (2001), p. 83–88

Lenhard et al. (2005): Wolfgang Lenhard, Harald Ebert, H. Joachim Schindelhauer-Deutscher et al., Der Januskopf der Diagnostik: Eltern von Kindern mit Behinderung im Spannungsfeld zwischen Unsicherheit und Ausgrenzung, *Geistige Behinderung* 44 (2005), S. 99–114

Lynch/Fusaro/Lynch (1997): Henry T. Lynch, Ramon M. Fusaro, Jane F. Lynch, Cancer genetics in the new era of molecular biology, *Annals of the New York Academiy of Sciences* 833 (1997), p. 1–28

McCunney (2002): Robert J. McCunney, Genetic testing: ethical implications in the workplace, *Occupational Medicine-State of the Art Reviews* 17 (2002), p. 665–672

Middleton/Hewison/Mueller (1998): Anna Middleton, Jenny Hewison, Robert F. Mueller, Attitudes of deaf adults toward genetic testing for hereditary deafness, *American Journal of Human Genetics* 163 (1998), p. 1175–1180

Rautenstrauch (2003): Julia Rautenstrauch, Der Unpatient, *Einblick (Zeitschrift des DKFZ)* 3 (2003), S. 37

Sternberg/Grigorenko (2004): Robert J. Sternberg, Elena Grigorenko, Intelligence and culture: how culture shapes what intelligence means, and the implications for a science of well-being, *Philosophical Transactions of the Royal Society of London, Series B-Biological Sciences* 359 (2004), p. 1427–1434

Tümmler/Stuhrmann (2003): Burkhard Tümmler, Manfred Stuhrmann, Molekulargenetische Grundlagen der zystischen Fibrose als Beispiel genetischer Erkrankungen in der Pneumologie, *Internist* 44 Suppl 1 (2003), S. S7-S15

Vandenbroucke et al. (1996): Jan P. Vandenbroucke, Felix J. M. van der Meer, Frans M. Helmerhorst et al., Factor V Leiden: Should we screen oral contraceptive users and pregnant women?, *British Medical Journal* 313 (1996), p. 1127–1130

B

Homosexualität

Der Diskurs über männliche Homosexualität in der deutschen Medizin von 1880 bis heute

Florian Mildenberger

Abweichungen von einer gesellschaftlich akzeptierten Norm, mag diese auch noch so schwammig formuliert sein, erregen gemeinhin eher das Interesse des Betrachters als das Verhalten des Durchschnitts der Bevölkerung. Lässt sich eine Andersartigkeit gar besonders gut schildern und ist sie in ihrer Erscheinung mehr als augenfällig, so werden mit ihr häufig weitere Überlegungen hinsichtlich sozialer Veränderungen verbunden. Verändern sich aber die Machtstrukturen, kann sich ein durch künstlich geschürte Ängste hochgespieltes Thema zum zumindest teilweise akzeptierten Anliegen wandeln. Die Betroffenen können dann auf juristische und öffentliche Anerkennung hoffen.

In der zweiten Hälfte des 19. Jahrhunderts beschäftigten sich gerade Nervenärzte verstärkt mit sexuell abweichendem Verhalten; sie gaben den bislang unter mehrdeutigen Begriffen zusammengefassten Lebensarten neue, spezifische Termini. Es ging nicht mehr wie etwa vor 1850 darum, in Schmutz, Alkoholmissbrauch, Faulheit einen negativen Sexualitätsbegriff (Prostitution) zu geißeln, sondern um Sexualität per se zu definieren und in gute und schlechte Spielarten zu trennen.[1] Um mit Michel Foucault zu sprechen: Aus dem sodomitischen Sünder wurde der krankhafte Homosexuelle.[2] Die Professionalisierung und Diversifizierung der ärztlichen Ausbildung beförderte diese Pathologisierung der sexuellen Minderheit und begünstigte tiefer gehende Studien am „lebenden Subjekt". Dies bedeutete, dass in den Jahren zwischen 1852 – als das „Delikt" des homosexuellen Geschlechtsverkehrs erstmals genauer beschrieben wurde[3] – und 1886 – dem Erscheinungsjahr der „Psychopathia

1 Hüchtker (2000), S. 175.
2 Foucault (1983), S. 58.
3 Casper (1852).

Sexualis" Krafft-Ebings[4] – frühere Annahmen von Ärzten äußerst kritisch beäugt wurden. So wurden nacheinander die direkte Verbindung von Homosexualität und Onanie, die Beschränkung des sexuellen Verkehrs auf Erwachsene und Jugendliche, ein Konnex von passiver Homosexualität und Krankheiten sowie Bezüge zwischen sexueller Veranlagung und Größe des Geschlechtsteils verworfen. Zugleich glaubten interessierte Ärzte eine Disposition zu Geisteskrankheiten und die Möglichkeit einer Differentialtrennung zwischen angeborener und erworbener Homosexualität erkannt zu haben. 1869 bereits gelang es dem Leiter der Berliner Nervenklinik Carl Westphal nach kritischer Rezeption der vorhandenen Arbeiten, einen neuen Begriff für das Verhalten seiner Patienten festzulegen, der sich bis 1910 als Standard durchsetzen sollte und in Einzelfällen bis Anfang der 1930er Jahre im Gebrauch blieb: Die „conträre Sexualempfindung".[5] Es erscheint erstaunlich, dass in so kurzer Zeit Nervenärzte in der Lage waren, eine bisher als Randphänomen wahrgenommene Erscheinung so genau definieren zu können. Sie erhielten jedoch unerwartete Unterstützung durch den Juristen Karl Heinrich Ulrichs, der in zahlreichen Publikationen das Leben und Leiden der von ihm so bezeichneten „Urninge" (männliche Homosexuelle) der erstaunten Öffentlichkeit präsentierte.[6]

Seiner Auffassung nach handelte es sich bei männlichen Homosexuellen im Grunde um Frauen, die in einem gegengeschlechtlichen Körper gefangen seien:

> „Sunt mihi barba maris artus, corpusque virile: his inclusa quidem: sed sum maneoque puella".[7]

Ulrichs hatte gehofft, durch seine rege Tätigkeit eine Liberalisierung des Strafrechts und ein Umschwenken der öffentlichen Meinung sowie der Einschätzungen von Medizinern erzielen zu können. Stattdessen begünstigte er die Arbeit der Nervenärzte, die an einer Definition des Pathologischen interessiert waren und seine umfänglichen Vorarbeiten bereitwillig uminterpretierten. Hierzu bedienten sie sich zudem Patientenkarteien in den Nervenheilanstalten. Ulrichs bezeichnete diese Studien stets als Unsinn, da nur geisteskranke, niemals aber geistesgesunde „Urninge" untersucht würden.[8] Doch den damit befassten Ärzten erschien ihr Handeln nur logisch, da ihnen die „conträre Sexualempfindung" per se als widernatürlich erschien und diese Einschätzung auch vom Gesetzgeber im Deutschen Reich geteilt wurde. Mehrere bekannte Einzelschicksale von Homosexuellen, die wegen ihnen zur Last gelegter sexueller Handlungen vor Gericht gebracht und in der Öffentlichkeit vorverurteilt wurden (z. B. Heinrich Zastrow 1869, Friedrich Alfred Krupp 1902 oder Philipp von Eulenburg 1908, von dem bayerischen König Ludwig II 1886 ganz zu schweigen) lassen zudem den Schluss wahrscheinlich erscheinen, dass auch jenseits nervenärztlicher Studierstuben Vorurteile gegenüber Homosexualität

4 Krafft-Ebing (1886).
5 Westphal (1869).
6 Zu Ulrichs siehe Kennedy (2001).
7 Ulrichs (1864), IV.
8 Kennedy (2001), S. 309 und 316.

weit verbreitet waren. Die forschenden Ärzte agierten also im gesellschaftlichen Mainstream; sie konnten sich auf die Zustimmung von Kollegen, Vorgesetzten, Regierungen, Presse und Öffentlichkeit verlassen. Dies zeigte sich beispielsweise, als 1869 reformorientierte Naturforscher und Ärzte der preußischen Regierung im Rahmen der Diskussionen um ein neues Strafgesetzbuch die Streichung des Homosexuellenparagraphen (§ 143 PrStGB) nahe legten. Dieser Vorschlag blieb ohne Wirkung, obwohl er von dem einflussreichen Rudolf Virchow in seiner Eigenschaft als Mitglied der königlich preußischen Medizinaldeputation nachhaltig unterstützt worden war.[9]

Die Zusammenführung der neuen medizinischen Erkenntnisse und ihre Verbindung zum realen Leben gelang dem in Graz lehrenden Psychiatrieprofessor Richard von Krafft-Ebing 1886 mit seiner Studie „Psychopathia Sexualis“, die zu weiten Teilen aus der Präsentation von Krankengeschichten bestand. In den folgenden Jahren sollte Krafft-Ebing von Zuschriften interessierter Homosexueller überschüttet werden, die ihr Leiden an sich und der Gesellschaft ausbreiteten, so dass das Buch bald mit dem Zusatztitel „mit besonderer Berücksichtigung der conträren Sexualempfindung“ erschien.[10] Eine schlüssige Antwort auf die Frage nach der Ätiologie der Homosexualität vermochte der Autor aber nicht zu geben. Allerdings betonte er den angeblich erwiesenen Zusammenhang zwischen Degeneration und Homosexualität.[11] Statt tiefer gehender Studien über die Anfänge des sexuellen Begehrens – beispielsweise in der Kindheit – hofften zahlreiche Ärzte in den Jahren nach 1880, homosexuelle Männer zielsicher von ihrer sexuellen Veranlagung kurieren zu können. Da Homosexuelle als sexuell besonders aktiv galten, bemühten sich Ärzte zunächst, den Geschlechtstrieb durch Bromkali und lang andauernde Bäder zu unterdrücken.[12] Sie bedienten sich dabei der Methoden der ansonsten als „Kurpfuscher“ verunglimpften Naturheiler. Homosexualität wurde nicht anders therapiert als die Nervosität der „normalen“ Männer oder – und das ist bezeichnend – der „normalen“ hysterischen Frauen.

Es scheint, als ob die Logik Karl Heinrich Ulrichs' von seinen schulmedizinischen Antagonisten unbewusst übernommen worden wäre. Dies könnte erklären, weshalb das später von Magnus Hirschfeld verfochtene Zwischenstufenkonzept innerhalb der deutschen Ärzteschaft auf so wenig Widerstand traf. Bedeutsamer als die von der Wasserheilkunde entlehnten Therapiemethoden war jedoch die aus Frankreich übernommene Herangehensweise der Hypnose. Hier tat sich in den 1890er Jahren insbesondere der Parapsychologe Albert von Schrenck-Notzing hervor. Er kann als herausragender und exzentrischer Stellvertreter für eine ganze Generation von psychologisch agierenden Ärzten bezeichnet werden. Ebenso wie Krafft-Ebing war auch Schrenck-Notzing der Auffassung, er könne sowohl angeborene als auch erworbene Homosexualität therapieren.[13] Diese Hoffnung mag heute seltsam erscheinen, doch war zu dieser Zeit der Unkenntnis von Genen und (Mendel'scher) Erbregeln der Glaube

9 Sommer (1998), S. 62.
10 Siehe hierzu Oosterhuis (2000), S. 216, 222–227.
11 Oosterhuis (1997), S. 8 f.
12 Krafft-Ebing (1879), S. 252, 261 f.
13 Krafft-Ebing (1889/90).

an die Beeinflussung der im Gehirn vermuteten „Seelenkräfte" weit verbreitet und implizierte ein Festhalten an den Theorien Lamarcks. Schrenck-Notzing strebte die vollkommene „Normalisierung" seiner Patienten an, indem er als Endziel jeder Behandlung die Heirat und das Zeugen von Nachwuchs stellte. So stellte er folgende Vorgehensweise vor, die auf jeden Fall Erfolg verspreche:

> „1. Bekämpfung homosexueller Empfindungen, 2. Erzeugung heterosexueller Gefühlsweise, 3. Herstellung eines dauernd geregelten heterosexuellen Rapportes, 4. Verlobung und Heirat, d. h. möglichste Sicherung vor Recidiven durch Herstellung zweckentsprechender äußerer Bedingungen."[14]

Ermutigt durch die scheinbaren Erfolge bei der Therapie und konfrontiert mit den von Krafft-Ebing auch noch ausgebreiteten tragischen Einzelschicksalen der zumeist aus den gebildeten Schichten der Bevölkerung stammenden „Conträrsexualen" erwogen mehrere herausragende Psychiater, den Sinn der Strafbarkeit der homosexuellen Handlungen in Zweifel zu ziehen.[15] Sie handelten also aus einer Position der eigenen Stärke heraus. Zudem darf nicht übersehen werden, dass seit dem aufsehenerregenden Auftritt Emil Kraepelins 1882 sich vermehrt Ärzte negativ über die ungenügende Rezeption medizinischer Forschung durch Justiz und Gesetzgeber äußerten.[16] Anfang der 1890er Jahre waren sich die führenden Nervenärzte in Deutschland sicher, die „conträre Sexualempfindung" in ihren Spielarten zu kennen, die Ursachen analysiert zu haben und in der Therapie erfolgreich zu sein. Möglicherweise war ihnen im Laufe der Studien aufgefallen, wie wenig sich die „Conträrsexualen" von den „Normalen" unterschieden. Jedenfalls ist es erstaunlich, dass gerade zu dieser Zeit der Begriff der „Heterosexualität" durch Krafft-Ebing und Albert Moll in den Diskurs eingeführt wurde.[17] Erdacht worden war der Terminus ebenso wie derjenige der „Homosexualität" schon 1869 von dem Autodidakten Karl Maria Kertbeny.[18] Auffallend hinsichtlich der weiteren Begriffsentwicklung ist, dass heilungsfähige Homosexuelle als „psychosexuelle Hermaphroditen" bezeichnet wurden, was auf die Langlebigkeit der vorgeblich abgelehnten Theorien von Karl Heinrich Ulrichs schließen lässt.[19] Trotz der nach außen vorgetragenen Selbstsicherheit waren sich die führenden Nervenärzte in Deutschland hinsichtlich der Erklärung der Homosexualität offenbar höchst unsicher. Dies sollte sich insbesondere in dem Moment zeigen, als aus den Reihen der Ärzteschaft in indirekter Nachfolge von Ulrichs ein selbstbewusster Fürsprecher der „Conträrsexualen" hervortreten sollte. 1897 gründete der Arzt Magnus Hirschfeld in Charlottenburg bei Berlin (heute Stadtteil von Berlin) gemeinsam mit einigen Freunden das „wissenschaftlich-humanitäre Komitee" WhK als Verein selbstbewusster Homosexueller.[20] Er organisierte

---

14 Schrenck-Notzing (1895), S. 12.
15 Siehe Krafft-Ebing (1884), S. 16.
16 Ackerknecht (1985), S. 76.
17 Herzer (2000), S. 53; siehe ferner Katz (1998), S. 132.
18 Lautmann (1993), S. 15.
19 Grabowski (1896), S. 6.
20 Zu Hirschfeld siehe Herzer (2001); Wolff (1986).

eine Petition an den Reichstag mit dem Ziel, den homosexuelle Handlungen bestrafenden Paragraphen 175 zu tilgen. Hierzu bat er zahlreiche herausragende Gelehrte im deutschsprachigen Raum um Unterstützung. Auch kündigte er das Erscheinen einer eigenen wissenschaftlichen Zeitschrift an, des *Jahrbuchs für sexuelle Zwischenstufen*. Hirschfeld agierte in höchstem Maße geschickt; er bediente sich der Vorarbeiten von Karl Heinrich Ulrichs, die in den vergangenen Jahrzehnten von seinen pathologisierenden Fachkollegen unbewusst genutzt worden waren. Er vertrat sie nur offen, modernisierte sie und zog andere Rückschlüsse als seine Kollegen, aber auch Ulrichs selbst. Bezüglich der die Psychopathie oder Degeneration der „Conträrsexualen" angeblich belegenden Naturgesetze meinte er nur:

> „Wie aber, wenn hier gar kein Naturgesetz verletzt würde, wenn es im Plane der Natur gelegen hätte, Wesen hervorzubringen, für die es nicht normal ist, sich fortzupflanzen? Unterscheiden wir recht genau die Gesetze, welche wir schufen und die Gesetze, die uns schufen."[21]

Hirschfeld gebrauchte zunächst den Terminus des „Urnings", wechselte aber dann rasch zum Begriff der „Homosexualität" und bezog sich auf Kertbeny. Bis 1907 hatten die Autoren in den Organen *Münchner medizinischer Wochenschrift*, *Medizinischer Klinik* und *Deutscher medizinischer Wochenschrift* diesen Begriff übernommen; die Nervenärzte akzeptierten Hirschfelds Terminologie.[22] Dabei war sein Konzept von der Existenz „sexueller Zwischenstufen" geradezu blasphemisch, unterstellte er doch Männern per se, weibliche Charaktereigenschaften oder Körperbaumerkmale zu besitzen. Dies durfte eigentlich den Nervenärzten, die sich weitestgehend weigerten, die Disposition des Mannes zur „weiblichen" Krankheit der Hysterie zu akzeptieren, nicht gefallen haben. Außerdem durchkreuzte er mit seinem Theorie nachhaltig die Konzepte aller abrahamitischen Offenbarungsreligionen, die eine strikte Trennung von Männern und Frauen vorsehen.[23]

Die Möglichkeit, ein Mann könne auch weibliche Elemente in sich tragen, war für diese damals noch gesellschaftlich dominanten Religionen eine häretische Vorstellung. Es mangelte auch nicht an beißender Kritik am Auftreten Hirschfelds. So schrieb der Grazer Kriminalanthropologe Hans Gross 1899:

> „Dieses ‚wissenschaftlich-humanitäre Comité' will also ein Jahrbuch herausgeben, in welchem ‚für die Menschenrechte der Konträrsexuellen' eingetreten werden soll ... das fortwährende Gequicke dieser Leute, man solle sie in ihrem widrigen Treiben ungestört lassen, das wird uns nicht beeinflussen."[24]

Gleichwohl sollte es Hirschfeld gelingen, sich zu behaupten und Anerkennung zu finden. Die Gründe hierfür waren seine Fähigkeit zur Überzeugung bedeu-

21 Hirschfeld (1903), S. 154.
22 Eulenburg (1903); Becker (1905); Kleine Mitteilungen (1907).
23 Bauer (1998), S. 16.
24 Gross (1899), S. 223.

tender Psychiater, die Neuartigkeit seiner Arbeiten und die Ausnutzung von Schwächen der biologisch-medizinischen Forschung.

Hirschfeld setzte mit seiner Petition zur Streichung des § 175 eigentlich nur die kritischen Ansätze seiner Kollegen in die Tat um und nötigte sie zur Partizipation. Durch die Akzeptanz der Wissenschaftlichkeit der Schriften der zur Mitarbeit aufgerufenen Nervenärzte sowie durch eigene Studien gelang es Hirschfeld, zwei herausragende Gelehrte zur Rücknahme von Einschätzungen zu veranlassen, wonach Homosexualität per se an Geisteskrankheiten gekoppelt sei. Ihre Namen waren Richard von Krafft-Ebing und Paul Näcke.[25] Etwas später sollte sich noch der Schweizer Psychiater August Forel positiv über Hirschfeld äußern. Hirschfeld räumte Jahre später ein, dass erst Forels Eingreifen ihm die Akzeptanz des „Zwischenstufenkonzepts" ermöglicht habe.[26] Zusätzliche Popularität dürfte Hirschfelds Theorie aber auch dadurch erhalten haben, dass der rabiat antisemitische und antifeministische Philosoph Otto Weininger in seinem Bestseller „Geschlecht und Charakter" sehr ähnliche Überlegungen angestellt hatte.[27] Weininger vertrat ähnlich wie Hirschfeld das Konzept einer Endogenität der Homosexualität und lehnte die Verführungstheorie ebenso wie die Möglichkeit einer Therapie ab.[28]

Hirschfeld hatte im Gegensatz zu seinen Kollegen, die entweder nur einige wenige Probanden aus einer psychiatrischen Anstalt beibringen konnten oder sich auf die Selbsteinschätzungen von „Conträrsexualen" stützten (Krafft-Ebing) einen eigenen objektiven „psychobiologischen Fragebogen" entwickelt und 1903/04 eine Befragung von 308 Studenten und 1912 Metallarbeitern durchgeführt. Ergebnis: Bis zu 6 % der männlichen Bevölkerung hatte mindestens einmal im Leben homosexuellen Geschlechtsverkehr gesucht.[29] Zugleich ließen sich die Ergebnisse der Befragungsaktion dahingehend interpretieren, dass Homosexualität nicht durch Verführung erfolge, sondern angeboren sei. Damit brachen die psychiatrischen Konstrukte vom peripheren Phänomen, verführten Jugendlichen und stets geisteskranken „Conträrsexualen" faktisch zusammen. Zuletzt bewegte sich Hirschfeld mit seiner Theorie von der Existenz „sexueller Zwischenstufen" im Kielwasser der zu dieser Zeit in der Lebensreform sehr angesehenen Begründerin der Theosophie, Helene Petrovna Blavatzky.[30]

Problematisch wurde es für Hirschfeld erst, als er die zunächst nicht eindeutig beantwortete Fragestellung nach einer grundsätzlichen Krankhaftigkeit der Homosexualität offen verneinte. Damit gewährte er den Homosexuellen endgültig eine „anthropologische Würde", was ihnen die Psychiater bis dahin versagt hatten.[31] Nun wandten sich mehrere herausragende Ärzte, die seinem Handeln zunächst positiv gegenüber gestanden waren oder ihn sogar unterstützt hatten, von ihm ab. Neben dem einflussreichen Berliner Arzt und

25 Krafft-Ebing (1901), S. 5 und 7; Näcke (1903/04), S. 312.
26 Hirschfeld (1926 a), S. 599.
27 Weininger (1904), S. 56.
28 Weininger (1904), S. 19 und 54.
29 Hirschfeld (1904), S. 166.
30 Mildenberger (2007 a).
31 Grau (1987), S. 28.

Sexualforscher Albert Moll[32] sowie (zeitweise) August Forel[33] ist hier insbesondere auf die sich gerade formierende Gruppierung der Rassenhygieniker zu verweisen. So erklärte der Kraepelinschüler Ernst Rüdin 1904 in der neu gegründeten Zeitschrift *Archiv für Rassen- und Gesellschaftsbiologie*, Homosexualität sei stets krankhaft.[34] Ferner stellte Rüdin einerseits fest, die Homosexuellen fügten ihrer Rasse durch das Nicht-Zeugen von Kindern schwere Schäden zu, führte aber andererseits aus, dass Homosexuelle ihre Veranlagung weitergeben könnten und so an der Ehe, besonders mit „rassisch minderwertigen" Partnerinnen, gehindert werden müssten. Schließlich hob Rüdin auch noch die Gefahren hervor, die der Jugend mittels Verführung durch die Homosexuellen entstünden.[35] Jedoch zeigte er auch Verständnis für das Kernanliegen Hirschfelds, die Abschaffung der Strafbestimmung des § 175:

> „Wir sind völlig mit ihnen einverstanden, wenn sie die Abschaffung des § 175 verlangen. Er ist nutzlos und grausam und züchtet das Erpressertum."[36]

Im Ganzen stellte Rüdin Hirschfelds Gedanken von der Bestimmung der Homosexualität im „Plan der Natur" in Frage und weigerte sich, der Homosexualität eine gleichberechtigte Rolle neben der Heterosexualität zuzubilligen. Homosexuelle erschienen Rüdin und seinen Kampfgenossen als momentan ungefährliche, bedauernswerte Kranke, an die der Gesetzgeber unnötigerweise Ressourcen vergeudete. Sie sollten stattdessen durch Ärzte von Fortpflanzung und eigenständiger Entfaltung abgehalten werden. Immerhin sprach Rüdin Hirschfeld nicht die Wissenschaftlichkeit ab, wie dies der Meisterschüler Alfred Hoches, Oswald Bumke, in Einverständnis mit seinem Lehrmeister tat.[37] Hirschfeld sollte jedoch selbst sein Ansehen in der Wissenschaft nachhaltig beschädigen, als er im Rahmen der von dem Journalisten Maximilian Harden 1907 losgetretenen „Eulenburg-Affäre" um die angebliche Homosexualität im Beraterkreis um den deutschen Kaiser Wilhelm II vor Gericht als Gutachter auftrat.[38] Dabei verstrickte sich Hirschfeld in Widersprüche und musste im Revisionsverfahren seine Einschätzung über die angebliche Homosexualität des Eulenburg-Freundes Kuno von Moltke revidieren. Hirschfelds Ansehen als Gutachter und Sexualforscher nahm schweren Schaden. Infolgedessen kam auch die Institutionalisierung der Sexualwissenschaft als selbständiges Fach nicht voran.[39] Seine Gegner gingen in den Jahren bis 1914 daran, sein Konzept der Angeborenheit der Homosexualität systematisch zu bekämpfen. Den Anfang machte der Rassenanthropologe Otto Ammon, der die gelebte Homosexualität einerseits mit Onanie und andererseits mit der Verführung durch ältere Männer in Verbindung brachte.[40] Zudem offerierte er ein Potpourri an

32 Moll (1904), S. 706.
33 Forel (1906), S. 258.
34 Rüdin (1904), S. 103.
35 Rüdin (1904), S. 106–108.
36 Ebd.
37 Bumke (1904), S. 2333.
38 Hecht (1997), S. 306; siehe ferner Steakley (2004).
39 Sauerteig (1999), S. 55.
40 Ammon (1909), S. 651–653.

prophylaktischen Maßnahmen, das Jahrzehnte später mit eben dieser Zielsetzung realisiert werden sollten:

> „Spiel und Sport, Schwimmen, Wandern, einfache Kost, natürliche Lebensweise, sorgfältige Erhaltung der Schamhaftigkeit, Pflege des Ehrgefühls, der Offenheit gegenüber den Eltern ... Fernhaltung des Schmutzes, der sich jetzt in Literatur und ‚Kunst' breit macht."[41]

Zwar widersprachen Rüdin und Forel Ammon in der Überbetonung der Onanie, schlossen sich aber seinem Urteil von der Erworbenheit der Homosexualität an und betonten den angeblichen Konnex von Geisteskrankheiten und Homosexualität.[42] Ähnlich äußerte sich Albert Moll.[43] Weitere Anstrengungen zur Pathologisierung der Homosexualität unternahmen Nervenärzte im Rahmen der Diskussionen um die Reform des Strafgesetzbuches im Zusammenhang mit der Einführung des Begriffs der „verminderten Zurechnungsfähigkeit" (Umstrukturierung des § 51 RStGB). Theoretisch bot ein solcher Begriff die Möglichkeit, Homosexuelle, die von einem Gutachter nicht als psychisch krank im engeren Sinne beurteilt wurden, in den Genuss einer geringeren Strafe zu bringen. Entsprechende Konzepte verfocht Hirschfelds juristisch geschulter Mitarbeiter Kurt Hiller.[44] Die überwiegende Mehrheit der an den Diskussionen beteiligten Ärzte jedoch gedachte das juristische Instrumentarium dazu zu benutzen, Sexualstraftäter jeder Art zu pathologisieren. Denn die Sexualität galt als ein stets zu beherrschender Faktor; homosexuelle Handlungen praktizierende Männer konnten in dieser Sichtweise nur als haltlose und somit „unmännliche" Personen klassifiziert werden, die, eben weil sie sich nicht normgerecht männlich verhielten, nur geisteskrank seien konnten.[45] Auf jeden Fall durften sie nicht in den Genuss einer verminderten Schuldfähigkeitsregel gelangen. Nervenärzte, die sich mit Psychopathie befassten, reihten Homosexuelle wie selbstverständlich in ihre Studien ein.[46] Im Drang, Hirschfeld zu widerlegen und aus der Diskussion zu verdrängen, verzichteten seine Gegner aber auf eine einheitliche Linie. Anders lässt sich nicht nachvollziehen, weshalb nach 1909 mehrere Psychiater die Ausweitung der Erbforschung zur Erklärung der Homosexualität verlangten.[47] Denn wenn Homosexualität nur erworben sein sollte, waren Erbforschungen absolut sinnlos. Nur wenn die Ansichten Hirschfelds zumindest teilweise dahingehend akzeptiert wurden, dass es neben der erworbenen auch eine angeborene Homosexualität gab, konnten erbbiologische (genetische) Studien sinnvoll erscheinen. Offenbar waren sich die führenden Psychiater keineswegs einig. Dies bezog sich sogar auf einzelne psychiatrische Schulen: Der Kraepelinschüler Ernst Rüdin setzte auf die Exogenität der Homosexualität,[48] sein Kollege Wilhelm Strohmayer

41 Ammon (1909), S. 677.
42 Rüdin (1909), S. 804; Forel (1909).
43 Moll (1909), S. 206.
44 Hiller (1911).
45 Siehe z. B. Svenson (1909), S. 263.
46 Gräf (1909), S. 77; Fleischmann (1911), S. 269.
47 Roemer (1912), S. 293.
48 Rüdin (1909), S. 804.

untersuchte anhand der Wittelsbacher die Endogenität der Homosexualität,[49] und Karl Wilmanns unterzeichnete derweil gemeinsam mit Robert Gaupp Hirschfelds Petitionen zur Abschaffung des § 175.[50] Gemeinsames Ziel war jedoch stets die Exkludierung des Außenseiters Hirschfeld aus der Debatte. In diesem Zusammenhang drängt sich für den historischen Betrachter die Frage auf, ob Nervenärzte und Kriminalpsychologen von selbst und sozusagen nebenbei im Rahmen ihrer Forderungen nach einer Neuordnung des Strafrechts die Entkriminalisierung der Homosexualität erreicht hätten, wenn ihnen nicht ständig Magnus Hirschfeld im Nacken gesessen hätte. Bereits zu Hirschfelds Lebzeiten wurden entsprechende Überlegungen angestellt (z. B. zeitweise durch Kurt Tucholsky).[51] Zugleich lässt sich jedoch am deutlichsten anhand der Studien Strohmayers ein gemeinsames Anliegen von Rassenhygienikern und Sexualforschern erkennen: Die Entzauberung der Monarchie und ihrer Repräsentanten, womit eine mehr oder weniger deutliche Absage an das bestehende politische System verbunden war. Allerdings verfochten beide Seiten gänzlich unterschiedliche Ziele hinsichtlich eines künftigen Staatswesens, wie sich insbesondere im Laufe der 1920er Jahre zeigen sollte.

Eine zusätzliche Bedrohung für die Homosexuellen stellten die Präsentation der Kastration als neue Therapieform und die verstärkte Rezeption rassenhygienischen Gedankengutes nordamerikanischer Provenienz in Deutschland vor 1914 dar. 1911 präsentierte der Schweizer Psychiater und Rüdin-Anhänger Emil Oberholzer auf der Internationalen Hygiene-Ausstellung in Dresden[52] sowie in einem Aufsatz die angeblichen Vorteile der Kastration bei der Therapierung der Homosexualität.[53] Bezeichnenderweise nahm er das Beispiel eines homosexuellen Pädophilen, um so den erfolgreichen Schutz der Jugend besonders herausstellen zu können.[54] Erstmals war die Entmannung 1895 durch Moritz Benedikt[55] und 1900 seitens Paul Näckes[56] gelobt worden, aber erst jetzt wurde sie breiter rezipiert. Die Ursache ist darin zu finden, dass seit 1909/10 die rassenhygienischen Gesetze in mehreren US-Bundesstaaten, die auch die Kastration beinhalteten, in deutschen Zeitschriften positiv erwähnt wurden.[57] 1913 forderte der Arzt Friedrich Ludwig Gerngroß die Übernahme dieser Gesetze in Deutschland;[58] im gleichen Jahr stellte der österreichische Diplomat Geza von Hoffmann alle eugenischen Zwangsmaßnahmen in den USA vor.[59]

Angesichts der Anstrengungen seiner Gegner hoffte Hirschfeld von 1908 bis 1911 in dem Begründer der Psychoanalyse, Sigmund Freud, einen Verbündeten zu finden. Freud vertrat weit weniger biologistische und pathologisierende Ansichten zur Homosexualität als die Mehrheit der deutschen und österrei-

49 Strohmayer (1910), S. 87.
50 Herzer (2005), S. 30 und 44.
51 Herzer (2001), S. 79.
52 Kattmann/Seidler (1989), S. 4.
53 Oberholzer (1911), S. 104–109.
54 Ebd.
55 Benedikt (1895), S. 101.
56 Näcke (1900).
57 Ziertmann (1909).
58 Gerngroß (1913).
59 Hoffmann (1913).

chischen Ärzteschaft. Ebenso wie Hirschfeld musste er sich gegen eine breite Front von Antagonisten bewähren und vermutete wie Hirschfeld in der Sexualität den Schlüssel zur Erklärung menschlichen Handelns. Bereits 1905 waren Freuds „Drei Abhandlungen zur Sexualtheorie" in den Monatsberichten des WhK positiv rezipiert worden.[60] Sowohl Freud als auch Hirschfeld gingen von der grundsätzlichen Bisexualität des Menschen aus, waren sich über die Beurteilung der Homosexualität/Inversion und deren „Anormalität" aber uneins.[61] Die Kooperation endete 1911 in einem Eklat, nachdem C. G. Jung Hirschfeld auf dem dritten psychoanalytischen Kongress in Weimar beleidigt hatte. Schon zuvor hatte es Spannungen gegeben, doch nach 1911 gingen Psychoanalyse und Sexualwissenschaft getrennte Wege. In späteren Jahren gratulierte Freud zwar Hirschfeld zum Geburtstag und lobte dessen Engagement zur Abschaffung des § 175, wollte sich aber wie sein zeitweiliger Schüler Wilhelm Stekel nicht mehr positiv zu Hirschfelds Forschungen äußern.[62]

Hirschfeld versuchte in den Jahren 1913/14 vergeblich, den selbst ernannten Chronisten der Wandervogel-Jugendbewegung, Hans Blüher, in die Arbeit des WhK einzubinden, um so in Konkurrenz zu Freud ein psychologisches Erklärungsmodell für die Homosexualität liefern zu können.[63] 1914 verabschiedete sich Blüher aus der Sexualreformbewegung mit dem Urteil, Hirschfeld sei nur der Repräsentant einer „jüdisch-liberalen Kulturanschauung",[64] dessen Zwischenstufentheorie dem „männlichen Helden" keinen Platz einräume.[65]

Spätestens zu diesem Zeitpunkt dürfte sich Hirschfeld allein dem Ziel verschrieben haben, die Endogenität der Homosexualität um jeden Preis zu beweisen, um so eine Aufhebung der Bestrafung homosexuellen Begehrens erzielen zu können. Denn wer biologisch determiniert nicht heterosexuell war, konnte hierfür wohl nicht bestraft werden. Eugenischen Studien gegenüber war Hirschfeld bereits zu dieser Zeit mindestens ebenso aufgeschlossen wie seine rassenhygienischen Antagonisten. So beteiligte er sich an der Gründung der „Ärztlichen Gesellschaft für Sexualwissenschaft und Eugenik" 1913 in Berlin, die sich als Konkurrenzmodell zur „Deutschen Gesellschaft für Rassenhygiene" verstand. Hier lernte Hirschfeld auf Vermittlung seines Kollegen Iwan Bloch den österreichischen Physiologen Eugen Steinach kennen, mit dem er lange Jahre kooperieren sollte.[66] Steinach glaubte ebenso wie Hirschfeld an die Angeborenheit sexueller Triebe und hoffte, diese durch Verpflanzung der Geschlechtsdrüsen zu steuern.[67] Auch aus der experimentellen Biologie kamen für Hirschfeld ermutigende Neuigkeiten. So glaubte der Direktor des neu gegründeten Kaiser-Wilhelm-Instituts (KWI) für Biologie, Richard Goldschmidt, das biologische Geschlecht von Schmetterlingen verändern zu können.[68]

60 Herzer (2001), S. 156.
61 Herzer (2001), S. 163.
62 Hiller/Linsert (1928), S. 7; Stekel (1918).
63 Blüher (1912/13).
64 Blüher (1914), S. 12–13.
65 Geuter (1994), S. 113.
66 Egger (1988), S. 48–50, 75.
67 Steinach (1910); Steinach (1912).
68 Goldschmidt (1911).

Jedoch konnten diese neuartigen Forschungen nicht darüber hinwegtäuschen, dass sich Hirschfeld in der Defensive befand. Die überwiegende Mehrheit der deutschen Ärzteschaft lehnte sowohl seinen juristischen Reformeifer als auch seine wissenschaftlichen Theorien ab. Seine Unterstützer Krafft-Ebing und Näcke waren 1901 bzw. 1913 verstorben; alle Kooperationsbemühungen mit der etablierten Medizin sowie aufsehenerregenden Außenseitern waren im Sande verlaufen. Durch den Ausbruch des Ersten Weltkrieges endeten die Dispute zunächst; die beteiligten Forscher wurden, sofern in der Heimat, zum Kriegsdienst herangezogen. Doch die gigantischen Verluste auf den Schlachtfeldern, die alsbald ausweglos erscheinende Situation an der Front und im hungernden Hinterland begünstigten eine Radikalisierung der Wissenschaftler. In den Augen der Rassenhygieniker zeigte sich, dass im Krieg keineswegs nur vorab identifizierte „minderwertige Elemente" beseitigt würden, wie 1908 Wilhelm Schallmayer prophezeit hatte.[69] Emil Kraepelin erklärte 1915 in der Neuauflage seines Lehrbuchs für Psychiatrie, dass es neben der Homosexualität nicht viele Eigenschaften gebe, „die den Fortbestand der Art schwerer gefährden".[70]

1918 schließlich legte sich Kraepelin auf die Verführungstheorie fest und forderte eine Verschärfung der Strafgesetze und ein Verbot der Sexualreformbewegung.[71] Hirschfeld versuchte mit Hinweis auf die Studien Steinachs zu kontern und eine Brücke zu Kraepelin zu schlagen,[72] doch lehnte dieser jeden Kompromiss ab.[73] Zwei Jahre später setzte Kraepelin seine Pläne zumindest teilweise in die Tat um, als er gegen Hirschfeld als Gutachter auftrat, nachdem dieser in dem Aufklärungsfilm „Anders als die Anderen" nach Ansicht Kraepelins für sich und die Homosexualität Werbung betrieben hatte.[74] Auch wenn bei weitem nicht alle Vertreter der Rassenhygiene Kraepelins wissenschaftliche Ansichten über die Ätiologie der Homosexualität teilten, so bestanden doch seit Kriegsende endgültig keine Kontakte mehr zur Sexualreformbewegung. Die Pathologisierung der Homosexualität war vielmehr mit dem Wunsch nach wirkungsvoller Verhinderung verbunden worden.

Hirschfeld war angesichts dieser Trends nicht untätig geblieben und hatte seine Kontakte zu Steinach intensiviert. Außerdem profitierte er einerseits von den neuen Forschungsarbeiten Richard Goldschmidts, und andererseits kam ihm die Radikalisierung seiner Antagonisten sogar entgegen. Denn durch die Überhöhung der negativen Eugenik, den Verzicht auf wissenschaftliche Standards zugunsten der „Rettung der deutschen Rasse" und der völligen Kompromissunfähigkeit in der Frage der Kriegsschuld verschreckten die deutschen Forscher ausländische Kollegen. Diese gingen eher mit Hirschfeld, der sich im Laufe des Krieges zum Pazifisten gewandelt hatte, Kontakte ein. Zu den wichtigsten Ausländern zählten der Schweizer August Forel und der Amerikaner Norman Haire. Gemeinsam versuchten sie bis Anfang der 1930er Jahre,

69 Schallmayer (1908).
70 Kraepelin (1965).
71 Kraepelin (1918 a), S. 119.
72 Hirschfeld (1918).
73 Kraepelin (1918 b).
74 Siehe Weber/Burgmair (1997).

an die Diskurse vor 1914 anzuknüpfen und eine Liberalisierung des gesamten Sexual- und Eherechts zu erreichen.

1916 hatte der im Ausland (Japan/USA) weilende und von der Radikalisierung der Dispute innerhalb Deutschlands entfernte Richard Goldschmidt einen bedeutenden Aufsatz ausgerechnet im *Archiv für Rassen- und Gesellschaftsbiologie* publiziert.[75] Darin erklärte er, durch „Rassenkreuzungen" am Nachtfalter Lymantria dispar künstlich sexuelle Zwischenstufen erzeugt zu haben. Im Analogieschluss auf den Menschen lasse sich so die Endogenität der psychischen und somatischen sexuellen Entwicklung nachvollziehen.[76] Goldschmidt verband seine Überlegungen mit denen von Eugen Steinach, mit dem Hirschfeld mittlerweile in regem Austausch stand. Steinach war dazu übergegangen, in den Hoden bzw. Ovarien die zentrale Steuerung für die Sexualität eines Individuums anzunehmen.[77] Zugleich vermutete er in den Hoden die Existenz einer „Pubertätsdrüse", durch deren Stimulation mittels Sterilisation eine Verjüngung des gesamten Organismus möglich sei. Zu diesen Annahmen war Steinach durch Versuche an Ratten und Meerschweinchen gelangt.[78] Steinach kastrierte – auf Anregung Hirschfelds – männliche Ratten und implantierte ihnen sowohl männliche als auch weibliche Geschlechtsdrüsen. Diese Zwitter zeigten nach Ansicht Steinachs sowohl männliches (aktives) als auch weibliches (passives) Sexualverhalten.[79] 1917 schließlich kastrierte Steinach die Rattenmännchen nur und beobachtete, wie sie weibliches Sexualverhalten annahmen.[80] In Umdeutung des Zwischenstufenkonzepts Hirschfelds folgerte Steinach, diese Versuchstiere seien durch die Annahme des weiblichen Verhaltens faktisch homosexuell geworden. Infolgedessen schien die Homosexualität nicht nur angeboren, sie musste auch durch die Überpflanzung „heterosexueller" Keimdrüsen therapierbar sein. Um diese Überlegung zu untermauern, suchte Steinach nach Unterscheidungsmerkmalen in den Keimdrüsen verstorbener hetero- und homosexueller Männer. Bei letzteren glaubte er Zellen („F-Zellen") entdeckt zu haben, die den Luteinzellen des weiblichen Eierstocks ähnelten und bei heterosexuellen Männern fehlten.[81] Im Grunde war Steinachs Arbeit weniger ein Beispiel für emanzipatorische Sexualforschung als ein Hilfsmittel zur endokrinen Auslöschung der Homosexualität. Historisch gesehen ist es interessant, wie er – modern gesprochen – glaubte, durch Manipulationen am „sex" ein neues soziales Geschlecht „gender" zu konstruieren. Steinach darf wohl als Vordenker für John Money angesehen werden.

Jedoch verfocht Steinach das Konzept einer Angeborenheit der Homosexualität, und das machte ihn für Hirschfeld interessant. Im Gegenzug überwies er Steinach heilungswillige, mit ihrer Lebenssituation unzufriedene homo-

75 Goldschmidt (1916/18).
76 Goldschmidt (1916/18), S. 7.
77 Steinach (1912), S. 75.
78 Siehe Mildenberger (2002 b); Stoff (2004).
79 Steinach/Holzknecht (1916), S. 491.
80 Steinach (1917), S. 329.
81 Steinach (1920), S. 33.

sexuelle Männer zur Operation.[82] Zudem passte Steinachs Theorie vorzüglich mit den experimentellen Studien Richard Goldschmidts zusammen, der ebenfalls keinen Unterschied zwischen psychischer und somatischer Geschlechtsentwicklung machte.

Die Präsentation der alsbald so bezeichneten Steinach-Hirschfeld'schen-Lehre[83] versetzte Hirschfelds Gegner in eine Art Schockstarre. Es schien, als ob ihr Antagonist sie mit ihren eigenen Waffen - der Festlegung auf die Biologie - geschlagen hätte. Am ehesten wären von Seiten der Psychoanalyse heftige Abwehrreaktionen zu erwarten gewesen. Doch Sigmund Freud ließ sich selbst 1919 durch eine Unterbrechung der Samenleiter zur Stärkung seiner „Pubertätsdrüse" verjüngen.[84] In der Neuauflage der „Drei Abhandlungen zur Sexualtheorie" erklärte er sogar, das Problem der Homosexualität sei nur biologisch zu lösen.[85]

Einige Psychiater gingen dazu über, Teilaspekte der Hirschfeld'schen Theorien zu übernehmen. So akzeptierte Ernst Rüdin die Gültigkeit der Theorien Richard Goldschmidts, welche die Endogenität der Homosexualität beinhalteten.[86] Ähnlich verhielt sich Robert Gaupp.[87] Ernst Kretschmer, von Hirschfeld zeitweise freundlich umworben, hielt die Steinach-Hirschfeld'sche Lehre für erwiesen.[88] Obwohl Kretschmers Körperbaulehre die Homosexuellen bei den schizophrenen Leptosomen einordnete und somit suggerierte, Homosexuelle leicht am Aussehen erkennen zu können, hofierte ihn Hirschfeld:[89] Er förderte sogar ähnliche Körperbaustudien durch seinen Schüler Arthur Weil.[90] Hirschfeld war offenbar von der biologischen Erklärung der Homosexualität und deren Wirkung auf den Gesetzgeber derart überzeugt, dass er sogar Studien und Forscher förderte, deren Arbeiten viel eher einer Pathologisierung und Ausrottung der Homosexuellen Vorschub leisten konnten als einer Liberalisierung des Strafrechts dienlich schienen. Doch Hirschfeld dachte durch Steinach und Goldschmidt abgesichert zu sein; zugleich betätigte er sich im Deutschen Monistenbund als Verfechter einer neolamarckistisch orientierten Eugenik.[91] Zudem profitierte er von einem gesellschaftlich liberaleren Klima als in der Zeit vor 1918. Insbesondere in den Großstädten in Norddeutschland konnten sich sexuelle Minderheiten relativ frei entfalten. Sexualwissenschaftlich interessierte Ärzte beteiligten sich am Aufbau von Sexualberatungsstellen und versuchten hinsichtlich Geschlechtskrankheiten, Abtreibung, Verhütung und sexuellen Triebrichtungen aufklärerisch zu wirken.[92] Ziel dieser Anstrengungen, an denen Hirschfeld führend partizipierte, war die Verbesserung der sozialen Lebensverhältnisse unterprivilegierter Schichten. Dadurch sollten diese

82 Hirschfeld (1917).
83 Bab (1920), S. 9.
84 Jones (1984), S. 123.
85 Freud (1920), S. 79.
86 Rüdin (1923), S. 472.
87 Gaupp (1922), S. 1035.
88 Kretschmer (1921).
89 Hirschfeld (1923), S. 5.
90 Weil (1921), S. 538–544.
91 Siehe hierzu Mildenberger (2007 b).
92 Sauerteig (1999), S. 229.

Bevölkerungsgruppen auch genetisch verbessert werden, um einer langfristig sozialistischen Entwicklung der Menschheit Vorschub zu leisten.

Damit bezog Hirschfeld auch hier eine Gegenposition zu den neodarwinistischen Rassenhygienikern. Er bemühte sich, im Rahmen der in den 1920er Jahren anschwellenden Debatten um Sterilisation von „Erbkranken" und Kastration von „Sittlichkeitsverbrechern" eine Mittelposition einzunehmen. So lobte er das Auftreten des Außenseiters Gustav Boeters,[93] betonte aber, dass die Kastration nur bei Pädophilen, nicht aber bei Homosexuellen erfolgreich sein könne.[94] Diese Einlassungen sollten alsbald aber obsolet sein, als sich Mitte der 1920er Jahre zeigte, dass Hirschfelds biologisch begründetes Konstrukt zur Beweisung der Endogenität der Homosexualität von falschen Voraussetzungen ausging. So hatten mehrere Ärzte frühzeitig Zweifel an der Richtigkeit bzw. korrekten Interpretation der Studien Eugen Steinachs angemeldet. 1923 bis 1925 widerlegten amerikanische Zoologen Steinachs These von der „Pubertätsdrüse" sowie weitere endokrinologische Annahmen.[95] Dem in Erlangen tätigen Chirurgen Erwin Kreuter gelang bereits 1922 der Nachweis, dass die Keimdrüsen nicht das zentrale Steuerungsinstrument für die sexuelle Entwicklung sein konnten. Er setzte einem wegen Tbc kastrierten heterosexuellen Mann die Hoden eines verstorbenen Homosexuellen ein und erwartete vergeblich die sexuelle Veränderung des Patienten.[96] Andere Operateure ließen sich hiervon nicht beeindrucken und arbeiteten weiter. Doch spätestens 1928 ließ sich durch die Fortschritte der Hormonforschung nicht mehr leugnen, dass Steinach und Hirschfeld einer Chimäre nachgejagt waren.[97] Auch Richard Goldschmidt stand mit seinen Studien zu dieser Zeit bereits heftig in der Kritik. Aber nur ein einziger Psychiater zog aus der Widerlegung der Steinach-Hirschfeld'schen Lehre den richtigen Schluss, dass die Kastration als therapeutische Maßnahme in jedem Fall falsch war. Der Österreicher Otto Kauders stand mit dieser Erkenntnis aber allein.[98] Hirschfeld hatte in diesen Jahren den Versuch unternommen, sein rein biologisches Erklärungsmodell der Homosexualität um eine psychologische Komponente zu erweitern. In dem von ihm geleiteten Institut für Sexualwissenschaft in Berlin hatte er eine Behandlung entwickelt, um den seiner Ansicht nach nicht kranken, aber an den Vorurteilen der Umwelt leidenden Homosexuellen ein besseres Verständnis für die eigene Rolle zu verschaffen.[99] Hierüber referierte Hirschfeld auf dem zweiten allgemeinen ärztlichen Kongress für Psychotherapie 1927 in Bad Nauheim.[100]

Als 1929/30 der Strafrechtsausschuss des Deutschen Reichstages die teilweise Entkriminalisierung des homosexuellen Geschlechtsverkehrs in einem künftigen deutschen Strafgesetzbuch (§ 297) beschloss, geschah dies zwar auf-

93 Hirschfeld (1926 b), S 42–43.
94 Hirschfeld (1928), S. 54–55.
95 Oslund (1923); Bascom (1925).
96 Kreuter (1922).
97 Mildenberger (2002 b), S. 313.
98 Kauders (1928), S. 57.
99 Herzer (2001), S. 129 f.
100 Ebd.

grund der Akzeptanz der Theorie von der Angeborenheit der Homosexualität, wie sie Hirschfeld seit 1897 vertreten hatte. Aber zu diesem Zeitpunkt war seine Lehre bereits weitgehend widerlegt worden. Es erscheint wie ein Lehrstück, wie wenig aktuelle biologische und medizinische Fortschritte durch den Gesetzgeber gewürdigt werden. Allerdings beschwor diese Reforminitiative im Reichstag eine finale Abwehrreaktion der Schulpsychiatrie herauf. Auf Anregung des Strafrechtlers Otto Kahl äußerten sich herausragende Fachvertreter zur Reform des „Homosexuellenparagraphen", die dann doch nicht Realität werden sollte.

Der Berliner Ordinarius für Psychiatrie, Karl Bonhoeffer, lehnte zunächst die These von der Endogenität der Homosexualität ab, vielmehr handle es sich hierbei zumeist um Psychopathen, die aufgrund „irgendwelcher psychologisch konstellativen Verhältnisse" homosexuell würden.[101] Der § 175 sei zwar nicht besonders effektiv, gleichwohl aber zur Abschreckung nützlich; vor allem sei der Schutz der Jugend vorrangig.[102] Alfred Hoche lehnte zwar die „weichliche Entschuldigungsliteratur" der Homosexuellen ab, befürwortete aber die eng begrenzte Liberalisierung des Strafrechts.[103] Oswald Bumke folgte seinem Lehrmeister Hoche in der völligen Ablehnung Hirschfelds, räumte aber wie Hoche ein, dass der gängige Paragraph nicht sinnvoll gestaltet sei.[104] Von einer Reform erhoffte sich Bumke insbesondere aber eine verschärfte Bestrafung der „Verführung".[105] Robert Gaupp führte aus, dass er den privaten sexuellen Verkehr nicht unter der Kontrolle des Strafrechts wissen wollte, gleichwohl müsse dem Schutz der Jugend oberste Priorität eingeräumt werden.[106] Und ebenso wie seine Vorredner erteilte er den Ausführungen Magnus Hirschfelds eine klare Absage.[107] Für die Gerichtsmedizin äußerten sich u. a. Fritz Strassmann, Fritz Leppmann und Viktor Müller-Heß. Strassmann empfahl die Bestrafung auf die Fälle zu beschränken, die Zwang oder Ausnutzung von Abhängigkeitsverhältnissen beinhalteten.[108] Außerdem – so fügte er hinzu – würde die Reform schon allein deshalb positive Folgen haben, da dann die „wenig geschmackvolle Agitation" der Homosexuellen aufhören würde.[109] Leppmann empfahl in seiner kurzen Ausführung die Reform des § 175, um Jugendschutz, aber auch Vermeidung einer „Begünstigung von Erpressertum und Märtyrertum" gleichermaßen gewährleisten zu können.[110] Müller-Heß betonte zunächst – im Unterschied zu den meisten anderen Experten – das Recht des Staates, in das Sexualleben seiner Bürger einzugreifen, um „ein Ueberhandnehmen der Homosexualität mit allen Mitteln zu verhindern".[111] Jedoch dürfe sich der Staat nicht verzetteln und daher sei der jetzige Geset-

101 Bonhoeffer (1930), S. 86.
102 Ebd.
103 Hoche (1930).
104 Bumke (1930).
105 Ebd.
106 Gaupp (1930), S. 87.
107 Gaupp (1930), S. 88.
108 Strassmann (1930).
109 Ebd.
110 Leppmann (1930).
111 Müller-Heß (1930), S. 127 f.

zesentwurf durchaus ausreichend.[112] Anzufügen bleibt noch, dass Magnus Hirschfeld für die Befürwortung des Vorentwurfes von seiner mit diesem Kompromiss gänzlich unzufriedenen Anhängerschaft aus der Führung des WhKs gedrängt wurde.

1931 schließlich, als Hirschfeld längst im Ausland war und von einer Reform des § 175 keine Rede mehr sein konnte, musste Richard Goldschmidt schriftlich einräumen, dass seine Studien von 1916 keinen Realitätsbezug besaßen.[113] Die letzte Säule, auf der Hirschfelds Zwischenstufentheorie ruhte, war damit zerbrochen. Die Psychiater, Nervenärzte und Psychotherapeuten hatten nun theoretisch keine lästige Konkurrenz mehr auf dem Gebiet der Sexualforschung zu fürchten.

1933/34 erfolgten unter der nationalsozialistischen Herrschaft eine Reihe neuer Gesetze, die den Vorstellungen von Ärzten zu einer biologischen Neuordnung und Verbesserung der „Volksgesundheit" in Deutschland Rechnung trugen. Hinsichtlich der Homosexuellen offenbarten die führenden Rassenhygieniker ungewollt ihre eigene Orientierungslosigkeit, nachdem Magnus Hirschfeld und seine Anhänger aus Deutschland vertrieben worden waren. Das Gesetz zur Verhütung erbkranken Nachwuchs (GVN) 1933 und das Gesetz zur Bekämpfung des Gewohnheitsverbrechertums (1934) exkludierten beide homosexuelle Männer, sofern sie nicht geisteskrank oder pädophil veranlagt waren. Dagegen regte sich auch Widerstand innerhalb der rassenhygienischen Elite.[114] 1935 wurde die noch von Magnus Hirschfeld 1928 eingeleitete Differentialdiagnose zwischen pädophilen und nicht pädophilen Homosexuellen durch das Ergänzungsgesetz zum GVN zementiert: Wegen Delikten nach § 175 wiederholt bestrafte Männer durften freiwillig die Entmannung wählen, während nach § 176/3 bestrafte Pädophile gemäß § 42k des Gesetzes zur Bekämpfung des Gewohnheitsverbrechertums zwangsweise kastriert werden konnten. Ebenfalls 1935 war der § 175 um einen Ergänzungsparagraphen verschärft worden. Die biopolitische Aussage dieser Gesetze lautete: Homosexuelle galten als Herren ihrer Triebe, über die sie selbständig entscheiden konnten. Pädophile hingegen waren qua natura Sittlichkeitsverbrecher. Die Strafverfolgungsbehörden erhielten Unterstützung durch die in den 1920er Jahren formierte Kriminalbiologie, deren Gutachter anhand des Körperbaus über die – 1933 gesetzlich erlassene – mögliche verminderte oder volle Zurechnungsfähigkeit sowie eine Zukunftsperspektive entschieden. Der Grazer Kriminalbiologe Adolf Lenz sprach von einer „Lebensführungsschuld" der Homosexuellen.[115] Zur Einordnung seiner Probanden bediente er sich der Körperbaulehre Ernst Kretschmers. Dem Nachfolger von Adolf Lenz, Ernst Seelig, dürften angesichts der Ergebnisse der Homosexuellenuntersuchungen aber ernste Zweifel am Sinn der Verknüpfung von Kretschmerscher Lehre und Kriminalbiologie gekommen sein. Anhand der erhaltenen Akten in Graz lässt

112 Ebd.
113 Goldschmidt (1931).
114 Schoppmann (1991), S. 68–73.
115 Zeitgenössische Darstellung bei Mezger (1938), S. 690.

sich ersehen, dass nahezu kein Homosexueller dem leptosomen Körperbau entsprach, sondern Mischtypen und Pykniker vorherrschten.[116]

Die Trennung von Pädophilen und Homosexuellen wurde in der Praxis des Dritten Reiches nicht durchgehend aufrechterhalten, auch wenn die Entmannung nicht als (juristische) Straf-, sondern als (medizinische) Heilmaßnahme postuliert wurde.[117] Die medizinische Forschung konzentrierte sich auf zwei Bereiche: die Ätiologie- und die Therapieforschung.

1936 begann der Psychiater, Mitbegründer des NS-Ärztebundes und Rüdin-Schüler Theo(bald) Lang ein langjähriges Forschungsprojekt zur Ergründung der Ätiologie der Homosexualität. Der lange Schatten Magnus Hirschfelds ist hier besonders deutlich zu erkennen: Lang ging von der Endogenität der Homosexualität aus und stützte sich auf die Theorien Richard Goldschmidts. Deren Widerlegung hatten offenbar weder Lang noch Rüdin rezipiert. Lang traf sich sogar mit Goldschmidt zum wissenschaftlichen Austausch, bevor dieser in die USA ausreiste.[118] In Fortführung von Hirschfelds Zwischenstufenkonzept erklärte Lang, homosexuelle Männer hätten bis auf ihren Chromosomensatz alle weiblichen Eigenschaften verloren, seien aber im Grunde „genetische Weibchen". Lang hoffte über die Erbstatistik den Nachweis zu führen. Er glaubte feststellen zu können, dass in den Familien Homosexueller das Geschlechterverhältnis der Neugeborenen zugunsten der Söhne verschoben sei. Dies interpretierte er als Beweis für seine Annahme von den „genetischen Weibchen".[119] Um seine Studien auf eine breitere Grundlage zu stellen, erweiterte Lang kontinuierlich sein Probandenmaterial.[120] Kritik blieb nicht aus; der Statistiker Siegfried Koller hielt Langs Methoden für ungenügend[121] und der Hamburger Psychiater Hans Bürger-Prinz verlangte eine stärkere Orientierung am Körperbau der Probanden sowie die Rücknahme des Dogmas von der Endogenität der Homosexualität.[122] Einen neuen Aspekt brachte 1940 der in Jena lehrende Rudolf Lemke ein, der in einer endokrinen Störung des Zwischenhirns die Ursache der Homosexualität erkannt zu haben glaubte.[123] Lemke brach auch ganz offen mit Hirschfeld, den er als „Juden" für unwissenschaftlich erklärte.[124] Ungewollt stellte er jedoch mit seinen endokrinologischen Mutmaßungen die Sinnhaftigkeit der Kastration in Frage. Denn wenn der Schlüssel zum menschlichen Sexualleben nicht in den Keimdrüsen, sondern im Gehirn verankert war, so musste die Entmannung als Straf- und nicht als Therapiemaßnahme angesehen werden. Entsprechende Verdachtsmomente

116 Insgesamt haben sich neun entsprechende Akten erhalten; nur ein Proband entsprach halbwegs dem Bild eines Asthenikers. Siehe: Graz, Archiv für die Geschichte der Soziologie in Österreich. Konvolut Kriminologisches Universitätsinstitut (1913–1977), 6/2.3., 2.4., 2.7., 2.8., 2.9., 2.15., 2.18., 2.21., 2.22.

117 Der Kampf gegen die Sittlichkeitsdelikte (1938), S. 1638.

118 Lang (1936), S. 713.

119 Lang (1936), S. 704, 709f.

120 Lang (1937), S. 557–574; Lang (1938), S. 627–645; Lang (1939), S. 255–270.

121 Koller (1941/42), S. 375–390.

122 Bürger-Prinz (1938), S. 333–336. – Zu Bürger-Prinz siehe ferner Rönn (1998), S. 226–228.

123 Lemke (1940 a), S. 1355–1357; Lemke (1940 b), S. 22.

124 Lemke (1940 a), S. 1357.

hatte bereits 1934 der österreichische Arzt Julius Bauer geäußert, doch waren seine warnenden Worte nicht rezipiert worden.[125]

Theobald Lang war der einzige deutsche Psychiater, der sich allein auf die Ätiologieforschung konzentrierte; seine Konkurrenten waren alle auch in den Streit um eine adäquate Therapie verwickelt. Hier gab es zwei Ansätze: biologisch (Kastration) und psychisch (Psychotherapie). Die Kastration war juristisch festgelegt; Homosexuelle waren von der zwangsweisen Entmannung zumindest offiziell ausgeschlossen. Begründet wurde dies mit der Annahme, die Kastration sei bei Homosexuellen nicht wirksam, könne den Trieb nicht eindämmen. Doch unter Federführung Schweizer Ärzte entstand 1938 ein Sammelband, in dem u. a. die Wirksamkeit der Entmannung beschworen und die Notwendigkeit von Zwangsmaßnahmen betont wurden.[126] Die Autoren sahen Homosexualität nur als Teilaspekt im Problem der Verbesserung des Nachwuchses einer Bevölkerung. Sie entfernten die Homosexuellen aus der Ecke des Sexualstrafrechts und reihten sie bei den Geisteskrankheiten ein, die in Deutschland bereits eugenischen Zwangsmaßnahmen (Sterilisation, Eheverbot) unterlagen. Sexuelle Psychopathen seien in jedem Fall zu entmannen, erklärte beispielsweise der Basler Arzt John Staehelin.[127] Diese Ansichten wurden von deutschen Ministerialbeamten übernommen und fanden Eingang im 1943 beschlossenen, aber nicht mehr in Kraft gesetzten „Gemeinschaftsfremdengesetz“.

Parallel beteiligten sich vormalige Psychoanalytiker, Psychotherapeuten bzw. Anhänger C. G. Jungs, die zu „arischen Seelenheilkundlern“ konvertiert waren, an psychologischen Therapiekonzepten. In dem 1936 aus der psychoanalytischen Poliklinik hervorgegangenen „Institut für psychologische Forschung und Psychotherapie“ in Berlin unter Leitung von Matthias Heinrich Göring wurden homosexuelle Männer „geheilt“. Hinsichtlich der Erfolge bemerkte der ehemalige Psychoanalytiker Felix Boehm rückblickend, dass von 510 Homosexuellen, die bis 1938 ans Institut überstellt worden seien, 341 geheilt wurden.[128] Göring sprach 1944 von 500 Heilungen.[129] Methodisch orientierten sich die Therapeuten u.a. an den Vorarbeiten Sigmund Freuds, wie die Ausführungen Felix Boehms zeigen.[130] Homosexualität wurde als Neurose interpretiert.[131] Die Heilmaßnahmen zielten darauf ab, den Betroffenen eine Anpassung an den biologischen Lebensraum zu ermöglichen. Von der Adaptionstherapie Hirschfelds war man nicht weit entfernt. Ab 1939 gab es eine eigene Arbeitsgruppe im „Göring-Institut“ unter Leitung von Felix Boehm und Hans von Hattingberg, die sich vorrangig der Therapierung der Homosexualität widmete. Sie kooperierte eng mit der Reichsjugendführung und dem

125 Bauer (1934), S. 1317 f., 1352 f. und 1382. – Bauer hatte ein Jahr später die nationalsozialistische Erbgesundheitspolitik einer vernichtenden Kritik unterzogen und war für seine Ausführungen aus der Deutschen Gesellschaft für Innere Medizin ausgeschlossen worden, siehe Bauer (1935), S. 633–635.

126 Zurukzoglu (1938).

127 Staehelin (1938), S. 161.

128 Cocks (1997), S. 288.

129 Ebd.; Siehe ferner Lockot (1985), S. 225.

130 Boehm (1933), S. 499–506.

131 Hattingberg (1936), S. 68; Heyer (1935), S. 131.

Oberkommando der Wehrmacht. Homosexualität erschien den Beteiligten als erworben; infolgedessen attackierte der Vize-Direktor des Instituts, Johannes Heinrich Schultz, scharf die Überlegungen Theobald Langs.[132] Über seinen Kollegen Martin Brustmann hoffte Schultz 1943, sich dem Reichsführer SS Heinrich Himmler andienen zu können. Dieser lehnte die Psychotherapie aufgrund des Zeit- und Ressourcenaufwandes ab.[133] Das Verhalten Heinrich Himmlers gegenüber Homosexuellen war von seltener Zweideutigkeit. Zwar hing er der Verführungsthese an und forderte harte Maßnahmen, zeigte sich aber in Einzelfällen von einer anderen Seite. Der homosexueller Vergehen verdächtigte Euthanasie- und Sterilisations-Gutachter Werner Heyde kam mit dem Versprechen künftiger Heterosexualität durch;[134] Himmlers eigener Neffe erhielt entgegen entsprechender Gesetzeslage „Frontbewährung".[135] An der Front wiederum kommandierte der wegen pädophiler und homosexueller Delikte mehrfach vorbestrafte Politologe Oskar Dirlewanger das Strafbataillon der SS. Von solchen Ausnahmen abgesehen, verschärfte sich für die im Zugriff des Staates befindlichen Homosexuellen die Situation. So wurden im Rahmen der Euthanasie-Aktion auch homosexuelle Männer als „kriminelle Geisteskranke" in Hadamar ermordet.[136] Kriminalbiologen betätigten sich in der Propagierung der Entmannung bei homosexuellen Männern, egal ob sie pädophil waren oder nicht.[137] Bei den Gutachtern konnte ein homosexueller Mann nur dann auf Gnade hoffen, wenn er nicht den Eindruck eines „Verführers" erweckte und ihm kein Sexualkontakt vor dem 18. Lebensjahr nachgewiesen werden konnte. Bisweilen war auch die Verbohrtheit des Psychiaters von Vorteil. So begutachtete der Ordinarius für Psychiatrie in Heidelberg, Carl Schneider, 1939 einen homosexuell veranlagten Friseur, dessen Mutter schizophren gewesen war.[138] Da er aber nicht dem von Kretschmer festgelegten Körperbautypus des Schizophrenen entsprach und zudem nicht die „typischen Merkmale des Homosexuellen, insbesondere die utopische sentimentale Schwarmgeistigkeit, Selbstgefälligkeit, Ästhetizismus und anderes mehr" aufwies sowie eventuell angetrunken gewesen war, empfahl Schneider einen Freispruch.[139]

Im KZ Buchenwald setzte der Protegé Heinrich Himmlers, Carl Vaernet, 1944 homosexuellen Häftlingen eine künstliche Hormondrüse in die Leistengegend ein, um sie so zu heterosexualisieren. Teilweise kastrierte er die Probanden zuvor.[140] Vaernet bewegte sich damit indirekt auf den Spuren Eugen Steinachs.

Als 1945 das „Dritte Reich" unterging, waren seine treuen Diener in der Ärzteschaft gründlich desavouiert. Aufgrund der ab 1947 nur noch vordergrün-

132 Schultz (1941), S. 38.
133 Heiber (1968), S. 215–216.
134 Jellonnek (1997), S. 269.
135 Wien, Archiv des Dokumentationsarchivs Österreichischer Widerstand, Akt 1461, Schreiben des Obersturmführers Egon Schalka an Erwin Ding-Schuler.
136 Scheer (1986), S. 246.
137 Siehe z. B. Meywerk (1943), S. 7 und 16.
138 Heidelberg, Archiv der psychiatrischen Universitätsklinik, Gutachten der psychiatrisch-neurologischen Klinik, K. B. (geb. 28.04.1913).
139 Ebd.
140 Röll (1992), S. 42; siehe auch Davidsen-Nielsen (2004).

dig durchgeführten Entnazifizierung sollten sie aber alsbald wieder zu Ehren gelangen. Da auch die Vorurteile und gesetzlichen Regeln gegenüber den Homosexuellen unverändert oder nur graduell verbessert wurden, konnten die beteiligten Forscher alsbald wieder arbeiten und sich dabei erneut im Einklang mit übergeordneten Strukturen wähnen. Erstaunlich ist nur, mit welcher Selbstverständlichkeit die Ärzte wieder aktiv wurden, obwohl sie unter Ausnutzung der Möglichkeiten eines repressiven Staatswesens weder die Frage nach der Ätiologie der Homosexualität noch ihrer möglichen Therapierung hatten beantworten können. Dass sich alle Beteiligten in ihrem Handeln auf den Bahnen bewegten, die Magnus Hirschfeld festgelegt hatte, war weder den erbbiologisch forschenden Psychiatern noch den das Unterbewusstsein ergründenden „arischen Seelenheilkundlern" aufgefallen. Dies lässt sich schon daran erkennen, dass die wieder beginnenden Diskussionen genau dort weiter gingen, wo sie 1945 aufgehört hatten.

1950 gründete der Heidegger-Anhänger Hans Giese gemeinsam mit dem Hamburger Ordinarius für Psychiatrie Hans Bürger-Prinz die „Deutsche Gesellschaft für Sexualforschung" als Sammelbecken vormaliger Nationalsozialisten, die sich zu Fragen der menschlichen Sexualität äußern wollten. Nahezu alle Spitzenvertreter der Diskurse der Vorkriegszeit waren hier versammelt.[141] Allein Theobald Lang stand abseits, doch wurde seine Theorie von den „genetischen Weibchen" 1956 durch Chromosomenabstriche[142] auf Basis der Studien Murray Barrs[143] widerlegt. Nachdem Johannes Heinrich Schultz ihn stellvertretend für die anderen „Sexualforscher" auf der Jahrestagung der Deutschen Gesellschaft für Sexualforschung der Unwissenschaftlichkeit überführt hatte,[144] setzte Lang 1957 seinem Leben selbst ein Ende. Bis in die 1990er Jahre hinein sollte damit die Theorie von einer genetischen Bedingtheit der Homosexualität keine Rolle mehr spielen.[145] Damit entfiel faktisch der Beweiszwang für die Anhänger der Erworbenheit homosexueller Gefühle. Da nun auf diese Kernfrage keine Energien mehr verschwendet wurden, kam es in den folgenden beiden Jahrzehnten zu höchst fruchtbaren, aber teilweise fragwürdigen Studien zur menschlichen Sexualität. In einem langen Abnabelungsprozess distanzierten sich die beteiligten Wissenschaftler allmählich von rassenhygienischen Paradigmen. Dies zeigte sich insbesondere im Rahmen der Debatten um die Einordnung der Pädophilie 1961.[146]

Sämtliche Studien über die Homosexualität wurden nicht mehr an den früheren Arbeiten deutscher Ärzte gemessen, sondern an dem 1948 publizierten Werk Alfred Kinseys über die Sexualität des Mannes.[147] Die von Hirschfeld bereits postulierte „Normalität" homosexuellen Begehrens im Leben von Männern ließ sich angesichts der statistischen Übermacht Kinseys kaum noch leugnen. Hans Giese ging es nun darum, seinen Kollegen die Vorurteile ge-

141 Sigusch (2001).

142 Siehe z. B. Pare (1956), S. 247–251; Bleuler/Wiedemann (1956/57), S. 19.

143 Barr/Bertram (1949), S. 676 f.

144 Schultz (1957), S. 87.

145 Eine Erneuerung dieser Thesen fand 1993 durch Dean Hamer statt, siehe Jordan (2001), S. 88–95.

146 Bürger-Prinz (1965), S. 18–23.

147 Kinsey/Pomeroy/Martin (1949).

genüber Homosexuellen zu nehmen. Hierzu entwickelte er die Theorie der „männlichen Freundschaft“ unter weitgehender Negierung sexueller Spielarten und betonte die Ähnlichkeiten zwischen heterosexuellen und homosexuellen Paarbindungen.[148] In der Öffentlichkeit hatte er einen schweren Stand und wurde insbesondere in den 1950er Jahren seitens der konservativen Presse vielfach angegriffen.[149] Frei gelebte Sexualität stand per se unter dem Generalverdacht der Gesellschaftszersetzung. Giese profitierte bei den Disputen in Fachkreisen davon, dass seine älteren Kollegen sich zeitgleich mit der Widerlegung anderer lieb gewonnener Vorurteile, die sie selbst für medizinische Erkenntnisse gehalten hatten, auseinandersetzen mussten. Hierzu zählten die Unbrauchbarkeit des Psychopathiebegriffs[150] sowie die Fragwürdigkeit der Wirkung der Kastration.[151] Zudem geriet die Körperbaulehre Ernst Kretschmers immer mehr in die Kritik; wenige Monate nach Kretschmers Tod 1964 widerlegte Detlev von Zerssen diese Lehre.[152] Die Psychotherapeuten, die sich nach 1945 an Freud orientierten, mussten feststellen, dass der Begründer der Psychoanalyse gegen Ende seines Lebens von Therapieversuchen Homosexueller abgeraten hatte.[153] Der gern verwandte Szondi-Test erwies sich Ende der 1950er Jahre als Unsinn.[154] Nur zögerlich rezipierten deutsche Psychologen die Konzepte der angelsächsischen Behavioural Therapy, deren Anhänger ein letztes Mal vergeblich versuchten, eine umfassende Therapie von sexuellen Deviationen zu entwickeln.[155]

Als im Laufe der 1960er Jahre die ältere Generation der Rassenhygieniker aufgrund von Pensionierung oder Tod aus dem Diskurs ausschied und sich zeitgleich das gesellschaftliche Klima insgesamt wandelte, konnte Hans Giese gemeinsam mit seinen Mitarbeitern die Reform des § 175 offen anmahnen. Dabei unterschlug er jedoch stets bei all seinen Argumentationen den Namen Magnus Hirschfelds; auch das Schicksal homosexueller Männer im Dritten Reich blieb ein Tabu. Giese verstand sich als derjenige, der in seiner Eigenschaft als Psychiater in der Lage war, die Sexualität zu kanalisieren und schrittweise zu emanzipieren. Stets blieb er interessiert für Methoden, diese Sexualitätsformen auszulöschen und ermöglichte so auch den Verfechtern einer Lobotomie die Publikation ihrer fragwürdigen Forschungsergebnisse in den von ihm edierten *Beiträgen zur Sexualforschung*.[156] Damit erregte er den Widerspruch seiner eigenen Schüler. Andere Nachwuchsforscher zögerten nicht mit harter Kritik an den Abhandlungen ihrer Lehrer. So schrieb der Arzt Robert Ollendorff in seiner Dissertation 1964:

> „Man muss offen sagen, dass die Majorität der modernen Ansichten von Psychiatern und Forschern auf diesem Gebiet einfach nutzlos sind, denn es scheint, dass das Problem der

148 Rönn (1998), S. 291.
149 Herzog (2005), S. 117.
150 Bräutigam (1962), S. 483.
151 Rasch (1962), S. 561.
152 Zerssen (1965), S. 455–471.
153 Freud (1951), S. 786–787.
154 Laszlo (1956).
155 Siehe hierzu Mildenberger (2002 a), S. 114–140.
156 Orthner et al. (1969).

Homosexualität in der Art und Weise, wie es von den Wissenschaftlern behandelt wird, meistens bereits an der Quelle getrübt ist."[157]

Zugleich erwies sich im Trubel der Studentenrevolte, dass die aufbegehrende Jugend keineswegs gewillt war, allein Hans Giese zu folgen. Dies offenbarte sich ihm persönlich, als er auf der 10. Jahrestagung der Deutschen Gesellschaft für Sexualforschung 1969 von Demonstrantinnen vom Rednerpult weggezerrt wurde.[158] Im gleichen Jahr wurde der § 175 im westdeutschen Strafgesetzbuch liberalisiert; 1973 erfolgte eine zweite Reform. Letztere sollte Hans Giese nicht mehr erleben; er starb im Sommer 1970 unter ungeklärten Umständen in Südfrankreich. Zu diesem Zeitpunkt lag sein Lebenswerk in Trümmern: Seine Schüler begehrten gegen ihn auf, die gesellschaftliche Realität änderte sich schneller, als er erwartet hatte, und ohne sein Zutun. Auch wenn in den folgenden Jahren Volkmar Sigusch, Martin Dannecker, Gunter Schmid und Eberhard Schorsch sexualpolitische Debatten, gerade im Zusammenhang mit Homosexualität oder Pädophilie, anstießen, so bewegten sie sich dabei im gesellschaftlichen Mainstream. In dem Diskursklima, wie es in der Bundesrepublik nach 1968 und in der ersten Hälfte der 1970er Jahre herrschte, konnten sich medizinische Experten zwar positionieren und auf sich entfaltende soziale Bewegungen einwirken, aber keine Führungsrolle mehr einnehmen. Pathologisierende Forschungstendenzen wurden vor allem durch die Liberalisierung des Strafrechts im Keim erstickt. Denn nun gab es nicht mehr ein sich stets ergänzendes Potential an möglichen Probanden. Interessierte Forscher sahen sich mit dem Problem der Unmöglichkeit quantitativer und qualitativer Studien konfrontiert. Hinzu kam 1973/74 die Streichung der Homosexualität aus dem Katalog der psychischen Krankheiten der American Psychiatric Association, was für den europäischen Diskurs nachhaltige Folgen hatte.[159] Gleichwohl blieben Vorurteile in der Gesellschaft bestehen, wie die Medizinhistoriker Annemarie und Werner Leibbrand 1972 feststellten:

„Homophilie des Mannes ist und bleibt ein existenzielles Glatteis auch nach Abschaffung des § 175 StGB. Die Stigmatisierung trägt einen makelhaften Geheimschlüssel, der das soziale Gefüge stets in Unruhe versetzt."[160]

Ganz anders verlief die Entwicklung in der DDR. Im Gegensatz zur Bundesrepublik, wo der 1935 verschärfte § 175 in Kraft blieb, setzten die sozialistischen Machthaber den Paragraphen in seiner ursprünglichen Form in Geltung. Sogleich begann ein Arzt in Nachfolge Magnus Hirschfelds für die Entkriminalisierung und Entpathologisierung der Homosexualität zu werben, Rudolf Klimmer.[161] Seine Hoffnung auf eine rasche Streichung des Paragraphen erfüllte sich nicht, doch immerhin wusste er sich mit seiner Feststellung von

157 Ollendorff (1963), S. 12.
158 Kleber (1989), S. 75.
159 Steffens/Thompson (2006), S. 19.
160 Leibbrand/Leibbrand (1972), S. 635. – Anzumerken bleibt, dass der § 175 nicht gestrichen, sondern nur liberalisiert worden war.
161 Grau (1998), S. 195–209.

der Unmöglichkeit einer Therapie im Einklang mit anderen Forschern.[162] Bezüglich der Ätiologie der Homosexualität herrschte auch in der DDR Uneinigkeit. Während Franz und Margarete Fleck die Richtigkeit der Theorien Richard Goldschmidts betonten,[163] glaubte Karl Leonhard bei männlichen Homosexuellen erworbene „weibliche Unterstellungsinstinkte" gefunden zu haben.[164] In Beziehungsratgebern aber wurde die Homosexualität weiterhin in derselben Art und Weise pathologisiert, wie dies vor 1945 im medizinischen Diskurs üblich gewesen war.[165]

Gleichzeitig mit den Reformbestrebungen in der Bundesrepublik kam es auch in der DDR zu sexuellen Liberalisierungen. Diese wurden von der 1963 gegründeten Sektion „Ehe und Familie" der Deutschen Gesellschaft für die gesamte Hygiene angeregt.[166] Ziel war die Erzielung einer „kollektiven Gesundheit", zu der auch ein glückliches Sexualleben gehörte. Ab 1966 erfolgte die Schaffung von Sexualberatungsstellen; 1968 wurde das Strafgesetzbuch novelliert, wobei der Homosexualitätsparagraph liberalisiert wurde. Obwohl damit von Ärzten ausgehend die Homosexualität entpathologisiert worden war und diese Festlegung im Strafgesetzbuch ihren Niederschlag gefunden hatte, sollten dennoch in den folgenden Jahren große Anstrengungen zur Ätiologie und Therapierung der Homosexualität unternommen werden. Federführend war hier der Endokrinologe Günter Dörner, der sich selbst als Nachfolger und Vollender des Lebenswerks von Eugen Steinach, Magnus Hirschfeld und Walter Hohlwegs (Schüler Steinachs, Lehrer Dörners) begriff.[167] Dabei lag Dörner jeder emanzipatorische Ansatz im Sinne Hirschfelds völlig fern. Dörner hatte 1966 bis 1968 neugeborene männliche Ratten am ersten Lebenstag kastriert und ihnen nach dem dritten Lebensmonat Androgene zugeführt. Die Tiere zeigten sogleich „weibliches", d. h. „passives", Sexualverhalten, woraus Dörner folgerte:

> „Es handelte sich also hierbei tatsächlich um eine echte hormonell bedingte Homosexualität."[168]

1968 erklärte Dörner, Homosexualität in Zukunft verhindern zu wollen.[169] Im gleichen Jahr gelang es ihm, bei seinen Versuchstieren den so genannten „Hohlwegeffekt" auszulösen. Demnach scheiden Frauen, nicht aber Männer nach Verabreichung eines Östrogens das Hypophysenhormon LH aus. Genau diesen Effekt glaubte Dörner auch bei homosexuellen Männern beobachtet zu haben.[170] Diese verhielten sich endokrinologisch gesehen nicht anders als weibliche Ratten.[171] 1972 beschrieb Dörner die Homosexualität als angeboren

162 Lemke/Rennert (1965), S. 256 f.
163 Fleck/Fleck (1968), S. 408–410.
164 Leonhard (1964), S. 292.
165 Herzog (2005), S. 238; Thinius (2006), S. 18.
166 Hohmann (1991), S. 17.
167 Zu Dörner siehe Mildenberger (2006); Pfäfflin (1990).
168 Dörner (1967), S. 572.
169 Dörner (1968), S. 163 f.
170 Dörner (1969), S. 391.
171 Dörner/Rohde/Krell (1972), S. 300.

und pathologisch (pathogenetisch).[172] In den folgenden Jahren erweiterte er seine Studien und erklärte schließlich 1976, Homosexualität präventiv durch eine Hormontherapie für schwangere Frauen mittels Androgenen verhindern zu können.[173] Nachdem er nicht nur den baldigen Übergang von der Theorie zur Praxis prophezeit, sondern sich über Jahre hinweg jeder offenen Auseinandersetzung mit westdeutschen Kollegen verweigert hatte, sah sich Dörner 1981 mit der Gegenargumentation der Deutschen Gesellschaft für Sexualforschung konfrontiert. Die Schüler von Hans Giese und Hans Bürger-Prinz, Sigusch, Dannecker, Schmid und Schorsch, verurteilten Dörners „kruden Soziobiologismus" und seinen Plan zur „endokrinen Euthanasie der Homosexualität".[174] Dörner verlor im westlichen Ausland an Einfluss und Bedeutung, konnte seine Forschungen in der DDR aber fortsetzen. Dabei nahm er jedoch eine Einzelposition ein. In den Sexualratgebern der 1970er Jahre wurde Homosexualität nicht mehr verurteilt.[175]

Zu Beginn der 1980er Jahre rückten die noch weiter gehende Reform des Sexualstrafrechts und die Diskussion über Dörners Thesen zugunsten eines neuen Themas in den Hintergrund. Nach ersten Gerüchten aus den USA zeigte sich 1983, dass eine neue, bislang unbekannte und scheinbar vorrangig männliche Homosexuelle betreffende Krankheit auf dem Vormarsch war. Sie wurde zunächst GRID (Gay Related Immune Deficiency), alsbald aber AIDS genannt. Im Kontext der Krankheit wurden seitens interessierter Politiker oder Zeitschriften zeitweilig volksgesundheitliche Konzepte angedacht, die direkt aus der jüngeren deutschen Vergangenheit entlehnt schienen. Die westdeutschen Sexualforscher stellten sich diesen Gedankengängen entgegen, konnten aber keinen entscheidenden Einfluss gewinnen. Denn im Bereich der Virologie und experimentellen Medizin hatten die vorrangig psychologisch geschulten Sexualforscher keinen Einfluss. Sie mussten sich darauf beschränken, die neuesten Forschungsergebnisse zu rezipieren und zu interpretieren. Weitergehender Schlussfolgerungen enthielten sie sich. Günter Dörner war weniger zurückhaltend und erklärte 1987, homosexuelle Männer seien aufgrund ihrer hormonellen Situation besonders anfällig für den HI-Virus.[176] Damit nahm er auch in der DDR eine radikale Ausnahmeposition ein. Anstelle einer neuen Pathologisierungswelle kam es im Zuge der AIDS-Debatten zu einer gesellschaftlichen Anteilnahme am Schicksal und der Lebenswirklichkeit Homosexueller, wie es sie zuvor nie gegeben hatte. Als sich 1987/88 in der DDR abzeichnete, dass das Strafgesetzbuch erneut liberalisiert würde, zog auch Günter Dörner die Konsequenzen. Von einem Tag auf den anderen erklärte er, seine umfänglichen Studien hätten die Endogenität der Homosexualität bewiesen. Deshalb sei eine Bestrafung homosexuellen Geschlechtsverkehrs falsch.[177] Ähnliche Kehrtwendungen ohne Reflexion der früheren eigenen Arbeiten fanden sich

172 Dörner (1972), S. 235.
173 Dörner (1976), S. 229.
174 Dannecker et al. (1981), S. 111.
175 Brühl (2006), S. 114.
176 Dörner (1987), S. 179.
177 Pfäfflin (1990) S. 61.

auch im Oeuvre westdeutscher Sexualforscher.[178] Von seinen therapeutischen Allmachtsphantasien ließ Dörner gleichwohl nicht ab und versprach stattdessen nach dem Ende der DDR, zumindest die Transsexualität präventiv bekämpfen zu können.[179] Dörner war wahrscheinlich für zahlreiche, an der Pathologisierung von Sexualitäten festhaltenden Ärzten als Hoffnungsträger angesehen worden. 2003 erhielt er für sein endokrinologisches Lebenswerk auf Vorschlag des Berliner Bürgermeisters Klaus Wowereit aus den Händen von Bundespräsident Johannes Rau das Große Verdienstkreuz des Verdienstordens der Bundesrepublik Deutschland.[180] Er wurde im Herbst 2006 zum 110. Berliner medizinhistorischen Nachmittag eingeladen, um seine Sicht der Medizingeschichte zu präsentieren.[181]

Die Untersuchung der ärztlichen Forschung zur männlichen Homosexualität seit der zweiten Hälfte des 19. Jahrhunderts zeigt, wie sehr gesellschaftlich akzeptierte Maßstäbe und übergeordnete Strukturen auf den medizinischen Diskurs einwirken. Zugleich lassen sich auch die Irrwege homosexueller Emanzipationsbewegungen nachvollziehen. Sie konnten erst nach Überwindung der sexualwissenschaftlich interessierten Ärzte, aber nicht mit ihnen zum Erfolg gelangen. Es stellte offenbar für viele Ärzte ein Ding der Unmöglichkeit dar, von einmal eingeschlagenen Wegen wieder abzuweichen. Hinzu kam wohl die Furcht vor dem Verlust der Deutungshoheit. Denn anders ist nicht nachzuvollziehen, weshalb sich Ärzte auch heute noch bei der Aufklärung von Fehlern viel weniger vom „Zeitgeist" leiten lassen als frühere Spitzenvertreter der medizinischen Forschung bei der Pathologisierung von Minderheiten.

Literatur

Ackerknecht (1985): Erwin Ackerknecht, Kurze Geschichte der Psychiatrie, Stuttgart, 3. Aufl., 1985

Ammon (1909): Otto Ammon, Der Ursprung der Homosexualität und die Deszendenzlehre, *Archiv für Rassen- und Gesellschaftsbiologie* 6 (1909), S. 649–678

Bab (1920): Hans Bab, Neues und Kritisches über die Beziehungen der inneren Sekretion zur Sexualität und Psyche, *Jahreskurse für ärztliche Fortbildung* 11 (1920), S. 3–18

Barr/Bertram (1949): Murray L. Barr, Ewart G. Bertram, A morphological distinction between neurones of the male and female, and the behaviour of the nucleolar satellite during accelerated nucleoprotein synthesis, *Nature* 163 (1949), p. 676 f.

Bascom (1925): Karl F. Bascom, Quantitative studies on the testis, *The Anatomical Record* 31 (1925), p. 225–241

Bauer (1934): Julius Bauer, Erbpathologie und ihre praktischen Konsequenzen, *Wiener Medizinische Wochenschrift* 84 (1934), S. 1317 f., 1352 f., 1380–1383

Bauer (1935): Julius Bauer, Gefährliche Schlagworte aus dem Gebiete der Erbbiologie, *Schweizerische medizinische Wochenschrift* 65 (1935), S. 633–635

Bauer (1998): J. Edgar Bauer, Der Tod Adams. Geschichtsphilosophische Thesen zur Sexualemanzipation im Werk Magnus Hirschfelds, in: Manfred Herzer (Hrsg.): 100 Jahre Schwulenbewegung. Dokumentation einer Vortragsreihe in der Akademie der Künste, Berlin 1998, S. 15–45

178 Hammelstein (2006), S. 35.
179 Dörner et al. (1991), S. 149.
180 Mildenberger (2003), S. 8–9.
181 Stedefeldt (2006), S. 3; Mitteilungen des WhK, S. 38.

Becker (1905): Becker, Verschiedenes. Aus den Parlamenten/Deutscher Reichstag, *Münchener medizinische Wochenschrift* 52 (1905), S. 1002 f.

Benedikt (1895): Moritz Benedikt, Die Seelenkunde des Menschen als reine Erfahrungswissenschaft, Leipzig 1895

Bleuler/Wiedemann (1956/57): Manfred Bleuler, Hans R. Wiedemann, Chromosomengeschlecht und Psychosexualität, *Archiv für Psychiatrie und Nervenkrankheiten* 195 (1956/57), S. 14–19

Blüher (1912/13): Hans Blüher, Die drei Grundformen der Homosexualität, *Jahrbuch für sexuelle Zwischenstufen* 13 (1912/13), S. 139–156, 326–337, 441–449

Blüher (1914): Hans Blüher, Die deutsche Wandervogelbewegung als erotisches Phänomen, Berlin, 2. Aufl., 1914

Boehm (1933): Felix Boehm, Beiträge zur Psychologie der Homosexualität IV, *Internationale Zeitschrift für Psychoanalyse* 19 (1933), S. 499–506

Bonhoeffer (1930): Karl Bonhoeffer, Stellungnahme zu einer Aufhebung des § 175, *Deutsche medizinische Wochenschrift* 56 (1930), S. 86

Bräutigam (1962): Walter Bräutigam, Die ärztliche Beurteilung, in: Hans Giese (Hrsg.), Psychopathologie der Sexualität, Stuttgart 1962, S. 471–515

Brühl (2006): Olaf Brühl: Sozialistisch und schwul. Eine subjektive Chronologie, in: Wolfram Setz (Hrsg.), Homosexualität in der DDR. Materialien und Meinungen, Hamburg 2006, S. 89–152

Bumke (1904): Oswald Bumke, Zur Frage der Häufigkeit homosexueller Vergehen, *Münchner medizinische Wochenschrift* 51 (1904), S. 2333 f.

Bumke (1930): Oswald Bumke, Stellungnahme zu einer Aufhebung des § 175, *Deutsche medizinische Wochenschrift* 56 (1930), S. 87

Bürger-Prinz (1938): Hans Bürger-Prinz, Betrachtungen über einen Homosexualitätsprozess, *Monatsschrift für Kriminalbiologie und Strafrechtsreform* 29 (1938), S. 333–336

Bürger-Prinz (1965): Hans Bürger-Prinz, Die Persönlichkeit des Pädophilen (Koreferat), in: Franz G. von Stockert (Hrsg.), Die Pädophilie und ihre strafrechtliche Problematik. Vorträge gehalten auf dem 8. Kongress der Deutschen Gesellschaft für Sexualforschung vom 25. bis 27. Mai 1964 in Karlsruhe, 2. Teil, Stuttgart 1965, S. 18–23

Casper (1852): Johannn Ludwig Casper, Ueber Nothzucht und Päderastie und deren Ermittlung seitens des Gerichtsarztes, *Vierteljahresschrift für gerichtliche und öffentliche Medicin* 1 (1852), S. 21–78

Cocks (1997): Geoffrey Cocks, Psychotherapy in the 3rd Reich. The Göring-Institute, Brunswick, 2. Aufl., 1997

Dannecker et al. (1981): Martin Dannecker, Gunter Schmid, Eberhard Schorsch, Volkmar Sigusch, Stellungnahme zu den Forschungen des Endokrinologen Prof. Dr. Günter Dörner zum Thema Homosexualität, *Sexualmedizin* 10 (1981), S. 110 f.

Davidsen-Nielsen et al. (2004): Hans Davidsen-Nielsen et al., Carl Vaernet. Der dänische Arzt im KZ Buchenwald, Wien 2004

Der Kampf gegen die Sittlichkeitsdelikte (1938): Der Kampf gegen die Sittlichkeitsdelikte, *Deutsche Justiz* 100 (1938), S. 1636–1640

Dörner (1967): Günter Dörner, Tierexperimentelle Untersuchungen zur Frage einer hormonellen Pathogenese der Homosexualität, *Acta biologica et medica Germanica* 19 (1967), S. 569–584

Dörner (1968): Günter Dörner, Hormonal induction and prevention of female homosexuality, *Journal of endocrinology* 42 (1968), p. 163 f.

Dörner (1969): Günter Dörner, Zur Frage einer neuroendokrinen Pathogenese, Prophylaxe und Therapie angeborener Sexualdeviationen, Deutsche medizinische Wochenschrift 94 (1969), S. 390–396

Dörner (1972): Günter Dörner, Sexualhormonabhängige Gehirndifferenzierung und Sexualität, Wien 1972

Dörner (1976): Günter Dörner, Hormones and brain differentation, Amsterdam 1976

Dörner (1987): Günter Dörner, Hormonabhängige Gehirnentwicklung und Homosexualität, in: Reiner Werner, Homosexualität. Herausforderung an Wissen und Toleranz, Berlin 1987, S. 175–180

Dörner/Rohde/Krell (1972): Günter Dörner, W. Rohde, L. Krell, Auslösung eines positiven Östrogenfeedback-Effekt bei homosexuellen Männern, *Endokrinologie* 60 (1972), S. 97–301

Dörner et al. (1991): Günter Dörner, I. Poppe, F. Stahl et al., Gene- and environment-dependent neuroendocrine etiogenesis of homosexuality and transsexualism, *Experimental and Clinical Endocrinology* 98 (1991), p. 141–150

Egger (1988): Bernhard Egger, Iwan Bloch und die Konstituierung der Sexualwissenschaft als eigene Disziplin, med. Diss., Düsseldorf 1988

Eulenburg (1903): Albert Eulenburg, Zur Litteratur der Homosexualität, 1. Jahrbuch für sexuelle Zwischenstufen. 2. F. Wachenfeld: Homosexualität und Strafgesetz, 3. M. Braunschweig: Das Dritte Geschlecht (gleichgeschlechtliche Liebe). 4. Hanns Fuchs: Richard Wagner und die Homosexualität, *Deutsche Medizinische Wochenschrift* 29 (1903), Beilage, 34L-35L

Fleck/Fleck (1968): Franz Fleck, Margarete Fleck, Organische und funktionelle Sexualerkrankungen, Berlin (Ost) 1968

Fleischmann (1911): Rudolf Fleischmann, Beitrag zur Lehre von der konträren Sexualempfindung, *Zeitschrift für die gesamte Neurologie und Psychiatrie* 7 (1911), S. 262–317

Forel (1906): August Forel, Die sexuelle Frage. Eine naturwissenschaftliche, psychologische, hygienische und soziologische Studie für Gebildete, München, 4. Aufl., 1906

Forel (1909): August Forel, Die Theorie Dr. Ammons über die Homosexualität, *Archiv für Rassen- und Gesellschaftsbiologie* 6 (1909), S. 490 f.

Foucault (1983): Michel Foucault, Der Wille zum Wissen. Sexualität und Wahrheit I, Frankfurt a. M. 1983

Freud (1920): Sigmund Freud, Drei Abhandlungen zur Sexualtheorie, Wien, Leipzig, 4. Aufl., 1920

Freud (1951): Sigmund Freud, Letter to Mrs ..., *The American Journal of Psychiatry* 107 (1951), p. 786 f.

Gaupp (1922): Robert Gaupp, Das Problem der Homosexualität, *Klinische Wochenschrift* 1 (1922), S. 1033–1038

Gaupp (1930): Robert Gaupp, Stellungnahme zu einer Aufhebung des § 175, *Deutsche medizinische Wochenschrift* 56 (1930), S. 87 f.

Gerngroß (1913): Friedrich Ludwig Gerngroß, Sterilisation und Kastration als Hilfsmittel im Kampf gegen das Verbrechen, München 1913

Geuter (1994): Ulfried Geuter, Homosexualität in der deutschen Jugendbewegung. Jungenfreundschaft und Sexualität im Diskurs von Jugendbewegung, Psychoanalyse und Jugendpsychologie am Beginn des 20. Jahrhunderts, Frankfurt a. M. 1994

Goldschmidt (1911): Richard Goldschmidt, Über die Vererbung der sekundären Geschlechtscharaktere. Vorläufige Mitteilung. Gesellschaft für Morphologie und Physiologie in München, Sitzung vom 21. November 1911, *Münchener medizinische Wochenschrift* 58 (1911), S. 2642 f.

Goldschmidt (1916/18): Richard Goldschmidt, Die biologischen Grundlagen der konträren Sexualität und des Hermaphroditismus, *Archiv für Rassen- und Gesellschaftsbiologie* 12 (1916/18), S. 1–14

Goldschmidt (1931): Richard Goldschmidt, Intersexualität und menschliches Zwittertum, *Deutsche medizinische Wochenschrift* 57 (1931), S. 1288–1292

Grabowski (1896): Norbert Grabowski, Die mannweibliche Natur des Menschen mit Berücksichtigung des psychosexuellen Hermaphroditismus, Leipzig 1896

Gräf (1909): Heinrich Gräf, Über die gerichtsärztliche Beurteilung perverser Geschlechtstriebe, *Archiv für Kriminal-Anthropologie und Kriminalistik* 34 (1909), S. 45–122

Grau (1987): Günter Grau, Hirschfeld über die Ursachen der Homosexualität – Zur Bedeutung seiner ätiologischen Hypothesen, *Mitteilungen der Magnus-Hirschfeld-Gesellschaft* 2 (1987), 13, S. 27–30

Grau (1998): Günter Grau, Ein Leben im Kampf gegen den Paragraphen 175. Zum Wirken des Dresdner Arztes Rudolf Klimmer 1905–1977, in: Manfred Herzer (Hrsg.), 100 Jahre Schwulenbewegung. Dokumentation einer Vortragsreihe in der Akademie der Künste, Berlin 1998, S. 195–209

Gross (1899): Hans Gross, Jahrbuch für sexuelle Zwischenstufen, *Archiv für Kriminal-Anthropologie und Kriminalistik* 2 (1899), S. 223

Hammelstein (2006): Philipp Hammelstein, Was bleibt, wenn die Perversion gestrichen ist? Ein Blick auf die Institution Psychiatrie aus homosexueller Sicht, in: Philipp Hammelstein, Ulrich Biechele, Thomas Heinrich (Hrsg.), Anders verrückt?! Lesben und Schwule in der Psychiatrie, Lengerich 2006, S. 32–38

Hattingberg (1936): Hans von Hattingberg, Über die Liebe. Eine ärztliche Wegweisung, München 1936

Hecht (1997): Karsten Hecht, Die Harden-Prozesse. Strafverfahren, Öffentlichkeit und Politik im Kaiserreich, jur. Diss., München 1997

Heiber (1968): Helmut Heiber (Hrsg.), Reichsführer! ... Briefe an und von Heinrich Himmler, Stuttgart 1968

Herzer (2000): Manfred Herzer, Kertbenys Leben und Sexualitätsstudien, in: Károly Mária Kertbeny, Schriften zur Homosexualitätsforschung, Berlin 2000, S. 7–61

Herzer (2001): Manfred Herzer, Magnus Hirschfeld. Leben und Werk eines jüdischen, schwulen und sozialistischen Sexologen, Hamburg 22001

Herzer (2005): Manfred Herzer, Eine sehr unvollständige Petentenliste, *Capri. Zeitschrift für schwule Geschichte* (2005), 37, S. 25–44

Herzog (2005): Dagmar Herzog, Die Politisierung der Lust. Sexualität in der deutschen Geschichte des 20. Jahrhunderts, München 2005

Heyer (1935): Gustav R. Heyer, Praktische Seelenheilkunde. Eine Einführung in die Psychotherapie für Ärzte und Studierende, München 1935

Hiller (1911): Kurt Hiller, Homosexualismus und deutscher Vorentwurf, *Monatsschrift für Kriminalpsychologie und Strafrechtsreform* 8 (1911), S. 28–38

Hiller/Linsert (1928): Kurt Hiller, Richard Linsert (Hrsg.), Für Magnus Hirschfeld zu seinem 60. Geburtstag, Berlin 1928

Hirschfeld (1903): Magnus Hirschfeld, Ursachen und Wesen des Uranismus, *Jahrbuch für sexuelle Zwischenstufen* 3 (1903), S. 1–193

Hirschfeld (1904): Magnus Hirschfeld, Das Ergebnis der statistischen Untersuchungen über den Prozentsatz der Homosexuellen, *Jahrbuch für sexuelle Zwischenstufen* 4 (1904), S. 109–178

Hirschfeld (1917): Magnus Hirschfeld, Operative Behandlung der Homosexualität, *Jahrbuch für sexuelle Zwischenstufen* 17 (1917), S. 189–190

Hirschfeld (1918): Magnus Hirschfeld, Ist die Homosexualität körperlich oder seelisch bedingt? *Münchener medizinische Wochenschrift* 65 (1918), S. 298 f.

Hirschfeld (1923): Magnus Hirschfeld, Die intersexuelle Konstitution, *Jahrbuch für sexuelle Zwischenstufen* 23 (1923), S. 3–27

Hirschfeld (1926 a): Magnus Hirschfeld, Geschlechtskunde. Auf Grund dreißigjähriger Forschung und Erfahrung bearbeitet. Band I: Die körperseelischen Grundlagen, Stuttgart 1926

Hirschfeld (1926 b): Magnus Hirschfeld, Geschlechtskunde. Auf Grund dreißigjähriger Forschung und Erfahrung bearbeitet. Band III: Einblicke und Ausblicke, Stuttgart 1926

Hirschfeld (1928): Magnus Hirschfeld, Kastration bei Sittlichkeitsverbrechern, *Zeitschrift für Sexualwissenschaft und Sexualpolitik* 15 (1928), S. 54 f.

Hoche (1930): Alfred Hoche, Stellungnahme zu einer Aufhebung des § 175, *Deutsche medizinische Wochenschrift* 56 (1930), S. 86

Hoffmann (1913): Geza von Hoffmann, Die Rassenhygiene in den Vereinigten Staaten von Nordamerika, München 1913

Hohmann (1991): Joachim S. Hohmann, Geschichte, Ziele, Leistungen und Perspektiven der Sexuologie in der DDR, in: Joachim S. Hohmann (Hrsg.), Sexuologie in der DDR, Berlin 1991, S. 9–50

Hüchtker (2000): Dietlind Hüchtker, „Unsittlichkeit" als Kristallationspunkt von Unsicherheit. Prostitutionspolitik in Berlin (1800–1850), in: Martin Dinges, Fritz Sack (Hrsg.), Unsichere Großstädte? Vom Mittelalter zur Postmoderne, Konstanz 2000, S. 175–196

Jellonnek (1997): Burkhard Jellonnek, Homosexuelle unter dem Hakenkreuz. Die Verfolgung von Homosexuellen im Dritten Reich, Paderborn 1997

Jones (1984): Ernest Jones, Sigmund Freud. Leben und Werk, Bd. III, München 1984

Jordan (2001): Bertrand Jordan, Alles genetisch?, Hamburg 2001

Kattmann/Seidler (1989): Ulrich Kattmann, Horst Seidler, Rassenkunde und Rassenhygiene, Ein Weg in den Nationalsozialismus. Materialien zur Ausstellung, Velber 1989

Katz (1998): Jonathan Ned Katz, Die Erfindung der Heterosexualität, in: Manfred Herzer (Hrsg.), 100 Jahre Schwulenbewegung. Dokumentation einer Vortragsreihe in der Akademie der Künste, Berlin 1998, S. 129–143

Kauders (1928): Otto Kauders, Keimdrüse, Sexualität und Zentralnervensystem, Berlin 1928

Kennedy (2001): Hubert Kennedy, Karl Heinrich Ulrichs. Leben und Werk, Hamburg, 2. Aufl., 2001

Kinsey et al. (1949): Alfred C. Kinsey, Wardell Baxter Pomeroy, Clyde Eugene Martin, Sexual behaviour in the human male, Philadelphia, 9. Aufl., 1949

Kleber (1989): Reinhardt Kleber, „Habt ihr's nicht kapiert ...", *Zeitschrift für Sexualforschung* 2 (1989), S. 75–85

Kleine Mitteilungen (1907): Homosexualität und Kriminalität, *Medizinische Klinik* 3 (1907), S. 1002

Koller (1941/42): Siegfried Koller, Über die Anwendbarkeit und Verbesserung der Probandenmethode, *Zeitschrift für menschliche Vererbungs- und Konstitutionslehre* 25 (1941/42), S. 375–390

Kraepelin (1915): Emil Kraepelin, Psychiatrie, Bd. IV/3, Leipzig, 14. Aufl., 1915

Kraepelin (1918 a): Emil Kraepelin, Geschlechtliche Verwirrungen und Volksvermehrung, *Münchener medizinische Wochenschrift* 65 (1918), S. 117–120

Kraepelin (1918 b): Emil Kraepelin, Erwiderung, *Münchener medizinische Wochenschrift* 65 (1918), S. 299 f.

Krafft-Ebing (1879): Richard von Krafft-Ebing, Lehrbuch der Psychiatrie auf klinischer Grundlage für practische Ärzte und Studierende, Bd. I, Stuttgart 1879

Krafft-Ebing (1884): Richard von Krafft-Ebing, Der Conträrsexuale vor dem Strafrichter, Leipzig, Wien 1884

Krafft-Ebing (1886): Richard von Krafft-Ebing, Psychopathia Sexualis. Eine medizinisch-gerichtliche Studie für Ärzte und Juristen, Stuttgart 1886

Krafft-Ebing (1889/90): Richard von Krafft-Ebing, Angeborene konträre Sexualempfindung. Erfolgreiche hypnotische Absuggerierung homosexueller Empfindungen, *Internationales Zentralblatt für Physiologie und Pathologie der Harn- und Sexualorgane* 1 (1889/90), S. 7–11

Krafft-Ebing (1901): Richard von Krafft-Ebing, Neue Studien auf dem Gebiet der Homosexualität, *Jahrbuch für sexuelle Zwischenstufen* 3 (1901), S. 1–36

Kretschmer (1921): Ernst Kretschmer, Keimdrüsenfunktion und Seelenstörung, *Deutsche medizinische Wochenschrift* 47 (1921), S. 649 f.

Kreuter (1922): Erwin Kreuter, Hodentransplantationen und Homosexualität, *Zentralblatt für Chirurgie* 49 (1922), S. 538–540

Lang (1936): Theo Lang, Beitrag zur Frage nach der genetischen Bedingtheit der Homosexualität, *Zeitschrift für die gesamte Neurologie und Psychiatrie* 155 (1936), S. 702–713

Lang (1937): Theo Lang, Weiterer Beitrag zur Frage nach der genetischen Bedingtheit der Homosexualität, *Zeitschrift für die gesamte Neurologie und Psychiatrie* 157 (1937), S. 557–574

Lang (1938): Theo Lang, Dritter Beitrag zur Frage nach der genetischen Bedingtheit der Homosexualität, *Zeitschrift für die gesamte Neurologie und Psychiatrie* 162 (1938), S. 627–645

Lang (1939): Theo Lang, Vierter Beitrag zur Frage nach der genetischen Bedingtheit der Homosexualität, *Zeitschrift für die gesamte Neurologie und Psychiatrie* 166 (1939), S. 255–270

Laszlo (1956): Carl Laszlo, Die Homosexualität des Mannes im Szondi-Test. Ein Beitrag zur Erforschung der Homosexualität und zur Kritik der Szondi-Methode, Stuttgart 1956

Lautmann (1993): Rüdiger Lautmann, Homosexualität? Die Liebe zum eigenen Geschlecht in der modernen Konstruktion, in: Helmut Puff (Hrsg.), Lust, Angst und Provokation. Homosexualität in der Gesellschaft, Göttingen, Zürich 1993, S. 15–37

Leibbrand/Leibbrand (1972): Annemarie Leibbrand, Werner Leibbrand, Formen des Eros. Kultur- und Geistesgeschichte der Liebe, Bd. II: Von der Reformation bis zur „sexuellen Revolution", München, Freiburg 1972

Lemke (1940 a): Rudolf Lemke, Neue Auffassungen zur Parthogenese, Klinik und strafrechtlichen Stellung der männlichen und weiblichen Homosexualität, *Medizinische Klinik* 36 (1940), S. 1355–1357

Lemke (1940 b): Rudolf Lemke, Über Ursache und strafrechtliche Bedeutung der Homosexualität, Jena 1940

Lemke/Rennert (1965): Rudolf Lemke, Helmut Rennert, Neurologie und Psychiatrie mit Anhang Kinderpsychiatrie. Leitfaden für Studium und Praxis, Leipzig 1965

Leonhard (1964): Karl Leonhard, Instinkte und Urinstinkte in der menschlichen Sexualität. Zugleich ein Beitrag zur Entwicklungsgeschichte menschlicher Instinkte, Stuttgart 1964

Leppmann (1930): Fritz Leppmann, Stellungnahme zu einer Aufhebung des § 175, *Deutsche medizinische Wochenschrift* 56 (1930), S. 128

Lockot (1985): Regine Lockot, Erinnern und Durcharbeiten. Zur Geschichte der Psychoanalyse im Nationalsozialismus, Frankfurt a. M. 1985

Meywerk (1943): Wilhelm Meywerk, Resozialisierung durch Entmannung, *Monatsschrift für Kriminalbiologie und Strafrechtsreform* 34 (1943), S. 1–39

Mezger (1938): Edmund Mezger, Die Straftat als Ganzes, *Zeitschrift für die gesamte Strafrechtswissenschaft* 57 (1938), S. 675–701

Mildenberger (2002 a): Florian Mildenberger, „Learned patterns of behaviour". Die Anstrengungen der Psychologie zur Heilung sexueller Deviationen 1950–1975, *Psychologie und Geschichte* 10 (2002), S. 114–140

Mildenberger (2002 b): Florian Mildenberger, Verjüngung und „Heilung" der Homosexualität. Eugen Steinach in seiner Zeit, *Zeitschrift für Sexualforschung* 15 (2002), S. 302–322

Mildenberger (2003): Florian Mildenberger, Rattenfänger im Schloss Bellevue, *Gigi. Zeitschrift für sexuelle Emanzipation* 29 (2003), S. 8 f.

Mildenberger (2006): Florian Mildenberger, Günter Dörner – Metamorphosen eines Wissenschaftlers, in: Wolfram Setz (Hrsg.), Homosexualität in der DDR. Materialien und Meinungen, Hamburg 2006, S. 237–272

Mildenberger (2007 a): Florian Mildenberger, Tante Magnesia auf dem Eso-Trip, *Gigi. Zeitschrift für sexuelle Emanzipation* 51 (2007), Oktober 2007, S. 12 f.

Mildenberger (2007 b): Florian Mildenberger, Magnus Hirschfeld und der Monismus. Wechselseitige Befruchtung oder Austausch von Irrtümern?, *Würzburger medizinhistorische Mitteilungen* 26 (2007), S. 75–109

Mitteilungen des WhK, *Gigi. Zeitschrift für sexuelle Emanzipation* 46 (2006), S. 38

Moll (1904): Albert Moll, Sexuelle Zwischenstufen, *Zeitschrift für ärztliche Fortbildung* 1 (1904), S. 706–708

Moll (1909): Albert Moll, Das Sexualleben des Kindes, Berlin 1909

Müller-Heß (1930): Victor Müller-Heß, Stellungnahme zu einer Aufhebung des § 175, *Deutsche medizinische Wochenschrift* 56 (1930), S. 127 f.

Näcke (1900): Paul Näcke, Die Kastration bei gewissen Klassen von Degenerirten als ein wirksamer socialer Schutz, *Archiv für Kriminal-Anthropologie und Kriminalistik* 3 (1900), S. 58–68

Näcke (1903/04): Paul Näcke, Das dritte Geschlecht, *Politisch-Anthropologische Revue* 2 (1903/04), S. 310–315

Oberholzer (1911): Emil Oberholzer, Kastration und Sterilisation von Geisteskranken in der Schweiz, *Juristisch-psychiatrische Grenzfragen* 8 (1911), S. 25–144

Ollendorff (1963): Robert H. V. Ollendorff, Das Problem jugendlicher Homosexualität und seine Bedeutung für psychiatrische Erkrankungen, med. Diss., Bonn 1963

Oosterhuis (1997): Harry Oosterhuis, Richard von Krafft-Ebings Stiefkinder der Natur. Wie die Psychiatrie moderne sexuelle Identitäten produzierte, *Capri. Zeitschrift für schwule Geschichte* 24 (1997), S. 2–27

Oosterhuis (2000): Harry Oosterhuis, Stepchildren of nature. Krafft-Ebing, psychiatry, and the making of sexual identity, Chicago 2000

Orthner et al. (1969): Helmut Orthner, E. Duhm, U. J. Jovanovic et al., Zur Therapie sexueller Perversionen. Heilung einer homosexuell-pädophilen Triebabweichung durch einseitigen stereotaktischen Eingriff im Tuber cinereum, Stuttgart 1969

Oslund (1923): Robert Oslund, A study of vasectomy on rats and guinea pigs, *American Journal of Physiology* 67 (1923), p. 422–444

Pare (1956): Charles M. B. Pare, Homosexuality and chromosomal sex, *Journal of psychosomatic research* 1 (1956), p. 247–251

Pfäfflin (1990): Friedemann Pfäfflin, Neuroendokrinologische Forschungsergebnisse und Sexualwissenschaft. Zur Vorgeschichte eines Konflikts, *Zeitschrift für Sexualforschung* 3 (1990), S. 54–74

Rasch (1962): Willibald Rasch, Körperliche Behandlungsverfahren, in: Hans Giese (Hrsg.), Psychopathologie der Sexualität, Stuttgart 1962, S. 543–567

Roemer (1912): Hans Roemer, Über psychiatrische Erblichkeitsforschung, *Archiv für Rassen- und Gesellschaftsbiologie* 9 (1912), S. 292–329

Röll (1992): Wolfgang Röll, Homosexuelle Häftlinge im Konzentrationslager Buchenwald, Weimar 1992

Rönn (1998): Peter von Rönn, Die Homosexualitätsentwürfe von Hans Giese und der lange Schatten von Bürger-Prinz, *Zeitschrift für Sexualforschung* 11 (1998), S. 277–310

Rönn (1998): Peter von Rönn, Politische und psychiatrische Homosexualitätskonstruktion im NS-Staat, Teil II: Die soziale Genese der Homosexualität als defizitäre Heterosexualität, *Zeitschrift für Sexualforschung* 11 (1998), S. 220–260

Rüdin (1904): Ernst Rüdin, Zur Rolle der Homosexuellen im Lebensprozeß der Rasse, *Archiv für Rassen- und Gesellschaftsbiologie* 1 (1904), S. 99–109

Rüdin (1909): Ernst Rüdin, Bemerkungen zu der Abhandlung Dr. Ammons über die Homosexualität, *Archiv für Rassen- und Gesellschaftsbiologie* 6 (1909), S. 803–805

Rüdin (1923): Ernst Rüdin, Über Vererbung geistiger Störungen, *Zeitschrift für die gesamte Neurologie und Psychiatrie* 81 (1923), S. 459–496

Sauerteig (1999): Lutz Sauerteig, Krankheit, Sexualität, Gesellschaft. Geschlechtskrankheiten und Gesundheitspolitik in Deutschland im 19. und frühen 20. Jahrhundert, Stuttgart 1999

Schallmayer (1908): Wilhelm Schallmayer, Der Krieg als Züchter, *Archiv für Rassen- und Gesellschaftsbiologie* 5 (1908), S. 364–400

Scheer (1986): Rainer Scheer, Die nach § 42 RStGB verurteilten Menschen in Hadamar, in: Dorothee Roer, Dieter Henkel (Hrsg.), Psychiatrie im Faschismus. Die Anstalt Hadamar 1933–1945, Bonn 1986, S. 237–255

Schoppmann (1991): Claudia Schoppmann: Nationalsozialistische Sexualpolitik und weibliche Homosexualität, Pfaffenweiler 1991

Schrenck-Notzing (1895): Albert von Schrenck-Notzing, Ein Beitrag zur Aetiologie der conträren Sexualempfindung, *Klinische Zeit- und Streitfragen* 9 (1895), S. 1–36

Schultz (1941): Johannes Heinrich Schultz, Referate – Erbbiologie und Rassenkunde, *Monatsschrift für Kriminalbiologie und Strafrechtsreform* 32 (1941), S. 32–39

Schultz (1957): Johannes Heinrich Schultz, Die Homosexualität als genetisches Problem, *Die Sexualität des Heimkehrers. Beiträge zur Sexualforschung* 11, Stuttgart 1957, S. 87–91

Sigusch (2001): Volkmar Sigusch, 50 Jahre Deutsche Gesellschaft für Sexualforschung, *Zeitschrift für Sexualforschung* 14 (2001), S. 39–80

Sommer (1998): Kai Sommer, Die Strafbarkeit der Homosexualität von der Kaiserzeit bis zum Nationalsozialismus. Eine Analyse der Straftatbestände im Strafgesetzbuch und in den Reformentwürfen (1871–1945), Frankfurt a. M. 1998

Staehelin (1938): John E. Staehelin, Die Psychopathen, in: Stavros Zurukzoglu (Hrsg.), Verhütung erbkranken Nachwuchses, Basel 1938, S. 155–171

Steakley (2004): James Steakley, Die Freunde des Kaisers. Die Eulenburg-Affäre im Spiegel zeitgenössischer Karikaturen, Hamburg 2004

Stedefeldt (2006): Eike Stedefeldt, Herr der Ratten, *Gigi. Zeitschrift für sexuelle Emanzipation* 46 (2006), S. 3

Steffens/Thompson (2006): Melanie Caroline Steffens, Erin Marie Thompson, Verruchte – Perverse – Kranke – Unsichtbare: Der historische Blick, in: Philipp Hammelstein, Ulrich Biechele, Thomas Heinrich (Hrsg.), Anders verrückt?! Lesben und Schwule in der Psychiatrie, Lengerich 2006, S. 13–22

Steinach (1910): Eugen Steinach, Geschlechtstrieb und echt sekundäre Geschlechtsmerkmale als Folge der innersekretorischen Funktion der Keimdrüse, *Zentralblatt für Physiologie* 24 (1910), S. 551–566

Steinach (1912): Eugen Steinach, Willkürliche Umwandlung von Säugetier-Männchen in Tiere mit ausgeprägt weiblichen Geschlechtscharakteren und weiblicher Psyche. Eine Untersuchung über die Funktion und Bedeutung der Pubertätsdrüsen, *Pflügers Archiv für die gesamte Physiologie des Menschen und der Tiere* 144 (1912), S. 71–108

Steinach (1917): Eugen Steinach, Pubertätsdrüsen und Zwitterbildung, *Archiv für Entwicklungsmechanik der Organismen* 44 (1917), S. 307–332

Steinach (1920): Eugen Steinach, Verjüngung durch experimentelle Neubelebung der alternden Pubertätsdrüse, Berlin 1920

Steinach/Holzknecht (1916): Eugen Steinach, Guido Holzknecht, Erhöhte Wirkungen der inneren Sekretion bei Hypertrophie der Pubertätsdrüsen, *Archiv für Entwicklungsmechanik der Organismen* 42 (1916), S. 490–507

Stekel (1918): Wilhelm Stekel, *Vierteljahresberichte des wissenschaftlich-humanitären Komitees* 18 (1918), S. 58

Stoff (2004): Heiko Stoff, Ewige Jugend. Konzepte der Verjüngung vom späten 19. Jahrhundert bis ins Dritte Reich, Köln 2004

Strassmann (1930): Fritz Strassmann: Stellungnahme zu einer Aufhebung des § 175, *Deutsche medizinische Wochenschrift* 56 (1930), S. 127

Strohmeyer (1910): Wilhelm Strohmayer, Die Ahnentafel der Könige Ludwig II und Otto I von Bayern, *Archiv für Rassen- und Gesellschaftsbiologie* 7 (1910), S. 65–92

Svenson (1909): Frey Svenson, Psychopathische Verbrecher, *Archiv für Kriminal-Anthropologie und Kriminalistik* 32 (1909), S. 209–263

Thinius (2006): Bert Thinius, Erfahrungen schwuler Männer in der DDR und in Deutschland Ost, in: Wolfram Setz (Hrsg.), Homosexualität in der DDR. Materialien und Meinungen, Hamburg 2006, S. 9–88

Ulrichs (1864): Numa Numantius (d.i. Karl Heinrich Ulrichs), Inclusa. Anthropologische Studien über mannmännliche Geschlechtsliebe. Zweite Schrift über mannmännliche Liebe. Naturwissenschaftlicher Theil. Nachweis, dass eine Classe von männlich gebauten Individuen Geschlechtsliebe zu Männern geschlechtlich angeboren ist, Leipzig 1864

Weber/Burgmair (1997): Matthias M. Weber, Wolfgang Burgmair, „Anders als die Anderen". Kraepelins Gutachten über Hirschfelds Aufklärungen, *Sudhoffs Archiv für Wissenschaftsgeschichte* 81 (1997), S. 1–20

Weil (1921): Arthur Weil, Die Körpermaße der Homosexuellen als Ausdrucksform ihrer spezifischen Konstitution, *Archiv für Entwicklungsmechanik der Organismen* 49 (1921), S. 538–544

Weininger (1904): Otto Weininger, Geschlecht und Charakter. Eine prinzipielle Untersuchung, Wien, 2. Aufl., 1904

Westphal (1869): Carl F. O. Westphal, Die conträre Sexualempfindung, *Archiv für Psychiatrie und Nervenkrankheiten* 2 (1869), S. 73–108

Wolff (1986): Charlotte Wolff, Magnus Hirschfeld. A portrait of a pioneer in sexology, London 1986

Zerssen (1965): Detlev von Zerssen, Biometrische Studien über Körperbau und Charakter, *Fortschritte der Neurologie, Psychiatrie und ihrer Grenzgebiete* 33 (1965), S. 455–471

Ziertmann (1909): Paul Ziertmann, Unfruchtbarmachung sozial Minderwertiger, *Monatsschrift für Kriminalpsychologie und Strafrechtsreform* 5 (1909), S. 734–743

Zurukzoglu (1938): Stavros Zurukzoglu (Hrsg.), Verhütung erbkranken Nachwuchses, Basel 1938

Quellen

Graz, Archiv für die Geschichte der Soziologie in Österreich, Konvolut Kriminologisches Universitätsinstitut (1913–1977)

Heidelberg, Archiv der psychiatrischen Universitätsklinik, Gutachten der psychiatrischen Klinik, K. H. (geb. 18.04.1913)

Wien, Dokumentationsarchiv österreichischer Widerstand (DÖW), Akt 1461

Biologische Faktoren der (homo-)sexuellen Orientierung – Ethische Implikationen

Sabine Müller

1 Einleitung

Sexuelle Beziehungen wurden und werden in allen menschlichen Kulturen von religiösen und weltlichen Institutionen zu regulieren, normieren und sanktionieren versucht. Welche Arten sexueller Beziehungen als normal oder akzeptabel galten, unterscheidet sich bekanntlich stark zwischen verschiedenen Gesellschaften und Epochen. Sowohl der Blick in die Geschichte als auch der Blick in andere Kulturen zeigt ein breites Spektrum der Bewertung verschiedener Formen der Sexualität.[1] Seltenere Formen werden häufiger als inakzeptabel betrachtet als die verbreiteteren und dementsprechend häufiger diskriminiert, pathologisiert oder strafrechtlich verfolgt; das betrifft insbesondere männliche Homosexualität.[2] In manchen Fällen wurden dagegen gerade die selteneren Formen als wertvoller betrachtet, wie dies in der griechischen Antike für die männliche Homosexualität der Fall war.[3] Aber auch weit verbreitete Formen der Sexualität wie außerehelicher Geschlechtsverkehr oder Polygamie werden in den Gesellschaften, die diese religiös verurteilen, meist auch juristisch sanktioniert und u. U. drakonisch bestraft.[4] Die moralische

1 Eine Untersuchung der Bewertung der verschiedenen Formen der Sexualität in den unterschiedlichen Weltreligionen findet sich bei Schwikart (2001). Eine kurze Übersicht über die „Geschichte sexueller Anpassung im Abendland" gibt Fiedler (2004), S. 16–28.

2 Kinsey et al. (1964), S. 613–616; Kinsey et al. (1998), S. 481–487.

3 Vgl. Schwikart (2001), S. 40 f.; Fiedler (2004), S. 18–20; Conrad/Schneider (1992), S. 174–176.

4 Ehebruch gilt im Islam als schweres Verbrechen, das göttliches Gebot sowie die Rechte des Ehepartners und die Ehre der Familie verletzt; bestraft wird er nach der Scharia (praktisch nur bei Frauen) mit Steinigung. – Vgl. Schwikart (2001), S. 139–141. – Zur Bewertung des außerehelichen Geschlechtsverkehrs in den USA Mitte des 20. Jahrhunderts vgl. Kinsey et al. (1964), S. 534–538.

Verurteilung der Homosexualität wird vor allem damit begründet, dass sie nicht der Reproduktion diene und daher unnatürlich sei. Als verwerflich wird vor allem die Verschwendung des Spermas betrachtet.[5] Die Betrachtung von Homosexualität als unnatürlich ignoriert allerdings die Tatsache, dass nicht nur bei Menschen, sondern bei vielen Tierarten Sex nicht nur den Zweck der Reproduktion hat und dass gleichgeschlechtlicher Sex weit verbreitet ist.[6]

Homosexuelle Handlungen gelten in allen abrahamitischen Religionen als „Sünden". Kinsey et al. (1998) weisen auf die Kontinuität der moralischen Verurteilung der Homosexualität vom antiken Judentum über den Katholizismus bis in das anglikanische Recht und das derzeitige US-Recht hin. Die Ursprünge der Verdammung der Homosexualität liegen im 7. Jahrhundert v. Chr., als die Juden bei ihrer Rückkehr aus dem Babylonischen Exil sich kulturell strikt von ihren Nachbarvölker abgrenzten und im Zuge dessen auch homosexuelle religiöse Rituale verurteilten, die sie zuvor selbst gepflegt hatten. Homosexualität galt ihnen seitdem als heidnisch.[7] Auch heute wird Homosexualität im orthodoxen Judentum,[8] im Christentum[9] sowie im Islam[10] moralisch geächtet. Obwohl das letzte sowie das derzeitige Oberhaupt der Katholischen Kirche homosexuelle Beziehungen als „schwere Verirrungen" und „Sünden, die schwer gegen die Keuschheit verstoßen" gebrandmarkt haben[11] und sich dabei

5 Vgl. Conrad/Schneider (1992), S. 173. – Da die Verurteilung der Homosexualität vor allem auf dem Topos der Verschwendung der „göttlichen Gabe" basiert, gilt weibliche Homosexualität als weniger schlimm.

6 Vgl. Kinsey et al. (1998), S. 448–451.

7 Vgl. Kinsey et al. (1998), S. 481–483; Conrad/Schneider (1992), S. 174.

8 Im orthodoxen Judentum gilt für alle Menschen eine Heiratspflicht, auch für solche mit homosexuellen Neigungen. Das Alte Testament (3. Mose 18,22) und der Talmud verurteilen homosexuelle Handlungen von Männern eindeutig; zur weiblichen Homosexualität gibt es dort keine wertende Erörterung. – Vgl. Schwikart (2001), S. 78; Conrad/Schneider (1992), S. 173.

9 Die mächtigsten Strömungen des Christentums verurteilen Homosexualität. Das gilt für die Römisch-Katholische Kirche, die Orthodoxen Kirchen sowie die meisten evangelikalen und konservativen Protestanten. Zahlreiche Freikirchen wie die Baptisten sowie die Zeugen Jehovas verurteilen Homosexualität besonders scharf. Tolerant oder akzeptierend gegenüber Homosexualität sind dagegen die Evangelische Kirche Deutschland, die Alt-Katholische Kirche, die Methodistische Kirche in Großbritannien, die United Church of Christ, einige Anglikanische Kirchen und die Metropolitan Community Church. Die dominierenden christlichen Kirchen können sich auf das mosaische Gesetz berufen: „Und wenn ein Mann bei einem Manne liegt, wie man bei einem Weibe liegt, so haben beide einen Gräuel verübt; sie sollen gewisslich getötet werden, ihr Blut ist auf ihnen." (Lev 21,13 ELB). Auch der Apostel Paulus hat Homosexualität unmissverständlich verurteilt: „Darum hat sie Gott dahingegeben in schändliche Leidenschaften; denn ihre Frauen haben den natürlichen Verkehr vertauscht mit dem widernatürlichen; desgleichen haben auch die Männer den natürlichen Verkehr mit der Frau verlassen und sind in Begierde zueinander entbrannt und haben Mann mit Mann Schande getrieben und den Lohn ihrer Verirrung, wie es ja sein musste, an sich selbst empfangen." (Röm 1,26–27 ELB).

10 Der Islam betrachtet Homosexualität als Sünde. Der Koran fordert die Bestrafung von männlichem homosexuellem Verhalten, obwohl in der islamischen Tradition die sexuelle Attraktion durch „bartlose Knaben" für natürlich und universell gehalten wird. Doch die Liebe zwischen Männern muss nach islamischer Lehre keusch bleiben. Die Strafen reichen von Auspeitschen bis Hinrichtung. – Vgl. Schwikart (2001), S. 142 f.; www.wikipedia.de, „Homosexualität und Religion"; www.islamic.org.uk/deutsch/homosex.html.

11 Die Kongregation für die Glaubenslehre unter dem Vorsitz von Kardinal Ratzinger, dem jetzigen Papst Benedikt XVI, hat dazu am 03.06.2003 in einer Stellungnahme eindeutig Position bezogen: „Die Ehe ist heilig, während die homosexuellen Beziehungen gegen das natürliche Sittengesetz verstoßen. Denn bei den homosexuellen Handlungen bleibt ‚die Weitergabe des Lebens [...] beim Geschlechtsakt ausgeschlossen. Sie entspringen nicht einer wahren affektiven und geschlechtlichen Ergänzungsbedürftigkeit. Sie sind in keinem Fall zu billigen'. Homosexuelle Beziehungen werden ‚in der Heiligen Schrift als schwere Verirrungen verurteilt ... (vgl. Röm 1,24–27; 1 Kor 6,10; 1 Tim 1,10). Dieses Urteil der Heiligen Schrift erlaubt zwar nicht den Schluss, dass alle, die an dieser

auf die Kirchenlehrer Augustinus und Thomas von Aquin berufen konnten,[12] sieht sich die Katholische Kirche mit dem Vorwurf konfrontiert, „die größte transnationale Schwulenorganisation" zu sein.[13] In zahlreichen islamischen Staaten werden Homosexuelle nicht nur diskriminiert, sondern brutal verfolgt.[14]

Von einer naturgegebenen Normalität ist im Bereich der sexuellen Orientierungen und Praktiken nicht auszugehen. Vielmehr gibt es ein breites Spektrum, bei dem Normalität zum einen über die statistische Häufigkeit, zum anderen über die Konformität mit gesellschaftlichen Normen und juristischen Regelungen definiert wird. So ist die lebenslange monogame Ehe von Mann und Frau „normal" nur in dem Sinne, dass sie in den gegenwärtigen, christlich geprägten Gesellschaften die am häufigsten vorkommende Lebensform ist (wenn auch mit fallender Tendenz), dort als Idealvorstellung gilt und durch juristische, insbesondere steuerliche Regelungen vor allen anderen Lebensformen privilegiert wird. Die „Normalität" der lebenslangen monogamen Ehe von Mann und Frau basiert nicht auf einer natürlichen Norm, sondern auf soziokulturellen Normen.[15] Gleichwohl werden alle davon abweichenden

---

Anomalie leiden, persönlich dafür verantwortlich sind, bezeugt aber, dass die homosexuellen Handlungen in sich nicht in Ordnung sind'. Dieses moralische Urteil, das man bei vielen kirchlichen Schriftstellern der ersten Jahrhunderte findet, wurde von der katholischen Tradition einmütig angenommen. Nach der Lehre der Kirche ist den Männern und Frauen mit homosexuellen Tendenzen ‚mit Achtung, Mitleid und Takt zu begegnen. Man hüte sich, sie in irgendeiner Weise ungerecht zurückzusetzen'. Diese Personen sind wie die anderen Christen gerufen, ein keusches Leben zu führen. Aber die homosexuelle Neigung ist ‚objektiv ungeordnet', und homosexuelle Praktiken gehören ‚zu den Sünden, die schwer gegen die Keuschheit verstoßen'." – Entsprechend weist Kardinal Ratzinger katholische Parlamentarier an: „Wird der gesetzgebenden Versammlung zum ersten Mal ein Gesetzentwurf zu Gunsten der rechtlichen Anerkennung homosexueller Lebensgemeinschaften vorgelegt, hat der katholische Parlamentarier die sittliche Pflicht, klar und öffentlich seinen Widerspruch zu äußern und gegen den Gesetzentwurf zu votieren. Die eigene Stimme einem für das Gemeinwohl der Gesellschaft so schädlichen Gesetzestext zu geben, ist eine schwerwiegend unsittliche Handlung. [...] Die rechtliche Anerkennung homosexueller Lebensgemeinschaften oder deren Gleichsetzung mit der Ehe würde bedeuten, nicht nur ein abwegiges Verhalten zu billigen und zu einem Modell in der gegenwärtigen Gesellschaft zu machen, sondern auch grundlegende Werte zu verdunkeln, die zum gemeinsamen Erbe der Menschheit gehören." – Vgl. Kongregation für die Glaubenslehre (2003).

12 Vgl. Conrad/Schneider (1992), S. 177.

13 Der Jesuit Hermann Kügler sagte in einem Spiegel-Interview: „Richtig ist sicher, dass die katholische Kirche die größte transnationale Schwulenorganisation ist. Glaubwürdige Schätzungen gehen davon aus, dass etwa 20 % der römisch-katholischen Priester homosexuell sind – was nicht heißt, dass sie diese Neigung auch ausleben." – Kügler (2005). – Auf Druck des Vatikans zog Kügler diese Äußerung wenige Tage später zurück. Vgl. www.spiegel.de/panorama/0,1518,387409,00.html, 29.11.2005.

14 Eva Gundermann berichtet über die Verfolgung von Schwulen und Lesben im Namen des Islam: „Abhängig von Regierung und Rechtssprechung geht die Bandbreite der Strafen von einer Auspeitschung bis hin zum Tod durch Steinigung oder durch eine einstürzende Wand. Nach Schätzungen von der queeren internationalen islamischen Organisation Al-Fatiha sind seit der Revolution von 1979 im Iran 4.000 Schwule hingerichtet worden. Die Taliban sind für zehn öffentliche Hinrichtungen in Afghanistan verantwortlich. Im neuesten Bericht von amnesty international zur Lage von Lesben, Schwulen und Transgender weltweit werden mindestens 57 Länder aufgezählt, in denen Homosexualität ausdrücklich verboten ist. Dazu gehören auch 22 muslimische Länder [...]. Mit der Todesstrafe müssen Schwule und Lesben in Afghanistan, Saudi Arabien, Iran, Mauretanien, Sudan, Tschetschenien und im Jemen rechnen. In den meisten dieser Länder gilt die Shari'a-Gesetzesauslegung, die die strengsten Strafen vorsieht, denn Homosexualität gilt als Hodûd, als Straftat, die gegen den Willen Allahs verstößt." – www.sgipt.org/sonstig/metaph/sexrel/islam/homosex.htm.

15 Vgl. Ridley (1995), S. 207–246.

Lebensformen als unmoralisch, unter Umständen sogar als unnatürlich betrachtet. Das gilt für nichteheliche heterosexuelle Lebensgemeinschaften, außereheliche heterosexuelle Beziehungen, vorehelichen heterosexuellen Geschlechtsverkehr, Bi- und Polygamie, serielle Monogamie ebenso wie für homosexuelle Beziehungen.

Während religiöse und staatliche Institutionen seit ihrem Entstehen damit befasst sind, Normen für eine akzeptable Sexualität zu etablieren und davon abweichende Formen zu sanktionieren, haben sich die Naturwissenschaften und die Medizin erst vor knapp dreihundert Jahren in diesen Diskurs eingeschaltet. Die Psychiatrie hat ihre Existenz wesentlich der Tatsache zu verdanken, dass sie sexuelle Abweichungen als „gesund" bzw. „krank" klassifiziert. Dabei hat die Psychiatrie im 19. Jahrhundert die vom Christentum vorgenommene Bewertung der Homosexualität als unnatürlich übernommen und als psychische Störung klassifiziert, bei der im Grunde nur umstritten war, ob sie eine Neurose, eine Perversion oder eine Persönlichkeitsstörung sei.[16]

Die Bestrebungen einiger einflussreicher Sexualwissenschaftler, insbesondere von Magnus Hirschfeld, gingen dahin, Homosexualität als biologisch bedingt zu erweisen; damit verfolgten sie unter anderem das Ziel, ihr den Charakter eines moralischen Fehlverhaltens zu nehmen und sie zu entkriminalisieren. Wenn sie schicksalhaft verursacht wird, so lautet die Logik dieser Argumentation, dann ist sie nicht schuldhaft und sollte nicht bestraft werden. In jüngster Zeit versuchen einige Wissenschaftler, pränatale, hormonelle und genetische Faktoren, die Homosexualität bedingen könnten, zu identifizieren. Diese biologisch orientierte Forschung zur Homosexualität dominiert zunehmend, und ihre Resultate werden von den Massenmedien rasch aufgenommen und verbreitet.[17]

Unabhängig von den wissenschaftlichen Evidenzen für biologische Faktoren der Homosexualität wird heftig darüber debattiert, ob es überhaupt legitim sei, diese Forschung zu betreiben. Biologische Erklärungsmodelle der Homosexualität werden einerseits von vielen Homosexuellen dankbar aufgenommen, weil diese ihr das Stigma der schuldhaften Verfehlung nehmen und allen Umerziehungsmaßnahmen den Boden entziehen,[18] andererseits halten viele Menschen, insbesondere viele Homosexuelle, diese Erklärungen für diskriminierend, gerade weil sie Homosexualität als schicksalhaft bzw. determiniert beschreiben.[19] Für die These von der diskriminierenden Wirkung biologischer Erklärungen spricht die Tatsache, dass biologisch bedingte Normabweichungen häufig genauso negativ konnotiert sind wie moralisches Fehlverhalten. Im Zuge der Säkularisierung wurde moralische Devianz zunehmend als angeborene Krankheit uminterpretiert. Es besteht eine historische Verbindung zwischen der Verdammungsmetapher der protestantischen, vor allem der calvinistischen Ethik und dem gegenwärtigen medizinischen Modell der Devianz: Beiden gemein ist die Vorstellung einer angeborenen Prädestination zum Bösen bzw. einer angeborenen Prädisposition zur Krankheit, schicksal-

16 Vgl. Fiedler (2004), S. 3–5.
17 Vgl. Bem (2000), S. 531.
18 Ebd.
19 Vgl. auch Veniegas/Conley (2000), S. 278.

haft verursacht durch bestimmte „Kräfte" und weitgehend irreversibel. Tatsächlich besteht eine Kontinuität zwischen der Zuschreibung von Schlechtigkeit und Krankheit: beide sind negative Werturteile.[20] Daher muss auch nicht verwundern, dass die moralisierende Verurteilung und die Pathologisierung einer bestimmten Abweichung einander zyklisch ablösen, wie Peter Conrad und Joseph Schneider (1992) anhand zahlreicher Beispiele belegt haben. Gerade die Geschichte der gesellschaftlichen Haltung zur Homosexualität zeigt einen Weg von der Zuschreibung von Amoralität über die Definition als Krankheit bis zu einer symbolischen Depathologisierung, gefolgt von der Wiederauferstehung eines antihomosexuellen moralischen Kreuzzugs.[21] Somit bleibt die biologische Erklärung einer von der gesellschaftlichen Norm abweichenden Eigenschaft grundsätzlich ambivalent für die Betroffenen.

Mit der Diskussion der Frage, ob die Forschung nach biologischen, die sexuelle Orientierung beeinflussenden Faktoren legitim ist oder nicht, werde ich daher diesen Aufsatz beginnen und erst danach die Diskussion naturwissenschaftlicher und medizinischer Argumente für die Existenz derartiger Faktoren darstellen.

2 Ist die Frage nach biologischen Faktoren der homosexuellen Orientierung legitim?

Die Frage, ob die sexuelle Orientierung, insbesondere die homosexuelle, durch biologische Faktoren bestimmt wird, und wenn ja, durch welche, ist eine naturwissenschaftliche Frage. Als solche sollte sie wertneutral, d. h. vorurteilsfrei, ohne moralische Bewertung und frei von persönlichen oder gesellschaftlichen Interessen untersucht werden. Insbesondere sollten die eigene sexuelle Orientierung der Wissenschaftler, deren persönliche Sympathie bzw. Antipathie für bestimmte Formen der Sexualität, das gesellschaftliche Klima gegenüber Minderheiten sowie aktuelle bevölkerungspolitische Ziele die Forschung nicht beeinflussen. Naturwissenschaftliche Untersuchungen sind grundsätzlich *sine ira et studio* durchzuführen.

Doch obwohl die Naturwissenschaften ihrem Selbstverständnis nach frei von Ideologien und Partikularinteressen sind, zeigt die Wissenschaftsgeschichte etliche Beispiele dafür, dass sie diesem Ideal keineswegs immer entsprochen haben, sondern zum einen von gesellschaftlichen Ideologien und zeitbedingten Moralvorstellungen beeinflusst worden sind, zum anderen sich in deren Dienst haben stellen lassen. Das gilt in besonderem Maße für die Forschung zur Sexualität und Reproduktion. Wegen deren hoher gesellschaftlicher Relevanz und wegen des starken Interesses von weltlichen und religiösen Machthabern an deren Regulierung hat die wissenschaftliche Forschung zur Sexualität zu keiner Zeit in einem wertneutralen Raum unter Bedingungen wissenschaftlicher Neutralität stattgefunden.

Heute wird die wissenschaftliche Forschung zwar weniger als in früheren Zeiten durch explizite Verbote eingeschränkt, doch gesellschaftliche Tabus verhin-

20 Conrad/Schneider (1992), S. 180: „Although ‚badness' thereby became ‚sickness', the moral principles on which this relation were based remained essentially unchanged."

21 Vgl. Conrad/Schneider (1992), S. 172–214 und 264–271.

dern weiterhin die Arbeit an bestimmten Forschungsfragen. Selbst in liberalen Gesellschaften, in denen die Individuen freien Zugang zu Verhütungsmitteln sowie zu künstlicher Reproduktion haben und selbst entscheiden, ob, wann und mit wem sie sich reproduzieren, versucht der Staat, die Reproduktion zu steuern: Stimmt die Summe der individuellen, selbstbestimmten Reproduktionsentscheidungen nicht mit der staatlich erwünschten Reproduktionsrate überein, d. h. werden „zu wenige" oder „zu viele" Kinder geboren, so beginnt der Staat in der Regel eine direkte oder indirekte Bevölkerungspolitik durch finanzielle Gebäranreize sowie steuerliche und andere Sanktionen für Kinderlosigkeit bzw. für „zu viele" Kinder. Die politische Diskussion über zu niedrige oder zu hohe Reproduktionsraten beeinflusst wiederum die Einstellungen der Wissenschaftler und darüber die Forschungsfragen und -ergebnisse. Mehr noch wird die Forschung dadurch politisch gelenkt, dass sie auf öffentliche Gelder angewiesen ist, die von Forschungs- und Bildungsministerien nicht zuletzt nach politischen Kriterien vergeben werden. Da für politisch nicht opportune Forschungsfragen keine staatlichen Gelder bereitgestellt werden, können diese gar nicht oder nur mit geringstem finanziellen und personellen Einsatz untersucht werden. Eine freie, allein der Wahrheit verpflichtete Wissenschaft ist ein Ideal, dessen Realisierung um so schwieriger ist, je personal- und kostenintensiver die Forschung wird.

Die gesellschaftlichen Einflüsse betreffen in besonderem Maße die Forschung zur Homosexualität: Erstens gibt es eine starke gesellschaftliche Einflussnahme – sowohl in Bezug auf die Verurteilung der Homosexualität als auch in Bezug auf die Verteidigung von Minderheitenrechten. Zweitens besteht ein staatliches Interesse an der Reproduktionsrate. Drittens erschweren die individuellen Einstellungen der Wissenschaftler und teilweise deren eigene Betroffenheit eine wertneutrale Forschung zur Homosexualität.

Forschungsergebnisse, die Sexualität und Reproduktion betreffen, werden unmittelbar von gesellschaftlichen Gruppen aufgenommen und im Sinne der eigenen Weltanschauung und Interessen interpretiert. In manchen Fällen kann ein und dasselbe Ergebnis im Sinne gegensätzlicher Interessen und Weltanschauungen interpretiert und eingesetzt werden. So werden einerseits biologische Erklärungen der Homosexualität als moralische Entlastung verwendet: Wenn Homosexualität biologisch bedingt ist, ist homosexuelles Verhalten nur die Folge einer natürlichen Veranlagung und weder die „Schuld" des Individuums noch die „Schuld" von dessen Eltern, von „Verführern", den Medien o. a. Andererseits werden biologische Erklärungen zur Stigmatisierung eingesetzt: Homosexualität wäre demnach ein biologischer Makel, eine angeborene Schlechtigkeit bzw. eine besondere Schwäche, der durch Erziehung und Selbstdisziplin zu begegnen sei. Die Überzeugung von der biologischen Bedingtheit von Homosexualität lässt demnach entgegen gesetzte Konsequenzen für den gesellschaftlichen Umgang damit rechtfertigen: Einerseits kann ein liberaler Umgang mit Homosexualität gerechtfertigt werden, wenn diese als natürliche Variante wie Linkshändigkeit angesehen wird.[22] Andererseits kann genuine Homosexualität als pathologisch eingestuft werden, womit sich Dis-

22 Vgl. z. B. Ellis/Ames (1987), S. 252: „Ultimately, the theory implies that, were it not for delicately balanced combinations of genetic, neurological, hormonal, and environmental factors, largely occuring prior to birth, each and every one of us would be homosexual."

kriminierung begründen lässt.[23] Tatsächlich gab es diese gegensätzlichen Reaktionen auf die Publizierung der These des „Schwulengens“: Einerseits wurde sie in großen Teilen der Schwulengemeinde begrüßt; andererseits titelte die *Daily Mail* mit der Schlagzeile: „Hoffnung für Abtreibung nach Entdeckung von Schwulengen“.[24] Vorstellbar ist tatsächlich die Entwicklung pränataler Therapien zur Umpolung eines Embryos mit mutmaßlich homosexuellen Anlagen, beispielsweise durch die pränatale Zufuhr von Androgenen.[25]

Von verschiedenen Seiten wird die Forschung zu biologischen Ursachen der Homosexualität grundsätzlich abgelehnt, ganz gleich, was ihre Resultate sein mögen und wie diese zu interpretieren seien. Die Motive dahinter sind allerdings ganz disparat: Auf der einen Seite lehnen christliche und islamische Religionsvertreter die biologischen Erklärungen der Homosexualität ab, da diese es schwerer machen, homosexuelles Verhalten als „amoralisch“ oder „sündhaft“ zu verurteilen. Sie favorisieren stattdessen soziopsychologische Erklärungen, insbesondere solche, die eine fehlerhafte Erziehung, vor allem mangelnde väterliche Autorität als Ursache der „Störung“ ausmachen. Sie setzen auch Hoffnung in so genannte *reparative therapies*, also Therapien zur Umerziehung von Homosexuellen zu Heterosexuellen. Auf der anderen Seite werden biologische Erklärungsansätze der Homosexualität genauso vehement von denen abgelehnt, die befürchten, dass diese Forschung der Diskriminierung Homosexueller Vorschub leiste.[26] Auch die Anhänger des sozialwissenschaftlichen Standardmodells[27] betrachten jeden Versuch, menschliche Eigenschaften oder menschliches Verhalten auf biologische Dispositionen zurückzuführen, als einen zu verurteilenden Biologismus. Genauso lehnen Vertreter dualistischer Körper-Geist-Modelle ausschließlich biologische Erklärungsansätze menschlichen Verhaltens grundsätzlich ab. Nach ihrer Ansicht ist die sexuelle Orientierung beim Menschen eine freie Entscheidung und nicht biologisch, sondern ausschließlich sozial und kulturell determiniert. Dasselbe gilt für zahlreiche Feministinnen, die auf der Freiheit der Wahl allen sexuellen Verhaltens bestehen und jede biologische Disposition negieren.[28]

Die möglichen ethischen und politischen Konsequenzen sollten auch bei einer wertneutralen naturwissenschaftlichen Untersuchung bedacht werden.

---

23 Vgl. hierzu auch Byne/Parsons (1993), S. 236.

24 Vgl. Jones (2003), S. 292.

25 Vgl. Bell et al. (1981), S. 219.

26 Anfang 2007 wurde Charles Roselli, der Homosexualität bei Schafböcken untersucht, von der Tierrechtsorganisation PETA und anschließend in der britischen Zeitung Sunday Times diffamiert, als jemand, der ‚schwule Schafe‘ ‚kurieren‘ wolle. Darauf begann im Internet in zahlreichen Weblogs eine regelrechte Hetze inklusive Hass-Emails: Roselli solle erschossen werden; er solle in der Hölle brennen. Die *New York* Times nennt die Geschichte von Roselli und den ‚schwulen Schafen‘ „ein Lehrbuchbeispiel der Entstellung und Beschimpfung“. – Vgl. SPIEGEL Online, 21.07.2007.

27 Das sozialwissenschaftliche Standardmodell, das in den Sozial- und Geisteswissenschaften auch heute noch dominiert, charakterisiert Steven Pinker wie folgt: „1. Während Tiere strikt von ihren biologischen Gegebenheiten gesteuert werden, wird das menschliche Verhalten von der Kultur, einem autonomen System aus Symbolen und Werten, bestimmt. Da sie frei von biologischen Zwängen sind, können Kulturen willkürlich und ohne Einschränkung variieren. 2. Menschliche Säuglinge besitzen bei ihrer Geburt nichts weiter als ein paar Reflexe und die Fähigkeit zu lernen. Das Lernen ist ein Allzweckmechanismus, der in allen Wissensbereichen angewendet wird. Kinder lernen ihre Kultur durch Unterweisung, Belohnung und Bestrafung sowie durch Rollenmodelle.“ Vgl. Pinker (1996), S. 455.

28 Vgl. Veniegas/Conley (2000), S. 279 f.

Gerade die Forschung zu möglichen biologischen Ursachen von Homosexualität findet nicht in einem Klima gesellschaftlicher Neutralität und umfassender Toleranz statt, sondern in einer Zeit, in der es eine erbitterte Kontroverse zwischen den Befürwortern und den Gegnern der Akzeptanz von Homosexualität gibt. Diese Kontroverse ist eine der Kampflinien zwischen individualistischen und konservativ-religiösen Kräften, die vor allem auf den Gebieten Sexualität und Reproduktion ausgetragen wird. Homosexualität ist bekanntlich wie Schwangerschaftsabbruch und Frauenrechte eins der Hauptangriffsziele von christlichen und islamischen Fundamentalisten. Der Einsatz für die Rechte von Homosexuellen ist unabhängig von persönlicher Betroffenheit und Teil eines Kampfes für die grundsätzliche Freiheit, ein selbst bestimmtes Leben statt eines Lebens nach den Regeln religiöser Doktrinen zu führen.

Doch diese weltanschaulichen bzw. politischen Bedenken sollten nicht die Bedeutung einer freien, der objektiven Erkenntnis verpflichteten Forschung überwiegen. Die Angst vor dem Missbrauch von Forschungsergebnissen durch polemische Meinungsmacher sollte nicht zum vorauseilenden Gehorsam führen. Die Gegner individueller Freiheit benötigen keine Forschungsergebnisse, da sie sich ohnehin auf „höhere" Autoritäten stützen. Die Gegner autoritärer Ideologien können aber sehr wohl von wissenschaftlichen Ergebnissen profitieren. Die Themen Sexualität und Reproduktion erfordern eine besondere Sensibilität – aber kein Forschungstabu.

Es ist gerade bei einem so verminten Gebiet wie der Erforschung der Homosexualität enorm wichtig, nicht nur in wissenschaftlichen Medien seriös zu argumentieren, sondern auch darauf zu achten, dass in der populärwissenschaftlichen Presse und den Massenmedien die Forschungsergebnisse nicht zu stark vereinfacht werden. Insbesondere sollten schwache Korrelationen zwischen gewissen biologischen Parametern und einem bestimmten Sexualverhalten nicht im Sinne eines biologischen Determinismus interpretiert werden.

Im Folgenden werde ich die Hypothesen und Forschungsergebnisse zu möglichen Dispositionen der Homosexualität kritisch darstellen. Beginnen werde ich mit psychologischen und sozialen Faktoren, die nicht nur unter Laien, sondern auch von zahlreichen zeitgenössischen Wissenschaftlern für entscheidend gehalten werden, obwohl sie sich empirisch nicht bestätigen lassen haben (Kapitel 3). Anschließend diskutiere ich biologische Faktoren, insbesondere genetische, pränatale, hormonelle und hirnorganische Faktoren sowie den Faktor des kindlichen Temperaments (Kapitel 4). Die Forschung hat auch gezeigt, dass die Dichotomie von Heterosexualität und Homosexualität eine zu starke Vereinfachung ist und dazwischen ein breites Spektrum von Bisexualität liegt (Kapitel 5). In der biologischen Ursachenforschung wurde Homosexualität bis in die jüngste Zeit als eine organisch bedingte psychische Störung betrachtet. Sie wurde dabei zwar nicht moralisch verurteilt, aber pathologisiert. Mit der zunehmenden gesellschaftlichen Akzeptanz und juristischen Anerkennung von Homosexuellen wird in der biologisch ausgerichteten Forschung Homosexualität nicht mehr als Störung, sondern als eine Normvariante betrachtet. Wenn sie dies sein sollte, müsste sie nach evolutionstheoretischen Prinzipien einen biologischen Sinn haben, d. h. es müsste dem Überleben der Gene förderlich sein, dass ein Teil der Population lebenslang oder zeitweise homosexuell ist. Dies widerspricht *prima facie* dem Ziel der Reproduktion der eigenen Gene; bei genauerer Betrachtung lassen sich aber indirekte Reproduktions- bzw. Überlebensvorteile für homosexuelle Individuen sowie für deren Verwandte finden (Kapitel 6). Wäre ein evolutionstheoretischer Sinn von Homosexualität nachzuweisen, würde dies ihrer Verurteilung als unnatürlich vollends den Boden entziehen, aber auch die Bedenken gegen eine Biologisierung der Homosexualität aus Angst vor Diskriminierung der Homosexuellen entkräften.

3 Welche psychosozialen Faktoren sollen Homosexualität begünstigen?

3.1 Mütterliche Dominanz und Mangel an väterlicher Autorität

Eine weit verbreitete, unter anderem auf Sigmund Freud zurückgehende Theorie besagt, dass männliche Homosexualität durch eine gestörte Vater-Sohn-Beziehung in der Kindheit verursacht werde. Ein Mangel an väterlicher und ein Übermaß an mütterlicher Dominanz könnte demnach Homosexualität verursachen. Diese sei im Wesentlichen ein Verharren auf einer unreifen psychosexuellen Entwicklungsstufe, die auf einer mangelhaften Identifikation mit dem eigenen Geschlecht basiere. Diese Theorie wird von den meisten Psychoanalytikern heute noch vertreten, obwohl sie empirisch nicht bestätigt werden konnte.[29]

Weitere Erklärungsansätze, die Homosexualität auf familiäre Bedingungen zurückführen, kamen in den 1940er bis 1970er Jahren auf. Demnach sollten neben den von Freud postulierten Faktoren auch unglückliche bzw. zerbrochene Familien bzw. unzureichende elterliche Vorbilder eine mangelhafte Geschlechtsidentifikation und infolgedessen Homosexualität verursachen.[30]

Die so genannte San-Francisco-Studie des Kinsey-Instituts von Bell, Weinberg und Hammersmith von 1981 hat empirisch widerlegt, dass es familiäre Variablen gibt, die die spätere sexuelle Orientierung beeinflussen.[31]

Auch von Vertretern der christlichen Sexualmoral werden die psychoanalytische These von der mütterlichen Dominanz und dem Mangel an väterlicher Autorität sowie die These der gestörten Familien als Ursachen für männliche

29 Vgl. Fiedler (2004), S. 86; Ellis/Ames (1987), S. 233; Conrad/Schneider (1992), S. 185–193.

30 Vgl. Ellis/Ames (1987), S. 233 f.: Folgende Autoren führen Homosexualität auf gestörte familiäre Beziehungen zurück: Bakwin, Bene, Moore, Storr, West, Friedman, Stern.

31 Vgl. Bell et al. (1981), S. 41–81 (für Männer) und S. 117–144 (für Frauen). Gefunden wurden nur schwache, aber signifikante Korrelationen zwischen Unzufriedenheit der Mütter, insbesondere mit ihrem Frausein, und der homosexuellen Orientierung der Töchter (S. 122) sowie zwischen dieser und einem feindseligen, schwachen, abwesenden oder in der Familie wenig involvierten Vater (S. 130–132). Vgl. hierzu auch Fiedler (2004), S. 88; Fiedler (2006), S. 48. Bell et al. (1981), S. 218, sowie Bailey/Zucker (1995), S. 50 f., vermuten, dass die Distanz zwischen homosexuellen Söhnen und ihren Vätern nicht die Ursache, sondern die Folge des femininen Verhaltens und der homosexuellen Orientierung der Söhne sei.

Homosexualität häufig vertreten.[32] Sie sind die Grundlage der sogenannten reparativen Therapien oder Konversionstherapien, durch die Homosexuelle zu Heterosexuellen gemacht werden sollen. Da 1973 Homosexualität aus dem Katalog der psychischen Störungen, dem DSM-III, gestrichen wurde, gelten reparative Therapien heute unter Psychologen und Psychiatern als unsachgemäß, weitgehend wirkungslos und unter Umständen sogar als schädlich.[33] Nichtsdestotrotz sind vor allem in den USA die reparativen Therapien noch weit verbreitet, vor allem in religiösen Kreisen.

Robert Spitzer (2003) hat mit Hilfe einer telefonischen Befragung von ca. 200 Homosexuellen zu beweisen versucht, dass in manchen Fällen entgegen der derzeitigen Lehrmeinung eine erfolgreiche „Umpolung" von homo- auf heterosexuell möglich sei. Die Studie weist allerdings erhebliche methodische Mängel auf, vor allem weil sie ausschließlich solche – nur mit Mühe auffindbaren – Individuen einbezogen hat, die nach eigener Einschätzung eine langfristig erfolgreiche reparative Therapie hinter sich hatten.[34] Die große Mehrheit von ihnen, nämlich 79 %, wünschte die Umpolung ihrer sexuellen Orientierung, weil diese im Widerspruch zu den Grundsätzen ihrer Religion stehe. Selbst die erfolgreich Therapierten erlebten keine so intensive heterosexuelle Erregung wie Menschen, die immer heterosexuell waren.[35] Wahrscheinlich

32 So heißt es z. B. in *kreuz.net – katholische Nachrichten*: „Was sind die Gründe für homosexuelles Verhalten im Burschen? Die männliche Homosexualität ist eine Entwicklungsstörung, die gewöhnlich auf Probleme in den Beziehungen innerhalb der Familie zurückgeht. [...] Ein fast universales Kennzeichen der Prähomosexualität ist die Geschlechtsnonkonformität. [...] ‚Homosexualität ist mehr als nur Sex mit jemandem des eigenen Geschlechts haben. Darunter liegt eine tiefe Zerbrochenheit, fast so etwas wie eine Totgeburt in unserem Mann- oder Frausein.' [...] Da es [dem prähomosexuellen Jungen] nicht gelingt, sich mit dem Vater zu identifizieren, gelangt der Junge nie zur vollen Internalisierung der männlichen Geschlechtsidentität und entwickelt sich homosexuell." (www.kreuznet.de/article.3978. html, 03.10.2006). „‚Je mehr Mutter und je weniger Vater, desto mehr Weiblichkeit', erklärt Robert Stoller in seinem Buch ‚Presentations of Gender'. Der Vater sollte sich mehr engagieren, und die Mutter muß ihrem Sohn meist mehr Freiraum lassen, sich emotional und psychisch von ihr abzunabeln und die oft vorliegende ‚seelische Symbiose' – so Robert Stoller – aufzubrechen. Die Mutter darf den Jungen nicht in die Rolle des besten Freundes und Vertrauten hineinziehen und ihm auch nicht den Eindruck vermitteln, daß sie ihn ihrem Gatten vorzieht. Die besten Freunde des sich entwickelnden Jungen müssen, so weit eben möglich, andere Jungen sein. [...] Sie darf männliche Eigenschaften nicht geringschätzig behandeln oder den Eindruck erwecken, sie hätte lieber ein Mädchen gehabt. [...] Es gibt ein weiteres Mutter-Sohn-Muster, das ebenfalls die männliche Geschlechtsidentifikation kompromittiert. Intensive Frustrationen und Familienschwierigkeiten, die in der Phase der Entwicklung der Geschlechtsidentität auftreten, können die Bildung einer kohärenten, das männliche Geschlecht bejahenden Identität behindern. Der von Trennungsangst gequälte Junge kann in dem Bemühen, sich mit seiner Mutter ‚defensiv zu verschmelzen', eine weibliche Geschlechtsidentifikation entwickeln." (www.kreuznet.de/article. 4376.html, 15.12.2006) – „Eltern, die es einfach hinnehmen, wenn ihr Junge mit Puppen spielt und sich wie ein Mädchen anzieht, machen damit automatisch zweierlei: Sie bejahen die Geschlechtsverleugnung des Jungen und akzeptieren es, daß er womöglich zum Homosexuellen wird. [...] Fast alle sich homosexuell verhaltenden Männer waren als Kinder in gewissem Maße geschlechtsidentitätsgestört." (www.kreuznet.de/article.4854.html, 13.03.2007).

33 Vgl. Epstein (2006), S. 43; Fiedler (2006), S. 48 f.

34 Weitere methodische Mängel der Studie bestehen darin, dass sie retrospektiv ist, nur auf Selbstbeschreibungen von Personen basiert, die in bestimmter Weise voreingenommen sind, und die Befragungen telefonisch vorgenommen wurden. Spitzer räumt diese Mängel selbst ein und fordert eine prospektive Studie zu den Folgen reparativer Therapien, um herauszufinden, wie hoch der Anteil der erfolgreich Therapierten ist und wie häufig und wie schwer psychische Folgeschäden sind. Er hält es aber wegen der hohen Kosten einer solchen Studie für unwahrscheinlich, dass sie in nächster Zeit durchgeführt werden kann, da derzeit ein Konsens im Medizinsystem bestehe, dass reparative Therapien schädlich und unwirksam seien.

35 Vgl. Spitzer (2003), S. 414. – Spitzer betrachtet diesen Umstand allerdings nicht als Mangel reparativer Therapien.

waren die Behandelten überwiegend bisexuell, so dass die Therapie nur den Verzicht auf einen Teil ihrer Sexualität, aber keine vollständige Umpolung veranlasst hat.[36]

3.2 Verführung durch Homosexuelle und differentielle Verstärkung homosexueller Handlungsmuster

Eine weitere psychosoziale Theorie besagt, dass Homosexualität sich durch Verführung durch gleichgeschlechtliche Geschwister, Spielkameraden oder Erwachsene entwickle und – einmal begonnen – durch differenzielle Verstärkung und Modelllernen zu einem sich selbst verstärkenden Handlungsmuster werde. Auch Selbst- und Fremdetikettierungen als homosexuell sollen dabei eine große Rolle spielen.[37] Auch diese Theorie wurde von Vertretern christlicher[38] und islamischer[39] Morallehren adaptiert. Als jugendgefährdend, da zur Homosexualität verführend, gelten ihnen auf Basis dieser Theorie einschlägige Internetseiten, Pornographie, öffentliche Darstellungen von Homosexuellen sowie erwachsene Homosexuelle. Scharf kritisiert werden insbesondere Programme an einigen staatlichen US-Schulen, die Jugendliche frühzeitig auf

---

36 Von den Probanden in Spitzers Studie waren bereits 22 % der Männer und 18 % der Frauen vor ihrer Konversionstherapie verheiratet, also vermutlich bisexuell. – Das gilt in noch höherem Maße für eine Studie von Masters und Johnson von 1979: Dazu stellen Bell et al. (1981), S. 217, fest, dass von den hier befragten konvertierten Homosexuellen bereits 60 % vor ihrer Therapie verheiratet waren.

37 Vgl. Fiedler (2004), S. 86; Ellis/Ames (1987), S. 233. – Zu den Autoren, die Homosexualität mit lerntheoretischen Modelle oder Konditionierungstheorien erklären, gehören Kinsey, Reichert, Cauldwell, Mozes, Hacker, James, Acosta, Gagnon, Simon, Smitt, Young, Robertson, Sagarin, Storms, Wasserman. – Vgl. Ellis/Ames (1987), S. 234.

38 „Pornographie als Hinführung zur Homosexualität: Mit triebbezogenen Vergnügungen gekoppelte Gewohnheiten werden oft stärker als der Wille. In rascher Reihenfolge werden unregulierte sexuelle Tendenzen zu Gewohnheiten, dann zu Zwängen und schließlich zu etwas, das man von einer Sucht kaum unterscheiden kann. Im Internet findet der Jugendliche heute Chatrooms, Telefonsex-Dienste, pornographische Geschichten und Fotos. Der Zugang geschieht durch von Pro-Homo-Organisationen angebotenen Website-Links. Die Entdeckung der Schwulenpornographie kann einen äußerst negativen, mit Gewöhnungseffekten verbundenen Einfluß auf den sexuell verunsicherten und leicht zu beeindruckenden Jungen haben. Der Psychiater Jeffrey Satinover erklärt das folgendermaßen in seinem Buch ‚Homosexuality and the Politics of Truth': ‚Mit triebbezogenen Vergnügungen gekoppelte Gewohnheiten werden oft stärker als der Wille. In rascher Reihenfolge werden unregulierte sexuelle Tendenzen zu Angewohnheiten, dann zu Zwängen und schließlich zu etwas, das kaum noch von einer Sucht zu unterscheiden ist.'" – www.kreuznet.de/article.4550.html, 16.01.2007.

39 „Menschen sind nicht von Natur aus homosexuell. Sie werden homosexuell aufgrund ihrer Umwelt. Vor allem während der Pubertät hat die Umwelt einen großen Einfluß. Vorschläge, Ideen und seltsame Träume sind Symptome von verwirrten Versuchen, neue und eindeutige sexuelle Sehnsüchte zu verstehen, und werden allzu schnell als Zeichen interpretiert, daß jemand eine bestimmte sexuelle Neigung hat. Wenn diese Interpretationen dann auch von tatsächlichen homosexuellen Handlungen begleitet werden, werden sie dadurch zudem verstärkt. Der Mensch kann seine Triebe seinem Willen unterwerfen. Sexualität ist eine Wahl der Identität, gestützt auf die Wahl von Handlungen, die sich wiederum auf die Wahl dessen stützt, worüber ich sexuelle Phantasien habe. [...] Wenn jedoch der freie Wille nicht erkannt wird, so ist es nicht schwer, in einen Kreislauf zu gelangen, der damit anfängt, daß eine Hypothese über Sie als wahr akzeptiert wird und nicht bloß als eine Wahlmöglichkeit, auch wenn die Entscheidung manchmal schwierig ist. [...] Manche glauben, daß Homosexualität genetisch vererbt wird und daß diejenigen, die so veranlagt sind, ein Opfer der Gene sind und keineswegs Sünder. Mag sein, aber es gibt auch andere Dinge, die womöglich auf eine genetische Veranlagung zurückgehen, wie z. B. Spielsucht und Alkoholismus. [...] Dennoch bedeutet das nicht, daß es richtig ist, diese Dinge zu tun, oder daß sie nicht als sündhaft bezeichnet werden. Im Islam ist das Trinken von Alkohol sündhaft, auch wenn Sie eine Neigung zum Alkoholiker haben." – www.islamic.org.uk/deutsch/homosex.html.

eine homosexuelle Orientierung aufmerksam machen bzw. diese festzulegen versuchen.[40]

Die Verführungstheorie samt der lerntheoretischen These, nach der homosexuelle Handlungsmuster durch entsprechende Handlungen differentiell verstärkt werden, ist in der Studie von Bell, Weinberg und Hammersmith (1981) klar widerlegt worden.[41] Demnach haben weder homosexuelle Geschwister einen Einfluss auf die sexuelle Orientierung,[42] noch fördern Etikettierungen als homosexuell eine entsprechende Selbstdefinition.[43] Auch die Studie von Dawood et al. (2000), in der 37 schwule Brüderpaare untersucht wurden, kam zu dem Ergebnis, dass die Homosexualität eines Bruders kein Kausalfaktor für die sexuelle Orientierung der übrigen Brüder sei.[44]

Die Verführungstheorie ist empirisch nicht haltbar. Verführen lässt sich offenbar nur der- bzw. diejenige, dessen bzw. deren Neigungen der Verführer oder die Verführerin trifft.

Die psychoanalytischen und soziologischen Erklärungsversuche werden durch empirische Daten entweder gar nicht oder nur in sehr viel geringerem Maße als angenommen unterstützt. Das liegt offenbar daran, dass diese Theorien Homosexualität für ein relativ oberflächliches Phänomen halten, das daher durch soziale Umstände hervorgerufen und beeinflusst werden könne. Tatsächlich scheint Homosexualität aber genauso tief verwurzelt zu sein wie Heterosexualität.[45]

4 Welche biologischen Faktoren korrelieren mit homosexueller Orientierung?

Männer entwickeln eine sexuelle Vorliebe für Frauen, weil sich ihr Gehirn in einer bestimmten Weise entwickelt, für die bestimmte Bedingungen erfüllt sein müssen: Erstens muss ihr Gehirn bereits pränatal durch Androgene so vorbereitet sein, dass es zweitens in der Pubertät wieder auf Testosteron reagieren wird. Sind die Gene für die Entwicklung der Hoden verändert oder fehlend oder bleibt entweder der pränatale oder der pubertäre Testosteronschub aus, so weicht die Geschlechtsentwicklung von der typisch männlichen

40 „In diesem Zusammenhang fördern Pro-Homo Anweisungen eine frühzeitige Selbstetikettierung. In einer Studie im US-Bundesstaat Minnesota, in der 34.706 Schüler befragt wurden, gaben 25,9 % der Zwölfjährigen an, daß sie nicht sicher seien, ob sie homo oder heterosexuell wären. Unsicherheit über die sexuelle Identität ist in der Mitte der Adoleszenz recht häufig. Daher – so der Berater Joe Dallas – ‚sollte man Teenager nicht mit verfrühten Aussagen über ihre sexuelle Identität manipulieren'. Viele Programme an den staatlichen US-Schulen bemühen sich heute sehr schnell, dem sexuell verunsicherten Jugendlichen einzureden, daß er ‚homosexuell' sei. Lehrer und Erzieher stehen unter dem Druck solcher Gruppen wie PFLAG – Parents and Friends of Lesbians and Gays –, die nicht nur auf die Einrichtung von pro-homo Programmen drängen, sondern auch Teenager über Links und Listen im Internet zuerst zur Lektüre empfohlenen Büchern und dann zu extrem perverser Pornographie hinführen. Schüler werden angehalten, über ‚sexuelle Alternativen' zu sprechen, manchmal sogar dazu, mit ihnen zu experimentieren." – www.kreuznet.de/article.4550.html, 16.01.2007.

41 Vgl. Fiedler (2004), S. 88.

42 Vgl. Bell et al. (1981), S. 68–73 (für Männer) und S. 140–144 (für Frauen).

43 Vgl. Bell et al. (1981), S. 90 f. (für Männer) und S. 158 f. (für Frauen)

44 Vgl. Dawood et al. (2000), S. 160 f.

45 Vgl. Bell et al. (1981), S. 183–191.

Entwicklung ab. Für eine homosexuelle Orientierung bei Männern werden auf dieser Grundlage folgende Möglichkeiten in Betracht gezogen: erstens bestimmte Gene, die die Entwicklung der Hoden beeinflussen, zweitens Gene, die die Reaktion des Gehirns auf Hormone, insbesondere auf Androgene bestimmen, drittens bestimmte Erfahrungen während des Hormonschubs in der Pubertät.[46]

In der Forschungsliteratur wurden dementsprechend folgende Faktoren vorgeschlagen und empirisch untersucht, die die sexuelle Orientierung beeinflussen könnten:

1. genetische Faktoren,
2. neuroanatomische Faktoren,
3. pränatale hormonelle Faktoren,
4. pränatale immunologische Faktoren,
5. hormonelle Faktoren in der Jugend und im Erwachsenenalter,
6. das kindliche Temperament, insbesondere die Geschlechtsrollennonkonformität in der Kindheit.

Bis auf den letzten Faktor sind alle rein biologisch; letzterer ist in ein Modell integriert, das die Wechselwirkung biologischer und sozialer Faktoren berücksichtigt.

Lee Ellis und Ashley Ames haben 1987 die Neuroendokrinologische Theorie vorgestellt, die die Entwicklung der sexuellen Orientierung – sowohl der hetero- als auch der homosexuellen Orientierung – von männlichen und weiblichen Individuen erklärt. Die wesentlichen Faktoren dieser Entwicklung sollen bei allen Säugetieren gleich sein.[47] Demnach wird die sexuelle Orientierung hauptsächlich durch hormonelle und neurologische Einflüsse je nach Spezies entweder während der Embryonalentwicklung (bei Menschen im 2. bis 5. Schwangerschaftsmonat) bzw. während der perinatalen Phase (z. B. bei Ratten) festgelegt.[48] Soziale Einflüsse (z. B. durch geschlechtsspezifische Segregation) könnten zwar modifizierend wirken, doch es seien (außer bei bisexuell veranlagten Individuen) sehr starke Eindrücke erforderlich, um die sexuelle Orientierung zu verändern.[49]

Nach der Neuroendokrinologischen Theorie ist die sexuelle Orientierung im Wesentlichen das Resultat hormoneller und neurologischer Faktoren, die weitgehend pränatal determiniert werden, auch wenn sie sich erst in der Pubertät oder im Erwachsenenalter vollständig manifestiert. Nach dieser Theorie verläuft die Entwicklung der sexuellen Orientierung folgendermaßen: Bald nach der Konzeption beginnen bei genetisch männlichen Individuen Gene des Y-Chromosoms, die Synthese einer oder mehrerer Substanzen zu triggern, die die Entwicklung maskuliner Varianten der grundsätzlich weiblichen Strukturen auslösen. Die erste Struktur, die entsprechend maskulinisiert wird, sind die gonadalen Anlagen. Dabei entstehen im gonadalen Gewebe spezialisier-

46 Vgl. Ridley (1995), S. 311 f.
47 Vgl. Ellis/Ames (1987), S. 236.
48 Vgl. Ellis/Ames (1987), S. 248 und 251.
49 Vgl. Ellis/Ames (1987), S. 235 und 243.

te Zellen, die sog. Leydig-Zellen, die bald mit der Synthese von Testosteron aus Cholesterol beginnen. Damit die Leydig-Zellen Testosteron synthetisieren können, müssen sie zunächst angeschaltet werden, und zwar durch das aus der Plazenta stammende Choriongonadotropin (CG). Dessen Konzentration ist bei beiden Geschlechtern ungefähr gleich. Doch da nur in Individuen mit Y-Chromosom Leydig-Zellen entwickelt werden, produzieren nur diese Testosteron. Testosteron ist unabdingbar für die Entwicklung des männlichen Phänotyps. Seine Konzentration kann durch verschiedene Ursachen erniedrigt sein, z. B. aufgrund einer immunologischen Reaktion der Mutter gegen Testosteron. Da weibliche Individuen dieses nicht selbst produzieren, bleibt ihr Phänotyp weiblich. Werden sie jedoch abnorm hohen intrauterinen Testosteronkonzentrationen ausgesetzt, entwickeln auch sie einen (partiell) maskulinen Phänotyp. Während der Schwangerschaft entwickeln sich in männlichen Individuen auch die Rezeptoren für Testosteron. Diese Rezeptoren werden erst in der Pubertät aktiviert und ändern dann bestimmte Funktionen, was zu den männerspezifischen morphologischen Unterschieden führt.[50] Unter dem Einfluss von Testosteron verändert sich auch das embryonale Gehirn in charakteristischer Weise. Nachgewiesen wurde ein geschlechtsspezifischer Dimorphismus im Hypothalamus und in dessen Umgebung.[51]

Die Neuroendokrinologische Theorie macht eine Reihe überprüfbarer Vorhersagen, die größtenteils bereits bestätigt worden sind:

1. *Homosexualität ist vor allem ein männliches Phänomen.* Das folgt aus der Tatsache, dass alle Säugetiere primär weiblich sind und nur durch bestimmte Prozesse, die vom Y-Chromosom ausgelöst werden, maskulinisiert werden können. Diese Prozesse können, selbst bei funktionierendem Y-Chromosom, auf verschiedene Weisen beeinträchtigt werden. Die Normalentwicklung eines Säugetieres ist eine weibliche; sobald der Prozess der Maskulinisierung gestört ist, geht die Entwicklung wieder in Richtung Weiblichkeit.[52]
2. *Homosexuelle haben häufiger andere geschlechtsspezifische Inversionen als Heterosexuelle.* Weil die neurohormonellen Prozesse, die die sexuelle Orientierung prägen, sowohl zeitlich als auch bezüglich der biochemischen Prozesse andere embryonale Entwicklungsprozesse überlappen, insbes. auch diejenigen für die neurologischen Grundlagen des späteren geschlechtstypischen Verhaltens, ist eine signifikante Korrelation zwischen Homosexualität (und in geringerem Maße Bisexualität) und anderen Formen morphologischer und verhaltensmäßiger Inversionen zu erwarten; insbesondere zeigen Homosexuelle demnach mehr geschlechtsuntypische Interessen und Verhaltensweisen.[53]
3. *Homosexualität zeigt einen signifikanten Grad an Erblichkeit.* Das folgt aus der Neuroendokrinologischen Theorie, da genetische Faktoren einen star-

50 Vgl. Ellis/Ames (1987), S. 236 f. und 248.

51 Vgl. Ellis/Ames (1987), S. 239.

52 Vgl. Ellis/Ames (1987), S. 249; Geschwind/Galaburda (1987), S. 107.

53 Vgl. Ellis/Ames (1987), S. 249. – Ausführlicher hierzu: Kapitel 4.6.

ken, wenn auch keinen exklusiven Anteil an der Entwicklung der sexuellen Orientierung haben.[54]

4. *Versuche, die sexuelle Orientierung nach der Geburt zu verändern, sind kaum erfolgreich.*[55]

4.1 Genetische Faktoren

Seit Mitte der 1990er Jahre gilt es als sicher, dass es eine genetische Veranlagung für die sexuelle Orientierung eines Menschen gibt. Der genetische Einfluss wird nach den Ergebnissen mehrerer Zwillingsstudien für Männer auf ca. 50 und für Frauen auf 20 bis 30 % geschätzt.[56] Allerdings hat eine neuere Studie von Bailey et al. (2000) nur Konkordanzraten von 20 % bei Männern und 24 % bei Frauen ergeben.[57]

Homosexualität bei Frauen und bei Männern liegen vermutlich unterschiedliche genetische Faktoren zugrunde, was sich aus der Tatsache schließen lässt, dass Schwule mehr homosexuelle Brüder als Schwestern haben, während Lesben mehr homosexuelle Schwestern als Brüder haben.[58]

Die Beobachtung, dass homosexuelle Männer häufiger auf mütterlicher – jedoch nicht auf väterlicher Seite – homosexuelle Verwandte haben, hat die Vermutung nahegelegt, dass ein Abschnitt auf dem X-Chromosom männliche Homosexualität bedingen müsse.[59] Ein solcher Abschnitt wurde von Dean Hamer vom *National Institute of Health* in Bethesda (Maryland) identifiziert, doch seine Bedeutung ist noch umstritten.[60] In der Populärpresse wurde Hamers Entdeckung auf den Begriff ‚Gay Gene' (Schwulengen) verkürzt.[61] Hamer et al. (1993) haben einen Marker auf dem Abschnitt Xq28 des X-Chromosoms (subtelomerische Region des langen Arms des X-Chromosoms) identifiziert, der bei Männern hoch signifikant mit homosexueller Orientierung korreliert.[62] Diese Region enthält einige Hundert Gene. Anders als die verkürzte Darstellung in der Populärpresse glauben lassen könnte, weisen Hamer et al. (1993) auf Folgendes hin: Erstens müsse es neben der von ihnen nachgewiesenen Anlage für Homosexualität, die mütterlicherseits über das X-Chromosom vererbt wird und auf Männer beschränkt ist, noch andere Formen von Homosexualität geben, die nicht mütterlicherseits vererbt werden und nicht auf Männer

54 Vgl. Ellis/Ames (1987), S. 250. – Ausführlicher hierzu: Kapitel 4.1.

55 Vgl. Ellis/Ames (1987), S. 251.

56 Vgl. Bailey/Pillard (1991); Bailey et al. (1993); Bem (2000), S. 540; Lehnen-Beyel (2005). Einen Überblick über die genetische Forschung zur Homosexualität findet sich bei Bailey (1995), S. 118 ff.

57 Vgl. Bailey et al. (2000), S. 533. Die Autoren halten die Ergebnisse dieser Studie für zutreffender als die der früheren Studien von Bailey selbst und anderen Autoren, da bei dieser Studie die Zwillinge aus einem nationalen Zwillingsregister angeschrieben wurden, während die früheren Studienteilnehmer meist in homophilen Organisationen rekrutiert wurden.

58 Vgl. Hamer et al. (1993), S. 321; vgl. auch Bailey et al. (2000), S. 530.

59 Vgl. Hamer et al. (1993); Epstein (2006), S. 45.

60 Vgl. Jones (2003), S. 293; Fiedler (2004), S. 81; Ridley (1995), S. 329.

61 Vgl. Jones (2003), S. 292.

62 Vgl. Hamer et al. (1993). Die Autoren verwendeten die Kinsey-Skala zur Bestimmung des Maßes an Hetero- bzw. Homosexualität. Sie untersuchten 114 Familien von homosexuellen Männern. Sie fanden höhere Raten von Homosexualität auf Seiten der weiblichen Verwandten (bei Brüdern der Mütter sowie bei Söhnen von Tanten mütterlicherseits) als auf Seiten der väterlichen Verwandten. Das legt die Annahme nahe, dass eine Anlage für Homosexualität auf dem X-Chromosom lokalisiert ist.

beschränkt sind. Zweitens sei es angesichts der Komplexität der menschlichen Sexualität nicht verwunderlich, dass nicht ein einziger Genlokus für die gesamte beobachtete Variabilität verantwortlich sei. Drittens sei Homosexualität eine natürliche Variante menschlichen Verhaltens, und es sei absolut unethisch, derartige Forschungsergebnisse zu benutzen, um die sexuelle Orientierung eines Menschen zu verändern.

Die Tatsache, dass männliche Homosexualität offenbar über die Mutter vererbt wird, ließe sich nicht nur durch ein ‚Gen für Homosexualität' auf dem X-Chromosom erklären, sondern auch durch ein entsprechendes Gen in der Mitochondrien-DNA, denn diese wird ebenfalls nur mütterlicherseits weitergegeben. Das ‚Gen für Homosexualität' könnte etwas Ähnliches sein wie die ‚Männchenkiller-Gene', die sich in der mitochondrialen DNA vieler Insekten finden: Diese Gene sorgen für Sterilität der Männchen und verbessern gleichzeitig die Fortpflanzungschancen ihrer Schwestern.[63]

Brian Mustanski, Dean Hamer und weitere Wissenschaftler des *National Institute of Health* in Bethesda haben weitere genetische Faktoren identifiziert, die die sexuelle Orientierung von Männern mitbestimmen könnten. Bei einer Untersuchung des gesamten Genoms (mit Ausnahme des Y-Chromosoms) von 456 Männern, die aus Familien mit mindestens zwei homosexuellen Brüdern stammten, fanden sie Variationen in drei Abschnitten der Chromosomen 7, 8 und 10, die bei den homosexuellen Männern ungewöhnlich häufig dieselbe Variation aufwiesen. Der Abschnitt auf Chromosom 10 schien dabei nur dann einen Einfluss auf die Sexualität zu haben, wenn er von der Mutter vererbt worden war. Mustanski et al. nehmen an, dass eine Wechselwirkung von mehreren DNA-Abschnitten mit der sexuellen Orientierung in Zusammenhang steht, zusammen mit pränatalen Faktoren und Umwelteinflüssen.[64]

Bei bestimmten transgenen Fruchtfliegenmännchen lässt sich die sexuelle Orientierung durch die Außentemperatur steuern: Toshihiro Kitamoto vom Beckman Forschungs-Institut im amerikanischen City of Hope hat Fruchtfliegenmännchen einen genetischen Schalter eingepflanzt, der deren sexuelle Orientierung verändert: Bei Temperaturen über 30 Grad Celsius wird das Gen *Shibire* aktiv, das die Geruchswahrnehmung an Füßen und Beinen der Fliegen unterbindet. Daraufhin nehmen diese wahrscheinlich auch solche Duftstoffe nicht mehr wahr, die sie normalerweise von ihren Geschlechtsgenossen fernhalten. Wenn das Gen *Shibire* aktiviert ist, werben die männlichen Fruchtfliegen um andere Männchen oder erwidern deren Werben. Da die Aktivität des Gens von der Umgebungstemperatur abhängt, lässt sich deren sexuelle Neigung auch

63 Vgl. Ridley (1995), S. 330. – Zu zytoplasmatischen Männchen-Killer-Genen vgl. Hurst (1991): Zytoplasmatische Gene werden nicht in die nächste Generation weitergegeben, wenn sie sich in einem Männchen befinden; Männchen sind daher eine evolutionäre Sackgasse für diese Gene. Zytoplasmatische Gene haben verschiedene Mechanismen entwickelt, um das Geschlechterverhältnis zugunsten der Weibchen zu verschieben und somit ihre eigene evolutionäre Fitness zu erhöhen. Ein Mechanismus ist das frühzeitige Töten männlicher Embryonen, ein anderer das spätere Töten der Männchen, meist im Larvenstadium. Das frühzeitige Absterben männlicher Embryonen ist wahrscheinlich ein Mechanismus der Geschwisterkonkurrenz um Nahrung und Lebensraum; das spätere Töten der Männchen ist möglicherweise ein Mechanismus der horizontalen Transmission (z. B. bei Moskito-Mikrosporidien).

64 Vgl. Mustanski et al. (2005).

wieder umkehren: Kühlt man die Umgebung der männlichen Fruchtfliegen auf unter dreißig Grad ab, umwerben diese wieder Weibchen.[65]

Der bisherige Forschungsstand lässt vermuten, dass es mehrere Gene gibt, die die sexuelle Orientierung bei Männern beeinflussen, und dass deren Wirkung unter anderem darin besteht, dass sie die Sensitivität bestimmter Gewebe gegenüber Testosteron beeinflussen.[66]

Ein genetischer Einfluss, der Homosexualität bei Frauen bedingt, erscheint aufgrund der bisherigen Ergebnisse weit weniger wahrscheinlich als bei Männern. Zwar haben lesbische Frauen häufiger lesbische Schwestern und andere lesbische Verwandte als heterosexuelle Frauen, aber die wenigen Zwillingsstudien zur weiblichen Homosexualität sind widersprüchlich: Eine Studie von Bailey et al. (1993) zeigte eine signifikante Erblichkeit der homosexuellen Orientierung bei Frauen,[67] aber eine neuere, größere und methodisch bessere Studie von Bailey et al. (2000) zeigte keine signifikanten Unterschiede zwischen ein- und zweieiigen weiblichen Zwillingen (im Gegensatz zu männlichen Zwillingen), was der genetischen Hypothese widerspricht. Bisher wurde auch noch kein genetischer Marker für weibliche Homosexualität entdeckt. Insbesondere der Lokus auf Xq28, der möglicherweise männliche Homosexualität bedingt, beeinflusst nicht die sexuelle Orientierung von Frauen.[68]

Aufschlussreich sind auch die sehr seltenen Fälle, in denen ein oder mehrere zusätzliche Geschlechtschromosomen vorliegen. Beispielsweise ist bei Männern mit XXY-Konstellation (Klinefelter-Syndrom)[69] der Spiegel männlicher Hormone erniedrigt, das Verhalten feminisiert und die sexuelle Orientierung meist gleichgeschlechtlich.[70]

Eine weitere seltene genetische Disposition ist die sog. testikulare Feminisierung bzw. das 46,XY-Androgeninsensitivitätssyndrom: Dabei sind die im genetischen Sinne männlichen Individuen wegen eines defekten Gens physiologisch insensitiv für männliche Hormone. Sowohl anatomisch wie auch psychisch erscheinen sie wie typische heterosexuelle Frauen. Ihre genetische Kondition fällt normalerweise erst auf, wenn sie wegen des Ausbleibens der Menstruation oder wegen unerfülltem Kinderwunsch gynäkologisch und humangenetisch untersucht werden: Sie haben keine vollständigen weiblichen Reproduktions-

65 Vgl. Kitamoto (2002).

66 Vgl. Ridley (1995), S. 313.

67 Vgl. Bailey et al. (1993): Demnach waren bei lesbischen Frauen 48 % ihrer eineiigen Zwillinge, 16 % der zweieiigen und nur 6 % ihrer Adoptivschwestern ebenfalls lesbisch.

68 Vgl. Veniegas/Conley (2000), S. 273–277.

69 Beim Klinefelter-Syndrom werden häufig eine überdurchschnittliche Erwachsenengröße und ungewöhnlich lange Arme und Beine beobachtet. Im Kleinkindalter haben etwa 60 % der betroffenen Jungen eine Muskelschwäche und eine Verzögerung der motorischen Entwicklung. Der Verbal-IQ ist häufig unterdurchschnittlich. Wegen der reduzierten Testosteronproduktion sind die Hoden meist relativ klein, bei üblicher Penisgröße, und es werden keine Spermien produziert (außer bei Männern mit Mosaik-Typus, der in ca. 6 % vorliegt). In der Spätpubertät besteht in einem bis zwei Drittel der Fälle eine Tendenz zur Ausbildung von kleinen Brüsten (Gynäkomastie); außerdem zeigen sich oft ein femininer Körperbau und ein reduzierter Bartwuchs. Der Hormonmangel kann ab Beginn der Pubertät durch die Gabe von Hormonpräparaten ausgeglichen werden, so dass der Bartwuchs angeregt und der Stimmbruch ausgelöst wird. Das Klinefelter-Syndrom tritt mit einer durchschnittlichen Häufigkeit von 1:590 bis 1:900 bei männlichen Neugeborenen auf; doch schätzungsweise 90 % wurden in Deutschland noch nicht erkannt. – http://de.wikipedia.org/wiki/Klinefelter-Syndrom.

70 Vgl. Bell et al. (1981), S. 214.

organe, insbesondere keine Eierstöcke. Da sie im genetischen Sinne Männer sind, aber sexuell auf Männer orientiert sind, wären sie demnach als homosexuelle Männer zu bezeichnen. Da sie phänotypisch und sozial aber Frauen sind, wären sie demnach als heterosexuelle Frauen zu betrachten.[71]

4.2 Neuroanatomische Faktoren

Eine Reihe von Hirnstrukturen unterscheidet sich in der Größe zwischen Männern und Frauen sowie zwischen hetero- und homosexuellen Männern. Entsprechende Unterschiede wurden nicht nur in Hirnstrukturen gefunden, die direkt mit sexuellem Verhalten und Reproduktion zu tun haben (insbes. im Hypothalamus), sondern auch in solchen mit kognitiven Funktionen.[72]

Diese neuroanatomischen Unterschiede gehen nach der Neuroendokrinologischen Hypothese auf neuroendokrinologische Unterschiede in der prä- bzw. perinatalen Phase zurück.[73] Demnach beeinflusst die pränatale Konzentration an Geschlechtsorganen die Hirnentwicklung des Fötus entweder in Richtung einer männertypischen oder einer frauentypischen Neuroanatomie. Bei homosexuellen Individuen soll die pränatale Hormonkonzentration zu einer geschlechtsatypischen Hirnentwicklung geführt haben, die im Erwachsenenalter zum einen bestimmte kognitive Leistungen, zum anderen das Verhalten sowie die sexuellen Neigungen in geschlechtsatypischer Weise prägt. Homosexuelle Männer zeigen demnach im Vergleich zu heterosexuellen Männern einen Trend zu einer frauentypischen Neuroanatomie. Ob das Entsprechende für homosexuelle Frauen gilt, lässt sich aufgrund der bisherigen Datenlage allenfalls vermuten.[74]

Bestimmte Strukturen des anterioren Hypothalamus, der das männertypische Sexualverhalten regelt, zeigen Größenunterschiede zwischen hetero- und homosexuellen Männern. Simon LeVay[75] vom *Salk Institute for Biological Studies* in San Diego hat 1991 bei Obduktionen der Gehirne von Frauen sowie von hetero- und homosexuellen Männern festgestellt, dass der dritte der vier interstitiellen Nuclei des anterioren Hypothalamus (INAH 3) bei heterosexuellen Männern mehr als doppelt so groß ist wie bei homosexuellen Männern und bei Frauen. Aus Studien an Affen war bereits bekannt, dass die mittlere Zone des anterioren

---

71 Vgl. Bell et al. (1981), S. 214 f.; Bailey (1995), S. 109. – Byne/Parsons (1993), S. 232, bezweifeln, dass das Beispiel der testikularen Feminisierung die Pränatale-Hormone-Hypothese tatsächlich unterstützt.

72 Ein neuroanatomischer Dimorphismus zwischen Männern und Frauen wurden vor allem im Hypothalamus und in den Callosalen Regionen des Gehirns gefunden, insbes. in der präoptischen Region (SDN-POA) (Swaab/Fliers [1985]), in den INAH (Allen et al. [1989]; LeVay [1991]); im BNST (Zhou et al. [1995]), in der anterioren Kommissur (AC) (Allen/Gorski 1991) und in Bereichen des Corpus callosum (Allen et al. [1991]). – Vgl. Rahman (1999)
Ein neuroanatomischer Dimorphismus zwischen homo- und heterosexellen Männern wurde im Suprachiasmatischen Nucleus (SCN), in den interstitiellen Nuclei des anterioren Hypothalamus (INAH) und in der anterioren Kommissur (AC) gefunden. – Vgl. Rahman (1999).

73 Vgl. zur Neuroendokrinologischen Hypothese Kapitel 4.3. Diese Hypothese wird u.a. von Ellis/Ames (1987) und Cohen-Bendahan/Van de Beek/Berenbaum (2005) vertreten. Sie ist in zahlreichen Einzelstudien überprüft worden, mit widersprüchlichen Ergebnissen.

74 Vgl. Rahman (1999).

75 LeVay ist ein bekennender Schwuler, der seine Forschungsergebnisse als positive moralische Alternative zu der Interpretation von Homosexualität als freier Entscheidung verstanden wissen will. – Vgl. Conrad/Schneider (1992), S. 285.

Hypothalamus das männertypische Sexualverhalten steuert und dass Läsionen in diesem Bereich heterosexuelles Verhalten verschlechtern, ohne den Sexualtrieb zu reduzieren. Bei Menschen entsprechen diesem Bereich die Nuclei INAH 2 und 3, von denen bereits bekannt war, dass sie bei Männern deutlich größer sind als bei Frauen. LeVay stellte die Hypothese auf, dass einer oder beide dieser Nuclei einen Größendimorphismus aufweisen, aber nicht abhängig vom Geschlecht, sondern von der sexuellen Orientierung. Er nahm an, dass einer oder beide dieser Kerne in Individuen, die sexuell auf Frauen orientiert sind (heterosexuelle Männer und homosexuelle Frauen) größer seien als bei Individuen, die sexuell auf Männer orientiert sind (homosexuelle Männer und heterosexuelle Frauen). Zur Prüfung dieser Hypothese obduzierte er die Gehirne verstorbener Männer und Frauen im mittleren Lebensalter. Da keine Leichen homosexueller Frauen verfügbar waren, konnte er nur den ersten Teil seiner Hypothese testen, also dass bei Männern die INAH 2 und/oder 3 einen Größendimorphismus in Abhängigkeit von der sexuellen Orientierung zeigen. Diese Hypothese wurde für den INAH 2 nicht, für den INAH 3 statistisch hoch signifikant bestätigt: Dieser ist im Durchschnitt bei heterosexuellen Männern mehr als doppelt so groß wie bei homosexuellen Männern und bei Frauen. Die Korrelation zwischen der Größe des INAH 3 und der sexuellen Orientierung von Männern lässt allerdings noch nicht sagen, ob die Größe des INAH 3 die Ursache oder die Folge der sexuellen Orientierung ist. Aus Untersuchungen an männlichen Ratten ist aber bekannt, dass die Größe einer vergleichbaren hypothalamischen Region (SDN-POA) von der pränatalen Konzentration von im Blut zirkulierenden Androgenen während einer bestimmten sensiblen Phase abhängt. Spätere Einflüsse, sogar Kastrationen, haben kaum noch Einfluss auf die Größe dieser Region. Das Ausmaß männertypischen Sexualverhaltens korreliert wiederum stark mit der Größe der hypothalamischen Region SDN-POA. LeVay folgert, dass bei Menschen die Größe des INAH 3 höchstwahrscheinlich früh im Leben festgelegt wird und später das männertypische Sexualverhalten bestimmt.[76]

Auch in den Gehirnen homosexueller Schafböcke wurde eine Auffälligkeit im Hypothalamus gefunden. Charles Roselli, Kay Larkin et al. von der *Health and Science University* in Oregon haben die Gehirne von 27 Schafböcken untersucht, darunter neun, die Weibchen verschmähten und nur auf andere Böcke sexuell reagierten. Unter Hausschafen ist etwa jeder dreizehnte Bock homosexuell. Bei den homosexuellen Tieren fanden Larkin et al., dass der präoptische Hypothalamus auffällig groß ist. Weitere Unterschiede zwischen den Gehir-

---

76 Vgl. LeVay (1991). – Der Autor diskutiert einige methodische Schwierigkeiten seiner Studie: Die homosexuellen Männer, die er obduziert hat, sind größtenteils an AIDS verstorben. Gehirngewebe von Verstorbenen, von denen bekannt ist, dass sie homosexuell waren, sei überhaupt erst durch die AIDS-Epidemie verfügbar geworden. Da von AIDS damals praktisch keine homosexuellen Frauen betroffen waren, konnte er keine Leichname von bekanntermaßen lesbischen Frauen finden. Die Verwendung von an AIDS gestorbenen Personen für eine postmortale Gehirnuntersuchung ist aber problematisch, da AIDS auch neurologische Schäden hervorruft. LeVay hat aber festgestellt, dass die AIDS-Erkrankung keinen Einfluss auf die Kerne INAH 1, 2 und 4 hat, was auch einen Einfluss auf INAH 3 unwahrscheinlich macht. Außerdem war der Größenunterschied der INAH 3 von hetero- und homosexuellen Männern, die alle an AIDS verstorben waren, ebenso signifikant wie zwischen Männern, die durch andere Ursachen gestorben waren. – Byne/Parsons (1993) halten LeVays Befunde für Artefakte, für die sie den unterschiedlichen Krankheitsverlauf von AIDS bei hetero- und homosexuellen Männern verantwortlich machen (S. 235).

nen homo- und heterosexueller Schafböcke fanden sich nicht. Beim Menschen ist der präoptische Hypothalamus bei intimem Körperkontakt aktiv. Wird er durch einen Schlaganfall geschädigt, kann der Betroffene seine sexuellen Neigungen verlieren. Ob der von der sexuellen Orientierung abhängige Dimorphismus des präoptischen Hypothalamus eine pränatale hormonelle Ursache hat, sollen weitere Untersuchungen zeigen.[77]

Auch im suprachiasmatischen Nucleus (SCN) des Hypothalamus, der die circadianen Rhythmen reguliert, wurde ein Größendimorphismus in Abhängigkeit von der sexuellen Orientierung von Männern gefunden.[78] Rahman und Silver (2000) haben Unterschiede im Tag-Nacht-Rhythmus sowohl zwischen heterosexuellen Männern und Frauen als auch zwischen hetero- und homosexuellen Männern gefunden, die sie auf einen Dimorphismus im SCN zurückführen.

Neuroanatomische Unterschiede zwischen Männern und Frauen wurden auch in weiteren Gehirnregionen gefunden, die nichts mit Sexualverhalten und Reproduktion zu tun haben: in der zerebralen Asymmetrie, in der Gestalt des Corpus callosum, im mittelsagittalen Bereich der Massa intermedia und in der anterioren Kommissur.[79]

In der anterioren Kommissur wurde ein Größendimorphismus zwischen hetero- und homosexuellen Männern festgestellt. Bei der anterioren Kommissur handelt es sich um einen Strang von Axonen, die vor allem den rechten und den linken Neocortex der mittleren und unteren Temporallappen verknüpfen; sie dient dem interhemisphärischen Transfer visueller, auditorischer und olfaktorischer Informationen. Unterschiede in der anterioren Kommissur sind wahrscheinlich verantwortlich für die Geschlechtsdifferenzen in der zerebralen Lateralisierung und eventuell auch in der Händigkeit. Laura Allen und Roger Gorski haben in einer neuroanatomischen Untersuchung an 90 Gehirnen von Verstorbenen signifikante Größenunterschiede in Abhängigkeit vom Geschlecht und von der sexuellen Orientierung gefunden: Die anteriore Kommissur homosexueller Männer ist demnach 36 % größer als bei heterosexuellen Männern und ca. 6 % größer als bei heterosexuellen Frauen. Sie ist bei heterosexuellen Frauen um 28,4 % größer als bei heterosexuellen Männer. Diese statistisch signifikanten Befunde zeigen, dass eine Hirnstruktur, die einen geschlechtsabhängigen Dimorphismus aufweist, obwohl sie nicht direkt an reproduktiven Funktionen beteiligt ist, bei homosexuellen Männern der von heterosexuellen Frauen viel stärker ähnelt als der von heterosexuellen Männern. Das legt die Vermutung nahe, dass Faktoren, die die frühe Hirnentwicklung steuern, in globaler Weise einen sexuellen Dimorphismus der Hirnstrukturen und -funktionen bewirken und nicht nur auf eine einzige Hirnregion einwirken.[80]

Für diese These sprechen auch einige Studien, die Unterschiede im räumlichen Denken und in der sprachlichen Kapazität zwischen hetero- und homosexuellen Männern gefunden haben, wobei letztere in bestimmten Fähigkeiten

77 Vgl. Roselli et al. (2004).
78 Vgl. Swaab/Hofman (1990).
79 Vgl. Allen/Gorski (1992), S. 7199.
80 Vgl. Allen/Gorski (1992).

eher Frauen als heterosexuellen Männern gleichen. Beispielsweise fand der Psychobiologe Qazi Rahman von der *East London University* heraus, dass homosexuelle Männer sich beim Landkartenlesen eher wie Frauen verhalten (Orientierung an markanten Punkten), zusätzlich aber typisch männliche Strategien einsetzen (Orientierung an Himmelsrichtungen und Entfernungen). Zwischen lesbischen und heterosexuellen Frauen ließ sich dagegen kein entsprechender Unterschied finden. Dies stimmt mit anderen Untersuchungen überein, die ebenfalls bei Frauen keinen Zusammenhang zwischen kognitiven Funktionen und sexueller Orientierung zeigen konnten.[81] Rahman et al. (2003) haben auch mit der sexuellen Orientierung korrelierte Unterschiede im räumlichen Gedächtnis gefunden, wiederum nur bei Männern. Dabei glichen die Ergebnisse der homosexuellen Männer denen der Frauen.

Vor allem die neuroanatomischen Befunde stützen die neuroendokrinologische Hypothese der sexuellen Orientierung bei Männern.[82] Entsprechende Untersuchungen bei Frauen gibt es derzeit noch nicht.[83]

4.3 Pränatale hormonelle Faktoren

Als weitgehend unstrittig gilt, dass ein pränataler Testosteronmangel die Wahrscheinlichkeit erhöht, dass ein Mann homosexuell wird.[84] Bei Ratten wurde gezeigt, dass der pränatale Spiegel androgener Hormone Auswirkungen auf das Verhalten und teilweise auf die sexuelle Orientierung hat: Weibliche Ratten, die pränatal Überdosen von Testosteron ausgesetzt waren, zeigten ein deutlich aggressiveres Verhalten, während Männchen, bei denen der pränatale Testosteronspiegel deutlich verringert worden war, sich ungewöhnlich häufig von männlichen Artgenossen besteigen ließen.[85]

Weitere pränatale Faktoren, die männliche Homosexualität bedingen könnten, sind Rauchen und starker Stress während der Schwangerschaft: Beide gehen mit einer leicht erhöhten Rate an Homosexualität bei Männern einher, wie eine Studie an 15.000 Männern gezeigt hat.[86] Männer, die in sehr belastenden Zeiten (z. B. am Ende des Zweiten Weltkriegs) empfangen bzw. geboren wurden, sollen häufiger schwul sein als andere Männer. Ein analoges Resultat wurde bei Ratten gefunden. Eine mögliche Erklärung dafür ist, dass Mütter, die unter starkem Stress stehen, mehr von dem Stresshormon Cortisol produzieren: Dieses wird aus derselben Vorläufersubstanz wie Testosteron

81 Vgl. Rahman (2005).

82 Vgl. Bailey (1995), S. 118.

83 Vgl. Veniegas/Conley (2000), S. 277.

84 Vgl. Ridley (1995), S. 312.

85 Vgl. Fiedler (2004), S. 81 f.; Ellis/Ames (1987). – Bailey (1995), S. 110, kritisiert, dass die an Ratten gewonnenen Ergebnisse nicht umstandslos auf Menschen übertragbar seien: Rattenmännchen, die einem pränatalen Androgenmangel ausgesetzt oder perinatal kastriert worden waren, zeigten zwar Lordosis (das weibchentypische Verhalten während sexueller Rezeptivität), und Weibchen, die pränatal hohen Androgendosen ausgesetzt waren, zeigten die Tendenz zum Besteigen anderer Weibchen, doch diese Verhaltensweisen lassen sich schwerlich mit den sexuellen Praktiken homosexueller Menschen gleichsetzen.

86 Vgl. Donner (2003).

hergestellt; möglicherweise erschöpft die erhöhten Cortisolproduktion die Rohstoffreserven und führt zu einem Testosteronmangel beim Fötus.[87]

Die pränatale Androgenkonzentration soll unter anderem bestimmen, ob im erwachsenen Individuum ein positiver Feedback-Mechanismus von Östrogen auf die LH-Ausschüttung existiert. Dieser Mechanismus entsteht nur bei niedriger pränataler Androgenkonzentration und ist Bestandteil des weiblichen Zyklus. Er bewirkt, dass reife Follikel hohe Östrogendosen abgeben, die den präoptischen Hypothalamus veranlassen, die Ausschüttung von LH zu initiieren; dies unterdrückt die weitere Östrogenausschüttung und löst den Eisprung aus ebenso wie eine zunehmende Progesteronausschüttung, die wiederum die Östrogenausschüttung allmählich ansteigen lässt, so dass der Zyklus von vorn beginnt. Nach der Hypothese, dass Homosexualität bei Männern durch eine niedrige pränatale Androgenkonzentration bedingt ist, wäre anzunehmen, dass in männlichen Homosexuellen auch der positive Feedback-Mechanismus von Östrogen auf die LH-Ausschüttung existiert. Dann müssten sie wie Frauen auf die Injektion von Östrogen mit der Ausschüttung von LH reagieren. Die Studien hierzu haben allerdings widersprüchliche Ergebnisse erbracht.[88]

Auch erhöhte pränatale Dosen weiblicher Hormone sollen bei männlichen Föten die Wahrscheinlichkeit erhöhen, dass ein Mann homosexuell oder feminin wird.[89]

Es gibt auch Hinweise auf den Einfluss der pränatalen Androgenkonzentration bei Frauen: Mädchen mit androgenitalem Syndrom,[90] einer erblichen endokrinologischen Störung in Folge einer pränatal abnorm erhöhten androgenen Steroidkonzentration, zeigen eine auffällige Virilisierung (jedenfalls ohne Behandlung mit weiblichen Hormonen), insbesondere deutlich geringere mädchentypische und stärkere jungentypische Interessen, eine höhere Aggressivität sowie vermehrte homosexuelle Neigungen.[91]

Ähnliche Effekte wurden auch bei Frauen gefunden, die pränatal DES ausgesetzt waren, also einem synthetischen Östrogen, das bis 1971 häufig zur Verhinderung von Fehlgeburten eingesetzt wurde.[92] Doch auch hier sind die Ergebnisse widersprüchlich.[93]

Rosemary Veniegas und Terri Conley (2000) weisen zu Recht darauf hin, dass die Theorie, nach der bei Frauen ein erhöhter pränataler Androgenspiegel zu maskulinisierten Gehirnen und einer stärkeren Tendenz zur Homosexua-

---

87 Vgl. Ellis/Ames (1987), S. 242 und 247; Ridley (1995), S. 312 f.

88 Vgl. Byne/Parsons (1993), S. 233 f.; Ellis/Ames (1987), S. 250 f.

89 Vgl. Ridley (1995), S. 312.

90 Unter dem Androgenitalen Syndrom (congenital adrenal hyperplasia, CAH) werden autosomal-rezessiv vererbte Stoffwechselkrankheiten zusammengefasst, die durch eine Störung der Hormonsynthese in der Nebennierenrinde entstehen, durch die die Bildung von Aldosteron und Kortisol gestört ist. Durch den resultierenden Steroidmangel kommt es zur Vermännlichung von Mädchen, inklusive männlich aussehender Genitalien. Einige dieser Mädchen wurden als Jungen aufgezogen. – Vgl. auch Bailey (1995), S. 111.

91 Vgl. Ellis/Ames (1987), S. 246; Fiedler (2004), S. 82 f. und 166 f.; Berenbaum (1999); Bailey (1995), S. 111–113; Cohen-Bendahan/Van de Beek/Berenbaum (2005), S. 358–360. – Byne/Parsons (1993), S. 232 f., halten diesen Effekt für eine Folge des elterlichen Verhaltens angesichts der männlichen Genitalien, wofür sie allerdings keinen Beleg bringen.

92 Vgl. Ellis/Ames (1987), S. 247; Veniegas/Conley (2000), S. 272 f.

93 Vgl. Byne/Parsons (1993), S. 232; Cohen-Bendahan/Van de Beek/Berenbaum (2005), S. 361.

lität führt, nur durch relativ schwache Effekte bei der sexuellen Orientierung gestützt werde und dass die Gehirne lesbischer Frauen noch gar nicht systematisch untersucht worden seien.[94]

4.4 Pränatale immunologische Faktoren: Big-Brother-Effekt

Es ist schon länger bekannt, dass mit der Anzahl älterer Brüder die Wahrscheinlichkeit für einen Mann steigt, homosexuell zu sein.[95] Ray Blanchard und Philip Klassen (1997) erklären diesen Effekt durch folgende Hypothese: Bei manchen Frauen nehme die Immunisierung gegen ein H-Y-Antigen,[96] das nur männliche Föten produzieren, mit jeder Schwangerschaft mit einem männlichen Fötus zu. Nach einer gewissen Anzahl von Schwangerschaften mit männlichen Föten könnte die mütterliche Immunreaktion so stark sein, dass bei den späteren Föten die männliche Hirndifferenzierung unvollständig verläuft, was unter anderem zu jungenuntypischem Verhalten und Homosexualität führen könnte. Nach Berechnungen von Blanchard steigt für Männer die Wahrscheinlichkeit, homosexuell zu sein, mit jedem älteren Bruder um etwa 33 %.[97]

Einen entsprechenden Effekt bei Frauen gibt es nicht, und er würde auch der immunologischen Hypothese widersprechen.[98] Für den sog. Big-Brother-Effekt lässt sich unschwer eine soziopsychologische Erklärung finden, z. B. folgendermaßen: Jüngere Brüder werden von ihren älteren Brüdern unterdrückt oder sogar sexuell missbraucht und von ihren Vätern weniger beachtet als die älteren, dafür aber von der Mutter verzärtelt; dadurch entwickelt sich ihr männliches Selbstwertgefühl nicht richtig und sie werden schwul. Gegen diese Erklärung spricht aber, dass sich dieses Phänomen auch bei Männern findet, die als Säuglinge adoptiert wurden und nicht mit ihren leiblichen Eltern und Geschwistern aufwuchsen. Um die soziopsychologische und die immunologische Hypothese zu testen, hat der kanadische Psychologe Anthony Bogaert die Daten von knapp 1.000 homo- und heterosexuellen Männern ausgewertet. Das Ergebnis lautet, dass nur die Anzahl der älteren Brüder von derselben Mutter die Wahrscheinlichkeit für eine homosexuelle Orientierung beeinflusst. Das gilt selbst für Brüder, mit denen die Betreffenden nie zusammengelebt haben. Alle anderen getesteten Faktoren haben dagegen keinen Einfluss auf die sexuelle Orientierung von Männern; das gilt insbesondere für Stiefbrüder, Adoptivgeschwister und leibliche Schwestern. Diese Ergebnisse

94 Vgl. Veniegas/Conley (2000), S. 273.

95 Vgl. Blanchard/Klassen (1997); Blanchard (1997); Bogaert (2006); Camperio-Ciani/Corna/Capiluppi (2004). Dieser Effekt ist kultur- und schichtenübergreifend; vgl. Blanchard (1997), S. 33.

96 H-Y-Antigene sind kleinere, histokompatible Antigene, die mit dem Y-Chromosom verbunden sind, und höchstwahrscheinlich eine Rolle in der sexuellen Differenzierung von Wirbeltieren spielen. Sie sind möglicherweise an der Entwicklung geschlechtstypischer Charakterzüge beteiligt. Wenn ein männlicher Fötus mütterlichen Antikörpern gegen diese H-Y-Antigene ausgesetzt ist, könnte seine Gehirnentwicklung vom männertypischen Pfad abgebracht werden, was das spätere sexuelle Verhalten entsprechend verändern könnte. Vgl. Blanchard/Klassen (1997).

97 Vgl. Blanchard/Klassen (1997), S. 373.

98 Ebd.; vgl. auch Blanchard (1997), S. 39–43.

sprechen gegen eine soziopsychologische Erklärung und für die immunologische Theorie der Homosexualität, wie Blanchard et al. sie vertreten.[99]

Eine Studie von Rahman (2005) konnte allerdings keine Korrelation zwischen der Anzahl älterer Brüder von homosexuellen Männern und bestimmten Markern, die auf eine größere Feminisierung des Verhaltens und der Fähigkeiten (insbes. räumliche Fähigkeiten) hindeuten, nachweisen.

4.5 Hormonelle Faktoren im Jugend- und Erwachsenenalter

Über den Einfluss der Konzentration von Sexualhormonen wird schon lange spekuliert. Der Testosteronspiegel soll bei homosexuellen Männern niedriger und bei homosexuellen Frauen höher sein als bei Heterosexuellen.[100] Tatsächlich wurden bei homosexuellen Männern aber höchstens geringfügig erniedrigte und bei lesbischen Frauen geringfügig erhöhte Testosteronwerte gemessen.[101] Hormonelle Therapien zur Veränderung der homosexuellen Orientierung waren nicht erfolgreich.[102]

4.6 Der Faktor der Geschlechtsrollen-Nonkonformität in der Kindheit – die Exotic-Becomes-Erotic-Theorie

Die San-Francisco-Studie von Bell, Weinberg und Hammersmith (1981) hat gezeigt, dass der einzige sichere Prädiktor für die sexuelle Orientierung das geschlechtsrollenkonforme bzw. -nonkonforme Verhalten in der Kindheit ist.[103] Auch andere Studien haben diesen Zusammenhang bestätigt,[104] insbesondere alle Genetikstudien hierzu, die diesen Faktor mit erhoben haben. Als geschlechtsrollenkonformes Verhalten gelten bei Jungen Raufen und Sportarten mit Körperkontakt, bei Mädchen Spielen mit Puppen und Vater-Mutter-Kind-Spiele. Die homosexuellen Männer und Frauen gaben mehrheitlich an, dass sie in ihrer Jugend lieber das andere Geschlecht gehabt hätten, und überdurchschnittlich viele von ihnen hatten als Kinder Freunde des jeweils anderen Geschlechts, was bei heterosexuellen Menschen wesentlich seltener ist. Eine Metaanalyse von Bailey und Zucker (1995) über 41 Studien zeigt einen hoch signifikanten Zusammenhang zwischen den für das eigene Geschlecht typischen (bzw. untypischen) Interessen und Aktivitäten und späterer heterosexueller (bzw. homosexueller) Orientierung. Allerdings gibt es größere Untergruppen von Homosexuellen, immerhin 10 bis 30 %, die in der Kindheit geschlechtsrollenkonform waren.[105]

99 Vgl. Bogaert (2006).
100 Vgl. Bell et al. (1981), S. 213 f.
101 Vgl. Ellis/Ames (1987), S. 250; Donner (2003).
102 Vgl. Byne/Parsons (1993), S. 230.
103 In der sog. San-Francisco-Studie (Bell et al. 1981) wurden ca. 1.000 Schwule und Lesben sowie ca. 500 heterosexuelle Männer und Frauen zu ihrer sexuellen Entwicklung interviewt. Dabei haben ca. 70 % der homosexuellen Männer und Frauen angegeben, dass sie sich in ihrer Kindheit und Jugend als nicht geschlechtsrollenkonform gefühlt hätten. – Vgl. Bem (2000), S. 535.
104 Z. B. Dawood et al. (2000); Dunne et al. (2000).
105 Vgl. Fiedler (2004), S. 89–92.

Zur Erklärung des Zusammenhangs zwischen Geschlechtsrollenkonformität in der Kindheit und späterer sexueller Orientierung hat Daryl Bem die Exotic-Becomes-Erotic-Theorie (EBE-Theorie) entwickelt.[106] Diese Theorie basiert auf dem zentralen Wendepunkt in der Jugend jedes Menschen, von dem an Personen des bisher gemiedenen Geschlechts plötzlich interessant werden: *Exotic becomes erotic*. Sowohl geschlechtsrollenkonforme Jungen als auch geschlechtsrollennonkonforme Mädchen meiden als Kinder Mädchen – und ab dem zentralen Wendepunkt werden sie von Mädchen erotisch angezogen. Umgekehrt meiden geschlechtsrollennonkonforme Jungen sowie geschlechtsrollenkonforme Mädchen als Kinder Jungen – und finden diese ab dem zentralen Wendepunkt sexuell attraktiv. Bem versucht, sowohl die hetero- als auch die homosexuelle Attraktion zu erklären, denn beide seien erklärungsbedürftig: Heterosexualität sei zwar die Norm, doch es sei keineswegs selbstverständlich, dass in der Pubertät plötzlich das Interesse am anderen, in der Kindheit gemiedenen und verachteten Geschlecht erwacht. Denn dieser Wandel widerspreche Befunden der Sozialpsychologie, nach denen vorrangig Ähnlichkeiten zwischen zwei Individuen zur Paarbindung führen. Demnach müsste Homosexualität weniger erklärungsbedürftig sein als Heterosexualität. Tatsächlich aber wechseln die meisten Menschen in ihrer Pubertät, zeitgleich mit den hormonellen Veränderungen, bei ihrer wichtigsten Beziehung zum anderen Geschlecht. Diesen interessanten – und erklärungsbedürftigen – Wendepunkt hat Bem zum Ausgangspunkt seiner Theorie gemacht. Abbildung 1 zeigt die Entwicklung der sexuellen Orientierung nach Bems EBE-Theorie.[107]

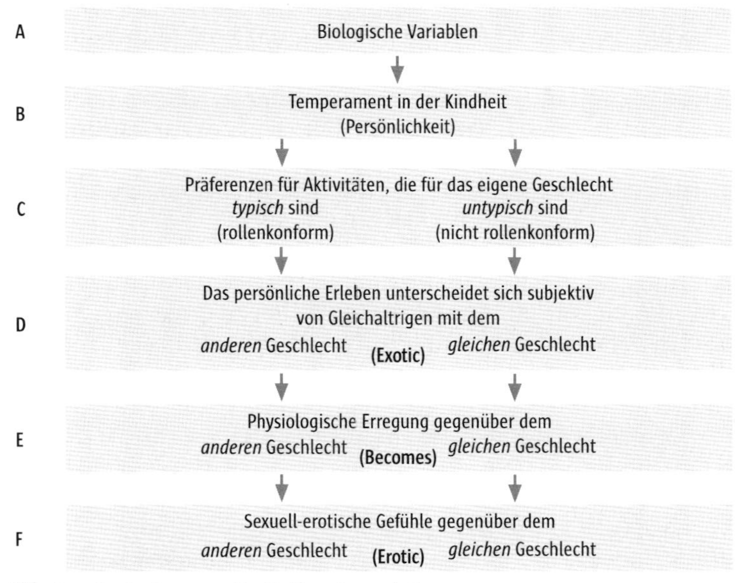

Abb. 1 Exotic Becomes Erotic-Theorie nach Bem

106 Vgl. Bem (1996) und (2000).
107 Vgl. Fiedler (2004), S. 92–98.

A →B: Die genetischen oder pränatal-hormonellen Faktoren wirken nach Bem nicht direkt auf die sexuelle Orientierung, sondern beeinflussen direkt nur das Temperament in der Kindheit, insbesondere Persönlichkeitseigenschaften der Dimension zwischen „aktiv" und „passiv".

B →C: Das Temperament während der Kindheit bestimmt, an welchen Aktivitäten das Kind Interesse entwickelt. Ein Teil der Kinder entwickelt sich geschlechtsrollenkonform (Jungen mit „jungenhaften" Aktivitäten und Mädchen mit „mädchenhaften" Aktivitäten), ein anderer Teil nichtgeschlechtsrollenkonform (Jungen mit „mädchenhaften" Aktivitäten und Mädchen mit „jungenhaften" Aktivitäten).

C →D: Die Kinder werden sich zunehmend ihrer (nicht) geschlechtsrollen-konformen Vorlieben und Aktivitäten bewusst. Bei nichtkonformen Interessen kann das dazu führen, dass das Kind sich wünscht, das andere Geschlecht zu haben.

D →E: Geschlechtsrollenkonforme Kinder haben meist ablehnende Gefühle und Einstellungen gegenüber gegengeschlechtlichen Kindern; nicht geschlechtsrollenkonforme Kinder dagegen gegenüber gleichgeschlechtlichen Kindern. Nach der EBE-Theorie erleben Kinder in der Gegenwart von Gleichaltrigen, die nicht ihrer eigenen Neigung entsprechen, physiologische Erregungszustände. Wenn in der Pubertät die geschlechtshormonellen Veränderungen stattfinden, erleben die Kinder dies als neuartiges, unter Umständen sogar angstvolles Geschehen. Physiologische Erregung wird häufig als erotisches Begehren erfahren. So hat bereits Ovid Männern, die eine Frau verführen wollen, vorgeschlagen, diese zu Gladiatorspielen mitzunehmen.

E →F: In der weiteren Entwicklung verändert sich unter dem Einfluss der hormonellen Veränderungen diese affektive Erregung in Richtung einer erotischen Erregung: Das erotische Interesse der Jugendlichen richtet sich auf diejenigen, denen sie als Kinder reserviert gegenübergestanden und deren „exotische" Eigenarten und Verhaltensweisen sie nicht so gut gekannt hatten.

Bem (2000) betont, dass biologische Faktoren nur *indirekt* auf die sexuelle Orientierung wirken, und zwar, indem sie das Merkmal der Geschlechtsrollenkonformität beeinflussen. Die Phasen D und F, die maßgeblich durch soziale und kulturelle Einflüsse bestimmt werden, haben demnach einen entscheidenden Einfluss auf die sexuelle Orientierung. Nach Bem gibt es keine *direkte* Verbindung von A nach F, also von biologischen Variablen zur sexuellen Orientierung, sondern nur Verbindungen zwischen den einzelnen Phasen, z. B. von A nach B sowie von B nach C. Es wurden statistisch starke Korrelationen zwischen dem Genotyp und der Geschlechtsrollennonkonformität sowie zwischen dieser und der sexuellen Orientierung nachgewiesen, aber keine direkte Korrelation zwischen dem Genotyp und der sexuellen Orientierung.[108]

---

108 Vgl. Fiedler (2004), S. 97 f.; Bailey et al. (2000); Bem (2000), S. 541. – Bem (2000) errechnet aus den Daten einer Studie von Dunne et al. (2000) folgende Korrelationskoeffizienten: Bei männlichen Zwillingen (n = 470 Paare): Korrelationskoeffizient vom Genotyp zu nicht geschlechtsrollenkonformem Verhalten: 0,16; Korrelationskoeffizient vom nicht geschlechtsrollenkonformem Verhalten zur sexuellen Orientierung: 0,42; Korrelationskoeffizient vom Genotyp zur sexuellen Orientierung: -0,05. – Bei weiblichen Zwillingen (n = 470 Paare): Korrelationskoef-

Bem beansprucht, eine einheitliche Theorie zur Genese der sexuellen Orientierung entwickelt zu haben, die gleichermaßen hetero- wie homosexuelle Neigungen erklärt, sowohl bei Männern als auch bei Frauen. Außerdem umfasse sie auch bisexuelle Orientierungen,[109] wechselnde Orientierungen sowie solche, die sich gar nicht am Geschlecht potentieller Partner ausrichten.[110] Die Theorie soll sowohl den empirischen Evidenzen, die biologische Essentialisten vorbringen, als auch dem kulturellen Relativismus der sozialen Konstruktivisten Genüge tun.[111]

Die EBE-Theorie erklärt auch, warum die sexuelle Orientierung von Frauen „fluider" ist als die von Männern. Mehrere Studien haben gezeigt, dass Frauen eher dazu tendieren, bisexuell zu sein als exklusiv heterosexuell, während bei Männern das Gegenteil der Fall ist. Außerdem betrachten nicht-heterosexuelle Frauen ihre aktuelle sexuelle Orientierung meist als „gewählt" oder situationsabhängig; Männer dagegen beschreiben diese i. A. in essentialistischer Terminologie und betrachten sie als angeboren und unveränderlich.[112] Nach der EBE-Theorie kommt die größere Fluidität der sexuellen Orientierung von Frauen daher, dass Mädchen heute in einer weniger geschlechtsrollenpolarisierenden Situation aufwachsen als Jungen. Nichtheterosexuelle Frauen von heute könnten einen Ausblick darauf geben, wie in einer weniger nach Geschlechtsrollen polarisierenden Gesellschaft sexuelle Orientierungen aussehen könnten:[113]

> „Gentlemen might still prefer blonds, but some of those gentlemen (and some ladies) might prefer blonds of any sex."[114]

Bem konstatiert, dass selbst wenn die EBE-Theorie sich empirisch als falsch erweisen sollte, zumindest deren allgemeineres Argument standhielte, nämlich dass eine Persönlichkeitseigenschaft die Korrelationen zwischen biologischen Faktoren und sexueller Orientierung vermittelt.

5 Bisexualität

Die sexuelle Orientierung von Menschen scheint wie die Intelligenz von einer Vielzahl von genetischen, pränatalen, hormonellen Faktoren sowie Umweltfaktoren und sozialen Faktoren geprägt zu werden. Wie Intelligenz ist wahrscheinlich auch die sexuelle Orientierung eher als ein kontinuierliches

---

fizient vom Genotyp zu nicht geschlechtsrollenkonformem Verhalten: 0,16; Korrelationskoeffizient vom nicht geschlechtsrollenkonformem Verhalten zur sexuellen Orientierung: 0,19; Korrelationskoeffizient vom Genotyp zur sexuellen Orientierung: -0,01.

109 Gleichgeschlechtliche Neigungen von bisexuellen Männern und Frauen hält Bem für ein postadoleszentes Add-on auf bereits vorhandenen heterosexuellen Neigungen. Die meisten Bisexuellen seien in ihrer Kindheit geschlechtsrollenkonform gewesen. – Vgl. Bem (2000), S. 544.

110 Vgl. Bem (2000), S. 532.

111 Vgl. Bem (1996), S. 320 und 331 f.

112 Wenn Männer, die heterosexuelle Beziehungen hatten, feststellen, dass sie schwul sind, beschreiben sie dies häufig so, dass sie endlich erkannt hätten, was ihre wahre sexuelle Orientierung sei. Lesben mit früheren heterosexuellen Beziehungen meinen dagegen überwiegend, dass sie damals so waren und nun anders, dass aber beides authentisch war. – Vgl. Bem (2000), S. 545. – Vgl. auch Veniegas/Conley (2000).

113 Vgl. Bem (2000), S. 545.

114 Vgl. Bem (1996), S. 332.

Spektrum statt als Dichotomie zu beschreiben. Homosexualität und Heterosexualität wären dann nur die Extreme des Kontinuums, vermittelt durch zahlreiche Formen von Bisexualität.[115]

Schon die San-Francisco-Studie des Kinsey-Instituts (Bell et al. [1981]) hat gezeigt, dass es keine diskreten Populationen von Heterosexuellen, Bisexuellen und Homosexuellen gibt, sondern vielmehr ein Kontinuum. Kinsey et al. kamen in ihrer großen Studie zur weiblichen Sexualität von 1953 schon zu dem Schluss, dass homosexuelles Verhalten nicht schwer zu erklären sei, sondern dass es viel schwerer zu erklären sei, warum nicht jedes Individuum in jede Art von sexueller Aktivität involviert sei.[116]

Kinsey hat eine Sieben-Punkte-Skala entwickelt, um dieses Kontinuum empirisch zu erfassen (Abbildung 2).[117]

Fritz Klein, der „Entdecker" der Bisexualität,[118] hat die Kinsey-Skala erweitert zur *Klein Sexual Orientation Grid* (KSOG), um nicht nur das aktuelle sexuelle Verhalten, sondern auch sexuelle Neigungen und Fantasien, emotionale und soziale Vorlieben sowie den hetero- bzw. homosexuellen Lebensstil und die Selbstidentifikation zu erfassen, nicht nur in der Gegenwart, sondern auch in der Vergangenheit sowie „in idealer Weise"(Abbildung 3).[119]

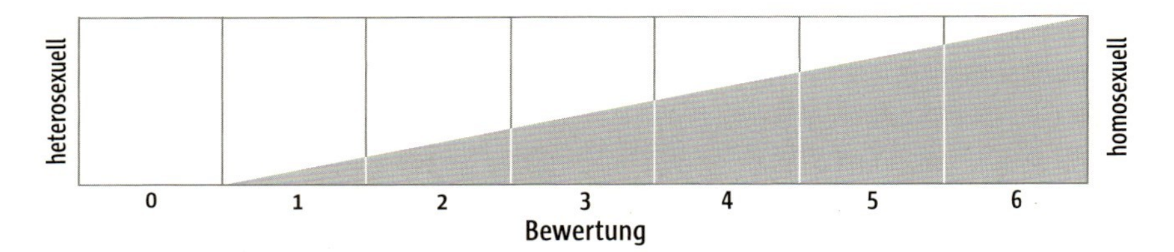

0. ausschließlich heterosexuell
1. vorwiegend heterosexuell, nur gelegentlich homosexuell
2. vorwiegend heterosexuell, aber mehr als gelegentlich homosexuell
3. gleichermaßen heterosexuell und homosexuell
4. vorwiegend homosexuell, aber mehr als gelegentlich heterosexuell
5. vorwiegend homosexuell, nur gelegentlich heterosexuell
6. ausschließlich homosexuell

Abb. 2 Heterosexuell-homosexuell-Bewertungsskala nach Kinsey

115 Vgl. Epstein (2006), S. 45.

116 Kinsey et al. (1998), S. 451. – Zu den Resultaten der Studie zur Homosexualität bei Frauen vgl. auch S. 446–487.

117 Vgl. Kinsey et al. (1998), S. 470.

118 Klein widerspricht der gängigen These, dass Bisexualität entweder eine verdeckte Homosexualität oder eine verdeckte Heterosexualität sei. Er vertritt die These, dass es eine gesunde Bisexualität gebe, bei der sowohl gleich- als auch gegengeschlechtliche sexuelle Erfahrungen gelebt werden. Doch egal welche Orientierung jemand habe, jeder Mensch lebe in einem Kontinuum sexueller Orientierungen. Durch die Etikettierung als homo- oder heterosexuell schränke man die unendlich vielen Möglichkeiten und die Einzigartigkeit jeden Menschen ein. Vgl. Klein (1993), S. 7 f. – Klein kritisiert insbesondere die Grenzziehung zwischen heterosexuellen und homosexuellen Gemeinschaften und deren Abschottung gegeneinander. Offen Bisexuelle würden von beiden Seiten misstrauisch bis feindselig betrachtet, da sie als Bedrohung oder heimliche Spione angesehen würden. (Klein, S. 107–109)

119 Vgl. Klein (1993), S. 19; Fiedler (2004), S. 72.

Variable	Vergangenheit	Gegenwart	in idealer Weise
A: sexuelle Neigung			
B: sexuelles Verhalten			
C: sexuelle Fantasien			
D: emotionale Vorlieben			
E: soziale Vorlieben			
F: hetero-/homosexueller Lebensstil			
G: Selbstidentifikation			

Für die Variablen A bis E:

1. ausschließlich mit dem anderen Geschlecht
2. meistens mit dem anderen Geschlecht
3. etwas mehr mit dem anderen Geschlecht
4. gleichermaßen gleich-/gegengeschlechtlich
5. etwas mehr mit dem gleichen Geschlecht
6. meistens mit dem gleichen Geschlecht
7. ausschließlich mit dem gleichen Geschlecht

Für die Variablen F und G:

1. ausschließlich heterosexuell
2. meistens heterosexuell
3. etwas mehr heterosexuell
4. gleichermaßen hetero-/homosexuell
5. etwas mehr homosexuell
6. meistens homosexuell
7. ausschließlich homosexuell

Abb. 3 Klein Sexual Orientation Grid (KSOG)

Dieses Schema wird der tatsächlich existierenden Vielfalt und Fluidität sexueller Präferenzen, emotionaler Vorlieben und Lebensstile weit gerechter als die Dichotomie von Hetero- und Homosexualität. Es entspricht auch weit mehr den scheinbar widersprüchlichen und uneindeutigen Befunden der biologischen Forschung zur sexuellen Orientierung: Deren Daten weisen darauf hin, dass es biologische Einflüsse auf die sexuelle Orientierung gibt, dass diese aber nicht streng determinierend sind, sondern lediglich bestimmte Präferenzen vorgeben, die aber durch vielfältige Einflüsse während der gesamten Lebensspanne modifiziert werden können.

6 Gibt es einen evolutionstheoretischen Sinn von Homosexualität in einem Teil der Population oder in bestimmten Lebensphasen?

Schon seit längerer Zeit beschäftigt Evolutionsbiologen das so genannte Darwin'sche Paradoxon: Nach der Evolutionstheorie setzen sich nur Merkmale dauerhaft durch, die dessen Träger helfen, sein Erbmaterial möglichst erfolgreich weiterzugeben. Da homosexuelle Individuen im Durchschnitt viel weniger Nachkommen haben als heterosexuelle,[120] hätte eine genetische Veranlagung für Homosexualität im Lauf der Evolution verschwinden müssen.[121]

120 Vgl. Bailey (1995), S. 118: Nach einer Studie von Bell und Weinberg (1978) beträgt die Kinderzahl von homosexuellen Männern und Frauen weniger als ein Viertel der von heterosexuellen Männern und Frauen.

121 Vgl. Miller (2000), S. 248: „Kein einziger Vorfahr eines heute lebenden Menschen war ausschließlich homosexuell. Jeder Hominide, der dies war, brachte keine Nachkommen hervor und wurde somit niemands Vorfahr. Es mag viele schwule und lesbische Hominiden gegeben haben, aber wenn sie ausschließlich homosexuell waren, sind sie nicht unsere Vorfahren und wir nicht ihre Nachkommen. [...] Jede genetisch bedingte Neigung zur ausschließlichen Homosexualität wurde mit nur einer Generation der Selektion eliminiert. Kein Biologe hat bisher eine glaubwürdige Theorie geliefert, um zu erklären, wie ausschließliche Homosexualität bei einer sich sexuell fortpflanzenden Spezies entstehen konnte. Ihr Auftreten bei 1 bis 2 % der heute lebenden Menschen ist ein echtes evolutionäres Rätsel, das auch ich nicht lösen kann. Bisexualität, bei der Individuen Sex mit beiden Geschlechtern praktizieren, stellt evolutionär ein geringeres Problem dar. [...] [Bisexuelles Verhalten] beeinträchtigt ihre heterosexuelle Fortpflanzung nicht im Geringsten. Die Evolution schert sich nicht um unseren Wunsch nach simplistischen politischen Kategorien für sexuelles Verhalten, in denen jedem Individuum eine bleibende ‚sexuelle Orientierung' zugewiesen wird. [...] An homosexuellem Verhalten ist nichts ‚Unnatürliches'." Vgl. auch Camperio-Ciani/Corna/Capiluppi (2004), S. 2217.

Trotz der relativ hohen Inzidenz von Homosexualität sollte sie demnach eine Erblichkeit von Null haben; sie müsste demnach allein durch zufällige Mutationen bedingt oder umweltbedingt sein.[122] Da dies aber nicht der Fall ist, muss Homosexualität gewisse evolutionäre Vorteile gehabt haben.

Eine alternative Erklärung ist, dass die geringere Kinderzahl von Homosexuellen nur unter den Bedingungen moderner, liberaler Gesellschaften auftritt, da in restriktiveren Gesellschaften auch Homosexuelle heiraten und Kinder haben müssen. Wenn in allen früheren Generationen Homosexuelle im Durchschnitt genauso viele Kinder hatten wie Heterosexuelle, könnten Gene für Homosexualität problemlos vererbt worden sein. Dean Hamer und Peter Copeland (1994) spekulieren, dass demnach in restriktiven Gesellschaften, in denen auch Schwule heiraten und Kinder zeugen müssen, die meisten „gay genes" vorkommen müssten, und dass liberale Gesellschaften, in denen Schwule offen zusammen leben und sogar heiraten dürften, die ersten seien, in denen Schwule aussterben würden, zumindest diejenigen mit genetisch bedingter Homosexualität.[123]

Darüber hinaus lassen sich aus soziobiologischer Perspektive sogar einige Vorteile von (zeitweise) homosexuellem Verhalten (in einem Teil einer Population) finden. Selbstverständlich entspricht diese Perspektive weder der christlichen Sexualmoral, noch ist sie hinreichend, um individuelle Gefühle und Beziehungen zu beschreiben. Dennoch ist sie hilfreich, um das weit verbreitete Vorurteil zu widerlegen, dass ausschließlich Heterosexualität natürlich und für das Individuum und dessen Population sinnvoll sei.

6.1 Männliche Homo- oder Bisexualität

Claudio Capiluppi und seine Kollegen von der Universität Padua lösen das Darwin'sche Paradoxon folgendermaßen: Der genetische Faktor, der männliche Homosexualität bestimmt, macht deren weibliche Verwandte fruchtbarer. Dies schließen sie aus folgender Beobachtung: Der genetische Faktor, der männliche Homosexualität bestimmt, wird ausschließlich über die mütterliche Linie vererbt. Gleichzeitig hat die Studie von Camperio-Ciano, Corna und Capiluppi (2004) gezeigt, dass die weiblichen Verwandten homosexueller Männern auf der mütterlichen Seite im Durchschnitt mehr Nachkommen als die auf väterlicher Seite haben. Bei heterosexuellen Männern lässt sich kein vergleichbarer Unterschied feststellen. Dies erklären die Autoren folgendermaßen: Ein oder mehrere Gene auf dem X-Chromosom senken die Fruchtbarkeit der männlichen Genträger (durch die Tendenz zur Homosexualität), während sie die Fruchtbarkeit der weiblichen Genträger erhöhen. Diese These kann sowohl die Ergebnisse der Studie von Camperio-Ciano, Corna und Capiluppi (2004) als auch der von Hamer et al. (1993) konsistent erklären. Demnach ha-

122 Vgl. Bailey (1995), S. 119. – Zur möglichen Hypervariabilität der „gay genes" vgl. Hamer/Copeland (1994), S. 185.

123 Vgl. Hamer/Copeland (1994), S. 182 f. Zur Unterstützung dieses *Time lag models* verweisen die Autoren darauf, dass die durchschnittliche Kinderzahl von Schwulen in den USA in den letzten Jahrzehnten stark abgenommen hat, was sie darauf zurückführen, dass jüngere Schwule in den USA heute eher als früher nach ihrer tatsächlichen Orientierung statt nach gesellschaftlichen Regeln lebten.

ben dieselben genetischen Faktoren bei Männern und Frauen unterschiedliche Wirkungen: bei Männern eine Tendenz zur Homosexualität und bei Frauen eine erhöhte Fruchtbarkeit. Die durch den betreffenden genetischen Faktor erhöhte Nachkommenzahl bei den weiblichen Verwandten der homosexuellen Männer wiege möglicherweise deren eigenen evolutionären Nachteil auf.[124] Die entsprechenden Gene müssen allerdings nicht zwingend auf dem X-Chromosom lokalisiert sein, sondern könnten sich auch in der mitochondrialen DNA befinden.[125] Vielleicht ähneln sie tatsächlich den ‚Männchenkiller-Genen' vieler Insekten, die Männchen steril und Weibchen fruchtbarer machen.[126]

Nach der soziobiologische Theorie von Edward Wilson (1975) könnten „gay genes" durch Verwandtenselektion (*kin selection*) überleben:[127] Demnach müssten homosexuelle Männer ihre engen Verwandten, insbesondere ihre Schwestern und deren Kinder, so viel mehr unterstützen als heterosexuelle Männer, dass deren Reproduktionserfolg den eigenen Reproduktionsverlust kompensiert. Diese Theorie konnte allerdings bisher nicht empirisch bestätigt werden: Weder die Studie von Bobrow und Bailey (2001) noch die von Rahman und Hull (2005) konnten ein höheres Engagement von homosexuellen Männern für ihre Herkunftsfamilien nachweisen. Gegen diese Befunde ließe sich zwar einwenden, dass homosexuelle Männer nur unter den Bedingungen moderner Gesellschaften kein besonderes Engagement für ihre Verwandten zeigten, dies in früherer Zeit aber sehr wohl getan hätten. Doch selbst wenn das zutreffen sollte, kann Altruismus gegenüber Verwandten demnach kein robustes Merkmal männlicher Homosexualität sein, was gegen die Theorie der genetischen Bedingtheit von Homosexualität durch Verwandtenselektion spricht.[128]

Der Big-Brother-Effekt, der die Wahrscheinlichkeit, dass ein Mann homosexuell wird, mit jedem älteren Bruder von derselben Mutter erhöht, könnte eine evolutionäre Strategie von Frauen sein, um den Konkurrenzkampf ihrer Söhne zu reduzieren, und um Inzucht in der Folgegeneration vorzubeugen; beides könnte durch den Reproduktionsverzicht ihrer jüngeren Söhne erreicht werden. Da in menschlichen Gesellschaften zwar häufig Polygamie vorkommt, aber nur sehr selten Polyandrie, und da Exogamie vorherrscht (d. h. die Frauen verlassen i. d. R. ihre Herkunftsfamilie und ziehen zum Mann), ist ein Big-Brother-Effekt sinnvoll, während ein entsprechender Big-Sister-Effekt nicht notwendig ist: Zum einen ist die Konkurrenz von Frauen um Männer in polygamen Gesellschaften geringer als umgekehrt, zum anderen ist die Inzestgefahr auf Seiten der Schwestern wegen der Exogamie unbedeutend.

Homosexualität bei einem Teil der Männer einer Gesellschaft kann den Konkurrenzkampf der Männer um die Frauen deutlich entschärfen und damit die Gesellschaft stabilisieren. Besonders virulent ist der Konkurrenzkampf um Frauen in Gesellschaften, in denen Polygamie üblich ist, denn diese führt zur Monopolisierung der Frauen in den Händen der aus Frauensicht attraktivsten Männer (bei Frauenwahl) bzw. der mächtigsten Männer (bei Männerwahl)

124 Vgl. Camperio-Ciani/Corna/Capiluppi (2004); Hamer/Copeland (1994), S. 183 f.
125 Vgl. Kapitel 4.1; Ridley (1995), S. 329 f.; Hamer et al. (1993).
126 Vgl. Ridley (1995), S. 330.
127 Vgl. Wilson (1975); Bobrow/Bailey (2001), S. 362 f.; Hamer/Copeland (1994), S. 184 f.
128 Vgl. Bobrow/Bailey (2001), S. 367.

und zu drastischem Frauenmangel für alle anderen Männer.[129] Für polygame Gesellschaften ist eine hohe Schwulenrate also ein Schutzfaktor für die gesellschaftliche Stabilität.

Darüber hinaus können sexuelle Beziehungen unter Männern deren Zusammenhalt und Kooperationsfähigkeit stärken. Schon Platon war davon überzeugt, dass Homosexualität unter Soldaten für deren Kameradschaft und Zusammenhalt wichtig sei.[130]

Nicht zuletzt kann eine homosexuelle Beziehung zwischen einem älteren und einem jüngeren Mann die Basis einer individuellen Förderung sein, wie es in der griechischen Antike offenbar verbreitet und akzeptiert war.

6.2 Weibliche Homo- oder Bisexualität

Eine (phasenweise) Homo- oder Bisexualität bei Frauen hat aus soziobiologischer Sicht für die Individuen selbst, für deren Nachwuchs und ggf. für deren Gruppe Vorteile gegenüber ausschließlicher Heterosexualität. Daher muss es nicht verwundern, dass lesbisches Verhalten bei vielen Tierarten zu beobachten ist, fast nie aber exklusiv. Einige Vorteile (zeitweiliger) lesbischer Beziehungen sind die folgenden:

Im Jugendalter können lesbische Beziehungen einen Schutz vor zu früher Schwangerschaft bieten; in vielen menschlichen Gesellschaften werden sie akzeptiert, da sie romantische Gefühle in eine „ungefährliche" Richtung kanalisieren.

Nach einer Traumatisierung durch Vergewaltigung oder Unterdrückung durch einen Mann kann eine lesbische Beziehung eine Frau und deren Kinder stabilisieren, indem sie eine Partnerschaft ohne Angst vor männlicher Gewalt bietet.

Im reproduktionsfähigen Alter können lesbische Beziehungen Frauen bei der Aufzucht ihrer Kinder und zum Schutz gegen Männer dienen. Derartige Bündnisse können eine Alternative zu einer Partnerschaft mit einem Mann sein, vor allem wenn der Vater der Kinder nicht (mehr) da ist. Hat eine allein stehende Mutter eine Beziehung mit einer Frau, haben ihre Kinder bessere Überlebenschancen, als wenn sie eine Beziehung mit einem Mann hat, der

129 Vgl. Ridley (1995), S. 207–246. Bei Menschen kommen im Gegensatz zu den meisten anderen Tierarten höchst verschiedene Paarungssysteme vor: Promiskuität, Monogamie, Polygamie. Intelligente Tiere mit einem komplexen Sozialleben zeigen im Allgemeinen eine größere Vielfalt und Flexibilität in ihren Paarungssystemen. Welches System gerade dominiert, hängt von der aktuellen Lebenssituation ab, aber auch von der biologischen und sozialen Geschichte der Spezies bzw. der Kultur. Während in Jäger- und Sammlergesellschaften meistens monogame oder bigame Beziehungen mit häufigen Seitensprüngen beider Geschlechter vorherrschen, gibt es in Ackerbau- und Hirtengesellschaften meist Polygamie. Die Herrscher aller frühen Hochkulturen haben Polygamie ins Extrem getrieben. Grundsätzlich entwickelt sich Polygamie in Gesellschaften, in denen es große Reichtum- und Machtunterschiede gibt, während egalitäre Gesellschaften eher zur Monogamie tendieren. Polygamie ist vor allem für die große Zahl von Männern von Nachteil, die zur Ehelosigkeit gezwungen werden, weil die Despoten Hunderte oder Tausende Frauen monopolisieren. Für Frauen ist Polygamie ambivalent: Unter Umständen ist es vorteilhafter, einen ranghohen, reichen Mann mit einer anderen Frau zu teilen, als einen rangniedrigeren, armen Mann für sich allein zu haben. Ridley nimmt an, dass es auch bei Menschen eine Polygamie-Schwelle gibt, ab der es für eine Frau sich lohnt, die nachrangige Ehefrau eines ranghöheren Mannes zu werden. Widerstand gegen Polygamie zeigen zum einen die Erstfrauen, zum anderen rangniedrigere Männer.

130 Vgl. Fiedler (2004), S. 19.

nicht der Vater der Kinder ist. Eine sexuelle Beziehung ist zwar nicht notwendig für Unterstützungsfunktionen zwischen zwei Müttern, macht diese aber verbindlicher und stabiler.

Auch nach den Wechseljahren können lesbische Beziehungen sinnvoll sein, um mit anderen Frauen bei der Aufzucht von Kindern oder Enkelkindern zu kooperieren. Sie könnten auch den Verlust der Männer erleichtern, die sich von ihren älteren Partnerinnen ab- und reproduktionsfähigen jüngeren Frauen zuwenden.[131]

Gerade die geringere Reproduktionsrate von lesbischen Frauen, die ihnen i. d. R als gesellschaftsschädlich angelastet wird, kann positive gesellschaftliche Auswirkungen haben: Nur in einer Minderheit von Gesellschaften ist die Reproduktionsrate zu gering, um den aktuellen Bestand aufrecht zu erhalten, während in den meisten Gesellschaften mehr Kinder geboren werden, als angemessen ernährt und erzogen werden können. Nach wie vor besteht weltweit ein zu hohes Bevölkerungswachstum. Macht man sich frei von der aktuellen Bevölkerungsdebatte in Deutschland und anderen Staaten mit niedrigen Geburtenraten, so lässt sich die geringe Reproduktionsrate lesbischer Frauen durchaus als positiv für die demographische Entwicklung betrachten.

Ein weiterer gesamtgesellschaftlicher Vorteil der geringeren Reproduktionsrate lesbischer Frauen besteht darin, dass diese dadurch mehr Kapazitäten für andere gesellschaftliche Aufgaben haben. Ehe- und kinderlose Frauen leisten überdurchschnittlich viel Berufsarbeit und zahlen mehr Steuern und Sozialversicherungsbeiträge.

Schließlich können lesbische Beziehungen, wenn sie in einer ganzen Population üblich sind, diese in ein friedlicheres Fahrwasser bringen: Dies ist bei den Bonobos zu beobachten: In den exogamen Bonobogesellschaften haben fast alle Weibchen lesbische Beziehungen mit nichtverwandten Weibchen; diese Tatsache prägt das gesamte Sozialleben der Bonobos. Obwohl Bonobos in vielerlei Hinsicht ihren größeren Verwandten, den gewöhnlichen Schimpansen und den Menschen, sehr ähnlich sind, beruhen deren Gesellschaftsstrukturen nicht auf Gewalt. In Bonobogruppen sorgen auf lesbischen Beziehungen basierende Frauenallianzen dafür, dass die Männer gegenüber Frauen und Kindern nicht gewalttätig werden und auch untereinander viel weniger aggressiv sind. Im Gegensatz zu Schimpansen- und Menschenmännern bilden Bonobomänner keine Allianzen und führen keine Kriege gegen Artgenossen.[132] Die Bonobos haben – nicht zuletzt durch die zahlreichen lesbischen Beziehungen – die Gewalt auf drei Ebenen reduziert: zwischen den Geschlechtern, zwischen den Männern und zwischen den Gruppen.[133] Nach Auffassung der Primatenforscher und Anthropologen Richard Wrangham und Dale Peterson

131 Kinsey et al. (1998) stellen fest, dass die Öffentlichkeit größtenteils einige Sympathie für Frauen in homosexuellen Beziehungen habe, vor allem für ältere, unverheiratete Frauen (S. 486).

132 Vgl. Wrangham/Peterson 2001, S. 36 und 54.

133 Vgl. Wrangham/Peterson 2001, S. 249–284. – Die Unterschiede im Sozialverhalten der drei Schimpansenarten (*Homines*, gewöhnliche Schimpansen und Bonobos) sind wahrscheinlich auf ökologische Unterschiede der jeweiligen Habitate zurückzuführen. Das bessere und leichter zugängliche Nahrungsangebot im Habitat der Bonobos (Dschungel, ohne Nahrungskonkurrenz von Gorillas) erlaube größere und stabilere Trupps, was Frauenbündnisse begünstige.

ist das Patriarchat bei Schimpansen und Menschen biologisch bedingt und basiert auf dem Drang der Primatenmänner, das Fortpflanzungspotential der Frauen zu kontrollieren, auf deren Gewalttätigkeit und Machttrieb sowie auf deren Fähigkeit zur Kooperation, aber auch auf der Kooperation der Frauen mit den dominanten Männern.[134] Bei Bonobos wird das Patriarchat durch die Kooperation nicht verwandter, aber durch sexuelle Liebe verbundener Weibchen in Schach gehalten.

7 Fazit

Homo- oder bisexuelles Verhalten bei einem Teil der Population bzw. in bestimmten Lebensphasen ist weder aus evolutionspsychologischer Sicht unerklärbar noch aus sozialwissenschaftlicher Perspektive als gesellschaftsschädlich zu betrachten. Vielmehr erscheint es als normaler Bestandteil menschlichen Sexualverhaltens, das sich insgesamt durch eine hohe Adaptationsfähigkeit, Flexibilität, Vielfalt und Individualität auszeichnet.

Dass sich genetische, pränatale, hormonelle und hirnorganische Faktoren finden lassen, die mit homosexuellen Neigungen oder homosexuellem Verhalten korrelieren, muss daher nicht verwundern. Zweifellos steht die naturwissenschaftliche Forschung hierzu noch am Anfang, so dass einige der oben dargestellten Erkenntnisse noch nicht wissenschaftlich valide und zum Teil spekulativ sind. Doch schon jetzt gibt es gute Evidenzen dafür, dass die pränatale Entwicklung erhebliche, lebenslange Auswirkungen auf das (sexuelle) Verhalten eines Organismus haben kann.[135]

Es lassen sich allerdings einige methodische Probleme bei den bisherigen biologischen Studien zur Homosexualität feststellen.[136]

1. Um die Korrelationen zwischen bestimmten biologischen Faktoren und homosexuellen Neigungen als Kausalzusammenhang zu erklären, wird

134 Vgl. Wrangham/Peterson 2001, S. 191–194, 207–209, 229–233, 285 ff. – Das Patriarchat ist nach Wrangham und Peterson eigentlich abstrus. Matriotismus, nicht Patriotismus, sei unter Säugetieren das normale Prinzip, selbst bei den meisten Primaten. „Bei solchen Vergleichen nimmt sich der Mensch als Teil einer lächerlich kleinen Gruppe aus, die einen absurden Sonderweg eingeschlagen hat. [...] Ökologischer Druck machte es den Weibchen unmöglich, wirksame Allianzen zu bilden. Und da sie sich nicht aufeinander stützen konnten, waren sie Männchen, die an ihrer Beherrschung interessiert waren, schutzlos ausgeliefert. Männchen ergriffen diese Möglichkeit, kollaborierten bei der Inbesitznahme von Weibchen und der Verteidigung ihres Besitzstandes und betraten so die Straße des Patriarchats. [...] Sie bilden mächtige, ständig wechselnde, ehrgeizige, manipulative Koalitionen, die in dauernder Rivalität mit ähnlichen Bünden leben. Leider geschieht fast immer ein Unglück, wenn die auswärtige Politik von ‚Männchen' gemacht wird. Zumindest bei Menschen und Schimpansen gehen die Koalitionäre häufig über bloße Verteidigung ihrer Gemeinschaft hinaus [...]. Auf männlichen Interessen beruhende Primatengemeinschaften haben natürlich die Tendenz, männlichen Strategien zu folgen und dank der sexuellen Auslese mit nahezu uferloser Begeisterung Macht anzustreben. In einer knappen Formel ausgedrückt: Patriotismus züchtet Aggressivität." (S. 286 f.)

135 Vgl. Cohen-Bendahan/Van de Beek/Berenbaum (2005), S. 355.

136 Eine ausführliche Analyse der Methodologie der Studien zu den Wirkungen pränataler Geschlechtshormone auf das geschlechtsspezifische Verhalten haben Cohen-Bendahan/Van de Beek/Berenbaum (2005) geleistet. Eine ideale Studie müsste ihrer Meinung nach direkte Messungen der fötalen Hormone zu mehreren Zeitpunkten der Schwangerschaft beinhalten sowie eine Follow-up-Verhaltensstudie in der Kindheit und darüber hinaus (S. 363). Wegen der Risiken der Entnahme fötalen Serums ist eine solche Studie allerdings nicht praktikabel; es lassen sich allenfalls „Schnappschüsse" bestimmter Entwicklungsstadien aufnehmen.

eine Geschlechtsrolleninversionstheorie der Homosexualität angenommen, also eine Theorie der folgenden Art: Wenn ein bestimmter biologischer Faktor bei Schwulen häufiger vorkommt als bei heterosexuellen Männern, und wenn dieser ebenfalls bei Frauen häufiger vorkommt, dann erklärt dieser Faktor die Homosexualität.[137] Aktuell herrscht in der biologischen Literatur zur Homosexualität das Modell des ZNS-Hermaphrodismus vor. Ob dieses auf alle homosexuellen Menschen zutrifft, ist fraglich, vor allem angesichts der homosexuellen Beziehungen zahlreicher, geradezu archetypisch männlicher Helden der Antike.[138]

2. Es ist auch noch nicht geklärt, ob die neuroanatomischen Korrelate der sexuellen Orientierung (z. B. das geringere Volumen des INAH 3 bei Schwulen) die Ursache oder die Folge einer bestimmten sexuellen Orientierung ist. Diese Frage kann nicht a priori beantwortet werden, da bekanntlich die Lebensweise und die Erfahrungen eines Individuums dessen neuroanatomische Strukturen modifizieren können.[139]
3. Der Fokus auf die Frage „Was verursacht Homosexualität?" unterstellt, dass die Verursachung von Heterosexualität so gut verstanden sei, dass nur Abweichungen davon einer Erklärung bedürften.[140]
4. Die biologischen Theorien passen weit besser auf homosexuelle Männer als auf homosexuelle Frauen.[141] Das hat zum einen seinen Grund darin, dass die meisten Studien sich auf Männer konzentrieren, zum anderen darin, dass Frauen wahrscheinlich eher bisexuell sind und daher ihre sexuelle Orientierung tatsächlich fluider und stärker durch soziale als durch biologische Faktoren bedingt ist als die von Männern.

Einen einzigen biologischen Faktor, der Homosexualität verursacht, scheint es nicht zu geben. Auch Kombinationen verschiedener Faktoren können zwar eine Disposition für eine bestimmte sexuelle Orientierung verursachen, diese aber nicht determinieren. Erklären lässt sich das breite Spektrum von hetero-, bi- und homosexuellen Neigungen und Praktiken offenbar nur durch eine komplexe Theorie, die genetische, pränatale, hormonelle, entwicklungsbedingte und soziokulturelle Faktoren und deren Wechselwirkungen darstellt und nicht zuletzt die Möglichkeiten von Individuen zu einer gewissen Selbstgestaltung berücksichtigt.[142]

Aus ethischer Sicht, insbesondere zum Schutz von Minderheiten, sollte eine biologisch orientierte Sexualforschung nicht unterdrückt werden, zumal gerade diese die Vielfalt sexuellen Verhaltens zeigt und insbesondere die

137 Vgl. Bem (2000), S. 532–546. – „In their public statements and published articles, my biologically oriented colleagues dutifully point out that correlation is not cause. But [...] the reductive temptation of biological causation is so seductive that the caveat cannot possibly compete with the excitement of discovering yet another link between the anatomy of our brains and the anatomy of our lover's genitalia. Unfortunately, the caveat vanishes completely as word of the latest discovery moves from *Science* to *Newsweek*. Surely the public can be forgiven for believing that we are but one NIH grant away from pinpointing the penis preference gene." (S. 546)

138 Vgl. Byne/Parsons (1993), S. 229.

139 Ebd.

140 Ebd.; Fiedler (2004), S. 70.

141 Vgl. Veniegas/Conley (2000).

142 Vgl. hierzu auch Byne/Parsons (1993), S. 236.

Homosexualität als natürliche Variante des (menschlichen) Verhaltensrepertoires erweist. Gerade die biologische Forschung bietet keine Argumente für die Pathologisierung oder die moralische Verurteilung von Homosexualität, denn diese ist weder unnatürlich noch krankheitsfördernd noch gesellschaftsschädlich.[143] Diffamiert und diskriminiert werden Homosexualität und alle anderen nicht bestimmten Normen entsprechenden Formen der Sexualität heutzutage vor allem von religiösen Fundamentalisten, die sich wissenschaftlicher Erkenntnisse bedienen, wenn sie ihren Interessen entgegenkommen, und jene zurückweisen, wenn sie diesen widersprechen.

Die alten Grenzziehungen zwischen biologischen und sozialwissenschaftlichen Paradigmen zur Beschreibung menschlichen Verhaltens verstellen den Blick darauf, dass zumindest im Fall der Homosexualität die Front zwischen individualistischen und konservativ-religiösen Kräften verläuft.

Literatur

Allen/Gorski (1992): Laura S. Allen, Roger A. Gorski, Sexual orientation and the size of the anterior commissure in the human brain, *Proceedings of the National Academy of Sciences, USA* 89 (1992), p. 7199–7202

Bailey/Pillard (1991): J. Michael Bailey, Richard C. Pillard, A Genetic Study of Male Sexual Orientation, *Archives of General Psychiatry* 48 (1991), p. 1089–1096

Bailey et al. (1993): J. Michael Bailey, Richard C. Pillard, Michael C. Neale, Yvonne Agyei, Heritable Factors Influence Sexual Orientation in Women, *Archives of General Psychiatry* 50, March (1993), p. 217–223

Bailey (1995): J. Michael Bailey, Biological Perspectives on Sexual Orientation, in: Anthony R. D'Augelli, Charlotte J. Patterson (eds.), Lesbian, Gay and Bisexual Identities over the Lifespan, New York, Oxford 1995, p. 102–135

Bailey/Zucker (1995): J. Michael Bailey, Kenneth J. Zucker, Childhood Sex-Typed Behavior and Sexual Orientation: A Conceptual Analysis and Quantitative Review, *Developmental Psychology* 31 (1995), 1, p. 43–55

Bailey et al. (2000): J. Michael Bailey, Michael P. Dunne, Nicholas G. Martin, Genetic and Environmental Influences on Sexual Orientation and Its Correlates in an Australian Twin Sample, *Journal of Personality and Social Psychology*, 78 (2000), 3, p. 524–536

Bell et al. (1981): Alan P. Bell, Martin S. Weinberg, Sue Kiefer Hammersmith, Sexual Preference: Its Development in Men and Women. An official publication of the Alfred C. Kinsey Institute of Sex Research, Bloomington 1981

Bem (1996): Daryl J. Bem, Exotic Becomes Erotic: A Developmental Theory of Sexual Orientation, *Psychological Rewiew* 103 (1996), 2, p. 320–335

Bem (2000): Daryl J. Bem, Exotic Becomes Erotic: Interpreting the Biological Correlates of Sexual Orientation, *Archives of Sexual Behavior* 29 (2000), p. 531–548

Berenbaum (1999): Sheri A. Berenbaum, Effects of Early Androgens on Sex-Typed Activities and Interests in Adolescents with Congenital Adrenal Hyperplasia, Hormones and Behavior 35 (1999), p. 102–110

143 „Should it ever be discovered with more certainity that homosexuality is derived primarily from physiological origins, what might be the implications for society? First, those who argue that homosexuality is ‚unnatural' will be forced to reconsider their belief, because something that is biologically innate must certainly be natural for a particular person, regardless of how unusual it may be. People might ultimately come to the conclusion that everyone is unique, biologically and socially, and that natural physiological factors will make it inevitable that a certain percentage of people in any society will be fundamentally homosexual regardness whether they are momentarily (or even continuously) engaged in heterosexual behaviors. The conclusion would make the moral condemnation of homosexuality even more indefensible, and it would reaffirm that discrimination against homosexuals is clearly no more justified than discrimination against redheads or blue-eyed persons." Bell et al. (1981), S. 218 f.

Blanchard (1997): Ray Blanchard, Birth Order and Sibling Sex Ratio in Homosexual Versus Heterosexual Males and Females, *Annual Review of Sexual Research* 8 (1997), p. 27–67

Blanchard/Klassen (1997): Ray Blanchard, Philip Klassen, H-Y Antigen and Homosexuality in Men, *Journal of Theoretical Biology* 185 (1997), p. 373–378

Bobrow/Bailey (2001): David Bobrow, J. Michael Bailey, Is male homosexuality maintained via kin selection, *Evolution and Human Behavior*, 22 (2001), p. 361–368

Bogaert (2006): Anthony F. Bogaert, Biological versus nonbiological older brothers and men's sexual orientation, *Proceedings of the National Academy of Sciences of the United States of America* 103 (2006), 28, p. 10771–10774

Byne/Parsons (1993): William Byne, Bruce Parsons, Human Sexual Orientation: The Biologic Theories Reappraised, *Archives of General Psychiatry* 50, March (1993), p. 228–239

Camperio-Ciani/Corna/Capiluppi (2004): Andrea Camperio-Ciani, Francesca Corna, Claudio Capiluppi, Evidence for maternally inherited factors favouring male homosexuality and promoting female fecundity, *Proceedings of the Royal Society London B* 271 (2004), p. 2217–2221

Cohen-Bendahan/Van de Beek/Berenbaum (2005): Celina C. C. Cohen-Bendahan, Cornelieke van de Beek, Sheri A. Berenbaum, Prenatal sex hormone effects on child and adult sex-typed behavior: methods and findings, *Neurosciences and Biobehavioral Reviews* 29 (2005), p. 353–384

Conrad/Schneider (1992): Peter Conrad, Joseph W. Schneider, Deviance and medicalization. From badness to sickness, Philadelphia 1992

Dawood et al. (2000): Khytam Dawood, Richard C. Pillard, Christopher Horvath et al., Familial Aspects of Male Homosexuality, *Archives of Sexual Behavior* 29 (2000), 2, p. 155–163

Donner (2003): Susanne Donner, Gene, Hormone oder große Brüder: Homosexualität ist ganz natürlich, *Bild der Wissenschaft Online*, 08.08.2003

Dunne et al. (2000): Michael P. Dunne, J. Michael Bailey, Katherine M. Kirk et al., The Subtlety of Sex-Atypicality, *Archives of Sexual Behavior* 29 (2000), 6, p. 549–565

Ellis/Ames (1987): Lee Ellis, M. Ashley Ames, Neurohormonal Functioning and Sexual Orientation: A Theory of Homosexuality-Heterosexuality, *Psychological Bulletin* 101 (1987), 2, p. 233–258

Epstein (2006): Robert Epstein, Liebe lieber anders, *Gehirn & Geist* 11 (2006), S. 41–46

Fiedler (2004): Peter Fiedler, Sexuelle Orientierung und sexuelle Abweichung, Weinheim, Basel 2004

Fiedler (2006): Peter Fiedler, Eros und Psyche. Interview, *Gehirn & Geist* 11 (2006), S. 47–50

Geschwind/Galaburda (1987): Norman Geschwind, Albert M. Galaburda, Cerebral lateralization, Cambridge 1987

Hamer et al. (1993): Dean Hamer, Stella Hu, Victoria L. Magnusonet al., A Linkage Between DNA Markers on the X Chromosome and Male Sexual Orientation, *Science* 261 (1993), p. 321–327

Hamer/Copeland (1994): Dean Hamer, Peter Copeland, The Science of Desire: The Search for the Gay Gene and the Biology of Behavior, New York et al. 1994

Hurst (1991): Lawrence D. Hurst, The incidences and evolution of cytoplasmatic male killers, *Proceedings of the Royal Society of London* (1991) B 244, p. 91–99

Jones (2003): Steve Jones: Der Mann – ein Irrtum der Natur?, Reinbek 2003

Kinsey et al. (1964): Alfred C. Kinsey, Wardell B. Pomeroy, Clyde E. Martin, Das sexuelle Verhalten des Mannes, Berlin, Frankfurt a. M. 1964 (Original: Sexual Behavior in the Human Male, Philadelphia 1948)

Kinsey et al. (1998): Alfred C. Kinsey, Wardell B. Pomeroy, Clyde E. Martin et al., Sexual Behavior in the Human Female, Bloomington, Indianapolis (1998) (Original: Philadelphia 1953)

Kitamoto (2002): Toshihiro Kitamoto, Conditional disruption of synaptic transmission induces male-male courtship behavior in Drosophila, *Proceedings of the National Academy of Sciences of the United States of America* 99 (2002), 20, p. 13232–13237

Klein (1993): Fritz Klein, The Bisexual Option, New York, London, Norwood, 2. Aufl., 1993

Kongregation für die Glaubenslehre (2003): Kongregation für die Glaubenslehre, Erwägungen zu den Entwürfen einer rechtlichen Anerkennung der Lebensgemeinschaften zwischen homosexuellen Personen, Vatikan 3.06.2003, www.vatican.va/roman_curia/congregations/cfaith/documents/rc_con_cfaith_doc_20030731_ homosexual-unions_ge.html

Kügler (2005): Hermann Kügler, „Katholische Kirche ist größte transnationale Schwulenorganisation", Interview, geführt von Alexander Schwabe, *Der Spiegel Online,* 25.11.2005

Lehnen-Beyel (2005): Ilka Lehnen-Beyel, Wo die sexuelle Orientierung im Erbgut geprägt wird, *Bild der Wissenschaft Online*, 29.01.2005

LeVay (1991): Simon LeVay, A Difference in Hypothalamic Structure Between Heterosexual and Homosexual Men, *Science* 253 (1991), p. 1034–1037

Miller (2001): Geoffrey Miller, Die sexuelle Evolution. Partnerwahl und die Entstehung des Geistes, Heidelberg, Berlin 2001

Mustanski et al. (2005): Brian S. Mustanski et al., A genomewide scan of male sexual orientation, *Human Genetics* 116 (2005), p. 272–278

Pinker (1996): Steven Pinker, Der Sprachinstinkt, Darmstadt 1996

Rahman (1999): Qazi Rahman, Comments on the Neuroanatomy of Human Sexual Orientation and Proposed Neuroendocrine Hypotheses, MTI, http://mitpress.mit.edu/e-journals/JCN/articles/004/Rahman.html

Rahman/Silver (2000): Qazi Rahman, Kevin Silver, Sexual Orientation and the Sleep-Wake Cycle: A Preliminary Investigation, *Archives of Sexual Behavior*, 29 (2000), 2, p. 127–134

Rahman et al. (2003): Qazi Rahman, Glenn D. Wilson, Sharon Abrahams, Sexual orientation related differences in spatial memory, *Journal of the International Neuropsychological Society* 9 (2003), p. 376–383

Rahman (2005): Qazi Rahman, The association between the fraternal birth order effect in male homosexuality and other markers of human sexual orientation, *biology letters* 1 (2005), 4, p. 393–395

Rahman/Hull (2005): Qazi Rahman, Matthew S. Hull, An Empirical Test of the Kin Selection Hypothesis for Male Homosexuality, *Archives of Sexual Behavior* 34 (2005), 4, p. 461–467

Rahman et al. (2005): Qazi Rahman, Davinia Andersson, Ernest Govier, A Specific Sexual Orientation-Related Difference in Navigation Strategy, *Behavioral Neurosciences* 119 (2005), 1, p. 311–316

Ridley (1995): Matt Ridley, Eros und Evolution. Die Naturgeschichte der Sexualität, München 1995

Roselli et al. (2004): Charles Roselli, Kay Larkin, Jessica M. Schrunk, Fredrick Stormshak, Sexual partner preference, hypothalamic morphology and aromatase in rams, *Physiology & Behaviour* 83 (2004), 2, p. 233–245

Schwikart (2001): Georg Schwikart, Sexualität in den Weltreligionen, Gütersloh 2001

SPIEGEL Online (2007): SPIEGEL Online, Showdown mit schwulen Schafböcken, stx, 27.01.2007

Spitzer (2003): Robert L. Spitzer, Can Some Gay Men and Lesbians Change Their Sexual Orientation? *Archives of Sexual Behavior* 32 (2003), 5, p. 403–417

Swaab/Hofman (1990): Dick F. Swaab, Michel A. Hofman, An enlarged suprachiasmatic nucleus in homosexual men, *Brain Research* 537 (1990), 1–2, p. 141–148

Veniegas/Conley (2000): Rosemary C. Veniegas, Terri D. Conley, Biological Research on Women's Sexual Orientations: Evaluating the Scientific Evidence, *Journal of Social Issues* 56 (2000), 2, p. 267–282

Wilson (1975): Edward O. Wilson, Sociobiology: The New Synthesis, Cambridge 1975

Wrangham/Peterson (2001): Richard Wrangham, Dale Peterson, Bruder Affe. Menschenaffen und die Ursprünge menschlicher Gewalt, Kreuzlingen, München 2001

Internet

www.islamic.org.uk/deutsch/homosex.html (Was sagt der Islam über Homosexualität?) [17.04.2007]

www.kreuz.net (katholische Nachrichten) [20.03.2007]

www.sgipt.org/sonstig/metaph/sexrel/islam/homosex.htm (SGIPT – Gesellschaft für Allgemeine und Integrative Psychotherapie – Deutschland: Der Islam und die Homosexualität) [17.04.2007]

www.spiegel.de (Spiegel Online) [20.03.2007]

www.wikipedia.de (Wikipedia) [20.03.2007]

C

Transsexualität und Intersexualität

Der Umgang mit Transsexualität in der Europäischen Union unter besonderer Berücksichtigung von Belgien

Jan Steinmetzer und Dominik Groß

1 Einleitung[1]

Transsexualität bzw. Transsexualismus ist laut ICD-10, der „Internationalen Klassifizierung von Krankheiten" der Weltgesundheitsorganisation (WHO), eine Form der Geschlechtsidentitätsstörung. Sie liegt vor, wenn ein Mensch körperlich eindeutig dem männlichen oder weiblichen Geschlecht zugordnet werden kann, sich jedoch als Angehöriger des anderen Geschlechts empfindet und danach strebt, sich diesem Geschlecht auch körperlich weitestgehend anzugleichen.

Bei vielen transsexuellen bzw. transidenten[2] Menschen nimmt die psychische Belastung in Pubertät und Adoleszenzphase deutlich zu. Ein Teil der Betroffenen trifft schließlich die Entscheidung, die Geschlechterrolle zu wechseln. Der Wechsel der Geschlechtszugehörigkeit führt dabei vielfach zu sozialen Problemen. Nicht selten zerbrechen Partnerschaften, es finden familiäre

1 Der vorliegende Beitrag entstand in Rahmen eines am Universitätsklinikum Aachen durchgeführten, auf zwei Jahren angelegten Forschungsprojekts mit dem Titel „Ethische Fragen im Umgang mit Transsexualität" (START-Projekt).

2 Ein Teil der Betroffenen favorisiert mittlerweile den Begriff „Transidentität". Der Begriff „Transidentität" soll – im Unterschied zu Transsexualität – deutlich machen, dass eine Störung der (Geschlechts-)Identität und kein sexuelles Problem im Sinne „sexueller Präferenzen" oder „sexueller Orientierung" vorliegt. Vgl. hierzu auch Steinmetzer/Groß/Duncker (2006). Andere Betroffene favorisieren die Bezeichnung „Transgender(ismus)". Da keine Bezeichnung ungeteilte Zustimmung erfährt und da der Terminus „Transsexualität" in Deutschland bis heute sowohl im allgemeinen Sprachgebrauch als auch mit Blick auf die einschlägige Gesetzgebung dominiert, benutzen wir unbeschadet der terminologischen Unschärfen diesen etablierten Begriff.

Ausgrenzungen statt und/oder der Arbeitsplatz ist bedroht.[3] Letztlich hängt der Umgang mit Transsexualität sehr stark vom persönlichen Umfeld und dem soziokulturellen Kontext ab. Der gesellschaftliche Umgang mit dem Phänomen wird wiederum von den jeweiligen (eher liberalen bzw. eher restriktiven) rechtlichen Rahmenbedingungen beeinflusst, aber auch von der medizinischen Deutung des Phänomens „Transsexualität". So wirft bereits die derzeit vorherrschende Einordnung der Transsexualität als Krankheit Probleme auf: Während sie einerseits die Voraussetzung für medizinische Maßnahmen und deren Finanzierung durch die Krankenkassen darstellt, bringt sie andererseits eine Abhängigkeit der Betroffenen von ärztlichen Gutachten und richterlichen Urteilen – und damit eine Einschränkung der Selbstbestimmtheit – mit sich. Vor allem begründet die Einstufung der Transsexualität als Störung der Geschlechtsidentität (ICD-10) eine Pathologisierung des transsexuellen Empfindens, die u. U. empfindliche Rückwirkungen auf das Selbstbewusstsein und das Selbstbild der Betroffenen zeigt, aber auch Berührungsängste bei anderen Menschen begründen bzw. verstärken kann.

Was die juristischen Rahmenbedingungen betrifft, so lassen sich spätestens seit Mitte der 1990er Jahre innerhalb der Europäischen Union deutliche Liberalisierungstendenzen nachweisen, die auf Urteile des Europäischen Gerichtshofs (EuGH) zurückgehen. Dieser sieht die Wahrung der Grundrechte der Bürger der Mitgliedsstaaten der Europäischen Union als wesentliche Aufgabe an.[4] Zudem forderte das Europäische Parlament die Mitgliedstaaten 1989 in einem Entschließungsantrag dazu auf, die Rechte von transsexuellen Menschen anzuerkennen.[5] Verwiesen wird vielfach auch auf § 12 der Europäischen Menschenrechtskonvention (EMRK),[6] der für jeden Menschen das Recht auf Eheschließung vorsieht.

Vor dem Hintergrund dieser Entwicklung soll im vorliegenden Beitrag der Frage nachgegangen werden, wie sich der Umgang mit Transsexualität in Belgien, das zu den Gründungsstaaten der EWG (1957) gehört und den Europarat, den Ministerrat und die Europäische Kommission beherbergt, darstellt. Dabei sollen juristische, soziale und medizinische Aspekte im Königreich berücksichtigt werden (s. Kap. 2). Anschließend erfolgt ein Vergleich des juristischen und sozialen Umgangs mit dem Phänomen Transsexualität mit anderen europäischen Ländern der EU, namentlich Frankreich, England und Portugal (s. Kap. 3).

3 Pfäfflin (2006).

4 Das Urteil EuGH Rs C-13/94 „P. gegen S. und Cornwall County Council" „gilt als weltweit erster Fall, in dem ein Schutz vor Diskriminierung bei Vorliegen von Transsexualität angenommen wurde." Greif (2005), S. 139. – Vgl. auch Whittle, www.pfc.org.uk/node/364 (2004).

5 ABl 1989 C 256/33. Verweise darauf finden sich z. B. in: BVerfG, 1 BvL 1/04 vom 18.7.2006, Absatz-Nr. 54 bzw. www.dgti.org/recht/euro2.htm.

6 http://conventions.coe.int/Treaty/ger/Treaties/Html/005.htm.

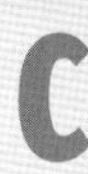

2 Der Umgang mit Transsexualität in Belgien

2.1 Juristische und gesellschaftliche Aspekte

In Belgien bestanden – trotz gegenteiliger Aussagen[7] – bis in die jüngste Vergangenheit hinein keine gesetzlichen Regelungen zum Umgang mit Transsexualität bzw. mit der Geschlechtsumwandlung. Entsprechende rechtliche Fragen (z. B. die Änderung des Geburtsregisters betreffend) wurden vielmehr bis ins Jahr 2007 durch gerichtliche Urteile entschieden.[8]

Erst vor kurzem wurde nach langjährigen Beratungen eine gesetzliche Regelung zur Änderung des Geschlechts sowie des Vornamens eingebracht und verabschiedet: Das „Loi relative à la Transsexualité“[9] wurde nach dem Vorbild des liberalen britischen „Gender Bill Recognition Act“[10] konzipiert. Nachdem der Senat dem ursprünglichen Entwurf Änderungen hinzugefügt hatte, genehmigte die parlamentarische Kommission die revidierte Fassung am 11. April 2007. Die abschließende Abstimmung über das „Loi relative à la Transsexualité“ im belgischen Parlament vor der Unterzeichnung durch den König fand am 26. April 2007 statt. Für den Gesetzentwurf stimmten 93 Abgeordnete, 15 votierten dagegen und 28 enthielten sich der Stimme. Nach der – bis zur Drucklegung dieses Aufsatzes noch nicht vorgenommenen – Unterzeichnung durch den König wird das Gesetz im Staatsblatt veröffentlicht werden und nach einem Ablauf von 60 Tagen in Kraft treten. Es soll Erleichterungen bei der Änderung des Namens und Geschlechtseintrags bieten:

> „La proposition de loi de Mme Vautmans et consorts [...] introduit essentiellement une simplification pour les transsexuels des procédures administratives visant à modifier leur prénom, dès le début du traitement hormonal, et à changer la mention de leur sexe, après intervention chirurgicale, sur leur acte de naissance et leur carte d'identité afin de rendre ces documents conformes à leur nouvelle réalité anatomique.“[11]

Darüber hinaus wird im neuen Gesetz eine enge Zusammenarbeit zwischen den Fachärzten der Disziplinen Chirurgie, Psychiatrie und Endokrinologie festgeschrieben.

Doch welche Entwicklung ging dieser aktuellen gesetzlichen Neuregelung voraus? Der juristische Umgang mit Transsexualität in Belgien ist seit Jahrzehnten eng verknüpft mit richtungsweisenden Entscheidungen auf europäischer Ebene. Einen Meilenstein in der Rechtsprechung in Belgien und Europa markierte der Fall Van Oosterwijck aus dem Jahr 1979. Es handelte sich um einen der ersten Fälle europaweit, der die juristische Anerkennung (in diesem

7 „In Belgien besteht eine Gesetzgebung zur Transsexualität, die permanent angepasst wird.“ Zitiert nach www.4ftm.de/ppt/rechtliche_situation_ts_europa.ppt.

8 Auch in anderer Hinsicht bietet Belgien besondere Rahmenbedingungen: In Belgien ist die Partnerschaft zwischen gleichgeschlechtlichen Partnern der Ehe zwischen Angehörigen unterschiedlichen Geschlechts rechtlich gleichgestellt: Siehe dazu Pintens/Scherpe (2003) sowie Pintens/Scherpe (2004).

9 www.dekamer.be/kvvcr/showpage.cfm?section=flwb&language=nl&cfm=/site/wwwcfm/flwb/flwbn.cfm?dossierID=0903&legislat=51&inst=K

10 Zur Situation in Großbritannien vgl. auch das folgende Kapitel.

11 www.dekamer.be/FLWB/PDF/51/0903/51K0903002.pdf.

Fall bereits durchgeführter) geschlechtsangleichender Maßnahmen einforderte. Ihn nahm der Europäische Gerichtshof für Menschenrechte (EGMR) zum Anlass, um zum ersten Mal das individuelle bürgerliche Grundrecht auf die persönliche Wahl der Geschlechtsidentität festzustellen.[12] Seit dem Jahr 1985[13] werden Klagen auf Änderung der Geschlechtszugehörigkeit in Belgien im Allgemeinen positiv beschieden. Einzelne Urteile fielen dennoch auch in der Folgezeit ablehnend aus.[14] Das Europäische Parlament – in Brüssel und Straßburg situiert – gab zudem im Jahr 1989 eine „Erklärung zur Diskriminierung von Transsexualität" ab, und der Europäische Gerichtshof interpretierte 1996 die Weigerung, eine Geschlechtsänderung juristisch anzuerkennen, als Diskriminierung, die auf dem Geschlecht basiere und damit einen Verstoß gegen die Grundrechte, die in den Verfassungen der Staaten der Europäischen Union niedergelegt und garantiert sind, darstelle.[15] Darüber hinaus vertrat der Europäische Gerichtshof für Menschenrechte nach mehreren vorherigen Urteilen letztmals 2003 die Auffassung, dass die Weigerung, die Geschlechtsänderung einer transsexuellen Person rechtlich anzuerkennen, als Verstoß gegen das Recht auf Selbstbestimmtheit des privaten Lebens anzusehen sei.[16]

Angesichts der beschriebenen Tendenzen in der europäischen Rechtsprechung gab es seit dem Jahr 2004 in Belgien Bemühungen mit dem Ziel, rechtliche Rahmenbedingungen für die Anerkennung von Transsexualität auf gesetzlichem Weg zu schaffen. Erklärtes Ziel des Gesetzentwurfs, der nach der Abgeordneten Hilde Vautmans benannt wurde, ist der leichtere Weg zu gesetzlicher Anerkennung für Betroffene, wobei gleichzeitig Missbrauch verhindert werden soll:

> „On nous répond que le Législateur veut faciliter les démarches liées au changement d'état civil pour les personnes transsexuelles mais aussi éviter des abus, car le transsexualisme a des implications au niveau de l'état civil, une matière qui est régie par l'Etat."[17]

Allerdings wurde der Entwurf von Seiten der Betroffenen kritisch begleitet.[18]

Da die neue Gesetzgebung ihre Bewährungsprobe noch vor sich hat, möchten wir im Folgenden eine Übersicht über den bisherigen Umgang mit Transsexualität in Belgien geben:

Wenn eine Störung der Geschlechtsidentität diagnostiziert wird, schließt sich im Regelfall eine psychologische, hormonelle und chirurgische Behandlung an. In Belgien (wie übrigens auch in den Niederlanden) trägt die staatliche Krankenversicherung alle Kosten, die durch die Begutachtung und Be-

12 Greif (2005), S. 63 f.

13 Urteil Gericht Brüssel vom 23.1.1985, in: Revue trimestrielle du droit familial 1987, S. 283.

14 Pintens (2004), S. 23.

15 Greif (2005), S. 130.

16 Greif (2005), S. 115 ff.

17 Synthèse de l'entrevue du 22 avril 2005 entre députés et associations sur la proposition de loi sur la transsexualité, www.trans-action.org/pdf/compte_rendu_Parl_synthese_22042005.pdf [21.05.2007]

18 www.petitiononline.com/betslaw [21.05.2007]. In diesem Zusammenhang betonten Betroffene, dass sie einer am Einzelfall orientierten Rechtsprechung den Vorzug gegenüber einer übereilten und unangebrachten Gesetzgebung geben würden: „De plus, les personnes transsexuelles disposent actuellement d'une bonne jurisprudence qui est préférable à une mauvaise loi." – www.trans-action.org/pdf/position-paper2.pdf [21.05.2007].

handlung von Transsexualität entstehen. Dies gilt auch für Kinder und Jugendliche unter 18 Jahren. Allerdings ist für Menschen unter 18 Jahren – dies weicht von der Situation in den Niederlanden ab – nur eine psychologische Behandlung vorgesehen.

Vorbedingung für einen juristischen Wechsel der Geschlechtszugehörigkeit ist und bleibt die genitalchirurgische Anpassung.[19] Die Verfahrensdauer bis zur dann möglichen Änderung der Geburtsurkunde beträgt mehr als ein Jahr und wurde bisher durch Gerichte verfügt. Nach Änderung der Geburtsurkunde ist es möglich, andere offizielle Dokumente (Personalausweis, Führerschein, Reisepass und Sozialversicherungsausweis) ebenfalls umschreiben zu lassen.

Transsexuelle Menschen in Belgien sehen sich in verschiedener Hinsicht benachteiligt: So verlieren vor der Geschlechtsumwandlung bestehende Ehen (wie in den meisten europäischen Staaten) ihre Gültigkeit. Einer Betroffenen, die zuvor ein Mann war („Mann-zu-Frau-Transsexuelle" oder kurz „Transfrau"), steht lediglich die Möglichkeit offen, einen Mann zu heiraten bzw. umgekehrt. Allerdings ist es möglich, gleichgeschlechtliche Partnerschaften einzutragen, die ebenfalls gesetzlich anerkannt und gleichgestellt sind, aber in sozialversicherungsrechtlicher Hinsicht Probleme verursachen. Adoptionen von Paaren, bei denen ein Partner transsexuell ist, sind erlaubt. Schwierigkeiten können bei der tariflichen Einstufung bei Kranken- bzw. Lebensversicherungen entstehen, während sich die Zuteilung von Renten und Pensionen bis dato als unproblematisch erwiesen hat. Transfrauen werden in Belgien von weiblichen, Transmänner von männlichen Polizeibeamten durchsucht. Die betreffende Regelung wurde allerdings erst nach langen Auseinandersetzungen gerichtlich erzwungen.[20]

In Belgien existieren gegenwärtig nur wenige Schwerpunktzentren für Transsexualität, die eine Zusammenarbeit zwischen chirurgischen, psychiatrischen und endokrinologischen Fachärzten bieten. Die Kooperation in Zentren kann derzeit nur in Gent und Antwerpen geleistet werden; auf das Krankheitsbild Transsexualität spezialisierte chirurgische Fachärzte sind im frankophonen Landesteil nicht tätig. Einer dritten Gruppe in Lüttich wird angesichts einer fehlenden operativen Ausrichtung die Möglichkeit verwehrt, Behandlungen mit dem Ziel geschlechtsanpassender Maßnahmen auch nur zu beginnen. Diese Verfahrensweise bietet Anlass für Kritik, da betroffene Wallonen somit nicht über ein Behandlungszentrum verfügen, in dem sie sich mit den behandelnden Ärzten in ihrer Muttersprache verständigen können – ein Aspekt, der von wallonischen Transsexuellen als Benachteiligung („source d'incompréhension et donc d'erreurs de jugement") gewertet wird.[21] Doch die Betroffenen bemängeln nicht nur die sprachlichen Hindernisse, sondern auch die faktische Einschränkung der freien Arztwahl durch die Zusammenstellung fester Ärzteteams. Zudem wurde die bisherige Rechtspraxis

19 Vgl. Art. 12 des neuen Gesetzes.

20 www.just.fgov.be/img_justice/publications/pdf/55.pdf [21.05.2007].

21 Synthèse de l'entrevue du 22 avril 2005 entre députés et associations sur la proposition de loi sur la transsexualité, www.trans-action.org/pdf/compte_rendu_Parl_synthese_22042005.pdf [21.05.2007].

bis zur aktuellen Verabschiedung des „Loi relative à la Transsexualité" als zu restriktiv und paternalistisch empfunden:

> „Les transsexuels belges craignent une atteinte aux libertés fondamentales. Ils veulent profiter de ce débat pour lever les tabous, évoquer les tentatives de suicide, les souffrances encourues, les discriminations sociales et pousser les élus à regarder vers d'autres pays, comme les Pays-Bas, plus tolérants en la matière."[22]

Auch die rechtliche Fixierung auf das vollendete 18. Lebensjahr als den frühest möglichen Behandlungsbeginn sowie die dominierende Rolle der Medizin – insbesondere der Psychiatrie – im Begutachtungsprozess stießen wiederholt auf Widerspruch.

2.2 Medizinische Aspekte

Die Zahl der Personen, die sich bis 2005 in Belgien einer geschlechtsanpassenden Operation unterzogen, beläuft sich auf ca. 1.000: „Un millier d'entre eux, tout au plus, sont passés entre les mains d'un chirurgien en Belgique."[23] De Cuypere et al. ermittelten 1995 für Belgien dabei ein Verhältnis von 1,7 Transfrauen zu einem Transmann.[24] Auch in Belgien finden sich Unstimmigkeiten hinsichtlich der Bezeichnung des Phänomens:

> „Tout d'abord la définition même du transsexualisme nous semble poser problème (article 2 [de la proposition de la loi sur le transsexualisme, die Autoren]). En effet, celle-ci est rigide, normative et restrictive. D'autant qu'une telle clause revient à définir une condition médicale, ce qui devrait relever de la compétence du corps médical."[25]

Im Vorfeld des Gesetzentwurfs konnten – laut Aussage der Betroffenen – nur für den flämischen Landesteil repräsentative Aussagen über das medizinische Behandlungsprogramm getroffen werden:

> „Or, les personnes et associations consultées jusqu'à notre participation n'étaient représentatives que du nord du pays. Dès lors il nous a semblé indispensable d'apporter un éclairage sur la situation dans le sud du pays."[26]

Während das neue Gesetz die Behandlung gemäß Artikel 3 ausschließlich in die Hände von Expertenteams gelegt wissen will, bestand in Belgien bisher hierzu keine grundsätzliche Verpflichtung. Es gibt allerdings nach wie vor nur eine geringe Anzahl von Chirurgen, die geschlechtsangleichende Operationen vornehmen. Phalloplastische Operationen werden beispielsweise der-

22 „Les transsexuels sans droits ni loi", Le Soir (26.09.2005), p. 1, www.lesoir.be/services/archives/t-20050926-001DUR.html?firstHit=90&cat=07007000 [21.05.2007].

23 Ebd.

24 De Cuypere/Jannes/Rubens (1995).

25 Synthèse de l'entrevue du 22 avril 2005 entre députés et associations sur la proposition de loi sur la transsexualité, www.trans-action.org/pdf/compte_rendu_Parl_synthese_22042005.pdf [21.05.2007]

26 Ebd.

zeit[27] nur von einem Chirurgen in Gent durchgeführt.[28] Darüber hinaus wird in Verlautbarungen belgischer Betroffener vielfach auf den unterschiedlichen medizinischen Umgang mit Transsexualität in den verschiedenen Landesteilen verwiesen:

> „Nous avons souligné le fait que l'approche clinique (et donc le vécu des personnes transsexuelles) est très différente entre la partie francophone et la partie neerlandophone du pays."[29]

Aus diesem Grund sind z. B. belgische Transmänner fast zwingend darauf angewiesen, sich im UZ Gent[30] operieren zu lassen. Aus Gründen der besseren Kenntnis der Abläufe werden dort vielfach auch die Diagnose und hormonelle Behandlung vorgenommen. Bei einer psychiatrischen Behandlung bzw. Diagnosestellung andernorts muss am Operationszentrum nur noch ein einleitendes Betreuungsgespräch geführt werden. Im Übrigen gelten auch in Belgien die Standards der HBIGDA:[31] „La thérapie médicale en Belgique est basé sur ce SOC."[32]

Im Gegensatz zur medizinischen Behandlung von Transsexualität in Deutschland, die nach einem fünfstufigen Plan abläuft,[33] wird die Therapie in Belgien in nur vier Phasen durchlaufen, die sich folgendermaßen charakterisieren lassen:

Diagnostik: Im Rahmen der psychiatrischen Diagnostik wird zunächst versucht, die Intensität und Nachhaltigkeit des Wunsches nach einer Geschlechtsumwandlung zu bestimmen und ggf. den Wunsch des Patienten/der Patientin nach sofortiger hormoneller und chirurgischer Therapie abzuschwächen. Die Diagnostik wird therapeutisch in einem offenen Dialog geführt und oft von psychologischen Tests flankiert. Darüber hinaus müssen mögliche hormonale oder genetische Anomalien ausgeschlossen werden. Diese Phase der Diagnostik wird mit mindestens sechs Monaten veranschlagt.

Real-Life-Test mit hormoneller Behandlung: In diesem Stadium unterzieht sich der Patient einer Hormontherapie, bleibt aber in engem Austausch mit dem behandelnden Psychiater. Der Real-Life-Test hat, wie in anderen Ländern auch, zum Ziel, dass der Patient die angestrebte Geschlechtsrolle ganztägig lebt. Auch in Belgien gilt dies als zentraler Bestandteil der Behandlung. Der All-

---

27 Stand 4/2007.

28 „Prof. Monstrey is eigenlijk de enige chirurg die de falloplastiek en de metaidoioplastiek uitvoert." www.transman.nl/genderteam.php.

29 Vgl. Fußnote 22.

30 *Universitair Ziekenhuis van Gent, Centrum voor Seksuologie en Genderproblematiek,* www.uzgent.be/diensten/dienst_93.cfm: „Het team is multidisciplinair samengesteld met twee psychiaters, twee internisten-endocrinologen, een plastisch chirurg, een uroloog, een neuro-linguist, een dermatoloog, een hoofd- en halschirurg, een vrouwenarts en verscheidene verpleegkundigen alsook een jurist."

31 Die ehemalige *Harry Benjamin International Gender Dysphoria Association* hat sich umbenannt und firmiert nun als *The World Professional Association for Transgender Health,* www.wpath.org [21.05.2007].

32 www.genderstichting.be/fr/therapie_medical.html bzw. www.genderstichting.be/StandardsOfCare__NED.pdf. Die Standards werden ausführlich beschrieben unter www.wpath.org/publications_standards.cfm.

33 Becker et al. (1998).

tagstest ist auf 1,5 bis zwei Jahre festgesetzt, erst danach darf die chirurgische Behandlung erfolgen.

Nach der Bestätigung der Diagnose kann – hier zeigt sich ein wesentlicher Unterschied zu Behandlungsrichtlinien in anderen Ländern – zeitgleich mit dem Alltagstest die hormonelle Behandlung begonnen werden. Der Alltagstest wird dementsprechend in enger Verbindung mit der radikalen Änderung der Körperfunktionen absolviert. Die wichtigsten hormonell bedingten Funktionsänderungen sind ein Rückgang der Libido sowie die vielfach von Transfrauen erstrebte Haar- und Bartreduktion. Zu beobachten sind weiterhin z. B. eine Änderung der Körperfettstrukturen, eine weichere Haut und/oder eine Feminisierung des Gesichts. Bei Transmännern werden insbesondere eine Vermännlichung der Stimme, eine Vermehrung der Muskulatur, eine Libidoerhöhung, fettigere Haut sowie ein Wachstum der Klitoris bewirkt. Ungewollte Wirkungen können eine Zunahme der Aggressivität, Haarausfall oder Muskelschmerzen sein. Gleichwohl sind die Auswirkungen der Therapie in diesem Stadium noch umkehrbar.[34]

Nach dem derzeitigen medizinischen Wissensstand ist für die Betroffenen eine lebenslängliche hormonelle Behandlung notwendig. Wenn der Übergang zum anderen Geschlecht allerdings zu schnell vollzogen wird, kann dies zu schwerwiegenden psychischen Problemen führen. Aus diesem Grund sind für den Alltagstest mindestens 1,5 Jahre angesetzt.

Genitalchirurgische Operationen: Wenn die Hormontherapie zufrieden stellend verlaufen ist und die Änderung der sozialen Rolle positive Perspektiven eröffnet, kann der Übergang zu den plastischen, insbes. zu den genitalchirurgischen Operationen erfolgen. Diese beginnen frühestens zwei Jahre nach der Diagnose. Die MzF-Operation besteht aus nur einem Eingriff: Penis und Skrotum werden ausgehöhlt, während mit der Haut eine Neo-Vagina, Schamlippen und Klitoris geformt werden. Wesentlich schwieriger und langwieriger sind die FzM-Operationen: Zunächst wird eine Mastektomie durchgeführt, dann werden Gebärmutter und Ovarien entfernt. Der anschließende Aufbau einer Phalloplastik aus Muskelmaterial der Arme ist optional; trotz großer Operationsfortschritte auf diesem Gebiet bleiben die FzM-Operationen risikoreicher und bringen ästhetisch bzw. funktionell nur bedingt zufrieden stellende Resultate. Anzumerken bleibt, dass die Ermittlung des Karyotyps für die Anerkennung der geschlechtsanpassenden Operation in Belgien obligatorisch ist.

Nachsorge: Diese gliedert sich verschiedene Abschnitte. Für die entsprechende Behandlung kommt die Krankenversicherung zum Teil auf. Die Behandlung ist in die standardisierte Geschlechtsanpassung eingegliedert.

- Epilation: Die hormonelle Therapie von Transfrauen weist zwei limitierende Faktoren auf, welche die Stimme und die Gesichtsbehaarung betreffen. Die Gesichtsbehaarung kann oft erst durch eine lange und mühsame Epilation durch einen Hautarzt oder in einem Schönheitsinstitut komplett entfernt werden. Grundsätzlich wird von Betroffenenseite die

34 www.genderstichting.be.

Laserepilation empfohlen: Sie funktioniert auf der Basis von konzentriertem Licht. Die Energie zerstört durch Hitze die Haarwurzeln nachhaltig. Je dunkler die Haare sind, desto wirksamer ist die Therapie.

- Stimmbehandlung: Wie oben angedeutet, hat die hormonelle Therapie nahezu keine Auswirkung auf die Stimme von Transfrauen. Angesichts der Bedeutung der Stimme für die weibliche Persönlichkeit gilt dies als schweres Manko. Als Ausgleich wird in Belgien ein logopädisches Training angeraten, das viel Zeit (u. U. mehrere Jahre) und Übung in Anspruch nimmt.
- Ästhetik: Auch die äußere Ästhetik betreffende operative Maßnahmen zählen zur Nachsorgebehandlung. Vor allem Änderungen am oder um das Gesicht werden ermöglicht. Neben der Entfernung von Alterserscheinungen werden Interventionen empfohlen, die den Gesichtsschnitt und seine Umrisse modifizieren. Dies können z. B. Veränderungen an Nase, Kinn, Kiefer oder an der Frontpartie sein. Dabei wird die Überzeugungskraft des männlichen bzw. weiblichen Gegenübers überwiegend vom Gesichtseindruck bzw. -schnitt bestimmt.[35] Form und Umriss des Schädels beeinflussen die Positionierung der Haut maßgeblich. Vor allem das Kinn ist ein Bereich, durch den jemand als Mann oder Frau identifiziert wird. Allerdings wird von ärztlicher Seite in diesem Zusammenhang die Selbsteinschätzung des Patienten als wichtig angesehen, um einen endgültigen Behandlungsplan skizzieren zu können.

3 Der Vergleich mit anderen europäischen Ländern

3.1 Portugal

In Portugal, das 1986 der Europäischen Gemeinschaft beigetreten ist, existieren bis dato keine gesetzlichen Bestimmungen zur Transsexualität. Die wenigen Gerichtsentscheide, die zum Teil bis in die 1980er Jahre zurückreichen, ergeben ein inhomogenes Bild. Eine Personenstandsänderung ist zwar aufgrund der Urteile des EGMR möglich; die soziale Lage der Betroffenen, die mitunter Angriffe gegen Leib und Leben mit einschließen kann, schränkt allerdings die Möglichkeit eines öffentlichen Lebens als transsexuelle Person erheblich ein. Die Forderung nach Beseitigung der Rechtsunsicherheit im Umgang mit Transsexualität ist bisher[36] nicht erfüllt. So heißt es in einer Stellungnahme von Betroffenen:

> „A situação das pessoas transexuais em Portugal, decorrente do actual quadro legislativo e clínico, em termos absolutos e em termos comparativos com a das pessoas transexuais noutros países da União Europeia, não é satisfatória. Dividindo esta situação no plano legal, clínico e social, encontramos diversos problemas, muitos dos quais partilhados pelas pessoas Transexuais noutros pontos do mundo.“[37]

35 www.genderstichting.be/nl/esthetische_operaties.html.

36 Stand April 2007.

37 „Die Situation der transsexuellen Personen in Portugal in Bezug auf den aktuellen gesetzlichen und klinischen

In einer aktuellen Überblicksdarstellung der Medizinischen Fakultät der Universität Lissabon werden Geschlechtsidentitätsstörungen nach wie vor in einen direkten Zusammenhang mit Homosexualität gebracht,[38] was aus wissenschaftlicher Sicht erklärungsbedürftig erscheint. Zwar werden hier genitalanpassende Operationen durchgeführt, die den internationalen Standards entsprechen.[39] Im Vergleich mit anderen europäischen Ländern spielt die medizinische Behandlung von Transsexualität jedoch eine untergeordnete Rolle; dies ist auch der Tatsache geschuldet, dass ca. 70 % der Betroffenen keinen Krankenversicherungsschutz genießen.

Aussagen von transsexuellen Personen aus Portugal lassen überdies darauf schließen, dass die Betroffenen bis zum heutigen Tag gesellschaftlich stigmatisiert werden. In einer Selbstdarstellung einer Gruppe von 50 Mitgliedern der „Transgender Community"[40] bezeichnen sich 56 % als „Sex-Worker".[41] Die geringe gesellschaftliche Akzeptanz transsexueller Personen spiegelt sich im Übrigen in den (in ihrer Zielsetzung wenig weit reichenden) interessenpolitischen Aktivitäten der betroffenen Personen wider. Letztere geben als vordringliches Ziel ihrer Öffentlichkeitsarbeit die „Demystifizierung" transsexueller Personen an.[42] Des weiteren scheint die HIV-Prophylaxe, dies ergibt sich aus dem Hinweis auf die hohe Zahl der Erkrankten, eines der drängendsten präventiven und damit auch medizinischen Anliegen zu sein. Daneben wurde 2001 aus Betroffenensicht die Hoffnung geäußert, dass verbindliche juristische Regularien für den gesamten Weg von der Geschlechtsanpassung bis hin zu einer Anerkennung des ‚neuen' Personenstandes erlassen würden.[43] Diese Hoffnung blieb allerdings bisher unerfüllt. Der Blick auf die bestehende soziale Wirklichkeit in Portugal zeigt ein Bild, das durch eine erhebliche Rechtsunsicherheit, eine begrenzte Zugänglichkeit zu medizinischen Maßnahmen und nicht zuletzt durch gesellschaftliche Stigmatisierung geprägt ist. Für transsexuelle Menschen in Portugal stellen die zweifelsfreie juristische

Zustand ist weder in absoluten Begriffen noch im Vergleich mit anderen Betroffenen in anderen Ländern der Europäischen Union zufrieden stellend. Unterteilt in die gesetzliche, klinische und soziale Situation sind verschiedene Probleme zu konstatieren, die von zahlreichen transsexuellen Personen in anderen Ländern geteilt werden.", Associação ILGA Portugal, www.ilga-portugal.pt/glbt/gip/transexualidade.htm#SITUA [21.05.2007] (übersetzt von den Verf.).

38 Faculdade de Medicina de Lisboa (Hrsg.) (2004) mit den Aufsätzen: Pechorro Pedro/Vieira, Rui M. X.: Avaliação Psicológica de um Grupo de Transexuais com Indicação para Cirurgia de Reatribuição de Sexo. Estudo preliminar, S. 77–84; Vieira, Rui M. X.: Transexualismo: da Clínica ao Diagnóstico, S. 85–90, Matos, Manuel Godinho de: A Cirurgia da Inter e da Transexualidade, S. 91–98.

39 Matos (2004).

40 Association For The Study And Defence Of The Right To The Genre Identity: The Portugese Transgender Community: An Unknown Reality, http://a-trans.planetaclix.pt/english_documentation/documentation.htm.

41 Z. B. http://intimidadescd.blogspot.com/2005/07/transexualidade-em-portugal.html.

42 Association For The Study And Defence Of The Right To The Genre Identity: The image of transsexuality and its connection to the HIV virus, http://tgeu.net/Documents/p_ATrans_Bangkok.pdf.

43 Coelho de Lima (2001), S. 156: „Continuamos a defender [...] que seja instituído um sistema prévio de controlo judicial para as mudanças de sexo, que deverá ser obrigatória a mudança da menção registal [...]." „Wir werden fortfahren, uns dafür einzusetzen, dass ein System der juristischen Kontrolle für Geschlechtsänderungen eingerichtet wird, das von der Geschlechtsänderung bis zur Personenstandsänderung obligatorisch durchlaufen werden muss [...]" (übersetzt von den Verf.).

Anerkennung des Lebens im Wunschgeschlecht, die Verfügbarkeit medizinischer Behandlung wie auch der zuverlässige Schutz vor z. T. gewalttätigen Diskriminierungen weiterhin Desiderate dar.

3.2 Großbritannien

Ganz anders präsentiert sich die Situation transsexueller Menschen mittlerweile in Großbritannien: Der Umgang mit Transsexualität wird im Vereinigten Königreich durch den Gender Recognition Act vom 8.6.2004 geregelt, der am 1.4.2005 in Kraft trat.[44] Dieses Gesetz gilt – zumindest aus der Sicht vieler Betroffener – europaweit als beispielhaft.[45] Hiernach können transsexuelle Menschen nach der rechtlichen Anerkennung des Geschlechtswechsels im neuen Geschlecht die Ehe mit einer Person des anderen Geschlechts eingehen. Die Neuformulierung der gesetzlichen Rahmenbedingungen wurde katalysiert bzw. flankiert von sehr weit gehenden Forderungen britischer Selbsthilfevereinigungen.

Der Gender Recognition Act setzt auch Maßstäbe beim Schutz vor Diskriminierung transsexueller Personen: Bereits in der Phase der geschlechtsanpassenden Maßnahmen können Betroffene sich aufgrund der aktuellen Gesetzgebung auf den Schutz vor Diskriminierung aus Gründen des Geschlechts berufen:[46] Dies betrifft vor allem den Problemkreis Mobbing und Diskriminierung am Arbeitsplatz.[47] Wenngleich die Betroffenen de facto auch nach der Anerkennung des Wunschgeschlechts stigmatisiert werden können, verfügen sie über ein verbrieftes Klagerecht:

> „Im Rahmen von Diskriminierungen aufgrund des Geschlechts am Arbeitsplatz ist nach Reformierung des Sex Discrimination Act von 1975 im Jahr 1999 inzwischen anerkannt, dass transsexuelle Personen, egal in welchem Stadium der Geschlechtsanpassung, Klagen aufgrund einer Diskriminierung aufgrund des Geschlechts geltend machen können, wenn sie in einer Geschlechtsanpassung begründet liegen.“[48]

Allerdings besteht trotz der liberalen Regelung in einzelnen Bereichen weiterhin Regelungsbedarf:

> „Zu bemerken ist im weiteren ebenfalls, dass es sich bei den aufkommenden Problemen keinesfalls um Probleme handelt, die nur dem Vereinigten Königreich eigen sind, sondern

44 www.publications.parliament.uk/pa/ld200304/ldbills/004/2004004.pdf.

45 www.tgnews.de/news/index.php?shownews=211: „Mit dieser modernen Regelung setzt Großbritannien einen Meilenstein für ein modernes TransGender-Gesetz, das auch für die dringend anstehende Novellierung des vor 20 Jahren fortschrittlichen, heute aber völlig veralteten deutschen TransSexuellen-Gesetzes (TSG) Vorbild sein kann.“ [21.05.2007]

46 Cowan (2005), S. 77f.

47 Darüber hinaus sind transidente Personen allerdings weiterhin von zahlreichen sportlichen Wettbewerben ausgeschlossen: www.pfc.org.uk/campaign/pfcsprt01.htm [21.05.2007]. Dazu wird auf die mögliche Manipulationsmöglichkeit in Bezug auf den Hormonspiegel verwiesen. Im Gegensatz dazu dürfen transidente Personen unter bestimmten Voraussetzungen bei Olympischen Spielen seit Athen (2004) an den Start gehen, wohingegen Intersexualität zum Ausschluss führt: vgl. dazu Tolmein (2004).

48 Moog (2005), S. 51.

dass es sich um Probleme handelt, die für alle Rechtsordnungen typisch sind, die gleichgeschlechtliche Ehen nicht anerkennen."[49]

Der medizinische Umgang mit „Gender Dysphoria" in Großbritannien ist von einer weitgehend auf die ratsuchenden Patienten abgestimmten Untersuchung und Behandlung geprägt. Die Therapie von Betroffenen, die sich häufig als „Transgenders" bezeichnen, wird grundsätzlich im Rahmen des National Health Service geleistet. Allerdings ergab eine Umfrage aus dem Jahr 2002, dass nur ein geringer Prozentsatz der Betroffenen alle denkbaren Leistungen, begonnen bei der psychiatrischen Untersuchung bis hin zu einer (stimmangleichenden) phoniatrischen bzw. phonochirurgischen Therapie, erhält.[50] Insgesamt sehen die britischen Transgender ihre Ansprüche jedoch weitgehend verwirklicht:

„Trans people will no longer be non-people, and the bill which parliament has passed is a very good one: it's possibly the best such legislation in the world. It offers privacy, it offers security of legal status, and – unlike most other countries – it does not exclude those people who have not been able to have genital surgery."[51]

3.3 Frankreich

In Frankreich existiert kein Gesetz, das es einer Person in der Rolle und dem Erscheinungsbild des entgegengesetzten Geschlechtes erlaubt, seinen Familienstand zu ändern. Stattdessen wird die Entscheidung über die rechtliche Anerkennung des Geschlechtswechsels bewusst durch Gerichte vorgenommen. Die Begründung hierfür lautet:

„Man hat angenommen, ein Gesetz müsse – einerseits – alle Rechtsprobleme der Transsexualität umfassend regeln, war und ist sich aber über die Regelung vieler dieser Probleme noch keineswegs klar; andererseits würde ein Gesetz neuen medizinischen Entwicklungen nur schwerfällig folgen können, die Gerichte könnten dies viel flexibler."[52]

Seit den 1990er Jahren fallen die Urteile zunehmend liberaler aus. Derzeit stellt sich die Situation für Betroffene folgendermaßen dar: Wenn ein mit der Therapie erfahrener Gutachter feststellt, dass eine transsexuelle Person nach einer medizinisch-chirurgischen Behandlung nicht mehr die Eigenschaften seines Ursprungsgeschlechts aufweist und zudem eine körperliche Erscheinung besitzt, die der des anderen Geschlechts näher steht, wird in der Regel eine Personenstandsänderung zugelassen.[53] Gleichwohl müssen transsexuelle Bürger in Frankreich ein langwieriges und kostspieliges juristisches Verfahren durchlaufen. Der Rechtsweg transsexueller Personen beginnt mit dem Antrag auf Änderung ihres Vornamens. Dazu ist es notwendig, durch ein Gericht einen

49 Ebd.
50 Murjan/Shepherd/Ferguson (2002).
51 www.pfc.org.uk/pfclists/news-arc/2004q2/msg00087.htm [21.05.2007].
52 Puttfarken/Schnier (2004), S. 36.
53 Puttfarken/Schnier (2004), S. 37.

Gebrauchsnamen auf den Papieren und einen neuen Vornamen eintragen zu lassen. Dies wird auf den Personendokumenten als „Rechtsübergangsphase“ vermerkt. Gegenwärtig werden die Anträge auf „Vornamensänderung“ in Frankreich beim Vormundschaftsgericht eingereicht. Die Dauer des Verfahrens beträgt drei bis sechs Monate. Kann der oder die Betroffene eine rechtliche Anerkennung der Geschlechtsänderung vorweisen, erfolgt die Vornamensanpassung allerdings automatisch.[54]

Seit mehr als zwanzig Jahren obliegt die Diagnose „Transsexualität“ der psychiatrischen Fachdisziplin. Das Ziel der Psychiater besteht vor allem darin sicherzustellen, dass sich der Zustand des Patienten durch die Behandlung verbessert. Bei Zweifeln an einer Verbesserung soll eine Behandlung unterbleiben. Eine wesentliche Rolle spielen Informationsgespräche über die sexuelle Einstellung der Kandidaten. Dies führt beispielsweise unter anderem dazu, dass „Transfrauen“, die sich – mit Blick auf das „Zielgeschlecht“ Frau – als lesbisch empfinden, nicht zur Behandlung zugelassen werden. Andererseits wird vielen Betroffenen, die mit Blick auf das Ausgangsgeschlecht homosexuell orientiert sind, unterstellt, dass sie ihre sexuelle Veranlagung verleugnen und sich in die Rolle des/der „Transsexuellen“ flüchten. Darüber hinaus sind Personen, die mit Prostitution in Verbindung gebracht werden, grundsätzlich von der Behandlung ausgeschlossen. Dies wird von den Betroffenen als Diskriminierung kritisiert.[55]

Wenn die Diagnose „Transsexualität“ vorliegt, kann ein Betroffener eine so genannte „Demande d’Affection Longue Durée“ (A.L.D.)[56] bei der Sozialversicherung stellen. Die Diagnose einer Krankheit, die auf der Liste der A.L.D. enthalten ist, garantiert eine automatische Übernahme der Behandlungskosten. Im Fall von Transsexualität wird die Anerkennung des Antrags von Fall zu Fall entschieden, da die Diagnose nicht auf dieser Liste verzeichnet ist. Wenn die Diagnose gesichert ist, wird mit der Behandlung begonnen, die sich an den Internationalen Standards der HBIGDA orientiert.[57]

Wenngleich sich zahlreiche Chirurgen und andere Fachärzte in Frankreich für transsexuelle Menschen zuständig erklären, gibt es nur wenige erfahrene multidisziplinäre Behandlungsteams.[58] Vor diesem Hintergrund kann es nicht überraschen, dass viele Betroffene ins Ausland ausweichen, um sich operieren zu lassen.

Zwischenzeitlich haben Betroffenenverbände ein Communiqué erarbeitet, das auf diverse Missstände in der Behandlung hinweist, aber auch auf die Optimierung der Zusammenarbeit abzielt. Einige der vorgetragenen Forderungen der konzertierten Aktion der Verbände sind ein Zugang zu chirurgischer Behandlung ohne stigmatisierende psychiatrische Diagnose analog zum Britischen Gender Recognition Act sowie das Recht auf einen geschlechtsange-

54 Puttfarken/Schnier (2004), S. 37 f.

55 Ebd.

56 „Zuwendungsantrag auf lange Frist“ (übersetzt v. d. Verf.).

57 www.wpath.org/publications_standards.cfm [21.05.2007].

58 Die medizinische Zulassung von Heilverfahren und ihre Standardisierung liegt in Frankreich in den Händen der ANAES (*l'agence nationale d'accréditation et d'évaluation en santé*): www.hassante.fr/portail/display.jsp?id=j_5 [21.05.2007].

passten Vornamen bzw. eine Geschlechtsanpassung in den Personalpapieren ohne vorausgehende chirurgische Maßnahmen. Allerdings treffen sie auch auf eine vom dichotomen Geschlechtermodell geprägte Gesellschaft, die derartigen Forderungen skeptisch gegenüber steht.

4 Schlussbetrachtung

Die untersuchten Staaten gehören ausnahmslos dem Europarat sowie der Europäischen Union an und unterliegen damit der Rechtssprechung durch den EGMR sowie der des EuGH. Gleichwohl ist der Umgang mit dem Phänomen Transsexualität innerhalb der Europäischen Union ausgesprochen disparat – sowohl im Hinblick auf die rechtlichen Grundlagen als auch hinsichtlich der medizinischen Standards und der gesellschaftlichen Reaktionen.

Die neue Gesetzgebung in Belgien ist als Reaktion auf die (liberale) europäische Rechtssprechung zu verstehen. Die lange Verfahrensdauer von einem ersten Gesetzentwurf im Jahr 2004 bis zur Verabschiedung 2007 gibt allerdings einen Hinweis auf den erheblichen Diskussions- und Klärungsbedarf, den die gesetzliche Neuregelung mit sich brachte. Es ist davon auszugehen, dass das „Loi relative à la Transsexualité" zu einem liberaleren Umgang mit Transsexualität führen wird. Zugleich ist einer stärkeren Standardisierung und Operationalisierung des in juristischer Hinsicht bisher nur grob formalisierten Verfahrens Grund gelegt. Inwieweit das Gesetz allerdings in praxi aus Betroffenensicht Erleichterungen bringt, muss die nähere Zukunft zeigen.

In Belgien gilt im Übrigen, was der EGMR für alle Mitgliedsstaaten der Europäischen Union verbindlich festgestellt hat: Die freie Verfügbarkeit über die eigene Person lässt juristisch nur eine Möglichkeit offen: Das Phänomen Transsexualität ist im Grundsatz anzuerkennen.

Literatur

Association For The Study And Defence Of The Right To The Genre Identity: The Portuguese Transgender Community: An Unknown Reality, http://a-trans. planetaclix.pt/english_documentation/documentation.htm [21.05.2007]

Association For The Study And Defence Of The Right To The Genre Identity: The image of transsexuality and is connection to the HIV virus, http://tgeu.net/Documents/p_ATrans_Bangkok.pdf

Associação ILGA Portugal (o. J.): Associação ILGA Portugal, Situação Geral Das Pessoas Transexuais Em Portugal, www.ilga-portugal.pt/glbt/gip/transexualidade. htm#SITUA [21.05.2007]

Becker et al. (1997): Sophinette Becker, Hartmut A. G. Bosinski, Ulrich Clement et al., Standards der Behandlung und Begutachtung von Transsexuellen der Deutschen Gesellschaft für Sexualforschung, der Akademie für Sexualmedizin und der Gesellschaft für Sexualwissenschaft, *Zeitschrift für Sexualforschung* 10 (1997), 2, S. 147–156

Becker et al. (1998): Sophinette Becker et al., Es gibt kein richtiges Leben im Falschen. Antwort auf die Kritik an den ‚Standards der Behandlung und Begutachtung von Transsexuellen', *Zeitschrift für Sexualforschung* 11 (1998), S. 155–162

Bréton et al. (1985): Jacques Bréton et al., Le transsexualisme: étude nosographique et médico-légale, Rapport de médecine légale, congrès de psychiatrie et de neurologie, Besançon 1985, Paris 1985

Castel (2001), Pierre-Henri Castel, Algumas reflexões para estabelecer a cronologia do „fenômeno transexual" (1910–1995), *Revista Brasileira de História* 21 (2001), 41, p. 77–111

Chiland (1997): Collette Chiland, Changer de sexe, Paris 1997

Coelho de Lima (2001): João Coelho de Lima, Transexualidade, Identidade e Casamento – Alguns Problemas, *Scientia Iuridica* 50 (2001), p. 125–156

Cohen-Kettenis/Pfäfflin (2003): Peggy Cohen-Kettenis, Friedemann Pfäfflin, Transgenderism and Intersexuality in Childhood and Adolenscence. Making Choices, Thousand Oaks, London, New Delhi 2003

Costa-Santos/Madeira (1996): Jorge Costa-Santos, Rosa Madeira, Transsexualism in Portugal: The legal framework and procedure, and its consequences for transsexuals, *Medicine, science and law* 36 (1996), 3, p. 221–225

Cowan (2005): Sharon Cowan, Gender is no Substitute for Sex: a Comparative Human Rights Analyses of the Legal Regulation of Sexual Identity, *Feminist Legal Studies* 13 (2005), p. 67–96

Da Silva (2007): Adrian Da Silva, Zur Konstruktion von Geschlecht und Geschlechterregimen in dem Gender Recognition Act und im englischen Parlament, *liminalis* 1, 1 (2007), S. 83–108

De Cuypere/Jannes/Rubens (1995): Griet de Cuypere, C. Jannes, Robert Rubens, Psychosocial functioning of transsexuals in Belgium, *Acta Psychiatrica Scandinavica* 91 (1995), p. 180–184

Deutsche Gesellschaft für Sexualforschung, Akademie für Sexualmedizin und Gesellschaft für Sexualwissenschaft (1998): Deutsche Standards der Behandlung und Begutachtung von Transsexuellen, *The International Journal of Transgenderism*, 2 (1998), 4, www.symposion.com/ijt/ijtc0603d01.htm

Dörner (1988): Günter Dörner, Neuroendocrine response to estrogen and brain differentiation in heterosexuals, homosexuals and transsexuals, *Archives of Sexual Behaviour* 17 (1988), p. 57–75

Eckl (2004): Christian Eckl, Portugal, in: Jürgen Basedow, Jens M. Scherpe (Hrsg.), Transsexualität, Staatsangehörigkeit und internationales Privatrecht (= Studien zum ausländischen und internationalen Privatrecht, 134), Tübingen 2004, S. 59 f.

Ellger (2004): Reinhard Ellger, Vereinigtes Königreich, in: Jürgen Basedow, Jens M. Scherpe (Hrsg.), Transsexualität, Staatsangehörigkeit und internationales Privatrecht (= Studien zum ausländischen und internationalen Privatrecht, 134) Tübingen 2004, S. 80–91

Faculdade de Medicina de Lisboa (2004): Sexualidade Humana, *Revista da Faculdade de Medicina de Lisboa*, Série III, Vol. 9, Supl. 1, Maio 2004

Greif (2005): Elisabeth Greif, Doing Trans/Gender. Rechtliche Dimensionen (= Linzer Schriften zur Frauenforschung, 29), Linz 2005

Groß/Steinmetzer (2007): Dominik Groß, Jan Steinmetzer: Transsexualität zwischen Medizin, Recht und Ethik. Ein europäischer Vergleich, in: B. Sharon Byrd, Jan C. Joerden (Hrsg.), Jahrbuch für Recht und Ethik, Band 14, 2006/07, S. 581–609

HBIGDA (2001), Harry Benjamin International Gender Dysphoria Association (ed.), Standards of Care for Gender Identity Disorders (SoC), 6. Version von 2001, www.wpath.org/Documents2/socv6.pdf

Kelly (2001): Donna Patricia Kelly, Estimation of the Prevalence of Transsexualism in the UK, October 13, 2001, http://ai.eecs.umich.edu/people/conway/TS/UK-TSprevalence.html [21.05.2007]

Madeira (1999): Rosa Madeira, Mudança de Identidade/Transexualismo, Dissertação de Mestrado em Medicina Legal da Faculdade de Medicina da Universidade de Coimbra 1999

Matos (2004): Manuel Godinho de Matos: A Cirurgia da Inter e da Transsexualidade, *Faculdade de Medicina de Lisboa* (2004), p. 91–98

Meningaud (1998): Jean-Paul Meningaud, Problèmes éthiques posés par la demande chirurgicale de redétermination de sexe chez le transsexuel, présenté 7.09.1998, http://infodoc.inserm.fr/ethique/Travaux.nsf/0b18553bd754a1c7c1256701002c6600/41617823c0a98147c12567c800321254?OpenDocument

Moog (2005): Bettina Charlotte Moog: Das ‚Gespenst' der Gleichgeschlechtlichkeit – Transsexuelle zwischen Anerkennung und Diskriminierung, Masterthesis, Wien 2005

Murjan/Shepherd/Ferguson (2002): Sarah Murjan, Michelle Shepherd, Brian G. Ferguson, What services are available for the treatment of transsexuals in Great Britain?, *Psychiatric Bulletin* 26 (2002), p. 210–212

Pechorro/Vieira (2004): Pedro Pechorro, Rui M. X. Vieira, Avaliação Psicológica de um Grupo de Transexuais com Indicação para Cirurgia de Reatribuição de Sexo. Estudo preliminar, *Faculdade de Medicina de Lisboa* (2004), p. 77–84

Pfäfflin, Friedemann, Erstellung der Gutachten, in: Ulrich Clement, Wolfgang Senf (Hrsg.): Transsexualität, Stuttgart, New York 1996, S. 80–87

Pfäfflin (2006): Friedemann Pfäfflin, Soziale Probleme, in: Günter Stalla, Therapieleitfaden Transsexualität, Bremen 2006, S. 64–68

Pintens (2004): Walter Pintens, Belgien, in: Jürgen Basedow, Jens M. Scherpe (Hrsg.), Transsexualität, Staatsangehörigkeit und internationales Privatrecht (= Studien zum ausländischen und internationalen Privatrecht, 134), Tübingen 2004, S. 20–26

Pintens/Scherpe (2003): Walter Pintens, Jens M. Scherpe, Gleichgeschlechtliche Ehen in Belgien, *Das Standesamt* 56 (2003), S. 321–324

Pintens/Scherpe (2004): Walter Pintens, Jens M. Scherpe, Gleichgeschlechtliche Ehen im belgischen internationalen Privatrecht, *Das Standesamt* 57 (2004), S. 290–292

Puttfarken/Schnier (2004): Hans-Jürgen Puttfarken, Judith Schnier, Frankreich, in: Jürgen Basedow, Jens M. Scherpe (Hrsg.), Transsexualität, Staatsangehörigkeit und internationales Privatrecht (= Studien zum ausländischen und internationalen Privatrecht, 134), Tübingen 2004, S. 36–40

Ramm (2003): Wiebke Ramm, Die „Disziplinierung" des „transsexuellen Subjekts". (Re)Produktion normierter Zweigeschlechtlichkeit im institutionalisierten Geschlechtswechsel, *Forum Kritische Psychologie* 46 (2003), S. 82–100

Reucher (2002): Tom Reucher, Ethnopsychiatrie, théorie queer et „transsexualisme" (syndrome de benjamin): pratiques cliniques, mémoire de DESS", Paris 2002, http://syndromedebenjamin.free.fr/textes/travauxfac/memoiredesstom/chap4. htm

Sandland (2005): Ralph Sandland, Feminism and the Gender Recognition Act 2004, *Feminist Legal Studies* 13 (2005), p. 43–66

Steinmetzer/Groß/Duncker (2007): Jan Steinmetzer, Dominik Groß, Tobias Heinrich Duncker, Ethische Fragen im Umgang mit transidenten Personen – Limitierende Faktoren des gegenwärtigen Konzepts von „Transsexualität", *Ethik in der Medizin* 19 (2007), 1, S. 39–54

Tolmein (2004): Oliver Tolmein, Sie werden auch Wagen lenken. Transsexuelle bei Olympia, *Frankfurter Allgemeine Zeitung* 199 (27.08.2004), S. 44

TransStreetDay (2005): TransStreetDay, Die rechtliche Situation transsexueller und transidenter Menschen in Europa, Vortrag TransStreetDay, Dresden 2005, www.4ftm.de/ppt/rechtliche_situation_ts_europa.ppt [11.04.2006; nicht mehr verfügbar]

Vieira (2004): Rui M. X. Vieira, Transexualismo: da Clínica ao Diagnóstico, *Faculdade de Medicina de Lisboa* (2004), p. 85–90

Wachsmann (2003): Patrick Wachsmann, La folie dans la loi: considérations critiques sur la nouvelle jurisprudence de la Cour européenne des droits de l'homme en matière de transsexualisme en marge des arrêts Christine Goodwin c. le Royaume-Uni et I. c. le Royaume-Uni du 11 juillet 2002, *Revue trimestrielle des droits de l'homme* 14 (2003), 56, p. 1157–1183

Whittle (2006): Stephen Whittle, Jumping the hurdles of Gender – Transsexuals finally make legal headway, www.pfc.org.uk/node/364 [23.05.2007]

Urteile und Gesetzestexte:

Europa

ABl 1989 C 256/33 (Europäisches Parlament)

EGMR, Serie A n° 231 c, „B. gegen Frankreich", Rs. 57/1990/248/319

EuGH Rs C-13/94 „P. gegen S. und Cornwall County Council"

Großbritannien

Rechtssache C-117/01 K. B. gegen The National Health Service Pensions Agency und The Secretary of State for Health zur „Gleichbehandlung von Männern und Frauen – Ausschluss eines Transsexuellen von einer dem überlebenden Ehegatten vorbehaltenen Witwerrente – Grundrecht auf Eheschließung", http://europa.eu. int/jurisp/cgi-bin/gettext.pl?lang=de&num=79969389C19010117&doc= T&ouvert= T&seance=CONCL&where=() [21.05.07]

Gender Recognition Bill: www.publications.parliament.uk/pa/ld200304/ldbills/004/2004004.pdf

Corbett vs. Corbett, in: The Law Reports. Probate, Divorce, and Admiralty Division 1971, p. 83 ff.

Matrimonial Cause Act von 1973, www.terry.co.uk/matcaus.html

Judgments – Bellinger (FC) (Appellant) v. Bellinger, www.publications. parliament.uk/pa/ld200203/ldjudgmt/jd030410/bellin-1.htm

Sarah Margaret Richards vs. Secretary of State for Work and Pensions, http://europa.eu.int/eur-lex/lex/LexUriServ/LexUriServ.do?uri =OJ:C:2006:143:0013:0013:EN:PDF

Civil Partnership Act 2004, www.opsi.gov.uk/ACTS/acts2004/20040033.htm

Portugal

Colectânea de Jurisprudência 1986 IV, p. 123 f.

Colectânea de Jurisprudência 1984 II, p. 124 f.

Colectânea de Jurisprudência 1993 V, p. 118

Colectânea de Jurisprudência 1997 II, p. 27 f.

Frankreich

Vollversammlung des Kassationsgerichtshofs vom 11.12.1992, Procédure: René X. Cassation sans renvoi, nach vorausgegangener Entscheidung des Gerichts Aix-en-Provence vom 15.11.1990, http://perso.orange.fr/gd.melison/jp/famille/Cassplen_19921211.htm; auch verfügbar unter: Bulletin civil n° 13; Gazette du palais 1993, p. 180

Deutschland

BVerfG, 1 BvL 1/04 vom 18.7.2006

Gesetz über die Änderung der Vornamen und die Feststellung der Geschlechtszugehörigkeit in besonderen Fällen (Transsexuellengesetz – TSG), Bundesgesetzblatt, Jahrgang 1980, Teil I, Fortlaufende Seiten 1654–1658 vom 10.09.1980

Modelle zur Definition von Transsexualität und ihre Auswirkungen auf die gesellschaftliche Akzeptanz – Das Beispiel Stimme und Sprechverhalten

Christiane Neuschaefer-Rube, David Scheidt, Dominik Groß

1 Einleitung

In den letzten Jahrzehnten hat das interdisziplinäre Forschungsgebiet „Gender Studies" maßgeblich zu einer Erweiterung und Flexibilisierung der Diskurse über die Kategorie Geschlecht beigetragen. Dementsprechend hat sich auch der Blick auf Menschen, die sich nicht dem Geschlecht zugehörig fühlen, das ihnen bei ihrer Geburt aufgrund genetischer und phänotypischer Merkmale zugeschrieben wurde („Transsexuelle", „transidente Personen" bzw. „Transgenders"),[1] unter dem Einfluss der Gender-Forschung maßgeblich verändert. Andererseits wird der gesellschaftliche Umgang mit Transsexualität immer noch stark geprägt durch die „Deutungsmacht" Medizin, die das Phänomen als Störung der Geschlechtsidentität einordnet und ihr einen Krankheitscharakter zuschreibt.

Der vorliegende Aufsatz versucht nach einem konzisen Überblick über die verfügbaren Modelle zur Definition von Geschlecht (Kapitel 2) den möglichen Widerspruch zwischen dem medizinischen Konzept von Transsexualität (Kapitel 3) und der Selbstwahrnehmung vieler Betroffener offen zu legen (Kapitel 4). Sodann gilt es mit Hirschauers Modell einer interaktiven Konstruktion

1 Zur Terminologie vgl. den Beitrag von Steinmetzer/Groß in diesem Band, hier insb. Fußnote 2 sowie Kapitel 4 dieses Beitrags. Vgl. weiterhin Scheidt (2003); Steinmetzer/Groß (2006); Steinmetzer/Groß/Duncker (2007); Groß/Steinmetzer (2007).

von Geschlechtszugehörigkeit (Kapitel 5) einen Weg zu einem alternativen Umgang und damit zur „Depathologisierung“ von Transgenders aufzuzeigen. Hirschauer begreift Geschlecht letztlich als eine Kategorie, die aktiv gestaltet bzw. beeinflusst werden kann. Dabei wird der (durchaus variablen) Attribuierung von Geschlechtszugehörigkeit besondere Bedeutung beigemessen. Im Anschluss daran wird am Beispiel von Frau-zu-Mann-Transsexuellen das Potential ausgelotet, das Hirschauers Konzept im Hinblick auf eine aktive Veränderung der Geschlechtsdarstellung eröffnet (Kapitel 6). Schließlich wird – vor dem Hintergrund der Tatsache, dass der Stimme in der Regel eine wichtige Rolle in der Geschlechtsdarstellung eines Menschen zugeschrieben wird – dieses Modell auf den Bereich der Stimmarbeit angewandt und sein Potential für die Anpassung von Stimme und Sprechverhalten aufgezeigt (Kapitel 7).

2 Modelle zur Definition von Geschlecht: Ein kurzer Überblick

Geschlecht lässt sich als eine natürliche Gegebenheit oder als ein komplexes mehrdimensionales Gebilde betrachten. Als Hilfestellung bietet die englische Sprache zwei Termini für Geschlecht an: „sex“ und „gender“. Dabei wird sex im Sinne von „körperliches“ oder „biologisches Geschlecht“[2] verstanden:

> „the biological qualities that distinguish between male and female. These qualities are expressed by an individual's chromosomal, gonadal, morphological (internal and external) and hormonal characteristics.“[3]

Demgegenüber entspricht gender am ehesten der deutschen Umschreibung „soziales oder gelebtes Geschlecht“[4] und meint den Aspekt von Geschlecht, der durch eine Zuschreibung von Seiten der Gesellschaft (Geschlechterrolle) und das eigene Zugehörigkeitsgefühl (Geschlechtsidentität) realisiert wird.[5] Innerhalb der Geschlechterforschung hat man diese Begriffsdualität aufgegriffen und dahingehend erweitert, dass nicht nur gender, sondern auch „der vermeintlich natürliche Körper (sex)“ als „soziokulturelle Konstruktion“ zu betrachten ist:[6]

> „Aus biologischen Parametern entstehen aus dieser Sicht noch keine Geschlechter und keine Geschlechterordnung – aber aus einer Geschlechterordnung können biologische Merkmale zu Geschlechtszeichen und zu einem zentralen Bedeutungsgehalt werden.“[7]

Die Geschlechterdifferenz ist somit „nicht mehr an den Geschlechtskörper gebunden.“[8] Hinsichtlich der Zuordnung einer konkreten Person zu einem bestimmten Geschlecht ist in den meisten menschlichen Gesellschaften die Annahme einer von der Natur vorgegebenen Zweiteilung von Geschlecht vor-

2 Jagose (2001), S. 15.
3 Migeon/Wisniewski (1998), S. 245.
4 Jagose (2001), S. 15.
5 Migeon/Wisniewski (1998), S. 245.
6 Kroll (2002), Vorwort.
7 Kroll (2002), S. 211.
8 Kroll (2002), S. 154.

herrschend:[9] Für jeden Menschen gibt es demnach ein eigenes und ein anderes Geschlecht und ein Gefühl der Geschlechtszugehörigkeit („ich bin ein Mann und keine Frau"), das selbstverständlich zum eigenen Geschlecht passt.[10] Dabei werden die körperlichen Ebenen von Geschlecht, d. h. die äußeren und inneren Geschlechtsorgane, als entscheidend dafür angesehen, welches der beiden Geschlechter als das eigene oder das andere angesehen wird. Kessler und McKenna (2000) fassen diese Sichtweise von Geschlecht folgendermaßen als „taken-for-granted beliefs of the culture"[11] zusammen:

„1. There are two and only two genders. [...]
2. Gender exists as a biological ‚fact' independently of anyone's ideas about gender.
3. A person's gender never changes.
4. Genitals are the essential defining feature of gender [...]."

Man kann davon ausgehen, dass die Geschlechtermodelle der meisten Menschen, d. h. auch der Ärzte, Psychologen und Logopäden, grundsätzlich mit diesen Überzeugungen übereinstimmen.[12] Das bedeutet, dass auch die Definition, Diagnostik und Therapie von Geschlechtsidentitätsstörungen auf der Basis des Primats der Zweigeschlechtlichkeit, der Unwandelbarkeit von Geschlecht, der Dominanz des körperlichen über das soziale Geschlecht sowie der Selbstverständlichkeit des Übereinstimmens der verschiedenen Dimensionen von Geschlecht entwickelt wurden.

3 Medizin als Deutungsmacht? Zur Frage der Pathologisierung von „Transsexualität"

Transsexualität oder Transsexualismus ist eine vorrangig im medizinischen Diskurs verwendete Bezeichnung bzw. Diagnose für Menschen, die den Wunsch haben, „als Angehörige[r] des anderen anatomischen Geschlechts zu leben und anerkannt zu werden. Dieser geht meist mit dem Gefühl des Unbehagens oder der Abgrenzung hinsichtlich des eigenen Geschlechts einher."[13] Die International Classification of Diseases, Version 10 (ICD-10) ordnet den Transsexualismus (F 64.0) im Kapitel V (F) „Internationale Klassifikation psy-

9 Hirschauer (1999, S. 21) verweist auf „kulturanthropologische Untersuchungen, die eine kulturelle Relativität von Geschlechtsklassifikationen aufzeigten".

10 Sigusch (1997) bezeichnet diesen Zustand als „Zissexualismus" und „geschlechtseuphorisch", wenn „Körpergeschlecht, Geschlechtsrolle und Geschlechtsidentität fraglos und scheinbar natural zusammenfallen" (S. 871) [im Gegensatz zu „Transsexualismus" bzw. „Geschlechtsdysphorie"].

11 Kessler/McKenna (2000), S. 2.

12 Ausnahmen stellen körperliche Erscheinungsweisen dar, die im medizinischen Kontext als „Intersexualität" bezeichnet werden. Gemeint ist damit der „Zustand eines Individuums mit Widersprüchen in der Ausbildung der allgemeinen äußeren geschlechtlichen Erscheinung [...], der Keimdrüsen bzw. Geschlechtsorgane [...] sowie des chromosomalen Geschlechts"; Roche Lexikon Medizin (1987), S. 882.

13 Clement/Senf (1996), S. 2. Dabei werden als „Mann-zu-Frau-Transsexuelle" diejenigen Menschen bezeichnet, deren Geburtsgeschlecht als männlich bezeichnet wurde und die ihr empfundenes Geschlecht als weiblich angeben, wohingegen „Frau-zu-Mann-Transsexuelle" bei der Geburt als Mädchen eingestuft wurden und sich dem männlichen Geschlecht zugehörig fühlen.

chischer Störungen“ als „Störung der Geschlechtsidentität“ (F 64) unter die Persönlichkeits- und Verhaltensstörungen (F 6) ein.[14]

Die Kategorisierung der Transsexualität als psychisches Leiden mit Krankheitswert hat für die Betroffenen den entscheidenden Vorteil, dass die medizinischen Maßnahmen zur Linderung des Leidensdrucks (Psychotherapie, Hormone und die wichtigsten Operationen) bei entsprechendem Nachweis in Deutschland von den Krankenkassen bezahlt werden müssen. Nachteile bestehen in der Abhängigkeit von ärztlicher Begutachtung und Verordnung und der damit verbundenen Pathologisierung des transsexuellen Empfindens. Die Klassifikation als psychiatrisches Störungsbild kann sowohl Auswirkungen auf das Selbstbild der Betroffenen haben („ich leide an einer psychischen Störung“) als auch Berührungsängste im gesellschaftlichen Umfeld erzeugen.

Dabei stellt sich die Frage nach der Begründung für die mit der Einordnung als psychische Störung einhergehende Pathologisierung der Transsexualität. In Bezug auf die oben erwähnten Annahmen über Geschlecht stellt das Phänomen Transsexualität in vielerlei Hinsicht eine Abweichung von der Norm dar: Das Zugehörigkeitsempfinden zu einem Geschlecht und die biologische Geschlechtsdarstellung fallen auseinander, ersteres wiegt für die Betroffenen schwerer als das, was ihr Körper darstellt, und mit dem Wunsch nach hormoneller und chirurgischer Geschlechtsumwandlung rütteln sie am Prinzip der Unwandelbarkeit von Geschlecht.

Ab wann die Normabweichung als pathologisch und damit behandlungsbedürftig anzusehen ist, ist schwer zu beantworten. Im Fall der abweichenden Geschlechtsidentität scheinen jedoch tragende Pfeiler der Gesellschaft (wie z. B. die Rollenaufteilung zwischen den Geschlechtern in Bezug auf Arbeit und Fortpflanzung) zur Disposition zu stehen, so dass eine Tendenz besteht, gesamtgesellschaftliche Erschütterungen zu verhindern, indem ein Krankheitsbild geschaffen wird, das zumindest das Prinzip der Zweigeschlechtlichkeit bestehen lässt. Stefan Hirschauer (1999) spricht in diesem Zusammenhang von der „sozialen Konstruktion der Transsexualität“ und vertritt die These, „daß die medizinische Konstruktion der Transsexualität ein immanenter Bestandteil der zeitgenössischen Konstruktion der Zweigeschlechtlichkeit ist. In dieser These sind zwei weitere enthalten: daß die Transsexualität vor allem durch die Medizin selbst hervorgebracht wird; und daß die Geschlechtszugehörigkeit von Gesellschaftsmitgliedern eine durch und durch soziale Konstruktion ist: ein Effekt von kontingenten Praktiken [...]“.[15]

Da ein transsexueller Mensch im Unterschied zum intersexuellen per definitionem eine eingeschlechtliche körperliche Differenzierung aufweist, sind für die Erstellung von Diagnose, Differentialdiagnose und Therapieindikation psychiatrisch-psychotherapeutisch tätige Ärzte zuständig. Diese Zuständigkeit beinhaltet jedoch keine grundsätzliche Gleichsetzung der Diagnose Transsexualität mit psychiatrischer Komorbidität oder Behandlungsbedürftigkeit. Vielmehr scheint es aufgrund der Vielfalt der individuellen Erscheinungsbilder sehr schwierig zu sein, von psychiatrischer Seite dem Phänomen Trans-

14 Huber (1999), S. 720.
15 Hirschauer (1999), S. 9.

sexualität und der Situation der Betroffenen gerecht zu werden. So bezeichnet Sigusch (1997) das Auseinanderklaffen von Geschlechtsidentität und körperlichem Geschlecht nach wie vor als „Rätsel": Es sei „nicht gelungen, die Psycho- und Soziogenese transsexueller Entwicklungen ätiopathogenetisch auf einen ebenso spezifischen wie überzeugenden Nenner zu bringen".[16]

Eine kausale Therapie der Transsexualität im Sinne einer Korrektur des gegengeschlechtlichen Zugehörigkeitsgefühls ist nach verbreiteter Auffassung nicht möglich; eine solche Möglichkeit kann aber auch nicht ausgeschlossen werden. Dennoch sind Ärzte und andere mit der Transsexualität befasste Berufsgruppen (z. B. Psychologen, Logopäden, Amtsrichter) aufgefordert, den Betroffenen Hilfestellungen anzubieten.

Seit einiger Zeit erfolgt das medizinische und rechtliche Vorgehen in Deutschland standardisiert: über die sogenannten „Standards der Behandlung und Begutachtung von Transsexuellen" (deutsche „Standards of Care")[17] bzw. das „Gesetz über die Änderung der Vornamen und die Feststellung der Geschlechtszugehörigkeit in besonderen Fällen" („Transsexuellengesetz" [TSG]).[18] Dabei gehören zu den medizinischen Maßnahmen der Geschlechtsangleichung die psychotherapeutische Begleitung, die gegengeschlechtliche Hormonbehandlung sowie verschiedene Transformationsoperationen.

4 Der Gegenentwurf: Selbstwahrnehmung und Selbstbeschreibung der Betroffenen

Menschen, die sich mit dem Geschlechtseintrag, der zum Zeitpunkt ihrer Geburt vorgenommen wurde, und den damit verbundenen Attribuierungen bzw. Rollenerwartungen nicht identifizieren können, definieren sich häufig selbst nicht so, wie es die ICD-10 beschreibt. Zum einen schreiben sie der eigenen „Transsexualität" keinen Krankheitscharakter zu, d. h. sie akzeptieren die oben skizzierte Pathologisierung durch die Medizin nicht; zum anderen kommt es vor, dass sie sich weder als Frau noch als Mann oder sowohl weiblich als auch männlich fühlen und deswegen unter der in der ICD-10 vorgenommenen eindeutigen Zuschreibung zu einem Geschlecht leiden. Für die Behandlung kann das bedeuten, dass z. B. die Verabreichung von Hormonen gewünscht wird, jedoch keine operative Geschlechtsangleichung oder nur ein Teil der chirurgischen Maßnahmen.

Das Tragische an der Situation der Betroffenen ist die Schwierigkeit oder manchmal auch Unmöglichkeit, in einer zweigeschlechtlich organisierten Gesellschaft mit diesem Lebensentwurf ernst genommen zu werden. Dieses Problem stellt sich sowohl bei den Anlaufstellen für die Einleitung medizinischer oder rechtlicher Maßnahmen als auch unter den Betroffenen selbst und äußert sich z. B. in Zweifeln über das Ausmaß des Leidensdruckes, an der Berechtigung des Zugangs zu medizinischen Maßnahmen und in der Umdeutung derselben von einer Heilmaßnahme zur Schönheitskorrektur.

16 Sigusch (1997), S. 871; Sigusch (2005), S. 139.
17 Becker et al. (1997).
18 Sigusch (1997), S. 875.

Infolgedessen sind die meisten Betroffenen, die auf dem offiziellen Weg eine Verbesserung ihrer Lebenssituation in Bezug auf ihre Geschlechtsdarstellung erreichen wollen, versucht, sich den Gutachtern gegenüber zu verstellen, um den Kriterien der Standards of Care zu entsprechen bzw. um nicht abgewiesen zu werden, wenn sie berichten, was sie wirklich empfinden und was sie verändern wollen und was nicht.

Vor dem Hintergrund dieser Tatsache entstand in der medizinischen Literatur ein einheitliches Bild von der Symptomatik der Transsexualität, dem die gegengeschlechtliche Identifizierung und der Wunsch nach vollständiger Geschlechtsangleichung „selbstverständlich" immanent sind. In anderem Kontext (z. B. in sozialwissenschaftlicher Literatur oder in Alltagsgesprächen mit Betroffenen) hat die Vielfalt der Selbstbeschreibungen im Hinblick auf Geschlecht deutlich mehr Raum. Es gibt Definitionsversuche, die offener gehalten werden, um möglichst wenige Personen auszuschließen:

> „Transgender ist ein Begriff mit vielen verschiedenen und oft schwierigen Interpretationsmöglichkeiten. Deshalb wird er in zunehmendem Maße verwandt, weil er all diejenigen mit einbezieht, die den heteronormativen Kategorien von ‚Mann' oder ‚Frau' nicht entsprechen können oder wollen. [...] Die Begrifflichkeiten sind alle sehr schlecht zu fassen, mein Rat ist, im Zweifelsfall die Person selbst zu fragen, mit welchen Worten sie sich beschreibt."[19]

Kessler und Mc Kenna beschreiben die sozialen Schwierigkeiten von Menschen, die als Transgender leben:

> „Transgendered people – in one way or another – place themselves outside the conventional female/male dichotomy, yet live in a social world that recognizes only females and males."[20]

Transgender haben im Alltag nicht die Möglichkeit, als solche wahrgenommen zu werden, weil es in der Gesellschaft keine Kategorie jenseits von männlich und weiblich gibt.

Vor diesem Hintergrund ist die Bezeichnung „Transgender" zu verstehen als Sammelbegriff, der auch die Transsexualität als eine idealisierte Art, Geschlechtsidentität zu empfinden und darzustellen, beinhaltet. Darüber hinaus soll diese Bezeichnung auf die Notwendigkeit hinweisen, sich als Behandler, der durch einen Klienten mit dem Thema „Geschlechtsidentität" in Berührung kommt, mit der jeweils individuellen Selbstbeschreibung und den daraus resultierenden Wünschen nach Veränderung der Geschlechtsdarstellung und -zuschreibung auseinander zu setzen und diese bei Diagnostik und Therapieplanung zu berücksichtigen.

Frau-zu-Mann-Transsexuelle bezeichnen sich häufig als „Transmann". Die gleichnamige deutschlandweite Interessenvertretung, der Transmann e.V., gibt in einem Flugblatt folgende Beschreibung seiner Zielgruppe: „Für transgender, transidentische, transsexuelle und intersexuelle Männer und alle Menschen, deren Geschlechtseintrag weiblich lautet oder lautete, die

19 Del LaGrace Volcano, in: Schulte-Fischedick (2002), S. 14.
20 Kessler/Mc Kenna (2000), S. 1.

sich jedoch mit diesem Wort falsch oder unvollständig beschrieben fühlen." Dies umfasst gängige Bezeichnungen, mit denen sich Betroffene selbst beschreiben, wobei es unterschiedliche Gründe für die Wahl der einzelnen Formulierungen gibt. Ein erster Anhaltspunkt sind die Schwerpunktsetzungen innerhalb der Begriffe: Als transident(isch) (im Gegensatz zu transsexuell) bezeichnen sich Menschen, die ausdrücken wollen, dass es ihnen in ihrer Selbstbeschreibung vor allem um ihre Geschlechtsidentität und nicht so sehr um ihre Sexualität oder ihr körperliches Geschlecht geht.

5 Hirschauers Modell einer interaktiven Konstruktion von Geschlechtszugehörigkeit – Ein Weg zur Depathologisierung?

Im Hinblick auf die beschriebenen Konzeptionen von Geschlecht stellt sich die Frage, wie Transgender ihre empfundene Geschlechtszugehörigkeit, die nicht ihren biologischen Geschlechtsmerkmalen entspricht, zum Ausdruck bringen können. Hierbei scheint Hirschauers Modell einer „interaktive[n] Konstruktion von Geschlechtszugehörigkeit", die er „als ein Phänomen öffentlicher Geltung in sozialen Beziehungen" begreift,[21] hilfreich zu sein. Mit diesem Modell widerspricht er dem Alltagsverständnis von einer naturgegebenen „offensichtlichen Geschlechtszugehörigkeit"[22], die weder aufwändig dargestellt noch entziffert werden muss. Wenn Hirschauer demgegenüber von einer konstruierten Geschlechtszugehörigkeit spricht, bedeutet dies, dass er Geschlecht im Sinne eines „Doing gender"[23] versteht, das durch „eine permanente Praxis von Zuschreibungs-, Wahrnehmungs- und Darstellungsroutinen"[24] von Kommunikationspartnern hergestellt wird. Dabei beschreibt Hirschauer die Geschlechtswahrnehmung (nach Kessler/McKenna [1978]) als „einen komplizierten Attributionsprozess", der „durch das Alltagswissen von der Zweigeschlechtlichkeit gesteuert wird, das Teilnehmer zwingt, entweder Männer oder Frauen zu sehen und außerdem, wenn diese Entscheidung getroffen wurde, die Zuschreibung auch gegen andere ‚Evidenzen' fortzusetzen, weil sie eben wissen, dass Personen ihr Geschlecht dauerhaft haben und nicht einfach wechseln können".[25]

Er fügt hinzu, „dass nicht nur Personen, sondern vielen kulturellen Objekten [wie z. B. Kleidungsstücken, Tätigkeiten, Namen, Wörtern etc.] eine Geschlechtsbedeutung zugeschrieben wird", und nennt diesen Vorgang „Sexuierung".[26] Am überraschendsten ist diese Zuschreibungspraxis in Bezug auf die Genitalien: Sie werden von Geburt an als Zeichen für die Geschlechtszugehörigkeit verwendet, obwohl sie bei Alltagsbegegnungen nicht sichtbar

21 Hirschauer (1999), S. 25.
22 Hirschauer (1999), S. 32.
23 Kroll (2002), S. 72.
24 Kroll (2002), S. 211.
25 Hirschauer (1999), S. 27.
26 Ebd.

sind und daher nur als „Insignien" begriffen werden, „die da sein sollen, und zwar immer schon".[27]

Die Attribuierung von Geschlechtszugehörigkeit hat für Transgenders viele Vorteile und bietet eine Entlastung bezüglich ihrer Anstrengungen, als das Geschlecht wahrgenommen zu werden, das sie darstellen wollen:

- Wenn Interaktionspartner gezwungen sind, das Geschlecht ihres Gegenübers korrekt und mit Leichtigkeit zu erkennen, werden sie tendenziell über Uneindeutigkeiten in der Darstellung hinwegsehen, um „die Blamage einer Verwechslung"[28] zu vermeiden.
- Wenn es neben dem Körper auch andere Objekte gibt, denen eine Geschlechtsbedeutung zugeschrieben wird, können Menschen diese auch erfolgreich zur Geschlechtsdarstellung nutzen. Dazu Hirschauer weiter: „es gibt weder eine feste Hierarchie von Geschlechtsmerkmalen noch einen durchgängigen Primat von körperlichen Zeichen. [...] Ferner sind nicht einzelne Indizien, sondern der variable Zusammenhang von Darstellungselementen für Geschlechtsattributionen wichtig".[29] Das bedeutet ein gewisses Maß an Gestaltungsfreiheit für die Präsentation von Transgenders und die Möglichkeit des „Ausgleichs" von „‚nachteilige[n]' Körperformen" oder „Elemente[n] des ‚falschen' Darstellungsrepertoires".[30]
- Wenn das Vorhandensein von zur Zuschreibung passenden Genitalien nur unterstellt wird, müssen sie weder tatsächlich vorhanden sein noch eine bestimmte Gestalt haben.

Durch die „Erweiterung des Darstellungsbegriffs auf die Geschlechtszugehörigkeit"[31] wird Transgenders die Möglichkeit gegeben, ihre passive Haltung zum Geschlecht als „körperliche[r] Fatalität"[32] gegen eine aktive, kreative Gestaltung der eigenen Erscheinung einzutauschen. Dabei werden Geschlechtsdarstellungen nach Hirschauer von Interaktionspartnern „gelesen": „Sie bestehen aus sexuierten Darstellungselementen, die ein Betrachter z. T. als ‚Geschlechtsmerkmal' oder -indiz, aber auch als ‚typisch' männliche/weibliche Eigenschaft oder als ‚gehöriges Verhalten' erkennen kann".[33]

Ein Problem für Transgenders ist es, ihre empfundene Geschlechtszugehörigkeit „anderen so zu vermitteln, wie es die Alltagserfahrung ‚offensichtlicher' Geschlechtszugehörigkeit erfordert, nämlich nicht verbal"[34] und dabei nicht beim Darstellen ertappt zu werden „im Sinne eines bloßen Spielens oder Vorgebens".[35] Da „der ihnen zugewachsene Körper [...] als ‚Darstellungs-

27 Hirschauer (1999), S. 26.
28 Hirschauer (1999), S. 32.
29 Hirschauer (1999), S. 37.
30 Hirschauer (1999), S. 45.
31 Hirschauer (1999), S. 38.
32 Ebd.
33 Hirschauer (1999), S. 39.
34 Hirschauer (1999), S. 42.
35 Hirschauer (1999), S. 41.

material' Nachteile [bietet]",[36] „arbeiten [sie] zunächst fast ausschließlich gegen ihren Körper: sie bearbeiten ihn durch Make-up, Epilationen, Hormonbehandlungen und kosmetische Operationen, aber auch durch Diät und Bodybuilding".[37] Als „situative ‚Informationskontrolle'" bezeichnet Hirschauer weitere „Arrangements mit Körperpartien, die als Geschlechtszeichen gelten" wie das „Kaschieren und prothetische Fingieren" oder „gestische Konstruktionen von ‚sekundären Geschlechtsmerkmalen'".[38]

Zusätzlich stellt sich die Frage, wie es Transgenders gelingt, eine möglichst mühelose Darstellung zu erreichen. So besteht bezüglich des Maßes der Verwendung von Geschlechtsindizien die Gefahr, „zuviel Aufmerksamkeit zu erzeugen, ohne die nötige Kompetenz zu haben, eine stimmige Erscheinung zu produzieren".[39] Dabei wäre es auch wichtig zu überlegen, wie sich das Gefühl beim Darstellen in Richtung einer „Selbstvergessenheit" entwickeln ließe, die den Darstellern ermöglichen würde, „ihre eigene Darstellung nicht als solche erkennen zu müssen".[40] Statt einem mentalen Wissen, was Männer ausmacht, „das bei der Durchführung von Darstellungen eher hinderlich ist", empfiehlt Hirschauer einen „‚wissenden' Körper":[41]

> „Als fleischliches Gedächtnis von Darstellungen trägt er wesentlich zu ihrer Mühelosigkeit und damit Unkenntlichkeit als Darstellung bei. Unter dieser Voraussetzung können Darstellungen für einen Betrachter einen geschlechtlichen Körper hervorbringen, als habe er ihnen zugrunde gelegen, und als seien sie nur sein natürlicher ‚Verhaltensausdruck'".[42]

Im Folgenden wird am Beispiel von Transmännern der Frage nachgegangen, welche Möglichkeiten die Betroffenen haben, um ihre Geschlechtsdarstellung in diesem Sinne zu verändern. Dabei wird insbesondere auf die Interaktion von Veränderungen des körperlichen Erscheinungsbildes und stimmlicher Geschlechtsdarstellung eingegangen:[43] So kann ein – im Sinne der oben beschriebenen Kriterien Hirschauers – stimmiges optisches Erscheinungsbild die Einordnung der Stimme als „männlich" positiv beeinflussen, ebenso wie eine unmittelbar als männlich wahrgenommene Stimme Uneindeutigkeiten in der übrigen Darstellung überdecken kann.

6 Veränderung von Geschlechtsdarstellung: Ein unzureichend genutztes Potential?

Bei Transmännern ist nach Abschluss der Pubertät und vor der Einleitung geschlechtsverändernder Maßnahmen in der Regel von einem chromosomalen Geschlecht sowie von primären und sekundären Geschlechtsmerkmalen einer

36 Hirschauer (1999), S. 42.
37 Ebd.
38 Ebd.
39 Hirschauer (1999), S. 43.
40 Hirschauer (1999), S. 47.
41 Hirschauer (1999), S. 48.
42 Ebd.
43 Van Borsel et al. (2000).

biologischen Frau auszugehen. Dabei kann sowohl die Ausprägung der sekundären Geschlechtsmerkmale (wie z. B. Brüste, Hüftrundung, Körperbehaarung, Dimensionen des Stimmorgans) als auch das Ausmaß des Leidensdrucks in Bezug auf die eigene körperliche Ausstattung individuell unterschiedlich sein. Davon hängt ab, welche Anstrengungen ein Transmann unternimmt, um als Mann wahrgenommen zu werden oder sich selber als einen solchen sehen und empfinden zu können. Dementsprechend können die angewendeten Methoden und das Ausmaß der gewünschten Veränderung der Geschlechtsdarstellung individuell verschieden sein; auch streben, wie erwähnt, nicht alle Transmänner eine eindeutige, dauerhaft veränderte Geschlechtsdarstellung in Richtung auf das männliche Geschlecht an. Es gibt Personen, denen eine uneindeutige Darstellung eher entspricht oder die nur zeitweise die eine oder die andere Darstellung wählen wollen.

Bezüglich der Konsequenzen der eingesetzten Methoden für den Körper kann man grundsätzlich zwischen irreversiblen und reversiblen Maßnahmen zur Veränderung der Geschlechtsdarstellung unterscheiden. Zu den irreversiblen Maßnahmen gehören die Verabreichung von gegengeschlechtlichen Hormonen und die Transformationsoperationen. Beide Maßnahmen sind in den meisten ihrer Auswirkungen (im Sinne einer vollständigen Wiederherstellung der ursprünglichen Verhältnisse) nicht mehr rückgängig zu machen und gegebenenfalls mit Nebenwirkungen und z. T. erheblichen Komplikationen verbunden. Reversible Maßnahmen zur Veränderung der Geschlechtsdarstellung sind dementsprechend solche, die nicht mit einer bleibenden Veränderung des Körpers einhergehen. Dabei können Transgender die Tatsache, dass sowohl bestimmte Körperregionen als auch Gegenstände und Verhaltensweisen sexuiert werden können, für sich nutzen. Bei Transmännern, die anstreben, als Männer wahrgenommen zu werden, gibt es demnach zwei Möglichkeiten:

1. das Verdecken von weiblich attribuierten Merkmalen,
2. das Konstruieren von männlich attribuierten Merkmalen.

Für die Erzeugung eines männlichen Erscheinungsbildes gibt es mehrere Ansatzpunkte wie das Tragen von Männerbekleidung, von Herrenfrisuren, von Penisprothesen, das Anbringen von künstlichen Bärten, das Verwenden eines männlichen Vornamens bzw. der Vollzug einer amtlichen Vornamensänderung, das Einüben von „männlicher" Körperhaltung und Gang oder aber die Maskulinisierung von Stimm- und Sprechverhalten.

Der letztgenannte Punkt soll im Folgenden einer näheren Betrachtung zugeführt werden, da wir ihm eine besondere Relevanz bei der Frage nach der Akzeptanz des Transmannes in seiner gesellschaftlichen Rolle als Mann zuschreiben.

7 Zur Anpassung von Stimme und Sprechverhalten als akzeptanzsteigernde Maßnahme

Aus medizinischer Sicht entwickeln sich unter dem Einfluss von Hormonwirkungen während der Pubertät geschlechtsspezifische Stimmeigenschaften, die als eines der sekundären Geschlechtsmerkmale angesehen werden. Das biologische Korrelat dieser Stimmveränderungen ist das besondere, hormonell gesteuerte Larynxwachstum der Jugendlichen beider Geschlechter. Skelettal resultiert hierbei nach Kahane (1978) ein anterior-posteriores Ausmaß des männlichen Schildknorpels, das um etwa 20 % größer ist als das des weiblichen, während die für die Sprechstimmlage relevante membranöse Stimmlippenlänge von Männern und Frauen sogar um 60 % differiert. Am äußeren Hals sichtbar ist die typische Schildknorpelkonfiguration bei Männern, die man als Adamsapfel bezeichnet.

Gegengeschlechtliche Hormongaben bei Transgendern nach Abschluss der Pubertät wirken sich bei Angehörigen des männlichen und weiblichen Ursprungsgeschlechts unterschiedlich aus. Während für Östrogengaben bei Mann-zu-Frau-Transgendern eine stimmanhebende Wirkung nicht nachgewiesen werden konnte, löst eine längerfristige Testosteron- bzw. Anti-Östrogengabe bei Frau-zu-Mann Transgendern offensichtlich zumindest eine partielle Stimmveränderung im Sinne der Adaption an das Zielgeschlecht aus. Die überwiegende Zahl der Untersuchungen zur stimmlichen Situation von Transgenders beschäftigt sich mit Transfrauen (sogenannten Mann-zu-Frau-Transsexuellen), da bei dieser Personengruppe besondere stimmanpassende Behandlungsmaßnahmen erforderlich sind, um die Stimme im Sinne einer weiblichen Geschlechtsdarstellung zu verändern. Im Hinblick auf Transmänner wird lediglich in allgemein gehaltenen Veröffentlichungen zur körperlichen Situation von Transsexuellen als Auswirkung der Hormonbehandlung der „Stimmbruch“ erwähnt[44] – eine Bezeichnung, die auch unter Betroffenen oder in den Aufklärungsgesprächen vor Beginn der Hormonbehandlung üblich ist. Sie impliziert die Annahme eines in den meisten Fällen problemlosen Verlaufs der Stimmveränderungen, die zu Stimmeigenschaften führen, die denen von biologischen Männern entsprechen. Als Begründungen für die fehlende Bezugnahme auf Transmänner in der Stimmliteratur werden neben der angeblich geringeren Prävalenz von Frau-zu-Mann-Transsexualität die (vermeintlich) erfolgreiche Maskulinisierung der Stimme durch die Verabreichung von Testosteron[45] und der im Vergleich zu Transfrauen weniger problematische Verlauf der angestrebten Stimmveränderungen[46] genannt.[47] Tatsächlich haben jedoch Gespräche mit Betroffenen ergeben, dass unter Transmän-

44 Z. B. Alter (1999), S. 73; Becker et al. (1997), S. 5; Eicher (1992), S. 88.

45 Vgl. z. B. Oates/Dacakis (1997), S. 185.

46 Vgl. z. B. De Vries/Te Slaa (1986), S. 138; Keil (1994), S. 5; Van Borsel et al. (2000), S. 428; Van Borsel/De Cuypere/Van den Berghe (2001), S. 570.

47 Zusammenfassend kann aufgrund fehlender systematischer Studien zur stimmlichen Situation von Transmännern bisher keine Aussage darüber getroffen werden, welche anatomisch-morphologischen Veränderungen bei Transmännern nach Verabreichung von synthetischem Testosteron auftreten können und inwiefern sie der natürlichen in der Pubertät von biologisch männlichen Jugendlichen nahe kommen. Das bisherige Wissen basiert wesentlich auf lupenlaryngoskopisch diagnostizierbaren Stimmlippenveränderungen i. S. einer vermehrten Durchblutung und Flüssigkeitseinlagerung. Erkenntnisse vonseiten laryngealer Bildgebung im Verlauf der Hormongabe liegen bisher nur ansatzweise vor. Auch kann bisher nicht prognostiziert werden, in welchem Ausmaß und über welchen Zeitraum es zu individuellen Einschränkungen der Stimmfunktion kommen wird.

nern eine große Unsicherheit besteht, wie mit der besonderen stimmlichen Situation umzugehen ist.[48]

In der phoniatrisch-logopädischen Literatur finden sich Veröffentlichungen zu den so genannten geschlechtsspezifischen Merkmalen von Stimmgebung und Sprechen besonders in Bezug auf drei Grundthemen: 1) Veränderungen der Stimmfunktion während der Mutation (Stimmbruch), 2) Unterschiede der mittleren Sprechstimmlage beider Geschlechter und deren spontansprachlicher Variation (Prosodie), 3) geschlechtsabhängige Eigenschaften in Bezug auf die Lautgestaltung beim Sprechen, wie sie sich in bekannten Unterschieden zur vokaltraktabhängigen Formantgestaltung formulieren läßt.

Dass geschlechtsbezogene Stimmunterschiede nicht ausschließlich biologischen Ursprungs sein können, zeigen Stimmenimitatoren aus dem kabarettistischen und sängerischen Bereich. Manchen von ihnen gelingt es, auch die Stimmeigenschaften, die im Allgemeinen nicht ihrem biologischen Geschlecht zugeschrieben werden, überzeugend nachzuahmen (z. B. Georgette Dee, Malediva etc.) oder mithilfe ihrer Stimme beim Zuhörer Irritationen bzgl. seiner Zuschreibungsgewohnheiten zu erzeugen (z. B. Marla Glen, George Michael, Grace Jones).

Dennoch existieren im Alltagsverständnis Vorstellungen davon, dass sich menschliche Stimmen in Bezug auf Geschlecht voneinander unterscheiden lassen. Oates und Dacakis bezeichnen diese Vorstellungen als „voice stereotypes“[49] bzw. „speech stereotypes“.[50] Die Geschlechtsdarstellung und -wahrnehmung bzw. -zuschreibung von Stimmen ist als ein Konglomerat aus biologischen Faktoren, bevorzugten Stimm- und Sprechverhaltensweisen und spezifischen Vorerwartungen von Zuhörern (die auch das „Alltagswissen von der Zweigeschlechtlichkeit“[51] beinhalten) zu verstehen. Deswegen stellt sich die Frage, was Forscher eigentlich jeweils meinen, wenn sie von geschlechtsspezifischen Stimmeigenschaften sprechen. Oates und Dacakis (1997) betonen in diesem Zusammenhang allgemein, dass die beobachtete interindividuelle Variationsbreite bzgl. der untersuchten Eigenschaften des Kommunikationsverhaltens und die Überlappungsbereiche zwischen den Geschlechtern sehr groß sind und bemerken deshalb:

> „Voice features are not used exclusively by one gender and instead, should be considered as ‚sex preferential‘ rather than ‚sex exclusive‘“.[52]

48 Aus der Sicht derer, die nicht mit der Hormonbehandlung begonnen hatten, herrschte die Frage vor, wie lange es dauern würde, bis die Stimme endlich tief wäre und ob sich ein Adamsapfel herausbilden würde oder nicht. Diejenigen, die schon länger mit Testosteron behandelt wurden, fragten, wann der Stimmbruch endlich beendet sei, weil sie noch Einschränkungen in der Stabilität der Sprechstimme, ihrer Lautstärke und Belastbarkeit sowie der Singstimme bemerkten, die ihre anfängliche Attraktivität als Anzeichen von „Vermännlichung“ verloren hatten. Von ihnen angesprochene Phoniater und Logopäden hatten in der Regel keine Erfahrung mit dieser seltenen Klientengruppe.

49 Oates/Dacakis (1997), S. 178.

50 Oates/Dacakis (1983), S. 141.

51 Hirschauer (1999), S. 27.

52 Oates/Dacakis (1997), S. 181.

Damit ist gemeint, dass Menschen sich anhand ihrer Stimmeigenschaften nicht immer eindeutig einer der beiden Geschlechtskategorien zuordnen lassen.

Oates und Dacakis (1997) teilen somit die Auffassung von Wissenschaftlern wie Hirschauer (1999),[53] die Geschlecht als eine „interaktive Konstruktion" begreifen. Hiernach käme Stimmen nicht die Qualität eines (zweifelsfreien) Geschlechtsmerkmals zu. Stattdessen betreiben Menschen auf der Basis ihres Stimmorgans und mithilfe bestimmter bevorzugter Verhaltensweisen (z. B. laut oder leise zu sprechen, mit viel oder wenig Variabilität in der Stimmlage etc.) eine stimmliche Selbstdarstellung, die gegebenenfalls auch eine Darstellung ihres Geschlechtszugehörigkeitsempfindens beinhaltet. Ihre Zuhörer nehmen demnach den Stimmklang mit seinen Eigenschaften wahr und schreiben auf der Basis ihrer Vorstellung von Geschlecht und den dazugehörigen Stimmstereotypen den einzelnen Stimmeigenschaften gegebenenfalls eine geschlechtliche Bedeutung zu.

Vor dem Hintergrund dieser Ausführungen erscheint es sinnvoll, sich mit den Stimmeigenschaften per se sowie mit den Einflussfaktoren zu beschäftigen, anstatt sie vorschnell in ein dichotomes Schema einzuordnen. Darüber hinaus haben Transgender, die ihre stimmliche Selbstdarstellung im Rahmen von logopädischer Stimmarbeit verändern wollen, nur mit dieser Sichtweise eine Chance zur aktiven Umgestaltung, denn wäre das falsche Stimmorgan eine „körperliche Fatalität",[54] hätte ihre Stimme auch für immer die falschen Merkmale. Vor dem Hintergrund dieser Überlegungen versuchen wir den Schwerpunkt nicht auf die Frage nach den geschlechtsspezifischen Stimmeigenschaften und ihren Normbereichen zu legen, sondern die beobachteten Eigenschaften und ihre Einflussfaktoren zu beschreiben und davon die Zuschreibungspraxis von Geschlecht zu trennen.

7.1 Stimmgebung, Vokaltraktgestaltung und Geschlechtsdarstellung

In der Fachliteratur werden die Dimensionen des Stimmorgans im Allgemeinen als die entscheidenden biologischen Einflüsse auf die Geschlechtsdarstellung von Stimmen betrachtet, wobei dieser Begriff sämtliche an der Phonation beteiligte Organstrukturen einschließlich deren nervaler Steuerung umfasst. In Bezug auf die Funktionsweise der laryngealen Komponente des Stimmorgans kommt dem Einfluss des Geschlechtshormons Testosteron im Rahmen der körperlichen Umgestaltung während der biologisch männlichen Pubertät sowie bei synthetischer Verabreichung zur Behandlung bestimmter gynäkologischer Erkrankungen besondere Bedeutung zu. Dagegen sind Auswirkungen auf Brustresonanzeigenschaften und Vokaltraktkonfigurationen primär nicht anzunehmen. Für nähere anatomische und physiologische Aspekte der Stimmgebung sei an dieser Stelle auf klassische Phoniatrielehrbücher verwiesen.[55] Hier soll lediglich ein sehr knapper Abriss der Zusammenhänge ge-

53 Hirschauer (1999), S. 25.
54 Hirschauer (1999), S. 38.
55 Z. B. Wendler et al. (1996); Böhme (1997) etc.

geben werden, soweit sie für die nachfolgend beschriebene Stimmarbeit von Belang sind:

Als Stimmorgan werden alle organischen Strukturen bezeichnet, die an der Gestaltung des Stimmklangs beteiligt sind und mit den Teilfunktionen der Stimme (Atmung, Phonation, Artikulation) korrespondieren. Die wichtigsten beteiligten Organe sind für die Atmung die Lunge und die Atemmuskulatur, für die Stimmgebung sind dies physiologischerweise die Stimmlippen, pathologischerweise die Taschenfalten, und für die Artikulation ist dies der Vokaltrakt bzw. das Ansatzrohr, der als Resonator fungierende Hohlraum, der sich zwischen den Stimmlippen und den Lippen erstreckt und sich in Rachen-, Mund- und Nasenraum unterteilen lässt. Durch die Funktion und das Zusammenwirken dieser organischen Strukturen werden die akustischen Merkmale der Stimme gestaltet. Während der Pubertät verändern sich die Dimensionen von Kehlkopf, Stimmlippen und Vokaltrakt. Zusätzlich kommt es dabei zu signifikanten Unterschieden zwischen Angehörigen unterschiedlichen biologischen Geschlechts. So weisen die männlichen Stimmlippen im Vergleich zu den weiblichen im Mittel eine doppelt so große Längenzunahme auf: 10,87 mm gegenüber 4,16 mm, einer resultierenden Stimmlippenlänge von 9 bis 13 mm bei Frauen und 15 bis 20 mm bei Männern entsprechend.[56] Das Kehlkopfwachstum führt neben seinen Auswirkungen auf akustische Merkmale der Stimme gegebenenfalls zu einer optischen Veränderung des vorderen Halsbereichs, die zur Geschlechtsdarstellung beitragen kann und umgangssprachlich als „Adamsapfel" bezeichnet wird. Gemeint ist die sichtbare Prominenz des Schildknorpels, die ab der Pubertät bei einigen Menschen deutlich in Erscheinung tritt.

Um einschätzen zu können, welche Auswirkungen die Veränderungen der Dimensionen des Stimmorgans während der Pubertät für die jeweiligen akustischen Merkmale der Stimme haben könnten, werden im Folgenden die Ergebnisse von Studien zusammengefasst, die sich mit der Frage nach den Wechselwirkungen zwischen Länge und Masse der Stimmlippen, der Vokaltraktlänge und den Eigenschaften der Stimme, die zur Geschlechtsdarstellung beitragen, beschäftigt haben. Titze (1989) führt den überwiegenden Teil stimmlicher Unterschiede zwischen biologischen Männern und Frauen auf Differenzen in der Länge des frei schwingenden Teils der Stimmlippen zurück.[57] Er nimmt weiterhin an, falls die effektive Stimmlippenmasse pro Längeneinheit bei Männern größer sei als die bei Frauen, so sei der Frequenzunterschied der Stimmen im Wesentlichen durch die unterschiedliche Amplitude der Stimmlippenschwingungen bedingt, weniger durch die Unterschiede hinsichtlich der anatomischen Dicke der Stimmlippen.

Fitch und Giedd (1999) konnten im Rahmen ihrer Magnetresonanztomographie-Studie eine positive Korrelation zwischen Vokaltraktlänge, Körpergröße (Länge und Masse) und Lebensalter dokumentieren sowie einen signifikanten Geschlechtsunterschied bzgl. der Vokaltraktlänge ab dem 15. Lebensjahr. Die Stimmlippenlänge selbst scheint dagegen mit dem Halsumfang zu korrelieren (Titze 1989).

56 Kahane (1978), S. 18.
57 Titze (1989), S. 1701.

In die logopädische Therapie bei intendierter Veränderung der Geschlechtsdarstellung können neben den phonatorischen Verhaltensweisen (Stimme) grundsätzlich verbale und linguistische (z. B. Artikulation, Sprechgeschwindigkeit, Unterbrechungsverhalten, Wortwahl, Gesprächthemen etc.) und nonverbale bzw. non-linguistische (Haltung, Gestik, Mimik etc.) Verhaltensweisen einbezogen werden, da für all diese Bereiche mehr oder weniger sorgfältig untersuchte Geschlechtsunterschiede bestehen sollen,[58] die bei erfolgreicher Imitation gegebenenfalls die gewünschte Geschlechtswahrnehmung und -zuschreibung beim Gegenüber bewirken können.

Die Grundfrequenz der Stimmlippenschwingung und ihr perzeptives Korrelat, die mittlere Sprechstimmlage, ist die im Zusammenhang mit der Kategorie Geschlecht am häufigsten erwähnte Stimmeigenschaft. In der Regel beziehen sich Menschen auf dieses Merkmal, wenn man sie fragt, wie sich die Stimmen von Frauen und Männern unterscheiden. So haben Untersuchungen ergeben,[59] dass folgende Stereotypen vorherrschen: Frauen haben hohe Stimmen und Männer haben tiefe Stimmen. Perzeptionsstudien mit Transfrauen zeigten, was die meisten Menschen unter hoch bzw. tief verstehen:

> „Fundamental frequency was highly correlated with speaker sex and [...] transsexuals who used a fundamental frequency of 160 Hz or more were likely to be judged as female. Those with a fundamental frequency below 160 Hz were perceived to be male".[60]

Andere Autoren beschreiben den Bereich zwischen 145 Hz und 165 Hz als geschlechtsindifferenten Bereich. Betrachtet man die Lage des sogenannten Normstimmfelds bzgl. des Singstimmumfangs von Erwachsenen, also den Bereich, innerhalb dessen ein Mensch die Grundfrequenz seiner Stimmlippenschwingung leise und laut variieren kann, gilt für Frauen ein Bereich von 147 bis 784 Hz und für Männer von 87 bis 587 Hz.[61] Hierbei ist anzumerken, dass die entspannte Stimmgebung der Sprechstimme, die so genannte Indifferenzlage üblicherweise wenige Halbtöne (Terz-Quinte) oberhalb der unteren Stimmumfangsgrenze des Erwachsenen liegt. Der Bereich um 160 Hz ist zwar beiden Geschlechtern prinzipiell verfügbar, die Bedingungen seiner Erzeugung weisen aber wesentliche geschlechtsabhängige Unterschiede auf. Ein Blick auf die Normbereiche der Sprechstimmlage[62] für erwachsene Frauen (Mittelwert: 196 bis 224 Hz, Range: 145 bis 275 Hz) und Männer (Mittelwert: 107 bis 132 Hz, Range: 80 bis 165 Hz), die im Mittel um eine Oktave differieren, zeigt weiterhin, dass der Überlappungsbereich biologischer männlicher und weiblicher Sprecher mit 145 bis 165 Hz recht klein ist. Der unangestrengte Wechsel in die Sprechstimmlage des Zielgeschlechtes ist gegebenenfalls nur unter Zuhilfenahme von geeigneten stimmtherapeutischen Verfahren dauerhaft und mit der erforderlichen „Natürlichkeit" und kommunikativen Variationsbreite möglich.

---

58 Vgl. für einen Überblick: Oates/Dacakis (1983).
59 Vgl. Oates/Dacakis (1997), S. 180.
60 Ebd.
61 Schultz-Coulon/Asche (1988).
62 Oates/Dacakis (1997), S. 178.

Perzeptionsstudien, die von einem binären Geschlechtermodell ausgehen, haben ergeben, dass die Sprechmelodien von Frauen im Allgemeinen als „expressiv" und „melodiös" eingeschätzt werden, während die von Männern demgegenüber als „monoton" wahrgenommen werden.[63] Diese Hörwahrnehmung bezieht sich auf den Tonhöhenverlauf von gesprochener Sprache in Form von Grundfrequenzschwankungen. Auch in Kenntnis der Längen- und Massenunterschiede männlicher und weiblicher Stimmlippen scheint hier nicht das organische Korrelat, sondern eher ein erworbenes Verhaltensmuster von Bedeutung zu sein.

Die Grundfrequenz der Stimmlippenschwingung und die Formantfrequenzen sind die Parameter der Geschlechtsdarstellung von Stimmen, die am besten untersucht sind und deren gegenüber anderen Stimmmerkmalen überragende Relevanz bezüglich der Geschlechtszuschreibung durch Hörer anhand verschiedener Studien nachgewiesen wurde.[64] Uneinigkeit besteht lediglich in der Bewertung, welcher dieser beiden Parameter ein Hörerurteil stärker in Richtung des einen oder anderen Geschlechts beeinflusst.

Baken und Orlikoff[65] sowie Sundberg[66] geben als eine Zusammenfassung verschiedener Studien aus verschiedenen Gründen vorsichtig anzuwendende Regeln für den Zusammenhang zwischen zu erwartenden Formantfrequenzen und Veränderungen in den Dimensionen und der Gestalt des Vokaltrakts an. So kann eine Verlängerung des Vokaltrakts einerseits durch ein Absenken des Kehlkopfes im Hals und andererseits durch eine verstärkte Lippenrundung bewirkt werden, wodurch alle Formantfrequenzen abgesenkt werden. Eine Reduktion der Kieferöffnung führt zu einer Absenkung des ersten Formanten. Der zweite Formant wird vor allem durch die Zungenposition beeinflusst: Wird die Zungenspitze angehoben und damit der vordere Mundraum verengt, erhöht sich der zweite Formant, wohingegen ein Anheben des Zungenrückens und damit eine Verengung des hinteren Mundraums zu einer Absenkung des zweiten Formanten führt. Der dritte Formant tendiert zu niedrigeren Frequenzwerten, wenn die Zungenspitze am oberen Gaumen anliegt und sich dabei in möglichst großer Entfernung von den Hinterflächen der Schneidezähne befindet. Die höheren Formanten sind viel weniger durch die Artikulation beeinflussbar, sondern werden vor allem durch die konstitutionelle Vokaltraktkonfiguration determiniert.

Darüber hinaus wurden noch andere Stimmparameter bei Männern und Frauen getrennt untersucht und mehr oder weniger replizierbare Unterschiede festgestellt. So wurden für Männer messtechnisch eine Tendenz zu fallenden und weniger variablen Intonationsmustern, eine höhere habituelle Sprechstimmstärke sowie eine rauere Stimmklangqualität ermittelt.[67] Die entsprechenden perzeptiven Korrelate „monotones, lautes, kraftvolles Sprechen", fanden sich auch in Erhebungen zu Stereotypen männlichen Sprech- und Stimmverhaltens wieder.[68] Im Gegensatz zu Grundfrequenz und Formanten

63 Oates/Dacakis (1997), S. 179.
64 Für Literaturhinweise siehe: Oates/Dacakis (1997), S. 179.
65 Baken/Orlikoff (2000), S. 265.
66 Sundberg (1987), S. 22.
67 Oates/Dacakis (1997).
68 Ebd.

lassen sich bzgl. der letztgenannten Parameter nur schwer organische Korrelate finden, die als entscheidende limitierende oder fördernde Faktoren für die Ausprägung dieser Stimmeigenschaften anzusehen sind.

Da, wie King et al.[69] berichten, die Verknöcherung der Kehlkopfknorpel erst mit dem 65. Lebensjahr abgeschlossen sein soll, und die Wachstumsprozesse des Stimmorgans „a product of the combination effect of growth hormone at puberty and testosterone"[70] seien, ist es denkbar, dass auch eine postpubertäre Testosterongabe („pharmacologic puberty"[71]) Veränderungen in den Dimensionen von Kehlkopf und Vokaltrakt bewirken könnte. Eher unwahrscheinlich ist dagegen ein Einfluss auf die geometrische Grundstruktur des im 90°-Winkel ausgebildeten männlichen gegenüber dem im 120°-Winkel gestalteten weiblichen Thyroid. Aufgrund des fehlenden Wachstumshormons würde auch die endolaryngeale Hormonwirkung geringer ausfallen, als dies im Rahmen der biologisch männlichen Pubertät („physiologic puberty"[72]) der Fall wäre. Aufgrund dieser Einschränkung und der von Kahane (1978) nachgewiesenen Tatsache, dass das Längenwachstum der Stimmlippen mit der Pubertät abgeschlossen ist, ist bei einer „pharmakologischen Pubertät" eine Massenzunahme der Stimmlippen bei gering ausgeprägtem oder fehlendem Längenwachstum anzunehmen.[73] Im Rahmen einer gängigen nichtinvasiven phoniatrischen Untersuchung ist es allerdings bisher nicht möglich, die Veränderungen am Stimmorgan biologischer Frauen infolge einer Verabreichung androgenhaltiger Substanzen exakt zu dokumentieren, da bisher nur endoskopische Verlaufsbeurteilungen vorliegen. Das bedeutet auch, dass keine gesicherten Annahmen für Art und Ausmaß der Veränderungen des Stimmorgans von Transmännern existieren, zumal die Übertragbarkeit der Untersuchungsergebnisse der biologischen Frauen mit iatrogenen Stimmstörungen nach Gabe von androgenen oder anabolen Hormonen aufgrund der Unterschiedlichkeit der verwendeten Präparate sowie der Dauer und Dosierung der Hormongabe eingeschränkt ist. Tendenziell scheint es aber so zu sein, dass bei Transmännern als hauptsächliche Veränderung im Stimmorgan infolge der Hormonbehandlung primär von einer Mehrdurchblutung und vermehrten Flüssigkeitseinlagerung in den Stimmlippen auszugehen ist.

Eine Einschätzung der stimmlichen Situation von Transmännern erweist sich angesichts dieser Datenlage als schwierig: Nach dem Modell der Mutation bei biologisch männlichen Jugendlichen wäre die Testosteronbehandlung in Bezug auf eine Veränderung der Geschlechtsdarstellung der Stimme erfolgreich und im Hinblick auf die Funktionsfähigkeit insgesamt unproblematisch. Nach dem Modell der hormonellen Dysphonie bei biologischen Frauen wäre eine veränderte Geschlechtsdarstellung im Sinne einer Übereinstimmung mit den Normbereichen für biologische Männer möglich, aber keinesfalls garantiert. Die Gefahr einer irreversibel eingeschränkten Funktionsfähigkeit bis hin zu einer Berufsunfähigkeit für Sprech- und Stimmberufler wäre deutlich gegeben.

Vorläufige Untersuchungen an Frau-zu-Mann-Transgendern haben ergeben, dass sich die Sprechstimmlage in Abhängigkeit von der Dauer der laufen-

69 King et al. (2001), S. 555.
70 King et al. (2001), S. 554.
71 King et al. (2001), S. 555.
72 Ebd.
73 Ebd.

den Hormontherapie verändert, wobei es im ersten Jahr der Einnahme offensichtlich zur deutlichsten Absenkung der Sprechstimmlage und im weiteren Verlauf zu einer zunehmenden Intonationsstabilität der Stimme kommt.[74]

Zusammenfassend ergibt sich aus diesem Vergleich folgende Grundannahme für die stimmliche Situation von Transmännern: Die organischen und funktionellen Voraussetzungen der Stimmgebung von Transmännern während der Behandlung mit Testosteron sind weder mit denen von biologisch männlichen Jugendlichen während oder nach der Mutation noch mit denen von biologischen Frauen bei hormoneller Dysphonie aufgrund der Verabreichung von androgenhaltigen Medikamenten exakt vergleichbar.

Neben der Hormonbehandlung gibt es weitere spezifische Einflussfaktoren auf die Stimmgebung von Transmännern, die sich aus den individuell eingesetzten Maßnahmen zur Veränderung der Geschlechtsdarstellung ergeben. Dabei sind das Ausmaß des Leidensdrucks und dementsprechend die Anstrengungen, die unternommen werden, um die Geschlechtsdarstellung als Mann zu verbessern, von entscheidender Bedeutung.

Darüber hinaus wird davon ausgegangen, dass sich auf die Stimmgebung nicht nur willkürliche Veränderungen des Stimm- und Sprechverhaltens auswirken, sondern auch jegliche Maßnahmen, die die anderen Diagnostikbereiche der logopädischen Stimmarbeit beeinflussen.

Dabei werden dem Kaschieren der Brust durch Abbinden oder eine gebeugte Körperhaltung negative Auswirkungen auf Körperspannung, Phonationsatmung, und Stimmgebung zugeschrieben. Die genannten Methoden zum Verbergen der Brust führen zu einer Fixierung der Haltung des Oberkörpers und damit zu einer Einschränkung der Beweglichkeit und der flexiblen Anpassung der Körperspannung. Dadurch wird auch der Atemraum eingeengt. Der sichtbaren Körperhaltung und -spannung werden darüber hinaus Zusammenhänge zur inneren Haltung eines Menschen zugeschrieben,[75] wobei einer fixierten Körperspannung und einer gebeugten Grundhaltung ungünstige Auswirkungen auf die Selbstdarstellung eines Menschen zugeschrieben werden. Dem entgegen stehen Ansichten, ein erfolgreiches Abbinden der Brust könne dazu führen, dass eine aufrechte Körperhaltung einzunehmen, wodurch die Selbstdarstellung gegebenenfalls positiv beeinflusst würde. Entsprechend würde die Mastektomie beim Frau-zu-Mann-Transgender eine Entlastung im angegebenen Sinne bewirken, da die Brust nicht länger kaschiert werden muss.

Eine Veränderung des optischen Erscheinungsbilds im Sinne eines besseren Passings lässt positive Auswirkungen auf Körperspannung und Körperhaltung (gesamtkörperliche Entspannung), psychosoziale Situation (bessere Akzeptanz), Selbstdarstellung und damit auch der Phonation erwarten.

Willkürliche Versuche einer Maskulinisierung des Stimm- und Sprechverhaltens könnten, insofern sie die Qualität eines „Stimmmissbrauchs" annehmen, vor allem auf die Spannungsverhältnisse im Kehlkopf, die Artikulation und die Selbstdarstellung (bei unglaubwürdiger Veränderung im Sinne einer „Verstellung" der Stimme) negativen Einfluss haben. Im Einzelnen sind hierunter eine Absenkung der Grundfrequenz und der Formanten über eine nach

74 Vgl. Scheidt (2003), S. 95–100.
75 Vgl. Stengel/Strauch (1996), S. 78.

unten gedrückte Stimme bei enger Kieferweite, knödelnder Rückverlagerung der Zunge und unphysiologischem Einsatz der laryngealen Taschenfalten zu verstehen. Habituell werden prosodische Einschränkungen der Sprechmelodie sowie willkürliche Veränderungen der stimmlichen Klangqualität z. B. über Nikotinabusus und vermehrten Alkoholkonsum stimmschädigend zur Stimmadaption eingesetzt.

Eine zusätzliche Beanspruchung physischen und akustischen Raumes (wie sie biologischen Männern oft zugeschrieben wird) hätte ungünstige Auswirkung auf eine überzeugende Selbstdarstellung und die Phonation, falls sie in einem Ausmaß betrieben würde, das die Funktionsfähigkeit des individuellen Stimmorgans überstrapazierte oder das von Kommunikationspartnern als unangenehm oder unangemessen wahrgenommen würde.

7.2 Die Stimmarbeit mit Transmännern unter Einbeziehung von Intention und Selbstdarstellung: Grundsätzliche Überlegungen und konkrete Vorschläge

Diagnostikkonzepte für die logopädische Stimmarbeit leiten sich aus Modellen ab, welche die menschliche Stimme als ein multidimensionales Phänomen ansehen. So stellt Spiecker-Henke[76] ihre Konzeption der Stimmfunktion folgendermaßen dar:

> „Stimme ist das Ergebnis eines hochkomplexen Zusammenspiels von zerebralen Aktivitäten, subkortikalen Regelkreisen, emotionalen Komponenten sowie muskulären Leistungen einschließlich der Respiration, Phonation, Artikulation und der aufgerichteten Körperhaltung."

Aus Sicht der „funktionalen Stimmarbeit"[77] ist die Stimmfunktion „vom Ganzen des Individuums, vom Tonus der Nerven und Muskeln, von seiner Körperhaltung und seinen Bewegungen, von seiner psychischen Verfassung und seinen emotionalen Gewohnheiten abhängig".[78] Als Diagnostikkonzept empfiehlt Spiecker-Henke ein „ganzheitliches Vorgehen", das „die Gesamtpersönlichkeit des Stimmkranken [hier: des Probanden] in ihrem vielfältigen wechselseitigen Zusammenspiel organischer, psychisch-emotionaler und kommunikativ-sozialer Strukturen sieht".[79]

Aus diesen Beschreibungen ergeben sich die übergeordneten Diagnostikbereiche Körperspannung/Körperhaltung, Atmung, Phonation, Artikulation und psycho-soziale Situation. Für die Untersuchung der stimmlichen Situation von Transmännern können diese Bereiche der allgemeinen logopädischen Stimmdiagnostik übernommen werden. Im Hinblick auf die Besonderheiten der Lebenssituation von Transmännern und den daraus resultierenden speziellen Einflussfaktoren auf die Stimme sind jedoch Ergänzungen der herkömmlichen Untersuchungsbereiche notwendig.

---

76 Spiecker-Henke (1997), S. 6.
77 Rabine/Jacoby (1991).
78 Rabine/Jacoby (1991), S. 4.
79 Spiecker-Henke (1997), S. 6.

So sollte im Bereich Körperspannung/Körperhaltung zusätzlich die Frage nach der Beziehung zum eigenen Körper berücksichtigt werden, um zu untersuchen, inwiefern auf den einzelnen Klienten die viel zitierte Definition Eichers: „Als transsexuell werden Menschen bezeichnet, die sich im falschen Körper wähnen“[80] zutrifft und welche individuelle Bedeutung diese besondere Art des Körperbezugs für den Umgang mit ihm hat.

Der Diagnostikbereich Phonation, der üblicherweise eine Untersuchung der Stimmfunktion nach Kriterien der Funktionsfähigkeit umfasst, wäre um eine Untersuchung von Parametern der Geschlechtsdarstellung der Stimmen zu erweitern. Da die individuell ergriffenen Maßnahmen zur Veränderung der Geschlechtsdarstellung Auswirkungen auf alle Diagnostikbereiche haben können, sollte in jedem Bereich untersucht werden, inwiefern beobachtete Einschränkungen auf diese Maßnahmen zurückzuführen sind.

Manche stimmtherapeutischen Schulen[81] untersuchen über die genannten Diagnostikbereiche hinaus die so genannte „Intention“, die das gesamte Kommunikationsverhalten eines Menschen beeinflusst:

> „Damit wird die Ausdrucksabsicht und die Ausdrucksfähigkeit eines Menschen bezeichnet, die von seiner Persönlichkeit und seiner Lebensgeschichte geprägt ist. Art und Ausmaß der Intention bei der Kommunikation bestimmen den Muskeltonus eines Menschen und damit Atmung, Phonation und Artikulation. Die Intention zeigt sich [...] in den nonverbalen Ausdrucksfähigkeiten eines Menschen.“[82]

In Bezug auf Transmänner sollte zusätzlich untersucht werden, was der einzelne Klient unternimmt, um seine individuelle Verortung in Bezug auf die beiden Geschlechtspole zum Ausdruck zu bringen, wie viel Anstrengung ihn das kostet und inwiefern er dabei erfolgreich ist. Zusammenfassend wird dieser Diagnostikbereich im Folgenden „Selbstdarstellung“ genannt. Diese Bezeichnung impliziert die Untersuchung aller „körperliche[n] Anschauungsbilder“,[83] die die Klienten mehr oder weniger kontrolliert von sich selbst[84] abgeben. Dabei werden Selbstdarstellungen so verstanden, dass in ihnen die persönliche Wirklichkeit des Darstellenden von seinen Interaktionspartnern „gelesen“ wird.[85] Im Gegensatz zur Bezeichnung Intention wird mit dem Begriff der Selbstdarstellung das Verständnis einer „interaktiven Konstruktion“ von persönlicher Wirklichkeit betont. Eine gelungene Selbstdarstellung läge dementsprechend dann vor, wenn der Klient, die Art und Weise, wie er die ihm wichtigsten persönlichen Eigenschaften zum Ausdruck bringt, persönlich als stimmig erlebt und mit der Wirkung auf andere zufrieden ist.

Aus den bisherigen Ausführungen ergibt sich die Notwendigkeit eines Diagnostikkonzepts, das insbesondere alle relevanten stimmlichen Parameter im Hinblick auf Geschlechtsdarstellung und Funktionsfähigkeit sowie ihre Einflussfaktoren entwickelt und erprobt. Im Einzelnen sollten die erhobenen Parameter Antworten auf folgende Fragestellungen ermöglichen:

80 Eicher (1992), S. 1.
81 Vgl. Coblenzer/Muhar (1993).
82 Daniel/Kellner (1990), S. 23.
83 Hirschauer (1999), S. 39.
84 Vgl. Stengel/Strauch (1996), S. 20.
85 Hirschauer (1999), S. 39.

1. Welche speziellen Einflussfaktoren auf Stimme gibt es bei den untersuchten Transmännern?
2. Wie nehmen die Probanden ihre stimmliche Situation wahr und welche Wünsche haben sie an ihre Stimme?
3. Welche Hinweise auf behandlungsbedürftige Auffälligkeiten zeigen sich in Bezug auf die stimmliche Geschlechtsdarstellung und Funktionsfähigkeit: a) aus phoniatrischer Sicht?, b) aus logopädischer Sicht?, c) aus der Sicht von Fremdbeurteilern?
4. Welche Unterschiede in den Stimmeigenschaften ergibt der Vergleich von: a) Transmännern und biologischen Frauen bzgl. der Geschlechtsdarstellung, b) Transmännern mit einer Dauer der Hormonbehandlung < 1 Jahr versus > 1 Jahr bzgl. der Geschlechtsdarstellung und der Funktionsfähigkeit?
5. Welche Schlussfolgerungen lassen sich in Bezug auf ein geeignetes Diagnostikkonzept für die logopädische Stimmarbeit ziehen?

Das von der Klinik für Phoniatrie in Aachen auf der Grundlage dieser Überlegungen entwickelte Konzept beinhaltet im Einzelnen (1) eine phoniatrische Untersuchung des Stimmorgans, (2) ein semistandardisiertes Interview (logopädisches Gespräch), (3) eine akustische Analyse von Aufnahmen der Sprech-, Sing- und Kraftstimme sowie (4) eine Perzeptionsstudie zur Erfassung der Fremdwahrnehmung der Geschlechtsdarstellung der Stimmen (vgl. Abbildung 1).[86]

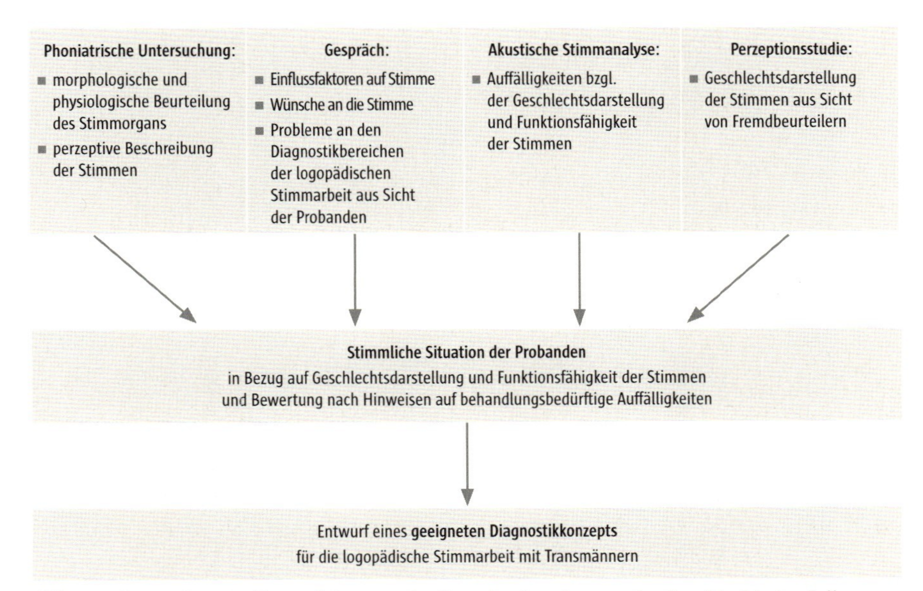

Abb. 1 Perzeptionsstudie zur Erfassung der Fremdwahrnehmung der Geschlechtsdarstellung der Stimmen

86 Zu den durchgeführten Untersuchungen vgl. Scheidt (2003).

Die phoniatrische Untersuchung dient einer Beurteilung der Morphologie und Physiologie des Stimmorgans sowie einer perzeptiven Bewertung der Stimmen.[87]

Im logopädischen Gespräch werden die individuellen Einflussfaktoren auf die Stimmgebung, die Wünsche der Probanden an ihre Stimme und ihre Selbstwahrnehmung von ihren Problemen in den Diagnostikbereichen der logopädischen Stimmarbeit erfragt. Anhand der akustischen Stimmanalyse werden messtechnisch Auffälligkeiten der Geschlechtsdarstellung und Funktionsfähigkeit der Stimmen ermittelt. Im Rahmen der Perzeptionsstudie soll schließlich die Fremdwahrnehmung der Stimmen in Bezug auf die Kategorie Geschlecht kontrolliert untersucht werden. Das logopädische Gespräch wird gegenüber herkömmlichen Anamnesegesprächen zur logopädischen Stimmarbeit[88] um folgende Inhalte erweitert: Verortung des individuellen Probanden in Bezug auf die Geschlechtspole männlich und weiblich (empfundene Geschlechtszugehörigkeit), Maßnahmen zur Veränderung der Geschlechtsdarstellung, erlebte Stimmveränderungen infolge der Hormonbehandlung, Selbstwahrnehmung der eigenen Stimme in Bezug auf die Kategorie Geschlecht, Geschlechtszuschreibung im Alltag sowie psychosoziale Situation in Hinblick auf die gelebte Transsexualität. Die Ergebnisse dieser Erhebung der subjektiven Einschätzung ihrer stimmlichen Situation durch die Probanden werden durch objektive Untersuchungsverfahren ergänzt.[89]

Eine gemeinsame Betrachtung der Ergebnisse aus allen Untersuchungsteilen ergibt eine Einschätzung der stimmlichen Situation der Probanden in Bezug auf die Geschlechtsdarstellung und die Funktionsfähigkeit ihrer Stimmen und offenbart so konkrete Möglichkeiten einer aktiven Gestaltung der Kategorie Geschlecht durch die Betroffenen.

8 Zusammenfassung

Mit Blick auf das Phänomen Transsexualität kommt der Medizin die Rolle einer Deutungs- oder Definitionsmacht zu: Sie klassifiziert Transsexualität als Störung der Geschlechtsidentität und schreibt ihr folglich einen Krankheitscharakter zu. Diese „Pathologisierung" ermöglicht den Betroffenen einerseits die Inanspruchnahme bestimmter medizinischer Leistungen. Andererseits wurde auf diese Weise ein Krankheitsbild geschaffen, das am herkömmlichen Prinzip der Zweigeschlechtlichkeit festhält. Eben dies stimmt jedoch nicht mit dem Selbstbild vieler Betroffener überein: ein Teil der Transgender fühlt sich weder als Frau noch als Mann oder sowohl weiblich als auch männlich und leidet deswegen unter der in der ICD-10 vorgenommenen einseitigen Zuschreibung zu einem Geschlecht. Wer „Geschlecht" jedoch als soziale Konstruktion begreift,

87 Zu berücksichtigen ist ferner, wie die Stimmen der Probanden im Hinblick auf eine Geschlechtszuschreibung von Kommunikationspartnern wahrgenommen werden. Die Fremdwahrnehmung im Alltag (am Telefon und bei Begegnungen) in Bezug auf die Kategorie Geschlecht wird daher einerseits im Gespräch erfragt, andererseits ergibt die phoniatrische Untersuchung Ergebnisse zur Geschlechtszuschreibung aufgrund des perzeptiven Eindrucks von der Sprechstimme.

88 Vgl. z. B. Sataloff (1997), S. 193 ff.

89 Zu den durchgeführten Untersuchungen vgl. Scheidt (2003).

versteht auch die Geschlechtsdarstellung und -zuschreibung von Menschen als ein Verhalten, das aktiv gestaltet bzw. beeinflusst werden kann. Dies trifft auch auf die Stimme zu, der in der Regel eine sehr wichtige Rolle in der Geschlechtsdarstellung eines Menschen zugeschrieben wird, so dass Transgender der Anpassung ihrer Stimme besondere Bedeutung beimessen.

Vor dem Hintergrund dieser Annahmen haben Betroffene, die ihre stimmliche Selbstdarstellung im Rahmen von logopädischer Stimmarbeit verändern wollen, unseres Erachtens eine besondere Chance, auf ihre Geschlechtsdarstellung unmittelbar Einfluss zu nehmen und so gegebenenfalls die gesellschaftliche Akzeptanz ihrer Selbstdarstellung zu erhöhen.

Im vorliegenden Beitrag wurde daher der Versuch unternommen, dieses Konzept für den Bereich der Stimmarbeit zu explizieren und das Potential einer solchen Vorgehensweise auszuleuchten.

Literatur

Alter (2005): Helma Katrin Alter, Gleiche Chancen für alle. Transidentität in Deutschland 1998/1999, Norderstedt 2005

Baken/Orlikoff (2000): Ronald J. Baken, Robert F. Orlikoff, Clinical Measurement of Speech and Voice, San Diego 2000

Becker et al. (1997): Sophinette Becker, Hartmut A. G. Bosinski, Ulrich Clement et al., Standards der Behandlung und Begutachtung von Transsexuellen der Deutschen Gesellschaft für Sexualforschung, der Akademie für Sexualmedizin und der Gesellschaft für Sexualwissenschaft, *Zeitschrift für Sexualforschung* 10 (1997), 2, S. 147–156, www.info.sexualpaedagogik.de/standards.html [14.10.2006]

Böhme (1997): Gerhard Böhme, Sprach-, Sprech-, Stimm- und Schluckstörungen. Ein Lehrbuch, Stuttgart 1997

Clement/Senf (1996): Ulrich Clement, Wolfgang Senf, Transsexualität. Behandlung und Begutachtung, Stuttgart 1996

Coblenzer/Muhar (1993): Horst Coblenzer, Franz Muhar, Atem und Stimme, Wien 1993

Daniel/Kellner (1990): Susanne Daniel, Marita Kellner, Logopädische Diagnostik und Therapie bei Stimmstörungen. Unveröffentlichtes Skript der Staatlich anerkannten Lehranstalt für Logopäden der medizinischen Einrichtungen der RWTH Aachen, Aachen 1990

De Vries/te Slaa (1986): C. de Vries, M. te Slaa, Logopedische therapie bij transsexuelen, *Logopedie en Foniatrie* 58 (1986), p. 138 f.

Eicher (1992): Wolf Eicher, Transsexualismus. Möglichkeiten und Grenzen der Geschlechtsumwandlung, Stuttgart 1992

Fitch/Giedd (1999): W. Tecumseh Fitch, Jay Giedd, Morphology and development of the human vocal tract. A study using magnetic resonance imaging, *Journal of the Acoustical Society of America*, 106 (1999), 3, p. 1511–1522

Groß/Steinmetzer (2007): Dominik Groß, Jan Steinmetzer, Transsexualität zwischen Medizin, Recht und Ethik. Ein europäischer Vergleich, in: B. Sharon Byrd, Jan C. Joerden, Jahrbuch für Recht und Ethik, Bd. 14, 2006/07, S. 581–609

Hirschauer (1999): Stefan Hirschauer, Die soziale Konstruktion der Transsexualität, Frankfurt a. M. 1999

Huber (1999): Gerd Huber, Psychiatrie. Lehrbuch für Studium und Weiterbildung, Stuttgart 1999

Jagose (2001): Annamarie Jagose, Queer theory. Eine Einführung, Berlin 2001

Kahane (1978): Joel Kahane, A morphological study of the human prepubertal and pubertal larynx, *American Journal of Anatomy* 151 (1978), p. 11–20

Keil (1994): Tobias Keil, Transsexualität und Stimme, *Sprechen. Zeitschrift für Sprachwissenschaft* 12 (1994), 2, S. 4–14

Kessler/McKenna (2000): Suzanne Kessler, Wendy McKenna, Who put the „Trans" in Transgender? Gender Theory and Everyday Life, *The International Journal of Transgenderism* 4 (2000), 3, www.symposion.com/ijt/gilbert/kessler.htm [14.05.2007]

King et al. (2001): Austin King, Jon Ashby, Charles Nelson, Effects of Testosterone Replacement on a Male Professional Singer, *Journal of Voice* 15 (2001), 4, p. 553–557

Kroll (2002): Renate Kroll (Hrsg.), Metzler Lexikon Gender Studies Geschlechterforschung. Ansätze – Personen – Grundbegriffe, Stuttgart 2002

Migeon/Wisniewski (1998): Claude J. Migeon, Amy B. Wisniewski, Sexual Differentiation. From Genes to Gender, *Hormone Research* 50 (1998), p. 245–251

Oates/Dacakis (1983): Jenni Oates, Giorgia Dacakis, Speech Pathology Considerations in the Management of Transsexualism. A Review, *British Journal of Disorders of Communication* 18 (1983), 3, p. 139–151

Oates/Dacakis (1997): Jenni Oates, Giorgia Dacakis, Voice Change in Transsexuals, *Venereology* 10 (1997), 3, p. 178–187

Rabine/Jacoby (1991): Eugen Rabine, P. Jacoby, Die drei Teilfunktionen der Stimmfunktion, in: Walter Rohmert (Hrsg.), Grundzüge des funktionalen Stimmtrainings, Köln 1991, S. 1–56

Roche Lexikon Medizin (1987): Hoffmann-LaRoche AG (Hrsg.), Roche-Lexikon Medizin, München, 2. Aufl., 1987

Sataloff (1997): Robert T. Sataloff, Professional Voice. The Science and Art of Clinical Care, San Diego 1997

Scheidt (2003): David Scheidt, Entwicklung und Erprobung eines Diagnostikkonzeptes für die logopädische Stimmarbeit mit Transgenders am Beispiel der sogenannten Frau-zu-Mann-Transsexualität. Diplomarbeit im Studiengang Lehr- und Forschungslogopädie Aachen 2003 (unveröffentlicht)

Schulte-Fischedick (2002): Valeria Schulte-Fischedick, „... wie exotische Schmetterlinge an ihren Wänden". Ein Interview mit Del LaGrace Volcano, in: polymorph (Hrsg.), (K)ein Geschlecht oder viele? Transgender in politischer Perspektive, Berlin 2002, S. 13–30

Schultz-Coulon/Asche (1988): Hans-Jürgen Schultz-Coulon, Sylvia Asche, Das „Normstimmfeld". Ein Vorschlag, *Sprache – Stimme – Gehör* 12 (1988), S. 5–8

Sigusch (1997): Volker Sigusch, Transsexualismus. Forschungsstand und klinische Praxis, *Nervenarzt* 68 (1997), S. 870–877

Sigusch (2005): Volker Sigusch, Praktische Sexualmedizin. Eine Einführung, Köln 2005

Spiecker-Henke (1997): Marianne Spiecker-Henke, Leitlinien der Stimmtherapie, Stuttgart 1997

Steinmetzer/Groß (2006): Jan Steinmetzer, Dominik Groß, Die Behandlung von Transsexualität und ihre ethischen Implikationen. Projektskizze, in: Dominik Groß, Tobias Heinrich Duncker (Hrsg.), Farbe – Erkenntnis – Wissenschaft, Münster 2006 (= Anthropina, 1), S. 177–188

Steinmetzer/Groß/Duncker (2007): Jan Steinmetzer, Dominik Groß, Tobias Heinrich Duncker, Ethische Fragen im Umgang mit transidenten Personen. Limitierende Faktoren des gegenwärtigen Konzepts von „Transsexualität", *Ethik in der Medizin* 19 (2007), 1, S. 39–54

Stengel/Strauch (1996): Ingeborg Stengel, Theo Strauch, Stimme und Person, Stuttgart 1996

Sundberg (1987): Johan Sundberg, The Science of the singing Voice, Dekalb 1987

Titze (1989): Ingo R. Titze, Physiologic and acoustic differences between male and female voices, *Journal of the Acoustical Society of America* 85 (1989), 4, p. 1699–1707

Van Borsel et al. (2000): John van Borsel, Griet De Cuypere, Robert Rubens et al., Voice problems in female-to-male transsexuals, *International Journal of Language and Communication Disorders* 35 (2000), 3, p. 427–442

Van Borsel/de Cuypere/Van den Berghe (2001): John van Borsel, Griet de Cuypere, Hilde van den Berghe, Physical appearance and voice in male-to-female transsexuals, *Journal of Voice* 15 (2001), 4, p. 570–575

Wendler et al. (1996): Jürgen Wendler, Wolfram Seidner, Gerhard Kittel et al., Lehrbuch der Phoniatrie und Pädaudiologie, Stuttgart 1996, S. 44–132

Krankheit Intersexualität – Trauma Therapie. Über die medizinische Konstruktion von Geschlecht im Deutschen Ärzteblatt

Mareike Kehl

> „it's half biology and half corrective surgery gone wrong
> you'll notice something funny if you hang around here for too
> long ago in some black hole before they had these pills to take it back
> i'm half jill
> and half jack"[1]

1 Einleitung

Melodisch, melancholisch und resigniert singen die „Dresden Dolls" über die innere Zerrissenheit einer Person, die „half Jill" und „half Jack" ist. Über die Bedeutung des Textes schweigt die Sängerin und lässt damit Freiraum zur eigenen Interpretation.[2] Eine dieser Interpretationen ist im Internet auf der Seite „you tube" in Form eines Videos zu sehen.[3] Ist sie die Verarbeitung eines persönlichen Traumas oder eine kritische Auseinandersetzung mit dem Thema Intersexualität? Die Antwort spielt keine Rolle, beinhaltet sie doch in beiden Fällen dieselbe Kernaussage. Es geht um Angst, Ausgrenzung, Scham.

1 Aus „Half Jack" von den „Dresden Dolls".

2 Ein Statement der Sängerin zur Interpretation ihrer Liedtexte ist auf der Internetseite der Band zu finden. Vgl. www.dresdendolls.com/contact_theband.htm.

3 In der Beschreibung des Videos wird die Intention klar: „An informative music video of sorts intended to raise awareness and educate others about intersex, focussing specifically on the need to change the current medical model that supports the practice of infant intersex surgery." Vgl. www.youtube. com/watch?v=lVi5pnCJjiU [16.05.2007].

Um chirurgische Intervention, um die Bloßstellung vor Medizinstudierenden, um immer wiederholte Untersuchungen durch Ärzte und Ärztinnen, um das Gefühl, anders zu sein. Intersexuelle Menschen tragen oft völlig unterschiedliche medizinische Diagnosen mit sich, eines jedoch ist beinahe allen gemeinsam: Sie sind durch die medizinische „Hölle der Stigmatisierung" gegangen.[4] Sie sind traumatisiert.

1.1 Der therapeutische Grundgedanke

Das Lindern von Leid und die Schaffung oder Erhaltung von Lebensqualität ist die ethische Grundlage jeden ärztlichen Handelns. Dies gilt auch in Bezug auf die Behandlung von Menschen mit geschlechtlichen Normabweichungen.

Die von der Deutschen Gesellschaft für Kinderchirurgie herausgegebene Leitlinie zur Behandlung von intersexuellen Menschen formuliert als Behandlungsziel eine „Harmonische Identität von genetischem, phänotypischem und soziokulturellem Geschlecht mit Potentia coeundi und generandi soweit als möglich".[5] Das Erreichen einer „Beischlaf-" und „Zeugungsfähigkeit" soll angestrebt werden. Die Entscheidung über das letztendliche Geschlecht richtet sich nach den chirurgischen Möglichkeiten in Abhängigkeit von den o. g. Grundsätzen.[6]

Im Sinne einer „optimal gender policy" wird auf eine frühe Geschlechtszuweisung zugunsten einer vermeintlich optimalen psychosexuellen Entwicklung der Kinder gedrängt.[7] Dabei scheint es ebenso notwendig, den jungen Erwachsenen eine sexuelle Aktivität zu ermöglichen.

Die lange Zeit gängige Praxis aber wird von den „Patienten" oft als sexualisierte Gewalt, als erniedrigend erlebt und chirurgische Intervention wird keineswegs als „Heilung" empfunden.[8] Die Irreversibilität der operativen Maßnahmen und zahlreiche Re-Operationen zur Herstellung möglichst funktionsfähiger äußerer Genitalorgane können zu tiefgreifenden Traumatisierungen führen und stellen die zugrunde liegende Indikation in Frage.[9] Besonders mit

---

4 Zu Erlebnissen von Betroffenen mit Ärztinnen und Ärzten und ihren Lebensgeschichten vgl. www.xy-frauen.de und www.beepworld.de/members59/garou68/[Stand: 16.05.2007].

5 „Leitlinien" sind Hilfen zur ärztlichen Entscheidungsfindung. Sie werden unter Verwendung der aktuellsten wissenschaftlichen Erkenntnisse erstellt und sind rechtlich nicht bindend. Trotzdem orientiert sich die überwiegende Mehrheit der ÄrztInnenschaft an diesen Leitlinien. Vgl. konkret Leitlinie „Intersexualität; Störungen der geschlechtlichen Differenzierung", AWMF-Leitlinien-Register, Nr. 006/105.

6 Vgl. ebd. zur „kontrasexuellen Rekonstruktion (Umwandlung)". Diese soll angestrebt werden, „wenn auch mit hormonellen und operativen Verfahren eine unzureichende Potenz der Gonade zur Ausprägung eines isosexuell identifizierbaren und akzeptablen genitalen Phänotypus besteht. ‚Opferung' einer unzureichenden Potentia generandi zugunsten einer akzeptablen Identität des Phänotypus und der hormonell aufrechterhaltenen Potentia coeundi."

7 Zurückgehend auf John Money wurde seit 1955 davon ausgegangen, dass eine Geschlechtsidentifikation allein durch Erziehung und Sozialisation bestimmt ist. Money ging von einer geschlechtlichen Neutralität Neugeborener aus und postulierte eine frühe Geschlechtszuweisung innerhalb der ersten Lebensmonate und eine absolute Geheimhaltung gegenüber den Kindern und deren Umwelt. Diese These war lange Zeit Behandlungsrichtlinie und wurde erst 1998 durch Milton Diamond widerlegt. Vgl. hierzu Kipnis/Diamond (1998) und Frewer/Säfken (2005), S. 137–156.

8 Vgl. Fußnote 4.

9 Mit Funktionsfähigkeit ist hier die im Sinne der Leitlinien herzustellende potentia coeundi et generandi gemeint.

der bei Scheidenplastiken angewandten Methode der Bougierung (Dehnung der Neovagina mittels Metallstäben) assoziieren zahlreiche Frauen übergriffsähnliche Erfahrungen, die ihnen das Erleben einer traumafreien Sexualität verwehren.[10] Seit den 1990er Jahren wenden sich auch in der Öffentlichkeit Selbsthilfeorganisationen und Zusammenschlüsse von intersexuellen Menschen gegen die Praxis der Geschlechtszuweisung und gegen eine Pathologisierung geschlechtlicher Abweichungen. Eine Auseinandersetzung mit dem Begriff der „Krankheit" wird gefordert. Gleichzeitig setzt ein Umdenken in der medizinischen Fachwelt ein, das den medizinischen Heilauftrag auch im Sinne der ärztlichen Berufsordnung überdenkt.[11]

Hertha Richter-Appelt misst der „erwünschten oder nicht erwünschten Geschlechtsidentität" ebenso wie der Geschlechterrolle und der sexuellen Orientierung besondere Bedeutung in der Diagnostik und Behandlung von intersexuellen Menschen bei.[12] Nach Judith Butlers These, dass ein Zusammenhang zwischen biologischer und körperlicher Geschlechtlichkeit (sex), der psychosozialen Geschlechterrolle (gender) und der Geschlechtsidentität in Abhängigkeit von kulturellen und gesellschaftspolitischen Einflüssen einer fortwährenden Veränderung unterliegt, wäre zu fordern, dass auch eine medizinische Sichtweise dieser Veränderung Rechnung trägt.[13] „Erwünschte" oder „nicht erwünschte" Geschlechtsidentitäten sind demnach gesellschaftlich konstruiert. Innerhalb des seit 2002 DFG-geförderten Netzwerk Intersexualität entwickelt die Arbeitsgruppe Medizinethik und Intersexualität um Claudia Wiesemann ethische Grundsätze und Empfehlungen zum therapeutischen Umgang mit Besonderheiten der Geschlechtsentwicklung unter Einbeziehung von Eltern und Betroffenen.[14] In Abgrenzung zu Erkrankungen, die als Folge einer untypischen Entwicklung der Geschlechtsorgane durchaus eine medizinische Intervention erfordern, wie etwa assoziierte Fehlbildungen anderer Organe oder Störungen der Steroidhormonproduktion, stellt die Arbeitsgruppe die ethischen Aspekte in den Vordergrund. Sie erkennt einen „kulturellen Wandlungsprozess", der

> „gekennzeichnet ist durch ein allmähliches Aufbrechen geschlechtlicher Normen sowie eine größere Toleranz für geschlechtliche Uneindeutigkeit bei Männern und Frauen. Vor dem Hintergrund der früheren Tabuisierung dieses Themas und der bis heute anhaltenden Stigmatisierung von Betroffenen sollen diese Grundsätze und Empfehlungen einen professio-

---

10 Die in den Leitlinien implizierten Intentionen der Normierung des Körpers von Intersexuellen zugunsten einer Normalisierung ihrer geschlechtsspezifischen Sozialisation werden von den Berichten Betroffener eines Besseren belehrt. Die vorgebliche Notwendigkeit der Regulierung des Körpers zum Erreichen einer Beischlaf- und Zeugungsfähigkeit führt allzu oft zu einer sexuellen Traumatisierung.

11 Neben verschiedenen grundlagenorientierten Forschungsprojekten, unter anderem in DFG-geförderten Forschungsprojekten an den Universitätskliniken Hamburg und Lübeck, beschäftigen sich eine Reihe WissenschaftlerInnen aus unterschiedlichen Disziplinen auch mit ethischen Aspekten der (Behandlung von) Intersexualität. Vgl. www.forschergruppe-is.uk-sh.de und www.netzwerk-is.de.

12 Vgl. Richter-Appelt (2007), S. 53.

13 Vgl. Butler (1991).

14 Die Empfehlungen wurden im Herbst 2006 von der AG verabschiedet und sind auf der Internetseite des Netzwerkes im Forum zu Diskussion gestellt. Vgl. www.netzwerk.-is.de.

> nellen, respektvollen und toleranten Umgang mit DSD fördern und einem stigmatisierenden Verhalten von Medizin und Gesellschaft entgegenwirken."[15]

In den Empfehlungen, die bisher die Leitlinien der Deutschen Gesellschaft für Kinderchirurgie an offizieller Stelle noch nicht abgelöst haben, heißt es außerdem:

> „Konflikte entstehen durch das Fehlen eines sozialen Raums, in dem Kinder mit DSD ihr Anderssein als normal erleben können."[16]

Dazu gehört, dass auch die Eltern durch das vermeintliche Anderssein ihrer Kinder stark verunsichert werden. So ist selbst der kleinste soziale Raum, eine vertrauensvolle Eltern-Kind-Beziehung, von einem gesellschaftlichen Druck zur frühestmöglichen chirurgischen Geschlechtszuweisung geprägt.

Im Rahmen einer ersten Katamnese-Studie zur Art und Weise sowie zum angemessenen Zeitpunkt einer geschlechtszuweisenden Operation zeigt Richter-Appelt auf, dass besonders das Paradigma der Geheimhaltung gegenüber der Umwelt eine starke Belastung für die Betroffenen und die Eltern-Kind-Beziehung darstellt.[17]

Die Entscheidung über invasive Maßnahmen ohne die Einbeziehung der Kinder stellt einen Übergriff und widerspricht dem § 7 der Berufsordnung für Ärzte. Hier heißt es zu Behandlungsgrundsätzen und Verhaltensregeln:

> „(1) Jede medizinische Behandlung hat unter Wahrung der Menschenwürde und unter Achtung der Persönlichkeit, des Willens und der Rechte, insbesondere des Selbstbestimmungsrechts von Patientinnen bzw. Patienten zu erfolgen."[18]

Für eine altersspezifische Unterstützung des Kindes muss auch eine hinreichende Aufklärung der Eltern gewährleistet sein. Eine Unterscheidung zwischen Elternwunsch und kindlichen Bedürfnissen ist zwingend notwendig. Um dem Kind ein Heranwachsen ohne Stigmatisierungen und Traumatisierung zu ermöglichen, ist eine professionelle psychologische Betreuung der Eltern von Nöten, die eine Akzeptanz des Kindes ermöglichen muss.

1.2 Fragestellung

Durchaus können wir also von einem gewissen Paradigmenwandel bezüglich des medizinisch empfohlenen Umgangs mit intersexuellen Kindern sprechen. Nun ist es mitunter ein weiter Weg zwischen der Änderung einer Empfehlung und einer Änderung im konkreten medizinischen Handeln. Die (medizinische) Wissensproduktion spielt in diesen Entwicklungen eine wichtige Rolle.[19] In-

15 Ebd., der medizinische Ausdruck DSD (disorders of sex development) wird übersetzt mit „Besonderheiten in der Geschlechtsentwicklung" (Intersexualität).

16 Ebd.

17 Vgl Richter-Appelt (2004).

18 Vgl. Berufsordnung für die nordrheinischen ÄrztInnen in der Fassung vom 20.05.2005, S. 8.

19 Mit Wissen ist nicht etwa ‚richtiges' Wissen gemeint. Vielmehr beinhaltet dieser Begriff auch Vorurteile, Fehleinschätzungen, Empfindungen etc.

wieweit das Wissen innerhalb des medizinischen Diskurses Ärztinnen und Ärzte außerhalb einer Fachelite erreicht, welche jeweils gültigen Wahrheiten vermittelt werden, zeigt eine Untersuchung der Ausgaben des Deutschen Ärzteblattes der letzten zehn Jahre. Der Untersuchung liegt die Methode der Kritischen Diskursanalyse zugrunde, die Siegfried Jäger im Anschluss an Foucault entwickelte.[20] Die kritische Komponente liegt bereits in der Erfassung des Diskurses,

> „indem dabei die implizierten und nicht gesagten Voraussetzungen und *als Wahrheiten* vertretenen Setzungen oder zu unrecht Konsens beanspruchenden Aussagen oder falsche Verallgemeinerungen und dementsprechenden Fluchtlinien etc. sichtbar gemacht werden können."[21]

Die Analyse macht deutlich, für welche „Wahrheiten" im Deutschen Ärzteblatt Akzeptanz geschaffen wird und zeigtkonkret, welche gesellschaftspolitischen Annahmen einer geschlechtsspezifischen Kategorisierung zugrunde liegen.

2 Intersexualität im Spiegel des „Deutschen Ärzteblatts"

Das Deutsche Ärzteblatt (DÄ) wird von der Bundesärztekammer und der kassenärztlichen Bundesvereinigung herausgegeben und erreicht als offizielles Organ der ÄrztInnenschaft alle bei der Bundesärztekammer gemeldeten Ärztinnen und Ärzte. Nach eigenen Angaben ist das DÄ „der mit Abstand meistgelesene Titel der gesamten ärztlichen Fachpresse".[22] Neben der im Inhaltsverzeichnis optisch hervorgehobenen medizinisch-wissenschaftlichen Rubrik „Medizin" gibt es Rubriken mit gesundheits- und sozialpolitisch ausgerichteten Themen, wie „Politik", „Kultur" und „Themen der Zeit". Ein Archiv mit den Volltexten aller in der Printausgabe erschienenen Artikel seit Januar 1996 steht auf der Internetseite frei zur Verfügung.[23]

Im Zeitraum von 1996 bis zur Ausgabe 18/2007 erschienen nur wenige Artikel zur Thematik Intersexualität. Von den relevanten vier Artikeln erschienen zwei unter der Rubrik „Medizin", zwei weitere Artikel sind in Form von LeserInnenbriefen in der Rubrik „Diskussion" zu finden.[24]

20 Konkret zur Methodik vgl. Jäger (2004).

21 Jäger (2004), S. 223.

22 Vgl. www.aerzteblatt.de/v4/mediadaten/md_home.asp.

23 Vgl. www.aerzteblatt.de/v4/archiv/simplemask.asp.

24 Zusätzlich zu den hier behandelten Artikeln fanden sich einige weitere, die aber jeweils unterschiedliche Erscheinungsformen der Intersexualität nur im Rahmen von Grundlagen zu diskutierten Krankheitsbildern erwähnten und nicht weiter darauf eingingen.

2.1 Implikate und Argumentationsstrategien: Androgenresistenz und „unerwünschte Virilisierung"

„Klinische und molekulare Grundlagen"[25] des Androgenresistenzsyndroms sind das Hauptthema eines von einer Arbeitsgruppe um Olaf Hiort, Paul-Martin Holterhus und Gernot Sinnecker an den Kinderkliniken der Universität Lübeck und des Klinikums Wolfsburg veröffentlichten Beitrags vom März 1999. Hiort ist Stellvertretender Vorsitzender des *Netzwerks Intersexualität* und war federführend an einem 2006 ausgelaufenen DFG-Forschungsprojekt der *Interdisziplinären klinischen Forschergruppe Intersexualität* beteiligt.[26] Holterhus ist ebenfalls Mitglied des *Netzwerks Intersexualität* und jetziger Leiter des pädiatrisch-endokrinologischen Labors der Kinderklinik an der Universität Kiel. Sinnecker ist Mitglied der *Arbeitsgemeinschaft Kinder- und Jugendgynäkologie e.V.* und Leiter der Kinderklinik Wolfsburg. Kruse war bis 2001 Leiter der Universitätskinderklinik in Lübeck.

Der Artikel befasst sich mit Defekten des Enzyms 5a-Reduktase, das die Umwandlung des im Hoden produzierten Testosterons in das wirksamere und für eine männliche Geschlechtsentwicklung notwendige Dihydrotestosteron katalysiert. Darüber hinaus wird auf Mutationen des Androgenrezeptors eingegangen, welcher die Wirkungen von Testosteron und Dihydrotestosteron vermittelt. Grundlagen der Biosynthese von Androgenen allgemein und die intrauterine und pubertäre Wirkung von Hormonen auf die Geschlechtsentwicklung bilden den Einstieg in das Thema. Weiterhin gehen die Autoren auf die endokrinologische und molekulargenetische Diagnostik bei intersexuell geborenen Kindern ein.

Die Veröffentlichung des Artikels unter der Rubrik „Medizin" und der Titel des Artikels lassen eine medizinisch-wissenschaftliche Herangehensweise an die komplexe Thematik Intersexualität erwarten. Dass dem Thema aber, innerhalb des medizinisch-naturwissenschaftlichem Diskurses, auch gesellschaftliche Implikate zugrunde liegen, zeigt die genauere Durchsicht des Artikels.

So geht es nicht nur um Endokrinologie und Molekularbiologie: Es ist für medizinisch vorgebildete LeserInnen sicherlich nachvollziehbar, dass eine Salzverlustkrise beim Adrenogenitalen Syndrom eine Lebensbedrohung und damit eine Notfallsituation darstellen kann. In derselben Argumentationslinie, also im Kontext des Notfalls, wird hier allerdings auch vertreten, dass „Ursachen einer isolierten gestörten Geschlechtsentwicklung" einer „raschen Abklärung" bedürften, denn

> „Die Unsicherheit hinsichtlich der Geschlechtszugehörigkeit des Kindes führt zu einer außerordentlichen psychischen Belastung für die Eltern".[27]

Raum für die Kinder bleibt hier nicht, die elterlichen Bedürfnisse werden in den Vordergrund gerückt und mit der Notwendigkeit einer raschen Diagnose

25 Vgl. Hiort et al. (1999a).
26 www.forschergruppe-is.uk-sh.de/index.htm.
27 Vgl. Hiort et al. (1999a).

und Therapie verkoppelt. Dass es sich dabei explizit um die Situation der unsicheren Einordnung in das binäre System von Mann und Frau handelt, wird ersichtlich, wenn vom Zeitpunkt der „klinischen Auffälligkeit" die Rede ist. Primäre Amenorrhö, Infertilität oder eine fehlende Pubertätsentwicklung werden als Ursachen für die Konsultation von FachärztInnen und als Symptom einer Androgenresistenz bei phänotypisch eindeutigen Frauen oder Männern beschrieben: „Patienten mit intersexuellem Genitale hingegen stellen einen pädiatrischen Notfall dar."[28]

In der Argumentation für die klare Zuordnung zu einem Geschlecht wechseln sich naturwissenschaftliche und gesellschaftspolitische Aussagen ab. So wird der Ursache der pubertären Virilisierung des Genitales bei Kindern mit 5a-Reduktase-Mangel molekulargenetisch und endokrinologisch nachgegangen, gleichzeitig jedoch deutlich gemacht, dass bei

> „einem Kind mit männlichem Kerngeschlecht, aber weiblicher Geschlechtszuordnung [...] vor dem Pubertätsalter eine operative Entfernung der Gonaden erfolgen [sollte], um eine unerwünschte Virilisierung während der Pubertät zu vermeiden."[29]

Wer die Virilisierung als „unerwünscht" erachtet, bleibt offen. Lediglich eine Wiederholung der Aussage im Zusammenhang mit der Androgenrezeptorresistenz ist zu finden. Hier wird die Art der Virilisierung konkretisiert. Sie wird als „Stimmvertiefung und Klitorishypertrophie" zur Rechtfertigung für die Empfehlung einer Gonadektomie.[30]

Die Autoren vermitteln keinesfalls eine ausschließlich medizinisch begründete Auseinandersetzung mit dem Thema Intersexualität, die eine Einordnung in einen gesellschaftlichen Kontext offen ließe, sondern setzen klar die Notwendigkeit einer Anpassung von biologischen Tatsachen an eine bestehende gesellschaftliche Norm voraus.[31] Die Verknüpfung von gesellschaftspolitischen Aussagen und Krankheitsbegriffen offenbart das Festhalten am Status quo und unterstellt die Überwindbarkeit der sozialen Ausgrenzung durch medizinische Intervention.[32]

2.2 Kritisches Hinterfragen

Der Artikel von Hiort et al. (1999a) zeigt deutlich, inwiefern sich diskursive Konstruktionen von Geschlechtsidentität innerhalb des medizinischen Diskurses in einem binären Rahmen bewegen. Durch gesellschaftspolitische

---

28 Ebd.

29 Ebd.

30 Ebd.

31 Dabei unterstreicht das Spezialwissen der Autoren deren wissenschaftliche Autorität und unterstützt die Aussage, die vorgelegten Forschungsergebnisse seien ein „wichtiger Beitrag für die Differentialdiagnose bei intersexuellem Genitale und die medizinische Betreuung betroffener Patienten". Als Referenz führen sich die Autoren selbst an.

32 Dass der medizinische wie auch der gesamtgesellschaftliche Diskurs aber durchaus wandelbar ist und dabei auch kulturellen und gesellschaftlichen Einflüssen unterliegt, zeigt sich am Beispiel der Homosexualität. Noch im frühen 20. Jahrhundert galt gleichgeschlechtliche Liebe als Krankheit. 1991 wurde Homosexualität aus dem ICD-10 gestrichen und erfährt heute eine zunehmende gesellschaftliche Akzeptanz.

Aussagen wird die scheinbare Notwendigkeit medizinischer Interventionen als unumstößliche Wahrheit gefestigt, und es wird zumindest im DÄ dazu beigetragen, dass diese Wahrheit gesellschaftsfähig bleibt.

Ohne Reaktion bleibt der Artikel allerdings nicht. Im Juli 1999 veröffentlichte das DÄ einen Leserbrief von Dr. med. Hartmut Cardeneo zum Beitrag von Hiort et al. „Verdienstvoll" sei die Zusammenstellung gewesen, betont Cardeneo zu Beginn, ihn beunruhige jedoch „dass gleich zweimal [...] die Gonadektomie empfohlen wird, damit fälschlich als Mädchen eingestufte Kinder auch Mädchen bleiben müssen."[33] Cardeneo kritisiert hier eine operative Fixierung des den Kindern zugedachten Geschlechts und stellt die Richtigkeit dieser Zuordnung in Frage, wobei hier offengelassen wird, welche und wie viele unterschiedliche Geschlechterrollen neben der weiblichen noch zu finden sind. Männlich und Weiblich werden nicht starr gegenübergestellt. Eine Betonung einer auferlegten und nicht von Kindern selbst entschiedenen Geschlechterrolle findet sich in der Bezeichnung, die Cardeneo für das therapeutische Team wählt:

> „Von wem ist ‚die Virilisierung unerwünscht'?, von der Administration, oder von den Eltern?"[34]

Der Begriff „Administration" verweist auf das Fehlen einer persönlichen, menschlichen Ebene und hinterfragt provokant den ärztlichen „Heilungsauftrag". Die Dringlichkeit einer Einbeziehung der PatientInnen in die ärztliche und elterliche Entscheidungsfindung begründet Cardeneo auch mit rechtlichen Konsequenzen.[35]

Eine klare Argumentationsstrategie ist im Leserbrief nicht zu finden, die Aneinanderreihung von verschiedenen Aspekten und gesellschaftspolitischen Grundannahmen bestärkt allerdings die kontroverse Diskussion um klare Behandlungsleitlinien. Anstatt der Forschungsgruppe Alternativen entgegenzusetzen, beschränkt sich der Autor hier auf das provozierende und kritische Hinterfragen.

Eine wichtige Schlussfolgerung zieht der Autor aus den unbekannten Auswirkungen von Androgenen auf die Entwicklung einer Geschlechtsidentität auch im ZNS:

> „Dieses Wissen [der hormonellen Einflüsse auf die Entwicklung der Geschlechterrolle im ZNS, M. K.] wäre aber unbedingte Voraussetzung im Sinne des *nihil nocere*, im Kindesalter Festlegungen der Geschlechtsrolle an nicht einwilligungsfähigen Menschen vorzunehmen. Damit aus einem Inter-Sex nicht völlig unnötig ein Null-Sex gemacht wird."[36]

Cardeneo stellt damit indirekt das in den Leitlinien der Deutschen Gesellschaft für Kinderchirurgie formulierte therapeutische Ziel in Frage. Er konstatiert das

33 Vgl. Cardeneo (1999).

34 Ebd.

35 Die Verschränkungen mit dem juristischen Diskurs um Intersexualität sollen hier nicht näher untersucht werden. Es lohnt sich aber eine genauere Untersuchung der Auswirkungen der zivil- und strafrechtlichen Situation auf den Gesamtdiskurs um Intersexualität.

36 Vgl. Cardeneo (1999).

(unnötige) Verhindern einer sexuellen Erlebnisfähigkeit durch medizinische Intervention. Unterstützend zieht Cardeneo Parallelen zu Beschneidungen an Mädchen in Afrika und bringt damit die Thematik der Menschenrechte mit ein.[37] Dabei geht es ihm um die Folgen des Eingriffs, der „potentiell geeignet ist, sexuelles Erleben vollständig zu unterdrücken."[38]

2.3 Festschreiben von Wahrheiten

In einer in derselben Ausgabe des DÄ veröffentlichten Replik der Arbeitsgruppe von Hiort et al. auf den Leserbrief Cardeneos werden Implikate aus deren ursprünglichem Beitrag wiederholt und vertieft. Zunächst festigen die Autoren ihre Autorität, indem sie einerseits die ärztliche Kompetenz Cardeneos als Kollegen betonen, andererseits aber ihre eigenen Untersuchungen und ihre intensiven Beschäftigungen mit der Thematik als Referenz anführen. Zudem machen sie deutlich, dass die dann folgenden Erläuterungen bereits in ihrem Artikel erarbeitet wurden, demnach also als bekannt und verstanden vorausgesetzt werden.

Da der phänotypische Aspekt vieler Kinder mit 5a-Reduktase-Mangel „komplett oder fast komplett weiblich" imponiert, „werden diese Kinder [...] als Mädchen aufgezogen".[39] Sie „sollten während der Kindheit eine möglichst normale Geschlechtsrollenentwicklung erleben". „Normal" wird in diesem Zusammenhang gleichgesetzt mit „weiblich normal", eine männliche oder gar individuelle Entwicklung ist nicht vorgesehen und eine Virilisierung sei

> „tatsächlich ein sehr unerwünschter Effekt, da dies neben den körperlichen Merkmalen zu schweren Identitätskrisen führen kann. Daher empfehlen wir unbedingt die Gonadektomie vor Pubertätsbeginn, um diese dem Phänotyp und damit der Geschlechtsidentität entgegenstehenden Wirkungen zu vermeiden."[40]

Die Schlussfolgerung ist interessant. Ein weibliches Äußeres muss also zwangsweise zu einer weiblichen Geschlechtsidentität geführt werden. Die Ursache der Identitätskrisen liegt nach Hiort et al. ausschließlich in der Virilisierung und der damit verbundenen gesellschaftlichen Ausgrenzung innerhalb eines binären Geschlechtermodells. Dieses wird a priori angenommen und keinesfalls hinterfragt.

Allein „chirurgische, kulturelle und psychische Einflussfaktoren" müssen neben diagnostischen Möglichkeiten bei der Geschlechtszuordnung von Kindern mit intersexuellen Genitalien mitberücksichtigt werden.[41] Inwiefern es also einer gewissen Willkür, die auch von der chirurgischen „Machbarkeit" abhängt, unterliegt, welchem Geschlecht ein Kind zugeordnet wird, sei in den

37 Auch hier ist eine Diskursverschränkung zu verzeichnen, der nachgegangen werden sollte. Es gibt mittlerweile auch ärztliche Zusammenschlüsse, die gegen Beschneidungen von Mädchen und Frauen mobilisieren. Diese beziehen eindeutig Position gegen menschenunwürdige Eingriffe in das Sexualleben der Betroffenen.

38 Vgl. Cardeneo (1999).

39 Vgl. Hiort et al. (1999 b).

40 Ebd.

41 Ebd.

Raum gestellt und erinnert an die von John Money postulierten und stark kritisierten Ansätze zur geschlechtlichen Neutralität Neugeborener. Immerhin räumen die Autoren ein, dass allgemeingültige Vorgehensweisen schwer zu formulieren seien, konstatieren jedoch:

> „In unserem Kulturkreis ist aber eine eindeutige Geschlechtszuordnung aus rechtlichen, soziologischen und psychologischen Gründen unbedingt vonnöten. Daher sollte hier eine Korrekturoperation des äußeren Genitale so frühzeitig erfolgen, daß sich das Kind im Rahmen seiner Entwicklung eindeutig einem Geschlecht und dessen Erlebnisfähigkeit zuordnen kann."[42]

Für die geschlechtsassoziierte Erlebnisfähigkeit der Kinder ist es im Sinne der Autoren unabdingbar, eindeutige äußere Geschlechtsmerkmale operativ herzustellen. Dass diese Operationen dazu beitragen, eine bessere Identifikation mit der Geschlechterrolle zu schaffen, ist fraglich. Äußerungen von Betroffenen lassen zum Teil tiefe Traumatisierungen durch chirurgische Eingriffe erahnen, die sich auch auf eine sexuelle Erlebnisfähigkeit auswirken. Denn diese ist ja gerade nicht nur auf ein körperliches Empfinden reduziert, sondern eng verbunden mit einem positiven Körpergefühl.

Doch kritisieren die Autoren gerade im Zusammenhang mit dem Erhalt einer sexuellen Erlebnisfähigkeit Cardeneos Vergleich mit Beschneidungen junger Mädchen. Cardeneo ging es hier allerdings um die Folgen eines derartigen Eingriffes in die körperliche Integrität der Betroffenen, nicht um dessen Intention.

In der Replik wird noch mehr als im ursprünglichen Artikel eine gesellschaftspolitische Stellungnahme deutlich, welche die unbedingte Zuordnung eines betroffenen Kindes zu einem Geschlecht innerhalb der normativen Geschlechterordnung als unveränderliche Wahrheit darstellt.

2.4 Kein Paradigmenwechsel im Deutschen Ärzteblatt

Zwischen 1999 und 2005 erschien im DÄ kein weiterer Artikel zur Intersexualität. Der dann veröffentlichte Beitrag im März 2005 ist ebenfalls von einer Mitarbeiterin des BMBF-geförderten *Netzwerks Intersexualität* verfasst. Annette Richter-Unruh war bis zum Sommer 2006 Funktionsoberärztin an der Universitätskinderklinik Essen und arbeitete gemeinsam mit Olaf Hiort und Paul-Martin Holterhus an einer Studie zu klinischen Auswirkungen und molekularen Grundlagen der Androgenbiosynthese.

Der Artikel behandelt wie der Beitrag von Hiort et al. (1999 a) molekulargenetische und hormonelle Grundlagen der Geschlechtsdifferenzierung, hier bezogen auf Mutationen im LH-Rezeptor-Gen. Dabei wird besonderes Augenmerk auf die durch inaktivierende Mutationen entstehende Leydigzellhypoplasie als Ursache für primäre Amenorrhö und Infertilität bei Frauen und Hypospadien und intersexuelles Genitale bei Männern gelegt. Der Artikel ist ebenfalls unter der Rubrik „Medizin" im DÄ veröffentlicht.

42 Ebd.

Richter-Unruhs Ausführungen haben überwiegend deskriptiven Charakter, gesellschaftspolitisch relevante Äußerungen finden sich kaum. Nur im Zusammenhang mit einem hypergonadotropen Hypogonadismus bei der „milden Form" der Leydigzellhypoplasie postuliert die Autorin eine operative Korrektur der äußeren Genitale:

> „Bei postpartal sehr kleinem Penis kann ein gutes Peniswachstum durch eine dihydrotestosteronhaltigen Salbe erreicht werden. Je nach Ausmaß der Hypospadie muss diese operativ korrigiert werden".[43]

Inwiefern es der Autorin hier um einen kosmetischen Eingriff geht, der eine Bedeutsamkeit der Penisgröße für die Geschlechtsidentität voraussetzen müsste, bleibt offen. Weitere Aussagen, insbesondere in Bezug auf eine geschlechtsassoziierte Entwicklung der Kinder, finden sich nicht.

Bei Mädchen und Frauen mit einem LH-Rezeptordefekt und männlichem Karyotyp (46, XY)

> „wird die Entfernung der Gonaden aufgrund eines möglichen Entartungsrisikos analog den Patientinnen mit gemischter Gonadendysgenesie empfohlen."[44]

Hier ist eine andere Herangehensweise zu bemerken. War es 1999 noch ein „Muss", die Gonaden zu entfernen, und zwar aufgrund einer möglichen „unerwünschten Virilisierung", so wird nun eine Entfernung der Gonaden den Patientinnen nur nahegelegt, nicht aber als unabdingbar vorausgesetzt. Dass hier ein Vergleich dieser beiden Aussagen nur eingeschränkt zulässig ist, sei zu erwähnen, da aufgrund der unterschiedlichen zugrunde liegenden hormonellen Dysregulationen andere therapeutische Konsequenzen zu ziehen sind. Dennoch ergibt sich das Bild einer differenzierteren Herangehensweise. Ein kritisches Hinterfragen der gesellschaftspolitischen Ansätze ist allerdings auch hier nicht zu finden.

3 Resümee

Die körperliche und psychische Integrität intersexueller Kinder ist sowohl durch die medizinischen Behandlungsmaßnahmen als auch durch gesellschaftliche Normvorstellungen extrem gefährdet.

Im DÄ wird überwiegend das Bild eines absoluten Imperativs zum operativen Eingriff in den Körper intersexueller Kinder vermittelt. Gerade die Ausführungen von Hiort et al. vermitteln die unbedingte Notwendigkeit der Anpassung an gesellschaftliche Gegebenheiten. Diese Aussage wird allerdings keinesfalls als diskussionswürdige Annahme gekennzeichnet und somit eben auch nicht zur Diskussion gestellt. Die Autoren erwecken vielmehr den Schein einer rein naturwissenschaftlichen Ausführung und entziehen sich damit jeglicher gesellschaftlicher Kontroverse – und das bei einem gesellschaftspolitisch durchaus umkämpften Feld. Die kritische Antwort auf diesen Artikel hinter-

---

43 Vgl. Richter-Unruh (2005).
44 Ebd.

fragt genau die als medizinische Feststellungen ausgegebenen gesellschaftlichen Aussagen. Mit den Artikeln über Intersexualität trägt das DÄ nicht zur notwendigen Diskussion über die Implikate der medizinischen Verfahrensweise mit Intersexuellen bei, vielmehr werden bestehende Vorannahmen festgeschrieben. Dem Paradigmenwechsel wird nicht Rechnung getragen.

Erstaunlich ist, wie viele gesellschaftliche Festschreibungen die medizinische Fachliteratur vermittelt. Die Herstellung klarer Verhältnisse innerhalb einer zweigeschlechtlichen Ordnung bleibt als Ziel bestehen. Eltern wollen und sollen ihr Kind als Sohn oder Tochter erziehen. Die elterliche Unsicherheit im Umgang mit ihren intersexuellen Kindern wird in den Vordergrund gerückt. Diese Eltern werden so zu Patienten. Die medizinische Maßnahme an den Kindern wird (auch) mit einer psychischen Belastung für die Eltern begründet.

Andererseits wird der Eingriff in die persönliche körperliche und psychische Integrität der Betroffenen damit begründet, dass die Entwicklung einer Geschlechtsidentität nur durch eine exakte Identifizierung mit der männlichen oder weiblichen Geschlechterrolle möglich sei. Eine Geschlechtsidentität losgelöst von der normativen Kategorisierung innerhalb eines binären Systems wird von vornherein ausgeschlossen.

Das DÄ ist die einzige medizinische Fachzeitschrift, die alle bei der Bundesärztekammer gemeldeten Ärztinnen und Ärzte erreicht. Umso mehr erstaunt es, dass einem sich abzeichnenden Paradigmenwechsel in der Behandlung von Menschen mit Abweichungen in der Geschlechtsentwicklung hier nicht Rechnung getragen wird, mehr noch, dass innerhalb eines so kontrovers diskutierten Themas gesellschaftspolitische Aussagen unhinterfragt als „Wahrheiten" beschrieben werden.

Wie die übrige Fachpresse das Thema verhandelt, wie sich dieser Spezialdiskurs auf den gesamtgesellschaftlichen Diskurs auswirkt, soll in weiteren Analysen untersucht werden.

Literatur

Ärztekammer Nordrhein (2005): Ärztekammer Nordrhein (Hrsg.), Berufsordnung für die nordrheinischen Ärztinnen und Ärzte (2005)

Butler (1991): Judith Butler, Das Unbehagen der Geschlechter, Frankfurt a. M. 1991

Cardeneo (1999): Hartmut Cardeneo, Androgenresistenzsyndrome – Klinische und molekulare Grundlagen: Nicht die Geschlechterrolle festlegen, *Deutsches Ärzteblatt* 96 (1999), 27, S. A1845 f.

Kipnis/Diamond (1998): Kenneth Kipnis, Milton Diamond, Pediatric Ethics and the Surgical Assignment of Sex, *The Journal of Clinical Ethics* 9 (1998), 4, p. 398–410

Frewer/Säfken (2005): Andreas Frewer, Christian Säfken, Identität, Intersexualität, Transsexualität: Medizinhistorische und ethisch-rechtliche Aspekte der Geschlechtsumwandlung, in: Frank Stahnisch, Florian Steger (Hrsg.): Medizin, Geschichte und Geschlecht. Körperhistorische Rekonstruktionen von Identitäten und Differenzen, Stuttgart 2005, S. 137–156

Hiort et al. (1999 a): Olaf Hiort, Paul-Martin Holterhus, Gernot H. G. Sinnecker et al., Androgenresistenzsyndrome – Klinische und molekulare Grundlagen, *Deutsches Ärzteblatt* 96 (1999), 11, S. A686–693

Hiort et al. (1999 b): Olaf Hiort, Paul-Martin Holterhus, Gernot H. G. Sinnecker et al., Androgenresistenzsyndrome – Klinische und molekulare Grundlagen: Schlusswort, *Deutsches Ärzteblatt* 96 (1999), 27, S. A1846

Jäger (2004): Siegfried Jäger, Kritische Diskursanalyse, Münster, 4. Aufl., 2004

Richter-Appelt (2004): Hertha Richter-Appelt, Intersexualität und Medizin – Erste Ergebnisse eines Forschungsprojektes, *Zeitschrift für Sexualforschung* 17 (2004), S. 239–257

Richter-Appelt (2007): Hertha Richter-Appelt, Intersexualität – Störungen in der Geschlechtsentwicklung, *Bundesgesundheitsblatt – Gesundheitsforschung – Gesundheitsschutz* 50 (2007), S. 52–61

Richter-Unruh (2005): Annette Richter-Unruh, Leydigzell-Hypoplasie und Testotoxikose – wenig bekannte Krankheitsbilder: Klinische und molekulare Grundlagen bei Vorliegen von Mutationen im LH-Rezeptor-Gen, *Deutsches Ärzteblatt* 102 (2005), 10, S. A673–678

Internet

www.aerzteblatt.de/v4/archiv/simplemask.asp (Archiv des Deutschen Ärzteblatts)

www.awmf.org (Leitlinie „Intersexualiät; Störungen der geschlechtlichen Differenzierung“, AWMF-Leitlinien-Register, Nr. 006/105)

www.beepworld.de/members59/garou68/(Erfahrungsbericht eines Betroffenen)

www.dresdendolls.com/contact_theband.htm (Band „The Dresden Dolls“)

www.forschergruppe-is-sh.de (Forschergruppe Intersexualität)

www.netzwerk-is.de (Netzwerk Intersexualität)

www.youtube.com/watch?v=lVi5pnCJjiU (Video „Half Jack“)

www.xy-frauen.de (Selbsthilfeorganisation xy-Frauen)

D

Körperwahrnehmung und Identität

Die Bedeutung von Stigmatisierungsprozessen bei Essstörungen und Übergewicht

Ulrich Hagenah

1 Einleitung

Die Adipositas hat in vielen Ländern der Erde mittlerweile epidemische Ausmaße angenommen und die Unterernährung in ihrer medizinischen Bedeutung überrundet.[1] Die hohen körperlichen und psychischen Belastungen der Betroffenen werden durch die durch Übergewicht bedingten Folgeerkrankungen häufig verstärkt. Im Kontrast zu dieser Entwicklung steht ein extrem schlankes Schönheitsideal in diesen Gesellschaften, dessen Bedeutung sich in Kernsymptomen moderner Essstörungen wie Anorexia und Bulimia nervosa widerspiegelt. Die Anorexia nervosa stellt inzwischen die dritthäufigste chronische Erkrankung bei Adoleszenten dar und weist gleichzeitig die höchste Mortalität aller psychiatrischen Erkrankungen auf.[2] Essstörungen führen nicht nur zu zahlreichen körperlichen und psychischen Störungen, sondern zusätzlich auch zu erheblichen psychosozialen Belastungen und Beeinträchtigungen der Lebensqualität, nicht zuletzt im Zusammenhang mit Stigmatisierungsprozessen, denen Betroffene und ihre Angehörigen häufig ausgesetzt sind.

2 Essstörungen

Nicht nur aus dem alten Rom, sondern auch in griechischen und ägyptischen Überlieferungen wird absichtlich herbeigeführtes Erbrechen als kulturell

1 Hebebrand et al. (2004).
2 Nicholls/Viner (2005).

etablierte Verhaltensweise, z. B. mit dem Ziel, sich anschließend weiter der Völlerei widmen zu können, berichtet.[3] Auch Fälle extremen Fastens finden sich bereits in historischen Schilderungen, häufig im Zusammenhang mit religiösen Motiven. Die Lebens- und Leidensgeschichte der Hl. Katharina von Siena (1347–1380), die bereits im Alter von sieben Jahren zunächst auf Fleisch verzichtet haben soll[4] und später wahrscheinlich an den Folgen des Hungerns starb, erinnert in vielen Aspekten an das Krankheitsbild einer heutigen Anorexia nervosa. Allerdings fehlt in derartigen historischen Schilderungen die für die modernen Essstörungen typische Überbewertung von Gewicht und Figur.

Kernsymptome der Anorexia nervosa sind eine exzessive Beschäftigung mit dem Körperbild und eine krankhafte Furcht vor einer Gewichtszunahme (Gewichtsphobie). Der Gewichtsverlust wird durch ausgeprägte, selektive Nahrungsrestriktion, z. T. auch durch Erbrechen und Medikamentenabusus, erreicht. Selbst bei erheblicher Abmagerung (Kachexie) besteht das Streben, noch dünner, noch schlanker zu werden, fort. Eine 14-jährige Jugendliche beschrieb diesen Prozess während der stationären Behandlung in der Klinik: „Am Anfang war mein Ziel, wieder unter 50 kg zu wiegen. Als ich nur noch 40 kg wog, wollte ich unbedingt 35 kg wiegen … Momentan ist mein Ziel, unter 28 kg zu wiegen …“ Viele Patientinnen zeigen trotz der schlechten körperlichen Verfassung ein extremes Ausmaß an körperlicher Aktivität. In vielen Fällen ist eine Krankheitseinsicht bei den überwiegend weiblichen Patientinnen nicht erkennbar.

Pathognomonisches Merkmal der Bulimia nervosa sind Essattacken. Weitere Kriterien nach ICD-10 sind zusätzliche gewichtsreduzierende Maßnahmen (z. B. Erbrechen, Abführmittelmissbrauch, Sport, Fasten), eine Gewichtsphobie sowie eine eventuell in der Vorgeschichte bestehende Magersucht. Ungefähr 5–10 % aller Menschen mit Adipositas erfüllen die Forschungskriterien für die so genannte Binge Eating-Störung, die primär durch Essattacken bei fehlender Gegenregulation (z. B. Fasten, Erbrechen, Abführmittelabusus) gekennzeichnet ist.

Die Punktprävalenz bei Jugendlichen und jungen Frauen liegt für die Anorexia nervosa zwischen 0,2 und 0,8 %, für die Bulimia nervosa zwischen 1–2 %.[5] Seit den 1930er Jahren ist eine kontinuierliche Zunahme der Anorexia nervosa in den westlichen Industrienationen in der Altersgruppe der 15- bis 24-jährigen Frauen dokumentiert.[6] Für die Bulimia nervosa scheinen die Prävalenzraten nach deutlichen Anstieg bis in die 1990er Jahre zuletzt wieder zu sinken.[7] Konsistent wird in der Literatur ein Überwiegen des weiblichen Geschlechts von etwa zehn zu eins (Anorexia nervosa) beziehungsweise bis zu dreißig zu eins (Bulimia nervosa) mitgeteilt.[8] Während lange angenommen wurde, dass

3 Nasser (1993).
4 Raimbault/Eliacheff (1989), S. 339.
5 Hoek et al. (2006); Van Hoeken et al. (2003).
6 Lucas et al. (1999); Van Son et al. (2006).
7 Currin et al. (2005); Van Son et al. (2006).
8 Van Hoeken et al. (2003).

Anorexia und Bulimia nervosa in erster Linie in den westlichen Industrienationen auftreten, ist mittlerweile deutlich geworden, dass auch in anderen Kulturen und ethnischen Gruppen das Erkrankungsrisiko für diese Essstörungen ansteigt.[9]

Die Genese von Essstörungen wird heute multifaktoriell im Sinne eines Wechselspiels zwischen biologischen, soziokulturellen und individuellen Risikofaktoren betrachtet. Während genetische Faktoren wahrscheinlich zu einer erhöhten Vulnerabilität gegenüber Nahrungsrestriktion beitragen, scheinen soziokulturelle Einflüsse zu der Zunahme der Prävalenz in den letzten Jahrzehnten beigetragen zu haben. Als individuelle Risikofaktoren für die Entwicklung einer Essstörung wurden ein erniedrigtes Selbstwertgefühl und – weniger konsistent – ein hoher Grad an Perfektionismus ermittelt.[10] Prospektiv erhobene Daten verweisen auf die Bedeutung von restriktivem Essen (Diät-Halten) für die Entwicklung einer Essstörung.[11] Dem extremen Schlankheitsideal in westlichen Industrienationen ist bereits früh eine ätiologisch bedeutsame Rolle zugeschrieben worden.[12]

Die Einordnung von Übergewicht und Adipositas als Krankheit wird aus unterschiedlichen Perspektiven kontrovers diskutiert.[13] In Deutschland sind mittlerweile ungefähr 50 % der Erwachsenen als übergewichtig bzw. 20 % als adipös, d. h. fettsüchtig, eingestuft.[14] Medienberichte mit Schlagzeilen „Deutschland ist in Europa Dickenland Nummer 1“, bzw. „Deutschland ist in der EU am fettesten“ im Zusammenhang mit einer Studie der *International Association for the Study of Obesity* kommen sogar zu dem Schluss: „In Deutschland sind 75 % der Männer und 59 % der Frauen zu dick“ und münden in die plakativ aufgemachte Forderung des deutschen Verbraucherministers Horst Seehofer: „Deutsche, speckt ab!“.[15] Kritisch ist bei derartigen Studien die Gleichsetzung eines Body-Mass-Index (BMI) von mehr als 25 kg/m² unabhängig von anderen Faktoren als Übergewicht. Nach diesen Kriterien wäre beispielsweise der langjährige Nationaltorwart Oliver Kahn laut Angaben zu seinen Körpermaßen auf der Homepage des FC Bayern München (1,88 m, 91 kg) mit einem BMI von 25,7 kg/m² übergewichtig! Neben dem Ausmaß des Übergewichts, welches über den Body-Mass-Index erfasst wird, scheint vor allem die viszerale Fettmasse besonders eng mit kardiovaskulären Risikofaktoren und Komplikationen zu korrelieren.[16]

Als ätiologisch bedeutsam für die Entstehung von Übergewicht und Adipositas wird das Wechselspiel zwischen Genvarianten, die eine Energiespeicherung begünstigen („thrifty genotype“-Hypothese, „thrifty“ = „sparsam“) mit einem in modernen Industrienationen und Schwellenländern leicht verfügbaren Angebot an energiereichen und schmackhaften Nahrungsmitteln

9 Makino et al. (2004), Gunewardene et al. (2001).
10 Fairburn/Harrison (2003); Jacobi et al. (2004).
11 Patton et al. (1990).
12 Bruch (1962).
13 Hebebrand et al. (2004).
14 Bergmann/Mensink (1999).
15 *Der Stern*, 20. April 2007.
16 Deutsche Adipositas-Gesellschaft (2007).

sowie einer parallel zu beobachtenden Abnahme der körperlichen Aktivität angesehen.[17] Zusätzlich werden bei der Entstehung von Übergewicht psychologische Mechanismen diskutiert, für die vor allem das Belohnungssystem („Reward-System") eine bedeutende Rolle spielt. Die Aufnahme von Nahrung führt zu einer erhöhten Dopamin-Konzentrationen im Nucleus accumbens (NA), die mit einem ausgeprägten Lustgefühl verbunden ist.[18] Genetisch veränderte Mäuse, bei denen die Dopamin-Synthese ausgeschaltet wurde, zeigen kein Interesse an Nahrung und sterben.[19] Vereinfacht ausgedrückt essen wir, um das Belohnungssystem zu aktivieren, die Beseitigung von Hunger ist in neurobiologischer Hinsicht ein Nebeneffekt. Besonders deutlich wird dies beim so genannten „Frust-Essen". Zusätzlich lässt sich Appetit konditionieren. Ratten, die nach Hungern Futter in Kombination mit einem akustischen Reiz erhielten, fraßen, wenn sie satt waren, mehr wenn ihnen das Futter gleichzeitig mit demselben Stimulus angeboten wurde.[20] Die Möglichkeit der Appetit-Konditionierung wird durch die Werbung der Nahrungsmittelindustrie genutzt. Eine Hauptzielgruppe sind Kinder. Fernsehsendungen für diese Altersgruppe werden durch Werbespots für hochkalorische Fast-Food-Produkte und Softdrinks unterbrochen. Derartige Werbung ist erfolgreich: nach Exposition kaufen Kinder selbst häufiger entsprechende Produkte, fordern diese von ihren Eltern ein, und Eltern kaufen diese für ihre Kinder.[21]

Die durch Adipositas und deren Folgen hervorgerufenen Kosten werden mittlerweile in Deutschland auf 6 % der Krankheitskosten geschätzt.[22]

3 Stigmatisierung

Mit dem Begriff Stigma (abgeleitet vom griechischen Begriff *Stigma: Punkt, Brandmal, Stich*) – von Goffman (1963) zunächst in die soziologische Diskussion eingeführt – wird die Verknüpfung eines bestimmten Merkmals (z. B. „psychisch krank") einer Person oder Gruppe mit einem negativen sozialen Stereotyp oder Vorurteil („ist grundsätzlich gefährlich") bezeichnet.[23] Hiermit verbunden ist ein Statusverlust des Stigmatisierten, der zu Benachteiligung und Abwertung (Diskriminierung) führt. Betroffen sind häufig so genannte Randgruppen (z. B. Migranten, Arbeitslose, Prostituierte, Homosexuelle, Menschen mit körperlichen Erkrankungen oder Behinderungen). Die Stigmatisierung von psychisch kranken Menschen hat eine lange Tradition. So war beispielsweise im mittelalterlichen Köln für „Besessene" die sogenannte Kreuztonsur vorgeschrieben, bei der lediglich zwei einander überschneidenden Haarstreifen auf dem Haupt verblieben.[24] Geistesgestörte „galten gleichsam als Dauerbesesse-

17 Hebebrand et al. (2004).
18 Saper/Chou/Elmquist (2002).
19 Szczypka et al. (2001).
20 Petrovich et al. (2005).
21 Übersichten bei: Coon/Tucker (2002); The Henry J Kaiser Family Foundation (2004).
22 Pressemitteilung der Bundesärztekammer vom 12.01.2007.
23 Link/Phelan (2001).
24 Müller (1996), S. 56.

ne […], mit ihrem gebrochenen Stammeln und den verzerrten Zügen ihres Verhaltens nur das Abbild des Ungeistes, der sie beherrschte."[25]

Stigma und Diskriminierung haben einen komplexen, biopsychosozialen Hintergrund.[26] Das menschliche Gehirn scheint negative Erfahrungen (die seltener sind als neutrale oder positive Erlebnisse) tendenziell eher mit anderen selteneren Objekten zu verknüpfen, zum Beispiel mit Angehörigen von Minderheiten.[27] Die Bildung von Kategorien und Stereotypen ermöglicht es, auf eingehende Informationen schneller zu reagieren. Stigmatisierung als Taktik für Überleben und Fortpflanzung scheint unter evolutionären Aspekten mit Vorteilen verbunden gewesen zu sein. Unter schwierigen wirtschaftlichen Zeiten kann Stigmatisierung von Mitbewerbern auch heutzutage ein wirkungsvolles Mittel sein, z. B. im Kampf um Arbeitsplätze. Stigmatisierung dient in psychologischer Sicht der Selbstwerterhöhung, da durch den Vergleich mit anderen Personen, denen es schlechter geht, eigene Eigenschaften positiver erlebt werden. Dies gilt auch für soziale Gruppen: So waren z. B. Probanden einer Gruppe, in denen Belohnungen für die Durchführung einer Aufgabe gerecht verteilt wurden, weniger zufrieden als diejenigen einer Vergleichsgruppe, in denen eine Person benachteiligt wurde, auch wenn alle Teilnehmer die Ungerechtigkeit der Situation erkannt hatten.[28]

Die Folgen von Stigmatisierung und Diskriminierungen psychisch kranker Menschen zeigen sich im konkreten Alltagsleben, z. B. durch Benachteiligung bei der Arbeits- und Wohnungssuche. Schizophren erkrankte Menschen werden von ihrer Umwelt pauschalierend als überdurchschnittlich aggressiv und gewalttätig, Menschen mit Depressionen und Suchterkrankungen als „selber Schuld an ihrer Erkrankung" eingestuft. Im Hinblick auf die negativen Folgen von Stigmatisierung sind nicht nur die von der Umwelt ausgehenden Prozesse (öffentliche Stigmatisierung), sondern auch die Internalisierung diskriminierender Stereotype durch die Betroffenen selbst (Selbststigmatisierung) zu beachten. Diese spielt wahrscheinlich bei psychisch erkrankten Menschen eine noch bedeutsamere Rolle als die öffentliche Stigmatisierung. Selbststigmatisierung, z. B. die Annahme, dass Ärzte auf eine psychische Erkrankung negativ reagieren könnten, wenn man bei ihnen Hilfe sucht, kann die Schwelle zur Inanspruchnahme von Hilfe durch das Gesundheitssystem erhöhen.[29] Bei einer Neuerkrankung werden negative Konzepte über psychische Erkrankungen auf sich selbst bezogen, was zur Verringerung des Selbstwertgefühls führen kann und auf diese Weise oft einen negativen Einfluss auf den Krankheitsverlauf zur Folge hat. Der soziale Rückzug von Menschen mit psychischen Erkrankungen wird durch das Bemühen der Betroffenen verstärkt, Symptome der Erkrankung vor Freunden und Arbeitskollegen zu verheimlichen. Auf diese Weise reduzieren sich die Chancen auf soziale Unterstützung bei der Bewältigung von Alltag und Erkrankung weiter.

25 Müller (1996), S. 34.
26 Haghighat (2001).
27 Z. B. Stroessner/Mackie (1993).
28 Brickman (1975).
29 Barney et al. (2006).

Das Stigma psychischer Erkrankungen lässt sich auch unter Ärzten in einer oftmals skeptisch-negativistischen Einstellung gegenüber psychischen Erkrankungen und ihren Therapiemöglichkeiten, die aktuelle positive Entwicklungen in der Behandlung psychischer Erkrankungen außer Acht lässt, aufzeigen.[30] Die zunehmend erkannte Bedeutung von Stigmatisierung spiegelt sich in den vergangenen Jahren in einer deutlichen Zunahme der veröffentlichten Arbeiten wider. Zwischen 1998 (47 Artikel) und 2006 (215 Artikel) wuchs die Anzahl der in *Medline* registrierten Arbeiten zu diesem Bereich um fast das fünffache (Suchstrategie: *„stigma“* + *„social“*).

4 Stigmatisierung im Zusammenhang mit Übergewicht und Adipositas

Adipöse Menschen werden oft schon als Kinder und Jugendliche von Gleichaltrigen gehänselt und von Lehrern bloßgestellt (oft z. B. im Sportunterricht), haben seltener einen Schulabschluss, sind unter Studenten unterrepräsentiert, heiraten seltener, erzielen später ein geringeres Einkommen[31] und sind auch mit anderen Benachteiligungen auf dem Arbeitsmarkt konfrontiert. Dies gilt besonders für übergewichtige Frauen.[32] Obwohl die Erkenntnisse zur Genetik der Adipositas inzwischen verdeutlichen, dass ein erheblicher Anteil der Ursachenfaktoren willentlich nicht einfach beeinflussbar ist, wird die Adipositas in der Öffentlichkeit, aber auch in Medizin und Psychologie, immer noch häufig als durch die betroffene Person bei entsprechender Willensanstrengung leicht veränderbar dargestellt. Da die meisten Betroffenen bei diesen Versuchen aber langfristig scheitern, resultieren Schuldgefühle, sozialer Rückzug und Stigmatisierung als negative Folgen.[33]

Das Image von Übergewichtigen ist mit Attributen wie Undiszipliniertheit, Schlampigkeit und Unzuverlässigkeit assoziiert.[34] Stigmatisierende Gleichsetzungen von „übergewichtig“ mit „mangelnder Selbstkontrolle“ oder „Faulheit“ sind auch bei professionellen Helfern im Gesundheitssystem häufig anzutreffen.[35] Positive Bewertungen von Übergewicht und Adipositas – in früheren Zeiten und zum Teil heute noch in anderen Kulturen wurde bzw. wird Übergewicht als Zeichen für Wohlstand interpretiert – haben in den vergangenen 40 Jahren erkennbar abgenommen. Während in einer ersten Erhebung 1971 noch mehr als die Hälfte der befragten Teilnehmer die Silhouette eines dicken bzw. sehr dicken Menschen mit Qualitäten wie „Verträglichkeit“ (64 %) und „Lebensfreude“ (50 %) verbanden, taten dies 1979 nur noch 28 % beziehungsweise 9 %. Bezüglich der Frage: „Mit wem möchten Sie gerne befreundet sein?“ reduzierte sich zwischen 1971 und 1979 der Anteil der Teilnehmer, die sich für eine dieser beiden Silhouetten entschied, von 40 % auf 3 %.[36]

30 Gaebel et al. (2004).
31 Gortmarker (1993).
32 Roehling et al. (1999); Cawley/Danziger (2004).
33 Hebebrand et al. (2004).
34 Robert Koch-Institut/Statistisches Bundesamt (2005).
35 Price et al. (1987); Myers/Rosen (1999).
36 Westenhöfer/Pudel (1990).

Dass Stigmatisierungsprozesse bei Übergewicht bereits im Kindesalter eine Rolle spielen, ist seit den 1960er Jahren gut belegt. Negative Einstellungen gegenüber übergewichtigen Kinder konnten bei Kindern im Alter von drei Jahren ermittelt werden, die anhand von Bildern pummelige Kinder zum Beispiel als unbeliebte Spielkameraden bewerteten.[37] Derart frühe stigmatisierende Erfahrungen übergewichtiger Kinder tragen möglicherweise dazu bei, dass diese häufiger ein niedrigeres Selbstwertgefühl und größere Scham zeigen und häufiger über erlebte Sticheleien und Erniedrigungen berichten als nicht übergewichtige Gleichaltrige.[38] Übergewichtige Kinder fehlen häufiger in der Schule, was zum Teil auf ein erhöhtes Risiko für somatische Erkrankungen zurückgeführt werden kann, andererseits aber auch mit einer erhöhten Rate an komorbiden psychischen Störungen und einer schlechteren sozialen Integration in Gleichaltrigengruppen zusammenhängen könnte. Trotz eines deutlichen Anstiegs übergewichtiger Kinder[39] konnte zwischen 1961 und 2001 eine Zunahme der negativen Einstellungen gegenüber übergewichtigen Kindern nachgewiesen werden, z. B. bei Fünft- und Sechstklässlern an amerikanischen Schulen.[40] Abwertende Kommentare erleben übergewichtige Kinder häufig auch innerhalb der eigenen Familien durch Eltern und Geschwisterkinder.[41]

Die Annahme einer organischen Ätiologie des Übergewichts kann möglicherweise Stigmatisierung verhindern oder reduzieren. So beurteilten amerikanische High-School-Schülerinnen übergewichtige gegenüber normalgewichtigen Personen in einer Videoaufnahme vor allem dann als „maßlos" und „undiszipliniert", wenn ihnen nicht vorher als Ursache des Übergewichts eine Drüsenerkrankung erklärt worden war.[42] Dagegen wird eine Stigmatisierung von Übergewicht durch eigenes Übergewicht der Befragten nicht reduziert.[43]

Stigmatisierungen treffen nicht nur die Kinder und Jugendlichen selbst, sondern auch deren Familien. Im Hinblick auf die Prävention der Adipositas herrscht mittlerweile Konsens, dass diese bereits bei Kindern ansetzen muss, und ein effektives Betreuungsprogramm zu einer langfristigen Gewichtsreduktion bei Kindern besonders dann führt, wenn die Eltern der Kinder als Zielgruppe für Verhaltensänderungen einbezogen sind.[44] Dennoch beklagen viele Eltern, dass sie in ihren Sorgen bezüglich eines sich entwickelnden Übergewichts ihrer Kinder von Ärzten nicht ernst genommen oder hingehalten gefühlt hatten oder ihnen Vorwürfe, am Übergewicht ihres Kindes schuld zu sein, gemacht worden waren.[45] Möglicherweise tragen Bildungs- und Schichtunterschiede zwischen professionellen Helfern und den Familien mit überge-

37 Cramer/Steinwert (1998).
38 Pierce/Wardle (1997).
39 Ogden et al. (2002); Herpertz-Dahlmann et al. (2003).
40 Latner/Stunkard (2003).
41 Taylor et al. (2006).
42 DeJong (1993).
43 Latner/Stunkard/Wilson (2005).
44 Epstein et al. (1994).
45 Edmunds (2005).

wichtigen Kindern zusätzlich zu diesen Schwierigkeiten bei, da diese Faktoren stark mit dem kindlichen Übergewicht assoziiert sind.[46]

Im Zusammenhang mit den volkswirtschaftlichen Belastungen durch die Adipositas und ihre Folgen zeigt sich in den letzten Jahren in der Öffentlichkeitsarbeit eine deutliche Tendenz, neben Aufklärung über die gesundheitlichen Folgen des Übergewichts eine vermeintliche Eigenverantwortung der Betroffenen zu unterstreichen, die aber durch wissenschaftliche Daten nicht belegbar ist[47] und die möglicherweise das Risiko öffentlicher Stigmatisierung noch vergrößert.

Im Kontrast zum zunehmenden Druck auf die Betroffenen, ihr Gewicht zu reduzieren, steht die ernüchternde Erkenntnis, dass derzeitige, konventionelle Therapieverfahren wenig zu einer langfristigen Gewichtsreduktion beizutragen vermögen. Nur ca. 5 % aller Betroffenen können nach einer Gewichtsreduktion das erreichte Gewicht mindestens fünf Jahre halten.[48]

Gut belegt ist dagegen, dass bei Menschen mit extremer Adipositas in der Regel bereits moderate Gewichtsabnahmen mit einer signifikanten Besserung von Begleiterkrankungen (Typ-2-Diabetes, Hypertonie, Störungen des Fettstoffwechsels, obstruktives Schlafapnoe-Syndrom) einhergehen.[49] Angesichts der hierzu existierenden Datenlage spiegelt sich möglicherweise eine Form institutioneller Stigmatisierung in der Vorenthaltung von Behandlungen wider. So haben in der Vergangenheit wiederholt Krankenkassen – nach Scheitern konventioneller Therapien – die Kostenübernahme für die Durchführung leitliniengestützter chirurgischer Interventionen („Gastric banding“) bei Patienten mit extremer Adipositas mit der Begründung verweigert, dass es sich bei der Adipositas nicht um eine Krankheit handele. In einem Grundsatzurteil hat das Bundessozialgericht am 19. Februar 2003 allerdings mittlerweile diese Auffassung der Krankenkassen zurückgewiesen (Az B1 KR 1/02) und betont, dass im Einzelfall anhand der medizinischen Leitlinien geprüft werden muss ob, in welcher Form und in welchem Umfang Behandlungsmaßnahmen bei adipösen Patienten zulasten der gesetzlichen Krankenversicherung durchgeführt werden können.

Ungeklärt ist allerdings, ob wirklich alle übergewichtigen Menschen von einer Gewichtsabnahme profitieren. Aktuellen Daten einer finnischen Langzeitstudie mit knapp 3000 Teilnehmern zufolge[50] war für moderat übergewichtige, aber ansonsten gesunde Menschen, die innerhalb eines 18-jährigen Beobachtungszeitraums erfolgreich eine Diät durchgeführt hatten, dass Sterberisiko fast doppelt so hoch wie bei den Teilnehmern mit stetem, moderaten Übergewicht.

46 z. B. Lamerz et al. (2005).

47 Birgit Herden, „Dick bleibt dick“, Die Zeit Nr. 13 vom 22.03.2007.

48 Hebebrand et al. (2004).

49 Deutsche Adipositas-Gesellschaft (2007).

50 Sørensen et al. (2005).

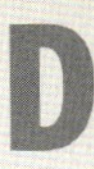

5 Stigmatisierung im Zusammenhang mit Anorexia nervosa

Stigmatisierende Einstellungen in der Öffentlichkeit bezüglich der Anorexia nervosa finden sich – ähnlich wie bei Suchterkrankungen – vor allem in Zuschreibungen an die Betroffenen wie: „sind selbst schuld an der Erkrankung" oder „müssten sich mehr zusammenreißen".[51] Im Vergleich zu Schizophrenie oder Asthma wird bei Anorexia nervosa den Betroffenen außerdem signifikant häufiger unterstellt, mit ihrer Erkrankung „Aufmerksamkeit erzielen zu wollen".[52]

Anorektisch erkrankte junge Frauen berichten selbst häufig, sich im Rahmen ihrer Erkrankung zunehmend missverstanden und isoliert zu fühlen und von ihrer Umwelt nicht mehr als individuelle Person, sondern nur noch reduziert unter den Aspekten von Gewichtsverlust oder -zunahme wahrgenommen zu werden.[53] Entgegen weit verbreiteten Annahmen einer fehlenden Krankheitseinsicht nehmen viele, auch junge Patientinnen zahlreiche Nachteile der Erkrankung sehr genau wahr und können diese auch beschreiben, wie der nachfolgende Brief einer 15-jährigen Jugendlichen während der stationären Behandlung in unserer Klinik „an die Anorexie als schlimmste Feindin" zeigt:

> „Du bist meine schlimmste Feindin, weil ... du mir mein Leben zerstört hast/kaputtgemacht hast ... ich wegen dir mich zum Hungern zwingen musste (am Anfang) ... Ich durch dich oftmals schlecht gelaunt bin ... Ich durch dich gefroren habe ... Du mir viele Ängste und Zwänge sowie Probleme gebracht hast ... Ich mich mit vielen anderen vergleiche und sie beneide ... Ich nicht mehr richtig essen kann ... Meine Haut rau geworden ist ... Mein Lebenssinn weg ist ... Durch dich viele Tränen gelaufen sind ... Du eine Belastung für meine Familie und mich bist."

Mit der ersten Phase der Erkrankung und Gewichtsabnahme sind oft positive Reaktionen, etwa Anerkennung oder sogar Bewunderung durch Freundinnen oder Familienmitglieder verbunden. Im Verlauf der Gewichtsabnahme entwickelt sich im Zusammenhang mit den hungerbedingten psychischen und körperlichen Veränderungen aber eine Negativ-Spirale mit immer stärkerer, kognitiver Einengung auf die Themen „Essen und Gewicht", zwanghaften Beschäftigungen und zunehmend depressiver Stimmungslage, in deren Verlauf sich die erkrankten jungen Frauen mehr und mehr aus ihrer bisherigen sozialen Umwelt entfernen. Eindrücklich beschreibt Fechner (2007) in ihrem autobiografischen Bericht über ihre Adoleszenz mit Magersucht und Bulimie:

> „Und unsere Umwelt nimmt uns das – aus Bequemlichkeitsgründen? Aus Unsicherheit? – ab. Sie glaubt uns in einer Welt, in der wir längst nicht mehr leben. Wir leben in unserer eigenen Welt, unserer Essstörungswelt. Wir versuchen, uns für dieselben Dinge zu interessieren wie die Menschen um uns herum, für Politik, Kultur, Partys, Reisen. Aber tatsächlich ist es uns egal, welchen Kinofilm man unbedingt gesehen haben muss! ... Unsere Gedanken drehen

51 Crisp et al. (2000); Stewart/Keel/Schiavo (2005).
52 Stewart/Keel/Schiavo (2005).
53 Rich (2006).

> sich um viel schwer wiegender Probleme: wieso habe ich heute auf der Waage 200 g mehr als gestern, muss ich meine Kalorienration noch etwas herabsetzen? Welchen Lightjoghurt esse ich in der Mittagspause: Banane (83 kcal), Kirsch (79 kcal) oder Erdbeere (85 kcal)? Was mache ich, wenn es im Supermarkt keinen frischen Salat mehr gibt?"[54]

Andere Jugendliche schildern, wie verunsicherte Eltern von Freundinnen deren Umgang mit ihnen zu reduzieren versuchen aus Angst vor einer „Ansteckung" der eigenen Tochter mit der Magersucht. Zusätzlich erleben sie Unverständnis („die braucht doch nur zu essen!") und Misstrauen („wenn ich Bauchschmerzen habe, heißt es gleich: du willst nicht essen, weil du abnehmen willst"). Möglicherweise besteht zwischen der oft lange vorherrschenden Überzeugung der jungen Frauen, „alles unter Kontrolle zu haben", und Zuschreibungen der sozialen Umwelt, die Betroffenen seien „selbst schuld an ihrer Erkrankung" ein enger Zusammenhang, der zum Scheitern des Dialogs mit Familie und Freunden beiträgt.

In dem Maße, in dem es Eltern und Freundinnen misslingt, sich in die Welt der anorektischen Jugendlichen einzufühlen, finden diese emotionalen Rückhalt bei anderen Betroffenen, oft in „Chat-Rooms" in Internetforen. Neben deutlichen Gefahren durch so genannte „Pro-Ana"-Seiten, auf denen die Essstörung als „Life-Style" idealisiert wird und konkrete Anleitungen und Tipps ausgetauscht werden, die Anorexie zu erzeugen oder zu verstärken, finden sich in anderen Foren,[55] aber auch sehr konstruktive, unterstützende Beiträge der Teilnehmerinnen.

Obwohl in der Vergangenheit viele der bei Anorexie-Patientinnen zu beobachtenden Verhaltensweisen, wie etwa das extrem langsame und ritualisierte Essverhalten, im Rahmen eines Hungerexperiments auch bei gesunden, jungen Männern ausgelöst werden konnten,[56] wird ein solches Verhalten bei einer anorektischen Patientin meist dahingehend interpretiert, dass diese eben weiterhin abnehmen wolle, nicht therapiemotiviert oder nicht krankheitseinsichtig sei. Dies gilt auch für den bei vielen Patientinnen mit Anorexia nervosa häufig trotz ausgeprägter Kachexie zu beobachtenden extremen Bewegungsdrang. Im Tiermodell konnte inzwischen gezeigt werden, dass Ratten bei Futterrestriktion ihr Aktivitätsniveau auf ca. 300 bis 400 % des Ausgangswertes steigern und das Zustandekommen dieser Hyperaktivität durch exogene Zufuhr des Neuropeptids Leptin verhindert werden kann.[57] Inzwischen konnte auch bei Patientinnen mit Anorexia nervosa ein Zusammenhang zwischen dem Ausmaß der körperlichen Aktivität und Leptinspiegeln im Serum gezeigt werden.[58] Möglicherweise handelt es sich bei dieser *semi-starvationsinduzierten Hyperaktivität* um eine phylogenetische Reaktionsweise, zum Beispiel im Zusammenhang mit der Nahrungssuche.[59] Die Vermittlung von Wissen über derartige biologische Folgen des Hungerprozesses an die Patienten selbst, aber

54 Fechner (2007), S. 63.
55 z. B. www.Magersucht.de; www.hungrig-online.de
56 Keys et al. (1950).
57 Exner et al. (2000).
58 Holtkamp et al. (2006).
59 Hebebrand et al. (2007).

auch an deren Angehörige und Mitarbeiter des Behandlungsteams kann nach unseren klinischen Erfahrungen dazu beitragen, die verbreitete Überzeugung, dass solche Verhaltensweisen vollständig unter der willentlichen Kontrolle der Patientinnen stehen, zu hinterfragen. Die Patientinnen berichten im Nachhinein häufig, dass sie diesen Bewegungsdrang als quälend und zwanghaft erlebt haben. Möglicherweise kann durch frühzeitigere Ermöglichung dosierter Aktivität im Rahmen der Behandlung diesem Bewegungsdrang angemessener begegnet und die Bereitschaft der Patientinnen zur Mitarbeit in der Behandlung erhöht werden.

Stigmatisierung der Eltern essgestörter Patientinnen

Trotz der zunehmenden Hinweise auf genetische und andere biologische Faktoren in der Ätiologie[60] werden in der Öffentlichkeit im Vergleich mit Schizophrenie und Asthma signifikant weniger biologische Faktoren, sondern in erster Linie soziale, elterliche und individuelle Faktoren als verantwortlich für die Entstehung der Anorexia nervosa vermutet.[61] Dies spiegelt möglicherweise wider, dass im zeitlichen Zusammenhang mit der Entwicklung der Familientherapie in den 1970er Jahren solchen Faktoren, zum Beispiel dysfunktionalen familiären Interaktionen wie „überprotektives Verhalten" oder „Verstrickung"[62] eine ursächliche Bedeutung zugeschrieben worden war. Die damaligen Hypothesen beruhten weitgehend auf der klinischen Arbeit mit anorektischen Jugendlichen und deren Familien, ohne ausreichend zu berücksichtigen, dass sich möglicherweise durch die zum Teil bereits über viele Monate bestehende Essstörung die familiären Interaktionen signifikant verändert hatten. In vielen Familien kommt es zu starken emotionalen Reaktionen durch die Entwicklung einer Essstörung. Solche Reaktionen umfassen Angst und Schuldgefühle, Verzweiflung, Resignation und Wut.[63] Mit der Diagnose einer Essstörung sind auf Seiten der Eltern häufig Schuldgefühle und Scham verbunden. Nicht selten bestehen auch Selbstvorwürfe, die Krankheit zu spät erkannt zu haben bzw. zu spät professionelle Hilfe gesucht zu haben.[64] Spätere Studien, in denen familiäre Variablen für den Zeitraum vor Beginn einer Essstörung erfasst wurden, ermittelten zwar Unterschiede in der familiären Interaktion gegenüber einer gesunden Vergleichsgruppe, nicht aber gegenüber Kontrollgruppen mit anderen psychiatrischen Erkrankungen.[65]

Trotz fehlender empirischer Evidenz für eine ursächliche Bedeutung der Familie für die Entstehung der Anorexia nervosa sowie nachgewiesener Wirksamkeit der Einbeziehung der Familie in die Therapie[66] erleben sich viele Eltern als ausgeschlossen von der Behandlung und nicht ernst genommen.[67] In den

60 Übersicht bei Jacobi et al. (2004).
61 Stewart/Keel/Schiavo (2005).
62 Minuchin et al. (1975); Selvini-Palazolli (1974).
63 Goldner/Birmingham (1994).
64 Treasure et al. (2001); Perednia/Vandereycken (1989).
65 Webster/Palmer (2000); Fairburn et al. (1999).
66 Eisler et al. (1997), (2000).
67 McMaster et al. (2004).

an unserer Klinik seit vielen Jahren durchgeführten Psychoedukationsgruppen für Eltern von Jugendlichen mit Essstörungen[68] ist eine der häufigsten Klagen der Eltern die Schwierigkeit, nach Wahrnehmung von Symptomen einer Essstörung bei ihrer Tochter kompetente, professionelle Unterstützung zu finden. Viele Eltern berichten über zu lange Wartezeiten und den Eindruck, dass ihre Sorgen und Befürchtungen hinsichtlich der Entwicklung einer Essstörung bei ihrem Kind anfänglich von den aufgesuchten Ärzten und Psychotherapeuten nicht ernst genug genommen wurden: „Das legt sich wieder, warten Sie ...", „Sie machen sich zu viele Sorgen ...", „Sie sind zu überbehütend, lassen sie Ihrer Tochter mehr Freiheiten ...", „Mischen Sie sich weniger ins Essen ein". Dies scheint besonders dann eine Rolle zu spielen, wenn die Jugendliche noch kein deutlich erkennbares Untergewicht zeigt, aber bereits deutliche Essstörungssymptome (restriktives Essen, Gewichtsphobie) für die Eltern erkennbar sind.

Die Suche der Eltern nach Informationen über die Anorexia nervosa in Ratgebern oder im Internet kann das Gefühl, am Verhalten des Kindes schuld zu sein, verstärken. So berichtete ein Vater, wie er sich bemüht habe, sein Verhalten entsprechend dem Versuch, nicht „überprotektiv" zu sein, zu ändern, durch die immer schlechtere körperliche Verfassung seiner 16-jährigen Tochter gleichzeitig aber immer verzweifelter geworden sei:

> „M. hat damals bei einer Größe von 1,66 m nur noch 35 Kilo gewogen. Sie ist jeden Tag mit dem Fahrrad 30 Kilometer und mehr gefahren. Weil ich Angst hatte, dass sie irgend wo zusammenbricht, bin ich jedes Mal hinter ihr hergefahren. Einerseits habe ich mich geschämt, weil ich mein Verhalten als überbehütend empfand, andererseits konnte ich nicht anders!"

Die Tochter hatte eine von den Eltern seit mehreren Wochen für notwendig gehaltene stationäre Behandlung in unserer Klinik vehement abgelehnt und angedroht, sich im Falle einer Klinikaufnahme zu suizidieren. Der von der Familie aufgesuchte Psychotherapeut hatte den Eltern geraten abzuwarten, da nach seiner Meinung eine Therapie ohne Motivation der Jugendlichen keinen Erfolg haben werde.

Die Sorge vor Stigmatisierung kann auch zu Widerständen führen, mit Freunden oder Verwandten über die Erkrankung zu sprechen. Zudem äußern Eltern anorektischer Patientinnen ihren Eindruck, dass andere Menschen die Erkrankung tendenziell unterschätzen.[69] Als stigmatisierende Erfahrung beschreiben sie, dass fremde Menschen auf der Straße anhalten und ihre Tochter anstarren würden. Innerhalb der Familie – besonders von Seiten der eigenen Eltern – erleben sie Vorwürfe, z. B. als Mutter durch die Wiederaufnahme der Berufstätigkeit an der Erkrankung der Tochter schuld zu sein. Vor allem die Mütter reagieren auf die Erkrankung mit heftigen emotionalen Belastungen, Schuldgefühlen und Selbstvorwürfen, sich inadäquat verhalten oder versagt zu haben. Nach Teilnahme an der in unserer Klinik durchgeführten Gruppen-

68 Hagenah et al. (2003).
69 Whitney et al. (2005).

Psychoedukation beschreiben Eltern neben der ausführlichen, sachlichen Information zu den Ursachen und Behandlungsmöglichkeiten der Anorexia nervosa besonders die Teilnahme anderer Eltern als hilfreich und entlastend.[70]

6 Zusammenfassung und Ausblick

Sowohl für die Anorexia nervosa wie auch die Adipositas lassen sich Stigmatisierungsprozesse mit erheblichen psychosozialen Folgen für die Betroffenen, aber auch ihre Familien aufzeigen, deren Auswirkungen derzeit nicht hinreichend untersucht sind. Derartige Prozesse stellen Barrieren beim frühzeitigen Aufsuchen professioneller Hilfe dar und tragen so zur Chronifizierung bei. Stigmatisierende Einstellungen können nicht nur bei Laien, sondern auch Ärzten, Psychotherapeuten und anderen professionellen Helfern nachgewiesen werden. Das mit der Erkrankung verbundene Stigma wird nicht selten von den Betroffenen geteilt (Selbst-Stigmatisierung) und vergrößert auf diesem Weg die Folgen. Bessere Kenntnisse über die komplexen Entstehungsbedingungen von Essstörungen und Adipositas können zur Verringerung negativer Etikettierungen, „Angst vor Ansteckung“ und daraus resultierenden Berührungsängsten beitragen. Teilnehmer einer in unserer Klinik durchgeführten Gruppen-Psychoedukation für Eltern von Kindern und Jugendlichen mit Anorexia nervosa berichten immer wieder, dass die Informationen zu Erkrankung und Behandlung sowie die Teilnahme insgesamt ihnen geholfen habe, besser zwischen den Krankheitssymptomen der Essstörungen und ihrem Kind als Person unterscheiden zu können und dadurch zu einer besseren Beziehung zu ihrem Kind zurückgefunden zu haben.

Aufklärungskampagnen in den Medien, z. B. gegen das Übergewicht, können unbeabsichtigt zur Zunahme diskriminierender Einstellungen führen, wenn sie die individuelle Eigenverantwortung zu stark gewichten. Am Entstehen solcher Kampagnen sind zum Teil sehr unterschiedliche Interessengruppen beteiligt. So sind in der 2004 von der damaligen Ernährungsministerin Renate Künast ins Leben gerufenen Plattform für Ernährung und Bewegung (peb) neben medizinischen Fachgesellschaften und Sportverbänden auch der Bundesverband der Deutschen Süßwarenindustrie und zahlreiche Firmen, die mit kalorienreichen Getränken und „Fast-food“-Produkte erheblichen Umsatz durch Kinder und Jugendliche machen, vertreten.[71] Im Gründungsprogramm der Plattform „Im Gleichgewicht – für ein gesundes Leben“ (peb, 2004) findet sich wenig überraschend nicht ein einziger Hinweis auf die Bedeutung dieser Produkte für die Entwicklung von Übergewicht, vielmehr wird die individuelle Eigenverantwortung (Kinder, Eltern, professionelle Berufsgruppen) hervorgehoben!

Letztlich erfordert die Auseinandersetzung mit Anorexia nervosa und Adipositas auch von Medizin und Psychotherapie das Eingeständnis, derzeit zu wenig über effektive Behandlungsverfahren zu verfügen. Dies beinhaltet die Gefahr, bei zu hohem Erwartungsdruck in Richtung einer schnellen und an-

70 Hagenah/Vloet (2005).
71 www.ernaehrung-und-bewegung.de.

dauernden Veränderung die Gründe für das Scheitern der Behandlung einseitig den Patienten und ihren Angehörigen zuzuschreiben. Die Vermeidung von Kränkungen und Enttäuschungen auf beiden Seiten (Arzt und Patient) gelingt eher bei Vereinbarung realistischer Ziele unter Anerkennung der Tatsache, dass sowohl Anorexia nervosa auf der einen Seite wie auch Adipositas auf der anderen Seite schwer beeinflussbare, komplexe biopsychosoziale Prozesse darstellen.

Bei aller Bedeutung eines erfolgreichen „Abnehmens" oder „Zunehmens" für die langfristige körperliche und psychische Gesundheit darf sich der therapeutische Dialog nicht ausschließlich an diesem Fokus „festbeißen". Gerade wenn hier ärztlich bzw. gesellschaftlich erwünschte Fortschritte nicht erreicht werden können, benötigen die betroffenen Menschen Unterstützung und Hilfe bei der Bewältigung alltäglicher Belastungen. Dazu gehört eine wertschätzende Haltung gegenüber den Anstrengungen der Patienten, wie sie anderen somatisch schwer kranken Menschen selbstverständlich zugestanden wird. Nicht unterschätzt werden darf in diesem Prozess das Phänomen der Selbst-Stigmatisierung mit den Auswirkungen auf die soziale Integration. (Fazit einer 19-jährigen Patientin: „Außenstehende denken, wer eine Essstörung hat, muss einen psychischen Defekt haben …".) Als wichtige Ressource bei der Reduktion von Stigmatisierungsfolgen haben sich bei anderen körperlichen und psychischen Erkrankungen Selbsthilfeorganisationen erwiesen, die zur Zeit allerdings weder bei Adipositas noch bei Anorexia nervosa bundesweit existiert zu sein scheinen (mit Ausnahme der Adipositaschirurgie-Selbsthilfe-Deutschland e. V.).[72]

Literatur

Barney et al. (2006): Lisa J. Barney, Kathleen M. Griffiths, Anthony F. Jorm et al., Stigma about depression and its impact on help-seeking intentions, *Australian and New Zealand Journal of Psychiatry* 40 (2006), p. 51–54

Bergmann/Mensink (1999): Karl E. Bergmann, Gert B. Mensink, Körpermaße und Übergewicht, *Gesundheitswesen* 61 (Sonderheft) (1999), S. 115–120

Brickman (1975): Philip Brickman, Adaptation level determinants of satisfaction with equal and unequal outcome distributions in skill change situations, *Journal of Personality and Social Psychology* 32 (1975), p. 191–198

Bruch (1962): Hilde Bruch, Perceptual and conceptual disturbances in anorexia nervosa, *Psychosomatic Medicine* 24 (1962), p. 187–194

Coon/Tucker (2002): Katharine A. Coon, Katherine L. Tucker, Television and children's consumption patterns. A review of the literature, *Minerva Pediatrica* 54 (2002), p. 423–436

Cramer/Steinwert (1998): Phebe Cramer, Tiffany Steinwert, Thin is good, fat is bad: How early does it begin? *Journal of Applied Developmental Psychology* (1998), p. 429–451

Crisp et al. (2000): Arthur H. Crisp, Michael G. Gelder, Susannah Rix et al., Stigmatisation of people with mental illnesses, *British Journal of Psychiatry* 177 (2000), p. 4–7

Currin et al. (2005): Laura Currin, Ulrike Schmidt, Janet Treasure et al., Time trends in eating disorder incidence, *British Journal of Psychiatry* 186 (2005), p. 132–135

DeJong (1993): William DeJong, Obesity as a characterological stigma: the issue of responsibility and judgements of task performance, *Psychological Reports* 73 (1993), p. 963–970

72 www.acsdev.de.

Deutsche Adipositas-Gesellschaft (2007): Deutsche Adipositas-Gesellschaft, Evidenzbasierte Leitlinie: Prävention und Therapie der Adpositas, www.adipositas-gesellschaft.de

Edmunds (2005): Laurel D. Edmunds, Parents' perceptions of health professionals' responses when seeking help for their overweight children, *Family Practice* 22 (2005), p. 287–292

Eisler et al. (1997): Ivan Eisler, Christopher Dare, Gerald F. Russell et al., Family and individual therapy in anorexia nervosa. A 5-year follow-up, *Archives of General Psychiatry* 54 (1997), p. 1025–1030

Eisler et al. (2000): Ivan Eisler, Christopher Dare, Matthew Hodes et al., Family therapy for adolescent anorexia nervosa: the results of a controlled comparison of two family interventions, *Journal of Child Psychology and Psychiatry and Allied Disciplines* 41 (2000), p. 727–736

Epstein et al. (1994): Leonard H. Epstein, Alice Valoski, Rena R. Wing et al., Ten-year outcomes of behavioral family-based treatment for childhood obesity, *Health Psychology* 13 (1994), p. 373–383

Exner et al. (2000): Cornelia Exner, Johannes Hebebrand, Helmut Remschmidt et al., Leptin suppresses semistarvation induced hyperactivity in rats: implications for anorexia nervosa, *Molecular Psychiatry* 5 (2000), p. 476–481

Fairburn et al. (1999): Christopher G. Fairburn, Zafra Cooper, Helen A. Doll et al., Risk factors for anorexia nervosa: three integrated case-control comparisons, *Archives of General Psychiatry* 56 (1999), p. 468–476

Fairburn/Harrison (2003): Christopher G. Fairburn, Paul J. Harrison, Eating disorders, *Lancet* 361 (2003), p. 407–416

Fechner (2007): Annika Fechner, Hungrige Zeiten mit Magersucht und Bulimie, München 2007

Gaebel/Zäske/Baumann (2004): Wolfgang Gaebel, Harald Zäske, Anja Baumann, Stigma erschwert Behandlung und Integration, *Deutsches Ärzteblatt* 101 (2004), S. A3253-A3255

Goffman (1963): Erving Goffman, Stigma: Notes on the Management of Spoiled Identity, New York 1963

Goldner/Bimingham (1994): Elliot M. Goldner, Birmingham C. Laird, Anorexia nervosa: methods of treatment, in: LeeAnn Alexander-Mott, D. Barry Lumsden (ed.), Understanding Eating Disorders: Anorexia Nervosa, Bulimia Nervosa, and Obesity, Washington 1994, p. 135–157

Gortmaker et al. (1993): Steven L. Gortmaker, Aviva Must, James M. Perrin et al., Social and economic consequences of overweight in adolescence and young adulthood, *New England Journal of Medicine* 329 (1993), p. 1008–1012

Gunewardene et al. (2001): Anoushka Gunewardene, Gail F. Huon, Richang Zheng, Exposure to westernization and dieting: a cross-cultural study, *International Journal of Eating Disorders* 29 (2001), p. 289–293

Hagenah et al. (2003): Ulrich Hagenah, Varinja Blume, Marlene Flacke-Redanz et al., Psychoedukation als Gruppenangebot für Eltern essgestörter Jugendlicher, *Zeitschrift für Kinder- und Jugendpsychiatrie und Psychotherapie* 31 (2003), S. 51–58

Hagenah/Vloet (2005): Ulrich Hagenah, Timo Vloet, Psychoedukation für Eltern in der Behandlung essgestörter Jugendlicher, *Praxis der Kinderpsychologie und Kinderpsychiatrie* 54 (2005), S. 303–317

Haghighat (2001): Rahman Haghighat, Towards a unitary theory of stigmatisation, *British Journal of Psychiatry* 178 (2001), p. 378 f.

Hebebrand et al. (2004): Johannes Hebebrand, Peter Dabrock, Michael Lingenfelder et al., Ist Adipositas eine Krankheit? Interdisziplinäre Perspektiven, *Deutsches Ärzteblatt* 101 (2004), S. A2468-A2474

Hebebrand et al. (2007): Johannes Hebebrand, Timo D. Müller, Kristian Holtkamp et al., The role of leptin in anorexia nervosa: clinical implications, *Molecular Psychiatry* 12 (2007), p. 23–35

Herpertz-Dahlmann et al. (2003): Beate Herpertz-Dahlmann, Frank Geller, Corinna Bohle et al., Secular trends in body mass index measurements in preschool children from the City of Aachen, Germany, *European Journal of Pediatrics* 162 (2003), p. 104–109

Hoek (2006): Hans Wijbrand Hoek, Incidence, prevalence and mortality of anorexia nervosa and other eating disorders, *Current Opinion in Psychiatry* 19 (2006), p. 389–394

Holtkamp et al. (2006): Kristian Holtkamp, Beate Herpertz-Dahlmann, Kathrin Hebebrand et al., Physical activity and restlessness correlate with leptin levels in patients with adolescent anorexia nervosa, *Biological Psychiatry* 60 (2006), p. 311–313

Jacobi et al. (2004): Corinna Jacobi, Chris Hayward, Helena C. Kraemer et al., Coming to terms with risk factors for eating disorders: application of risk terminology and suggestions for a general taxonomy, *Psychological Bulletin* 130 (2004), p. 19–65

Keys et al. (1950): Ancel Keys, Josef Brozek, Austin Henschel et al., The Biology of Human Starvation, Minneapolis 1950

Lamerz et al. (2005): Andreas Lamerz, Jutta Kuepper-Nybelen, Christine Wehle et al., Social class, parental education, and obesity prevalence in a study of six-year-old children in Germany, *International Journal of Obesity* 29 (2005), p. 373–380

Latner/Stunkard (2003): Janet D. Latner, Albert J. Stunkard, Getting worse: the stigmatization of obese children, *Obesity Research* 11 (2003), p. 452–456

Latner/Stunkard/Wilson (2005): Janet D. Latner, Albert J. Stunkard, G. Terence Wilson, Stigmatized students: age, sex, and ethnicity effects in the stigmatization of obesity, *Obesity Research* 13 (2005), p. 1226–1231

Link/Phelan (2001): Bruce G. Link, Jo C. Phelan, Conceptualizing Stigma, *Annual Review of Sociology* 27 (2001), p. 363–385

Lucas et al. (1999): Alexander R. Lucas, Cynthia S. Crowson, W. Michael O'Fallon et al., The ups and downs of anorexia nervosa, *International Journal of Eating Disorders* 26 (1999), p. 397–405

Makino/Tsuboi/Dennerstein (2004): M. Makino, K. Tsuboi, L. Dennerstein, Prevalence of eating disorders: a comparison of Western and non-Western countries, *Medscape general medicine* 6 (2004), p. 49

McMaster et al. (2004): Rose McMaster, Barbara Beale, Sharon Hillege et al., The parent experience of eating disorders: interactions with health professionals, *International Journal of Mental Health Nursing* 13 (2004), p. 67–73

Minuchin et al. (1975): Salvador Minuchin, Lester Baker, Bernice L. Rosman et al., A conceptual model of psychosomatic illness in children. Family organization and family therapy, *Archives of General Psychiatry* 32 (1975), p. 1031–1038

Müller (1996): Klaus E. Müller, Der Krüppel: Ethnologia passionis humanae, München 1996

Myers/Rosen (1999): Anna Myers, James C. Rosen, Obesity stigmatization and coping: relation to mental health symptoms, body image, and self-esteem, *International Journal of Obesity* 23 (1999), p. 221–230

Nasser (1993): Mervat Nasser, A prescription of vomiting: historical footnotes, *International Journal of Eating Disorders* 13 (1993), p. 129–131

Nicholls/Viner (2005): Dasha Nicholls, Russell Viner, Eating disorders and weight problems, *British Medical Journal* 330 (2005), p. 950–953

Ogden et al. (2002): Cynthia L. Ogden, Katherine M. Flegal, Margaret D. Carroll et al., Prevalence and trends in overweight among US children and adolescents, 1999–2000, *JAMA* 288 (2002), p. 1728–1732

Patton et al. (1990): Gregory C. Patton, Eric Johnson-Sabine, Ken Wood et al., Abnormal eating attitudes in London schoolgirls – a prospective epidemiological study: outcome at twelve month follow-up, *Psychological Medicine* 20 (1990), p. 383–394

Perednia/Vandereycken (1989): Claire Perednia, Walter Vandereycken, An explorative study on parenting in eating disorder families, in: Walter Vandereycken, Elly Kog, Johan Vanderlinden (ed.), The Family Approach to Eating Disorders, New York 1989, p. 119–146

Petrovich et al. (2005): Gorica D. Petrovich, Peter C. Holland, Michaela Gallagher, Amygdalar and prefrontal pathways to the lateral hypothalamus are activated by a learned cue that stimulates eating, *Journal of Neuroscience* 25 (2005), p. 8295–8302

Pierce/Wardle (1997): Jaqueline W. Pierce, Jane Wardle, Cause and effect beliefs and self-esteem of overweight children, *Journal of Child Psychology and Psychiatry and Allied Disciplines* 38 (1997), p. 645–650

Peb (2004): Plattform für Ernährung und Bewegung (peb), Gründungsprogramm „Im Gleichgewicht – für ein gesundes Leben", www.ernaehrung-und-bewegung.de

Price et al. (1987): James H. Price, Sharon M. Desmond, Ronald A. Krol et al., Family practice physicians' beliefs, attitudes, and practices regarding obesity, *American Journal of Preventive Medicine* 3 (1987), p. 339–345

Raimbault/Eliacheff (1989): Ginette Raimbault, Caroline Eliacheff, Les indomptables figures de l'anorexie, Paris 1989

Rich (2006): Emma Rich, Anorexic dis(connection): managing anorexia as an illness and an identity, *Sociology of Health and Illness* 28 (2006), p. 284–305

Saper/Chou/Elmquist (2002): Clifford B. Saper, Thomas C. Chou, Joel K. Elmquist, The need to feed: homeostatic and hedonic control of eating, *Neuron* 36 (2002), p. 199–211

Selvini-Palazzoli (1974): Mara Selvini-Palazzoli, Self-Starvation: From the Intrapsychic to the Transpersonal Approach to Anorexia Nervosa, London 1974

Sørensen et al. (2005): Thorkild I. Sørensen, Aila Rissanen, Maarit Korkeila et al., Intention to lose weight, weight changes, and 18-y mortality in overweight individuals without co-morbidities, *PLoS Medicine* 2 (2005), 6, p. e171

Stewart/Keel/Schiavo (2006): Maria-Christiana Stewart, Pamela K. Keel, R. Steven Schiavo, Stigmatization of anorexia nervosa, *International Journal of Eating Disorders* 39 (2006), p. 320–325

Stroessner/Mackie (1993): Steven J Stroessner, Diane M. Mackie, Affect and perceived group variability: implications for stereotyping and prejudice, in: Diane M. Mackie, David L Hamilton (ed.), Affect, Cognition, and Stereotyping: Interactive Processes in Group Perception, San Diego, CA 1993, p. 63–86

Szczypka et al. (2001): Mark S. Szczypka, Keith Kwok, Michelle D. Brot et al., Dopamine production in the caudate putamen restores feeding in dopamine-deficient mice, *Neuron* 30 (2001), p. 819–828

Taylor et al. (2006): C. Barr Taylor, Susan Bryson, Angela A. Celio Doyle et al., The adverse effect of negative comments about weight and shape from family and siblings on women at high risk for eating disorders, *Pediatrics* 118 (2006), p. 731–738

The Henry J Kaiser Family Foundation (2004): The Henry J Kaiser Family Foundation, The role of the media in childhood obesity, www.kff.org

Treasure et al. (2001): Janet Treasure, Tara Murphy, George Szmukler et al., The experience of caregiving for severe mental illness: a comparison between anorexia nervosa and psychosis, *Social Psychiatry and Psychiatric Epidemiology* 36 (2001), p. 343–347

Van Hoeken et al. (2003): Daphne van Hoeken, Jacob Seidell, Hans Wijbrand Hoek, Epidemiology, in: Janet Treasure, Ulrike Schmidt, Eric F. van Furth (ed.), Handbook of Eating Disorders, Chichester 2003, p. 11–34

Van Son et al. (2006): Gabrielle E. van Son, Daphne van Hoeken, Aad I. Bartelds et al., Time trends in the incidence of eating disorders: a primary care study in the Netherlands, *International Journal of Eating Disorders* 39 (2006), p. 565–569

Webster/Palmer (2000): Jenny J. Webster, Robert L. Palmer, The childhood and family background of women with clinical eating disorders: a comparison with women with major depression and women without psychiatric disorder, *Psychological Medicine* 30 (2000), p. 53–60

Westenhöfer/Pudel (1990): Joachim Westenhöfer, Volker Pudel, Gesellschaftliche Aspekte von Essstörungen, *Praxis der klinischen Verhaltensmedizin und Rehabilitation* 3 (1990), S. 151–159

Whitney et al. (2005): Jenna Whitney, Joanna Murray, Kay Gavan et al., Experience of caring for someone with anorexia nervosa: qualitative study, *British Journal of Psychiatry* 187 (2005), p. 444–449

Internet

www.Magersucht.de
www.hungrig-online.de
www.acsdev.de (Adipositaschirurgie-Selbsthilfe-Deutschland e. V.)

Body Integrity Identity Disorder (BIID) – Ist der Amputationswunsch eine autonome Entscheidung oder Ausdruck einer neurologischen Störung?

Sabine Müller

1 Einleitung

Weltweit gibt es einige Tausend Menschen, die von Chirurgen die Amputation gesunder Gliedmaßen oder die Beibringung einer Querschnittslähmung fordern. Manche dieser Menschen verstümmeln sich selbst, um sich der unerwünschten Gliedmaßen zu entledigen.

Im Jahr 2000 ging die Nachricht durch die Presse, dass der schottische Chirurg Robert Smith zwei psychisch gestörten Männern jeweils ein gesundes Bein oberhalb des Knies amputiert habe.[1] Aufsehen erregten diese beiden Fälle aus den Jahren 1997 und 1999 erst, als Smith 1999 einem dritten Patienten ein gesundes Bein amputieren wollte, was allerdings der neue Vorsitzende der Krankenhausbetreibergesellschaft nach einer Stellungnahme des Ethikkomitees untersagte. Smith rechtfertigte die Amputationen damit, dass diese Patienten ein gestörtes Körperbild hätten, ein Bein als überflüssig empfänden und lange Zeit darunter gelitten hätten.[2] Durch eine BBC-Reportage im Jahr 2000 erreichte das Anliegen der Amputationswilligen einige Feuilletons, z. B. von *The Independent*[3] sowie der *Süddeutschen Zeitung*,[4] und löste eine Diskussion unter Medizinethikern aus.[5]

1 BBC 2, *Horizon:* „Complete Obsession – Body Dysmorhphia“, 17.02.2000. Vgl. Beckford-Ball (2000).

2 Vgl. Dyer (2000); Johnston/Elliot (2002); Fisher/Smith (2000); Smith/Fisher (2003).

3 Vgl. *The Independent*, 01.02.2000.

4 Vgl. Kissler (2005 a und b).

5 Vgl. Bayne/Levy (2005); Bridy (2004); Dudzinski (2005); Johnston/Elliot (2002); Tomasini (2006).

Vor allem das Internet dient als Diskussionsplattform über die medizinisch nicht indizierten Wunschamputationen (*elective amputations*). Durch das Internet haben Betroffene, die lange glaubten, der einzige Mensch auf der Welt mit diesem seltsamen Wunsch zu sein,[6] aus der Isolation und Anonymität herausgefunden und sich in Communities organisiert. In Anlehnung an Transsexuelle beschreiben sie sich als im falschen Körper gefangen: nämlich in einem Körper mit vier vollständigen Gliedmaßen, obwohl ihre wahre Identität die eines Amputierten sei. Die Interessenvertreter dieser Gruppen verteidigen die Amputationswünsche als autonome Entscheidungen, für die sie medizinische Hilfe und deren Finanzierung fordern; auch darin folgen sie den Transsexuellen, die in verschiedenen Staaten ihre Anliegen weitgehend erfolgreich durchgesetzt haben.[7]

Einschlägige Internetforen üben einen normalisierenden und wertschätzenden Effekt auf die normalerweise als pathologisch geltenden Vorstellungen aus.[8] In Internetforen finden Amputationswillige Gleichgesinnte und werden Teil einer Gemeinschaft, die sich durch den Amputationswunsch definiert und sich als diskriminierte, aber selbstbestimmte Minderheit betrachtet. Diese Internetforen können die zwanghafte Fixierung auf den Amputationswunsch noch verstärken wie Suizid- oder Anorexie-Foren. Da sie außerdem Anleitungen für Selbstamputationen bereitstellen,[9] können sie für vulnerable Individuen durchaus gefährlich sein.[10]

Bei den „freiwilligen Amputationen“ geht es nicht darum, Versicherungsleistungen zu erschleichen oder sich dem Armeedienst zu entziehen. Die Betreffenden haben keinerlei rationale Motive für die Selbstverstümmelung.[11] Der Amputationswunsch resultiert auch nicht aus einem chronischen lokalen Schmerzsyndrom oder aus Phantomschmerzen in einem Amputationsstumpf.[12] Die Begründung für den Wunsch nach Amputation eines bestimmten Körperteils beschränkt sich darauf, dass sie diesen als nicht zum Körper zugehörig fühlen, ihn vielmehr als störend empfinden, obwohl er nicht missgestaltet, gelähmt oder gefühllos ist.

Unter Ärzten und Psychologen herrscht Uneinigkeit über die Ursachen dieser Störung und deren Einordnung bzw. Abgrenzung von anderen Krankheitsbildern. Ob der Störung eine neurologische Ursache zugrunde liegt oder ob sie psychogen ist, ist noch unbekannt. Diese Kontroverse spiegelt sich in der Uneinigkeit hinsichtlich der Bezeichnung dieser Störung wider. In konkurrie-

6 Vgl. First (2004), S. 9.

7 Vgl. Steinmetzer/Groß (2007).

8 Vgl. Berger et al. (2005), S. 383.

9 Vgl. Berger et al. (2005), S. 383.

10 Vgl. Wise/Kalyanam (2000), S. 343.

11 Vgl. Sorene et al. (2006), S. 594. – Dass Versicherungsbetrug nicht das leitende Motiv ist, zeigt sich darin, dass sie gegenüber Ärzten ihren Amputationswunsch meist nicht leugnen. Trotzdem beziehen einige ungerechtfertigt Sozialleistungen und Versicherungsprämien, z. B. der von Berger et al. (2005) beschriebene Patient (vgl. Fall 4).

12 Nach Amputationen haben viele Patienten Phantomschmerzen. Zu deren Therapie wird in manchen Fällen der Stumpf immer weiter amputiert, unter der Annahme, die Phantomschmerzen hätten ihre Ursache in beschädigten Nervenenden im Stumpf. Die scheibchenweise Amputation verschlimmert aber meist die Phantomschmerzen. Ramachandran hat nachgewiesen, dass Phantomschmerzen nicht lokal, sondern zentral verursacht werden. – Vgl. Ramachandran/Blakeslee (2002), S. 57–119.

rendem Gebrauch sind die Begriffe *Apotemnophilie*, *Body (Integrity) Identity Disorder* (*BIID* bzw. *BID*) und *Amputee Identity Disorder* (*AID*).[13] Obwohl es bei schweren psychotischen Störungen unter Umständen zu Selbstverletzungen bis hin zu Selbstamputationen kommt – besonders bei wahnhaften Schuldgefühlen oder religiösem Wahn[14] – werden BIID-Patienten von Psychiatern als nicht psychotisch eingestuft. Psychosen stellen vielmehr ein Ausschlusskriterium für die BIID-Diagnose dar.[15] Es wird kontrovers diskutiert, ob BIID eine neurologische Störung, eine Zwangsstörung, eine Körperbildstörung oder eine Identitätsstörung wie Transsexualität darstellt. Aufgrund der theoretischen Unklarheit besteht auch Uneinigkeit über die richtige Therapie. Tatsächlich gibt es bisher keine erfolgreiche Behandlungsmethode.

Unter Medizinethikern ist das Thema bisher wenig, aber sehr kontrovers diskutiert worden. Die australischen Medizinethiker Tim Bayne und Neil Levy halten – wie viele BIID-Patienten – die Amputationswünsche für autonome Entscheidungen. Sie fordern, die gewünschten Operationen zu erlauben, da diese die einzig wirksame Therapie und immer noch besser als selbst durchgeführte Amputationsversuche seien.[16] Noch weiter geht die amerikanische Medizinethikerin Annemarie Bridy (2004): Sie hält Wunsch-Amputationen für genauso legitim wie die heutzutage in den USA und Großbritannien allgemein akzeptierten kosmetischen Operationen. Und auch der britische Philosoph Floris Tomasini (2006) fordert, dass Chirurgen Amputationen bei BIID-Patienten durchführen; er übernimmt die Position der BIID-Vertreter sowie des Chirurgen Smith kritiklos und ignoriert die Publikationen von Psychiatern und Neurologen zu BIID.

Auf der anderen Seite haben sich einige Medizinethiker, Ärzte und Politiker vehement gegen die von Smith durchgeführten und propagierten Amputationen gesunder Gliedmaßen gewandt.[17]

Neueste Forschungsergebnisse, insbesondere der Neurologen Vilayanur Ramachandran und Paul McGeoch (2007), legen nahe, dass BIID und damit der Amputationswunsch die Folge einer hirnorganischen Störung sind und daher nicht als Ausdruck des freien Willens einer autonomen Person gewertet werden dürfen. Statt Amputationen wäre dann eine Therapie des Gehirns indiziert. Dies würde allerdings bei vielen BIID-Patienten auf heftigen Widerstand stoßen, da sie ihren Wunsch nicht für eine hirnorganische Störung halten, sondern für eine bewusste Entscheidung bzw. für einen Bestandteil ihrer Identität. Eine mangelnde Krankheitseinsicht ist aber wahrscheinlich Teil dieses Störungsbildes und auch hirnorganisch bedingt, ähnlich wie bei Körperbild-

13 Siehe hierzu Kapitel 2.

14 Vgl. Berger et al. (2005), S. 380. – Die Selbstverstümmelung (Automutilation) der Genitalien wird auch von manchen religiösen Gruppen praktiziert, z. B. in der Antike von Priestern der Kybele sowie im heutigen Indien von Angehörigen der hinduistischen Sekte Hirja. – http://de.wikipedia.org/Selbstverstümmelung.

15 Vgl. Sorene et al. (2006), S. 594. – Auch die 52 von First (2004) interviewten BIID-Patienten waren nicht psychotisch.

16 Vgl. Bayne/Levy (2005).

17 Z. B. Arthur Caplan (zit. nach Dotinga [2000]), Loewy (http://lists.ruhr-uni-bochum.de/mailman/listinfo/medethik-list), der schottische Parlamentarier Canavan (vgl. Bayne/Levy [2005], S. 85), Beckford-Ball (2000), Johnston/Elliott (2002), Munro (2000), Dyer (2000) und Kissler (2005 a und b).

störungen nach Schlaganfällen und bei Anorexie. Möglicherweise kann die funktionelle Bildgebung nicht nur bei der Lokalisierung des Krankheitsherds helfen, sondern auch zur Krankheitseinsicht und Compliance der Patienten beitragen. Dieser Weg ist gewiss schwieriger als Amputationen, doch sein Ziel ist ein Mensch mit einem unversehrten Körper in Übereinstimmung mit seinem Körperbild statt eines dauerhaft schwer behinderten Menschen.

2 Definition der Störung

Seit ca. 1880 wird in medizinischen Schriften das Phänomen beschrieben, dass einige Menschen sich sexuell von Amputierten angezogen fühlen.[18] Money et al. (1977) haben dafür den Begriff *Apotemnophilie*[19] eingeführt, also wörtlich *Liebe zum Abschneiden*, um ein Syndrom zu beschreiben, bei dem eine körperlich nicht behinderte Person mit dem Wunsch beschäftigt ist, einen gesunden Körperteil amputiert zu bekommen, was durch eine sexuelle Erregung durch Amputierte motiviert sein soll. Money et al. (1977) interpretieren Apotemnophilie als eine Paraphilie.[20] Wie die meisten Paraphilien kommt auch Apotemnophilie vorwiegend bei Männern vor;[21] sie könnte auch mit (abgelehnter) Homosexualität zusammenhängen.[22] Der Begriff *Apotemnophilie* wird heute sowohl zur Bezeichnung eines medizinisch nicht indizierten Amputationswunsches als auch im Sinne von Amputationsfetischismus verwendet,[23] da beide häufig zusammenhängen.

Andere Bezeichnungen für den Wunsch nach der Amputation gesunder Körperteile sind *Amputee Identity Disorder* und *Body Integrity Identity Disorder* (*BIID*). Letztere wird zunehmend verwendet, wenn auch weniger in der Fachliteratur. Er stellt im Gegensatz zum Begriff *Apotemnophilie* das Syndrom nicht mehr in den Kontext einer Paraphilie,[24] sondern betont den Aspekt der Identitätsstörung.

Derzeit ist umstritten, ob BIID ein eigenständiges Krankheitsbild ist, für das eine neue diagnostische Definition nach DSM erforderlich ist, oder ob es unter andere psychiatrische Störungen zu subsumieren ist, insbesondere unter Zwangsstörungen (*Obsessive-Compulsive Disorder*, *OCD*) oder unter *Body*

18 Vgl. Bruno (1997), S. 244; Everaerd (1983), S. 285.

19 Aus dem Griechischen: *apo* = von; *temnein* = schneiden, *philia* = Liebe. – Money/Jobaris/Furth (1977), S. 115.

20 *Paraphilien* (von griech: pará = abseits, neben, und philía = Liebe) sind nach dem aktuellen DSM-Handbuch der *American Psychiatric Association* (DSM-IV-TR) psychische Störungen, die als von der Norm abweichende, ausgeprägte, wiederkehrende sexuelle Phantasien, Bedürfnisse oder Verhaltensweisen auftreten und sich auf unbelebte Objekte, auf Leiden oder Demütigung und/oder auf nicht einverständnisfähige Personen beziehen und in klinisch relevantem Maß Leiden oder Beeinträchtigung in sozialen, beruflichen oder anderen wichtigen Funktionsbereichen bei der betroffenen Person und/oder ihren Opfern hervorrufen. Häufige Paraphilien sind Fetischismus, Fetischistischer Transvestismus, Exhibitionismus, Voyeurismus, Pädophilie, Sadomasochismus, Frotteurismus, Zoophilie, Nekrophilie, Acroptomophilie, Apotemnophilie. – Ausschlusskriterien für eine Paraphilie sind: Verursachung dieser Störung durch akute Intoxikation, Manie, Schizophrenie, geistige Behinderung, Demenz, Persönlichkeitsveränderung oder eine medizinische Krankheit. – Vgl. American Psychiatric Association (2000).

21 Vgl. Braam et al. (2006), S. 33. – In der Studie von First (2004) waren von den 52 BIID-Patienten 47 Männer, 4 Frauen und ein Intersexueller („born intersexed, raised as a male and then reassigned to female", S. 3).

22 Vgl. Money/Jobaris/Furth (1977); Berger et al. (2005); Eveeard (1983), S. 287; First (2004), S. 3.

23 Vgl. Wise/Kalyanam (2000), S. 339.

24 Vgl. Braam et al. (2006), S. 32 f.

Dysmorphic Disorder (BDD).[25] Diskutiert wird, insbesondere von den Betroffenen selbst, ob BIID mit Transsexualität bzw. *Gender Identity Disorder* (GID) verwandt sei. Dafür könnte sprechen, dass BIID-Patienten wie Transsexuelle eine Identität zu haben glauben, die der physischen Identität entgegengesetzt ist, jahrelang die Wunschidentität simulieren und hoffen, durch eine Amputation das äußere Körperbild mit dem inneren in Übereinstimmung zu bringen. Den Frauenkleidern, Frauenschuhen, Perücken etc. der Mann-zu-Frau-Transsexuellen entsprechen Krücken und Rollstühle der BIID-Patienten; der Penis- und Hodenamputation die Amputation von Armen oder Beinen. Es gibt tatsächlich auffallend viele Mann-zu-Frau-Transsexuelle unter den BIID-Patienten.[26]

Nach einer Klassifikation von Richard Bruno (1997) sind drei Typen von Apotemnophilen zu unterscheiden: erstens die *Wannabes (Would-be amputees)*, die sich nach einer bestimmten körperlichen Behinderung sehnen, möglichst durch Amputation; zweitens die *Pretenders*, die sich so verhalten, als seien sie körperlich behindert, und dazu Hilfsmittel verwenden, z. B. Rollstühle, Krücken und Bandagen zum Abbinden von Gliedmaßen; drittens die *Devotees*, die sich sexuell von körperbehinderten, besonders von amputierten Personen angezogen fühlen.[27]

3 Fallbeispiele

1. Fall: Apotemnophilie maskiert als medizinische Morbidität

Mike Bensler und Douglas Paauw sowie S. Storm und Michael D. Weiss am *Washington Medical Center* berichten über einen 24-jährigen Maler, der mit Schwäche und Taubheitsgefühlen in den Füßen in der neurologischen Abteilung aufgenommen wurde.[28] Es fiel auf, dass seine distalen Zehenglieder fehlten, was der Patient auf Erfrierungen bei einem Bergsteigeunfall zurückführte. Da die Nervenleitfähigkeit verändert war und an beiden Beinen Cellulitis vorlag, wurde Polyradikulitis (Guillian-Barré-Syndrom) diagnostiziert; der Patient erhielt fünf Tage lang intravenös Immunoglobulin. Wenige Tage nach seiner Entlassung erschien er in der Notaufnahme mit Schmerzen, Schwächegefühl und Schwellungen in den Beinen sowie hohem Fieber und beschleunigtem Herzschlag. Der Patient erhielt über mehrere Tage intravenös Antibiotika, zeigte jedoch keine Besserung. Auf Anraten eines Chirurgen sollten bilaterale Einschnitte und Drainagen gesetzt werden, um eine nekrotisierende Fasziitis zu verhindern. Der Patient bat den Chirurgen aber um beidseitige Amputationen unterhalb der Knie. Dies schien dem hinzugezogenen orthopädischen Chi-

25 Vgl. Braam et al. (2006), S. 32 und 36 f.

26 Vgl. Money/Jobaris/Furth (1977); Berger et al. (2005); Evereard (1983), S. 287; First (2004), S. 3; Braam et al. (2006).

27 Vgl. Braam et al. (2006), S. 32 f., und Bruno (1997), S. 243. – Die *Devotees* werden auch als *Allo-Apotemnophile* bzw. *Acrotomophile* (*acros* = Extremität, *tome* = Schnitt) bezeichnet.
Es gibt zahlreiche Internetseiten mit Amputierten-Pornographie, und schon vor der Etablierung des Internets gab es einen Markt für derartige Pornographie. Hirschfeld hat bereits 1948 den Amputierten-Fetischismus beschrieben. Vgl. Bensler/Paauw (2003), S. 676; Wise/Kalyanam (2000), S. 339 und 342.

28 Vgl. zu diesem Fall Bensler/Paauw (2003) und Storm/Weiss (2003).

rurgen aber nicht indiziert, und der Patient erklärte sich mit den Inzisionen und Drainagen einverstanden. Eine Befragung der Ehefrau und der Mutter des Patienten ergab, dass dieser von Amputationen fasziniert sei, seine Zehenglieder mit Hilfe von Abschnürbinden selbst amputiert habe und immer wieder seine Beine abgeschnürt habe. Die dadurch erzeugte Blutleere hatte offenbar die beidseitige Neuropathie und Cellulitis erzeugt. Die weitere Anamnese ergab frühere Verletzungen an den Beinen, unter anderem eine selbst herbeigeführte Schussverletzung an einem Zeh. Es stellte sich heraus, dass sein biologischer Vater an paranoider Schizophrenie gelitten und zwei Jahre zuvor Suizid begangen hatte. Aufgrund der Anamnese wurde der Patient mit Verdacht auf Apotemnophilie in die Psychiatrie überwiesen. Nach zweiwöchigem stationärem Aufenthalt mit täglicher Psychotherapie wurde er entlassen – mit dem andauernden Wunsch nach Amputation seiner Unterschenkel, begründet mit der Überzeugung, dass seine Infektionen zurückkommen würden.

2. Fall: Amputationswunsch bei einem Pretender

Der Amsterdamer Psychiater Arjan Braam und seine Kollegen haben im Jahr 2006 den Fall eines 35-jährigen Mannes beschrieben, der mit dem Wunsch, sein linkes Bein 15 Zentimeter oberhalb des Knies amputiert zu bekommen, zu ihnen überwiesen worden war.[29] Er hatte keine Erklärung für diesen Wunsch, außer dass sich dieses Bein völlig nutzlos anfühlte. Er verglich sein Problem mit dem von Transsexuellen. Die Rolle eines Behinderten zu haben, betrachtet der Patient als Gerechtigkeit gegenüber seinem wirklichen Selbst. Sein Amputationswunsch besteht schon seit dem 9. Lebensjahr, variiert kaum in der Intensität und ist nicht mit sexueller Erregung verbunden. In seiner Freizeit bindet der Mann das linke Bein mit Bandagen hoch und verwendet Krücken oder einen Rollstuhl zur Fortbewegung. Dies praktiziert er so oft wie möglich, seit einigen Jahren auch in Gegenwart seiner Frau sowie im Urlaub. Er glaubt, er würde im Alltag besser funktionieren und könne sich besser konzentrieren und sogar noch eine neue Ausbildung, ehrenamtliche Tätigkeiten oder ein neues Hobby beginnen, wenn er immer mit Krücken herumlaufen dürfte. Bis auf die Vorstellung, sein linkes Bein sei völlig überflüssig, und das Gefühl der Depersonalisierung in Bezug auf dieses Bein erscheint er psychisch normal, abgesehen von einer gewissen Ängstlichkeit und sozialen Isolation. Hinweise auf eine Persönlichkeitsstörung ließen sich nicht finden. Die körperlichen, neurologischen Untersuchungen sowie eine strukturelle MRT-Untersuchung zeigten regelrechte Befunde. Braam et al. diagnostizierten Apotemnophilie. Sie versuchten eine Therapie mit dem angstlösenden Medikament Oxazepam, später mit dem Serotoninwiederaufnahmehemmer Paroxetin, was zwar gegen die Unruhe, das frühzeitige morgendliche Aufwachen und die Dysphorie half, aber den Amputationswunsch in keiner Weise abschwächte. Auch die Therapie bei mehreren einschlägig erfahrenen Psychotherapeuten war erfolglos. Braam und seine Kollegen probierten anschließend eine modifizierte kognitive Verhaltenstherapie für Zwangsstörungen. Sie hatten festgestellt, dass das

29 Vgl. Braam et al. (2006).

Pretender-Verhalten zwar eine Zeitlang das Leiden linderte, langfristig aber die Beschäftigung mit dem Amputationswunsch verstärkte und dazu führte, dass andere Beschäftigungen vernachlässigt wurden und deswegen sogar mit der Ehefrau ein Verzicht auf Kinder vereinbart worden war. Als Ziel vereinbarte der Therapeut mit dem Patienten die Verminderung des Leidens durch das ständige Nachsinnen über die Amputation, aber nicht die Vorbereitung auf eine Amputation; dies zu akzeptieren bereitete dem Patienten einige Mühe, zumal er betonte, dass sein Problem weniger mit einer Zwangsstörung als mit Transsexualität gemein habe. Es stellte sich heraus, dass die Beschäftigung mit dem Amputationswunsch durch Ruhe und Entspannung verstärkt wurde und durch intensive Arbeit oder durch das Hören seiner Lieblingsmusik zurückgedrängt werden konnte. Die kognitive Verhaltenstherapie erreichte zwar eine Reduzierung des Pretender-Verhaltens und eine gewisse Verdrängung der Zwangsgedanken durch geeignete Ablenkungsstrategien, aber der Patient gelangte nicht zur Krankheitseinsicht. Auch wenn er nun weniger unter den negativen Begleiterscheinungen litt, war er nach über 16-monatiger Therapie nicht bereit, sich ein Leben ohne Amputation vorzustellen. Vielmehr nahm seine Identifikation damit noch zu, da er sich nun traute, Verwandten und Arbeitskollegen davon zu berichten, und weniger negative Reaktionen erhielt, als er gedacht hatte. Braam et al. stellen fest, dass bei dem Patienten nicht nur eine Zwangsstörung und eine *Body Dysmorphic Disorder* vorliege, sondern auch eine Identitätsstörung.

3. Fall: Amputierten-Fetischismus und Penis-Selbstamputation

Thomas N. Wise und Ram Chandran Kalyanam von der Abteilung für Psychiatrie und Verhaltenswissenschaft der *John Hopkins University School of Medicine* in Baltimore, beschreiben den Fall eines 49-jährigen Mannes, der seinen Penis gemäß einer Anleitung aus dem Internet amputiert hatte.[30] Obwohl er steriles, professionelles Operationsbesteck verwendet und seinen Penis vor dem Abschneiden abgeschnürt hatte, erlitt er starke Schmerzen und konnte die Blutung nicht stoppen; daher rief er eine Ambulanz. Im Krankenhaus wurde sein Penis wieder angenäht; eine Erektion war danach allerdings nicht mehr möglich. Die Anamnese ergab, dass der Mann bereits einige Wochen vor seiner Selbstamputation versucht hatte, seinen Penis durch Abschnüren zum Absterben zu bringen, und dass er seit einem halben Jahr davon phantasierte, seinen Penis abzuschneiden, und dabei masturbierte. Zeichen von Transsexualität, Transvestismus und Homosexualität zeigte der Patient nicht, aber er war seit seiner Pubertät fetischistisch auf amputierte Frauen fixiert. Er hatte auch eine Frau mit einem amputierten Bein geheiratet, die allerdings sehr erbost über seinen Fetischismus war. Zu der Zeit, als der Mann den Amputationswunsch entwickelte, war er in verschiedener Hinsicht belastet: geschieden, im Streit mit seiner Exfrau um das Besuchsrecht für seinen Sohn und Unterhaltszahlungen, belastet durch die Erkrankung seiner Mutter, die künstlich beatmet werden musste, sowie durch berufliche und finanzielle Probleme. Er litt

30 Vgl. Wise/Kalyanam (2000).

in dieser Zeit unter depressiver Stimmung, Schlafstörungen und verringertem Antrieb. Er war aber weder psychotisch, noch konsumierte er Drogen. Während seines Klinikaufenthalts war er über die Penisamputation sehr beschämt und bereute diese. Er wurde erst stationär, dann ambulant mit Antidepressiva sowie Psychotherapie behandelt, wobei sein Fetischismus fortbestand, aber keine erneuten Amputationswünsche auftraten. Wise und Kalyanam diskutieren, ob die Penisamputation aus dem Amputiertenfetischismus durch die äußeren Belastungen und die Depression hervorgegangen sei.

4. Fall: Selbstamputationen bei einem Mann-zu-Frau-Transsexuellen

Bertrand Berger et al. (2005) haben einen transsexuellen Mann mit Amputationswunsch beschrieben, den sie als nicht psychotisch und nicht paraphil einstufen. Dieser Patient glaubte als Kind, dass er, wenn er behindert wäre, von seinen Eltern geliebt würde, und dass seine Mutter lieber ein Mädchen gehabt hätte. Der Patient ging zum Militär, wurde aber wegen Diabetes und Asthma ausgemustert, und wurde dann Manager in einem Prothesenlabor. Er heiratete und zeugte sechs Kinder. Seine Frau ließ sich scheiden, als sie feststellte, dass er heimlich Frauenkleider trug und einen Amputierten simulierte. Im Alter von 51 Jahren begann er, weibliche Hormone einzunehmen, und lebte vier Jahre lang als Frau. Kurz nach der Scheidung unternahm er einen Versuch, sein linkes Bein zu amputieren, was allerdings misslang. Er genoss es, in der Heilungsphase einen Rollstuhl zu benutzen, weil er sich darin „authentischer" und „femininer" fühlte. Einige Monate nach der Scheidung unternahm er einen zweiten Amputationsversuch, diesmal an beiden Beinen, die er sieben Stunden lang in Trockeneis packte. Damit erreichte er, dass ein Chirurg beide Beine oberhalb der Knie amputierte. Mit den Amputationen erklärte er sich sehr zufrieden: Er fühle sich nun als eine vollständige Person. Zwei bis drei Jahre nach seinen Amputationen wünschte er nicht mehr, eine Frau zu sein, und lebte wieder als Mann. Er hielt seine Transsexualität nun für eine Maskerade und Symptomverschiebung:

> „The amputation desire came first and foremost. It was just that an avenue became available to do something about one of my obsessions [male-to-female transsexual] through ‚approved channels'. Both were, as I now understand them, defense postures I took as a way to absent myself from situations in which I felt incompetent or threatened. One can fully transform oneself in becoming an amputee. The adoption of the desired characteristic is complete and without ambiguity. No matter how many hormones or other drugs I took or however much surgery I endured, I, as a biological male, could never really be a female, as I understand that label. Once I was an amputee, the thin shell that was my feminine presentation was seen more and more for the masquerade it was."[31]

Der Patient beendete die Kontakte zur *Wannabe Community* und nahm stattdessen Verbindungen zur ‚legitimen' Amputiertengemeinde auf. Dass seine Amputationen selbstverschuldet waren, verschwieg er nicht nur dort, sondern

31 Berger et al. (2005), S. 382.

auch gegenüber der Veteranenverwaltung, von der er nun eine hundertprozentige Schwerbehindertenrente erhielt. Eine Freundschaft zu einem an allen vier Gliedmaßen amputierten Mann löste Gedanken an eine Armamputation aus. Diese führten zu einer Einweisung in die Psychiatrie, wo er hoch dosiertes Fluoxetin erhielt. Diese Therapie verminderte die Intensität seines erneuten Amputationswunsches etwas, aber nicht vollständig.

4 Erklärungsmodelle für den Amputationswunsch

Was die Ursachen des Wunsches nach Amputation gesunder Gliedmaßen sind, ist umstritten. Es gibt verschiedene Erklärungsmodelle, doch keines scheint ihn umfassend erklären zu können. Die Unklarheit über die Ätiologie des Amputationswunsches hat Ratlosigkeit über eine geeignete Therapie zur Folge, und tatsächlich gibt es bis heute keine wirksame Behandlung.

4.1 Psychologische Erklärungsmodelle

Paraphilie

Money et al. (1977) beschreiben den Wunsch nach Amputation als eine Paraphilie: *Apotemnophilie* als „Liebe zur Amputation", die in Zusammenhang mit der Erotisierung des Amputationsstumpfes stehe. Es handele sich dabei eher um eine fixe Idee als um einen paranoiden Wahn. Wie die meisten Paraphilien tritt auch Apotemnophilie hauptsächlich bei Männern auf, offenbar besonders bei Homosexuellen und Transsexuellen.[32] Möglicherweise dient sie der Kompensation abgelehnter Homosexualität oder der Abwendung einer Penisamputation bei Transsexualität. Nach dieser Erklärung sind der Amputationswunsch (*Autoapotemnophilie*) und der Amputationsfetischismus (*Alloapotemnophilie*) eng verbunden. Die überwiegende Mehrheit der von First (2004) befragten 52 BIID-Patienten, nämlich 87 %, fühlt sich sexuell von Amputierten angezogen. Darüber hinaus hat fast ein Drittel mindestens eine weitere Pa-

32 Vgl. Everaerd (1983), S. 287; Money/Jobaris/Furth (1977); First (2004), S. 3; Berger et al. (2005).
Die beiden von Money/Jobaris/Furth (1977) beschriebenen Männer sind bisexuell; einer davon bezeichnet sich als versteckt transsexuell. Beide haben erotische Phantasien bezüglich eigener Amputationen und fühlen sich von Amputierten sexuell angezogen. Beide Männer bekunden, dass sie mit einer Amputation ein „overachievement" erreichen wollen, also ihre Leistungsfähigkeit trotz Amputation beweisen wollen, was sie sexuell erregend finden. Damit wollen sie ihre selbst in Frage gestellte männliche Identität stabilisieren, insbesondere gegenüber väterlicher Ablehnung und religiöser Verurteilung. Der eine betrachtet seinen Amputationswunsch als „an avenue to run away from homosexuality" (S. 123). Der andere sagt: „I would rather this [amputation] than lose the penis which would mean that I would be like a woman. ... My entire erotic activity now consists of trying to make ‚real' the fantasy that I am an amputated homosexual adolescent, for in possessing my stump, I can, concurrently, possess my penis." (S. 118). Die Amputation könnte also ein Weg sein, den Penis und die Maskulinität zu erhalten (S. 124). – Auch der von Berger et al. (2005) beschriebene Patient ist ein Mann-zu-Frau-Transsexueller. Bei diesem hat die Amputation beider Unterschenkel dazu geführt, dass er auf die Amputation seiner Genitalien verzichtet hat und wieder als Mann lebt. Er glaubt, dass seine Annahme, transsexuell zu sein, ein Ausweichen vor seiner Identität als Amputierter gewesen sei.
Der von Evereard (1983) beschriebene Patient ist ein Homosexueller, der seine sexuellen Neigungen weitgehend verdrängt hat.

raphilie (Transvestitismus, Fußfetischismus, Lederfetischismus, Masochismus, Pädophilie).

Heute wird die Theorie, nach der Apotemnophilie im Wesentlichen eine Paraphilie sei, vielfach für veraltet gehalten. Anne Lawrence (2006) verteidigt sie aber und weist auf die Ähnlichkeit von nichthomosexueller Mann-zu-Frau-Transsexualität (MtF-GID) und Apotemnophilie hin: Transsexualität und Apotemnophilie zeigen erstens eine starke männliche Prädominanz und zweitens eine Prävalenz anderer Paraphilien. Lawrence nimmt an, dass bei beiden ein *erotic target location error* vorliege: Wie nichthomosexuelle transsexuelle Männer durch die Vorstellung ihrer selbst als Frau sexuell erregt werden (*Autogynephilie*), so werden Personen mit BIID durch die Vorstellung ihrer selbst als Amputierte sexuell erregt (*Apotemnophilie*). Demnach könne Apotemnophilie die höchst seltene Kombination eines ungewöhnlichen *erotic target* (nämlich Amputierte) mit einem *erotic target location error* sein, also eine Kombination aus Acrotomophilie und Autoerotizismus.

Factitiuos Disability Disorder

Richard Bruno (1997) lehnt die Klassifikation von Apotemnophilie als eine Paraphilie ab, da nicht in allen Fällen eine sexuelle Komponente zu finden sei. Er hat stattdessen ein einheitliches psychologisches Erklärungsmodell vorgeschlagen, das Devotees, Pretenders und Wannabes mit *Factitiuos Disorder* (erkünstelte Störung, DSM-IV 300.19) in Zusammenhang bringt. *Factitiuos Disorder* ist eine psychische Störung, bei der eine Behinderung vorgetäuscht wird, um Aufmerksamkeit und Zuwendung zu erhalten. Sie ähnelt dem Münchhausen-Syndrom.[33] Bruno (1997) beschreibt zwei Patientinnen, die in der Kindheit extrem wenig Zuwendung erfahren hatten und glaubten, wenn sie eine Behinderung hätten, würden sie geliebt. Im ersten Fall, den Bruno als *Devotee/Pretender* klassifiziert, strebt die Frau anfangs danach, mit einem behinderten Mann in der Öffentlichkeit gesehen zu werden; später verwendet sie selbst einen Rollstuhl, um Aufmerksamkeit und Zuwendung von fremden Menschen zu erfahren. Im zweiten Fall, den Bruno als *Wannabe unaware* klassifiziert, simuliert eine Frau eine Behinderung, die angeblich eine Spätfolge ihrer Kinderlähmung sein soll; auch ihr Verhalten dient vor allem dem Gewinn von Zuwendung, aber auch der Rechtfertigung einer Regression, insbesondere für ihren Rückzug aus dem Arbeitsleben. Brunos Erklärungsmodell definiert eine diagnostische Gruppe *Factitiuos Disability Disorder*, unter die er *Devotees*, *Pretenders*, *Wannabes* sowie Personen mit *Factitiuos Disorder* subsumiert. Die vier Typen unterscheiden sich nach Bruno nur gemäß zweier Kriterien: erstens dem

33 Das Münchhausen-Syndrom ist eine psychische Störung, die sich darin äußert, dass die Patienten körperliche Störungen erfinden bzw. durch Selbstverletzungen oder Selbstvergiftungen hervorrufen, um sie Ärzten zu präsentieren. (ICD-10: Code F68.1) Die Patienten verlangen meist aufwendige Diagnostik und Therapien, inklusive invasiver Eingriffe. Der Krankheitsgewinn liegt offenbar in der Zuwendung durch Ärzte und Pfleger. Vgl. Poeck/Hacke (1998), S. 732 f. – Die Bezeichnung „Münchhausen-Syndrom" prägte der Psychiater Sir Richard Asher (1912–1969) nach dem Lügenbaron Münchhausen (*The Lancet*, 1951).

Bewusstsein des Begehrens, behindert zu erscheinen oder zu sein, zweitens dem physischen Erscheinungsbild eines Behinderten.[34]

Nach Brunos Modell geht es in all diesen Fällen darum, sich durch eine (vermeintliche) Behinderung Liebe und Anerkennung zu verschaffen, um damit einen Mangel an Liebe in der Kindheit zu kompensieren. Es fällt tatsächlich auf, dass in den Fallbeschreibungen überwiegend kalte, rigide, sexualfeindliche, streng religiöse Elternhäuser dargestellt werden.

4.2 Psychiatrische Erklärungsmodelle

Body Dysmorphic Disorder (BDD) und Zwangsstörung

BIID hat offenbar Gemeinsamkeiten mit *Body Dysmorphic Disorder* (BDD) bzw. *Dysmorphophobia*.[35] Personen mit BDD leiden unter unkontrollierbaren, zwanghaften Gedanken über ihre äußere Erscheinung, mit der nach ihrer Überzeugung etwas nicht stimmt. Angst und Schamgefühle steigern sich vor allem in Situationen, in denen ihr ‚Makel' von anderen bewertet werden könnte. Meist ist der leichte oder eingebildete Makel auf der Haut, dem Haar oder der Nase lokalisiert. Bei Männern mit BDD geht es außerdem um die Genitalien, die Körpergröße, die Beine und die Brust, bei Frauen mit BIID um das Gewicht, die Hüften, Beine und Brüste. Die Krankheitseinsicht ist meistens gering; viele beharren mit wahnhafter Intensität darauf, dass sie einen körperlichen Makel hätten. Die zwanghafte gedankliche Beschäftigung mit dem Makel führt meist auch zu einer zwanghaften, zeitraubenden Beschäftigung mit der Inspektion, dem Korrigieren bzw. Verbergen des ‚Makels' durch Selbstbespiegelung, Schminke, Kleidung etc. Die Störung ist klinisch mit Zwangsstörungen, Depressionen, Soziophobie, Essstörungen, Substanzmissbrauch, Feindseligkeit und Suizidalität korreliert. Viele BDD-Patienten versuchen, durch kosmetische Operationen ihren ‚Makel' zu beseitigen – vor allem mittels Nasenoperationen, Lippenaufspritzung und Brustvergrößerungen. Die meisten sind jedoch unzufrieden mit den Ergebnissen der chirurgischen Korrekturen und erreichen dadurch keine Verbesserung des Selbstbildes und der Lebensqualität. Dagegen kann das Befinden in vielen Fällen mit Serotoninwiederaufnahmehemmern und kognitiver Verhaltenstherapie verbessert werden. Wegen der Nutzlosigkeit chirurgischer Eingriffe bei BDD-Patienten, aber auch weil sich die Fälle häufen, in denen diese Patienten Chirurgen mit Gerichtsprozessen oder sogar körperlich attackieren, setzt sich allmählich der Konsens durch, dass *Body Dysmorphic Disorder* eine Kontraindikation für kosmetische Chirurgie sein sollte.[36]

Im Gegensatz zu BDD-Patienten glauben BIID-Patienten allerdings meist nicht, dass der Körperteil, auf den sich ihre zwanghaften Gedanken richten,

34 Das erste Kriterium erfüllen Wannabes und erfolgreiche Wannabes, aber nicht Devotees und Personen mit *Factitious Disorder*. Das zweite Kriterium erfüllen *Successful Wannabes* und Personen mit *Factitious Disorder*, aber nicht *Wannabes* und *Devotees*. – Vgl. Bruno (1997), S. 258.

35 Zu BDD vgl. Crerand/Franklin/Sarwer (2006); Dyl et al. (2006).

36 Vgl. Crerand/Franklin/Sarwer (2006).

hässlich oder missgestaltet sei; dies spricht gegen die These, dass der Amputationswunsch auf BDD basiert.[37]

Braam et al. (2006) folgern, dass Apotemnophilie teils eine Zwangsstörung, teils eine *Body Dysmorphic Disorder* sei, sich aber nicht darauf beschränken lasse: Zusätzlich liege eine Identitätsstörung vor. Sie schlagen ein paradoxes Handicap-Modell vor: Demnach müssen BIID-Patienten mit einem überflüssigen Körperteil fertig werden und haben Nachteile durch ein zeitaufwendiges Bewältigungsverhalten (*coping behavior*).[38]

Identitätsstörung wie Transsexualität

Michael First (2004) vertritt die These, dass BIID im Wesentlichen eine Identitätsstörung sei. Dafür spricht, dass fast zwei Drittel der 52 von ihm interviewten BIID-Patienten als Hauptgrund für ihren Amputationswunsch angaben, dass sie damit ihre wahre Identität als Amputierter herstellen wollten. Sie begründen ihren Amputationswunsch mit Aussagen wie, dass sie sich erst nach der Amputation eines bestimmten Körperteils „vollständig" fühlen würden, dass sie mit zwei Armen und zwei Beinen „übervollständig" wären, dass sie sich wie ein Amputierter mit natürlichen Prothesen fühlten und sie diese loswerden wollten, dass sie sich im falschen Körper fühlen, dass ihre „wahre Identität" die eines Amputierten sei.

Für eine Identitätsstörung spricht auch, wie stark sich die Wannabes mit ihrem zwanghaften Wunsch identifizieren; sie sehen den Amputationswunsch meist nicht als seltsam und unerwünscht an, sondern als Teil ihrer Identität, womit sie sich von den meisten anderen Zwangskranken unterscheiden.[39]

Es gibt eine deutliche Korrelation von BIID und Geschlechtsidentitätsstörungen (*Gender Identity Disorder, GID*).[40] Immerhin ein Fünftel der 52 von First untersuchten BIID-Patienten gab an, das Gefühl zu haben, im Körper des falschen Geschlechts zu leben, und mehr als die Hälfte von diesen spielt mit dem Gedanken einer sog. Geschlechtsumwandlung.[41]

First folgert aus seinen Untersuchungen, dass der Wunsch nach Amputation gesunder Körperteile am ehesten der Diagnose *Gender Identity Disorder* entspricht, mit der er mehrere Merkmale teilt:

1. die Unzufriedenheit mit der anatomischen Identität,
2. ein innerer Sinn der gewünschten Identität,
3. der Beginn in der Kindheit oder frühen Adoleszenz,[42]

---

37 Vgl. Baynes/Levy (2005), S. 78.

38 Vgl. Braam et al. (2006), S. 37.

39 Vgl. Johnston/Elliot (2002), S. 432.

40 Der Begriff *Gender Identity Disorder* ersetzt seit den 1990er Jahren den Begriff *Transsexualität* im *Diagnostischen und Statistischen Handbuch Psychischer Störungen* (DSM-IV); dagegen werden in der *Internationalen Klassifizierung von Krankheiten* der Weltgesundheitsorganisation (ICD-10) beide Begriffe synonym verwendet. Der Begriff *Transsexualität* findet sich dort in der Klasse F (Psychische Störungen und Verhaltensstörungen), F64.0.

41 Vgl. First (2004), S. 7.

42 Von den 52 BIID-Patienten, die First befragt hat, gaben alle bis auf einen (der sich in vielerlei Hinsicht von den übrigen unterschied) an, den Amputationswunsch seit der Kindheit oder frühen Jugend zu haben. – Vgl. First (2004), S. 6.

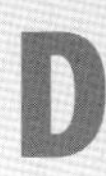

4. die manchmal erfolgreiche Therapie durch Amputation,
5. das Imitieren der Wunschidentität (Transvestitismus bzw. Pretending),
6. häufig eine paraphile sexuelle Erregung durch die Vorstellung der Wunschidentität.[43]

Eine weitere Gemeinsamkeit von Mann-zu-Frau-Transsexuellen und BIID-Patienten ist die klischeehafte Vorstellung von ihrem Ideal: So wie jene ein stereotypes Bild von Weiblichkeit haben (schwach, hilflos, besessen vom Aussehen),[44] so vertreten diese ein stereotypes Bild vom Amputierten (schwach, feminin, aber glücklich); dementsprechend unzufrieden sind beide mit den echten Vertretern ihres Ideals.

So wie GID eine Dysfunktion bei der Entwicklung der Geschlechtsidentität darstellt, ist BIID nach Firsts Modell eine Dysfunktion bei der Entwicklung der Körperidentität. First hat die neue diagnostische Kategorie *Body Integrity Identity Disorder* vorgeschlagen und fordert, sie in den neuen DSM-Katalog (DSM-V) aufzunehmen.[45] Dies propagieren auch die Befürworter von Wunsch-Amputationen Robert Smith, Gregg Furth und Annemarie Bridy.[46] Dabei haben sie die Definition von GID fast 1:1 für die Definition von *Body (Integrity) Identity Disorder* übernommen – unter Ersetzung von „male" durch „able-bodied" und „female" durch „disabled".[47]

Auch BIID-Gruppen haben diese Parallele übernommen: Das Internetforum www.transabled.org verwendet den Neologismus *transabled* analog zum erfolgreichen Vorbild *transgender*.

4.3 Neurologische Erklärungsmodelle

Wenn ein Amputationswunsch aus dem Gefühl der Fremdheit eines bestimmten Körperteils hervorgeht und nicht aus sexuellen Wünschen oder einer psychiatrischen Störung, dann ist eine neurologische Störung zu vermuten, und zwar eine Störung des Körperbildes.

Das Körperbild basiert auf einer Projektion des gesamten Körpers auf bestimmte motorische und somatosensorische Areale (*Gyrus praecentralis* bzw. *Gyrus postcentralis*), auf denen sich eindeutige Orts-Funktionszusammenhänge befinden. Die Nachbarschaftsverhältnisse des Körpers sind im Projektionsfeld erhalten; allerdings sind die Größenverhältnisse stark verzerrt. Beispielsweise

---

43 Vgl. First (2004), S. 8 f.

44 Vgl. Bayne/Levy (2005), S. 81.

45 Vgl. First (2004), S. 8 f.

46 Vgl. Bridy (2004), S. 149–151; Furth/Smith (2000), S. 87 f.

47 Furth/Smith (2000), S. 87 f.: „Diagnostic features: There are two components of Body Identity Disorder, both of which must be present to make the diagnosis. There must be evidence of a strong and persistent disability identification, which is the desire to be, or the insistence that one is, internally, disabled (Criterion A). The disability identification must not merely be a desire for any perceived cultural advantages of living with a disability. There must also be evidence of permanent discomfort about living as an able-bodied person, or a sense of inappropriateness in that same role (Criterion B). The diagnosis is not made if the condition is better explained by another medical or psychiatric diagnosis (Criterion C). To make the diagnosis, there must be evidence of clinically significant distress or impairment in social, occupational, or other important areas of functioning (Criterion D)."

sind die Hände übermäßig vergrößert; der gesamte Rumpf dagegen stark verkleinert. Je genauer die einzelnen Körperteile gesteuert werden müssen, desto ausgedehnter ist ihre Repräsentation im Gehirn.[48] Dieses Körperabbild wird als *Homunkulus* (kleiner Mensch) bezeichnet. Reizt man bestimmte Gebiete im *Gyrus praecentralis*, löst dies Bewegungen der zugehörigen Körperteile aus; reizt man dagegen bestimmte Gebiete im *Gyrus postcentralis*, werden entsprechende Körperempfindungen hervorgerufen. Das Körperbild ist eine bewusst zugängliche Repräsentation des eigenen Körpers, die aus vielen Quellen resultiert, insbesondere aus der visuellen, propriozeptiven und taktilen Erfahrung; es ist die Basis des Selbstbildes.[49] Es kann durch periphere oder zentrale Störungen beeinträchtigt werden.[50]

Periphere Störung durch Verletzung oder Ruhigstellung von Gliedmaßen

Der bekannte britische Neurologe Oliver Sacks hat selbst erlebt, dass ihm eins seiner Beine plötzlich so fremd wurde, dass er zeitweise dessen Amputation wünschte:

> „Ich würde an einen Rollstuhl gefesselt und auf erniedrigende Weise von anderen abhängig sein, mit einem Bein, das nutzlos und gleichzeitig so ‚fremd' war, so inwendig amputiert, daß es am besten und einfachsten sein würde, es dann auch tatsächlich zu amputieren, weil mich dieser Schritt wenigstens davon erlösen würde, ein völlig nutzloses, funktionsloses, ja tatsächlich totes Glied mit mir herumzuschleppen. Man würde es getrost entfernen können, so wie man ein abgestorbenes Bein entfernte, denn es war ja praktisch wirklich abgestorben – es war neutral, funktional und existentiell tot."[51]

Vorangegangen waren eine schwere Verletzung der Muskeln und Nerven des linken Oberschenkels infolge eines Unfalls, eine Operation unter Vollnarkose sowie das Eingipsen des Beines. Das Besondere dieses Falles ist, dass hier ein Neurologe selbst eine schwere neurologische Störung erlitten hat. Die existentiellen Erfahrungen durch die Erkrankung, die Verzweiflung, die Hilflosigkeit der Medizin sowie die überraschende Genesung haben Sacks zum einen dazu veranlasst, neurologische Störungen des Körperbildes zu erforschen, zum anderen, seine persönlichen Erfahrungen in einem Buch darzustellen,[52] das sogar zu einem Bestseller wurde.

Sacks glaubte zunächst, er habe während der Operation einen Gehirnschlag im rechten Scheitellappen erlitten, wodurch sein linkes Bein aus seinem Körperbild „gelöscht" worden sei.[53] Nach seiner Genesung korrespondierte er mit dem bekannten russischen Neurologen und Neuropsychologen Alexander Lurija. Dieser vermutete, dass die Störung des Körperbildes allein durch die Ver-

48 Vgl. Zimbardo (1995), S. 140–142.
49 Vgl. Baynes/Levy (2005), S. 76.
50 Vgl. Sacks (2004), S. 205–222.
51 Vgl. Sacks (2004), S. 80.
52 Vgl. Sacks: *A leg to stand on* (1984); dt. Übersetzung: *Der Tag, an dem mein Bein fortging* (1989).
53 Vgl. Sacks (2004), S. 77.

letzung der Muskeln und der peripheren Nerven sowie die anschließende Ruhigstellung hervorgerufen worden sei.

> „Der Körper ist eine Einheit von Handlungen, und wenn ein Teil des Körpers von der Handlung abgespalten ist, so entwickelt er sich zu etwas ‚Fremdem' und wird nicht mehr als Teil des Körpers empfunden."[54]

Weil der Organismus ein einheitliches System sei, könne ein Zusammenbruch des gesamten Systems erfolgen, ganz gleich, ob die ursprüngliche Störung zentraler oder peripherer Natur sei. Sowohl Störungen in dem Gehirnareal, das das Bild des betreffenden Körperteils generiert, als auch Störungen in dessen peripheren Nerven bzw. im Rückenmark könnten Derealisierung, Gleichgültigkeit und Unaufmerksamkeit gegenüber dem betreffenden Körperteil hervorrufen. Ärzte stehen dieser Störung häufig abweisend gegenüber, zumal die meisten Patienten sie nicht richtig beschreiben könnten.[55] Sacks vermutet im Anschluss an Babinski, dass das Fremdwerden von Körperteilen infolge einer peripheren Verletzung weder hysterisch noch im neuroanatomischen Sinne organisch sei, sondern eine tiefgehende, posttraumatische physiologische Störung darstellt: Es beruhe auf einem „Schock" (einer Reflexwirkung wahrscheinlich synaptischer Art) und einer sich verstärkenden Hemmung spinaler und peripherer Mechanismen. Zusätzlich sei aber noch eine Störung auf einer höheren Ebene, ähnlich einer Anosognosie, zu vermuten.[56] Schon Leontjew und Zaporožec haben während des Zweiten Weltkriegs ein Syndrom beschrieben, das sie bei 200 Soldaten mit verletzten und operativ wiederhergestellten Händen festgestellt hatten: Diese fühlten sich fremd an, wie nachgemachte Hände, die an den Handgelenken befestigt waren. Leontjew und Zaporožec sprachen von einer „inneren Amputation" durch eine „Dissoziation der gnostischen Systeme", die die Hände normalerweise steuern, infolge der Ruhigstellung.[57]

Sacks untersuchte Hunderte von Patienten, bei denen infolge eines Unfalls oder einer Ruhigstellung einer Gliedmaße diese dem Patienten so fremd geworden war, dass er sie nicht mehr spürte bzw. nicht mehr als seine eigene empfand. Bei einer Patientin, deren Bein nach einer Hüftfraktur und einer langen Ruhigstellung „fort" war, stellte er fest, dass die Muskeln dieses Beins völlig atonisch waren und keinerlei elektrische Impulse darin nachweisbar waren. Es waren auch keine evozierten Potentiale der sensorischen Hirnrinde messbar: „ein objektiver Riß im Körper-Bild".[58] Auch bei ca. 50 Patienten mit schweren peripheren Neuropathien, vor allem durch Diabetes verursacht, fand Sacks dasselbe Bild: gravierende sensorische und manchmal motorische Behinderungen der Hände und Füße sowie das Gefühl, dass diese fehlten oder fremde, an Arm- bzw. Beinstümpfen festgemachte Objekte seien. Untersuchungen der evozierten Potentiale zeigten schwere Beeinträchtigungen oder

54 Zitat aus einem Brief von Lurija an Sacks in Sacks (2004), S. 205.
55 Vgl. Sacks (2004), S. 206.
56 Vgl. Sacks (2004), S. 208 und 231.
57 Vgl. Sacks (2004), S. 215.
58 Vgl. Sacks (2004), S. 209.

das Fehlen von perzeptueller Information und Repräsentation in den entsprechenden Bereichen der sensorischen Hirnrinde. Auch ca. 200 Patienten mit Rückenmarksverletzungen oder -erkrankungen berichteten Sacks von Gefühlen der Fremdheit, des Fehlens oder plötzlichen Verschwindens bestimmter Körperteile.[59] In manchen Fällen führen periphere Nervenschmerzen zum Wunsch nach Amputation.[60]

Das Fremdwerden von Gliedmaßen ist gewissermaßen komplementär zu Phantomgliedern. Im ersten Fall ist die Gliedmaße vorhanden, aber das Gefühl für sie fehlt, im zweiten Fall ist das Gefühl für die Gliedmaße da, aber diese fehlt. Oliver Sacks wurde durch einen Mitpatienten, dem wegen Diabetes ein Bein amputiert worden war, auf die Idee gebracht, die beiden Phänomene zu kombinieren, um Phantomschmerzen nach Amputationen zu verhindern:

> „‚Dieses verdammte Phantom', sagte er. ‚[...] Gibt es denn keine Möglichkeit, das zu vermeiden? Herrgott ja', rief er, ‚*Sie* sind die Lösung. Bevor sie es abgeschnitten haben, hätten sie mir bloß eine Narkose verpassen, die Nerven durchtrennen und das Bein in einen Gips packen müssen. Dann hätte ich das Gefühl dafür verloren, so wie Sie. Und dann, wenn das Gefühl verschwunden gewesen wäre, *dann* hätte man es abschneiden können!' [...] Die Idee erschien mir gut, ja glänzend. Mir kam der Gedanke, ich könnte sie ‚medizinisch formulieren' und unter seinem Namen an die Fachzeitschrift ‚Lancet' schicken: ‚Einfache Prophylaxe gegen die Entstehung von Phantomen.'"[61]

Sacks hat festgestellt, dass schwere Störungen des Körperbildes infolge peripherer Verletzungen, Erkrankungen oder Störungen recht verbreitet und fast unvermeidbar sind, wenn eine hinreichende Unterbrechung des peripheren Empfindungs- oder Handlungsvermögens vorliegt.[62]

> „Jeder Patient mit einer schweren Störung des Körper-Bildes litt unter einer ebenso schweren Störung des Körper-Ichs. Es wurde immer deutlicher, daß ein solcher Patient in den betroffenen Gliedmaßen einer tiefgreifenden, mit dem Gefühl der Auflösung oder Zerstörung oder Auslöschung des Seins verbundenen Erfahrung unterworfen ist. Dies geht einher mit einer elementaren Derealisierung und Entfremdung sowie gleichermaßen elementaren Gefühlen von Angst und Entsetzen. Wenn sie das Glück haben zu genesen, wird dies von einem ebenso elementaren Gefühl der ‚Re-realisation' und Freude gefolgt. Eine jede solche Erfahrung

---

59 Vgl. Sacks (2004), S. 209 f.

60 Die Medizinethikerin Denise Dudzinski (2005) beschreibt eine 50-jährige Patientin, die 10 Jahre nach einer Verletzung ihres Handgelenks unter unerträglichen chronischen Schmerzen im betreffenden Arm litt (*complex regional pain syndrom, CRPS*), die sie daran hinderten, sich umzukleiden und mit ihrem Enkel zu spielen. Sie wollte wegen dieser Beeinträchtigungen, dass ihr Arm amputiert werde, obwohl die behandelnden Ärzte der Ansicht waren, dass die chronischen Schmerzen nicht verschwinden, sondern in Phantomschmerzen übergehen würden. Obwohl sie selbst von der Amputation keine Schmerzlinderung erhoffte, beharrte sie darauf, weil der Arm ihr so im Weg war, dass sie sich dadurch im sozialen Leben stark beeinträchtigt fühlte. Andere Verfahren zur Schmerzreduktion lehnte sie ab bzw. kamen aus medizinischer Sicht nicht in Frage. Nachdem mehrere Chirurgen die Amputation abgelehnt hatten, amputierte schließlich ein Chirurg ihren Arm. Sie ist weiterhin in schmerztherapeutischer Behandlung.

61 Vgl. Sacks (2004), S. 175 f.

62 Vgl. Sacks (2004), S. 211.

> ist [...] eine elementare Veränderung der Identität oder ‚Selbstheit' auf einer ganz klar umrissenen, organischen neurologischen Grundlage."[63]

Die Immobilisierung oder orthopädische Ruhigstellung von Gliedmaßen birgt die Gefahr, dass komplexe Bewegungen, die nicht ausgeführt werden können, innerhalb weniger Wochen ‚vergessen' und auch neurologisch unmöglich werden.[64] Das Körperbild ist nicht statisch und ‚fest verdrahtet', sondern verändert sich je nach Mobilität, Beanspruchung und Erfahrung der entsprechenden Körperteile kontinuierlich; es kann sich sogar innerhalb weniger Stunden an veränderte Gegebenheiten anpassen. Nach einer Amputation, einer Lähmung oder Deafferentierung wird ein Teil des Körperbildes ‚ausradiert' und dessen Platz von benachbarten Teilen eingenommen.[65] Merzenich et al. (1984) haben gezeigt, dass nach der Amputation eines Körperteils das diesem zugeordnete somatosensorische Cortexareal von benachbarten Körperteilen übernommen wird.

> „Die Experimente [von Merzenich] zeigen, daß es für keinen Körperteil einen festgelegten, ‚reservierten' Bereich gibt, also auch keine bestimmte ‚Hand'-Area. Wenn eine Hand für eine gewisse Zeit deafferentiert oder inaktiviert ist, *verliert sie ihren Platz im sensorischen Rindenfeld.* Dieser wird innerhalb von Stunden oder Tagen überlagert von der Repräsentation der anderen Körperteile, so daß im Kortex nun eine neue ‚handlose' Abbildung des Körpers existiert."[66]

Eine lokal begrenzte, periphere Störung kann also zu einer massiven Störung des Bewusstseins führen, denn die höheren Ebenen des Bewusstseins basieren auf den basaleren Ebenen. Die Entfremdung von Gliedmaßen ist ein Beispiel für ein solches neuropsychologisches Syndrom. Neuropsychologische Syndrome richten sich von unten nach oben (von der neuronalen Ebene zur Bewusstseinsebene) im Gegensatz zu neurotischen oder hysterischen Störungen, die von oben nach unten gerichtet sind.[67]

Sacks konnte zahlreichen Patienten mit Bewegungstherapie, insbesondere mit Musiktherapie helfen. Die Reintegration der abgespaltenen sensorischen Systeme ist nur durch den Gebrauch der betroffenen Körperteile möglich. Doch da die Patienten diese meist nicht bewusst steuern können, müssen sie überlistet werden, damit sie die Bewegungen spontan initiieren. Ein idealer Auslöser für komplexe, automatisierte Bewegungen ist Musik: Die „fremden" Körperteile fügen sich beim Hören von Musik häufig spontan in einen komplexen Bewegungsablauf ein. Sacks selbst wurde dadurch geholfen, dass ein Bademeister ihn ins Wasser stieß und zu einem Wettschwimmen animierte. Seitdem konnte er das Bein wieder normal benutzen. Diese Methode funktioniert auch

63 Vgl. Sacks (2004), S. 211.

64 Heute wird dieser Tatsache in der Behandlung von verletzten Gliedmaßen dadurch Rechnung getragen, dass sie möglichst kurzzeitig ruhig gestellt werden und so bald wie möglich mit Bewegungstherapie begonnen wird. Vgl. Sacks (2004), S. 233.

65 Vgl. Sacks (2004), S. 226–228 und 234–236; Merzenich et al. (1984).

66 Vgl. Sacks (2004), S. 234.

67 Vgl. Sacks (2004), S. 243.

bei Hunden, die infolge einer längeren Ruhigstellung eines Beines nicht mehr richtig laufen können.[68]

Auffallend viele BIID-Patienten berichten von Verletzungen mit nachfolgender Ruhigstellung bzw. über die zeitweilige Lähmung derjenigen Gliedmaßen, deren Amputation sie später wünschten.[69] Möglicherweise war der zeitweilige Nichtgebrauch der Gliedmaßen der Ursprung des Amputationswunsches. Auch bei den Patienten, bei denen am Anfang der Glaube stand, dass ihre Sehnsucht nach Liebe und Beachtung durch eine Behinderung erfüllt würde, könnte das Deaktivieren von Gliedmaßen zu BIID geführt haben: Das regelmäßige Ruhigstellen oder Abbinden von Gliedmaßen zum Zweck des Pretending kann periphere Störungen wie Neuropathien hervorrufen und schließlich eine manifeste Störung des Körperbildes mit Auslöschung des betreffenden Körperteils bewirken. Dann ist der Wunsch nach dessen Amputation die notwendige Folge.

Pötzl-Syndrom

Ein Gehirnschlag oder ein Gehirntumor im rechten Scheitellappen kann bewirken, dass die linke Körperhälfte oder Teile davon ignoriert werden bzw. als fremd, unwirklich oder sogar als Teil des Körpers einer anderen Person empfunden werden. Dieses Phänomen ist als Pötzl-Syndrom bekannt.[70]

Otto Pötzl hat groteske Beispiele beschrieben, z. B. von einem Patienten, der die Krankenschwester bat, mit dem Frühstückstablett auch das Bein mitzunehmen, sowie von einem Patienten, der während einer Bahnfahrt seinen Nachbarn aufforderte, dessen Hand von seinem Bein zu nehmen, und dabei auf seine eigene Hand deutete. Während die Affekte und Reaktionen dieser

68 Vgl. Sacks (2004), S. 197–199, 215 f. – Das Phänomen der Auslöschung von Gliedmaßen aus dem Körperbild ist auch Tierärzten bekannt. Kühe, die während der Entbindung eine Spinalanästhesie erhalten, beachten ihren Hinterleib nicht mehr und nehmen von der Geburt ihres Kalbes keine Notiz. Anders als Tiere können Menschen aber ihre Aufmerksamkeit auf den gelöschten Körperteil richten; erst dies führt zu dem Gefühl der Fremdheit der entsprechenden Körperteile. Vgl. auch S. 237–243, bes. S. 243: „Entfremdung ist ein blinder Fleck im primären Bewusstsein, der vom Bewusstsein höherer Ordnung wahrgenommen wird."

69 Bensler et al. (2003): Der Patient mit dem Wunsch nach Beinamputation hatte zahlreiche (zumindest teilweise selbst verursachte) Verletzungen der unteren Extremitäten.
Bruno (1997), Fall 2: Die Patientin klagte über Arm- und Beinschwäche sowie Gleichgewichtsstörungen. Bruno diagnostizierte *Factitious Disability Disorder.* Im Alter von einem Jahr hatte sie Kinderlähmung. Als Kind fiel sie häufig hin. Im Alter von 21 Jahren hatte sie eine Hüftoperation, um das häufige Hinfallen zu beheben. Mit Anfang 40 erhielt sie verschiedene orthopädische Stützen für Kniee und Fußgelenke wegen deren Instabilität und Schmerzen.
Dudzinski (2005): Die Patientin hatte eine Verletzung des Handgelenks, die zu einem chronischen Schmerzsyndrom führte; weil sie den betreffenden Arm seitdem als völlig nutzlos und störend empfand, wünschte sie dessen Amputation.
Money/Jobaris/Furth (1977), Fall 1: Der Patient, der heimlich transsexuell sowie bisexuell und Amputationsfetischist war, hatte im Alter von 2 Jahren eine schwere Verbrühung seines linken Beins erlitten und konnte danach ein Jahr nicht laufen. Er wünschte die Amputation seines linken Beins.
Money/Jobaris/Furth (1977), Fall 2: Der Patient war mit einer leichten Fehlbildung des rechten Fußes zur Welt gekommen, durch die er einen fehlerhaften Gang entwickelte, für den er von seinem Vater streng kritisiert wurde. In der Pubertät wurde die Fehlbildung chirurgisch korrigiert, und der Gang normalisierte sich. Seit dem Alter von 11 Jahren wünschte der Patient die Amputation des rechten Fußes. Im Alter von 20 Jahren erlitt er bei einem Arbeitsunfall einen Bruch des rechten Beins. Die Behinderung durch den Gips und das Gehen mit Krücken genoss er sehr.

70 Vgl. Sacks (2004), S. 76–80.

Patienten in allen anderen Bereichen normal erscheinen, zeigen sie gegenüber ihren betroffenen Gliedmaßen eine außergewöhnliche Gleichgültigkeit.[71]

Auch Oliver Sacks beschreibt einen solchen Fall: Ein junger Mann war stationär aufgenommen worden, weil sein linkes Bein sich auf einmal „träge" anfühlte. Am nächsten Tag stellte er beim Erwachen entsetzt fest, dass ein fremdes Bein in seinem Bett lag, offenbar das Bein einer Leiche. Weil gerade Silvester war, nahm er an, eine Krankenschwester habe sich einen makabren Scherz erlaubt. Er versuchte, das Bein aus dem Bett zu werfen, und stürzte dabei selbst hinaus; nun schien das Bein an ihm festgewachsen zu sein. Er sagte, das Bein sehe „absolut grauenhaft" aus; es sei eine „Fälschung" seines eigenen Beins; dieses sei „verschwunden", habe „sich in Luft aufgelöst". Es wurde ein großer Gefäßtumor über dem rechten Scheitellappen diagnostiziert, der in der Nacht zu bluten begonnen und das „Beinzentrum" gelöscht hatte. Dem Patienten wurde die „Auslöschung" seines Beines aus dem Körperbild erklärt und gesagt, dass es nach der Entfernung des Tumors wahrscheinlich „zurückkehren" werde. Der Patient konnte sich aber weder vorstellen, dass das Bein zurückkehren würde, noch daran erinnern, dass er es jemals gehabt habe. Das Bein war, so urteilt Sacks, nicht nur verloren gegangen, sondern hatte sogar seinen angestammten Platz verloren. Trotzdem „kehrte" es nach der Gehirnoperation wieder „zurück".[72] Sacks konstatiert:

> „Und in der Tat lag bei ihnen ja ein außerordentlich bemerkenswerter ‚Zerfall' vor – eine Dissoziation, die nicht nur neuraler, sondern auch emotionaler und ‚existentieller' Natur war. Dies war jedoch nicht die Folge einer ‚Verdrängung' eines Gedankens und Gefühls, sondern das Resultat einer neuronalen Unterbrechung."[73]

Neurologische Störung wie das Fremde-Hand-Syndrom

Auch das Fremde-Hand-Syndrom[74] ähnelt den Symptomen von BIID. Dieses Syndrom ist eine sehr seltene neurologische Störung, von der erst ca. 50 Fälle dokumentiert wurden. Personen mit dem Fremde-Hand-Syndrom empfinden eine Hand als nicht zu ihnen gehörig; im Gegensatz zur BIID entzieht sich beim Fremde-Hand-Syndrom die betreffende Hand vollständig der willentlichen Kontrolle des Patienten und bewegt sich scheinbar autonom.[75] Häufig

---

71 Vgl. Sacks (2004), S. 76–78.

72 Vgl. Sacks (2004), S. 73–79.

73 Vgl. Sacks (2004), S. 78.

74 Vgl. hierzu Biran/Chatterjee (2004), Ovadia (2006), Pappalardo et al. (2004), Scepkowski/Cronin-Golomb (2003). Andere Bezeichnungen dieses Syndroms sind *Alien-Hand-Syndrom, la main étrangère* und *Dr. Strangelove-Syndrom*.

75 Ovadia (2006), S. 64 f., zitiert einen Patienten, der durch einen Schlaganfall eine Schädigung im rechten prämotorischen Areal und im vorderen Teil des Corpus callosum erlitten hatte: „Seit ich wieder zu Hause bin, ist diese Hand wie besessen. Ich kann sie überhaupt nicht kontrollieren, sie macht einfach, was sie will! [...] Es ist ein wahrer Albtraum. Wenn ich mit der rechten Hand ein Stück Fleisch auf die Gabel spieße, pflückt es mir die linke wieder von den Zinken. Wenn das Telefon klingelt und ich die rechte Hand ausstrecke, um den Hörer abzunehmen, schießt die linke hervor und hält das Telefon einfach fest. Ich schaffe es nicht, den Hörer ans Ohr zu führen. Das Gleiche beim Schach – ich bin ein leidenschaftlicher Spieler: Ständig führt die linke Hand absurde Züge aus, die ich mit rechts korrigieren muss. Meine Freunde haben sich daran gewöhnt und nehmen es hin. Doch gegen den Computer spiele ich schon nicht mehr, weil ich die Züge da nicht rückgängig machen kann. Es ist, als ob sich meine Hände streiten: Die rechte folgt meinem Willen, die linke verhält sich wie ein aufsässiges Kind. [...] Manchmal bekomme ich eine Ohrfeige – von meiner eigenen Hand! [...] Dabei fühlte ich mich wie in einem Horrorfilm, eine teuflische Macht schien von mir Besitz ergriffen zu haben. Nur dass sie sich in meinem Fall mit einem Arm zufrieden gab."

muss der Patient seine ‚fremde Hand' mit physischer Gewalt kontrollieren, z. B. indem er sie am Körper festbindet. Die Patienten zeigen häufig einen Autokritizismus bezüglich des betroffenen Körperteils.[76]

Kurt Goldstein (1878–1965) hat das Fremde-Hand-Syndrom als Erster 1908 bei einer Patientin beschrieben, deren Hand nach einem Schlaganfall einen Eigenwillen entwickelt zu haben schien. Einmal krallte die Hand sich so fest um den Hals der Frau, dass zwei Männer sie losreißen mussten, um die Frau vor dem Ersticken zu retten. Sie selbst glaubte, ein Dämon sei in sie gefahren. In der Obduktion der Patientin entdeckte Goldstein eine Läsion der rechten Hemisphäre und des *Corpus callosum*. Ähnliche Symptome traten bei einigen Patienten auf, denen wegen Epilepsie der *Corpus callosum* durchtrennt worden war, oder die dort oder im medialen frontalen Cortex einen Tumor oder eine Blutung aufgrund eines geplatzten Aneurysmas oder einer Verletzung hatten.

Klinisch lassen sich vier Kategorien des Syndroms unterscheiden, die durch die oben beschriebenen klinischen Störungen bzw. eine Kombination daraus hervorgerufen werden können:[77]

1. *Intermanueller Konflikt:* Die nichtdominante Hand widersetzt sich den Aktionen der dominanten Hand.[78]
2. *Fremde Hand:* Der Patient empfindet eine Hand als fremd, nicht zugehörig und bedeutungslos. Wenn er sie nicht sieht, kann er sie nicht als seine eigene Hand identifizieren.
3. *Anarchische Hand:* Eine Hand agiert gegen die bewussten Intentionen des Patienten.
4. *Überflüssige Hand:* Der Patient hat das Gefühl einer zusätzlichen Hand.

Je nach Läsionsort werden drei Subtypen des Fremde-Hand-Syndroms unterschieden:

1. *Callosaler Subyp:* Bei einer Schädigung des *Corpus callosum*[79] tritt meist ein intermanueller Konflikt auf, d. h. die linke (nichtdominante) Hand widersetzt sich der rechten (dominanten) Hand.[80] Die Ursache dafür ist vermutlich, dass i. d. R. die linke (dominante) Gehirnhälfte auch die komplexen feinmotorischen Bewegungen insgesamt koordiniert. Ist das *Corpus callosum* defekt, wird die linke Hand nur noch von der rechten Gehirnhälfte gesteuert und verliert die Steuerung durch die linke, die Bewegungen koordinierende Gehirnhälfte. Das führt dazu, dass die linke Hand der bewussten Kontrolle entzogen wird und sich sogar den Bewegungen der rechten Hand widersetzt. Typischerweise gibt es dabei zahlreiche weitere Anzeichen einer unterbrochenen Verbindung der beiden Hirnhemisphären.

---

76 Vgl. Pappalardo et al. (2004), S. 177; Biran/Chatterjee (2004), S. 292.

77 Vgl. Pappalardo et al. (2004), S. 179 f.; Biran/Chatterjee (2004).

78 Beispielsweise knöpft die linke Hand ein Hemd wieder auf, das die rechte gerade zuknöpft, oder sie schlägt eine Zeitung zu, die die rechte soeben aufgeschlagen hat. Vgl. Biran/Chatterjee (2004), S. 293 f.

79 Corpus callosum = Balken, der die linke und die rechte Gehirnhälfte miteinander verbindet.

80 Scepkowski/Cronin-Golomb (2003) betonen, dass alle bisher beschriebenen Fälle des Fremde-Hand-Syndroms bei Rechtshändern oder beidhändigen Personen aufgetreten sind (S. 262 f.). Schon 1974 hatte Lurija darüber spekuliert, ob Entfremdungen nur bei linksseitigen Gliedmaßen auftreten können. Vgl. Sacks (2004), S. 226 f.

2. *Frontaler Subtyp:* Wenn das *Corpus callosum* intakt ist, aber bestimmte Teile des Frontallappens geschädigt sind, die Bewegungen planen und ausführen, insbesondere die prämotorischen und die supplementär-motorischen Areale (SMA), ist die rechte Hand betroffen; sie zeigt unkontrollierbare Greifreflexe und zwanghafte Manipulationen an Gegenständen. Ein intermanueller Konflikt ist dabei selten. ‚Fremde' Bewegungen werden häufig durch visuelle oder taktile Stimulation ausgelöst. Auch eine magnetische Apraxie kann auftreten, bei der die linke Hand von der rechten scheinbar angezogen wird. Die Ursache dieser Symptome liegt wahrscheinlich darin, dass durch die Schädigung eines oder beider SMA (Regionen, die bewusste Bewegungsabläufe steuern) die Hemmung auf das laterale, reaktive prämotorische System ausfällt, so dass dieses unwillkürliche Bewegungen auslösen kann.
3. *Posteriorer Subtyp*: Eine Läsion in einem Cortexgebiet, das von der rechten posterioren Cerebralarterie versorgt wird, kann zu einem Fremde-Hand-Syndrom führen, das vor allem durch das Gefühl eines ‚wandernden' oder schwebenden Arms sowie durch unbeabsichtigte Bewegungen gekennzeichnet ist.

Kombinationen dieser Subtypen sind häufig, vor allem nach Schlaganfällen oder Gehirntraumata. Auch bei der Alzheimer-Krankheit wurde dieses Syndrom beobachtet. Meist verschwindet das Fremde-Hand-Syndrom nach wenigen Wochen oder Monaten; in einigen Fällen hält es jahrelang an. Neuropsychologische Rehabilitationsmaßnahmen können die Heilung unterstützen.

Angeborener Mismatch von physischem Körper und Körperbild

Der Amputationswunsch könnte auch daher rühren, dass der physische Körper und der phänomenale Körper nicht übereinstimmen; dass also eine Diskrepanz (*mismatch*) besteht zwischen dem Körper, wie er objektiv ist, und dem Körper, wie er subjektiv wahrgenommen wird. Eine solche Diskrepanz besteht bei *Asomatognosie.* Diese Störung ist durch das Leugnen der Zugehörigkeit einer Extremität gekennzeichnet und kann im Rahmen eines Neglects durch einen Schlaganfall, im Kontext einer Depersonalisation oder durch den Verlust der Propriozeption (Eigenwahrnehmung) auftreten.[81]

Der Chirurg Robert Smith und Karen Fisher nehmen an, dass BIID ein Spiegelbild des Phänomens der Phantomglieder sei und dass dabei der physische Körper und der phänomenale Körper nicht übereinstimmten. Bei BIID habe sich möglicherweise ein körperliches Glied entwickelt, ohne dass das sensorische Bewusstsein dafür entwickelt worden sei.[82] Auch die Medizinethiker Baynes und Levy (2005) nehmen an, dass bei BIID eine *Asomatognosie*, eine nichtwahnhafte somatische Entfremdung (*non-delusional somatic alienation*) vorliege. Dann sei der betroffene Körperteil oder zumindest dessen neuronale Repräsen-

81 Eine neurologische Störung als Ursache von BIID hält auch First (2004) für möglich; er weist auf die Ähnlichkeit mit einem Neglect nach einem Schlaganfall hin (S. 9).

82 Vgl. Fisher/Smith (2000).

tation tatsächlich nicht gesund.[83] Damit rechtfertigen sie wie Smith die von diesem vorgenommenen Amputationen (scheinbar) gesunder Gliedmaßen.

Anders als bei Fremde-Hand-Syndrom-Patienten besteht die Störung bei BIID-Patienten seit ihrer Kindheit, möglicherweise aufgrund einer angeborenen Missbildung im Gehirn (z. B. einer Gefäßanomalie) oder der unvollständigen Entwicklung bestimmter Nervenbahnen. Zur Überprüfung dieser These sind Untersuchungen mit funktioneller Bildgebung erforderlich; dies wurde von Ramachandran vorgeschlagen, aber bisher noch nicht realisiert.[84] Wenn BIID auf einer angeborenen oder früh entwickelten hirnorganischen Störung des Körperbildes basiert, haben BIID-Patienten im Gegensatz zu Schlaganfall-Patienten mit Fremde-Hand-Syndrom keine Erinnerung an ein Leben, in dem der betreffende Körperteil in das Körperbild integriert war; sie empfinden daher keinen Verlust, sondern einen störenden Ballast. Dieser Unterschied kann erklären, warum ein und dasselbe Syndrom von den Schlaganfall-Patienten als Störung empfunden, aber von BIID-Patienten als Teil der Identität betrachtet wird. Dieselbe Diskrepanz besteht bekanntlich zwischen angeborener und erworbener Gehörlosigkeit. Könnte den Patienten mit Hilfe bildgebender Verfahren gezeigt werden, was die hirnorganische Ursache ihres Gefühls von Fremdheit einer Gliedmaße ist, könnte allein diese Einsicht schon eine gewisse Erleichterung und Entlastung bringen.

Dysfunktion des rechten Scheitellappens wie bei Somatoparaphrenia

Nach einer kürzlich publizierten Hypothese von Vilayanur Ramachandran und Paul McGeoch (2007) ist die Ursache von BIID eine Dysfunktion des rechten Scheitellappens. Dies schließen sie aus der großen Ähnlichkeit von BIID mit *Somatoparaphrenie*, einer Störung infolge eines Schlaganfalls im rechten Scheitellappen (meist bei Patienten mit linkshemisphärischem Sprachzentrum), bei der der Patient überzeugt ist, eine bestimmte eigene Extremität (meist der linke Arm) gehöre einer anderen Person.[85] Für diese These sprechen auch das Überwiegen linksseitiger Amputationswünsche bei BIID-Patienten, die emotionale Abstoßung des betreffenden Körperteils sowie die Spezifität der gewünschten Amputation (ganz bestimmter Körperteil und ganz bestimmtes Niveau).[86] Ram-

83 Vgl. Baynes/Levy (2005), S. 76 f.

84 Auch bei Patienten mit dem Fremde-Hand-Syndrom gab es (bis 2003) noch keine fMRT-Untersuchungen und nur wenige PET-Untersuchungen. – Vgl. Scepkowski/Cronin-Golomb (2003), S. 275.

85 Unter *Anosognosie* (griech. *an = nicht; nosos = Krankheit; gnosis = Erkenntnis*) versteht man ein krankhaftes Nichterkennen einer Halbseitenlähmung, einer kortikalen Blindheit, einer Hemianopsie oder Taubheit infolge einer Schädigung bestimmter Gehirnareale, meist in Folge eines Schlaganfalls. Es gibt drei Unterarten der Anosognosie: 1. *Asomatognosie* (Leugnen der Zugehörigkeit einer Extremität), 2. *Somatoparaphrenie* (Überzeugung, eine eigene Extremität gehöre einer anderen Person), 3. *Anosodiaphorie* (Bewertung einer schweren Krankheit als Lappalie). Spricht man den Patienten auf die Störung an, erfolgen Konfabulationen, Entschuldigungen und Rationalisierungen. Die Störung tritt meist bei Patienten auf, die eine rechtshemisphärische Störung haben und deren Sprachzentrum linkshemisphärisch lokalisiert ist. Da Patienten mit Anosognosie von der rechten Hemisphäre keine ihrem bisherigen Weltbild entsprechenden Informationen erhalten, hält die linke Hemisphäre am bisherigen Körperschema fest, und die Störungen werden wegerklärt. – Vgl. http://de.wikipedia.org/wiki/Anosognosie [08.02.2007] und Poeck/Hacke (1998), S. 172.

86 Vgl. auch First (2004), S. 5: Von den 52 interviewten BIID-Patienten hatten 90 % einen ganz spezifischen Amputationswunsch (überwiegend eine Beinamputation oberhalb des Knies). Die Mehrheit (55 %) wollte eine linksseitige Amputation, 28 % eine rechtsseitige, 18 % eine beidseitige Amputation.

achandran und McGeoch nehmen an, dass bei dieser Störung eine Entkopplung des eigenen Körperbildes, das im rechten Scheitellappen generiert wird, von der physischen Realität des eigenen Körpers auftritt. Sie schlagen einen Test für ihre Hypothese vor: Mit einer Vestibularstimulation mittels einer Kaltwasserspülung lasse sich Somatoparaphrenie für eine Weile beheben[87] – möglicherweise auch BIID. Die Hypothese könne außerdem mit Hilfe funktioneller Bildgebung und Hautleitfähigkeitsmessungen überprüft werden. Falls die Hypothese zutrifft, könnte BIID mittels thermischer Stimulation des Vestibularsystems kurzzeitig therapiert werden.[88]

4.4 Multikausale Erklärung und Therapieoptionen

Wahrscheinlich kann der Wunsch nach der Amputation gesunder Gliedmaßen aus verschiedenen Ursachen resultieren, und bei manchen Patienten könnte eine Kombination von zwei oder mehr Ursachen vorliegen, die sich gegenseitig verstärken.[89] Daher muss beim Vorliegen eines medizinisch unsinnigen Amputationswunsches eine genaue Differentialdiagnostik erfolgen, da je nach Diagnose unterschiedliche Therapien indiziert sind. Dazu gehören eine genaue Anamnese, eine psychiatrische und eine neurologische Untersuchung sowie ggf. eine Untersuchung mit funktioneller Bildgebung (fMRT oder PET).

Als Ursachen medizinisch unsinniger Amputationswünsche kommen also nach bisherigem Forschungsstand folgende Krankheitsbilder in Frage: 1. eine *neurotische Störung*, 2. *Paraphilie*, 3. eine *Kombination aus Body Dysmorphic Disorder und Zwangsstörung*, 4. eine *hirnorganisch bedingte Störung des Körperbildes*. Im Folgenden stelle ich die verschiedenen möglichen Ursachen dieser Störung mit den ggf. geeigneten Therapien zusammen:

1. *Neurotische Störung, z.B. Factitiuos Disorder oder abgelehnte männliche Homosexualität:*[90] Der Wunsch, körperbehindert zu sein bzw. zu erscheinen, kann aus einer neurotischen Störung resultieren: zum einen aus einem extremen Wunsch nach Aufmerksamkeit und Liebe, verbunden mit der (irrigen) Annahme, dass körperbehinderte Menschen besonders viel davon bekämen, und mit einem starken Bedürfnis nach Regression (insbesondere nach Rückzug aus dem Berufsleben),[91] zum anderen aus der Ablehnung der eigenen Homosexualität.[92] Bei ‚nur' neurotisch gestörten Apotemnophilen könnte eine Kombination aus Psychotherapie

87 Vgl. auch Ramachandran/Blakeslee (2002), S. 238–247.

88 Vgl. Ramachandran/McGeoch (2007).

89 Diese These vertreten auch Baynes/Levy (2005), S. 77.

90 Vgl. Bruno (1997).

91 Beispiele für den Wunsch nach Aufmerksamkeit und Liebe als Ursache für Apotemnophilie sind der Fall 1 von Bruno (1997) sowie die Fälle von Everaerd (1983) und Berger et al. (2005). Beispiele für Regressionswünsche sind der Fall 2 von Bruno (1997) sowie der von Berger et al. (2005) beschriebene Patient, der sich im Rollstuhl als „authentischer und femininer" empfindet (S. 382).

92 Bei den beiden von Money (1977) beschriebenen homosexuellen Autoapotemnophilen liegt offenbar ein Minderwertigkeitskomplex wegen ihrer Homosexualität vor. Sie versprechen sich von der Amputation eines Beines die Wiederherstellung ihrer Männlichkeit (*overachievement*) bzw. deren Bewahrung (Beinamputation statt Penisamputation). Den von Berger et al. (2005) beschriebenen Patienten hat die Amputation der Beine tatsächlich vor der Amputation seines Penis bewahrt.

und Psychopharmaka helfen, das extrem geringe Selbstwertgefühl zu erhöhen, Krankheitseinsicht zu erreichen und andere Lebensentwürfe als Regression vorstellbar zu machen und ggf. die eigene Homosexualität zu akzeptieren.

2. *Paraphilie:* Ein Amputationswunsch kann aus einer sexuell motivierten *Alloapotemnophilie* resultieren, also aus einem Fetischismus für Amputationen, möglicherweise ausgelöst durch Stress oder Depression. Bei diesem Typ ist das Devotee-Verhalten vorherrschend, das ggf. in ein Pretender- und ein Wannabe-Verhalten umschlägt.[93] Bei *Alloapotemnophilie* wird – wie bei anderen Paraphilien – meist keine Therapie gewünscht. Gefordert wird vielmehr gesellschaftliche Toleranz sowie ein leichter Zugang zu den Objekten der Begierde. Ist mit der Alloapotemnophilie ein Leidensdruck verbunden, könnte eine geeignete Sexualtherapie hilfreich sein.
3. *Body Dysmorphic Disorder und Zwangsstörung*: Wie Menschen mit *Body Dysmorphic Disorder* leiden auch BIID-Patienten unter unkontrollierbaren, zwanghaften Gedanken über ihre äußere Erscheinung, und in beiden Fällen ist die Krankheitseinsicht meistens gering; vielmehr wird mit wahnhafter Intensität auf der Annahme des körperlichen Makels beharrt. Gekennzeichnet ist diese Störung mit einer zwanghaften gedanklichen, aber auch praktischen Beschäftigung mit dem als störend oder falsch empfundenen Körperteil. Korreliert ist diese Störung mit Zwangsstörungen, Depressionen, Soziophobie, Essstörungen, Substanzmissbrauch, Feindseligkeit und Suizidalität. Bei Patienten mit *Body Dysmorphic Disorder* sind chirurgische Eingriffe i. d. R. vergeblich.[94] Mit Psychotherapie und Psychopharmaka lässt sich die Störung vielleicht lindern.
4. *Hirnorganisch bedingte Störung des Körperbildes:* Schließlich kann ein Amputationswunsch aus dem Gefühl, dass ein bestimmter Körperteil fremd und nutzlos ist, resultieren. Nur diese Störung ist eine *Body Integrity Identity Disorder* im eigentlichen Sinne. Sie ist höchstwahrscheinlich hirnorganischen Ursprungs und verwandt mit dem Fremde-Hand-Syndrom, das in seltenen Fällen nach einem Schlaganfall auftritt. Wie Körperbildstörungen nach rechtsseitigen Schlaganfällen ist auch BIID durch Anosognosia, also Uneinsichtigkeit in die Krankheit, gekennzeichnet. Nach der Hypothese von Ramachandran und McGeoch (2007) ist die Ursache von BIID eine funktionelle Störung im rechten Scheitellappen. Falls der Amputationswunsch auf einer der oben beschriebenen neurologischen Störungen basiert, könnten in Zukunft kausale Therapien möglich werden. Zunächst könnten neuropsychologische Rehabilitationsmaßnahmen gewisse Verbesserungen bringen.[95] Wenn das hirnorganische Substrat des gestörten Teils des Körperbildes präzise ermit-

93 Beispiele hierfür sind die von Money/Jobaris/Furth (1977) beschriebenen Fälle der homosexuellen Amputationsfetischisten mit Amputationswünschen sowie der von Wise/Kalyanam (2000) geschilderte Fall des Amputationsfetischisten, der seinen eigenen Penis amputiert hat.

94 Vgl. Crerand/Franklin/Sarwer (2006).

95 Vgl. auch Ramachandran/Blakeslee (2002), S. 57–83.

telt werden kann, lässt sich dieses möglicherweise durch kontinuierliche Hirnstimulation durch implantierte Elektroden[96] oder durch einen mikrochirurgischen oder radiochirurgischen Eingriff therapieren. Eine transkranielle Magnetstimulation könnte vielleicht zumindest zeitweiligen Erfolg bringen.

5 Medizinethische Diskussion über Amputationen bei BIID

Im Folgenden werde ich die medizinethischen Argumente pro und contra Amputation bei BIID-Patienten, die in der Debatte vorgebracht worden sind, darstellen und diskutieren und anschließend die Debatte über BIID innerhalb der Medizinethik skizzieren.

5.1 Diskussion der Argumente pro Amputation bei BIID

Recht auf freie Gestaltung des eigenen Körpers

Nach liberaler Auffassung hat jeder Mensch grundsätzlich das Recht, seinen Körper so zu gestalten, wie er es möchte. Freiwillige Amputationen stünden in einem Kontinuum mit anderen freiwillig herbeigeführten Körperveränderungen, z. B. mit Tätowierungen, Piercing, Schmucknarben, aufgespritzten Lippen, vergrößerten Brüsten und Designer-Vaginas.[97]

Die amerikanische Medizinethikerin Annemarie Bridy (2004) vertritt die Ansicht, dass Wunsch-Amputationen genauso wie kosmetische Operationen ein legitimes Mittel der Suche nach Glück und des Strebens nach Authentizität seien. Beide dienten dazu, den Körper dem persönlichen Idealbild anzupassen. Sie bewertet den Amputationswunsch nicht als irrational, nur weil er eine Behinderung bezwecke: Vielmehr sei dieser ein legitimer Wunsch nach einer Selbstmodifikation. Diese These begründet sie im Anschluss an Tom Koch (2001) mit dem *Social Difference Model*, nach dem „Behinderte" nicht „behindert" sind (wie im *Medical Model*), sondern „anders".[98]

Der Vergleich von Wunschamputationen mit Tätowierungen, Schmucknarben, Piercing etc. hinkt allerdings: Mit diesen demonstriert man seine Zugehörigkeit zu einer Gesellschaft bzw. Subkultur. Die damit verbundenen Verletzungen werden in Kauf genommen, um dauerhaft und gut sichtbar die Einsatz- und Opferbereitschaft für die Gruppe sowie die Abgrenzung von

96 Zur Tiefenhirnstimulation zur Behandlung psychiatrischer Krankheiten vgl. Aouizerate et al. (2004); Brentrup et al. (2004); Funkiewiez et al. (2003 und 2004); Müller (2007); Northoff (2001); Perozzo et al. (2001); Schneider et al. (2003); Tammer (2006); Witt et al. (2006).

97 Designer-Vaginas sind die neueste Mode der plastischen Chirurgie; dabei handelt es sich um die operative Herstellung einer abgeflachten Vulva, die dem kindlichen Aussehen von Models in Modezeitschriften bzw. digital veränderten Bildern aus Pornozeitschriften entsprechen soll. – Vgl. SPIEGEL Online, 25.05.2007.

98 Vgl. Bridy (2004), S. 152. – Nach Tom Koch (2001) ist die Welt der Behinderungstheorien (*Disability Theories*) in zwei Lager gespalten: Nach dem *Medical Model* ist eine Behinderung eine negative Variation der physischen Norm, die notwendigerweise nachteilig ist. Nach dem *Social Difference Model* entsteht Behinderung nur durch soziale Diskriminierung aufgrund einer Andersartigkeit.

rivalisierenden Gruppen zu demonstrieren.[99] Freiwillige Amputationen sind dagegen kein Konformitätsbeweis für eine Gesellschaft oder Subkultur.

Ebenso wenig schlüssig ist der Vergleich mit Brustvergrößerungen, Lippenaufspritzungen, Beinverlängerungen, Nasen- und Augenmodifikationen etc.: Mit diesen Maßnahmen wird eine Übereinstimmung mit dem aktuellen Schönheitsideal der Gesellschaft erstrebt, und sie sind Mittel im Konkurrenzkampf um begehrte Partner, Aufmerksamkeit, Einfluss, Macht und Geld.[100]

Autonomie

Die Patientenautonomie ist eins der wichtigsten Prinzipien der Medizinethik. Viele BIID-Patienten berufen sich auf das Autonomieprinzip, um die gewünschte Amputation durchzusetzen.[101] Auch die Medizinethiker Baynes und Levy (2005) folgern aus dem Autonomieprinzip, dass ein wohldurchdachter, lang anhaltender Amputationswunsch eines nicht psychotischen Patienten nach angemessener Aufklärung über die Folgen einem Chirurgen die Amputation eines gesunden Körperteils erlaube.[102]

Das Prinzip Patientenautonomie darf aber nur angewandt werden, wenn ein Patient zu rationalen Entscheidungen in der Lage ist. Aus psychiatrischer Sicht sind BIID-Patienten aber, obwohl sie nicht psychotisch sind, in ihrer Rationalität und Autonomie eingeschränkt, und ihr Amputationswunsch ist

---

99 Dies lässt sich mit der evolutionspsychologischen „Theorie der teuren Rituale“ von Richard Sosis und Eric Bessler erklären: Für die meisten Rituale religiöser, aber auch anderer Gruppen werden Zeit und materielle Ressourcen verschwendet, und manche sind gesundheitsschädlich oder sogar lebensbedrohlich. Gerade die vordergründige Schädlichkeit der Rituale hat einen enormen Nutzen für den Zusammenhalt der Gruppe: „Die Grundlage jeder Gemeinschaft ist die erfolgreiche Zusammenarbeit aller ihrer Mitglieder [...]. Das Problem dabei: Aus der Sicht des Einzelnen ist es günstiger, die anderen schuften zu lassen und sich selbst zu schonen. Um die Kooperation aufrechtzuerhalten, bedarf es also sozialer Mechanismen, die das ‚Trittbrettfahren‘ verleiden. [...] Wer [...] eine schmerzhafte Zeremonie vollzieht, kommuniziert unmissverständlich: ‚Ich identifiziere mich mit unserer Gruppe und glaube an das, wofür sie steht.‘“ Vgl. Sosis (2005), S. 46f.

100 Jordan (2004) hat den Diskurs des „Plastic Body“ kritisch analysiert. Er konstatiert, dass die plastischen Chirurgen erfolgreich die Vorstellung des menschlichen Körpers als einer plastischen Substanz etabliert hätten, die Chirurgen verändern könnten, und die man auch verändern lassen sollte, um die eigenen Körperbildideale zu realisieren. Das Modell des „Plastic Body“ basiere auf einem starken cartesianischen Dualismus und einer „mind over matter“-Perspektive: Demnach müsse der Körper dem idealisierten Selbstbild angepasst werden. In Wirklichkeit werde aber nicht jedes individuelle Körperidealbild von Chirurgen realisiert; vielmehr bestimmten Chirurgen und die übrige medizinische Community über den Zugang zur plastischen Chirurgie, und um diesen gewährt zu bekommen, müsse das angestrebte Körperbild dem idealen Körperbild der Mediziner entsprechen. Um plastische Operationen zu erhalten, sei es darüber hinaus nötig, im medizinisch akzeptierten Kontext zu argumentieren. Als legitimes Argument für chirurgische Körperveränderungen gelte, wenn ein Patient die „Falschheit“ seines Körpers plausibel machen könne, für die er eine chirurgische „Korrektur“ benötige, um sein psychisches Leiden unter dem falschen Körper zu therapieren. Während diese Argumentation bei Patienten, die sich durch Schönheitsoperationen dem anerkannten Schönheitsideal annähern wollen, prinzipiell erfolgversprechend sei, scheiterten Wannabees mit praktisch derselben Argumentation, da deren Vorstellung des „richtigen“ Körpers den Vorstellungen der Ärzte davon zu sehr widerspreche.

101 Beispielsweise konstatiert der von Everaerd (1983) beschriebene Patient, der unbedingt ein Holzbein haben wollte: „Only I am the master of my body [...].“ (S. 290). „Besides that I want it [the amputation] to happen (a freely made decision), and I will, without exception, accept all the foreseen consequences.“ (S. 291). Die Behauptung einer freien Entscheidung steht allerdings im Widerspruch zur Aussage des Patienten, er sei „completely controlled by it [the desire]“ (S. 288). – Vgl. auch Skatssoon (2005).

102 Vgl. Bayne/Levy (2005), S. 79–82.

als zwanghafter Wunsch, nicht als freier Wunsch zu sehen. BIID-Patienten leiden zumindest an einer *monothematic delusion*,[103] ähnlich wie Patienten mit Anorexie, Capgras-Syndrom oder Zählzwang. Da es sich hierbei um einen Wahn handelt, sind sie unfähig zur Krankheitseinsicht. Nicht nur, aber vor allem bei Patienten mit eingeschränkter Entscheidungsfreiheit ist das Autonomieprinzip durch die medizinethischen Prinzipien Benefizienz und Non-Malefizienz einzuschränken. Einer Magersüchtigen den Magen zu verkleinern oder einem BIID-Patienten ein gesundes Bein zu amputieren widerspricht dem Prinzip Non-Malefizienz.

Amputation als einzige wirksame Therapieoption

Die Amputation bei BIID-Patienten wird vor allem damit gerechtfertigt, dass sie unter einer Störung leiden, die nur mittels Amputation therapierbar sei – und damit erfolgreich.[104] Weder Psychotherapie noch Psychopharmaka könnten den Amputationswunsch abstellen.[105] Nach First (2004) ist BIID eine Identitätsstörung wie *Gender Identity Disorder*, und wahrscheinlich sei hier ebenfalls die Amputation die einzige Lösung. Robert Smith, der bei zwei BIID-Patienten je ein gesundes Bein amputiert hat, schließt sich dieser These an.[106] Smith und Fisher rechtfertigen Amputationen bei BIID-Patienten außerdem mit der These, dass bei BIID der physische Körper und der wahrgenommene Körper nicht übereinstimmten, aber mittels Amputation in Übereinstimmung gebracht werden könnten.[107]

Außerdem sei die freiwillige chirurgische Entfernung gesunder Körperteile zum Zweck der Verbesserung des ‚psychologischen Wohlergehens' bereits in drei Fällen etabliert:

1. kosmetische Chirurgie,
2. Lebendorganspende,
3. *sex reassignment surgery*.

Die Amputation zur Verbesserung des psychologischen Wohlergehens von BIID-Patienten könnte zu diesem Spektrum gehören.[108]

Dagegen spricht, dass auch die genannten Verfahren mit guten Argumenten kritisiert werden und teilweise ethisch problematisch sind. Evidenzbasierte Studien, die zeigen, dass kosmetische Operationen ohne medizinische Indikation sowie Operationen zur „Geschlechtsumwandlung" bei Transsexuellen tatsächlich das psychische Wohlergehen nachhaltig verbessern und dass alle weniger invasiven Therapien erfolglos sind, fehlen bislang.

103 Dies räumen auch Bayne/Levy (2005), S. 80, ein.

104 Von den 52 von First befragten Patienten hatten 6 eine Amputation an der gewünschten Stelle und fühlten sich danach nach eigenem Bekunden besser als je zuvor und hatten keine weiteren Amputationswünsche. Vgl. First (2004), S. 8. – Diese Argumentation vertreten Bayne/Levy (2005), Bridy (2004), Furth/Smith (2000).

105 Vgl. First (2004), S. 8; Bayne/Levy (2005), S. 83; Braam et al. (2006), S. 36.

106 Vgl. Smith/Fisher (2003) und Fisher/Smith (2000).

107 Vgl. Fisher/Smith (2000).

108 Johnston/Elliot (2002), S. 432, führen dieses Argument aus, argumentieren aber dagegen.

Ebenso gibt es keine einzige Studie, die belegt, dass Amputationen eine geeignete Therapie für BIID sind, sondern nur einige anekdotische Berichte. Die Befürworter der Wunschamputationen stützen sich auf ungefähr zehn wissenschaftlich dokumentierte Fallbeispiele, deren Ergebnisse statistisch nicht signifikant sind, zumal die Auswahl der Beispiele wissenschaftlichen Standards nicht entspricht, da sie nur diejenigen Amputierten einbezieht, die Kontakt zu Medien und Forschern suchen.[109] Dasselbe gilt auch für die im Internet verbreiteten Erfolgsgeschichten: Wie viele Fälle diesen gegenüber stehen, in denen die Patienten ihre freiwillige Amputation bereuen, liegt im Dunkeln. Außerdem fehlen wissenschaftliche Studien zur Wirkungslosigkeit der anderen Therapien; auch hier stützt sich die Argumentation auf wenige Einzelfallberichte gescheiterter (ggf. psychopharmakologisch unterstützter) Psychotherapien.

Grundsätzlich könnte eine Amputation höchstens Patienten mit einer Körperbildstörung Erleichterung verschaffen, während sie bei Patienten, die sich von einer Behinderung Aufmerksamkeit und Liebe versprechen, nur eine ungerechtfertigte Körperverletzung wäre. Aber selbst beim Vorliegen einer Körperbildstörung ist die Schlussfolgerung von Smith und Fisher nicht zwingend: Wenn der physische Körper und das Körperbild nicht übereinstimmen, kann eine Übereinstimmung grundsätzlich auf zwei Wegen erreicht werden: entweder durch Veränderung des physischen Körpers (also eine Amputation) oder durch eine Modifikation des Körperbilds. Dieses wird vom Gehirn generiert; um es zu modifizieren, ist also eine Veränderung des Gehirns erforderlich: durch neuropsychologische Rehabilitationsmaßnahmen, funktionelle Neurochirurgie oder transkranielle Magnetstimulation. Es stellt sich dann die Frage, ob ein Eingriff in das Gehirn oder die Amputation einer Gliedmaße ethisch problematischer ist. Für den Eingriff in das Gehirn spricht bei BIID, dass die Störung tatsächlich im Gehirn und nicht im Arm oder Bein lokalisiert ist. Eine Therapie des Gehirns wäre eine ursächliche Therapie, eine Amputation dagegen ein Kurieren eines Symptoms.

Untersuchungen mit funktioneller Bildgebung (fMRT oder PET) sind bei BIID-Patienten noch nicht durchgeführt worden, sondern lediglich einige strukturelle Gehirnuntersuchungen, die allerdings keinen konkreten Hinweis erbracht haben. Solange die schon heute verfügbaren diagnostischen Möglichkeiten nicht einmal ausgeschöpft worden sind, sollte nicht voreilig amputiert werden, um den Patienten keine nicht wieder gutzumachenden Schäden zuzufügen. Und selbst wenn mit den derzeitigen Geräten keine funktionellen oder strukturellen Gehirnschäden bei BIID-Patienten nachweisbar sein sollten, heißt dies nicht, dass solche nicht vorliegen. Möglicherweise reicht die Auflösung der heute verfügbaren Geräte nicht aus, um die Ursache von BIID zu identifizieren. Nichtsdestotrotz sollten dann m. E. die Ergebnisse weiterer Forschung mit höher auflösenden Geräten abgewartet werden, statt die Patienten für den Rest ihres Lebens zu verstümmeln.

109 Vgl. auch Bayne/Levy (2005), S. 83.

Amputation durch Chirurgen besser als Do-it-yourself-Amputation

Einige BIID-Patienten unternehmen lebensgefährliche Versuche, um den Körperteil, der Gegenstand ihrer Fixierung ist, so zu verletzen, dass ein Chirurg ihn amputieren muss, oder sogar, ihn selbst abzutrennen. Sie verwenden dazu Gewehre, Kettensägen, Hämmer, Trockeneis, Schnürriemen etc.[110] Manche infizieren die Wunden mit Darm- oder Eiterbakterien.[111] Für von Chirurgen durchgeführte Amputationen spricht, dass eine sachgemäß durchgeführte Operation immer noch besser ist als vom Patienten durchgeführte Amputationsversuche, die bereits zu Todesfällen geführt haben.[112] Bayne und Levy schließen daraus: „Surgery might be the least of all evils."[113]

Dieses Argument impliziert, dass die Amputation unausweichlich sei, und sich nur die Frage stelle, wer sie wie durchführt. Auf wie viele *Wannabes* dies zutrifft, ist nicht bekannt; wahrscheinlich nur auf eine Minderheit. Gegen dieses Argument spricht, dass das Angebot ordnungsgemäß durchgeführter Amputationen auch solche BIID-Patienten anziehen könnte, die davor zurückschrecken, sich selbst lebensgefährlich zu verletzen.

Weitere Amputationen für die Forschung erforderlich

Smith und Fisher stellen fest, dass der mögliche Nutzen der verschiedenen Therapien nur bewertet werden könne, wenn weitere Operationen sowie andere Behandlungen durchgeführt und verglichen werden.[114] Annemarie Bridy fordert sogar, medizinische Heilversuche ohne wissenschaftliche Basis an Patienten, denen keine bewährte Therapie angeboten werden kann, in Provinzkrankenhäusern durchzuführen – selbst außerhalb klinischer Studien und ohne Forschungsprotokoll.[115]

Die Forderung Bridys widerspricht nicht nur den Regeln guter Wissenschaft, sondern ist auch ethisch höchst bedenklich, was auch für Smiths und Fishers Argument gilt. Gerade so schwerwiegende, irreversible Eingriffe wie Amputationen, die lebenslange gesundheitliche, finanzielle und soziale Belastungen nach sich ziehen, müssen besonders strikten wissenschaftlichen und medizinethischen Ansprüchen genügen. Riskante Heilversuche lassen sich ggf. rechtfertigen, wenn sie der Lebensrettung oder der Heilung schwerer Krankheiten dienen und keine bewährte Therapieoption vorhanden ist. Dies ist aber bei BIID-Patienten nicht der Fall. Völlig inakzeptabel sind die von Smith durchgeführten Experimente unter Umgehung der Ethikkommission und Missachtung wissenschaftlicher Standards.

---

110 Vgl. Sorene et al. (2006), S. 593; First (2004); Everaerd (1983); Furth/Smith (2000), S. 88.
111 Vgl. Bensler/Paauw (2003); Storm/Weiss (2003).
112 Vgl. Smith/Fisher (2003), S. 188; Bridy (2004), S. 148.
113 Vgl. Bayne/Levy (2005), S. 79.
114 Vgl. Smith/Fisher (2003).
115 Vgl. Bridy (2004), S. 155.

5.2 Diskussion der Argumente contra Amputation bei BIID

Komplikationen, Nebenwirkungen und Folgebehandlungen von Amputationen

Amputationen sind schwerwiegende Eingriffe, die schwere Komplikationen und langfristige Nebenwirkungen haben können: starke Nachblutungen, Einblutungen in das Gewebe, Infektionen, Druckschäden an den Nerven oder Weichteilen mit Empfindlichkeitsstörungen, Hautschäden, in seltenen Fällen Lähmungen. Aufgrund von Über- und Fehlbelastung können Funktionsstörungen, Versteifungen und Verkrümmungen in der Restgliedmaße oder der Gliedmaße der Gegenseite entstehen. Zur Vorbeugung ist eine frühzeitige Bewegungsbehandlung durch Krankengymnasten erforderlich. Durch Prothesen kann es zu Druckgeschwüren bis zu Nekrosen kommen, was manchmal Nachamputationen erforderlich macht. Phantomschmerzen sind sehr häufig; sie erfordern eine umfangreiche Schmerzbehandlung durch Spezialisten. Die abgetrennten Nerven an der Amputationsstelle bilden in seltenen Fällen schmerzhafte Nervenwucherungen und Knoten (Amputationsneurome), die chirurgisch entfernt werden müssen. Zwischen den großen Arterien und Venen kann es, vor allem nach Beinamputationen, zu einer Kurzschlussverbindung (Shunt) kommen, die chirurgisch unterbunden werden muss. Durch Maßnahmen zur Ruhigstellung können Thrombosen entstehen, die zur Embolie führen können. Die vorbeugende Gabe von gerinnungshemmenden Mitteln (z. B. Heparin) kann wiederum zur Blutungsneigung und schwerwiegenden Störungen der Blutgerinnung führen. Infektionen durch Fremdblutkonserven mit Hepatitis-Viren, HIV oder Erregern der neuen Variante der Creutzfeldt-Jakob-Erkrankung sind nicht sicher ausschließen.[116] Durch antibiotikaresistente Keime, die sich in vielen Krankenhäusern ausbreiten, besteht außerdem ein Risiko tödlicher Blutvergiftungen.

Psychische Belastungen durch Amputationen

Für die meisten Menschen ist eine Amputation ein traumatisches Ereignis, unter dessen Folgen sie ihr Leben lang leiden. Meist geht einer Amputation entweder eine schwere Erkrankung voraus, z. B. Diabetes, Knochenkrebs, Wundinfektionen, Erfrierungen, Osteomyelitis, oder schwere Verletzungen durch Unfälle, Schussverletzungen, Verletzungen durch Minen oder Komplikationen nach einer Operation.[117]

Die psychischen Folgen von Amputationen an den unteren Extremitäten haben Suada Kapidžić-Duraković et al. aus Bosnien-Herzegowina untersucht, sowohl an Veteranen mit kriegsbedingten Amputationen als auch an Zivilisten mit krankheitsbedingten Amputationen. Dabei haben sie festgestellt, dass eine Amputation nicht nur den Verlust eines Körperteils bedeutet, sondern auch den Verlust der körperlichen Identität, und schwerwiegende psychische Folgen hat: Die meisten Patienten mit Amputationen zeigen signifikant er-

116 www.chirurgie-portal.de/orthopaedie/arm-bein-amputation.html.

117 Vgl. Wallace (2005). – In den USA ist Diabetes die wichtigste Ursache für nicht-verletzungsbedingte Amputationen.

höhte Werte von Empfindlichkeit, Ängstlichkeit, Feindseligkeit und Paranoia.[118] Bei Patienten, die wegen Krankheiten oder Unfällen Amputationen erleiden, sind vor allem Depressionen häufig.[119]

Ob diese Befunde auf BIID-Patienten übertragbar sind, ist eine offene Frage, da diese die Amputation nicht gegen ihren Willen erleiden. Die anekdotischen Berichte von freiwillig Amputierten über ihr glückliches Leben nach der Amputation sind zwar wissenschaftlich mit großer Vorsicht zu betrachten, dennoch müssen sie Zweifel an dem Argument psychischer Schäden durch eine freiwillige Amputation hervorrufen.

Symptomverschiebung

In manchen Fällen verlagert sich die Störung nach einer Amputation auf einen anderen Körperteil.[120] Einige Patienten verstümmeln nacheinander verschiedene Gliedmaßen, so dass diese amputiert werden müssen.[121] Sorene et al. (2006) warnen daher, die Amputation als Therapie für BIID anzusehen, da die anfängliche Zufriedenheit damit durchaus keine lebenslange Erlösung bedeuten muss, sondern die Forderung weiterer Amputationen nach sich ziehen kann. Unter Umständen ist erst Schluss, wenn alle vier Gliedmaßen amputiert sind.

Bei Patienten, bei denen ein bestimmter Körperteil nicht in das Körperbild integriert werden kann, ist eine Fortsetzung des Amputationswunsches allerdings unwahrscheinlich.

Grundsätzlich keine Unterstützung für gesundheitsgefährdende Körperveränderungen

Nach dem Non-Malefizienz-Prinzip sollten Ärzte grundsätzlich keine gesundheitsschädlichen Eingriffe vornehmen. Dass manche Ärzte heutzutage gesundheitsschädliche Operationen wie Brustvergrößerungen durchführen, kann keine Rechtfertigung für andere, noch invasivere gesundheitsschädliche Eingriffe sein, zumal an Patienten mit psychiatrischen Störungen. Wunsch-Amputationen bei BIID-Patienten sollten aus denselben Gründen wie Fettabsaugungen oder operative Magenverkleinerungen bei Magersüchtigen nicht durchgeführt werden.[122]

---

118 Vgl. Kapidžić-Duraković et al. (2006).

119 Vgl. Wallace (2005), S. 316–318.

120 Beckford-Ball (2000), S. 188.

121 Ein Beispiel ist der von Sorene et al. (2006) beschriebene Patient, der erst sein rechtes Bein nach Selbstverletzung und Infektion amputieren ließ, außerdem mehrere Finger amputierte und schließlich seine linke Hand mit einer Axt abhackte. Ein weiteres Beispiel ist der von Berger et al. (2005) beschriebene Transsexuelle, der nach erfolgter Beinamputation zwar auf die Amputation seiner Genitalien verzichtete, da er sich wieder als Mann betrachtete, aber über die Amputation eines Armes nachdenkt, seit er einen Mann kennt, dem alle vier Gliedmaßen fehlen.

122 Vgl. auch Beckford-Ball (2000), S. 188, der sich hier auf Munro (2000) bezieht.

Ökonomische Konsequenzen

Nach einer Berechnung von Richard Alexander (2003) betragen die Folgekosten für eine Amputation eines Beines unterhalb des Knies, die für eine gute Versorgung erforderlich wären, 105.000 $ pro Jahr. Darin enthalten sind nur die Kosten für medizinische Dienstleistungen, Haushaltshilfen, Spezialausrüstung und Umbauten in der Wohnung und am Auto. Ggf. verlorenes Arbeitseinkommen ist darin noch nicht berücksichtigt. Auf den Sozialstaat kommen durch Amputationen enorme Kosten zu, da die Betreffenden Anspruch auf Frührente, Sozialhilfe, Krankenversicherung, Rehabilitationsmaßnahmen etc. haben. Die Operationskosten von ca. 10.000 € sind auf jeden Fall nur der geringste Teil der Kosten.

BIID als neue „Modekrankheit" und mögliche Identität für Regressive

Wenn BIID als eine neue Störung im DSM-V klassifiziert würde, könnte es schnell zu einer neuen „Modekrankheit" werden. Gerade psychiatrische Kategorien haben häufig einen „Looping-Effekt", der manche Menschen veranlasst, sich durch diese eine Identität zu konstruieren. Ein Beispiel dafür ist Multiple Persönlichkeit (Dissoziative Persönlichkeitsstörung).[123] Neue Krankheitsdiagnosen entwickeln sich mit der Formulierung einer wissenschaftlichen Definition, von institutionellen Strukturen zu ihrer Diagnose und Behandlung, formalen Behandlungsrichtlinien, Messskalen und einer formalen Aufnahme in DSM und ICD. Wenn BIID erst einmal als formale psychiatrische Störung anerkannt ist, werden sich rasch entsprechende institutionelle Strukturen entwickeln. So wie Transsexualität noch in den 1950er Jahren als extrem seltene Störung galt, wurde sie in den 1970er Jahren schon als nicht ungewöhnliche Geschlechtsstörung beschrieben, und heute kommt allein ein Chirurg in Colorado auf über 4.000 sog. *sex reassignments*.[124] Die Anerkennung chirurgischer Eingriffe als geeignete Therapie für psychiatrische Erkrankungen, wie im Fall der sog. geschlechtsanpassenden Operationen bei Transsexuellen, erzeugt unmittelbar einen Markt für entsprechende chirurgische und sonstige medizinische Dienstleistungen. Koalitionen aus finanziell interessierten Ärzten und Kliniken sowie den Lobbygruppen der Transsexuellen haben in vielen Ländern, u. a. in Deutschland, sogar erreicht, dass die gesetzlichen Krankenkassen die enormen Kosten für „geschlechtsumwandelnde" Operationen und dadurch bedingte Folgeschäden sowie das Krankentagegeld übernehmen müssen.

Bayne und Levy bezweifeln, dass BIID zu einer Modekrankheit wird, weil Amputationen dem gängigen Körperideal zu sehr zuwiderlaufen.[125] Das ist zweifellos richtig; BIID könnte aber für Menschen mit starken regressiven Tendenzen eine attraktive Option darstellen, wenn es eine anerkannte Störung werden sollte, für deren Folgen die Versicherungen bezahlen müssten.

123 Zum *Looping effect of human kinds* vgl. Hacking (1995), S. 239. – Diese Befürchtung äußern Johnston/Elliot (2002), S. 434, sowie Bayne/Levy (2005), S. 85.

124 Vgl. Johnston/Elliot (2002), S. 434.

125 Vgl. auch Bayne/Levy (2005), S. 85.

Menschen, die ohnehin den gesellschaftlichen Idealen nicht entsprechen können – weder vom Aussehen noch von der Leistungsfähigkeit – hätten als Amputierte zugleich ein Alibi und ein Einkommen.

Slippery Slope

Jason Beckford-Ball (2000) führt aus, dass Amputationen gesunder Gliedmaßen unterbleiben sollten, weil dies sonst zu einer Akzeptanz von Selbstverletzungen führen könnte, ohne dass die zugrunde liegenden psychologischen Ursachen behandelt würden: „It is a case where the few must suffer to safeguard the majority."[126]

Dieses Argument ist gesinnungsethisch. Zwar besteht hier wie in vielen anderen Fällen die Gefahr eines Slippery Slope, doch bei sorgfältiger Indikationsstellung lässt sich die Ausweitung der Akzeptanz einer höchstens im Einzelfall akzeptablen Maßnahme i. d. R. vermeiden. Das Leiden eines Individuums in Kauf zu nehmen, um gesellschaftliche Normen zu schützen, ist m. E. nicht zu rechtfertigen.

Freiwillige Amputationen sind ein Hohn für Kriegsversehrte und Kranke

Vor allem durch Kriege erleiden Menschen Verletzungen, die zu einer Amputation führen. In islamischen Ländern werden etlichen Menschen wegen der Scharia die Hände amputiert. Zahlreiche Menschen müssen sich außerdem wegen Krankheiten, insbes. Diabetes, sowie nach Unfällen Amputationen unterziehen. Bei der Diskussion über die von BIID-Patienten gewünschten Amputationen sollte man das Leid der Opfer von Krieg, Gewaltherrschaft, Unfällen und Krankheiten nicht ganz aus den Augen verlieren, denen „freiwillige" Amputationen wie Hohn erscheinen könnten. Daraus lässt sich schließen, dass Amputationen gesunder Körperteile mit Rücksicht auf diese Menschen verboten werden sollten.[127]

Auch dieses Argument ist gesinnungsethisch. Es würde gerade dann nicht zutreffen, wenn die betreffenden Körperteile von BIID-Patienten tatsächlich nicht gesund sein sollten, weil ihre neuronale Repräsentation gestört ist.[128]

5.3 Kontroverse in der Medizinethik

Die wenigen Stellungnahmen von Medizinethikern zu BIID sind höchst kontrovers und lassen sich in zwei Lager einteilen:

Zu den Gegnern der Wunschamputationen gehört Arthur Caplan, der Direktor des Bioethik-Zentrums der Universität von Pennsylvania. Er erklärt, dass solche Amputationen den Hippokratischen Eid auf das Extremste verletzen würden:

126 Beckford-Ball (2000), S. 188.

127 Ein Abgeordneter des schottischen Parlaments, Dennis Canavan, nannte die von Smith durchgeführten Amputationen „obszön". Vgl. Bayne/Levy (2005), S. 85; Bridy (2004), S. 148 und 156.

128 Vgl. Bayne/Levy (2005), S. 85.

> „It's meshugeneh – absolutely nuts. It's absolute, utter lunacy to go along with a request to maim somebody. The cure is not to yield to the illness and conform to the obsession. And this is not just about ‚do no harm'. It's also about whether (sufferers) are competent to make a decision when they're running around saying, ‚Chop my leg off.'"[129]

Auch Erich H. Loewy, emeritierter Medizinprofessor und *Founding Alumni Association Chair of Bioethics Associate* der *Philosophy University of California*, äußert sich sehr ablehnend zu Wunschamputationen.[130]

Auf der anderen Seite stehen Befürworter der Wunschamputationen, die die Positionen der BIID-Protagonisten und des Chirurgen Robert Smith übernommen haben, z. B. die amerikanische Medizinethikerin Annemarie Bridy (2004): Sie stellt Amputationen gesunder Körperteile in ein Kontinuum mit kosmetischen Operationen und hält diese wie jene für legitime Mittel der Suche nach Glück und des Strebens nach Authentizität. Beide dienten dazu, den Körper dem persönlichen Idealbild anzupassen. Der Amputationswunsch sei kein irrationaler Wunsch nach einer Behinderung, sondern ein legitimer Wunsch nach einer Selbstmodifikation.

Thomas Schramme (2006) befindet ebenfalls, dass „auch die freiwillige Verstümmelung als eine Form der wertneutralen Körpermodifikation gelten" müsse. Dies schränkt er allerdings auf Fälle ein, bei denen „grundlegende Fähigkeiten wie Mobilität oder Wahrnehmung" nicht zerstört werden, da diese „notwendige Bestandteile einer autonomen Lebensweise" seien.[131]

Der Philosoph Floris Tomasini (2006) übernimmt bedingungslos die Position der BIID-Aktivisten und des Chirurgen Robert Smith. Seine weitreichenden Folgerungen stützt er ausschließlich auf die BBC-Fernsehdokumentation und das Buch von Gregg Furth und Robert Smith (2000). Die Fachliteratur zu BIID von Psychiatern und Neurologen ignoriert er komplett. Den Ethikern, die Selbstverstümmelung ablehnen, insbesondere Kant und den Kantianern, wirft er eine naturalistische Haltung bezüglich des Körpers vor – eine befremdliche Argumentation, da Kant bekanntlich die Pflichten bezüglich des eigenen Körpers transzendentalphilosophisch und nicht naturalistisch begründet hat.[132] Außerdem spricht Tomasini den Gegnern der Wunsch-Amputationen Empathie ab; zum Verständnis des Amputationswunschs seien eine „deeper form of understanding" und „some sort of empathetic recognition of what it is

129 Caplan, zitiert nach Dotinga (2000).

130 *MedEthik-list*, Loewy, 24.11.2005: „Wie nennt man einen Patienten, der sich ohne sichtbaren medizinischen Grund ein Bein abschneiden lassen will, nachdem es abgeschnitten wurde? Sicherlich ist er behindert, und je mehr er abschneiden lässt, desto behinderter wird er. Kriegt er dann Fürsorge? Persönlich finde ich die Diskussion wenigstens merkwürdig. Es scheint ein psychiatrisches Problem zu sein, wo wir Andern wenig oder nichts zu sagen können. [...] Solche Leute kämen – würde ich hoffen – in eine Anstalt oder ein Gefängnis. In einer Zeit, wo es in vielen Weltteilen (inkl. der USA) von Armen und Hungrigen wimmelt, wo man über Beschränkung des Gesundheitswesen spricht, und in den USA ein riesiger Prozentsatz keinen Zugang hat oder nur einen Zugang mit unerschwinglichem ‚co-payment', sollte man sich vorstellen, dass es wichtigere Dinge zu diskutieren gibt – Medizinethik ist nicht für unsere Belustigung geschaffen. [...] falls es [BID] psychiatrisch krank ist, so wird es kaum dadurch, dass man ein Bein abschneidet, geheilt werden." [Tippfehler korrigiert.]

131 Schramme (2006), S. 176.

132 Zu Kants Selbstverstümmelungsverbot nimmt auch Schramme (2006), S. 170–173, kritisch Stellung.

to be wholly human" erforderlich.[133] Wie ein tieferes Verständnis bei gleichzeitiger Ignoranz gegenüber empirischen Fakten erwachsen soll, bleibt unklar.

Alexander Kissler befürchtet, dass die Amputationsbefürworter in der Medizinethik die Oberhand gewinnen werden:

> „Und die ethische Großwetterlage scheint den BIIDlern günstig gesonnen. ‚Rollstuhl_jetzt' notiert: ‚Das ethische Verbot [der Wunsch-Amputation] ist nicht haltbar. Ich bin mir sicher, dass die analytische Philosophie der angelsächsischen Kultur früher oder später diese Antwort geben wird.'"[134]

Tatsächlich bewegen sich Schramme, Tomasini und Bridy im antinaturalistischen Mainstream der zeitgenössischen Philosophie, ersterer im Rahmen der analytischen Philosophie, letztere im Rahmen des Kulturrelativismus und der *Disability Studies*. Alle drei stützen ihre Argumentation auf den Begriff der Autonomie.

Der Begriff der Autonomie wird dabei allerdings missbraucht, um zwanghafte, selbstschädigende Wünsche zu autonomen Entscheidungen zu adeln. Man muss kein Anhänger neurowissenschaftlicher Erklärungsansätze menschlichen Wollens und Handelns sein, um bestimmte Wünsche als nicht rational, unfrei und zwanghaft zu klassifizieren – auch die Analytische Philosophie trifft diese Unterscheidung.[135] Patienten, die krankheitsbedingt keine Krankheitseinsicht haben, eignen sich weder als noch zu entdeckende Gruppe Diskriminierter noch als Paradigma eines abstrakten Autonomie-Diskurses.

6 Fazit

BIID bzw. Apotemnophilie ist eine psychiatrische, wahrscheinlich hirnorganisch bedingte Störung. Die Amputation gesunder Körperteile wäre nur ein Kurieren an einem Symptom statt einer ursächlichen Therapie – eine solche kann nur im Gehirn ansetzen, sei es mit neuropsychologischen, psychopharmakologischen oder neurochirurgischen Methoden. Selbst wenn Amputationen eine subjektive Leidensminderung bringen sollten, sind sie aus medizinethischer Sicht nicht zu befürworten, da sie dem Patienten und ggf. seinem sozialen Umfeld erhebliche irreversible Schäden zufügen – höchstwahrscheinlich unnötigerweise, da vermutlich schon bald die hirnorganischen Ursachen von BIID identifiziert und in der Folge kausal behandelbar werden. Das Ziel der Therapie von BIID sollte nicht nur Leidensfreiheit sein, sondern Leidensfreiheit plus Behinderungsfreiheit: Statt das Leiden an einem als fremd empfundenen Körperteil einfach durch dessen Amputation zu beenden, sollte dieser Körperteil in das Körperbild integriert werden. Für dieses anspruchsvolle Ziel bedarf es High-Tech-Medizin; damit diese den Patienten helfen kann, dürfen sie nicht zuvor verstümmelt worden sein.

133 Vgl. Tomasini (2006), S. 110.
134 Vgl. Kissler (2005 a).
135 Vgl. z. B. Bieri (2003).

Literatur

Ach/Pollmann (2006): Johann S. Ach, Arnd Pollmann (Hrsg.): no body is perfect. Baumaßnahmen am menschlichen Körper – Bioethische und ästhetische Aufrisse, Bielefeld 2006

Alexander (2003): Richard Alexander, Lifecare Planning for the BK Amputee: Future Medical Costs, http://consumerlawpage.com/article/amputee.shtml, Copyright: 2003 [05.02.2007]

American Psychiatric Association (2000): American Psychiatric Association, Diagnostic and statistical manual of mental disorders, Fourth Edition, Washington 2000 (DSM-IV)

Aouizerate et al. (2004): B. Aouizerate et al., Deep brain stimulation of the ventral caudate nucleus in the treatment of obsessive-compulsive disorder and major depression. Case report, *Journal of Neurosurgery* 101 (2004), 4, p. 682–686

Bayne/Levy (2005): Tim Bayne, Neil Levy, Amputees By Choice: Body Integrity Identity Disorder and the Ethics of Amputation, *Journal of Applied Philosophy* 22 (2005), 1, p. 75–86

Beckford-Ball (2000): Jason Beckford-Ball, The amputation of healthy limbs is not an option, *British Journal of Nursing* 9 (2000), 4, p. 188

Bensler/Paauw (2003): J. Mike Bensler, Douglas S. Paauw, Apotemnophilia masquerading as medical morbidity, *Southern Medical Association Journal* 96 (2003), 7, p. 674–676

Berger et al. (2005): Bertrand D. Berger, Jon A. Lehrmann, Gunnar Larson, Luca Alverno, Carol I. Tsao, Nonpsychotic, nonparaphilic self-amputation and the internet, *Comprehensive Psychiatry* 46 (2005), p. 380–383

Bieri (2003): Peter Bieri, Das Handwerk der Freiheit. Über die Entdeckung des eigenen Willens, Frankfurt 2003

Biran/Chatterjee (2004): Iftah Biran, Anjan Chatterjee, Alien Hand Syndrome, *Archives of Neurology* 61 (2004), 1, p. 292–294

Braam et al. (2006): Arjan W. Braam, Sako Visser, Daniëlle C. Cath et al., Investigation of the Syndrome of Apotemnophilia and Course of a Cognitive-Behavioural Therapy, *Psychopathology* 39 (2006), p. 32–37

Brentrup et al. (2004): Angela Brentrup, P. Ohrmann, M. Weckesser et al., Alterations of sociomoral judgement and glucose utilization in the frontomedial cortex induced by electrical stimulation of the subthalamicus nucleus (STN) in Parkinsonian patients, *Meeting abstract, 55. Jahrestagung der Deutschen Gesellschaft für Neurochirurgie e. V.* 2004, www.egms.de/de/meetings/dgnc2004/04dgnc0207.shtml

Bridy (2004): Annemarie Bridy, Confounding Extremities: Surgery at the Medico-ethical Limits of Self-Modification, *Journal of Law, Medicine & Ethics* 32 (2004), 1, p. 148–158

Bruno (1997): Richard L. Bruno, Devotees, Pretenders and Wannabes: Two Cases of Factitious Disability Disorder, *Journal of Sexuality and Disability* 15 (1997), 4, p. 243–260

Crerand/Franklin/Sarwer (2006): Candice E. Crerand, Martin E. Franklin, David B. Sarwer, Body dysmorphic disorder and cosmetic surgery, *Plastic and Reconstructive Surgery* 118 (2006), 7, p. 167 e-80 e

Dotinga (2000): Randy Dotinga, Out on a limb, http://archive.salon.com/health/feature/2000/08/29/amputation/index.html [02.03.2007]

Dudzinski (2005): Denise M. Dudzinski, „Amputate my arm please – I don't want it anymore", *The Journal of Clinical Ethics* 16 (2005), 3, p. 196–201

Dyer (2000): Clare Dyer, Surgeon amputated healthy legs, *British Medical Journal* 320 (2000), p. 332

Dyl et al. (2006): Jennifer Dyl, Jennifer Kittler, Katharine A. Phillips et al., Body dysmorphic disorder and other clinically significant body image concerns in adolescent psychiatric inpatients: prevalence and clinical characteristics, *Child Psychiatry and Human Development* 36 (2006), p. 369–382

Everaerd (1983): Walter Everaerd, A Case of Apotemnophilia: A Handicap as Sexual Preference, *American Journal of Psychotherapy* 37 (1983), 2, p. 285–293

First (2004): Michael B. First, Desire for amputation of a limb: paraphilia, psychosis, or a new type of identity disorder, *Psychological Medicine* 34 (2004), p. 1–10

Fisher/Smith (2000): Keren Fisher, Robert Smith, More work is needed to explain why patients ask for amputation of healthy limbs, Letters, *British Medical Journal* 320 (2000), p. 1147

Funkiewiez et al. (2003): A. Funkiewiez et al., Acute psychotropic effects of bilateral subthalamic nucleus stimulation and levodopa in Parkinson's disease, *Movement disorders* 18 (2003), 5, p. 524–530

Funkiewiez et al. (2004): A. Funkiewiez, C. Ardouin, E. Caputo et al., Long term effects of bilateral subthalamic nucleus stimulation on cognitive function, mood, and behaviour in Parkinson's disease, *Journal of Neurology, Neurosurgery and Psychiatry* 75 (2004), 6, p. 834–839

Furth/Smith (2000): Gregg M. Furth, Robert Smith, Apotemnophilia: Information, Questions, Answers, and Recommendations about Self-Demand Amputation, Bloomington 2000

Hacking (1995): Ian Hacking, Rewriting the Soul: Multiple Personality and the Sciences of Memory, Princeton 1995

Johnston/Elliott (2002): Josephine Johnston, Carl Elliott, Healthy limb amputation: ethical and legal aspects, *Clinical Medicine* 2 (2002), 5, p. 431–435

Jordan (2004): John W. Jordan, The Rhetorical Limits of the „Plastic Body", *Quarterly Journal of Speech* 90 (2004), 3, p. 327–358

Kapidžić-Duraković et al. (2006): Suada Kapidžić-Duraković, Azra Karabegović, Emir Halilbegović et al., Check list of symptoms SCL-90-R at persons with extremities amputations, *Bosnian Journal of Basic Medical Sciences* 6 (2006), 1, p. 58–61

Kissler (2005 a): Alexander Kissler, Mein Bein gehört mir. Weg damit!, *Süddeutsche Zeitung* 16.11.2005

Kissler (2005 b): Alexander Kissler, Mein Haus, mein Auto, meine Schwerstbehinderung, *Süddeutsche Zeitung* 21.11.2005

Koch (2001): Tom Koch, Disability and difference: balancing social and physical constructions, *Journal of Medical Ethics* 27 (2001), p. 370–376

Lawrence (2006): Anne A. Lawrence, Clinical and theoretical parallels between desire for limb amputation and gender identity disorder, *Archives of Sexual Behavior*, 35 (2006), 3, p. 263–78

Lurija (1993): Alexander R. Lurija, Romantische Wissenschaft. Forschungen im Grenzbereich von Seele und Gehirn, Reinbek 1993

Merzenich et al. (1984): Michael M. Merzenich, Randall J. Nelson, Michael P. Stryker et al., Somatosensory cortical map changes following digit amputation in adult monkeys, *The Journal of Comparative Neurology* 224 (1984), 4, p. 591–605

Money/Jobaris/Furth (1977): John Money, Russell Jobaris, Gregg Furth, Apotemnophilia: Two Cases of Self-Demand Amputation as a Paraphilia, *Journal of Sex Research* 13 (1977), 2, p. 115–125

Müller (2007): Sabine Müller, Dilemmata bei operativen Eingriffen in das Gehirn, in: Dominik Groß, Sabine Müller (Hrsg.), Sind die Gedanken frei? Die Neurowissenschaften in Geschichte und Gegenwart, Berlin 2007, S. 175–207

Munro (2000): R. Munro, Disturbed patients have healthy limbs amputated. *Nursing Times* 96 (2000), 6, p. 25

Northoff (2001): Georg Northoff, Personale Identität und operative Eingriffe in das Gehirn. Neurophilosophische, empirische und ethische Untersuchungen, Paderborn 2001

Ovadia (2006): Daniela Ovadia, Gelinkt!, *Gehirn & Geist* 12 (2006), S. 64–66

Pappalardo et al. (2004): A. Pappalardo, M. R. Ciancio, E. Reggio et al., Posterior Alien Hand Syndrome: Case Report and Rehabilitative Treatment, *Neurorehabilitation and Neural Repair* 18 (2004), p. 176–181

Perozzo et al. (2001): P. Perozzo, M. Rizzone, B. Bergamasco et al., Deep brain stimulation of subthalamic nucleus: behavioural modifications and familiar relations, *Neurological Sciences* 22 (2001), 1, p. 81 f.

Poeck/Hacke (1998): Klaus Poeck, Werner Hacke, Neurologie, Berlin et al., 10. Aufl., 1998

Ramachandran/Blakeslee (2002): Vilayanur Ramachandran, Sandra Blakeslee, Die blinde Frau, die sehen kann. Rätselhafte Phänomene unseres Bewusstseins, Reinbek 2002

Ramachandran/McGeoch (2007): Vilayanur Ramachandran, Paul McGeoch, Can vestibular caloric stimulation be used to treat apotemnophilia?, *Medical Hypotheses* 2007 Feb 8 [Epub ahead of print]

Sacks (2004): Oliver Sacks, Der Tag, an dem mein Bein fortging, Reinbek, 14. Aufl., 2004 [engl. Original: 1984]

Scepkowski/Cronin-Golomb (2003): Lisa A. Scepkowski, Alice Cronin-Golomb, The Alien Hand: Cases, Categorizations, and Anatomical Correlates, *Behavioral and Cognitive Neuroscience Reviews* 2 (2003), p. 261–277

Schneider et al. (2003): Frank Schneider, Ute Habel, Jens Volkmann et al., Deep Brain Stimulation of the Subthalamic Nucleus Enhances Emotional Processing in Parkinson Disease, *Archives of General Psychiatry* 60 (2003), p. 296–302

Schramme (2006): Thomas Schramme, Freiwillige Selbstverstümmelung. Warum eigentlich nicht?, in: Johann S. Ach, Arnd Pollmann (Hrsg.): no body is perfect. Baumaßnahmen am menschlichen Körper – Bioethische und ästhetische Aufrisse, Bielefeld 2006, S. 163–184

Skatssoon (2005): Judy Skatssoon, The ethics of amputation by choice, *ABC Science Online, News in Science*, www.abc.net.au/science/news/stories/s1395891.htm, 21.06.2005 [06.02.2007]

Smith/Fisher (2003): Robert Smith, Keren Fisher, Letter to the editor: Healthy limb amputation: ethical and legal aspects, *Clinical Medicine* 3 (2003), 2, p. 188

Sorene et al. (2006): Elliot D. Sorene, Carlos Heras-Palou, Frank D. Burke, Self-amputation of a healthy hand: a case of body integrity identity disorder, *Journal of Hand Surgery (British and European Volume)*, 31B (2006), 6, p. 593–595

Sosis (2005): Richard Sosis, Teure Rituale, *Gehirn & Geist* 1–2 (2005), S. 44–50

SPIEGEL Online, Designer-Vagina: Warnung vor dem Schnitt im Schritt, 25.05.2007, www.spiegel.de/wissenschaft/mensch/0,1518,484816,00.html

Steinmetzer/Groß (2007): Jan Steinmetzer, Dominik Groß, Transsexualität – Rechtliche und ethische Implikationen, in: B. Sharon Byrd, Jan C. Joerden (Hrsg.), Jahrbuch für Recht und Ethik, Band 14, 2006/07, S. 581–609

Storm/Weiss (2003): S. Storm, Michael D. Weiss, Self-inflicted tourniquet paralysis mimicking acute demyelinating polyneuropathy, *Muscle & Nerve* 27 (2003), p. 631–635

Tammer (2006): Rona Tammer, Genezen van een dwangneurose. ‚Ik sopte zelfs de stofzuiger', *Psychologie Magazine* (2006), p. 22–25

The Independent (2002): Disturbed Patients have healty limbs amputated, *The Independent*, London, 01.02.2002

Tomasini (2006): Floris Tomasini, Exploring ethical justification for self-demand amputation, *Ethics & Medicine* 22 (2006), 2, p. 99–115

Wallace (2005): George F. Wallace, Indications for amputations, *Clinics in Podiatric Medicine and Surgery* 22 (2005), p. 315–328

Wise/Kalyanam (2000): Thomas N. Wise, Ram Chandran Kalyanam, Amputee fetishism and genital mutilation: case report and literature review, *Journal of Sex & Marital Therapy* 26 (2000), p. 339–344

Witt et al. (2006): Karsten Witt, Christine Daniels, Jan Herzog et al., Differential Effects of L-Dopa and Subthalamic Stimulation on Depressive Symptoms and Hedonic Tone in Parkinson's Disease, *Journal of Neuropsychiatry and Clinical Neurosciences* 18, August (2006), p. 397–401

World Health Organization (1992): World Health Organization (ed.), The ICD-10 Classification of Mental and Behavioural Disorders. Clinical Descriptions and Diagnosic Guidelines, Genua 1992

Zimbardo (1995): Paul Zimbardo, Psychologie, Berlin, Heidelberg, New York, 6. Aufl., 1995

Internet

http://de.wikipedia.org (Wikipedia)

http://lists.ruhr-uni-bochum.de/mailman/listinfo/medethik-list (Mailingliste Medethik-list)

www.amputee-online.com (Amputee Web Site)

www.biid.org (Body Integrity Identity Disorder)

www.chirurgie-portal.de/orthopaedie/arm-bein-amputation.html (Chirurgie Portal)

www.transabled.org/ (Transabled.org)

Die Bedeutung der Sprecheridentität für die Zuschreibung von „Normalität" bei Kommunikationsstörungen

Christiane Neuschaefer-Rube und Dominik Groß

1 Einleitung

Die verbale Kommunikationsfähigkeit des Menschen gilt als besonderer Ausdruck seiner biologischen und kulturellen Entwicklung, verbinden sich doch im übermittelten Sprachsignal stimmliche, sprecherische und sprachliche Merkmale einer Person zu einem komplexen Gebilde einer individuellen Sprecheridentität, der im Allgemeinen ein ähnlich hoher personaler Identifizierungscharakter[1] zugesprochen wird wie dem menschlichen Gesicht. So beinhaltet das übermittelte Sprachschallsignal[2] neben den sprachlichen Inhalten auch Informationen über Alter, Geschlecht,[3] Bildungsgrad, Peer-Gruppenzugehörigkeit des jeweiligen Sprechers ebenso wie über dessen aktuelle psychische Befindlichkeit, aber auch über die emotionale Bewertung[4] der von ihm geschilderten konzeptuellen, personenbezogenen oder situativen Inhalte. Die Gesamtheit der im Sprachschall repräsentierten Merkmale ermöglicht es, den Sprecher unabhängig vom visuellen Kontakt als eine bestimmte Person zu identifizieren, vorausgesetzt, Sprecher und Empfänger des Kommunikationsgeschehens sind miteinander bekannt. Verwechslungen besonders naher Angehöriger sind zwar möglich, widersprechen dem Konzept der sprachschallgebundenen Identifizierungsmöglichkeit von Personen jedoch keineswegs, da

1 Vgl. Stengel/Strauch (1996).
2 Vgl. Baken/Orlikoff (2000).
3 Vgl. Titze (1989) sowie Neuschaefer-Rube/Scheidt/Groß in diesem Band.
4 Vgl. Spiecker-Henke (1997), S. 12 und Neuschaefer-Rube/Spiecker-Henke (2002), S. 283.

die verwechselten Personen typischerweise phonatorische und/oder verbale Eigenschaften aufweisen, die durchaus als gemeinsame Identitätsmerkmale aufgefasst werden können.

Zahlreiche Formen von fortgeschrittenen Stimm-, Sprech- und Sprachstörungen gehen mit einem temporären oder dauerhaften Verlust dieser Sprecheridentität einher – ein Verlust, der von den Betroffenen und ihren unmittelbaren Bezugspersonen als wesentliche Einschränkung der Lebensqualität bewertet wird. Wenn Personen, die an derartigen Störungen erkrankt sind, häufig berichten, sie würden sich selbst stimmlich und sprachlich nicht mehr erkennen, ist ihnen oft nicht klar, ob ihre reduzierte Sprechverständlichkeit oder ihr erlebter Identitätsverlust den stärkeren Leidensdruck ausüben. Des ungeachtet wirken sich Einschränkungen oder sogar eine vollständige Einbuße dieser identitätsstiftenden Eigenschaften und Fähigkeiten auf die betroffenen Personen häufig derart belastend aus, dass ein (sprachliches) Vermeidungsverhalten bis zu einem psychosozialen Rückzug häufige Folge ist.

Noch stärker als der Identitätsverlust können ursachenbezogene Fehldeutungen belasten, die den beeinträchtigten Sprecher sozial ausgrenzen. Ein bislang wenig diskutiertes, aber typisches Beispiel hierfür ist die Missinterpretation einer bestehenden Dysarthrie als Sprechen im alkoholisierten Zustand oder die fälschliche Zuschreibung reduzierter intellektueller Fähigkeiten bei verlangsamtem Sprechtempo. Diskriminierungen und Stigmatisierungen durch das soziale Umfeld sind mögliche Folgen.

Von besonderer Bedeutung ist auch das Phänomen, dass die personale Identifizierung in den beschriebenen Fällen durch eine nosologische abgelöst wird, d. h. die Person nicht mehr als Individuum, sondern als Zugehöriger einer bestimmten Erkrankungsgruppe identifiziert wird. In diesem Fall findet folglich eine Verschiebung der Sprecheridentität zur Erkrankungsgruppenidentität statt. Während also die Gruppenzuordnung beim gesunden Sprecher ein additives Merkmal zur eigentlichen Sprecheridentität darstellt, ersetzt sie bei bestimmten Erkrankungen die Sprecheridentität als das eigentliche Hauptmerkmal. Als charakteristisches Beispiel dieses Phänomens kann der erwachsene „Stotterer" mit ausgeprägter Symptomatik genannt werden.

2 Zum Begriff der Sprecheridentität

Fragen zur Identität sind in der Philosophie spätestens seit der klassischen Antike – überliefert durch Heraklit, Plato, Aristoteles etc. – und in der Psychologie – spätestens seit Herbart, Fechner, Jung etc. – von Bedeutung. In den Sprachwissenschaften findet sich der Identitätsbegriff in sprachenvergleichenden Studien zur Sprachenentstehung und zur Ausprägung regionaler Dialekte. Innerhalb der Medizin ist eine fachliche Tradition des Identitätsbegriffes bisher besonders in den Bereichen Medizinpsychologie, Psychosomatik und Psychiatrie[5] auszumachen. In der Phoniatrie, die sich wesentlich mit der Diagnostik und Behandlung monokausaler und komplexer Kommunikationsstörungen beschäftigt, ist die Bedeutung der personalen Identität bzw. ihres

5 Huber (1999).

Verlustes für die unterschiedlichsten Stimm-, Sprech- und Sprachstörungen zwar seit der Fachgründung durch Gutzmann 1905[6] implizit durchgängig dokumentiert.[7] Es finden sich in der Literatur bisher aber kaum Studien, welche die Grundbedingungen der Sprecheridentität kategorial bestimmen und deren expressive und perzeptive bzw. psychoakustische Bedeutung für Sprecher und Hörer qualitativ und quantitativ analysieren. Dies bedeutet zugleich, dass derzeit keine zuverlässige Aussage möglich ist hinsichtlich der Frage, wann die personale Identifizierung durch eine nosologische abgelöst wird, d. h. wann betroffene Sprecher als krank wahrgenommen werden bzw. „Normalität" einbüßen.

Philosophische Konzepte, die den Identitätsbegriff prozesshaft, d. h. im Sinne der Vermittlung eines Subjekts mit seiner gesellschaftlichen Umgebung verstehen, wie diejenigen von Mead[8] und Frey,[9] und primär deren psychosozialen Kontext thematisieren, wie etwa Erikson,[10] waren aus phoniatrischer Sicht bisher wenig hilfreich, obgleich auch in der Philosophie und Soziologie[11] Kommunikation als notwendige Bedingung der Identitätsbildung angesehen wird. Eine mögliche Erklärung hierfür bilden die weitgehende methodische Vernachlässigung der empirischen Seite von Stimme und Sprechen in der philosophischen und bioethischen Forschung sowie die unzureichende kommunikationstheoretische Aufarbeitung der parametrisch fundierten Erkenntnisse innerhalb der Phoniatrie.

Empirische Erfahrungen mit parametrischen Techniken zur akustischen Stimm- und Sprachschallanalyse liegen in der Phoniatrie seit den 1960er Jahren vor.[12] Diese Techniken werden beispielsweise eingesetzt, um aperiodische spektrale Störschallkomponenten bei der Stimmlippenschwingung (Dysphonie),[13] pathologische Strömungsgeräusche bei der Artikulation (Dyslalie) und Reduktionen der allgemeinen Sprechverständlichkeit (Dysarthrie, Dysglossie, Rhinophonie)[14] qualitativ und quantitativ zu analysieren. Allerdings spiegeln die Befunde dieser schallanalytischen Verfahren erfahrungsgemäß weder das subjektiv erlebte Ausmaß der bestehenden Störung noch deren Auswirkungen auf die Lebensqualität der Erkrankten wider. Auch ist es bisher nur ansatzweise gelungen, untersucherunabhängig reproduzierbare Befundqualitäten im Bereich Stimme[15] und Sprechen[16] zu erarbeiten, auf deren Grundlage sich kohärente Schweregradabstufungen aufbauen ließen. Es ist zu vermuten, dass diese Schwierigkeiten darauf zurückzuführen sind, dass den bisherigen empirischen Verfahren ein die Persönlichkeit erfassen-

6 Das erste Fachlehrbuch erschien 1909, vgl. Gutzmann (1909), S. 1–208.
7 Vgl. Wendler et al. (1996) und Böhme (1997).
8 Mead (2005).
9 Frey (1987).
10 Vgl. Übersicht bei Noack (2005).
11 Vgl. Krappmann (2005).
12 Vgl. hierzu Klingholz (1986) und Schultz-Coulon/Klingholz (1988).
13 Yanagihara (1967 a, b); Fröhlich et al. (1998).
14 Darley et al. (1969 a, b), Weismer et al. (2001).
15 Bergan/Titze (2001), Wuyts et al. (2000).
16 Zyski/Weisiger (1987).

des, übergreifendes Grundkonzept fehlt. Hier bietet sich ein interdisziplinär orientiertes Konzept zur Sprecheridentität als Bezugsgröße an.

Während die Phoniatrie – und damit die betroffenen, von Diskriminierung und Ausgrenzung bedrohten Patienten – von einer übergreifenden Konzeption philosophischer, kommunikationstheoretischer oder medizinethischer Begrifflichkeit profitieren würde, könnten die philosophisch orientierten Fächer so einen neuartigen parametrisch-modularen Zugang zum Identitätsbegriff erhalten.

3 Sprecheridentität als Resultat der physiologischen Stimm- und Sprechfunktion

In dem bei der verbalen Kommunikation übermittelten Sprachsignal verbinden sich die stimmlichen, sprecherischen und sprachlichen Merkmale einer Person zu einem komplexen Gebilde, das sich als individuelle Sprecheridentität bezeichnen lässt. Diesen Merkmalen liegen die im Folgenden beschriebenen Entstehungsmechanismen zugrunde.

Grundlage der verbalen Kommunikation ist die Erzeugung von Stimme als Trägersignal, das während des Sprechvorgangs sprachlich kodiert wird. Die Stimmerzeugung wird klassischerweise als triadisches System verstanden, dessen einzelne Komponenten sich während der Sprachschallerzeugung gegenseitig beeinflussen. Als Ausgangsenergie dient die Exspirationsluft, wobei die phonatorische Atemfunktion häufig mit der eines Windkessels verglichen wird.[17] Als zweite Komponente des triadischen Systems wird die myoelastisch-aerodynamische Schwingungsfunktion der Stimmlippen bezeichnet, die als Tongenerator fungierend, die Luftsäule im angrenzenden Hohlraumsystem in Schwingungen versetzt. Dieses Hohlraumsystem wird als Ansatzrohr oder Vokaltrakt[18] bezeichnet und bildet als dritte Komponente den Resonator, in dem sowohl die stimmliche Klanggestaltung als auch die sprecherische Lautkodierung vollzogen wird. Es schließt sich mundwärts an die Stimmlippen des Kehlkopfes an und wird durch Rachen, Zunge, Velum, Gaumen, Lippen und Nase begrenzt.

Die Sprechstimmlage resultiert aus der Stimmlippenlänge und -masse und aus der Grundspannung der Stimmlippen während ihrer Schwingung. Die Ansatzrohrmorphologie prägt grundlegende Klangeigenschaften der Stimme, die sich jedoch bei entsprechender Begabung in weiten Grenzen sängerisch und sprecherisch trainieren lassen. Abgesehen von diskreten geschlechtsdifferenten Lauteigenschaften, die sich aus der geschlechtsabhängig unterschiedlichen Ansatzrohrlänge und -proportionalität ergeben,[19] ist jede Person unabhängig von ihrer genetisch-rassischen Zugehörigkeit zum Zeitpunkt der Geburt fähig, die Lautproduktion jeder Weltsprache zu erlernen, d. h. jede sprachenbezogene und dialektale Sprecheridentität anzunehmen.

17 Vgl. Barth (1911), S. 56.
18 Vgl. Fitch/Giedd (1999).
19 Vgl. Sundberg (1987), S. 114.

Dem triadischen Stimm- und Sprechorgan übergeordnet sind die kortikalen Sprachzentren und deren Bahnsysteme, mit denen verbale Äußerungen geplant, initiiert und gesteuert werden, sowie die Hirnnervenkerngebiete, über die wesentliche phonatorische und artikulatorische Bewegungsabläufe vollzogen werden. Dem Hörorgan und dessen zentralnervösen Repräsentationen wird eine Feedback-Kontrollfunktion zugeschrieben, der im Sinne erlernter und habitueller Wahrnehmungsprozesse allgemein eine sprecheridentitätserhaltende Funktion zukommen soll.

Auf der Grundlage dieser physiologischen Stimm-, Sprech- und Sprachfunktionen wird den folgenden Merkmalen eine Bedeutung für die Charakteristik der Sprecheridentität zugeschrieben: Der als mittlere Sprechstimmlage bezeichneten überwiegenden Tonhöhe der Stimme in der Spontansprache kommt wesentliche Bedeutung für die Geschlechtszuschreibung und Alterseinschätzung eines Sprechers zu.

Die melodische Variation dieser Sprechstimmlage gemeinsam mit der Betonung und Pausengestaltung im Sprechablauf unterliegt zwar auch (vermutlich kulturell geprägten) Geschlechtseinflüssen der Person, ist aber auch Ausdruck emotionaler Grundstimmung und persönlichen Charakters. Als weitere Merkmale spezifischer Sprechereigenschaften sind u. a. Stimmstärke, Klangreinheit der Stimme, Sprechtempo, Lautcharakteristik, Artikulationsschärfe und Nasalität zu nennen. Besonderheiten der Themen- und Wortwahl sowie deren phrasischer und gestischer Umsetzung sind eher Gegenstand soziologischer, psychologischer und psychiatrischer Forschung, während sich die phoniatrische Forschung im Bereich der Sprecheridentität stärker auf die phonatorische, sprechmotorische und sprachsystematische Ausführung fokussiert.

4 Störungen der Sprecheridentität: Eine Bestandsaufnahme

4.1 Störungen im Hinblick auf die Geschlechtszugehörigkeit

Störungen der Sprecheridentität im Hinblick auf die Geschlechtszugehörigkeit können im Wesentlichen stimmlichen Eigenschaften zugeordnet werden.[20] Die stimmlich verursachte geschlechtliche Fehlzuweisung von Jugendlichen und Erwachsenen wird häufig als äußerst diskriminierend erlebt. Besonders im beruflichen Telefonkontakt sind Diskrepanzen zwischen dem erwarteten Geschlecht und einer hierzu widersprüchlichen Kommunikationssituation nicht selten auch von monetärer Bedeutung.

Im Unterschied zur Mehrzahl der in den folgenden Abschnitten genannten Störungsbilder ist die Bedeutung der geschlechtsdifferenten stimmlichen Charakteristik in ihrer Bedeutung für die Sprecheridentität als solche in der Phoniatrie allgemein etabliert. Physiologischerweise verläuft die geschlechtsabhängige Stimmentwicklung vom Säugling zum alternden Menschen ausgehend von einer nahezu identischen stimmlichen Charakteristik zum Zeitpunkt der Geburt zunächst divergierend bis zur Ausprägung einer typischen Männer- und Frauenstimme im Erwachsenenalter, wobei sich beide Geschlechter im

20 Vgl. hierzu die Untersuchung von Van Gemmeren (2003).

Senium im Hinblick auf ihre typischen stimmlichen Eigenschaften konvergierend annähern. Störungen der stimmlichen Realisation der Geschlechtszugehörigkeit können angeboren oder erworben sein. Im ersteren Fall sind sie entweder genetisch-syndromal verursacht oder durch angeborene laryngeale Missbildungen. Die erworbenen Störungen lassen sich drei wesentlichen Ausprägungsformen zuordnen. So treten Störungen einerseits dadurch auf, dass Entwicklungsphasen des physiologischen Stimmwechsels (Mutation) nicht oder nur unzureichend vollzogen werden. Zweitens können sie durch krankheitsbedingte oder iatrogene Hormoneinflüsse[21] verursacht werden. Im dritten Fall, dem der Transsexualität, stimmen die psychosoziale Selbstdefinition und das biologische Ursprungsgeschlecht nicht überein, so dass sekundär der Wunsch einer Stimmanpassung an das Zielgeschlecht entsteht.[22]

Zu den genetisch-syndromalen Stimmveränderungen mit fehlerhafter Geschlechtsrepräsentation, in diesem Fall bei weiblichen Erkrankten, ist das Down-Syndrom als eines der am häufigsten vorkommenden Syndrome zu nennen, das mit einer laryngeal morphologisch-bedingt tiefen und rauen Stimme einhergeht, die eine weibliche Geschlechtsrepräsentation konterkariert. Beispiele für männliche Sprecheridentitätsstörungen bilden Syndrome mit fehlenden oder pathologisch additiven Geschlechts-Chromosomen,[23] die eine physiologische Pubertät bzw. Mutation vereiteln.

Ein ausbleibender, unvollständiger oder verzögerter Stimmwechsel bei männlichen Jugendlichen hat nur sehr selten organische oder hormonelle Ursachen. In der Mehrzahl der Fälle handelt es sich um eine einfache und damit therapeutisch erfolgreich beeinflussbare Entwicklungsstörung. Neben intrafamiliärem Rollenverhalten insbesondere in der Mutter-Sohn-Interaktion oder bei fehlendem erwachsenen männlichen Vorbild werden auch Phänomene wie eine anhaltende Selbstidentifikation mit der „kindlichen" Stimme beispielsweise bei sehr erfolgreichen präpubertalen Chorsängern diskutiert.

Hormonelle Formen von Stimmstörungen bei Frauen, die mit einer erniedrigten Sprechstimmlage einhergehen, werden im Zusammenhang mit hormonellen Umstellungen im Verlauf von Schwangerschaft und Niederkunft berichtet. Je nach Ausprägung dieser Stimmveränderung wird diese von den Frauen selbst oder von Personen des näheren Umfeldes als Veränderung der Sprecheridentität gewertet. Eine besondere Ausprägung i. S. einer deutlichen Vermännlichung der Stimme findet man bei Erkrankungen, die mit einer pathologischen Freisetzung von Androgenen bei Frauen einhergehen. Bekanntestes Beispiel hierfür ist das Adrenogenitale Syndrom.[24]

Die gestörte Sprecheridentität bei männlichen und weiblichen Transsexuellen bzw. Transgendern bildet eine besondere Indikation zur phoniatrischen Intervention. Während Frau-zu-Mann-Transgender unter der hormonellen Umstellung im Rahmen des Geschlechtswechsels bereits ohne spezifische stimmtherapeutische Behandlungsverfahren zumindestens eine partielle ge-

21 Vgl. Heinemann (1976), S. 36–165.
22 Vgl. Neuschaefer-Rube/Scheidt/Groß in diesem Band.
23 Z. B. Klinefelter-Syndrom.
24 Heinemann (1976), S. 133–143.

schlechtsbezogene Stimmanpassung erfahren, suchen Mann-zu-Frau-Transgender regelmäßig um phoniatrische Unterstützung nach, da Ausgangsstimme und Zielstimme hinsichtlich ihrer mittleren Sprechstimmlage, ihrer prosodischen Eigenschaften und ihrer spezifischen durch den männlichen Vokaltrakt charakterisierten Formantgestaltung differieren.

4.2 Verlust der Sprecheridentität nach Laryngektomie

Bei ausgedehnten Kehlkopfkarzinomen ist die Totalentfernung des stimmerzeugenden Larynx auch bei Einsatz moderner HNO-chirurgischer Verfahren häufig noch die Therapie der ersten Wahl.

Kompensatorisch sind nach Laryngektomie je nach Ausgangssituation in den meisten Fällen drei Strategien zur Ersatzstimmbildung verfügbar: erstens die rehabilitative Anbahnung einer Ösophagusersatzstimme, zweitens die Stimmerzeugung unter Verwendung einer chirurgisch implantierten Stimmprothese und drittens die Stimmgebung unter Zuhilfenahme eines externen, am Hals platzierten Tongenerators wie z. B. eines Servox-Gerätes.

Die Ösophagusersatzstimme ist die klassische Methode der Ersatzstimme nach erfolgter Kehlkopfentfernung. Medizinisch wird sie synonym als Ructusstimme bezeichnet, umgangssprachlich als sogenannte Rülpssprache. Verschluckte bzw. von der Zunge stempelartig in den Ösophagus gedrückte Luft wird hierbei ruckartig freigesetzt, um verschiebliche Schleimhaut, meist in Höhe des Ösophagussphinkters (Pseudoglottis) in Schwingungen zu versetzen, wodurch die Luftsäule des Vokaltraktes angeregt wird. Die resultierende Stimme liegt bei männlichen und weiblichen Sprechern ähnlich tief, nämlich deutlich unterhalb der üblichen Stimmlage einer Männerstimme. Die Rülpscharakteristik überlagert die Ansatzrohr-bedingte Klang- und Lautcharakteristik des Sprechers. Hinzu kommen die akustischen Auswirkungen der morphologischen Ansatzrohrveränderungen, die sich durch die Pharynxverkürzung im Rahmen der Tumoroperation ergeben. Neben dem klanglichen Verlust der Sprecheridentität und neben der durch die geringe Luftmenge determinierten Phrasenverkürzung in der Spontansprache bewirkt die Rülpscharakteristik der Stimme in unserem kulturellen Umfeld eine zusätzliche Stigmatisierung, weckt sie doch unbewusste Aversionen beim Zuhörer gegenüber einer als unfein geltenden stimmlichen Äußerung.

Die Ersatzstimmbildung nach Einsetzen einer Stimmprothese ermöglicht längere Phrasenbildungen unter Erhalt von Betonungsmustern, da durch die prothesenbedingte tracheoösophageale Fistel die Exspirationsluft direkt zur Schwingungsanregung eingesetzt werden kann. Wenngleich auch bei diesem Stimmmechanismus eine Pseudoglottis als Tongenerator fungiert, so klingt die Stimme weniger tief und insgesamt deutlich physiologischer als die Ructusstimme ohne Prothese. Unter den Ersatzstimmformen nach Laryngektomie bleibt die Sprecheridentität bei dieser Stimmform am Besten erhalten.

Im Gegensatz hierzu ist die apparative Servoxstimme von metallisch roboterhaftem Klang und kann nur zwischen zwei Grundfrequenzen variiert werden. Alle Servoxsprecher klingen gleich und wecken beim Zuhörer Reminiszenzen an einschlägige Science-Fiction-Filme. Diese Ersatzstimmform wird von Personen mit regulärer Laryngektomie daher nur in ausgewählten Situationen und bei stimmlicher Ermüdung als ultima ratio eingesetzt. Eine Ausnahme bilden Karzinompatienten, bei denen aufgrund großer Tumorausdehnung der Ösophagussphinkter mitentfernt wurde. Diese Patienten können eine klassische Ructusstimme oft nicht ausbilden, wobei auch Stimmprothesenapplikationen nicht in allen Fällen möglich sind. Diese Sprecher sind demnach auf diese ungünstigste der Ersatzstimmformen angewiesen.

4.3 Verlust der Sprecheridentität bei offener Rhinophonie

Der Stimmklang bei offener Rhinophonie,[25] umgangssprachlich als Näseln bezeichnet, entsteht dadurch, dass orale, d. h. typischerweise nicht-nasale Laute pathologischerweise durch fehlenden oder unvollständigen velopharyngealen Abschluss mit Nasenresonanz gebildet werden. Das bekannteste Beispiel bilden Personen mit plastisch nicht oder nur unvollständig verschlossenen Lippen-Kiefer-Gaumenspalten. In selteneren Fällen können klanglich vergleichbare Störungen auch im Rahmen von Gaumensegellähmungen oder bei habituellen Störungen der Gaumensegelfunktion vorkommen. Bei sämtlichen dieser Erkrankungen werden die Resonatoreigenschaften des Ansatzrohres so verändert, dass auch die Lautcharakteristik verändert wird, was sich mindernd auf die Sprechverständlichkeit der rhinophonischen Sprecher auswirkt. Klanglich dominiert die offene Rhinophonie die Sprechercharakteristik derart, dass Personen dieses Störungsbildes nicht mehr in ihrer personalen Besonderheit wahrgenommen werden, sondern kategorial in ihrer manchmal zutreffenden, manchmal vermeintlichen Zugehörigkeit zur Gruppe der Spaltenträger. Im Rahmen kriminaltechnisch durchgeführter stimmakustischer Analysen zur Identifikation von Straftätern bilden rhinophonisch erzeugte Sprachsequenzen aufgrund der sehr stark veränderten Ansatzrohrcharakteristik besondere Schwierigkeiten. Die akustische Charakteristik der offenen Rhinophonie mit der ihr eigenen Penetranz gibt oft Anlass, diese Gruppe Sprechgestörter kabarettistisch zu vereinnahmen. Im Sozialkontakt der Betroffenen untereinander geht der verbalen Kommunikation oft eine Verifizierung der Erkrankung des Gegenübers voraus, um für sich auszuschließen, dass der Andere die eigene Störung lediglich provozierend imitiert.

4.4 Dysphonie

Im Unterschied zu den bisher genannten Störungsbildern, die sowohl bezogen auf die Selbstwahrnehmung als auch bezogen auf die Fremdwahrnehmung die Sprecheridentität empfindlich beeinträchtigen, besteht in unserem kulturellen Umfeld eine erstaunliche Unempfindlichkeit gegenüber den verschiedenen Ausprägungsgraden von Heiserkeit, seien sie organisch oder auch funktionell verursacht. Zwar lässt sich objektiv nachweisen, dass der erhöhte Rauschanteil im Sprachschall, mit dem diese Störungen einhergehen,[26]

25 Auch als Rhinophonia aperta bezeichnet.
26 Vgl. Michaelis/Fröhlich/Strube (1998).

die identitätsprägende Sprechercharakteristik erheblich überdeckt und auch Reduktionen der Sprechverständlichkeit verursachen kann. Eine Stigmatisierung der Betroffenen scheint daraus jedoch nicht zu resultieren. Es bleibt zu spekulieren, ob dieser Sachverhalt dadurch begründet ist, dass die Mehrheit der Erwachsenen unseres Kulturkreises im Rahmen typischer Infekte der oberen Luftwege auf eigene Erfahrungen mit dem Symptom Heiserkeit zurückblicken kann.

4.5 Verlust der Sprecheridentität bei Redeflussstörungen

Redeflussstörungen wie Stottern und Poltern zeigen Veränderungen der Kommunikationsfähigkeit besonders im Bereich der Sprechabläufe. Die Stimmgebung erfolgt zwar häufig verspannt, ist aber vergleichsweise geringer beeinträchtigt als die Lautbildung und das Redefluss-Pausenverhalten im Sprechakt. Besonders stimmlose Konsonanten, speziell im Anlaut wirken als Stopper im Fluss der artikulatorischen Bewegungen, was sich derart auswirken kann, dass bestimmte Teile des muttersprachlichen und fremdsprachlichen Wortschatzes vollständig vermieden werden.

Hinsichtlich der Selbstwahrnehmung des veränderten Sprechverhaltens sind Personen mit Stottersyndrom häufig äußerst kritisch bis hin zu einem generalisierten sprachlichen Vermeidungsverhalten oder dem Aussetzen stressbehafteter und problematischer Situationen. Personen mit Poltersyndrom zeigen dagegen häufig eine selbstbewusste Persönlichkeit bis hin zur teilweisen oder vollständigen Negierung der vorhandenen Redeflusssymptomatik.

Da sich Stottern und Poltern überwiegend im Kindesalter ausbilden,[27] ist die Zuschreibung eines Verlustes der Sprecheridentität missverständlich, da sich eine symptomfreie Sprecheridentität während des Spracherwerbs und des erlernten Rollenverhaltens häufig gar nicht erst ausbilden kann. Stotterer bilden auch die Form der Kommunikationsstörung aus, die in der Öffentlichkeit individuell und in kulturellen Veranstaltungen am Häufigsten imitiert wird. Diese Störungsform wird in ganz besonderem Maße durch eine nosologisch definierte „Stottereridentität" geprägt, die die physiologischerweise vorhandene personale Sprecheridentität der Erkrankten substituiert.

4.6 Verlust der Sprecheridentität bei Sprech- und Sprachstörungen

Dyslalie: Die Dyslalie wird je nach klinischem Erscheinungsbild, das eher phonetisch oder eher phonematisch charakterisiert ist, als isolierte Artikulationsstörung oder als Teil einer sprachsystematischen Störung aufgefasst. Umgangssprachlich als „Stammeln" bezeichnet, ist dieses häufig durch ein pathologisches Strömungsgeräusch gekennzeichnet, dass die Lautbildung charakteristisch modifiziert. Seine häufigste Form, die eines interdentalen, seltener addentalen Sigmatismus (Lispeln) wird ihrer Häufigkeit zufolge eher

27 Sehr häufig tritt die Redeflussstörung zwischen dem 2.–5. Lebensjahr auf, in 98 % vor dem 10. Lebensjahr. Vgl. hierzu Böhme (1997), S. 83.

als kosmetische Normdeviation denn als krankhaft abweichende Sprechercharakteristik aufgefasst.

Dysglossie, Sprechapraxie und Dysarthrie: Sprechmotorische Störungen können einerseits daraus resultieren, dass die am Bewegungsvorgang beteiligten Artikulatoren und hier insbesondere die Zunge und/oder das Gaumensegel, d. h. die peripheren Organe, durch entzündliche, narbige oder tumoröse Einflüsse raumfordernd beeinträchtigt werden oder dadurch, dass Teile dieser Artikulatoren aufgrund vorangegangener chirurgischer Behandlungsmaßnahmen entfernt wurden (Dysglossie). Sprechmotorische Störungen können andererseits dadurch entstehen, dass Erkrankungen im zentralen Nervensystem, eine Störung der artikulatorischen Planung und Steuerung von Sprechbewegungen verursachen (Sprechapraxie) oder wesentlich häufiger die Bewegungsausführung selbst beeinträchtigen (Dysarthrie). Bei allen genannten Erkrankungen zeigen sich Veränderungen im Bereich der Sprechgeschwindigkeit, der Artikulationsschärfe und damit auch der erzeugten Sprechverständlichkeit der Erkrankten.[28] Die persönlichen identitätseigenen Sprechercharakteristika werden durch die verschliffene Artikulation und bei Dysarthrien häufig auch durch eine zusätzlich bestehende offene Rhinophonie überlagert. Aufgrund der auditiven Ähnlichkeit besonders dysglossischer und dysarthrischer Störungen mit Zuständen von Sprechern im voll alkoholisierten Zustand werden Personen dieser Erkrankungsgruppen von Fremden nicht selten letzterem Personenkreis zugeordnet, mit sämtlichen Zuschreibungen deklassierender Art. Insbesondere Schuldzuweisungen hinsichtlich fehlenden Verantwortungsbewusstseins und mangelnder Willenskraft wirken sich nicht selten diskriminierend aus.

Aphasie: Während sich die im letzten Abschnitt beschriebenen Einflüsse der Erkrankungen auf die sprechmotorische Realisation kognitiv frei entwickelter Sprachäußerungen beziehen, sind spezielle Formen einer Aphasie zusätzlich dadurch gekennzeichnet, dass der Zugriff auf Wortschatz und Syntax bereits gedanklich gestört sein kann und selbst in Form der sprachlichen Vorstellungswelt nicht mehr verfügbar ist. Diese Störungen betreffen den elementaren Kern jeder Persönlichkeit, bereits vor jeder Ausführung des Sprechaktes selbst. Im Titel des Klassikers von Oliver Sacks: „Der Mann, der seine Frau mit seinem Hut verwechselte" findet sie ihren oft zitierten medizinisch-literarischen Ausdruck. Bei den verschiedenen Formen von Aphasie handelt es sich daher um die schwerwiegendste Form gestörter Sprecheridentität im Rahmen vorhandener Kommunikationsstörungen.

4.7 Verlust der Sprecheridentität im Zusammenhang mit Störungen des Hörvermögens

Spätertaubte Jugendliche und Erwachsene haben einen teilweise oder vollständig auditiv kontrollierten Spracherwerb vollzogen. Je nach Ausmaß der vorhandenen Hörstörung und je nach Zeitpunkt und Qualität der apparativen Versorgung mit Hörhilfen ist ihre sprechmotorische Kommunikationsfähig-

28 Vgl. Kent/Kim (2003).

keit so wie die Hörgesunder oder hinsichtlich von Sprechgeschwindigkeit,[29] Tonhöhenmodulation und Artikulationsschärfe charakteristisch verändert, so dass zumindest Kommunikationspartner, geübt im Umgang mit diesem Personenkreis, charakteristische, für Hörgestörte typische Sprech- und Stimmauffälligkeiten wahrnehmen. Bei zuvor physiologischem verbalen und artikulatorischen Sprechverhalten tritt bei plötzlicher Ertaubung einer Person eine als Sprachzerfall charakteristierte Kommunikationsstörung auf, die für Angehörige des persönlichen Umfeldes in Form eines veränderten Sprechverhaltens bemerkt wird. Da simultan der perzeptive Verlust für die Ertaubten die verbale Kommunikationsfähigkeit als solche verhindert, sind die Bedeutung des veränderten aktiven Sprechverhaltens und die damit veränderte Sprecheridentität für diese Personen zunächst von nebenrangiger Bedeutung.

5 Zwischenbilanz und Ausblick

Die Ausbildung von (individueller) Identität ist abhängig von sozialen Interaktionen eines Individuums mit anderen Menschen. Identität wird maßgeblich über Sprache und Sprechen vermittelt:[30] Treffen Gesprächspartner aufeinander, so tauschen sie mittels Sprache, Gestik und/oder Mimik Absichten, Wünsche und Bedürfnisse aus. Ein Mensch verliert dann seine Identität, wenn er sich so verändert, dass wesentliche Kriterien, anhand derer er identifiziert wird, oder wesentliche Instanzen, welche für den Prozess der Identifizierung maßgeblich sind, entfallen oder geändert werden. Ein mögliches (überdies medizinisch relevantes) Beispiel hierfür ist der Verlust der Sprecheridentität.

Es war Zielsetzung des vorliegenden Beitrags, aus phoniatrischer Sicht das breite Spektrum möglicher Ursachen eines Verlustes von Sprecheridentität aufzuzeigen und somit die medizinische Relevanz dieses Problems zu verdeutlichen. Gleichzeitig galt es, auf die unseres Erachtens bisher wenig beachtete Tatsache hinzuweisen, dass dieser Identitätsverlust für den Betroffenen über die medizinisch-klinische Manifestation hinaus erhebliche psychosoziale Auswirkungen haben kann, die sich in Form von Diskriminierung oder Stigmatisierung äußern und zu Rückzugstendenzen der Betroffenen führen können – etwa dann, wenn eine bestehende Dysarthrie als Sprechen im alkoholisierten Zustand fehlinterpretiert wird. Der Verlust von Sprecheridentität ist damit zugleich ein Verlust von „Normalität“ bzw. die Ursache dafür, dass der Patient als „anders“ wahrgenommen wird.

Der Begriff Sprecheridentität, das damit angesprochene Phänomen und die mit dem Identitätsverlust einhergehende psychosoziale Problematik finden in der medizinischen Praxis noch wenig Aufmerksamkeit. Aus diesem Grund fehlen bisher weitgehend die Kriterien, um therapeutisch zu beurteilen, wie der einzelne Patient den teilweisen oder vollständigen Verlust seiner Fähigkeit zur sprachlichen Informationsübertragung einerseits und den Verlust seiner Sprecheridentität andererseits einschätzt. Für die Zukunft bietet sich dem-

29 Vgl. hierzu die Diplomstudie von Möldner (2006).
30 Vgl. Krappmann (2005).

entsprechend ein reiches Betätigungsfeld, dessen Bedeutung weit über die Entwicklung klinisch-phoniatrischer Konzepte hinausweist.

Literatur

Baken/Orlikoff (2000): Ronald J. Baken, Robert F. Orlikoff, Clinical Measurement of Speech and Voice, San Diego 2000

Barth (1911): Ernst Barth, Physiologie, Pathologie und Hygiene der menschlichen Stimme, Leipzig, 1911

Bergan/Titze (2001): Christine C. Bergan, Ingo R. Titze, Perception of Pitch and roughness in vocal signals with subharmonics, *Journal of Voice* 15 (2001), 2, p. 165–175

Böhme (1997): Gerhard Böhme, Sprach-, Sprech-, Stimm- und Schluckstörungen. Ein Lehrbuch, Stuttgart 1997, S. 83

Darley/Aronson/Brown (1969 a): Frederic L. Darley, Arnold E. Aronson, Joe R. Brown, Differential diagnostic patterns of dysarthria, *Journal of Speech and Hearing Research* 12 (1969), p. 246–269

Darley/Aronson/Brown (1969 b): Frederic L. Darley, Arnold E. Aronson, Joe R. Brown, Clusters of deviant speech dimensions in the dysarthrias, *Journal of Speech and Hearing Research* 12 (1969), p. 462–496

Fitch/Giedd (1999): W. Tecumseh Fitch, Jay Giedd, Morphology and development of the human vocal tract. A study using magnetic resonance imaging, *Journal of the Acoustical Society of America* 106 (1999), 3, p. 1511–1522

Frey (1987): Hans-Peter Frey (Hrsg.), Identität. Entwicklungen psychologischer und soziologischer Forschung, Stuttgart 1987

Fröhlich/Michaelis/Kruse (1998): M. Fröhlich, D. Michaelis, Eberhard Kruse, Objektive Beschreibung der Stimmgüte unter Verwendung des Heiserkeits-Diagramms, *HNO* 46 (1998), 7, S. 684–689

Gemmeren (2003): Sabine van Gemmeren, Stimmig?! Geschlechtsspezifische Merkmale der Stimme und ihre Abweichungen, Diplomarbeit, Heilpädagogische Fakultät zu Köln in Kooperation mit der Phoniatrie Aachen 2003

Gutzmann (1909): Hermann Gutzmann, Physiologie der Stimme und Sprache, Braunschweig 1909

Heinemann (1976): Manfred Heinemann, Hormone und Stimme, Leipzig 1976

Huber (1999): Gerd Huber, Psychiatrie. Lehrbuch für Studium und Weiterbildung, Stuttgart 1999

Kent/Kim (2003): Ray D. Kent, Yunjung Kim, Toward an acoustic typology of motor speech disorders, *Clinical Linguistics & Phonetics* 17 (2003), 6, p. 427–445

Klingholz (1986): Fritz Klingholz, Die Akustik der gestörten Stimme, Stuttgart 1986, S. 1–90

Krappmann (2005): Lothar Krappmann, Soziologische Dimensionen der Identität, Stuttgart 2005

Mead (2005): George Herbert Mead, Geist, Identität und Gesellschaft, Frankfurt a. M. 2005

Michaelis/Fröhlich/Strube (1998): Dirk Michaelis, Matthias Fröhlich, Hans Werner Strube, Selection and combination of acoustic features for the description of pathologic voices, *Journal of the Acoustical Society of America* 103 (1998), p. 1628–1639

Möldner (2006): Kristin Möldner, Vergleich der Sprech- und Stimmdynamik hörgeschädigter und normalhörender Jungen. Diplomarbeit der Lehr- und Forschungslogopädie, erstellt an der Klinik für Phoniatrie, Pädaudiologie und Kommunikationsstörungen, Aachen 2006

Neuschaefer-Rube/Spiecker-Henke (2002): Christiane Neuschaefer-Rube, Marianne Spiecker-Henke, Diagnostik funktioneller und organischer Stimmstörungen, in: Manfred Grohnfeldt (Hrsg.), Lehrbuch der Sprachheilpädagogik und Logopädie, Band 3, Diagnostik, Prävention und Evaluation, Stuttgart 2002, S. 283–303

Neuschaefer-Rube/Scheidt/Groß (2008): Christiane Neuschaefer-Rube, David D. J. Sander Scheidt, Dominik Groß, Modelle zur Definition von Transsexualität und ihre Auswirkungen auf die gesellschaftliche Akzeptanz – Das Beispiel Stimme und Sprechverhalten, in diesem Band

Noack (2005): Juliane Noack, Erik H. Eriksons Identitätstheorie, Oberhausen 2005

Sacks (1990): Oliver Sacks, Der Mann, der seine Frau mit seinem Hut verwechselte, Reinbek 1990

Scheidt (2003): David D. J. Sander Scheidt, Entwicklung und Erprobung eines Diagnostikkonzeptes für die logopädische Stimmarbeit mit Transgenders am Beispiel der sogenannten Frau-zu-Mann-Transsexualität. Diplomarbeit im Studiengang Lehr- und Forschungslogopädie, RWTH Aachen 2003

Schultz-Coulon/Klingholz (1988): Hans-Jürgen Schultz-Coulon, Fritz Klingholz, Objektive und semiobjektive Untersuchungsmethoden der Stimme, in: Gerhard Kittel, Bernd Schürenberg (Hrsg.), Objektive und semiobjektive Untersuchungsmöglichkeiten von Stimme, Sprache und Gehör, Köln 1988

Spiecker-Henke (1997): Marianne Spiecker-Henke, Leitlinien der Stimmtherapie, Stuttgart 1997

Stengel/Strauch (1996): Ingeborg Stengel, Theo Strauch, Stimme und Person, Stuttgart 1996

Sundberg (1987): Johan Sundberg, The Science of the singing Voice, Dekalb 1987

Titze (1989): Ingo R. Titze, Physiologic and acoustic differences between male and female voices, *Journal of the Acoustical Society of America* 85 (1989), 4, p. 1699–1707

Weismer et al. (2001): Gary Weismer, Jing-Yi Jeng, Jacqueline S. Laures et al., Acoustic and intelligibility characteristics of sentence production in neurogenic speech disorders, *Folia Phoniatrica et Logopedica* 53 (2001), p. 1–18

Wendler et al. (1996): Jürgen Wendler, Wolfram Seidner, Gerhard Kittel et al., Lehrbuch der Phoniatrie und Pädaudiologie, Stuttgart 1996, S. 44–132

Wuyts et al. (2000): Floris L. Wuyts, Marc S. De Bodt, Gert Moolenberghs et al., The dysphonia severity index: An objective measure of vocal quality based on a multiparameter approach, *Journal of Speech, Language and Hearing Research* 43 (2000), p. 796–809

Yanagihara (1967 a): N. Yanagihara, Significance of harmonic changes and noise components in hoarseness, *Journal of Speech and Hearing Research* 10 (1967), p. 531–541

Yanagihara (1967 b): N. Yanagihara, Hoarseness: Investigation of the physiological mechanisms, *Annals in Otology* 76 (1967), p. 472–489

Zyski/Weisiger (1987): B. J. Zyski, B. E. Weisiger, Identification of dysarthria types based on perceptual analysis, *Journal of Communication Disorders* 20 (1987), p. 367–378

Piercing: Körpermodifikation oder Selbstverstümmelung

Arnd T. May

1 Einleitung und Übersicht

Menschen nehmen seit Jahrhunderten Veränderngen an ihrem Äußeren vor. Dabei werden vielfältige Modifikationen an den Haaren vorgenommen (Dauerwelle, Tönung, Entfernung von Locken, Einflechten von Echthaar, auszupfen, rasieren, schneiden), Wimpern verändert und teilweise werden künstliche Zähne getragen oder die natürlichen durch künstliche ergänzt, man

> „feilt diese an (Indonesien), schwärzt sie mit Ruß (Nordost-Indien), man trägt hohe Absätze, presst den Leib in Korsetts und feste Mieder, die Haut wird mit permanenten Make-up-Einlagen versehen, narbengezeichnet, tätowiert, durchstochen, Ohrlöcher werden erweitert, Schädel deformiert (Afrika), Hälse verlängert (Burma), Unterlippen erweitert (Afrika, Südamerika) und die Füße abgebunden (Japan, Burma, China)".[1]

Körpermodifikationen können auf unterschiedliche Art und Weise erfolgen. Durch Schönheitsoperationen, zu denen zusätzlich zum obigen Katalog auch insbesondere Brustimplantate, Nasenkorrekturen, Fettabsaugen gehören,[2] lassen Menschen ihren Körper verändern, um die Folgen des Alterns zu verbergen oder den Körper ihren ästhetischen Vorstellungen anzupassen. Einige dieser Körperveränderungen erfolgen aus therapeutischen Motiven, wenn z. B. durch Brustverkleinerungen die Belastung der Wirbelsäule verringert werden soll. In Einzelfällen erfolgen Körperveränderungen bei psychischem Leiden am eigenen Körper. Dieses durch Schönheitsoperationen gelinderte

1 Stirn (2002), S. 230.
2 Exemplarisch: Gilman (1999).

seelische Leiden muss psychologisch-psychiatrisch diagnostiziert sein, damit die Kostenübernahme durch Krankenkassen erfolgt. So kann es im Einzelfall möglich sein, dass ein und dieselbe Operation von einer Patientin privat bezahlt werden muss und bei der Bettnachbarin von der Krankenkasse übernommen wird. Die Grenzen von Piercing und anderen Methoden der Körpermodifikation gegenüber der „klassischen ästhetisch-kosmetischen Chirurgie (z. B. Brust-Silkonimplantate)" verlaufen für Kaden/Bubenzer fließend.[3] Ebenso ist die Abgrenzung von Körpermodifikationen zu pathologischen Phänomenen unscharf.

Neben Schönheitsoperationen werden Körperveränderungen vielfältig vorgenommen durch dauerhafte oder zeitweise vorgenommene Tätowierungen, Veränderungen der Hautoberfläche durch Brandmale oder Brandmarken (Branding) oder durch das Implantieren von körperfremden Materialien unter die Haut.

Nachfolgend werden Körpermodifikationen durch Piercings betrachtet. Dabei ist ein abgrenzendes Kriterium zu anderen Formen der Körpermodifikationen der nötige Einsatz von technischen Hilfsmitteln. Eine Tätowierung kann der Tätowierwillige zwar selbst mittels Nadeln vornehmen, aber wenn von professionellen Tätowierungen die Rede ist, so wird damit die Benutzung von Hilfsmitteln wie speziellem stromangetriebenen Werkzeug vorausgesetzt. Beim Piercing wird mit einem hautdurchbohrenden Hilfsmittel gestochen und in diese Durchbohrung wird ein Gegenstand eingesetzt. In Einzelfällen wie bei Sicherheitsnadeln verbleibt das penetrierende Werkzeug in der Haut. Die übliche Vorstellung von Piercings geht von einer Hautdurchbohrung mit folgendem Einsatz eines Provisoriums während der Heilungszeit aus oder dem Verbleib des eingesetzten Schmuckstücks.

Hautdurchbohrungen können im Gegensatz zu Tätowierungen praktisch überall durchgeführt werden, denn die nötigen Werkzeuge und Hilfsmittel für Piercings lassen sich einfach transportieren.

Ein möglicher Ort für das Piercen ist das ärztliche Behandlungszimmer in der Praxis oder einem Krankenhaus. Wenn Piercing für Zbinden die „Kunst [ist], sich kleine Löcher in den Körper zu stechen",[4] so müssten auch Mediziner diese Fertigkeiten beherrschen. Aus der Vorstellung des Piercens durch Ärzte stellt sich die Frage, ob ihnen dies erlaubt ist. Eine Erlaubnis oder ein Verbot muss sorgfältig begründet werden. Dieser Frage geht der Beitrag nach, wenn einerseits das Selbstbestimmungsrecht des Kunden zu betrachten ist, der nach der bestmöglich ausgebildeten Person für das Piercen sucht, und einem sich möglicherweise durch das Piercen wandelnden Bild von Medizinern, die damit Körperverletzungen durchführen, für die es keine medizinische Indikation gibt.

Die Soziologin Degele sieht im Schönheitshandeln ein Medium der Kommunikation, welches „der Inszenierung der eigenen Außenwirkung zum Zweck der Erlangung von Aufmerksamkeit und Sicherung der eigenen Identität" dient. Ferner ist für sie Schönheitshandeln „ein sozialer Prozess, in dem die

3 Kaden/Bubenzer (1998), S. 12.
4 Zbinden (1998), S. 9.

Menschen versuchen, soziale (Anerkennungs-)Effekte zu erzielen, was freilich auch misslingen kann".[5] Je nach Betrachtungsweise kann die Körpermodifikation als positiv wahrgenommener Ausdruck der Individualität oder als Selbstverstümmelung bewertet werden. Schönheitsideale sind zeitspezifisch und kulturell beeinflussbar.

Die Bundesgesundheitsministerin hat sich 2005 u.a. mit der Beitragssammlung „Spieglein, Spieglein an der Wand. Zur Diskussion um den Schönheitswahn"[6] in die Diskussion eingebracht: „Man arbeitet an seinem Körper, aber man verletzt ihn nicht."[7] Mit Verweis auf kosmetische Operationen stellt die Ministerin fest: „Kranke Menschen, die gerne gesund wären, müssen sich unfreiwillig Operationen unterziehen, während gesunde Menschen ihre Gesundheit riskieren."[8]

Für die ethische Beurteilung des Piercens als ärztliche Tätigkeit werden gesellschaftliche Entwicklungen beschrieben, medizinische Komplikationen diskutiert und Vorschläge für Qualifikationen von Piercern dargestellt, um Hinweise für die mehrdimensionale Bewertung des Piercens zu geben. Dazu gehört auch die Frage nach der Reichweite und den Grenzen des Selbstbestimmungsrechts und der Forderung nach Eigenverantwortung in einer durch Fürsorgeleistungen geprägten Solidargemeinschaft.

2 Entwicklungsgeschichte des Piercings und aktuelle Formen

In Österreich wird Piercing durch die Ausübungsregeln für das Piercen und Tätowieren durch Kosmetik(Schönheitspflege)-Gewerbetreibende (Bundesgesetzblatt 14. Februar 2004, 647) auf Grund des § 69 Abs. l der Gewerbeordnung 1994 (GewO 1994), BGBI. Nr. 194, zuletzt geändert durch das Bundesgesetz BGBI. I Nr. 111/2002, definiert als

> „das Durchstechen der Haut zwecks Anbringung von Schmuck an Hautfalten, verknorpelten Stellen des Ohres oder des Nasenflügels, oder an der Zunge vor dem Zungenbändchen, sofern dazu ein Gerät verwendet wird, das höchstens zwei Millimeter durchmessend in die Haut eindringt und keine strich- oder flächenförmigen Verletzungen oder Vernarbungen verursacht".

Piercings können eine schmückende Funktion haben oder auch stimulierend wirken. Vor der Beschreibung von Piercings in der Gegenwart sind solche schon in früheren Zeiten vorgenommen worden.

Bereits römische Zenturionen haben ihre Brustwarzen durchstochen. Bei den Mayas wurden Zungen aus spirituellen Gründen gepierct. Im alten Ägypten galten Nasenringe als Statussymbol und waren der Oberschicht vorbehalten. Kulturell und spirituell motivierte Hautverzierungen (Bemalungen und dauerhafte Veränderungen) haben eine lange Tradition. Vereinzelt werden

5 Bundesministerium für Gesundheit und Soziale Sicherung (2005), S. 32.
6 Bundesministerium für Gesundheit und Soziale Sicherung (2005), S. 5 f.
7 Ebd.
8 Ebd.

bewusst Narben und Brandmale (branding) angebracht. Im Rahmen dieses Beitrags sollen ausschließlich Piercings betrachtet werden.

In Stammesgesellschaften kommen Körperdekorationen seit Jahrhunderten vor. Dabei sind Körperveränderungen Teil von Initiationsriten oder Zugehörigkeitsmerkmale. Körperdekorationen kommt sowohl für den Geschmückten als auch für den Zuschauer Bedeutung zu.[9] Piercings sind in gesellschaftlichen Randgruppen vermehrt aufgetaucht, so wie Tätowierungen im 18. Jahrhundert mit Gefangenen, Matrosen, Fremdenlegionären und Prostituierten in Verbindung gebracht wurden. Bei Matrosen wird die Gewohnheit berichtet, eine Äquatorüberquerung durch einen zusätzlichen Ohrring anzuzeigen.[10] Bei reisenden Zimmerleuten sind häufig Ohrringe anzutreffen, welche traditionell mit einem Nagel gestochen werden. Nach dem Ehrenkodex der Zimmerleute wurde einem Gesellen bei unzünftigem Verhalten durch z. B. Diebstahl der Ohrring aus dem Ohrläppchen gerissen. Die Bezeichnung als „Schlitzohr" rührt aus dieser Zeit. Die Ohrringe dienten teilweise der finanziellen Absicherung des Begräbnisses und wurden als Wertgegenstände behandelt. Kulturelle Amulette in Form von Ohrringen sind z. B. in der Schweiz bei den Appenzellern zu finden.[11] Das Durchstechen der Ohrlöcher hat breite Akzeptanz und ca. 80 % aller amerikanischen Frauen haben durchbohrte Ohren. Schildbach geht von zwei bis drei Millionen Menschen mit Piercings aus, wobei er Ohrlöcher ausschließt.[12]

Piercings sind manchmal äußere Zeichen einer emotionalen Bindung und besonderen dokumentierten Verbundenheit, wie sie auch durch Freundschaftsringe oder traditionelle Eheringe angezeigt wird, „die durch das Blut und das Schneiden des Fleisches geschlossen wird".[13]

Strametz und Püschel sehen die Motive des Piercings in

> „der Freude an der eigenen Körpermodifizierung und der eigenen Körperschmückung [...], um aus subjektiver Sicht die Attraktivität und das Selbstbewusstsein zu erhöhen, Aufmerksamkeit zu erlangen und vielleicht auch ein wenig ihre Umwelt zu provozieren".[14]

Das Tragen von Ohrringen am rechten Ohr wurde im 20. Jahrhundert als Erkennungszeichen für Homosexuelle und somit als Codierung einer Lebensauffassung oder zumindest einer sexuellen Präferenz benutzt. Piercings waren für Feige lange dem „schwulen oder heterosexuellen Sadomasochismus und der Fetischszene vorbehalten, durchweg also einem experimentierfreudigen Völkchen", und Piercings wurden mit „absonderlichem Sex" assoziiert.[15] Eine andere Zuschreibung nimmt Zbinden vor, wenn sie Piercings mit Anhängern einer bestimmten Musikrichtung in Verbindung bringt.[16] Der Einfluss pro-

9 Stirn (2002), S. 224.
10 Zbinden (1998), S. 24.
11 Zbinden (1998), S. 51.
12 Schildbach (1998).
13 Zbinden (1998), S. 25.
14 Strametz/Püschel (2001), S. 23.
15 Feige (2002), S. 92.
16 Zbinden (1998), S. 24.

minenter Personen wird durch das „Madonna-Piercing" deutlich, was in der Oberlippe gestochen wird, dort wo die Sängerin Madonna ein Muttermal hat.[17] Zbinden berichtet von der Eröffnung des ersten Fachgeschäfts für Piercing und Intimschmuck in Los Angeles im Jahr 1975.[18]

In Europa traten Piercings ab 1975 verstärkt in den „Londoner Slums" auf. Hier wurden Sicherheitsnadeln benutzt mit dem Ziel „zu provozieren und zu schockieren".[19] Für Stirn hat die Punk-Bewegung Ende der 1970er bzw. Anfang der 1980er Jahre das Piercing entwickelt, welches heute Modetrend ist.

> „Zunächst durchstach man sich mit einfachen Sicherheitsnadeln, dann – wohl aus Gründen allergischer Reaktionen – mit zunehmend verfeinerten, edleren Legierungen aus Silber oder Titanium, die bis heute kalt und glatt – ganz anders als sonst getragener Schmuck – wirken. Dieses selbstverletzende Schmücken bedeutete gleichzeitig auch eine Verstümmelung und damit gesellschaftliche Stigmatisierung."[20]

Unter dem Abschnitt „Punks – Das bunte Elend" nimmt Lotz eine Beschreibung von Punks vor:

> „Man bevorzugt genietete Lederkluft oder zerrissene Jeans, drapiert mit Buttons, Hundeketten und aufreizenden Emblemen; der grellbunte Irokesenschnitt, aber auch andere aufwendig hergestellte Haarkonstruktionen sind Teile eines Kopfschmucks, der durch die Vielfalt seiner Dekorationsmöglichkeiten der Phantasie keine Grenzen setzt, weder beim Schminken noch beim Einsatz von Ketten, Ringen, Klammer und Nadeln in Ohr, Augenbrauen und Nase. Selbst Zunge, Lippen und Brustwarzen – von anderen Körperteilen ganz zu schweigen – bleiben nicht verschont. Der geschmückte Körper wird zur Demonstration einer Gegenkultur, die so schockierend wie ihre Musik – Ausdruck der Ohnmacht in einer Wettbewerbsgesellschaft, die Menschen nach ‚Anforderungsprofilen' katalogisiert und jeden durch dieses Raster fallen lässt, der den Normen nicht entspricht. Als Reaktion setzte die Punk-Szene, die Ende der Siebziger Jahre im England des Thatcherismus entstand, ihre eigenen Normen. [...] In der Punkbewegung wird keine Existenzform erkennbar, sondern ein Zustand der Ausweglosigkeit – angereichert mit Zynismus und Hohn, Provokation und Aggression, um die Verzweiflung zu unterdrücken. Indem der Punk durch Piercing seine Haut schmückt, aber auch verstümmelt und sich so stigmatisiert, macht er körperlich jenen seelischen Schmerz sichtbar, der sich mit dem Wortsinn des Begriffs *punk* verbindet: Abfall, Mist."[21]

Die Punk-Bewegung drückt für Zbinden „die Dekadenz unserer Großstädte, die Angst vor der Umweltverschmutzung und vor der Atomkraft aus." Gleichzeitig werden alle „sozialen, ethischen, politischen und sexuellen Tabus" gebrochen.[22] Wenn die Körperveränderung konträr zu sozialen Normen erfolgt, kann dies als „Akt der Rebellion gegen kulturelle Schönheitsauffassungen" angesehen werden.[23] Piercings werden manchmal als „Protest gegen das ver-

---

17 Feige (2002), S. 113.
18 Zbinden (1998), S. 70.
19 Krause/Bremerich/Sztraka (2000), S. 21.
20 Stirn (2002), S. 233.
21 Lotz (1997), S. 234 f.
22 Zbinden (1998), S. 61.
23 Stirn (2002), S. 232.

meintliche Kleinbürgertum" oder als Gegenkultur betrachtet.[24] Oft ist für Zbinden ein Piercing auch eine „Ausdrucksform der Revolte oder eine Ablehnung der herrschenden Werte".[25]

Jean Paul Gaultier machte nach Ansicht von Feige Piercings salonfähig und es wurde aus „der schockierenden Wut" nun „exaltierte Mode", die gesellschaftsfähig wurde.[26] Dies scheint die Symbole der Punk-Rebellion zu „entschärfen" und bewusst für Mode einzusetzen.[27] Im Jahr 1993 schickt Gaultier seine Models mit Tätowierungen und Piercings auf den Laufsteg.

Seit dem vermehrten Auftreten von Piercings haben diese „eine zunehmende soziale und gesellschaftliche Akzeptanz" erlangt.[28] „Wagten es anfangs nur wenige ‚Mutige', sich ‚piercen' zu lassen, so hat dieser Modetrend inzwischen allgemeine Akzeptanz und beträchtliche Ausweitung erfahren."[29] Die Kinder der 1990er Jahre finden sich schön, sind stolz auf den eigenen Körper und möchten auffallen. Dies ist Zeichen einer besonderen Körperlichkeit.[30] Jugendliche scheinen sich für Folz mehr am Modetrend der Erwachsenen zu orientieren, als sich zu der Bewegung der modernen Primitiven zugehörig zu fühlen.[31]

Neben religiös motivierten Piercings werden die meisten Piercings nach Strametz/Püschel aus „Freude an der eigenen Körpermodifikation und Körperschmückung" angebracht, „um aus subjektiver Sicht die Attraktivität und das Selbstbewusstsein zu erhöhen, Aufmerksamkeit zu erlangen und vielleicht auch um ein wenig ihre Umwelt zu provozieren",[32] aber auch zur Identitäts- und Gruppenbildung. Kaden/Bubenzer sehen einen „SM-Hintergrund" der Modewelle.[33] „Bodypiercing ist als Phänomen ein Grenzgänger zwischen Lust und Schmerz."[34]

Während Piercings als gewünschte Form des Körperschmucks unabhängig von Profession und Alter bei allen sozialen Schichten in zunehmendem Maße zu finden sind, wird diese Form der Modifikation und Dekoration des Körpers als „milde, benigne Form der Selbstverstümmelung" gesehen.[35]

Durch Piercings sind die Gepiercten lange Zeit mit ihrem Körper beschäftigt, wobei das Piercingstechen selbst einen kurzen Moment dauert, aber die folgende Pflege bis zur Ausheilung teilweise Monate in Anspruch nimmt. Die Abheilzeit nach dem Stechen eines Piercings wird je nach Körperregion mit wenigen Wochen bis zu einem halben Jahr angegeben.

Piercings werden manchmal von Vergewaltigungsopfern und Opfern sexuellen Missbrauchs als Weg bezeichnet, ein neues Verhältnis zu ihrem Körper zu

24 Cavelius/Wuillemet (1999), S. 100.
25 Zbinden (1998), S. 25.
26 Feige (2002), S. 94.
27 Zbinden (1998), S. 10.
28 Hörle/Kuba (2002), S. 200.
29 Krause/Bremerich/Sztraka (2000), S. 21.
30 Ziegler/Zoschke (1995), S. 33.
31 Folz et al. (2000), S. 380.
32 Strametz/Püschel (2001), S. 23.
33 Kaden (1998), S. 12.
34 Ziegler (1995), S. 64.
35 Strametz/Püschel (2001), S. 22; Folz et al. (2000), S. 378.

erhalten. Dabei sind für Stirn insbesondere Intimpiercings eine Möglichkeit einer selbstgewollten Läsion an der traumatisierten Körperstelle.[36]

Türcke sieht Piercings als „Akte der Bemächtigung", der Selbstbemächtigung nach dem Motto: „Sentio, ergo sum".[37] Nach Stirn weisen selbst angebrachte Piercings Parallelen zu Selbstmanipulierern auf, die solange ihren Körper einschneiden, bis Blut austritt.[38]

Piercings werden mitunter gesehen als Metapher für die Botschaften über Aids, Veränderung und Tod.[39] Dazu nimmt Zbinden eine Anleihe bei der ihrer Meinung nach derzeit materialistischen Welt, in welcher der Körper – die Religion ersetzend – geweiht ist. So lebt für sie im übertragenen Sinne die magische Absicht des Piercings fort und der Körper wird „misshandelt, erotisiert, er wird gequält und wahrgenommen. Es wird versucht, ihn zurückzuerobern in der Absicht, eine scheinbare Kontrolle über die Welt zu erlangen."[40] So scheint es nur schlüssig, wenn *Modern Primitives* mit ihrem Körper jenen Gegenstand verändern möchten, über den sie „noch Macht" besitzen.[41]

Die verflüchtigte physisch ungreifbare mikroelektronische Welt produziert die Sehnsucht nach „haptischer Erfahrung" und den Wunsch nach Halt. Diesen Halt bieten Piercing, die nicht nur flüchtig reizen. Im Piercing hat die Sehnsucht für Türcke einen „Ausgleich", ein „sozial gut verträgliches Ventil gefunden", und die „prometheische Wut" artikuliert sich verschämt.[42]

Es können an vielfältigen Körperstellen Piercings vorgenommen werden. Für Feige ist der Bauchnabelstecker der „Klassiker" unter den Piercings.[43] Dieser ist für Zbinden durch den Einfluss von Modeidealen insbesondere bei Jugendlichen und „Mode-Opfern" beliebt.[44]

> „Heute gehört es schon fast zum Standard, als Frau einen Nabelstecker, als Mann ein Brustwarzenpiercing zu tragen. Wer mehr auffallen will, lässt sich ein Augenbrauenpiercing machen. Wer sexuell neue Wege beschreiten möchte, hat ein Zungen- oder, noch schöner, Intimpiercing. Wer weiß heutzutage schon so genau, was der nette Schalterangestellte um die Ecke alles unter seinem Anzug trägt?"[45]

Vereinzelt wird die angebliche appetitzügelnde Wirkung eines Zungenpiercings und „Bereicherung [der] körperlichen Beziehung" durch selbiges angegeben.[46]

Eine Befragung von 481 Studierenden 2001 in den USA zeigte eine Piercingquote bei Studenten von 42 % und bei Studentinnen von 60 %. Bei den Studenten gaben 38 % Ohrpiercings an, und 4 % hatten sich die Zunge piercen

36 Stirn (2002), S. 230.
37 Türcke (2002), S. 73 (im Original kursiv).
38 Stirn (2002), S. 229.
39 Zbinden (1998), S. 10.
40 Zbinden (1998), S. 12.
41 Zbinden (1998), S. 75.
42 Türcke (2002), S. 74.
43 Feige (2002), S. 99.
44 Zbinden (1998), S. 89.
45 Feige (2002), S. 94.
46 Roth/Plötz (1998), S. 690.

lassen, wobei sich davon die Hälfte das Piercing zum Zeitpunkt der Umfrage bereits entfernt hatte. 3 % der Studenten hatten ein Brustwarzenpiercing, was jedoch drei Viertel der betreffenden Personen bereits entfernt hatten. Im Vergleich gaben 29 % der befragten Studentinnen Ohrpiercings an, wobei diese Piercings nicht als Ohrlöcher im herkömmlichen Sinne für Ohrringe definiert waren. 16 % hatten sich die Zunge piercen lassen und zur Hälfte bereits wieder entfernt, 6 % hatten sich die Brustwarzen piercen lassen und 32 % gaben Bauchnabelpiercings an, von denen knapp 10 % wieder entfernt waren.[47] In der gleichen Befragung wurde bei Studierenden der verschiedenen Semester eine Piercingquote zwischen 41 und 58 % erhoben, wobei zwei Studenten der Gesamtgruppe von 218 ein Intimpiercing angaben sowie vier Studentinnen von insgesamt 228 Befragten.[48] Die erhobene Komplikationsrate der Gesamtgruppe gibt Mayers mit 9,2 % an.[49] In einer Studie mit Teilnehmern eines Erziehungsprogramms für Jugendliche in den USA wurden bei 29 % Tätowierungen erhoben und 69 % gaben Piercings an. Die Zahl der Piercings pro Befragtem lag bei bis zu 18. Gemeinsam benutzte Nadeln (1,5 %) und andere unprofessionell vorgenommene Piercings werden von 20 % der Befragten berichtet.[50]

Vermehrt wird von Wünschen nach Piercings im Zuge eines medizinischen Eingriffs mit Vollnarkose berichtet, da dann das Piercing garantiert schmerzfrei gestochen wird. In der Reaktion der Freundinnen und Freunde einer bei einer Operation gepiercten 22-jährigen Patientin wurde ihr für ihren Mut Bewunderung ausgesprochen.[51]

Nach der Präambel zur Leitlinie „Anforderungen der Hygiene beim Tätowieren und Piercen" des Arbeitskreises „Krankenhaus- & Praxishygiene" der Arbeitsgemeinschaft der wissenschaftlichen medizinischen Fachgesellschaften (AWMF) ist unter Bezug auf die Rechtsabteilung der Bundesärztekammer Piercing keine ärztliche Tätigkeit.[52] Dies ergebe sich aus dem obersten ärztlichen Gebot „primum nihil nocere" sowie aus dem Gelöbnis des Weltärztebundes.

Der gewerblichen Tätigkeit von Ärzten neben ihrer Tätigkeit der Krankenversorgung in der Praxis oder Krankenhaus sind für Dierks Grenzen gesetzt, die in der Gefährdung des Ansehens der Ärzteschaft in der Öffentlichkeit zu sehen sind. Als Beispiel führt Dierks die Tätigkeit als Sargtischler oder Bordellbetreiber an.[53] Die Durchführung von Piercings in Praxisräumen und nicht in einem separaten Raum könnte einen Verstoß gegen die werbliche Wechselwirkung zwischen Praxis und Gewerbe darstellen, wenn durch das Angebot von Piercings als komplementärer Leistung die Praxis für Patienten attraktiver wird.

Eine Behandlung durch den Arzt muss vom Patienten erlaubt werden, indem er nach dem Grundsatz der Einwilligung nach Aufklärung die Entscheidung zur Behandlung selbst trifft. Trotz Einwilligung des Patienten kann eine Behandlung strafbar sein, wenn diese gegen die „guten Sitten" verstößt. Die-

47 Mayers et al. (2002), S. 31.
48 Ebd.
49 Mayers et al. (2002), S. 33.
50 Braithwaite et al. (2001).
51 Ziegler/Zoschke (1995), S. 33.
52 Arbeitskreis „Krankenhaus- & Praxishygiene" der AWMF (2004), S. 148 ff.
53 Dierks (2003).

ser unbestimmte Rechtsbegriff muss im Einzelfall konkretisiert werden. Das Reichsgericht hat bereits 1912 ausgeführt: „Ein Verstoß gegen die guten Sitten liegt nach ständiger Rechtsprechung vor, wenn eine Handlung dem Anstandsgefühl aller billig und gerecht Denkenden zuwiderläuft."[54] Was aber bedeutet dies konkret für das Stechen von Piercings durch Ärzte? Der Hinweis des Verbots einer freiwilligen Körperverletzung bei Verletzung der guten Sitten ist wenig konkret und hilfreich.[55]

Der Bundesgerichtshof stellt 2004 in einem Urteil fest, dass einverständlich vorgenommene sadomasochistische Praktiken, die zu Körperverletzungen führen, nicht als solche gegen die „guten Sitten" im Sinne von § 228 StGB verstoßen. Als sittenwidrig im Sinne von § 228 StGB bewertet der Bundesgerichtshof jene Taten, bei denen bei vorausschauender objektiver Betrachtung der Einwilligende durch die Körperverletzungshandlung in konkrete Todesgefahr gebracht wird.[56] Der Senat des Bundesgerichtshofs sieht frühere anderslautende Entscheidungen des Reichsgerichts infolge gewandelter allgemeiner Moralvorstellungen als überholt an. Maßgebend für das Sittenwidrigkeitsurteil im Bezug auf sadomasochistische Handlungen sind Grad und Gewicht der drohenden Rechtsgutsverletzung.[57]

Ob bei Piercings die konkrete Todesgefahr bei vorausschauender objektiver Betrachtung ebenso anzunehmen ist wie bei der einvernehmlich stattgefundenen Strangulation bleibt fraglich. In einem graduellen Analogieschluss ist davon auszugehen, dass Piercings nicht gegen die guten Sitten im Sinne von § 228 StGB verstoßen.

In Deutschland bewertet z. B. die Ärztekammer Nordrhein Piercen als „nicht sinnvoll" und „aus berufsethischer Sicht als unärztlich".[58] Der Justitiar der Ärztekammer Nordrhein geht aber nicht so weit, dass piercenden Ärzten die Approbation entzogen werde, denn das ist nur nach strafbaren oder „unwürdigen" Handlungen möglich. Ein Eintrag im Telefonbuch „Piercing by the Doctor – Körperschmuck vom Fachmann" wurde vom Ärztlichen Berufsgericht wegen Verstoß gegen das Werbeverbot mit einer Strafe belegt.[59]

Nach Feige ist es Ärzten nicht nur verboten, Piercings zu stechen, sondern auch dazu zu beraten.[60] In der Wahrnehmung von Piercern sind die durch Ärzte gestochenen Piercings „enttäuschend schlecht" und nur aus finanziellen Motiven angeboten.[61] Für Roth sind „niedergelassene kosmetische Chirurgen ... eigentlich die besten Piercer".[62]

54 Reichsgericht, RGZ, 1912, 80. Band, 221

55 § 228 Strafgesetzbuch (Einwilligung): Wer eine Körperverletzung mit Einwilligung der verletzten Person vornimmt, handelt nur dann rechtswidrig, wenn die Tat trotz der Einwilligung gegen die guten Sitten verstößt.

56 Bundesgerichtshof, Urteil vom 26.05.2004 – 2 StR 505/03.

57 Bundesgerichtshof, Pressemeldung Nr. 60/2004 vom 26.05.2004 zur Strafbarkeit sadomasochistischer Praktiken mit tödlichem Ausgang.

58 Scheuer/Lehnen (2002).

59 Meyer (2001), S. 819.

60 Feige (2002), S. 129.

61 Ziegler/Zoschke (1995), S. 47.

62 nach Kaden/Bubenzer (1998), S. 13.

3 Behandlungsrisiken durch medizinische Komplikationen des Piercings

Bei medizinischen Behandlungen kann es zu Komplikationen durch Piercings kommen, wenn diese den normalen Ablauf der Behandlung verzögern. Im idealen Fall kann der Patient die Piercings selbst entfernen oder Hinweise zu deren Entfernung geben. Dabei sind mehr als 90 % der Piercings durch Schraubbewegungen zu entfernen. Bei der Einleitung einer Narkose kann ein Zungenpiercing stören, und somit besitzt ein Zungenpiercing ein realistisches Gefahrenpotential.[63] Die Aussagekraft radiologischer Untersuchungen kann durch belassene Piercings vermindert sein. Es können auch Brandverletzungen durch starke Erwärmungen auftreten, wenn Piercings nicht entfernt wurden. Die Entfernung von Piercings muss mit Patienten vor Beginn der Operation besprochen werden und falls die Entfernung zu schmerzhaft ist, muss das Einverständnis des Patienten eingeholt werden zur Entfernung unter Narkose. Bei Gefangenen sind Tätowierungen und Piercings als Risiken einer Hepatitis-Infektion beschrieben worden.[64] Armstrong hat 1995 kaum medizinische Literatur und keine Artikel in Pflegezeitschriften der USA gefunden.[65]

Die prozentualen Zahlen zu Komplikationen bei Piercings werden unterschiedlich angegeben, und 1971 berichteten Cortese und Dickey von einer Komplikationsrate von 52 % bei Ohrlöchern.[66] Es kann zu einer Kelloidbildung als benigne, fibröse und proliferative Erkrankung kommen.[67] Für den Arbeitskreis „Krankenhaus- & Praxishygiene" der Arbeitsgemeinschaft der wissenschaftlichen medizinischen Fachgesellschaften (AWMF) wird das herkömmliche Ohrlochstechen nach der Präambel zur Leitlinie „Anforderungen der Hygiene beim Tätowieren und Piercen" nicht unter Piercing subsumiert, da hierbei „im allgemeinen der Hygienestandard (sterile Nadeln, Hautdesinfektion) eingehalten wird".[68]

Angesichts der hohen Komplikationsrate, einem möglicherweise entstehenden gesundheitlichen Schaden mit folgenden Kosten für das Versicherungssystem beim Piercen wird bezweifelt, dass diese Form des „nicht-medizinischen" Eingriffs für Ärzte ethisch vertretbar ist. Jedoch kennen sich Mediziner mit den möglichen Komplikationen aus und verfügen über notwendige Kenntnisse der Hygiene, um möglichst Komplikationen zu vermeiden. Diese Kenntnisse liegen bei unseriösen Piercern „im Hinterzimmer" nicht vor. Bei einer Befragung von 273 Patienten mit insgesamt 699 Piercings wurden Piercings ganz überwiegend von weiblichen Personen unter 25 Jahren gewünscht. Bei 28 % der Befragten traten Komplikationen auf, die häufig zu Dauerschäden (7,3 %) bis hin zum mehrmonatigen Krankenhausaufenthalt nach Hepatitiserkrankung reichten.[69] Als Gefahren des Piercings werden bakterielle und vira-

63 Roth/Plötz (1998), S. 691.
64 Braithwaite et al. (2001), S. 6.
65 Armstrong/Ekmark/Brooks (1995), S. 20.
66 Cortese/Dickey (1971), S. 66–72.
67 Mall/Pollmann/Müller (2002).
68 Arbeitskreis „Krankenhaus- & Praxishygiene" der AWMF (2004), S. 148 ff.
69 Krause/Bremerich/Sztraka (2000), S. 23.

le Infekte bis zur Übertragung von Hepatitis B, C und D sowie HIV genannt.[70] Teilweise traten bei Piercings der Zunge Atemwegsblockaden (Ludwigs-Angina) auf, die durch einen Luftröhrenschnitt (Tracheotomie) behandelt werden mussten.[71] In Einzelfällen wird von einer Endokarditis nach Piercing berichtet.[72] Nach Brustwarzenpiercing kann es zu einem vermehrten Milchfluss kommen.[73] Neben der Irritation von Piercings durch Gleitmittel oder Spermicide sieht Muldoon ein erhöhtes Risiko für die Beschädigung von Kondomen durch Piercings.[74] Peate verweist auf Gewebeschädigungen bei homosexuellen Sexualpartnern mit Piercing und rät zu besonderer Vorsicht.[75] Die Beschreibung von Komplikationen nach Piercings bezieht sich auf Einzelfallbeschreibungen oder kleine Patientenkollektive, was die Angabe von aussagekräftigen Zahlen erschwert. Das Stechen von Piercings wird generell als eine sich „rasant ausbreitende, infektionsrelevante Innovation" angesehen.[76]

Peate betont die Notwendigkeit der Information, Schulung von Notfallpersonal in Kliniken im Umgang mit Piercings und der Entwicklung eines Verständnisses für modifizierte Anatomie. Beispielhaft wird das Einführen eines Katheters bei einem Patienten mit Genitalpiercing angeführt.[77] Zur Entfernung von Piercings muss erforderliches Werkzeug vorhanden sein. Bethke und Reichart fordern, dass zahnärztliche Teams zur Beratung zu Piercings in der Lage sein sollten.[78] Zahnärzte sollen auf mögliche Komplikationen vorbereitet sein.[79] Ebenso wie Personal in Notaufnahmen müssen Praxisteams und Rettungsdienstpersonal entsprechend geschult und ausgerüstet sein.

4 Vorgaben für nichtärztliche Piercer

Verbindliche Vorgaben zur Qualifikation hat der Gesetzgeber nicht beschlossen und berufsrechtliche Vereinbarungen haben den Verbindlichkeitsgrad von Empfehlungen, die nicht sanktioniert werden können, wenn man vom Ausschluss aus einer unverbindlichen Gemeinschaft von Piercern absieht. Berufsrechtliche Regelungen sind unbekannt. Ein Piercer muss nach der Leitlinie „Anforderungen der Hygiene beim Tätowieren und Piercen" des Arbeitskreises „Krankenhaus- & Praxishygiene" der Arbeitsgemeinschaft der wissenschaftlichen medizinischen Fachgesellschaften (AWMF) nach Punkt 2 über „ausreichendes medizinisches Wissen verfügen, um den Eingriff sachgerecht durchführen und auf Komplikationen adäquat reagieren zu können".[80] Diese abstrakte Formulierung bleibt in ihren Grenzen unscharf.

70 Bethke/Reichart (1999), S. 101.
71 Hörle/Kuba (2002), S. 201.
72 vgl. Strametz/Püschel (2001), S. 23; Handrick et al. (2003), S. 194.
73 Modest/Fangman (2002), S. 1626 f.
74 Muldoon (1997), S. 300.
75 Peate (2000), S. 2166.
76 Kistemann/Exner (2000), S. 253.
77 Peate (2000), S. 2163.
78 Bethke/Reichart (1999), S. 101.
79 Sardella et al. (2002), S. 962.
80 Arbeitskreis „Krankenhaus- & Praxishygiene" der AWMF (2004), S. 148 ff.

Das Verwaltungsgericht Gießen hat, bestätigt durch das Hessische Oberverwaltungsgericht Kassel, am 9. Februar 1999 (Az. 8 G 2161/98) entschieden, dass die inzwischen üblich gewordene Form des Piercens auch ohne die Verabreichung von Lokalanästhetika unter den Begriff der Heilkunde falle gemäß § 1 Abs. 1 Heilpraktikergesetz (HPG) und somit nur von Personen mit ärztlicher oder heilkundlicher Fachausbildung durchgeführt werden darf, d. h. nur von Ärzten oder Heilpraktikern. Das Durchstechen unterschiedlicher Körperteile mit hochsensiblen Nervensträngen im Bereich der Zunge, den Augenbrauen und im Genitalbereich rechtfertig nach Ansicht des Verwaltungsgerichts die Auffassung des Piercings als Ausübung der Heilkunde, die nur mit einer ausdrücklichen Erlaubnis ausgeführt werden darf. Rudolph stellt nach der Entscheidung des Verwaltungsgerichts Gießen fest:

> „Zweifelsfrei dürfte eine ‚piercende Ärzteschaft' einen massiven Vertrauensverlust in der Bevölkerung erleiden und uns zu Recht von der 1. Stelle im Ansehen der Bevölkerung auf einen der unteren Ränge mitten zwischen die Politiker bringen."[81]

Er richtet eine dringende Mahnung an die Kostenträger, die Solidargemeinschaft nicht durch die Kostenübernahme beim Auftreten von Komplikationen nach Piercing zu belasten und dies auch in der Öffentlichkeit mit allem Nachdruck klarzustellen.[82] Das Meinungsbild hierzu ist sicher noch nicht vollständig.

Piercer müssen bestimmte Auflagen beachten. Dazu gehören insbesondere Vorgaben zur Hygiene. Die Leitlinie „Anforderungen der Hygiene beim Tätowieren und Piercen" wurde 2000 vom Arbeitskreis „Krankenhaus- & Praxishygiene" der Arbeitsgemeinschaft der wissenschaftlichen medizinischen Fachgesellschaften (AWMF) erstellt und im Februar 2004 überprüft.[83] Unter dem dritten Abschnitt zu Beratung wird durch die Leitlinie „Anforderungen der Hygiene beim Tätowieren und Piercen" gefordert, dass der „Kunde" ausführlich und umfassend über alle Risiken und Folgen des jeweiligen Eingriffs zu informieren sei.[84] Zu den Räumen für die Durchführung von Piercings fordert die Leitlinie die gleichen Anforderungen, wie sie sich beim ambulanten Operieren ergeben. Die Dokumentationen zum Eingriff sind „in geeigneter Form und dauerhaft zu führen" und für 10 Jahre aufzubewahren" (Punkt 8. Nach dem Eingriff).[85]

Die Aufklärung des Patienten ist bei medizinischen Eingriffen und Untersuchungen obligatorisch vorgeschrieben, denn ohne Einwilligung ist der Eingriff rechtswidrig. Somit kann der Patient dem Arzt den Eingriff in seine körperliche Integrität, die Körperverletzung, genehmigen. Dazu muss der Patient die Einwilligung verstanden haben, was im Zweifel vom Arzt nachzuweisen ist. Zu den Erfordernissen der ärztlichen Aufklärungspflicht gehört die mit dem Eingriff intensiver und umfangreicher werdende Aufklärung je

81 Rudolph (2000).
82 Ebd.
83 Arbeitskreis „Krankenhaus- & Praxishygiene" der AWMF (2004), S. 148 ff.
84 Ebd.
85 Ebd.

einschneidender und folgenreicher der Eingriff ist. Somit nimmt der Aufklärungsumfang mit abnehmender Dringlichkeit der Maßnahme zu, und dies gilt in besonderem Maße für „nur relativ oder gar nicht medizinisch indizierte Eingriffe, z. B. kosmetische Operationen“.[86]

Zur Einwilligungsfähigkeit stellte der Bundesgerichtshof 1969 fest, dass Einwilligende „die ausreichende Urteilsfähigkeit über Wesen, Bedeutung und Tragweite der gegen sie gerichteten Handlung“[87] besitzen müssen. Einwilligungsfähigkeit wird vom BGH mit Einsichtsfähigkeit gleichgesetzt. Engisch beschreibt Einwilligungsfähigkeit als Besitz von „Reife und Fähigkeit [...], die Tragweite des ärztlichen Eingriffs für Körper, Beruf und Lebensglück zu ermessen“.[88] Taupitz hat festgestellt, dass Einwilligungsfähigkeit nicht an Volljährigkeit gebunden ist und auch Minderjährige in der Regel ab Vollendung des 14. Lebensjahres Einwilligungsfähigkeit besitzen.[89] Die individuellen Fähigkeiten sind im Einzelfall zu prüfen. Der Piercer muss sich überzeugen, dass der einwilligungsfähige Kunde die Aufklärung verstanden hat und geistig verarbeiten kann. In einer Entscheidung des Amtsgericht Neubrandenburg wurde einem Gepiercten ein Schmerzensgeld von knapp 300 € für aufgetretene Komplikationen nach unzureichender Aufklärung zugesprochen, wobei sich das verzögerte Aufsuchen eines Arztes vier Tage nach Auftreten der Komplikationen schmerzensgeldreduzierend auswirkte.[90] Fragenkataloge im Vorfeld der Entscheidung zu einem Piercing werden von Muldoon[91] und erweitert von Peate[92] vorgestellt. Dabei weist Muldoon auf die Notwendigkeit der ausreichenden und umfangreichen Information für Heranwachsende zu deren Unterstützung und Orientierung hin.[93] Exemplarisch stellt Feige die Frage zur Selbstverantwortung von Piercinginteressierten, ob diese einem Gruppenzwang unterworfen sind oder das Piercing „wirklich“ für sich selbst wollen.[94]

Der Petitionsausschuss des Deutschen Bundestages beschäftigte sich 2003 mit der Eingabe eines Vaters, der nach einem Bauchnabelpiercing seiner 13-jährigen Tochter ohne seine Zustimmung nicht rechtlich gegen das Piercingstudio vorgehen könne. Dazu erklärte das Bundesministerium der Justiz, dass die Entscheidungskompetenz bei einem Piercing von der Einwilligungsfähigkeit abhängt, welche nicht an ein bestimmtes Alter, sondern an die geistige und sittliche Reife gebunden ist.[95] Die Erste Organisation Professioneller Piercer e. V. (OPP) empfiehlt den 37 Mitgliedern, Piercings bei Jugendlichen erst ab 14 Jahren in Begleitung ihrer Eltern oder Erziehungsberechtigten zu stechen. Nach herrschender Meinung sind Kinder unter 14 Jahren nur in Ausnahmefällen einwilligungsfähig.[96] Die vom Bundesgerichtshof entwickelte

86 Erlinger (2003), S. 628.
87 BGHSt 23, 1, 4.
88 Engisch (1958).
89 Vgl. Taupitz (2000).
90 Amtsgericht Neubrandenburg, Urteil vom 10.10.2000.
91 Muldoon (1997), S. 299.
92 Peate (2000), S. 2163.
93 Muldoon (1997), S. 299.
94 Feige (2002), S. 96.
95 dpa: „Können Eltern 13jährigen das Bauch-Piercing verbieten?, *Ärztezeitung* vom 3. Juli 2003.
96 Von Harder (2004), S. 1106.

Stufentheorie gibt Aufschluss über die Beteiligung der Eltern im Vorfeld einer Behandlung bei Minderjährigen.[97]

Bei schönheitschirurgischen Eingriffen im Sinne von nicht zwingend indizierten Eingriffen ohne unmittelbaren Heilzweck muss der Patient vollständig und schonungslos aufgeklärt werden,[98] damit er die günstigenfalls zu erwartenden Verbesserungen einem eventuellen Misserfolg, bleibender Entstellung und gesundheitlicher Beeinträchtigungen gegenüberstellen kann. Die zu fordernde Genauigkeit und Ausführlichkeit der Aufklärung steigt in dem Maße, in dem die therapeutische Erforderlichkeit abnimmt.[99] Das Amtsgericht Neubrandenburg hat das Schmerzensgeld nach Komplikationen eines Zungenpiercings und unzureichender Aufklärung über die Risiken relativ niedrig angesetzt, da sich die Kundin „freiwillig einem Eingriff unterworfen hat, der allein der Mode und nicht der Heilung dient".[100] Der Verzicht auf die Aufklärung des Patienten in seinem Interesse als therapeutisches Privileg des Arztes sieht Giesen als überkommenes Privileg eines nicht mehr zu rechtfertigenden Paternalismus.[101] Bezogen auf Piercings können ausführliche Informationen nur im Interesse des Kunden sein.

Entscheidungen werden im Gesundheitswesen oft unter Unsicherheit getroffen, die sich nach der Rational-Choice-Theory[102] an der Nutzenfunktion und der Nutzenmaximierung des Entscheidungssubjekts orientieren. Die Bewertung einer Entscheidung als irrational beruht oft auf der Unkenntnis der entscheidungsleitenden Wünsche und Werte des Patienten.

Die Gesundheitsämter in Deutschland sollten den Kenntnisstand zu Hygienevorschriften und die Einhaltung selbiger überprüfen. Die Gewerbeanmeldung von Piercingstudios wurde an das Gesundheitsamt weitergegeben. Entsprechend durchgeführte Kontrollen von Tätowierern und Piercern seit 1995 in Frankfurt am Main ergaben zwischen 1995 bis 1997 eine sinkende Beanstandungszahl, doch nach dem Aussetzen der Kontrollen 1998 gab es mehr Beanstandungen.[103]

Dem Veranstalter einer „Convention" kommt nach Feige eine hohe Verantwortung zu, denn Feige versichert in seinem Ratgeber, dass Veranstalter der Messen keine „halbseidenen Piercer" zulassen würden und somit die „Seriosität" gesichert ist, da sonst die Veranstaltung in der Öffentlichkeit in Verruf geraten würde.[104] Gleichwohl werden nach Feige auf einer Convention nur „schlichte Piercings" gestochen.[105] Die Ähnlichkeit von Piercingstudios zu Kliniken ist nach Feige ein Qualitätsmerkmal.[106]

97 Bundesgerichtshof (1988), S. 2946.
98 Bergmann, (2002), S. 4.
99 Vgl. Giesen (2000), S. 541.
100 Amtsgericht Neubrandenburg, Urteil vom 10.10.2000.
101 Vgl. Giesen (2000), S. 541.
102 Das Individuum wählt jene Handlungsalternative, die ihm den größten Nutzen verspricht.
103 Heudorf/Kutzke/Seng (2002).
104 Feige (2002), S. 128.
105 Feige (2002), S. 129.
106 Feige (2002), S. 132.

Für das Gesundheitsamt Bremen wurden Hygienestandards zur Infektionsprophylaxe in Tatoo- und Piercingsstudios entwickelt und mit einem Beratungsansatz zur Verbesserung der hygienischen Bedingungen ergänzt.[107] Durch die Initiative des Gesundheitsamtes wurde die Informationsbroschüre des Gesundheitsamtes in mehr als drei Viertel der aufgesuchten Studios ausgelegt.[108]

Bei der Überwachung von Piercern sind bei der Kontrolle des Gesundheitsamtes das Lebensmittel- und Bedarfsgegenständegesetz (LMBG) und die entsprechende Ausführungs-Verordnung einschlägig, da insbesondere Nickel für Piercings verboten ist im Sinne des § 30 LMBG. Teilweise kann es auch zu Korrosionserscheinungen durch verschiedene Metalle im Mund kommen. Piercingschmuck fällt zunächst nicht direkt in den Anwendungsbereich des Lebensmittel- und Bedarfsgegenständegesetzes (LMBG). Dessen § 5 Abs. 3 ermächtigt aber das Bundesgesundheitsministerium, durch Rechtsverordnung andere Gegenstände des persönlichen Gebrauchs, von denen eine Gesundheitsgefahr ausgehen kann, den Lebensmitteln und Bedarfsgegenständen gleichzustellen. Mit Verordnung vom 10. April 1992 (BGBL I, 1992, S. 886 ff.) ist dies auch für „Ohrstecker oder gleichartige Erzeugnisse […], die dazu bestimmt sind, bis zur Epithelisierung des Wundkanals im menschlichen Körper zu verbleiben", klargestellt.

Für die Vornahme von Piercings muss geeignetes Material vorhanden sein. Eine 1999 in Frankfurt am Main durchgeführte Befragung von 57 Juwelieren ergab in 17 Fällen das Angebot von Ohrlöchern (11) und zusätzlich Nasenpiercings (6). Dabei wird häufig selbst bei Nasenpiercings eine Ohrlochpistole eingesetzt, was wegen der unzureichenden Desinfektion allein durch Einsprühen kritisiert wird.[109] Durch Ohrlochpistolen wird die Haut zerstanzt und Gewebereste werden seitlich in den Stichkanal gedrückt, was die Infektionsrate erhöht. Ohrlochpistolen wurden ursprünglich nur zum Markieren von Rindern eingesetzt.[110]

Nach der Leitlinie „Anforderungen der Hygiene beim Tätowieren und Piercen" des Arbeitskreises „Krankenhaus- & Praxishygiene" der Arbeitsgemeinschaft der wissenschaftlichen medizinischen Fachgesellschaften (AWMF) muss eine „adäquate Nachsorge und Behandlung ggf. mit Überweisung zu einer entsprechenden Klinik oder Praxis bei Komplikationen […] jederzeit, auch nachts, sichergestellt sein".[111] Die Erreichbarkeit am Abend oder am Wochenende sieht Feige bei Ärzten als nicht gegeben, wohl aber bei seriösen Piercern.[112]

Die Bekanntheit der bereits bestehenden Vorgaben für Piercings muss erhöht werden. Hierbei kommt Gesundheitsämtern und Gewerbeaufsichtsämtern eine tragende Rolle zu. Die berufsständische Selbstorganisation der Betreiber von Piercingstudios fällt derzeit gering aus. Die Leitlinie „Anforderungen der Hygiene beim Tätowieren und Piercen" des Arbeitskreises „Kran-

107 Zolondek/Stelling/Hohmann (1998).
108 Zolondek/Stelling/Hohmann (1998), S. 172; Freie Hansestadt Bremen, Gesundheitsamt (2003).
109 Heudorf/Kutzke/Seng (2002), S. 223.
110 Folz et al. (2000), S. 378.
111 Arbeitskreis „Krankenhaus- & Praxishygiene" der AWMF, S. 148 ff.
112 Feige (2002), S. 129.

kenhaus- & Praxishygiene" der Arbeitsgemeinschaft der wissenschaftlichen medizinischen Fachgesellschaften (AWMF) normiert Vorgaben, deren Einhaltung überprüft werden müssen. Die Ärztekammern sollten gemeinsam mit anderen Akteuren als Ansprechpartner für Piercinginteressierte, Betreiber von Piercingstudios und Piercer initiativ zur Verfügung stehen.

5 Bewertung von Piercings im Spannungsfeld von Selbstverwirklichung und Fürsorge

Piercings werden oft als Ausdruck der Selbstbestimmung und Selbstverwirklichung dargestellt. Dabei haben Modetrends in den letzten Jahren die Entscheidung der Kunden für ein Piercing beeinflusst. Mit Sorge wird dies bei Kindern und Jugendlichen betrachtet. Mit der Koalition gegen den Schönheitswahn hat die Bundesärztekammer im September 2004 eine Kampagne gegen die „Verführungen der Schönheits- und Werbeindustrie" gestartet. Dies ist als Reaktion auf Schönheitsoperationen im Fernsehen vor einem Millionenpublikum zu sehen. Der Präsident der Bundesärztekammer, Jörg-Dietrich Hoppe, verurteilt suggerierte Defizite gegenüber Stars und Sternchen, über welche Kinder ihr Selbstwertgefühl definieren und damit die Schönheitschirurgie zum Jugendkult hochstilisieren.[113] Weiter äußerte Hoppe erhebliche Zweifel an der Konformität des Handelns der betreffenden Ärzte mit dem Berufsrecht.

In seiner Rede zum 108. Deutschen Ärztetag in Berlin am 3. Mai 2005 betont der Präsident der Bundesärztekammer und des Deutschen Ärztetages, Professor Dr. Jörg-Dietrich Hoppe, die Verantwortung der behandelnden Ärzte, denn Patienten offenbaren sich in ihrer Not und ihrem Leid:

> „Ethisch fragwürdig kann es allerdings werden, wenn nicht das medizinisch Sinnvolle, sondern – wie bei den so genannten Schönheitsoperationen – das ästhetisch Wünschenswerte in den Vordergrund rückt, wenn also die Ärzte als Body-Designer beansprucht werden."[114]

Hoppe äußert sich beunruhigt über den Anstieg der Zahl der ästhetisch-plastischen Operationen in den letzten Jahren. Insbesondere als Dokumentationen getarnte Reality-Shows zeigen für Hoppe, wie einfach Fettabsaugen, Falten glätten und Nasenkorrekturen sein sollen, und sie stellten diese Maßnahmen als erstrebenswerte Konsumgüter dar. Diese Schönheitsoperationsshows würden Scheinrealitäten konstruieren. Gerade Kinder und Jugendliche seien Opfer dieser Verführung zum Schönheitswahn.

Der Bundestag hat die gesetzlichen Grundlagen für ein Werbeverbot für Schönheitsoperationen geschaffen. Mit der 14. Novelle des Arzneimittelgesetzes (AMG) vom 29. August 2005 sind Schönheitsoperationen in den Anwendungsbereich des Heilmittelwerbegesetzes (HWG) einbezogen. Schönheitschirurgische Eingriffe, die nicht medizinisch notwendig sind, wie zum Beispiel Brustvergrößerungen durch Implantate oder Fettabsaugung zur Verbesserung der Körperformen, sind – wie jeder operative Eingriff – mit Risiken verbunden,

113 Bundesärztekammer, Pressemeldung vom 25. September 2004.
114 Hoppe (2005).

die zu erheblichen Gesundheitsschäden führen können. Angesichts der rapide steigenden Zahlen von schönheitschirurgischen Eingriffen ist es daher für das Bundesgesundheitsministerium – wie im Fall von krankheitsbezogenen Eingriffen – notwendig, die Werbung für diese Verfahren dem Gesetz über die Werbung auf dem Gebiet des Heilwesens zu unterwerfen.

Der Vorsitzende der Deutschen Bischofskonferenz, Karl Kardinal Lehmann, sieht im neuen Trend zu Verschönerungen ein „Konsumgut", was über rekonstruktive Hilfe nach Unfällen oder bei nachgewiesenen schwerwiegenden Leiden hinausgeht.[115] Kardinal Lehmann begründet dies mit der dem Schönheitswahn zugrunde liegenden „Verzerrung des Menschenbildes". Für die Katholische Kirche kommt jedoch die Menschenwürde jedem Menschen zu, auch unabhängig von dessen „äußerer Situation". Der Mensch ist für die Kirche Ebenbild Gottes. Kardinal Lehmann sieht durch mögliche Abstufungen der Menschen eine Gefahr durch die „Verfügungsgewalt gesellschaftlicher Gruppen" und sieht spezifischer bei jungen Menschen einen „immensen Gruppendruck", welcher sich in der für ihn irrigen Ansicht ausdrückt, dass die Machbarkeit für Jugendliche Ausdruck der Menschenwürde wird. Vermeintliche Selbstbestimmung wird für Kardinal Lehmann zur „Fremdbestimmung auf Grund von äußeren Einflüssen und gesellschaftlichem Druck".[116] Den gesellschaftlichen und individuellen Auftrag sieht Kardinal Lehmann mit Verweis auf den Theologen Guardini im Erkennen der „richtigen Balance zwischen Vernachlässigung seines Äußeren und einer übersteigerten Sorge allein um die leibliche Erscheinung".[117]

Im Gesundheitswesen wird Menschen mit Piercings manchmal mit Ablehnung begegnet, wenn abweichende Wertvorstellungen und ablehnende moralische Intuitionen existieren. Badke beobachtet bei älteren Patienten eine Ablehnung von Piercings, da diese ähnlich wie Tätowierungen mit gesellschaftlichen Randgruppen assoziiert werden. Tätowierungen wurden oft durch „Zuchthäusler, Matrosen, Fremdenlegionäre, Gauner und leichte Mädchen" im 18. Jahrhundert favorisiert. Punks als Randgruppe wurden nach Badke in den Medien häufig mit „kriminellen Gewalttaten, Drogenkonsum, sexueller Gewalt und Ausschweifungen in Verbindung gebracht".[118] In der Darstellung der Werbung dominiert hingegen der erotische und kosmetische Aspekt.

Berufsrechtlich empfiehlt sich eine räumliche Trennung der Tätigkeit als Arzt und als piercender Arzt. Piercings können nicht mit der Krankenkasse abgerechnet werden. Der Verkauf von Stickern, Piercing-Schmuck und sonstigem Zubehör in der Praxis ist berufsrechtlich für Ärzte nicht zulässig.[119] Die Güte von vom Kunden mitgebrachten einzusetzenden Schmuck sollte überprüft werden. Im Zweifel sollte im Interesse der Sicherheit Schmuck mit festzustellender Güte und damit Unbedenklichkeit bevorzugt werden. Für Strametz/Püschel reichen mögliche Komplikationen selbst bei Schadensminimierung zur generellen Ablehnung von Piercings aus, da sie bezweifeln, dass ein Piercing

115 Kardinal Lehmann (2005), S. 12.
116 Kardinal Lehmann (2005), S. 13.
117 Kardinal Lehmann (2005), S. 14.
118 Badke (2001), S. 4.
119 Kaden/Bubenzer (1998), S. 14.

Nutzen bringen kann.[120] Das Vornehmen von Piercings durch Mediziner nach festgelegten Standards liegt im Interesse des nachfragenden Menschen. Für Roth sind „niedergelassene kosmetische Chirurgen [...] eigentlich die besten Piercer".[121] Die Alternative zu Piercings durch Ärzte ist die Durchführung von Piercings von Menschen ohne klar festgelegte Kenntnisse. Manche Kunden möchten nach der Sensibilisierung für mögliche Risiken das Piercing vom „Fachmann" vornehmen lassen, was aus unterschiedlichen Gründen nachvollziehbar ist. Nach Risikoabwägung bei Piercings ist der Wunsch nach einer kompetenten und gut ausgebildeten Person nahe liegend.

6 Fazit

Die gesellschaftliche Bewertung von Piercings ist von unterschiedlichen Einflussfaktoren und individuellen Ansichten abhängig. Piercings können im Gegensatz zu Tätowierungen ohne aufwändige technische Gerätschaften vorgenommen werden. Die zum Piercen notwendigen Hilfsmittel sind transportabel, frei verfügbar und nicht an einen bestimmten Ort gebunden. Der Ort der Vornahme des Piercings hat Einfluss auf das Infektionsrisiko.

In Bezug auf „Innovationen" bei Piercings wird in Piercingmagazinen von „Conventions" berichtet. Hierbei werden Oberflächenpiercings genannt, die als Haltepunkte für corsagenähnliche Bänder dienen.[122] Mit den „üblichen" Bauchnabelpiercings hat ein anderer Trend nichts gemein, bei dem sich Menschen an Haken durch die Haut am Rücken mit Seilen verbinden lassen. An diesen Seilen werden sie dann in die Höhe gezogen, bis sie frei schweben und das Gefühl haben, an sich selbst zu hängen. Diese besondere Körpererfahrung wird als „Superfly" oder „Suspension" bezeichnet.[123] Für eine generelle Bewertung von Piercings sind die Arten der Hautdurchbohrungen hinsichtlich von Stichtechnik, Dauerhaftigkeit und die möglichen Begleitumstände des Stechens zu unterschiedlich.

Die Bandbreite von Piercings ist groß und fast unüberschaubar. Ebenso verschieden sind die Motive für Piercingmaßnahmen und die Reaktionen auf Piercings. Die ästhetischen Empfindungen sind bei Piercings unterschiedlich. Insbesondere ist bei Kindern und Jugendlichen der Wunsch nach Piercings präsent und dies erfordert zielgruppenorientierte Aufklärungskampagnen. Eine differenzierte Information trägt zum besseren Verständnis der Risiken bei. Information und Aufklärung wird als wesentliches Element der Infektionsverhütung angesehen.[124] Die Wirkung sichtbarer Piercings sollte Gegenstand der Gesundheitserziehung in Schulen sein. Entsprechende Entscheidungsmodelle und -algorithmen aus den USA sollten auf ihre Anwendbarkeit in Deutschland überprüft und angepasst werden.

Eine Selbstorganisation von Piercern und Betreibern von Piercingstudios ist zum jetzigen Zeitpunkt nur ansatzweise festzustellen. Die Homepage der

120 Strametz/Püschel (2001), S. 24.

121 Nach Kaden/Bubenzer (1998), S. 13.

122 Vgl. The art of Piercing, Ansbach (2005), S. 43 f.

123 Vgl. Huhn/Winkler (2005), S. 52–57.

124 Kistemann/Exner (2000), S. 253.

Ersten Organisation Professioneller Piercer e. V. (OPP) enthält derzeit (Juni 2007) nur eine aussagelose Startseite ohne weitere Inhalte, die 2005 noch verfügbar waren.

Die European Association for Professional Piercing/Europäischer Berufsverband Professionelles Piercing e. V. verzeichnete Anfang 2007 knapp 100 Mitglieder und gibt die Zahl der Piercingstudios in Deutschland mit 7.000 an.[125]

Eine effektive Qualitätssicherung und Überprüfung von Hygienestandards ist fern der Realität. Angesichts von festgestellten Komplikationen auch bei in Studios gestochenen Piercings ist eine Kennzeichnung der Studios, bei denen bestimmte Standards garantiert werden, dringend geboten. Hierzu müssen rechtliche Vorgaben Berücksichtigung finden. Über die geltenden Bestimmungen hinaus sollten sich Betreiber von Piercingstudios und Berufsverbände der Qualitätsbeschreibung und Qualitätssicherung stellen. Denkbar ist ein transparentes Gütesiegel zur Ausbildung der Piercer und zur Einhaltung von Hygienestandards. Zur Information und Aufklärung sind einheitliche Standards hilfreich, was – in Analogie zur Medizin – die Einzelfallberatung und Aufklärung nicht ersetzen, wohl aber unterstützen kann. Nur durch differenziertes Informationsmaterial und eine umfangreiche Aufklärung ist die Basis für eine aufgeklärte Entscheidung eines einwilligungsfähigen Menschen herstellbar.

Die Ärztekammern sollten sich aktiv in die Erarbeitung von Kernkompetenzen für Piercer und ggf. in die Ausbildung von Piercern einbringen. Wenn Menschen einen hohen fachlichen Standard und Kompetenzen zur Vermeidung von Komplikationen wünschen, liegt der Gang zum Arzt nahe. In einer Befragung von u. a. medizinischem und pflegerischem Personal, Rettungsdienstpersonal und Schülern sprachen sich 68 % der 212 befragten Personen dafür aus, dass Ärzte Piercings stechen sollen.[126] Für das Piercen durch Ärzte spricht die Abwendung von Schaden und Risiken durch professionelle Piercer, die mit ihrem medizinischen Wissen und unter optimalen hygienischen Bedingungen arbeiten können. Die Alternative zu Piercings durch Ärzte sind unter fragwürdigen Umständen gestochene Piercings. Ärzte sollten aus pragmatischen Überlegungen unter den oben skizzierten Rahmenbedingungen Piercings vornehmen dürfen, ohne dass ihnen standesrechtliche Sanktionen drohen. Ein Anspruch auf Piercings durch Ärzte lässt sich nicht ableiten. Eine Ablehnung des Stechens von Piercings steht jedem Arzt aus Gewissensgründen frei. Hier muss die individuelle moralische Ansicht des Arztes geschützt werden. Mittelfristig sollten entsprechende Rahmenbedingungen für Piercings und den Betrieb eines Piercingstudios transparent und effektiv überprüfbar sein. Diese Sicherheit dient dann den Kunden. Speziell Jugendliche haben ein besonderes Schutzbedürfnis.

Seit einiger Zeit wird über die Finanzierung von Lifestyle-Medizin und die Abgrenzung von Versicherungsleistungen der Solidargemeinschaft gegenüber nicht medizinisch indizierten Leistungen selbst diskutiert. Die Kosten für das Piercing selbst werden durch mögliche Komplikationen weit überschritten.

125 www.eapp.eu.
126 Vgl. May/Kohnen (2006).

Die Solidargemeinschaft muss sich verständigen, ob sie weiterhin die Kosten für Komplikationen bei selbst gestochenen Piercings übernehmen möchte. Durch das Gesetz zur Stärkung des Wettbewerbs in der gesetzlichen Krankenversicherung (GKV-Wettbewerbsstärkungsgesetz – GKV-WSG) vom 26. März 2007 wurde der § 52 im SGB V neu gefasst:

> „(2) Haben sich Versicherte eine Krankheit durch eine medizinisch nicht indizierte Maßnahme wie zum Beispiel eine ästhetische Operation, eine Tätowierung oder ein Piercing zugezogen, hat die Krankenkasse die Versicherten in angemessener Höhe an den Kosten zu beteiligen und das Krankengeld für die Dauer dieser Behandlung ganz oder teilweise zu versagen oder zurückzufordern."

Die Bundesärztekammer fordert die politische Thematisierung des § 52 Abs. 2 SGB V, da hiermit das „Verursacher-Prinzip" in die GKV eingeführt werde.[127] Konkrete Kataloge oder Hinweise zur Anwendung dieser normativen Vorgaben durch die Krankenkassen sind nicht bekannt. Somit bleibt für Gepiercte eine Unsicherheit, was die Höhe der „angemessenen" Beteiligung an den Behandlungskosten bei Komplikationen betrifft.

Wenn nun die Solidargemeinschaft von der Kostenlast für Komplikationen entbunden werden soll, ist eine private Bezahlung durch den Gepiercten erforderlich. Denkbar wäre auch ein Modell der Zwangsversicherung beim Stechen eines Piercings, die Kosten im Fall möglicher Komplikationen abdeckt. Diese Versicherung soll fester Bestandteil der Dienstleistung und nicht optional buchbar sein. Diese Regelung verhindert eine Diskussion um die Sinnhaftigkeit der Versicherung: Hiermit wird der individuelle Gestaltungsspielraum des Kunden aus übergeordneten Gründen eingeschränkt. Das Argument der Verteuerung des Piercings und eine damit drohende Abwanderung zu Piercern, welche missbräuchlich die Zwangsversicherung nicht einschließen, muss im Rahmen der allgemeinen Abwägung betrachtet werden. Bereits heute nehmen Menschen aus unterschiedlichen Motiven Piercings selbst vor oder bitten andere Menschen ohne entsprechende Kenntnisse. Somit entziehen sie sich dem Versicherungsschutz und müssen die individuelle Kostenbeteiligung für Komplikationen akzeptieren. Die zusätzlichen Kosten nach dem Modell der integrierten Versicherung gegen Komplikationen für diese nicht abzuwählende Leistung richten sich für die Versicherungsunternehmen nach der Komplikationsquote und -schwere. Die Versicherer werden ein Interesse an der Reduktion von Komplikationen haben und vermutlich Impulse für eine Qualitätssicherung zur Vornahme von Piercings geben.

In der oben genannten Befragung von u. a. medizinischem und pflegerischem Personal, Rettungsdienstpersonal und Schülern befürworteten 73 % die Eigenverantwortung des Gepiercten, der für mögliche Kosten für Komplikationen selbst aufkommen soll. Für 16 % der Befragten sollen Krankenkassen für Komplikationskosten aufkommen und für 48 % der Befragten soll der „verursachende"

127 Entschließung des 110. Deutschen Ärztetags: 1. Erste Bewertung nach Einführung des GKV-Wettbewerbsstärkungsgesetzes (Drucksache I-01) (2007).

Piercer die Komplikationskosten übernehmen.[128] Zu diesem Themenkomplex ist die Ausweitung der gesellschaftlichen Diskussion erforderlich.

Der Selbstbestimmung des Piercers und des Gepiercten kommt eine hohe Bedeutung zu. Um eine selbstbestimmte Entscheidung treffen zu können, müssen ausführliche Informationen verfügbar sein. Zur Erhöhung der Gesundheitsmündigkeit gehört auch die Möglichkeit der Auseinandersetzung mit Gesundheitsrisiken durch Piercings. Zusammen mit Informationsmöglichkeiten scheint eine altersunabhängige Zwangsversicherung ein mildes Mittel zur Vermeidung einer harten und möglicherweise kaum durchsetzbaren Altersgrenze zu sein. Für die Regulierung eines derzeit kaum regulierten und nicht effektiv kontrollierten Marktes spricht die Reduzierung von Komplikationen nach Piercings. Einen Anspruch auf ein Piercing haben Kunden nicht. Die Schutzpflichten des Staates und seiner Vollzugsorgane stehen dem Wunsch nach komplikationsarmen Piercings nicht entgegen, sondern ermöglichen diese derzeit erst. Subsidiäre Regelungen der Fürsorge sollten in regelmäßigen Abständen in Erwägung gezogen werden. Dabei muss dem Respekt vor der Selbstbestimmung der Kunden eine hohe Bedeutung beigemessen werden, die jedoch mit fürsorglich motivierten Vorgaben ausbalanciert werden muss.

Individuelle Bewertungen von Piercings sollten stets im gesellschaftlichen Kontext gesehen werden. Neben einem anhaltenden Trend zu Piercings bekennen einzelne Popstars wie Christina Aguilera medienwirksam das Ablegen der meisten Piercings, da für sie die Phase der Rebellion vorüber sei.[129] Die Meinungsvielfalt zu Piercings ist ein konkretes Beispiel für unterschiedliche Ansichten und Bewertungssysteme, die Ausdruck der Selbstbestimmung des Menschen und Teil seiner Freiheit sind. Diese Freiheit muss respektiert werden.

128 Vgl. ebd.
129 dpa: US-Popstar legt fast alle ihre Piercings ab, 14.06.2006.

Literatur

Amtsgericht Neubrandenburg (2001): Amtsgericht Neubrandenburg, Urteil vom 10.10.2000, *Neue Juristische Wochenschrift* 2001, S. 902 f.

Arbeitskreis „Krankenhaus- & Praxishygiene" der AWMF (2004): Arbeitskreis „Krankenhaus- & Praxishygiene" der AWMF, Empfehlungen zur Hygiene in Klinik und Praxis, Anforderungen der Hygiene beim Tätowieren und Piercen, *Hygiene in Klinik und Praxis*, Wiesbaden 32004, S. 148 ff.

Armstrong/Ekmark/Brooks (1995): Myrna L. Armstrong, Elaine Ekmark, Barbara Brooks, Body Piercing: Promoting Informed Decision Making, *Journal of School Nursing* 11 (1995), p. 20–25

Barilan (2005): Michael Y. Barilan, The story of the body and the story of the person: Towards an ethics of representing human bodies and body-parts, *Medicine, Health Care and Philosophy* 8 (2005), p. 193–205

Bergmann (2002): Karl Otto Bergmann, Die Patientenaufklärung im Spiegel der Rechtsprechung des Jahres 2000, *Arzt und Krankenhaus*, 4 (2002), S. 3–6

Bethke/Reichart (1999): Gudrun Bethke, Peter A. Reichart, Risiken des oralen Piercings, *Mund-, Kiefer-, Gesichtschirurgie* (1999), S. 98–101

Braithwaite et al. (2001): Ronald Braithwaite, Alyssa Robillard, Tammy Woodring et al., Tattooing and body piercing among adolescent detainees: Relationship to alcohol and other drug use, *Journal of Substance Abuse* 13 (2001), p. 5–16

Bundesärztekammer (2004): Bundesärztekammer, Pressemeldung vom 25.09.2004, Gemeinsam gegen den Schönheitswahn

Bundesärztekammer (2007): Bundesärztekammer, Entschließung des 110. Deutschen Ärztetags, Erste Bewertung nach Einführung des GKV-Wettbewerbsstärkungsgesetzes (Drucksache I-01), www.bundesaerztekammer.de/downloads/DAETBeschlussprotokoll20070531.pdf

Bundesgerichtshof (1988): Bundesgerichtshof, *Neue Juristische Wochenschrift* (1988), S. 2946

Bundesgerichtshof (2004): Bundesgerichtshof, Urteil vom 26.05.2004 – 2 StR 505/03

Bundesgerichtshof (2004): Bundesgerichtshof, Pressemeldung Nr. 60/2004 vom 26.05.2004, Bundesgerichtshof zur Strafbarkeit sadomasochistischer Praktiken mit tödlichem Ausgang

Bundesministerium für Gesundheit und Soziale Sicherung (2005): Bundesministerium für Gesundheit und Soziale Sicherung (Hrsg.), Spieglein, Spieglein an der Wand. Zur Diskussion um den Schönheitswahn, Berlin 2005, S. 5 f.

Cavelius/Wuillemet (1999): Alexandra Cavelius, Sascha Wuillemet, Bodypiercing. Henna, Tattoos, Piercing & Co., Augsburg 1999

Cortese/Dickey (1971): Thomas A. Cortese, R. A. Dickey, Complications of ear piercings, *American Family Physician* (1971), p. 66–72

Dierks (2003): Christian Dierks, Trennung zwischen Gewerbe und Praxis muss unmissverständlich sein, *Ärztezeitung* 09.04.2003

dpa (2003): dpa, Können Eltern 13jährigen das Bauch-Piercing verbieten?, *Ärztezeitung* 03.07.2003

dpa (2006): dpa, US-Popstar legt fast alle ihre Piercings ab, *Westdeutsche Allgemeine Zeitung*, 14.06.2006

Engisch (1958): Karl Engisch, Die rechtliche Bedeutung der ärztlichen Operation, in: Rudolf Stich, Karl Heinz Bauer (Hrsg.), Fehler und Gefahren bei chirurgischen Operationen, Jena, 4. Aufl., 1958, S. 1521–1557

Erlinger (2003): Rainer Erlinger, Die Aufklärung nicht Deutsch sprechender Patienten, *Anästhesist* 52 (2003), S. 625–629

Feige (2002): Marcel Feige, Tattoo & Piercing richtig gemacht. Ein Ratgeber für Einsteiger, Berlin 2002, S. 92–129

Freie Hansestadt Bremen, Gesundheitsamt (2003): Freie Hansestadt Bremen, Gesundheitsamt, Tattoos und Piercing, sauber und sicher, Bremen 2003

Folz et al. (2000): Benedikt J. Folz, Burkard M. Lippert, Christoph Kuelkens et al., Hazards of Piercing and Facial Body Art: A Report of Three Patients and Literature Review, *Annals of Plastic Surgery* 45 (2000), p. 374–381

Giesen (2000): Dieter Giesen, Einwilligung, in: Wilhelm Korff, Lutwin Beck, Paul Mikat (Hrsg.), Lexikon der Bioethik, Band I, Gütersloh 2000, S. 539–543

Gilman (1999): Sander L. Gilman, Making the body beautiful. A cultural history of aesthetic surgery, New Jersey 1999

Handrick et al. (2003): Werner Handrick, Pietro Nenoff, Heidrun Müller et al., Infektionen durch Piercing und Tattoos – eine Übersicht, *Wiener Medizinische Wochenschrift* 153 (2003), S. 194–197

Von Harder (2004): Yvonne von Harder, Rechtliche Besonderheiten bei der Behandlung minderjähriger Patienten, *Anästhesist* 53 (2004), S. 1105–1110

Heudorf/Kutzke/Seng (2002): Ursel Heudorf, Gudrun Kutzke, Ursula Seng, Tätowieren und Piercing – Erfahrungen aus der infektionshygienischen Überwachung eines Gesundheitsamtes, *Gesundheitswesen* 62 (2002), S. 219–224

Hoppe (2005): Jörg-Dietrich Hoppe, www.bundesaerztekammer.de/25/15Reden/85Eroeffnung-108_DAET.html (2005)

Hörle/Kuba (2002): Steffen Hörle, G. B. Kuba, Komplikationen nach Brauenpiercing, *Ophtalmologe* (2002) S. 200–202

Huhn/Winkler (2005): Dieter Huhn, André Winkler, Suspension, *Piercing* 30 (2005), S. 52–57

Jacobs et al. (2002): Volker R. Jacobs, Kirstin Golombeck, Walter Jonat et al., Drei Fallbeispiele von Brustabszess nach Brustwarzenpiercing: Unterschätzte Gesundheitsprobleme eines Modephänomens, *Zentralblatt für Gynäkologie* 124 (2002), 378–385

Kaden/Bubenzer (1998): Marion Kaden, Rainer H. Bubenzer, Piercing: Dienstleistung vom Arzt?, *Münchner Medizinische Wochenschrift* 140 (1998), 43, S. 12–16

Kasten (2006): Erich Kasten, Body-Modification, München 2006

Kistemann/Exner (2000): Thomas Kistemann, Martin Exner, Bedrohung durch Infektionskrankheiten? Risikoeinschätzung und Kontrollstrategien, *Deutsches Ärzteblatt* 97 (2000), S. 251–255

Krause/Bremerich/Sztraka (2000): H.-R. Krause, A. Bremerich, M. Sztraka, Komplikationen nach Piercing im Mund und im Gesicht, *Mund-, Kiefer-, Gesichtschirurgie* 4 (2000), S. 21–24

Laukien (2003): Michael Laukien, Alles über Piercing, Mannheim 2003

Kardinal Lehmann (2005): Kardinal Karl Lehmann, Gegen den Schönheitswahn, in: Bundesministerium für Gesundheit und Soziale Sicherung (Hrsg.), Spieglein, Spieglein an der Wand. Zur Diskussion um den Schönheitswahn, Berlin 2005, S. 12–15

Lotz (1997): Jürgen Lotz, Auf der Suche nach dem Ursprung: Kreativität zwischen Reflex und Reflexion. Punks – Das bunte Elend, in: Karl Gröning (Hrsg.), Geschmückte Haut. Eine Kulturgeschichte der Körperkunst, München 1997, S. 234 f.

Mall et al. (2002): Julian W. Mall, Christian Pollmann, Joachim M. Müller et al., Keloidbildung des Ohrläppchens nach Ohrlochstechen, *Chirurg* 73 (2002), S. 514–516

May/Kohnen (2006): Arnd T. May, Tanja Kohnen, Körpermodifikation durch Piercing: Normalität, Subkultur oder Modetrend? Bochum, *Medizinethische Materialien* Nr. 167, 2006

Mayers et al. (2002): Lester B. Mayers, Daniel A. Judelson, Barry W. Moriarty et al., Prevalence of Body Art (Body Piercing and Tattooing) in University Undergraduates and Incidence of Medical Complications, *Mayo Clinic Proceeding* 77 (2002), p. 29–34

Meyer (2001): Rüdiger Meyer, Piercing. Gefährlicher Körperschmuck, *Deutsches Ärzteblatt* 98 (2001), S. 819–820

Modest/Fangman (2002): Geoffrey A. Modest, John J. W. Fangman, Nipple Piercing and Hyperprolactinemia, *New England Journal of Medicine* 347 (2002), p. 1626 f.

Muldoon (1997): Kelley A. Muldoon, Body Piercing in Adolescents, *Journal Pediatric Health Care* 11 (1997), p. 298–301

Peate (2000): Ian Peate, Body piercing: could you answer your patient's queries?, *British Journal of Nursing* 9 (2000), p. 2163–2168

Roth/Plötz (1998): Reinhold Roth, J. Plötz, Zungenpiercing. Ein Modephänomen nicht ohne anästhesiologische Bedeutung, *Anästhesist* 47 (1998), S. 690 f.

Rudolph (2000): Hans Rudolph, *Presseinformation Arbeitskreis „Krankenhaus- & Praxishygiene" der AWMF*, 22.02.2000

Sardella et al. (2002): Andrea Sardella, Massimo Pedrinazzi, Christina Bez et al., Labial piercing resulting gingival recession. A case series, *Journal of Clinical Periodontology* 29 (2002), p. 961–963

Scheuer/Lehnen (2002): Bernadette Scheuer, Alexandra Lehnen, Piercing – Ärzte bewegen sich in einer Grauzone, *Ärztezeitung*, 03.12.2002

Schneider (2004): Anke Schneider, „... damit ich mich spüre ...“. Zur Symptomgenese und Symptomspezifität selbstverletzenden Verhaltens, Berlin 2004

Schildbach (1998): Sebastian Schildbach, Körper- und Intimschmuck aus hausärztlicher Sicht, *Journal der Deutschen Gesellschaft für Plastische und Wiederherstellungschirurgie* 1998, S. 15–18

Stirn (2002): Aglaja Stirn, Körpermagie, Körpernarzissmus und der Wunsch, Zeichen zu setzen: Eine Psychologie von Tattoo und Piercing, in: Mathias Hirsch (Hrsg.), Der eigene Körper als Symbol? Der Körper in der Psychoanalyse von heute, Gießen 2002

Strametz/Püschel (2001): Sarah E. Strametz, Klaus Püschel, Komplikationen des Piercing, *Rechtsmedizin* 11 (2001), S. 21–25

Taupitz (2000): Jochen Taupitz, Gutachten A. Empfehlen sich zivilrechtliche Regelungen zur Absicherung der Patientenautonomie am Ende des Lebens?, in: Ständige Deputation des deutschen Juristentages (Hrsg.): Verhandlungen des dreiundsechzigsten Deutschen Juristentages, Band I, 2000, A58–61

The art of Piercing, Ansbach (2005): The art of Piercing, Ansbach, Tatoo & Piercing in Reutlingen, *Piercing* 30 (2005), p. 42–44

Türcke (2002): Christoph Türcke, Erregte Gesellschaft: Philosophie der Sensation, München 2002

Vereinigung der Deutschen Plastischen Chirurgie (2005): Vereinigung der Deutschen Plastischen Chirurgie, Pressemeldung vom 14.03.2005

Zbinden (1998): Véronique Zbinden, Piercing. Archaische Riten und modernes Leben, Engerda 1998

Ziegler/Zoschke (1995): Cornelia Ziegler, Barbara Zoschke, Bodypiercing, Wien 1995

Zolondek/Stelling/Hohmann (1998): Ute Zolondek, R. Stelling, H. Hohmann, Entwicklung von Hygieneregeln für das Tätowieren und Piercing und ihre Umsetzung, *Gesundheitswesen*, 60 (1998), S. 170–172

Zwischen Akzeptanz und Ablehnung: Modifikationen im Orofazialbereich unter besonderer Berücksichtigung von Dental Piercing und Tattoos

Gereon Schäfer

1 Einleitung

Körpermodifikationen erfreuen sich seit einigen Jahren besonderer Beliebtheit. Diese Popularität korreliert mit der Aufmerksamkeit, die sie gerade in jüngster Zeit von Seiten der Medien, der Wissenschaft und der Künste erfahren: So sind unlängst mehrere, teilweise viel beachtete Veröffentlichungen zu diesem Themenbereich erschienen.[1] Die *Süddeutsche Zeitung* brachte im Februar einen Beitrag mit der Überschrift „Das ist mein Fleisch – Gespaltene Zungen, durchbohrte Glieder, Tattoos als ewige Zeichen: Warum machen die Menschen das?“,[2] und im April 2007 befasste sich eine Ausstellung[3] mit dem Titel „Unter die Haut: Tattoo und Piercing in 20 Portraits“ mit dem besagten Sujet.

Der vorliegende Beitrag greift das Thema Körpermodifikationen – oder neudeutsch *BodMod* – auf, fokussiert dabei jedoch einen Teilaspekt, nämlich Modifikationen im Bereich des Orofazialsystems. Auch dieses Gebiet ist zunehmend Gegenstand von wissenschaftlichen Vorträgen[4] und Aufsätzen,[5] wenngleich

1 Kasten (2006), Vandekerckhove (2006), Gugutzer (2006).
2 Kissler (2006).
3 Ausstellung von Aglaja Stirn und Oli Hege vom 01.02. bis 15.04.2007 im Museum für Kommunikation in Frankfurt am Main.
4 Groß (2007 a).
5 Maio (2006).

die betreffenden Beiträge zumeist einzelne Teilbereiche wie Dental Bleaching, Dental Piercing oder Tätowierungen in den Blick nehmen.

Ziel dieses Aufsatzes ist es, die Vielzahl der im Orofazialbereich nachweisbaren Körpermodifikationen darzustellen, zu differenzieren und einer näheren Betrachtung zu unterziehen. Dabei soll zunächst – ausgehend von einem historischen und ethnologischen Rückblick (Kapitel 2) – versucht werden, eine aktuelle und möglichst vollständige Übersicht über intentionale Modifikationen im Bereich des Orofazialsystems zu geben (Kapitel 3). Kapitel 4 beschäftigt sich unter dem Titel „Zwischen Selbstbestimmung und Selbstverletzung" mit den Motiven der Träger von Körpermodifikationen, aber auch mit den Risiken der besagten Eingriffe. Im Anschluss daran wird die Frage aufgeworfen, inwieweit Träger von Piercings und Tattoos mit gesellschaftlicher Diskriminierung und Stigmatisierung rechnen müssen (Kapitel 5). Am Ende steht ein kurz gefasster Ausblick auf künftige Entwicklungen im Bereich der Körpermodifikationen (Kapitel 6).

2 Historischer und ethnologischer Rückblick auf Körpermodifikationen im Orofazialbereich

Körpermodifikationen, insbesondere permanenter Hautschmuck in Form von Tätowierungen oder Piercings, sind vermutlich so alt wie die Menschheit selbst. Sie wurden und werden in unterschiedlichen Epochen und Kulturen entwickelt und durchgeführt. Obgleich Tätowierungen und Piercings im westlichen Kulturkreis zumindest bis zur jüngsten Vergangenheit nur wenig gesellschaftliche Akzeptanz fanden, belegt doch z. B. der Fund der etwa 5.300 Jahre alten Eismumie in den Schnalstaler Gletschern (Südtirol), dass das Tätowieren der Haut bereits zu jener Zeit in Europa bekannt war.[6] Auch das Piercen der Brustwarzen war schon bei den Zenturionen des Römischen Reiches üblich.[7]

Auch Körpermodifikationen im *orofazialen Bereich*, darunter eingreifende Veränderungen im Bereich der Zähne, sind in vielen Kulturen der Welt, vor allem in Südost-Asien, Mittel- und Südamerika sowie in Zentralafrika, verankert und teilweise bis zum heutigen Tage weit verbreitet. Dabei sind verschiedene Formen der Körpermodifikation zu unterscheiden:

Zum ersten sind Tätowierungen im Fazialbereich zu nennen: Sie können Teil von Tätowierungen sein, welche den Körper von Kopf bis Fuß überziehen, wie bei den Mentawaiern in Indonesien.[8] Andere Stammesgesellschaften wie die Maori auf Neuseeland kennzeichnen ihre soziale Stellung durch besonders aufwändige Tätowierungen speziell des Gesichts.[9]

Zum zweiten lassen sich Piercings im Orofazialbereich anführen: Bei Eskimostämmen in Alaska etwa werden den Jungen als zeremonielles Zeichen ihres Eintritts in die Pubertät die Unterlippen im Bereich der Mittellinie durch-

6 www.archaelogiemuseum.it/f01_de.htm [07.03.2007].

7 Armstrong et al. (1995).

8 Zahorka (2001).

9 Vandekerckhove (2006), Abbildung S. 17.

stoßen und in die Perforationen Objekte aus Holz oder Knochen eingesetzt.[10] Noch weiter gehende Lippenveränderungen zählen zum Brauchtum einiger Nomadenstämme im Südwesten Äthiopiens: So wird bei jungen Frauen vom Stamme der Mursi zu Beginn ihrer Pubertät die Unterlippe mittig durchbohrt und anschließend durch Einlegen von verschiedenen Tontellern zunehmender Größe auf einen Durchmesser von durchschnittlich sechs bis sieben Zentimetern gedehnt (s. Abb. 1). Zusätzlich müssen die beiden zentralen Schneidezähne des Unterkiefers geopfert werden, um der mit einfachen Motiven geschmückten Scheibe über diese Zahnlücke eine horizontale Abstützung zu vermitteln. Auf diese Weise wird gewährleistet, dass durch das Gewicht der Tonscheibe die Lippe nicht nach unten gezogen wird.[11]

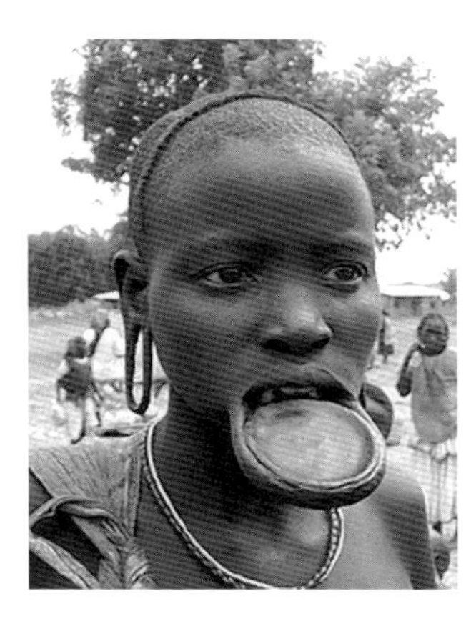

Abb. 1 Junge Mursi-Frau mit Lippenschmuck

Bei den Surmi, einem Stamm aus der gleichen Region Äthiopiens, werden von den Frauen bis zu zehn Zentimeter große Holzplatten in der Unterlippe getragen (s. Abb. 2).[12]

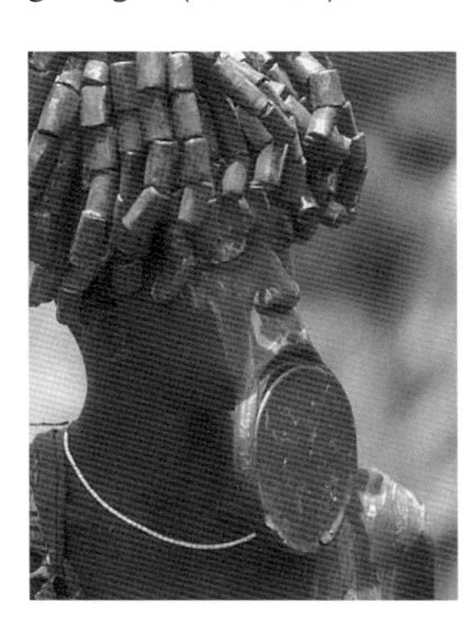

Abb. 2 Surmi-Frau mit Lippenschmuck

10 Aufderheide/Rodríges-Martín (1998).
11 Zahorka (2001).
12 Aufderheide/Rodríges-Martín (1998), Zahorka (2001), Scully/Chen (1994).

Völker wie die Dogon aus Mali oder die Toposa aus dem Sudan tragen in Unter- oder Oberlippe Pflöcke aus Holz.[13] Ihren Familienstand kennzeichnen die Frauen der Toposa, indem sie einen Metalldraht in der Mitte ihrer Unterlippe fixieren.[14] Bei einer auch heute noch stattfindenden religiösen Zeremonie in Malaysia und Südthailand, dem Thaipusam-Festival, werden hauptsächlich die Wangen, aber auch Zunge und Lippen mit verschiedensten Gegenständen durchstoßen oder durchbohrt.[15] Ebenfalls spirituell motiviert waren Zungenpiercings bei den Maya.[16]

Hiervon abzugrenzen sind drittens dentale Modifikationen. Die traditionellen Eingriffe im Bereich der Zähne können nach Schröder (1906)[17] in sieben Kategorien eingeteilt werden:

1. Einfache Zuspitzung der Zähne

Das Anspitzen der Zähne ist die häufigste und am weitesten verbreitete Form traditioneller Zahnveränderungen. Entsprechend vielfältig stellen sich die Motive dar: So erhofft sich der Stamm der Niam-Niam in Zentralafrika eine Verbesserung der Effizienz des Gebisses bei der Nutzung als Waffe im Kampf gegen den Feind.[18]

Andere Völker oder Stämme wünschen sich Zähne, die das Aussehen von bestimmten Tieren haben („scharf wie Mäusezähne", „scharf wie Haifischzähne", „aussehen wie ein Raubtier").[19]

Ein besonders eindrucksvolles Beispiel für eine kulturell motivierte Mutilation der Zähne liefern die indigenen Bewohner der indonesischen Mentawai-Inseln: Meist schon vor Eintritt in die Pubertät werden die Schneidezähne der Jungen und Mädchen in Ober- und Unterkiefer durch Schläge mit einem meißelartigen Werkzeug dreieckig zugespitzt (s. Abb. 3). Diese sehr schmerzhafte Prozedur dauert nicht länger als eine halbe Stunde und hat ihre Wurzeln in einer etwa 5.000 Jahre alten neolithischen Kultur. Sie geht als Zeichen der Würde des Erwachsenseins den obligatorischen, jedoch erst postpubertär praktizierten „Tatauierungen" voraus, welche die Haut der Mentawaier am gesamten Körper zieren und die Würde von Mann und Frau symbolisieren.[20]

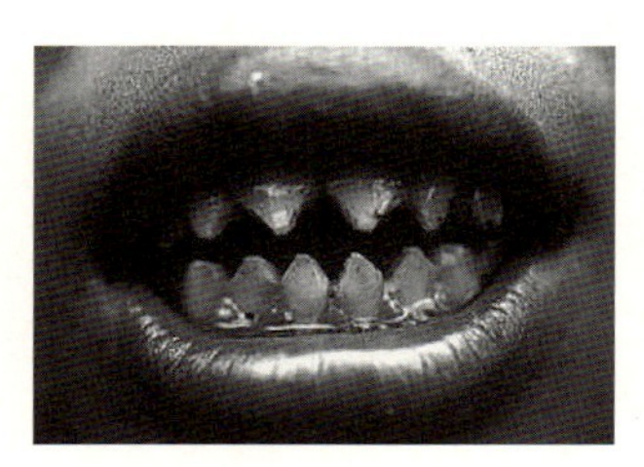

Abb. 3 Mentawaier mit zugespitzten Zähnen

13 Scully/Chen (1994).
14 Aufderheide/Rodríges-Martín (1998).
15 Bethke/Reichart (1999).
16 Armstrong et al. (1995).
17 Schröder (1906), zitiert nach einer Übersicht von Kanner (1928), S. 213.
18 Kanner (1928).
19 Ebd.
20 Zahorka (2001).

2. Zahnfeilungen, um Lücken, Kerben oder Zinken zu formen

Diese Art der Zahnveränderung wird häufig bei Stämmen im Süden Afrikas als Pubertätsritus für beide Geschlechter durchgeführt und oft mit Extraktionen anderer Zähne kombiniert, wie etwa bei den Bantu, bei denen Einkerbungen an den Oberkieferschneidezähnen zusammen mit der Extraktion der vier Unterkieferschneidezähne erfolgen. Diesen Riten liegen vielfach animistisch-religiöse Motive zugrunde. So wird die Lücke zwischen den Oberkieferschneidezähnen bei einigen Bantu-Stämmen als „Macht", „Kraft" oder „Stärke" bezeichnet, bei anderen als „Zeichen des Todbringers".[21]

3. Extraktion von Zähnen

Die vollständige Entfernung der oberen mittleren Schneidezähne wurde bei den Frauen der Toraja auf Sulawesi bis weit in das 20. Jahrhundert vorgenommen, während bei den Männern die Kronen in Höhe des Zahnhalses abgebrochen wurden.[22]

4. Kronenamputation oder horizontales Zurückschleifen der Zähne

Das horizontale Einkürzen der sechs Frontzähne – insbesondere der Eckzähne – im Oberkiefer wird bis zum heutigen Tage bei hinduistischen Jungen und Mädchen auf Bali als Initiationsritus durchgeführt und stellt gemäß balinesischem Recht eine Voraussetzung für die Ehefähigkeit dar.[23]

5. Einfärben von Zähnen

Das Färben der Zähne ist bekannt aus Regionen in Asien, Australien, Afrika sowie in Mittel- und Südamerika.[24] In vielen Völkern Südost-Asiens gelten natürlich belassene, weiße Zähne als aggressiv, tierisch oder unmenschlich.[25] In Malaysia schwärzt man sich durch regelmäßiges Kauen von Sirih-Betel auf einfache Weise die Zähne.[26] In Japan beispielsweise waren schwarze Zähne noch zu Beginn des 20. Jahrhunderts ein Schönheitsmerkmal und daher gerade unter Geishas weit verbreitet.[27] Verschiedene Indianerstämme in Mittel- und Südamerika schwärzen ihre Zähne, während andere rot gefärbte Zähne bevorzugen. Rote Zähne sieht man, wenn auch selten, in Afrika in einer Region von Nigeria sowie in Marokko. Darüber hinaus benutzen manche Hindu-Völker Rot zum Zähnefärben, da diese Farbe als den Göttern besonders gefällig angesehen wird.[28]

---

21 Kanner (1928).
22 Zahorka (2001).
23 Ebd.
24 Kanner (1928).
25 Zahorka (2001).
26 Zahorka (2001), Kanner (1928).
27 Kanner (1928).
28 Ebd.

6. Zahndekoration mit Einlagen aus Metall, Gold, Edelsteinen und Diamanten

In Malaysia und Japan sowie bereits während der Maya-Kultur in Mittelamerika wurden künstlich hergestellte Kavitäten mit individuellen Schmuckeinlagen gefüllt; diese waren nicht nur zur Dekoration bestimmt, sie galten auch als Statussymbole (s. Abb. 4).[29]

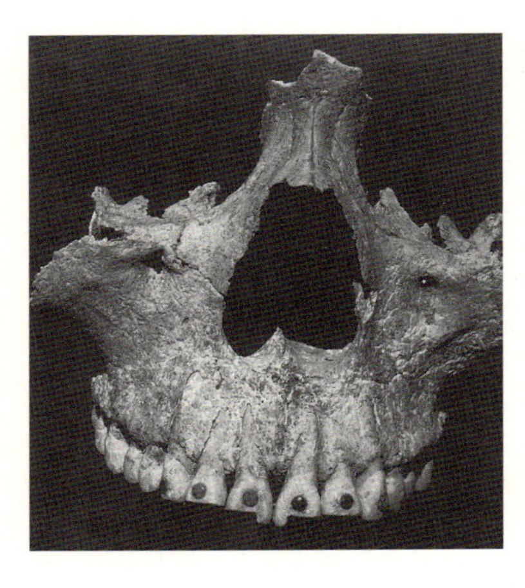

Abb. 4 Oberkieferfragment mit Zahneinlagen und Zahnfeilungen

Auch bei den Batak auf Sumatra kennt man diese Art Zahnschmuck, wobei die Schneidezähne mit runden, die Eckzähne jedoch mit dreieckigen Einlagen verziert werden. Dazu kommen noch auffallende goldene Streifen, die entlang des Zahnfleischsaums angebracht werden.[30] Die Dayak in Borneo schmücken ihre Schneidezähne mit Kupfer- oder Goldplättchen, welche beim Sprechen unregelmäßig aufblitzen und auf diese Weise eine besondere Wirkung hinterlassen. Von diesem Stamm ist auch das Tragen von Kupfernägeln mit runden Köpfen bekannt, welche durch eine Bohrung in den Schneide- und Eckzähnen geführt werden.[31]

7. Veränderung der Zahnstellung

Die Frauen verschiedener Stämme im Senegal haben eine künstliche Prognathie des Oberkiefers entwickelt. Um dieses Ziel zu erreichen, werden bereits im Kindesalter die Oberkieferschneidezähne des Milchgebisses entfernt. Finger und Zunge üben anschließend auf die durchbrechenden bleibenden Zähne einen nach labial gerichteten Druck aus. Dabei werden nicht nur die Schneidezähne in ihrer Position verändert, auch der Alveolarknochen beugt sich dieser Parafunktion, so dass am Ende der Mund eine schnauzenähnliche Form bekommt.[32]

29 Aufderheide/Rodríges-Martín (1998), Kanner (1928).
30 Kanner (1928).
31 Ebd.
32 Ebd.

Andere Zahnbewegungen werden zum Beispiel bei den Masai durchgeführt. Durch das Setzen von Keilen wird ein künstliches Diastema zwischen den beiden mittleren Schneidezähnen provoziert.[33]

Nach diesem kurzen Rückblick in Geschichte und Kultur soll im Folgenden der Frage nachgegangen werden, welche Körpermodifikationen im Orofazialbereich aktuell in den westlichen Industrienationen bedeutsam sind.

3 Körpermodifikationen im Orofazial-Bereich: Eine aktuelle Übersicht

Die WHO schätzt die Prävalenz von Tattoos in der Gesamtbevölkerung der „westlichen Welt" auf 10 %.[34] Nach Tenenhaus (1993) waren von 14.109 von der Musterungsbehörde in Paris einberufenen jungen Männern 587, d. h. ca. 4 %, tätowiert. 85 % der Tätowierten erhielten ihr Tattoo im Alter von 14 bis 18 Jahren, nur 13 % wurden in jüngeren Jahren tätowiert, noch weniger danach. Copes und Forsyth (1993) geben für die U.S.A. an, dass insgesamt 10 % der Bevölkerung Tattoos tragen, wovon etwa 75 % Männer und nur rund 25 % Frauen sind.

In einer kürzlich veröffentlichten Studie von Stirn et al. (2006 a)[35] wird die Verbreitung von Tattoos und Piercings in der bundesdeutschen Bevölkerung im Alter von 14 bis 93 Jahren mit 8,5 % bzw. 6,8 % angegeben. Bei einer Begrenzung auf die Altersgruppe von 14 bis 44 Jahren sind immerhin bereits 15 % der Deutschen tätowiert und 14 % gepierct, und in der Gruppe der 14- bis 24-Jährigen tragen 41 % der weiblichen sowie 27 % der männlichen Subpopulation mindestens ein Piercing oder Tattoo.[36] Besonders häufig sind Tätowierungen mit 22,4 % bei jungen Männern von 25 bis 34 Jahren, während Mädchen und junge Frauen im Alter von 14 bis 24 Jahren mit 38 % die größte Gruppe der Piercing-Trägerinnen darstellen. Demgegenüber nannte das Magazin *Bild der Wissenschaft* (02/2001) noch einen Schätzwert von etwa 2 Millionen tätowierter bzw. gepiercter Menschen in Deutschland – also nur rund 2,5 % der Gesamtbevölkerung.

Aussagen über die Häufigkeit von Körpermodifikationen im Orofazialbereich werden hierbei nicht gemacht, jedoch ist davon auszugehen, dass ein beträchtlicher Anteil hierbei auf Zungen- und Lippenpiercings entfällt. Einzelne Studien aus den U.S.A.[37] und Finnland[38] geben immerhin bei Studenten eine Prävalenz oraler Piercings von 10,5 % bzw. 3,4 % an. Nach einer Erhebung im Jahr 2006 an mehreren High Schools in Buffalo tragen etwa 10 % der Schüler mindestens ein orales Piercing.[39]

33 Ebd.
34 Der Spiegel (2003).
35 Weitere Daten aus derselben Erhebung bei Hinz et al. (2006), Schöne (2006) und Stirn et al. (2006 b).
36 Stirn et al. (2006 b).
37 Mayers et al. (2002).
38 Ventä et al. (2005).
39 Pearose et al. (2006).

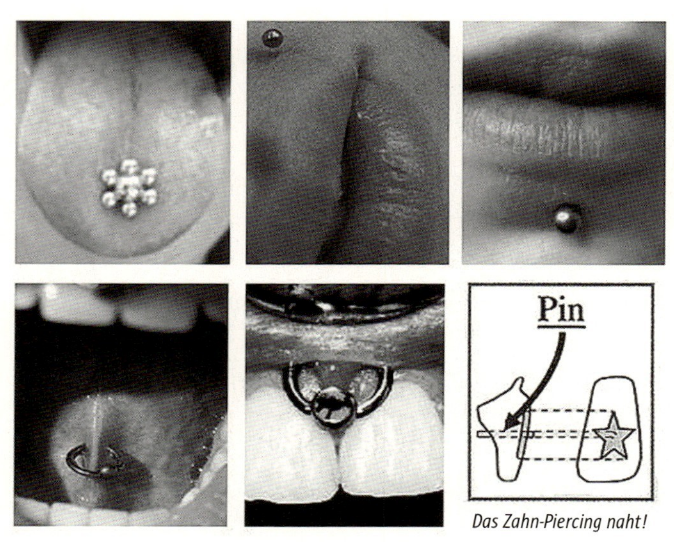

Abb. 5 Zusammenstellung verschiedener orofazialer Piercings

Die Mehrheit der orofazialen Piercings, die besonders bei Jugendlichen eine beachtliche Verbreitung gefunden haben bzw. weiterhin finden, penetrieren neben der Haut in der Regel auch die orale Mucosa sowie Muskeln und Bindegewebe des Gesichts. Je nach Lokalisation lassen sich folgende Piercings unterscheiden:

1. Das *Zungenpiercing* steckt meistens stabförmig in der Mitte der Zunge, kann aber auch im Randbereich der Zunge liegen und wird dann häufig als Ring getragen.
2. *Labretpiercings* durchbohren das Gewebe vorwiegend im Bereich der Lippenfurche und bestehen häufig aus einem Stab, der oral einen plattenförmigen Abschluss aufweist und fazial mit einem schraubbaren Schmuckaufsatz versehen wird.
3. *Lippenpiercings* durchdringen das Gewebe in unmittelbarer Nähe zum Lippenrot und werden überwiegend in Ringform getragen.
4. *Piercings der Frenula* werden meist durch das Lippen- oder Zungenbändchen gesetzt, in der Regel in Ringform.
5. Das *Wangenpiercing* durchstößt stabförmig das Wangengewebe.
6. Das *Uvulapiercing* durchstößt das Zäpfchen des Gaumensegels.

Neben diesen klassischen Piercings erfreut sich das Zungensplitting zunehmender Aufmerksamkeit. Die Spaltung der Zungenspitze kann durch ein Skalpell erfolgen. Alternativ wird die Zunge median gepierct und ein dünner Nylonfaden (Angelschnur) inseriert, der durch regelmäßige Dreh- und Sägebewegung die Zungenspitze innerhalb weniger Wochen durchtrennt. Bei beiden Methoden müssen die Hälften der Zungenspitze regelmäßig auseinander gezogen werden, bis der Heilungsprozess abgeschlossen ist (s. Abb. 6).

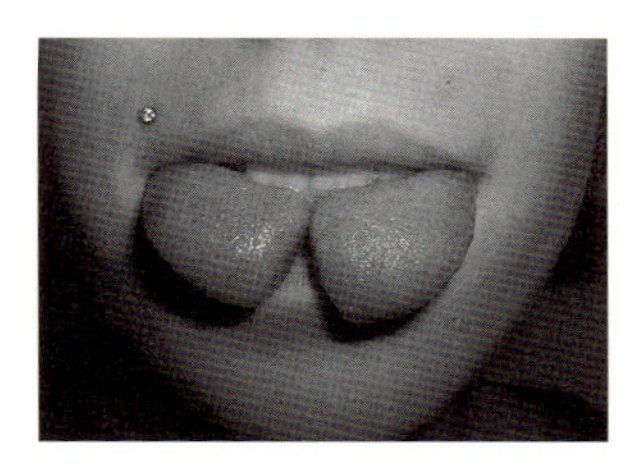

Abb. 6 Zungensplitting

Tätowierungen im orofazialen Bereich werden in der Regel als „permanent Make-up" angeboten, um eine dauerhafte Färbung beispielsweise der Lippen oder Wangen zu erreichen oder um einen „Schönheitsfleck" zu erzeugen.[40] Darüber hinaus kann natürlich die gesamte Gesichtshaut und die Kopfhaut mit Tätowierungen versehen werden.[41] Ebenso sind Tattoos auf der Mundschleimhaut möglich (s. Abb. 7).

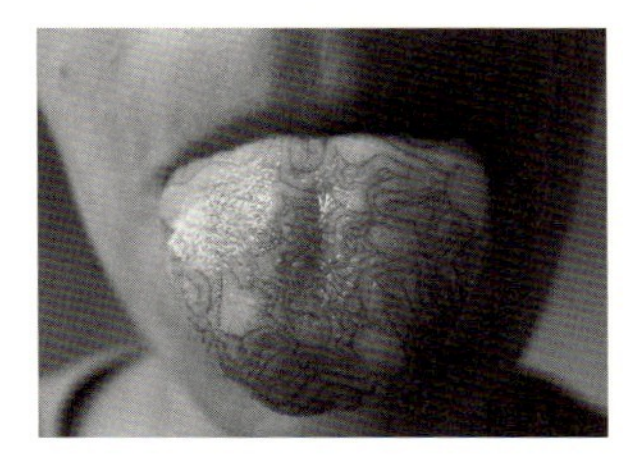

Abb. 7 Zungentattoo

Neben diesen das Weichgewebe betreffenden Körpermodifikationen stellen in der Mundhöhle die Zähne ein beliebtes Objekt für mehr oder weniger invasiven Körperschmuck dar.[42]

Zu den nicht oder minimal invasiven Zahnschmuckarten zählen diverse Sorten von Schmucksteinen aus Glas, Kristallglas, Zirkon, Diamanten, Brillianten sowie verschiedene andere Edelsteine, welche über Säure-Ätz-Technik und Schmelz-Bonding auf der Zahnoberfläche befestigt werden und unter anderem als „Blizzer", „Brillance", „Skyce", „Twinkles", „Twizzler" angeboten werden (s. Abb. 8). Neben Schmucksteinen, welche ungefasst sowie mit verschiedenen Fassungen erhältlich sind, lassen sich auch Goldfolien (z. B. „Dazzler") in unterschiedlichsten Formen auf den Zähnen fixieren.

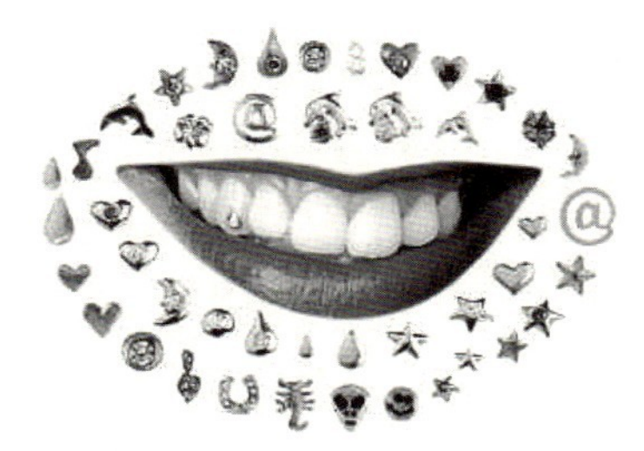

Abb. 8 „Geklebter" Zahnschmuck

40 Kasten (2006), Chimenos-Küstner et al. (2003).
41 Abbildungen bei Kasten (2006), S. 340.
42 Groß (2007 a).

Das Schmelz-Bonding-Verfahren eignet sich darüber hinaus zur Fixierung von individuellen Zahnmalereien, die auf eine mit dem Zahnschmelz verbundene Kunststoffgrundierung aufgebracht und von einer klaren Kunststoffdeckschicht schützend überzogen werden (s. Abb. 9). Denkbar sind auch Kombinationen von Bemalung, Steinen oder Folien.

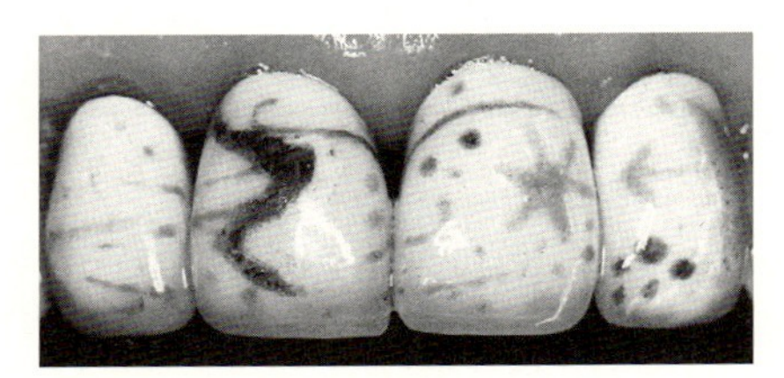

Abb. 9 Zahnmalereien

Nicht zu verwechseln mit den kleinen Klebebildchen, welche als „Zahntattoo" im Handel sind und lediglich wenige Stunden halten, sind „Tattooths": Diese bestehen aus einem Verankerungselement, auf welches unterschiedliche Schmuckaufsätze nach Wunsch aufgeschoben werden. Um ein „Tattooth" befestigen zu können, muss der Zahn wie zur Aufnahme einer künstlichen Zahnkrone beschliffen werden. Damit auch das Aussehen eines natürlichen Zahnes simuliert werden kann, gibt es einen speziellen Aufsatz mit der individuellen Zahnfarbe des „Tattooth"-Trägers (s. Abb. 10).

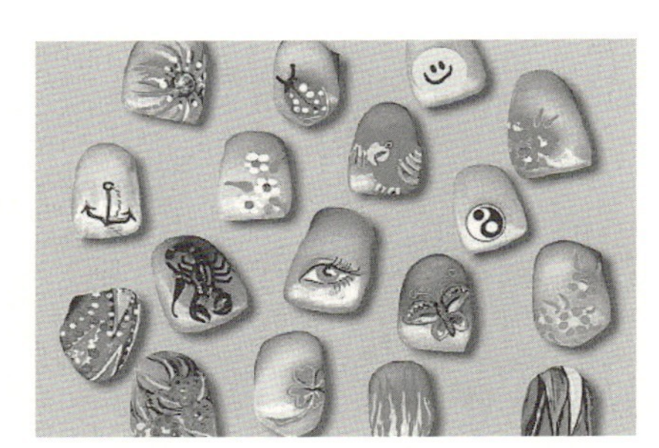

Abb. 10 „Tatooths"

„Grills" oder „Grillz" sind nach Abformung der Kiefer individuell gefertigte, über Klammern an den Zähnen verankerte Schmuckspangen, die goldfarbig und häufig mit Strass oder Edelsteinen besetzt sind (s. Abb. 11).

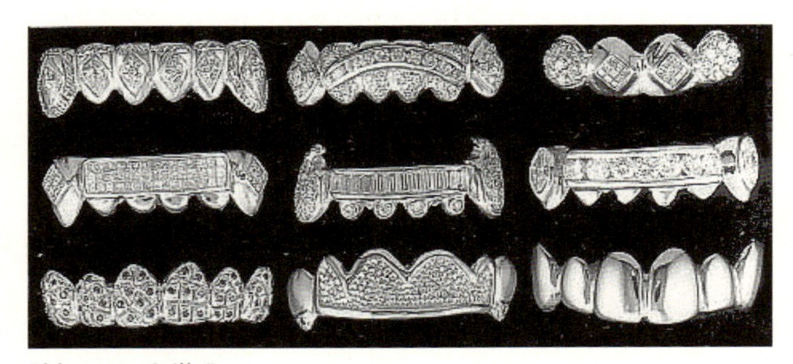

Abb. 11 „Grillz"

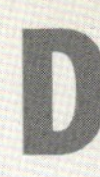

„ZahnCaps“ werden ähnlich wie Kronen auf zuvor beschliffenen bzw. bearbeiteten Kronen getragen. Sie sind ähnlich wie „Grills“ insbesondere in der Rapper-Szene beliebt (s. Abb. 12).

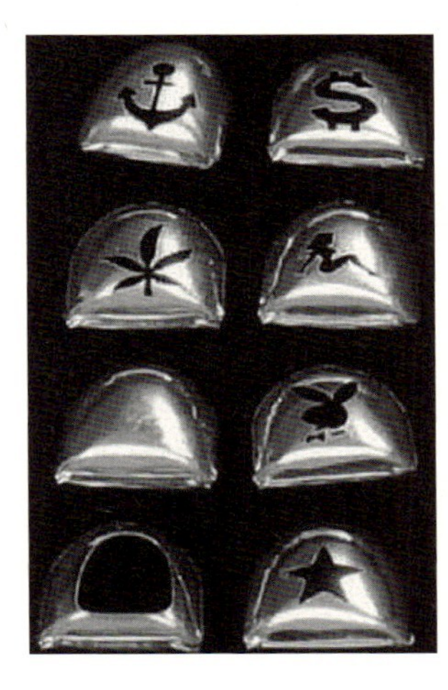

Abb. 12 „ZahnCaps“

Beim „Zahnpiercing“ wird ein Kanal durch den Zahn gebohrt, in welchen ein Schmuck tragender Stecker eingesetzt wird (s. Abb. 5).

4 Zwischen Selbstbestimmung und Selbstverletzung: Motive und Risiken

4.1 Motive

Was die Motivation von Tätowierten und Piercingträgern betrifft, so sind verschiedene Erklärungsansätze auszumachen. Neben ästhetischen Motiven ist der Wunsch nach Veränderung, nach mehr Individualität, nach Abgrenzung, nach einem besonderen Lebensgefühl, nach dem Spüren des eigenen Körpers und nach einer Erfahrung von Schmerz denkbar. Auch ein gewisser sozialer Druck oder der Wunsch nach Zugehörigkeit zu einer bestimmten sozialen Gruppe sind als mögliche Motive für Piercings und Tattoos anzunehmen.

Ebendiese Motive wurden von Stirn (2003) in einer ersten deutschen Fragebogenerhebung (Durchschnittsalter knapp 29 Jahre) untersucht. Folgende Hauptgründe für die Körpermodifikationen Tattoo oder Piercing wurden hiernach angegeben: An der Spitze standen „Kunst/Schönheit“, dicht gefolgt von „Körpergefühl/Individualität“; an dritter Stelle rangierte der Wunsch nach Veränderung. Das Motiv „Schmerzerfahrung“ besaß als Grund bei den Männern eine ähnlich hohe Relevanz wie „Veränderung“, während bei den Frauen dieser Grund nur sporadisch angeführt wurde. Auch die Motive „Mutbeweis“ und „Aufnahme in eine Gruppe/Gemeinschaft“ wurden nur vereinzelt und ausschließlich von Männern benannt.

Was die Auswirkungen von Piercing oder Tattoo auf das Körperempfinden betrifft, so gaben knapp 54 % an, dass sie ihren Körper nach dem Eingriff als „schöner“ empfänden; gut 39 % sahen demgegenüber keine Veränderung. Beim Lebensgefühl stand bei gut 43 % die Individualität im Vordergrund, andere sahen sich auf dem Weg der Selbstverwirklichung (32 %). „Unverändert“ fühlen sich rund 29 %, während sich fast 12 % „besonders“ fühlen.

Bemerkenswert ist, dass sich fast 81 % zusätzliche Tattoos oder Piercings zuzulegen wünschten. Ein amerikanischer Verhaltensforscher vergleicht Piercings und Tattoos mit Kartoffelchips: „Einer allein reicht nicht“.[43] Stirn legt dagegen folgende Interpretation nahe: „Der Wunsch, immer mehr Piercings haben zu wollen, stellt mit an Sicherheit grenzender Wahrscheinlichkeit eine misslungene Identitätssuche dar und kann als Symptom für psychische Konflikte gewertet werden.“[44] Diese „Art Sammelleidenschaft“ oder gar „Suchtverhalten“ wird von ihr dahingehend interpretiert, dass die erwünschten Effekte wie Steigerung des Selbst- oder Körperbewusstseins oder Erhöhung der Individualität nur passager erhalten bleiben.[45] Tatsächlich haben Ventä et al. (2005) in ihrer Untersuchung festgestellt, dass sich unter den Studenten mit oralen Piercings ein vom Durchschnittskollektiv abweichendes Suchtverhalten nachweisen ließ. Unter den Trägern von Piercings befanden sich signifikant mehr Raucher und Konsumenten illegaler Drogen als bei Studenten, die keine Piercings trugen. Auch der Anteil an Studierenden mit leichten Depressionen lag bei den Trägern oraler Piercings signifikant höher.

In der Untersuchung von Pearose et al. (2006) in Buffalo wurden Schüler von High Schools bis einschließlich 19 Jahre ebenfalls nach ihren Motiven für orofaziale Piercings befragt. Bei dieser deutlich jüngeren Gruppe standen überraschenderweise andere Motive als in der Studie von Stirn im Vordergrund: 36 % ließen sich „aus Spaß“ piercen, für 27 % stand der „Reiz im Moment der Entscheidung“ im Vordergrund und bei 14 % war das „Anderssein“ das Hauptmotiv. Weitere, nahezu gleich gewichtige Beweggründe waren, dass Geschwister, Eltern oder Freunde Piercings tragen. Damit stellt sich die Frage, ob die Zugehörigkeit zu einer bestimmten Altersgruppe eine bestimmte Motivlage begründet. Zumindest ist auffällig, dass bei den Schülern eine tiefere Motivation fehlt oder die Motivation vielfach unbestimmt ist und die Entscheidung eher spontan getroffen wird.

Kasten (2006) hat bei einer Internetrecherche in Foren und Chatrooms weitere individuelle Beweggründe für „body modifications“ erschlossen: Der eigene Körper wird hiernach nicht länger als unveränderlich hingenommen, er wird umgestaltet und verbessert, um einem – individuellen – Idealbild zu entsprechen. Auffällig ist, dass es nicht bei einer Körpermodifikation bleibt: Die Spaltung der Zunge in Verbindung mit dreißig und mehr Piercings am ganzen Körper sind keine Einzelfälle und haben neben schmückendem auch rituellen Charakter. Bei anderen steht das Hochgefühl des Adrenalinrauschs nach dem Eingriff im Vordergrund. Oder der Körper wird als „unperfekt“ und

43 Schöne (2006).
44 Ebd.
45 Stirn (2004).

„erbärmlich“ angesehen, während erst durch die Körpermodifikation daraus etwas Schönes geschaffen wird.[46]

Dabei scheint auch die Irreversibilität der Veränderung selbst Teil der Motivation zu sein. Das einmal Geschaffene kann nicht – ohne weiteres – rückgängig gemacht werden, es wird dadurch möglicherweise zum Ausdruck der Suche nach Verbindlichkeit einerseits und zum Zeichen der eigenen Entschlusskraft andererseits.

Das Besondere an der Körpermodifikation liegt darin, dass der eigene Körper selbst zum Objekt der irreversiblen kreativen Veränderung wird – einer Veränderung, die nicht nur als willentliches Zeichen nach außen hin sichtbar ist, sondern zudem eine Wirkung nach innen entfaltet, gleichsam „Unter die Haut“ (so der Titel der Ausstellung in Frankfurt am Main)[47] geht.

Stirn et al. (2006a, b) sowie Hinz et al. (2006) haben in einer weiteren Studie Anhaltspunkte dafür gefunden, dass Menschen mit Körpermodifikationen eine signifikant höhere Risikobereitschaft und einen verstärkten Hang zur Impulsivität zeigen, was die These zulässt, dass durch das Setzen von BodMods ein Ausgleich in Form von neuen und zum Teil sehr intensiven Reizen für den Mangel an körperlichen Herausforderungen in den westlichen Gesellschaften gesucht wird („Sensation-seeking“). Auch wurde festgestellt, dass Träger von Piercings und Tattoos im statistischen Mittel häufiger arbeitslos und seltener in kirchlich-religiöse Gruppen eingebunden sind. Diese Daten könnten die Bedeutung von Körpermodifikationen als Ersatz für traditionelle rituelle Handlungen zur Festigung der gesellschaftlichen Einbindung untermauern. Vielleicht sind sie auch als – neue – Rituale der Integration in Subgruppen zu deuten.

In anderen Studien wurden Exhibitionismus, Kompensation für physische Handicaps, Männlichkeitsinitiation, Bandenmitgliedschaft und Verzierung als mögliche Motive gefunden,[48] ebenso wurde BodMod als Ausdruck besonders ausgeprägter Extrovertiertheit interpretiert.[49]

Interessant ist ferner die Beobachtung, dass sich viele Heranwachsende ihre Piercings in besonderen Lebensphasen zulegen, etwa um eine spezielle Episode zu „verewigen“ oder deren Ende oder Überwindung zu markieren. Oft geschieht es nach einer Krise, aber auch anlässlich positiver Entwicklungen. Solche „Piercing-Momente“ sind zum Beispiel der bestandene Schulabschluss, das Erreichen der Volljährigkeit oder eine neue Beziehung.[50]

Abschließend ist festzustellen, dass die Motive für die Durchführung von Körpermodifikationen äußerst vielschichtig sind. Insbesondere die am häufigsten angeführten, vordergründig bzw. nach außen wirksamen Aspekte „Schönheit“, „Kunst“, und „Schmuck“ können nicht losgelöst von persönlichkeitswirksamen Aspekten wie „Verbesserung des Körper- oder Lebensgefühls“ sowie „Lust am Reiz“, „Mutprobe und Sensation-Seeking“ betrachtet werden. Auch der Wunsch nach „Individualitätssteigerung“ oder „Identitätsfindung

46 Kasten (2006).
47 Siehe Fußnote 3.
48 Steward (1990).
49 Maio (2006).
50 Schöne (2006).

oder -stärkung" spielt eine Rolle, ebenso können die ostentativ demonstrierte Zugehörigkeit zu einer bestimmten sozialen Gruppe und der damit verbundene soziale Druck oder – in der Extremform – der Gruppenzwang eine Motivation darstellen. Damit spielen zwei prima vista diametral entgegen gesetzte Motive – der Wunsch nach einer Verstärkung der Individualität einerseits und der Wunsch, nach außen hin Zusammengehörigkeit zu dokumentieren andererseits – wesentliche Rollen bei der Vornahme von Körperpiercings und Tattoos. Dieser scheinbare Widerspruch ist jedoch aufzulösen, da auch die Zugehörigkeit zu einer bestimmten sozialen Gruppe letztlich wieder dem Wunsch nach Abgrenzung gegenüber anderen sozialen Gruppen bzw. gegenüber führenden oder als dominierend empfundenen Gesellschaftsschichten geschuldet und somit letztlich Ausdruck der eigenen Individualität sein kann.

4.2 Risiken und Risikobereitschaft

Wie die angeführten Studien zeigen, sind Körpermodifikationen besonders bei Jugendlichen und jungen Erwachsenen, die eine deutlich erhöhte Risikobereitschaft zeigen, verbreitet. Letztere sind sich der medizinischen Risiken und Folgeschäden, die insbesondere bei orofazialen Piercings nach längerer Tragedauer auftreten, nicht bewusst oder aber nehmen diese leichtfertig in Kauf. Pearose et al. (2006) haben bei ihrer Befragung von Schülern an High Schools die Rückmeldung erhalten, dass 84 % der Jugendlichen ihr orales Piercing ohne das schriftliche Einverständnis der (zustimmungspflichtigen) Eltern oder Erziehungsberechtigten bekommen hatten. In diesen Fällen ist somit davon auszugehen, dass die Regeln des informed consent, d. h. der aufgeklärten Zustimmung, nicht eingehalten worden sind.

Beim Tätowieren und Setzen von Piercings bestehen zum einen allgemeine Infektionsrisiken, die ihre Ursache in der mangelhaften Umsetzung hygienischer Grundregeln haben. Hier ist insbesondere die Infektionsgefahr durch Viren, Bakterien und Pilze zu nennen. Die möglichen Folgen sind sowohl systemischer als auch lokaler Natur. Als typische lokale Auswirkungen lassen sich Wundinfektionen nennen, welche zu Ödemen, Abszessen oder Phlegmonen führen können. Beispiele für systemische Folgen sind verschiedene Formen von Hepatitis-, Herpes-simplex- und Herpes-zoster- sowie HIV-Infektionen, Endocarditis, Sepsis, Tetanus und Tuberkulose.[51]

Abhängig von den bei Tattoos verwendeten Farbstoffen oder den nach dem Piercen getragenen Schmuckstücken bestehen weitere allgemeine Risiken in der Entwicklung von Hypersensiblitätsreaktionen (Allergien, Urtikaria, Photosensibilisierung bis hin zum anaphylaktischen Schock), Fremdkörperreaktionen wie Granulome, lichenoide Reaktionen sowie maligne Entartungen insbesondere durch krebserregende Stoffe, welche aus den verwendeten Farbstoffen freigesetzt werden.[52]

Da beim Piercen in der Regel mehrere, komplexe Gewebsschichten durchdrungen werden, die gerade in der orofazialen Region von einem dichten Gefäß-

51 Bethke (1999), Groß (2007 a), Kasten (2006), Chimenos-Küstner et al. (2003), Peters (2001).

52 Kasten (2006), Chimenos-Küstner et al. (2003).

und Nervennetz durchsetzt sind, ist auch bei guten anatomischen Kenntnissen eine Verletzung dieser Strukturen nicht auszuschließen. Verletzungen oder Durchtrennungen von Nerven haben temporäre oder bleibende Ausfallerscheinungen zur Folge: je nach Lokalisation und Art des Nerven kommt es zu Lähmungen, Sensibilitätsstörungen oder -verlust sowie sensorischen Einbußen (z. B. Geschmacksstörungen). Bei Läsionen von Venen oder Arterien treten Blutungen auf, die für den medizinischen Laien oftmals nicht beherrschbar sind oder die zu ausgedehnten Hämatomen führen können. Eine Besonderheit des Orofazialbereichs ist sicherlich auch die Gefahr, dass Schwellungen, ganz unabhängig von ihrer Entstehungsursache, oftmals zur Verlegung der Atemwege führen und daher akut lebensbedrohlich werden können.[53] Obstruktionen der Atemwege können darüber hinaus auch durch Aspiration von Piercing-Instrumenten oder Schmuckteilen sowie durch profuse Blutungen verursacht werden.[54]

Auf die Wichtigkeit des geeigneten Piercing-Schmucks weisen Peticolas et al. (2000) hin: Gerade bei intraoral gelegenen Piercings sind die Mundbeständigkeit und die biologische Verträglichkeit des verwendeten Materials von besonderer Bedeutung, da sonst Infektionen, allergische und Fremdkörperreaktionen im Bereich des Piercings auftreten können. In diesem Zusammenhang sei auch auf die Untersuchungen von Mortz et al. (2002) an dänischen Schülerinnen und Schülern im Alter von 12 bis 16 Jahren verwiesen. Hier wurde eine statistisch signifikante Abhängigkeit zwischen Nickelallergie und dem Tragen von Ohrringen, jedoch nur für die weibliche Population bestätigt. Bei den männlichen Jugendlichen konnte kein Zusammenhang festgestellt werden. Als Gründe werden eine spätere Exposition, die häufiger anzutreffende Beschränkung auf einen einzelnen Ohrring sowie das Tragen von weniger nickelhaltigem Schmuck bei der männlichen Population diskutiert.

Spezielle Komplikationen nach längerem Tragen von oral situierten Piercings wurden in den letzten Jahren in zahlreichen Fallberichten, klinischen Studien oder Fragebogenaktionen dargestellt.[55] Zum einen kommt es insbesondere durch die Ausbildung von Habits wie etwa dem Zungenspiel mit den intraoral gelegenen Metallteilen zur Traumatisierung von Zahnhartsubstanz: Abrasionen, Schmelzabsplitterungen, -risse und -sprünge werden beschrieben, daneben Höcker- und Kronenfrakturen bis hin zum kompletten Zahnverlust.[56] Aber auch die orale Mucosa und die Gingiva können durch den Piercingschmuck geschädigt werden. Nachweisbar sind Gingivarezessionen im Bereich des Piercings, welche zum Teil zusätzlich erhöhte Sondierungstiefen aufweisen, umgekehrt aber auch gravierende Attachmentverluste ohne auffällige Rezessionen, des Weiteren Gingivitis, Zahnfleischbluten, Druckstellen und die Bildung von Zahnstein am Piercingschmuck.[57] Eine weitere, öfters be-

53 Bethke/Reichart (1999), Peters (2001), Fehrenbach (1998).

54 Bethke/Reichart (1999), Fehrenbach (1998).

55 Biber (2003), Brooks et al. (2003), Choe et al. (2005), Fehrenbach (1998), López-Jornet et al. (2006), Pearose et al. (2006), Peticolas et al. (2000), Rawal et al. (2004), Soileau (2005), Ventä et al. (2005).

56 Biber (2003), Fehrenbach (1998), López-Jornet et al. (2006), Pearose et al. (2006), Peticolas et al. (2000), Ventä et al. (2005).

57 Biber (2003), Brooks et al. (2003), Choe et al. (2005), Fehrenbach (1998), López-Jornet et al. (2006), Pearose et al. (2006), Peticolas et al. (2000), Rawal et al. (2004), Soileau (2005), Ventä et al. (2005).

obachtete Folge von intraoral gelegenem Piercingschmuck ist die Zahnwanderung. Hierbei entstehen meistens Diastemata, also Lücken zwischen den Zähnen. Regelmäßig wird auch ein vermehrter Speichelfluss bei Piercingträgern beschrieben.[58]

Zu den medizinischen Risiken und Unwägbarkeiten gesellen sich, gerade bei den hier betrachteten, meist sichtbaren Körpermodifikationen im Gesichtsbereich, gesellschaftliche Nachteile. Inwieweit Träger von orofazialen Piercings oder Tattoos sozial benachteiligt, stigmatisiert oder pathologisiert werden, soll nachfolgend näher untersucht werden.

5 Zwischen Akzeptanz und Stigmatisierung: Körpermodifikationen im Orofazialbereich

Ältere Übersichtsarbeiten wie von Klees-Wambach (1976) belegen, dass Tätowierungen in westlichen Ländern zumindest bis in die jüngere Vergangenheit überwiegend in den unteren sozialen Klassen und im „kriminiellen Milieu" verbreitet waren.[59] Doch Tätowierungen und Piercings zieren seit einiger Zeit nicht mehr allein die (Schleim-)Haut bestimmter Naturvölker oder – mit Blick auf den westlichen Kulturkreis – einzelner Gruppen wie Strafgefangener oder Matrosen. Aktuelle Zahlen aus Deutschland, die Aglaja Stirn kürzlich auf einer Tagung in München präsentierte,[60] zeigen vielmehr einen starken Trend zu Körpermodifikationen in fast allen Bevölkerungsschichten. Ost-West-Unterschiede oder Differenzen zwischen Besserverdienenden und unteren Einkommensgruppen sind diesen Zahlen zufolge kaum auszumachen.

Vor dem Hintergrund dieser Äußerungen könnte man annehmen, dass Körpermodifikationen eine zunehmend gesellschaftliche Akzeptanz erfahren und ihre Träger das Stigma des „Andersseins" mehr und mehr einbüßen. Diese Schlussfolgerung greift indessen zu kurz: Vielmehr stellte Vandekerckhove (2006) im Rahmen seiner Betrachtungen zur wissenschaftlichen Erforschung des Phänomens Körpermodifikation fest, dass bereits dem Untersuchungsgegenstand Tätowierung – und damit auch dem Untersucher – bislang „ein gewisses Stigma" anhaftete.[61] Damit die wissenschaftliche Arbeit aufgrund der mangelnden gesellschaftlichen Wertschätzung dieses Themas nicht in die Bedeutungslosigkeit abgleitet, sieht sich der Forscher genötigt, seine Auseinandersetzung mit dem Phänomen Tätowierung der Gesellschaft gegenüber zu legitimieren. Dies führte bislang zu wissenschaftlichen Herangehensweisen an das Thema Tätowierung, welche die Stigmatisierung des Tätowierens noch verstärkte: Zunächst fand eine Betrachtung aus der anthropologischen Perspektive statt, welche das Tätowierungsphänomen als eine Erscheinungsform fremder‚ ‚unzivilisierter' Völker beschrieb und dadurch die Distanz zur westlichen ‚Kultur' schon im Ansatz vergrößerte. Die zweite Form des wissen-

58 Bethke/Reichart (1999), Ventä et al. (2005), López-Jornet et al. (2006).

59 Allerdings liegen zur Verbreitung von Tätowierungen in der Mittel- oder Oberschicht keine Vergleichszahlen aus diesen Gesellschaftsgruppen vor.

60 Schöne (2006).

61 Vandekerckhove (2006).

schaftlichen Interesses war die kriminologische Auseinandersetzung mit dem Thema, welche das Tätowieren zwar nun in der eigenen Gesellschaft, jedoch ausschließlich als Phänomen krimineller oder unterprivilegierter, gleichfalls ‚unzivilisierter' Gruppen beleuchtete. Zum Dritten fand die Beschäftigung aus einem psychologisch-psychiatrischen Blickwinkel statt: Sie wurde entweder als pathologisches Verhaltensmuster gedeutet oder wiederum mit dem Konnotat der Devianz belegt oder als Sonderform einer Therapie zumindest in einen Zusammenhang mit Krankheit gestellt, also pathologisiert. Die vierte Annäherung an das Thema Tätowieren geschah aus medizinischer Sicht, welche die Gesundheitsrisiken in den Mittelpunkt der Betrachtung stellte, wodurch indirekt das Tätowieren als Quelle der Gefahr und ‚der Tätowierte' als besonders risikofreudig dargestellt wird; auch diese Sichtweise leistet letztlich einer Diskriminierung der Betroffenen Vorschub. Insofern bestätigt die bisherige Auswahl der Perspektiven und Fragestellungen in der wissenschaftlichen Beschäftigung mit dem Thema Tätowierung dessen gesellschaftliche Geringschätzung und Absonderlichkeit.[62]

Doch so sehr die traditionelle Art der Beschäftigung mit dem Thema Tätowierung und Piercing eine Stigmatisierung bzw. Diskriminierung der betroffenen Träger befördert – als einzig zulässige Lesart kann sie schon deshalb nicht gelten, weil sich aktuelle Untersuchungen dem Thema in deutlich vorurteilsärmerer Weise nähern. Die früher häufig angenommene enge Verbindung zwischen (erotisch akzentuierten) Piercings, Sadomasochismus und Fetischismus – die ebenfalls eine Pathologisierung bzw. Psychiatrisierung der Betroffenen nahe legte – ist zu relativieren. Auch die generelle Deutung von intentionalen Körpermodifikationen als „Zeichen einer Autoaggression oder eines selbstverletzenden Verhaltens" ist Stirn zufolge in Abrede zu stellen.[63]

Gleichwohl gibt es Stimmen, die Body Mod (durchaus pathologisierend) im Sinne einer Persönlichkeitsstörung interpretieren, etwa als Ausdruck einer narzisstischen Haltung, die ein bestimmtes individuelles Schönheitsbild im Blick hat, das unter Umständen gängige Ideale bewusst konterkariert oder die Ausbildung neuer Schönheitsideale befördert.[64] Immerhin lässt sich für den Orofazialbereich die besondere Bedeutung (durchaus unterschiedlich verstandener) ästhetischer Maßnahmen statistisch belegen: Waren 1999 immerhin 49 % der Bürger bereit, für dentalkosmetische Maßnahmen Geld auszugeben, so sind es aktuell sogar 63 %. Für 86 % der Deutschen hat Zahnästhetik einer Emros-Umfrage zufolge eine große Bedeutung, und 69 % sehen hierin sogar einen *sehr* hohen Stellenwert – auch dies geht aus einer Umfrage des Jahres 2005 hervor.[65] Dabei ist vielfach nicht das Erreichen der Norm, sondern gerade die Norm*abweichung* – z. B. unnatürlich helle Zähne durch Dental Bleaching (Zahnbleichen) – das Ziel. Letztlich sind Modifikationen im Orofazialbereich zugleich Ausdruck eines Lebensgefühls, das geprägt ist von Lust, Reiz an Pro-

62 Ebd.
63 Schöne (2006).
64 Stirn (2004).
65 Groß (2007 a).

vokation und der Ausformung einer neuen Ästhetik, eines neuen Modetrends und „einer betont körperorientierten Lebensweise".

Im Übrigen lassen sich auch Argumente geltend machen, die das sozialintegrative Potential von Körpermodifikationen stärker in den Mittelpunkt rücken.[66] Wenn Körpermodifikationen etwa, wie vielfach beschrieben, das Wohlbefinden und das Selbstwertgefühl steigern, kann dies zugleich positive Rückwirkungen auf die soziale Integration und die soziale Kompetenz der Betroffenen haben. Gleiches gilt für den Fall, dass der Betroffene das Gefühl hat, attraktiver auszusehen, und dies in der Folge in eine besondere Ausstrahlung umzumünzen vermag.

Wenngleich davon auszugehen ist, dass Betroffene in weit geringerem Maße als früher pathologisiert oder direkt gesellschaftlich ausgegrenzt werden, lassen sich doch Situationen ausmachen, in denen BodMod-Anhänger in der Gefahr stehen, gesellschaftliche Nachteile zu erleiden. Anhaltspunkte hierfür liefert etwa Kasten (2006). Er lässt mehrere BodMod-Anhänger konkrete negative Erlebnisse schildern, die sie selbst mit ihrem veränderten äußeren Aspekt in Zusammenhang bringen – so etwa bei der Suche nach einem Arbeitsplatz, im schulischen Umfeld, in der Nachbarschaft oder innerhalb der eigenen Familie. Stirn et al. (2006 a) konnten ihrerseits im Rahmen einer Studie bei Männern eine Korrelation zwischen Tattoos und Piercings auf der einen und Arbeitslosigkeit auf der anderen Seite beobachten. Junge Arbeitslose tragen demnach fast doppelt so häufig Piercings wie junge Leute, die eine Anstellung haben oder noch zur Schule gehen. Was hierbei Ursache und was Wirkung ist, muss offen bleiben. Zumindest scheint die Akzeptanz auch vom jeweiligen sozialen Umfeld des Betroffenen abzuhängen.

Dass das Tragen von Piercings oder Tattoos Rückwirkungen auf die gesellschaftliche Akzeptanz und die Vertrauensbildung haben könnte, zeigen auch Untersuchungen zum Einfluss von Gesichtspiercings bei Ärzten:[67] Während das Tragen von Ohrringen auch bei männlichen Ärzten weitgehend akzeptiert wird, wird Trägern von Nasen- oder Lippenpiercings eine deutlich geringere ärztliche Kompetenz beigemessen. Ähnlich äußern sich die Patienten im Hinblick auf die Vertrauenswürdigkeit von Ärzten mit Ohrringen, Lippen- oder Nasenpiercings. Auch bei den ärztlichen Kollegen stößt das Tragen von Gesichtspiercings oftmals auf Ablehnung: Rund drei Viertel beurteilen Nasen- oder Augenbrauenpiercings bei ihren Kollegen als unangebracht und knapp 60 % hätten Probleme, mit einem Kollegen zusammen zu arbeiten, der ein solches Piercing trägt. Der Ohrringschmuck bei männlichen Kollegen wird von rund 39 % als unpassend angesehen und immerhin ein Viertel hätte Schwierigkeiten, mit einem Kollegen oder Medizinstudenten zu arbeiten, der einen Ohrring trägt. Angesichts der geringen Zeit, die einem Arzt für das einzelne Patientengespräch verbleibt, gewinnt die nonverbale Kommunikation, zu der auch das äußerliche Erscheinungsbild des Arztes gehört, zunehmend an Bedeutung. Dies gilt insbesondere für Ärzte und Medizinstudenten, die nur vorübergehend am Behandlungsgeschehen beteiligt sind.

66 Maio (2006).

67 Newman et al. (2005).

Es lassen sich hingegen ebenfalls Anhaltspunkte für das Entstehen eines Stigmatisierungsphänomens unter umgekehrten Vorzeichen finden: Wer sich kein Tattoo ritzen lassen will oder wer ohne Piercing durchs Leben geht, wird von den Angehörigen bestimmter sozialer Gruppen als „uncool" bezeichnet oder gar als Außenseiter betrachtet.[68] Im Zusammenhang mit den Erkenntnissen, dass Körpermodifikationen gerade bei Jugendlichen und jungen Erwachsenen unter 24 Jahren besonders verbreitet sind,[69] dass unter jungen Menschen mit Körpermodifikationen ein höherer Anteil bereit ist, ein erhöhtes Risiko einzugehen und diese darüber hinaus eher dazu neigen, einem Gruppendruck nachzugeben,[70] wird das besondere Gefährdungspotenzial deutlich.

Auch aus medizinethischer Sicht fällt die Einschätzung von Körpermodifikationen keineswegs eindeutig aus. Sofern man das Prinzip der Selbstbestimmung zum obersten Prinzip ethischen Handelns in der Medizin erklärt, wird man die Entscheidung zur Körpermodifikation respektieren. Sie trägt der „Patienten"-Autonomie – einem zentralen medizinethischen Prinzip der mittleren Reichweite – Rechnung. Es entspricht einem Grundbedürfnis des Menschen, schön aussehen zu wollen. Es ist nicht der Einzelne, der für sich allein über Schönheit befindet, sondern Schönheit ist eine Norm, eingebettet in eine bestimmte Kultur. Davon abzugrenzen sind subjektive Schönheitsvorstellungen, die höchst unterschiedlich ausfallen und gerade in Tattoos und Piercings ihren Ausdruck finden können. Allerdings sind an die autonome Entscheidung des „Patienten" Bedingungen zu knüpfen. Der Entscheidung hat eine umfassende Aufklärung vorauszugehen, und der Betroffene muss nach dieser Aufklärung zweifelsfrei seine Zustimmung erklärt haben. Jeder Eingriff in die Integrität des Körpers, wie im betrachteten Fall eine Körpermodifikation, stellt den Tatbestand einer Körperverletzung dar, der gegen das ethische Nicht-Schadens-Prinzip (nonmaleficience) verstößt und allenfalls allein aufgrund der dokumentierten Zustimmung des „Patienten" legitimiert werden kann. Diese Legitimation gilt jedoch lediglich für einen ärztlichen Eingriff, der seinerseits im Rahmen der grundsätzlichen Aufgabe der Ärztinnen und Ärzte, wie sie in § 1 der (Muster-)Berufsordnung für die deutschen Ärztinnen und Ärzte[71] wiedergegeben ist, erfolgt. Da das Setzen einer Körpermodifikation kein Eingriff ist, der geeignet wäre, „die Gesundheit zu schützen und wiederherzustellen" oder „Leiden zu lindern",[72] also per se kein ärztlicher Eingriff ist, entpuppt sich der vermeintliche Patient als Kunde und der Arzt mutierte zum Gewerbetreibenden, wenn er denn dürfte. Dem schiebt jedoch § 3 der (Muster-)Berufsordnung gleich zwei Riegel vor. Nach Absatz 1 ist „Ärztinnen und Ärzten neben der Ausübung ihres Berufs [...] die Ausübung einer anderen Tätigkeit untersagt, welche mit den ethischen Grundsätzen des ärztlichen Berufs nicht vereinbar ist", und Absatz 2 untersagt Ärztinnen und Ärzten, „im Zusammenhang mit der Ausübung ihrer ärztlichen Tätigkeit [...] gewerbliche

68 Ziob (2007).
69 Stirn et al. (2006 b).
70 Stirn et al. (2006 a, b).
71 www.baek.de/page.asp?his=1.100.1143 [10.04.2007].
72 Ebd.

Dienstleistungen zu erbringen". Die Auffassung, dass Piercen keine ärztliche Tätigkeit ist, wird auch von der Bundesärztekammer gestützt.[73]

Derart klare Passagen fehlen hingegen in der Musterberufsordnung der Bundeszahnärztekammer.[74] So führt § 9 – Praxis – in Absatz 4 aus: „Übt der Zahnarzt neben seiner Tätigkeit als Zahnarzt eine nichtärztliche heilkundliche Tätigkeit aus, so muss die Ausübung sachlich, räumlich und organisatorisch sowie für den Patienten erkennbar von seiner zahnärztlichen Tätigkeit getrennt sein." Diese Passage muss vor dem Hintergrund einer sich wandelnden juristischen Betrachtungsweise von Körpermodifikationen gesehen werden. Im Jahr 1999 ließ das Verwaltungsgericht Gießen erstmals ein Piercing-Studio schließen, da es das Setzen eines Piercings als Heilkunde definierte und von der Inhaberin eine Erlaubnis nach dem Heilpraktikergesetz forderte.[75] Auch das Bundesverwaltungsgericht ordnet Tätigkeiten, die ihrer Methode nach der ärztlichen Krankenbehandlung gleichkommen, ärztliche Fachkenntnisse voraussetzen sowie gesundheitliche Schäden verursachen können,[76] dem im Heilpraktikergesetz unter § 1 Absatz 2 definierten Begriff der Heilkunde ein.[77] Dies bedeutet, dass Zahnärzte und Zahnärztinnen, welche die Erlaubnis zur Ausübung der Heilkunde nach dem Heilpraktikergesetz erlangt haben – also befugt sind, nichtärztliche heilkundliche Tätigkeiten im Sinne der Musterberufsordnung der Bundeszahnärztekammer auszuüben –, neben ihrer zahnärztlichen Tätigkeit körpermodifizierende Eingriffe durchführen dürfen, solange sie dies sachlich, räumlich, organisatorisch und für den Patienten nachvollziehbar von der zahnärztlichen Tätigkeit getrennt tun.

Nun ist die Rechtsprechung beileibe nicht eindeutig in der Definition von „Heilkunde". Während das Verwaltungsgericht Gießen im oben erwähnten Entscheid der Begriff der Heilkunde das Setzen eines Piercings – und im weiter führenden Sinne die Durchführung einer jeden die Integrität des Körpers verletzenden Körpermodifikation – als heilkundliche Maßnahme definiert,[78]

---

73 Meyer (2001).

74 Vgl. www.bzaek.de/service/oav10/artikel.asp?lnr=295 [10.04.2007]: Nach § 2 – Allgemeine Berufspflichten – wird die Zahnärztin/der Zahnarzt lediglich verpflichtet, „sein Wissen und Können in den Dienst der Vorsorge, der Erhaltung und der Wiederherstellung der Gesundheit zu stellen".

75 Verwaltungsgericht Gießen, Beschluss vom 9. Februar 1999 (AZ 8 G 2161/98).

76 Vgl. Bundesverwaltungsgericht, Urteil vom 14.10.1958 (AZ I C 25/56).

77 „Ausübung der Heilkunde im Sinne dieses Gesetzes ist jede berufs- oder gewerbsmäßig vorgenommene Tätigkeit zur Feststellung, Heilung oder Linderung von Krankheiten, Leiden oder Körperschäden bei Menschen, auch wenn sie im Dienste von anderen ausgeübt wird."

78 Das Gericht führt in der Begründung seines Beschlusses aus: „Die inzwischen üblich gewordene Form des Piercens falle nämlich bereits auch ohne die Verabreichung von Lokalanästhetika unter den Begriff der Heilkunde. Darunter fasse § 1 HPG jede Berufstätigkeit oder gewerbsmäßige Tätigkeit zur Feststellung, Heilung oder Linderung von Krankheiten, Leiden oder Körperschäden bei Menschen. Zwar beziehe sich der Normtext dieser Legaldefinition nicht schon auf im weitesten Sinne kosmetisch indizierte chirurgische Eingriffe. Eine an dem bloßen Wortlaut des § 1 Abs. 2 HPG orientierte Auslegung entspreche indessen nicht dem Sinn und Zweck dieses Gesetzes. Nach der vom HPG beabsichtigten Aufhebung der für jedermann auf dem Gebiet der Heilkunde weitgehend möglichen sog. Kurierfreiheit sollte der Kreis derjenigen begrenzt werden, die die Heilkunde auszuüben befugt seien. Unter Berücksichtigung dieser Entstehungsgeschichte werde Heilkundeausübung als eine solche berufsmäßige Tätigkeit angesehen, die besondere ärztliche Fachkenntnisse gebiete. Heilkunde werde daher angenommen, wenn die Tätigkeit nach allgemeiner Auffassung ärztliche oder heilkundliche Fachkenntnisse voraussetze, sei es im Hinblick auf das Ziel, die Art oder die Methode der Tätigkeit selbst, die, ohne Kenntnisse durchgeführt, den Patienten zu schädigen geeignet sei, oder bezüglich der Feststellung, ob im Einzelfall mit der Behandlung

kommt der Hessische Verwaltungsgerichtshof im selben Fall zu dem Schluss, dass das Setzen eines Piercings nur dann Ausübung der Heilkunde sei, wenn, wie im vorliegenden Fall, ein Arzneimittel zur Lokalanästhesie injiziert wird.[79] Durch die Rechtsprechung des Hessischen Verwaltungsgerichtshofs werden selbst die Minimalanforderungen, die das Heilpraktikergesetz an die Fähigkeiten und Kenntnisse von heilkundlich Tätigen stellt,[80] Betreibern von Piercing-Studios, die immerhin chirurgische Eingriffe zur Körpermodifikation durchführen, erlassen.

So nimmt es nicht Wunder, dass insbesondere in ärztlichen,[81] zahnärztlichen[82] und auch medizinethischen[83] Fachkreisen zunehmend die Forderung laut wird, Eingriffe in die körperliche Integrität gehörten in die Hand der medizinischen Professionen, weil diese dafür ausgebildet seien. Auf diese Weise ließen sich Komplikationen beispielsweise durch Unkenntnis der anatomischen Strukturen, durch mangelhaftes operatives Vorgehen oder durch Missachtung der hygienischen Richtlinien für den Kunden reduzieren.[84] Eine

begonnen werden dürfe, und wenn die Behandlung – bei generalisierender und typisierender Betrachtung der in Rede stehenden Tätigkeit – gesundheitliche Schädigungen verursachen könne. Hiervon ausgehend umfasse § 1 Abs. 2 HPG auch Maßnahmen, die nach seinem Wortlaut keine Ausübung von Heilkunde darstelle, aber mit Rücksicht auf die Gefährlichkeit des Eingriffs oder bezüglich der Frage, inwieweit dieser gefährlich sei, ein besonderes diagnostisches Fachwissen erfordere. Tätigkeiten, die folglich ihrer Methode nach keine Krankenbehandlung im eigentlichen Sinne seien, wegen der Schwere des Eingriffs und der damit verbundenen Folgen aber letztlich der ärztlichen Krankenbehandlung gleichkämen, ärztliche Fachkenntnisse vorausetzten sowie Gesundheitsschäden verursachen könnten, fielen unter den Begriff der Heilkunde. Dementsprechend habe das Bundesverwaltungsgericht sehr früh operative Eingriffe zu rein kosmetischen Zwecken sowie die ebenfalls als kosmetischer Eingriff zu wertende Entfernung von Warzen unter diesen Begriff subsumiert. Nur eine solche, auf die Notwendigkeit ärztlicher oder heilkundlicher Fachkenntnisse abstellende Auslegung werde dem Ziel des HPG gerecht, die Gesundheit der Bevölkerung als ein besonderes wichtiges Gemeinschaftsgut zu schützen. Nach diesen Grundsätzen werde folglich bereits das Piercing ohne Lokalanästhesie von dem Begriff der Heilkunde erfaßt. Hierbei würden nämlich Metallteile in den verschiedensten Formen etwa als Ketten, Ringe, Stecker oder ähnliche Gegenstände nicht nur im gesamten Gesichtsbereich einschließlich der Zunge, sondern auch an unterschiedlichsten Körperstellen angebracht. Diese umfassenden Maßnahmen wolle ersichtlich auch die Studiobetreiberin durchführen, denn es könnten sich die Kunden der Antragstellerin Metallteile an allen Körperteilen anbringen lassen. Mit Recht verweise die Verwaltungsbehörde darauf, daß damit auch hochsensible Nervenstränge nicht nur im Bereich der Zunge, den Augenbrauen, sondern auch zum Beispiel im Genitalbereich tangiert sein könnten. Die damit verbundenen erheblichen Eingriffe in die körperliche Integrität seien geeignet, bei unsachgemäßen Ausführungen zu nachhaltigen Körperschäden zu führen."

79 Hessischer Verwaltungsgerichtshof, Beschluss vom 20.10.2000 (AZ 8 TG 713/99).

80 Beispielhaft seien die schleswig-holsteinischen Richtlinien zur Durchführung des Heilpraktikerrechts angeführt, welche folgende Prüfungsgegenstände umreißen: „Berufs- und Gesetzeskunde einschließlich rechtliche Grenzen der Ausübung der Heilkunde durch Heilpraktikerinnen und Heilpraktiker, Grenzen und Gefahren diagnostischer und therapeutischer Methoden der Heilpraktikerin bzw. des Heilpraktikers, Grundkenntnisse der Anatomie, pathologischen Anatomie, Physiologie und Pathophysiologie, Psychotherapie, Grundkenntnisse in der allgemeinen Krankheitslehre, Erkennung und Unterscheidung von Volkskrankheiten, insbesondere der Stoffwechselkrankheiten, der Herz-Kreislaufkrankheiten, der degenerativen Erkrankungen sowie der übertragbaren Krankheiten, Erkennung und Erstversorgung akuter Notfälle und lebensbedrohender Zustände, Technik der Anamneseerhebung; Methoden der unmittelbaren Krankenuntersuchung (Inspektion, Palpation, Perkussion, Auskultation, Reflexprüfung, Puls- und Blutdruckmessung), Praxishygiene, Desinfektion und Sterilisation, Injektions- und Punktionstechniken, Deutung grundlegender Laborwerte".

81 Meyer (2001).

82 Kurz (2000).

83 May/Kohnen (2006), S. 17 f.

84 Vgl. AWMF (2004) für Hygieneanforderungen beim Tätowieren und Piercen.

berufsrechtliche Regelung in Analogie zur Musterberufsordnung der Bundeszahnärztekammer könnte auf den ersten Blick eine Lösungsmöglichkeit eröffnen: So wäre ein (zahn-)ärztlich ausgebildeter und approbierter Behandler in der Lage, bei einem Kunden – der Begriff Patient verbietet sich in diesem Zusammenhang, da eine Erkrankung nicht vorliegt –, der dies nach eingehender und schonungsloser Aufklärung wünscht, einen körpermodifizierenden Wunscheingriff durchzuführen. Voraussetzung ist, dass er diesen Auftrag dann nicht in seiner Funktion als (Zahn-)Arzt, sondern als Gewerbetreibender ausführt. In seiner Eigenschaft als (Zahn-)Arzt, der seinen Patienten über die Risiken, Komplikationen und Nebenwirkungen eines medizinisch nicht indizierten, körpermodifizierenden Eingriffs aufklärt, ist er dessen Wohl verpflichtet und muss die Durchführung des Eingriffs ablehnen. In der Rolle des gewerblichen Dienstleisters kann er demgegenüber den Eingriff durchführen. Dadurch, dass das Piercing durch einen „Fachmann" erfolgt, wird das Gesundheitsrisiko des Eingriffs reduziert. Die Rolle des gewerblichen Dienstleisters hat indessen Rückwirkungen auf den Status und die Funktion des (Zahn-)Arztes: Der als (Zahn-)Arzt Approbierte kann nicht zeitweilig seine berufsethischen Grundlagen und Zielsetzungen verlassen und zum gewerblich-chirurgischen Dienstleister ohne Heilauftrag mutieren, ohne den Verlust seiner Glaubwürdigkeit und Authentizität als (Zahn-)Arzt zu riskieren.

Weniger problematisch ist der Umstand, dass körpermodifizierende Maßnahmen nicht für alle Interessenten bezahlbar sind. Derartige Eingriffe stellen keine medizinische Notwendigkeit dar und müssen daher weder allen zugänglich sein noch von der Solidargemeinschaft finanziert werden. Ähnlich ist im Hinblick auf die Kostenfrage bei der Entfernung nicht länger erwünschter Tätowierungen oder Piercings zu argumentieren.

Schwieriger ist dagegen die Beantwortung der Frage, inwieweit Patienten, die sich aufgrund von Komplikationen nach einer Körpermodifikation einer ärztlichen Behandlung unterziehen müssen, an den entstehenden Kosten, welche diejenigen für die Körpermodifikation selbst in der Regel erheblich übersteigen, zu beteiligen sind. Die Neuregelung des § 52 Abs. 2 SGB V[85] erlegt dies zumindest gesetzlich Krankenversicherten auf, lässt aber die Höhe der finanziellen Eigenbeteiligung offen. So nachvollziehbar das Argument der „Selbstverschuldung" im Hinblick auf eine Belastung der Solidargemeinschaft auch ist, eine solche Regelung darf nicht dazu führen, dass akut – z. B. an einem Abszess – Erkrankte den notwendigen Schritt einer ärztlichen Therapie hinauszögern und sich hierdurch in ernste Gefahr begeben. Ein weiteres Problem ist in der Ursachenanalyse zu sehen: Wer entscheidet, ob beispielsweise eine Infektionskrankheit wie Hepatitis C, die oftmals erst Jahre nach der eigentlichen Infektion diagnostiziert wird, einem „medizinisch nicht indizierten Eingriff" angelastet werden kann? Noch problematischer wird die Selbst-

85 BGBl (2007): § 52 Abs. 2 SGB V: „Haben sich Versicherte eine Krankheit durch eine medizinisch nicht indizierte Maßnahme wie zum Beispiel eine ästhetische Operation, eine Tätowierung oder ein Piercing zugezogen, hat die Krankenkasse die Versicherten in angemessener Höhe an den Kosten zu beteiligen und das Krankengeld für die Dauer dieser Behandlung ganz oder teilweise zu versagen oder zurückzufordern." (Letzte Änderung durch das „Gesetz zur Stärkung des Wettbewerbs in der gesetzlichen Krankenversicherung" vom 26.03.2007, in Kraft getreten am 01.04.2007).

verschuldensregelung, wenn die Erkrankung erst nach Jahrzehnten als Folge einer Körpermodifikation auftritt, z. B. eine Krebserkrankung durch bei einer Tätowierung eingebrachte, nicht biokompatible Farbstoffe. Ein Ausschluss der Behandlungsmaßnahmen aus dem Leistungsumfang der Krankenkassen wäre für manchen Patienten in der Regel deletär – eine alternative Risikoabsicherung wurde bislang nicht geschaffen, obwohl Lösungsvorschläge wie z. B. eine Pflichtversicherung zur Abdeckung entsprechender Gesundheitsrisiken als fester Bestandteil der Dienstleistung „Körpermodifikation" bereits in die Diskussion eingebracht wurden.[86]

Desungeachtet tragen die wachsenden Möglichkeiten im Bereich BodMod zu in der modernen Gesellschaft weit verbreiteten „Machbarkeitsvorstellungen" bei. Der Mensch lehnt in zunehmendem Maße seine eigenen natürlichen Grenzen ab; er begreift sich selbst nicht mehr als gegeben, sondern nur als gemacht, und dementsprechend verfolgt er Ideen des eigenen „Enhancements" – ein Themengebiet, das allerdings einer gesonderten wissenschaftlichen Analyse bedarf[87] und überdies nicht mehr unter den Zuständigkeitsbereich der Medizin fällt.

6 Ausblick

Schenkt man Vandekerckhove (2006) Glauben, so ist die Gesellschaft der Souverän der Ästhetik. Sie arbeitet dem Aufstieg der Tattoos zum „Kulturgut" entgegen, indem sie Scham installiert, Geschmack definiert und so vorherrschende Auffassungen verfestigt. Sollte Vandekerckhoves Hypothese zutreffen, zeigt die nivellierende Kraft der Gesellschaft bereits Wirkung, denn einer kürzlich veröffentlichten Umfrage zum Thema Tattoos und Piercings zufolge ist der Wunsch nach Körpermodifikation wieder rückläufig. So stellte das Institut für Demoskopie Allensbach fest,[88] dass sowohl Tattoos als auch Piercings in der Gesamtbevölkerung ab 16 Jahre zunehmend für unmodern gehalten werden. Zwar halten sich die Bewertungen sowohl für Tattoos (mit 44 % „in" und 41 % „out") als auch für Piercings (mit 43 % „in" und 40 % „out") noch die Waage, doch im Vergleich zum Jahre 2003, als noch 59 % Tattoos und 61 % Piercings als modern bewerteten, ist eine deutliche Veränderung im Trend zu verzeichnen. Eine ähnliche Wende deutet sich auch bei den unter 30-Jährigen an: Letztere halten Körpermodifikationen weiterhin mehrheitlich für zeitgemäß; doch auch hier zeichnet sich eine Trendumkehr ab. So fiel die Einstufung der Tattoos als modern von 70 % (2003) auf aktuell 50 %, die der Piercings von 65 % (2003) auf 56 %.

Wahrscheinlicher als ein Ende von BodMod ist indessen, dass neue Formen der Körpermodifikation an die Stelle der alten treten. Denn die Geschichte zeigt, dass intentionale Veränderungen des eigenen Körpers zu allen Zeiten und in allen Kulturkreisen eine Rolle spiel(t)en – wenn auch in verschiedenem

86 May/Kohnen (2006), S. 18 f.

87 Vgl. etwa Groß (2007 b), Ach/Pollmann (2006).

88 Institut für Demoskopie Allensbach (2006).

Ausmaß, in unterschiedlicher Akzentuierung und mit durchaus wechselnden gesellschaftlichen Implikationen und Deutungsmustern.

Literatur

Ach/Pollmann (2006): Johann S. Ach, Arnd Pollmann (Hrsg.), no body is perfect. Baumaßnahmen am menschlichen Körper – Bioethische und ästhetische Aufrisse, Bielefeld 2006

AWMF (2004): Anforderungen der Hygiene beim Tätowieren und Piercen, in: Arbeitskreis „Krankenhaushygiene" der AWMF (Hrsg.), Hygiene in Klinik und Praxis, Wiesbaden, 3. Aufl., 2004, S. 148 ff.

Armstrong et al. (1995): Myrna L. Armstrong, Elaine Ekmark, Barbara Brooks, Body Piercing. Promoting Informed Decision Making, *Journal of School Nursing* 11 (1995), p. 20–25

Aufderheide/Rodríges-Martín (1998): Arthur C. Aufderheide, Conrado Rodríges-Martín, Soft Tissue Injuries. Mutilation, in: Arthur C. Aufderheide, Conrado Rodríges-Martín (ed.), The Cambridge Encyclopedia of Human Paleopathology, Cambridge 1998, p. 45–50

Bethke/Reichart (1999): Gudrun Bethke, Peter A. Reichart, Risiken des oralen Piercings, *Mund-, Kiefer- und Gesichtschirurgie* 3 (1999), S. 98–101

Biber (2003): Jay T. Biber, Oral Piercing. The Hole Story, *Journal of Northwest Dentistry* 82 (2003), p. 13–14, 34

Brooks et al. (2003): John K. Brooks, Kenny A. Hooper, Mark A. Reynolds, Formation of mucogingival defects associated with intraoral and perioral piercing. Case reports. *Journal of the American Dental Association* 134 (2003), p. 837–843

BGBl (2007): Gesetz zur Stärkung des Wettbewerbs in der gesetzlichen Krankenversicherung, *Bundesgesetzblatt* (2007), Teil I, Nr. 11, 30.03.2007, S. 378–411

Chimenos-Küstner et al. (2003): Eduardo Chimenos-Küstner, Inés Battle-Travé, Sandra Velásquez-Rengifo et al., Appearance and Culture. Oral Pathology Associated With Certain „Fashions" (Tattoos, Piercings, etc.), *Medicina Oral* 8 (2003), p. 197–206

Choe et al. (2005): Jennifer Choe, Khalid Almas, Robert Schoor, Tongue Piercing – Risk Factor to Periodontal Health, *The New York State Dental Journal* 71 (2005), p. 40–43

Copes/Forsyth (1993): John H. Copes, Craig J. Forsyth, The Tattoo. A Social Psychological Explanation, *International Review of Modern Sociology* 23 (1993), p. 83–89

Der Spiegel (2003): N. N., Körperschmuck: Autolack in der Haut – Krebsgefahr bei Tattoo-Entfernung? *Der Spiegel*, 33, 11.08.2003, S. 114

Fehrenbach (1998): Margaret J. Fehrenbach, Tongue Piercing and Potential Oral Complications, *Journal of Dental Hygiene* 72 (1998), p. 23–25

Groß (2007 a): Dominik Groß, Zwischen Wunscherfüllung und Körperverletzung. Die Zahnarztpraxis als Kosmetik- und Wellness-Oase, Vortrag in: Matthias Kettner (Hrsg.), Wunscherfüllende Medizin (Jahrestagung der Akademie für Ethik in der Medizin e. V., Witten-Herdecke 2005), Tagungsbeitrag im Druck, erscheint 2007

Groß (2007 b): Dominik Groß, Neurobionisches und psychopharmakologisches Enhancement, in: Dominik Groß, Sabine Müller (Hrsg.): Sind die Gedanken frei? Die Neurowissenschaften in Geschichte und Gegenwart, Berlin 2007, S. 226–252

Gugutzer (2006): Robert Gugutzer (Hrsg.), body turn. Perspektiven der Soziologie des Körpers und des Sports, Bielefeld 2006

Hinz et al. (2006): Andreas Hinz, Elmar Brähler, B. Brosig et al., Verbreitung von Körperschmuck und Inanspruchnahme von Lifestyle-Medizin in Deutschland, *BZgA FORUM Sexualaufklärung und Familienplanung* 1 (2006), S. 7–11

Institut für Demoskopie Allensbach (2006): Institut für Demoskopie Allensbach, Tattoos und Piercings. Modetrend: fallend, Umfrage Nr. 7094, Allensbach 2006

Kanner (1928): Leo Kanner, Folklore of the Teeth, New York 1928

Kasten (2006): Erich Kasten, Body-Modification. Psychologische und medizinische Aspekte von Piercing, Tattoo, Selbstverletzung und anderen Körperveränderungen, München 2006

Kissler (2006): Alexander Kissler, Das ist mein Fleisch – Gespaltene Zungen, durchbohrte Glieder, Tattoos als ewige Zeichen: Warum machen die Menschen das? *Süddeutsche Zeitung*, 05.02.2007, S. 14

Kurz (2000): Peter Kurz, Piercing im Mund – wenn schon, dann vom Zahnarzt. Die modischen Blender zwischen den Zähnen, *Zahnärztliche Mitteilungen* 90 (2000), 5, S. 90

López-Jornet et al. (2006): Pia López-Jornet, Christina Navarro-Guardiola, Fabio Camacho-Alonso et al., Oral and Facial Piercings. A Case Series and Review of Literature, *International Journal of Dermatology* 45 (2006), p. 805–809

Maio (2006): Giovanni Maio, Ethische Grenzen kosmetischer Maßnahmen in der Zahnheilkunde, *Zahnärztliche Mitteilungen* 96 (2006), 10, S. 78–83

Mayers et al. (2002): Lester B. Mayers, Daniel A. Judelson, Barry W. Moriarty et al., Prevalence of Body Art (Body Piercing and Tattooing) in University Undergraduates and the Incidence of Medical Complications, *Mayo Clinic Proceedings* 77 (2002), p. 29–34

May/Kohnen (2006): Arnd T. May, Tanja Kohnen, Körpermodifikationen durch Piercing: Normalität, Subkultur oder Modetrend?, *Medizinethische Materialien*, Nr. 167, Bochum 2006

Meyer (2001): Rüdiger Meyer, Medizinreport Piercing – Gefährlicher Körperschmuck, *Deutsches Ärzteblatt* 98 (2001), S. A819 f.

Newman et al. (2005): Alison W. Newman, Seth W. Wright, Keith D. Wrenn et al., Should Physicians Have Facial Piercings? *Journal of General Internal Medicine* 20 (2005), p. 213–218

Pearose et al. (2006): Maryam M. Pearose, Meghan K. Perinpanayagam, Meelin D. ChinKit-Wells, Trends in Oral Piercing in Buffallo, New York, High Schools, *The New York State Dental Journal* 72 (2006), p. 30–32

Peters (2001): Siegwart Peters, Piercing. Stellungnahme der DGZMK Version 1.0, Stand 09/2000, *Deutsche Zahnärztliche Zeitschrift* 56 (2001), S. 132 f.

Peticolas et al. (2000): Troye Peticolas, Terri S. I. Tilliss, Gail N. Cross-Poline, Oral and Perioral Piercing. A Unique Form of Self-Expression, *The Journal of Contemporary Dental Practice* 1 (2000), 3, p. 1–9

Rawal et al. (2004): Swati Y. Rawal, Lewis J. Claman, John R. Kalmar et al., Traumatic Lesions of the Gingiva: A Case Series, *Journal of Periodontology* 75 (2004), p. 762–769

Schöne (2006): Lajos Schöne, Tattoo und Piercing – das neue Lebensgefühl. Körperschmuck ist auf dem Weg zur Normalität, *Zahnärztliche Mitteilungen* 96 (2006), 21, S. 58 f.

Scully/Chen (1994): Crispian Scully, M. Chen, Tongue Piercing (Oral Body Art), *British Journal of Oral and Maxillo facial Surgery* 32 (1994), p. 37 f.

Schröder (1906): Herman Schröder, Die künstliche Deformation des Gebisses. Eine zahnärztlich-ethnologische Studie, Greifswald 1906

Soileau (2005): Kristi M. Soileau, Treatment of a mucogingival defect associated with intraoral piercing, *Journal of the American Dental Association* 136 (2005), p. 490–494

Steward (1990): Samuel M. Steward, Bad Boys and Tough Tattoos. A Social History of the Tattoo with Gangs, Sailors and Street-Corner Punks, 1950–1965, New York 1990

Stirn (2004): Aglaja Stirn, Motivationen von Tätowierten und Gepiercten für ihre Körpermodifikationen, *Zeitschrift für klinische Psychologie, Psychiatrie und Psychotherapie* 52 (2004), S. 43–58

Stirn et al. (2006 a): Aglaja Stirn, Elmar Brähler, Andreas Hinz, Prävalenz, Soziodemografie, mentale Gesundheit und Geschlechtsunterschiede bei Piercing und Tattoo, *Psychotherapie – Psychosomatik – Medizinische Psychologie* 56 (2006), S. 445–449

Stirn et al. (2006 b): Aglaja Stirn, Andreas Hinz, Elmar Brähler, Prevalence of Tattooing and Body Piercing in Germany and Perception of Health, Mental Disorders, and Sensation Seeking Among Tattooed and Body-pierced Individuals, *Journal of Psychosomatic Research* 60 (2006), p. 531–534

Tenenhaus (1993): Hervé Tenenhaus, Le tatouage à l'adolescence, Paris 1993

Vandekerckhove (2006): Lieven Vandekerckhove, Tätowierung. Zur Soziogenese von Schönheitsnormen, Frankfurt a. M. 2006

Ventä et al. (2005): Irja Ventä, Ani Lakoma, Sauli Haahtela et al., Oral Piercings Among First-year University Students, *Oral Surgery, Oral Medicine, Oral Pathology, Oral Radiology and Endodontology* 99 (2005), p. 546–549

Zahorka (2001): Herwig Zahorka, Der Zahn als Kulturobjekt. Dreieckzähne, Zahnschwärzung oder -feilung – Traditionen anderer Kulturen, *Zahnärztliche Mitteilungen* 91 (2001), 16, S. 40 f.

Ziob (2007): Brigitte Ziob, Körperinszenierungen – Das veräußerte Selbst, *Psyche. Zeitschrift für Psychoanalyse und ihre Anwendungen* 61 (2007), S. 125–136

Internet

www.archaeologiemuseum.it/f01_de.html (Südtiroler Archäologiemuseum, Bozen) [07.03.2007]

www.baek.de/page.asp?his=1.100.1143 (Bundesärztekammer, Muster-Berufsordnung für die deutschen Ärztinnen und Ärzte, Stand 24.11.2006) [10.04.2007]

www.bzaek.de/service/oav10/artikel.asp?lnr=295 (Bundeszahnärztekammer, Musterberufsordnung, Stand: 16.02.2005) [10.04.2007]

Bildnachweise

Abb. 1: aus: http://artcorporel.canalblog.com

Abb. 2: aus: http://perso.orange.fr

Abb. 3: aus: http://jafproject.net

Abb. 4, 5, 9: aus: Sammlung D. Groß, Aachen

Abb. 6: aus: www.pielmag.com

Abb. 7: aus: http://view.stern.de

Abb. 8: aus: www.zahnarztpraxis-pelikan.de

Abb. 10: aus: www.zahnarzt-riedl.de/tatooth.htm

Abb. 11: aus: www.dailywaste.com/images/fronts2.jpg

Abb. 12: aus: http://gangstagold.homestead.com/0000aa.jpg

E

Zwangsbehandlung

Der psychisch Kranke im Spiegel der Literatur: Das Beispiel Psychochirurgie

Dominik Groß und Gereon Schäfer

1 Einleitung: Fragestellung und Vorannahmen

Der Begriff „Psychochirurgie" bezeichnet ablative und destruierende Eingriffe am morphologisch unauffälligen Gehirn mit dem Ziel der Beeinflussung psychischer Störungen.[1] Es handelt sich hierbei um ein Verfahren, das von Medizinern entwickelt und besonders häufig im Zeitraum zwischen 1935 und 1960 eingesetzt worden ist.[2] Im Fokus der Operateure standen bestimmte psychiatrische Krankheitsbilder wie Schizophrenie und bipolare affektive Störungen und deren unerwünschte soziale Folgen (z. B. mangelhafte Compliance im Anstaltsbetrieb bzw. „Unduldsamkeit"). Der Wegbereiter der Psychochirurgie, Egas Moniz, wurde 1949 – auf dem Höhepunkt des Verfahrens – mit dem Nobelpreis für Medizin geehrt.[3] Doch diese Entscheidung des Preiskomitees und die damit ausgezeichnete Methode waren zu keinem Zeitpunkt unumstritten.[4] Kritiker

1 Der vorliegende Aufsatz geht auf einen Vortrag zurück, den der Erstautor am 19.10.2006 im Rahmen der von Monika Fick ausgerichteten, DFG-finanzierten Tagung „Neuro-Imagination. Die phänomenale Welt im neurowissenschaftlichen und literarischen Diskurs" gehalten hat.

2 Antunes bezifferte die Zahl der aus psychiatrischer Indikation durchgeführten Eingriffe zwischen 1942 und 1954 in Großbritannien auf 11000; in den USA waren es im selben Zeitraum mindestens 18.000, vermutlich jedoch 50.000 Eingriffe: Antunes (2000), S. 241. Schipperges geht mit Blick auf die USA von 50.000 Eingriffen aus: Schipperges (1955), S. 2496. Ähnliche Zahlen nennt Koch (1976), S. 21.

3 Vgl. Fortner (2004); Fortner/Groß (2002); Groß (1999); Moniz (1949); News (1949).

4 Kritik an Moniz' Therapieverfahren übte beispielsweise der Board of Control: Im betreffenden Bericht wird der Fall eines Schizophrenen geschildert, dem es fünf Jahre nach der Operation „extrem gut" ging und der keinerlei Rückfälle erlitten hatte, aber schließlich an einem Ösophaguskarzinom verstarb. Die durchgeführte Autopsie habe ergeben, dass die verbindenden Fasern zum Thalamus nicht durchschnitten worden seien und somit auch keine Degeneration des dorsomedialen Thalamuskerns eingetreten sei. Der Board of Control schlussfolgert daraus: „damages anywhere in the brain might have a benefit effect in some cases." Vgl. Board of Control (1947).

verwiesen vor allem auf die Tatsache, dass bei den betroffenen Patienten keine kurative Wirkung erzielt werden konnte. Intendiert war vielmehr die Ruhigstellung der betreffenden Kranken (im Anstaltsbetrieb); sie beruhte auf einer postoperativen „Nivellierung“ der Persönlichkeit, die sich u. a. in einer Affektverflachung und einer Reduktion des Antriebs zeigte. Aus diesen Gründen geriet das Verfahren spätestens Ende der 1950er Jahre zunehmend in Misskredit, so dass die Zahl derartige Eingriffe weltweit drastisch abnahm.[5]

Unlängst entbrannte in Deutschland und Frankreich eine heftige Debatte über eine mögliche „Rückkehr der Psychochirurgie“. Anlass dieser aktuellen Diskussion sind Versuche einzelner Neurochirurgen, therapierefraktäre Zwangserkrankungen und Depressionen im Rahmen stereotaktischer Eingriffe mittels gezielter Tiefenhirnstimulation („Hirnschrittmacher“) zu behandeln.[6] Kritiker dieser Initiative verweisen in der teilweise sehr emotional geführten Diskussion auf die Geschichte der psychiatrischen Chirurgie. Durch die bewusste Wahl des Reizworts „Psychochirurgie“ bzw. der ebenfalls negativ konnotierten (Teil-)Synonyme „Lobotomie“ bzw. „Leukotomie“ werden explizit Parallelen zu den oben skizzierten, eindeutig desavouierten Verfahren unterstellt. Aus medizinhistorischer und ethischer Sicht scheint eine solche Argumentation fragwürdig, da de facto weder in Bezug auf die Indikationsstellung und die Technik noch in Bezug auf die Invasivität, die Zielsetzung und die Nachbehandlung eine echte Vergleichbarkeit der rezenten Maßnahmen mit den „historischen“ psychochirurgischen Interventionen gegeben ist.

Wenngleich die skizzierte Diskussion mithin nicht sachlich geführt wird, erweist sie sich als höchst aufschlussreich: Sie lässt auf tiefe Ängste schließen, die sich in grundsätzlicher Weise mit der Rolle der Medizin als Deutungsmacht über Gesundheit und (therapiebedürftige) Krankheit und speziell mit Eingriffen in das Gehirn – also in die materielle Basis der Persönlichkeit, in das Zentrum von Kognition, Emotion, Gedächtnis und Handlungssteuerung[7] – verbinden.

Im Rahmen dieses Beitrages soll gezeigt werden, dass die gegenwärtigen, mit diffusen Ängsten verknüpften Kritikpunkte auf einen Diskurs zurückgehen, der insbesondere in den 1960er und 1970er Jahren innerhalb der medizinischen Fachorgane und der fachnahen Presse geführt, zeitgleich bzw. zeitnah aber auch literarisch und filmisch verarbeitet wurde. Es soll insbesondere die Rolle der (verfilmten) belletristischen Literatur als Spiegel dieses Diskurses und des damit verbundenen Bildes der Psychochirurgie als Maßnahme der Restriktion und der sozialen Disziplinierung herausgearbeitet werden.

Folgende Vorannahmen bilden dabei den Ausgangspunkt des Beitrages: In der Literatur werden umstrittene medizinische Konzepte thematisiert und konfligierende Interessen und Positionen namhaft gemacht. Die Darstellung der Medizin in der Literatur reflektiert und prägt den gesellschaftlichen Blick auf Medizin[8] – und hier insbesondere auf die psychiatrische Chirurgie –, d. h.

5 Vgl. Groß (2007).

6 Vgl. exemplarisch Albrecht (2004 a); Albrecht (2004 b); Adler (2004); Voderholzer (2004); Röckerath (2004). Vgl. auch (insb. für den Diskurs in Frankreich) Groß (2007).

7 Müller (2007), S. 175.

8 Zum Verhältnis von Literatur und Medizin aus literaturwissenschaftlicher Sicht vgl. Müller-Seidel (1997); Anz (1989); Erhart (1997); Erhart (2004); Thomé (1993); Schnitzler (1988). Aus medizinhistorischer Sicht vgl. neben Jagow/Steger (2004, 2005 und 2006) insb. Engelhardt (1991 und 2000). International sind v. a. die Studien von Sander L. Gilman anzuführen, hier insbesondere: Gilman (1988). Vgl. ferner Sontag (1977 und 1988).

Literatur bildet Meinung ab und wirkt zugleich meinungsbildend. Zu untersuchen sind demnach Austauschprozesse zwischen der fachlichen und der gesellschaftlichen Diskussion über Psychochirurgie, deren Verarbeitung in der (verfilmten) belletristischen Literatur sowie die zeitgenössische gesellschaftliche Wahrnehmung von neurochirurgischen Eingriffen zur Behandlung psychiatrischer Störungen. Der vorliegende Beitrag geht damit von der Hypothese aus, dass die Ängste vor einer „Rückkehr der Psychochirurgie“[9] nicht zuletzt durch die literarischen und filmischen Darstellungen psychiatrischer Maßnahmen geprägt sind:[10] Da die meisten Menschen zeitlebens keine persönlichen Erfahrungen mit der Anstaltspsychiatrie machen, beruht das Bild der psychiatrischen Kliniken in besonderem Maße auf medialen Darstellungen.

Auf der Grundlage dieser Vorannahmen sollen das Bild der Psychiatrie und die Wahrnehmung des psychisch Kranken in ihrer literarischen und filmischen Konstruktion schrittweise herausgearbeitet werden. Zu diesem Zweck werden vier beispielhafte Fachtexte mit vier ebenfalls exemplarisch ausgewählten literarischen Werken bzw. deren filmischen Adaptationen kontrastiert, wobei der zeitliche Schwerpunkt bei beiden Textkorpora auf den 1960er und 1970er Jahren liegt. Dabei möchten wir zunächst den wissenschaftlichen Diskurs über die Psychochirurgie in den 1960er und 1970er Jahren nachzeichnen (Kapitel 2), um uns dann der Verarbeitung dieses Diskurses in der belletristischen Literatur zuzuwenden (Kapitel 3). Am Ende stehen einige kurz gefasste Schlussfolgerungen (Kapitel 4).

2 Der fachliche bzw. fachnahe Diskurs über die hirnchirurgische Behandlung psychisch Kranker in den 1960er und 1970er Jahren

Spätestens zu Beginn der 1960er Jahre gewann die fachliche Auseinandersetzung um die Zulässigkeit und den adäquaten Einsatz der Psychochirurgie an Schärfe. Sie wurde zunächst vorrangig fachintern geführt, erreichte jedoch bald auch wissenschaftsjournalistische Kreise. In der Mitte der 1970er Jahre wurde der Diskurs über das Für und Wider der Psychochirurgie dann öffentlich ausgetragen, wobei der Meinungsstreit nicht immer sachlich verlief.[11] Dieser Diskurs soll im Folgenden am Beispiel von vier fachnahen Texten[12] skizziert werden, wobei vor allem die Bedenken an dem Verfahren nachzuzeichnen sind.

Ausgangspunkt ist ein sehr differenzierter und ausgewogener Fachbeitrag von Siegfried Haddenbrock, der sich 1961 im „Handbuch für Neurosenlehre und Psychotherapie“ mit der Psychochirurgie auseinandersetzte.[13] Haddenbrock beginnt mit der Feststellung, dass der „Wesensfrage: was tue ich wem und womit“[14] im Hinblick auf die Psychochirurgie besondere Bedeutung zukomme, „wagt sich doch der Arzt daran, *durch Ausschaltung gesunden Hirngewebes*

9 Vgl. die Überschrift bei Albrecht (2004a).

10 Maio (2004), S. 153.

11 Vgl. exemplarisch die Ausführungen des Sexualwissenschaftlers Volkmar Sigusch in Kapitel 3 des vorliegenden Beitrages: Sigusch (1977), S. 25.

12 Folgende vier fachnahe Texte werden hierbei zugrunde gelegt: Haddenbrock (1961); Koch (1976); Sigusch (1977); Adler/Saupe (1979).

13 Vgl. Haddenbrock (1961).

14 Haddenbrock (1961), S. 35.

Manifestationsmöglichkeiten einer menschlichen Person in ihrer leiblich-seelisch-geistigen Totalität einzuengen [...]".[15] Er gibt weiterhin zu bedenken, dass „ein therapeutischer Effekt nur um den Preis einer günstigenfalls minimal zu haltenden regressiven Persönlichkeitsveränderung [...] zu erzielen" sei.[16] Haddenbrock verurteilt psychochirurgische Eingriffe bei chronischen Zwangsneurosen,[17] wobei er auf die schwerwiegenden Folgen der Frontotomien verweist: „[...] für die Frontalversehrten sind Angst und Sorge keine Grundbefindlichkeiten mehr: sie sind kein Dasein mehr, das sich in seinem Sinn verstehend zu diesem Sein verfällt [...] es fehlt den Kranken ‚Eigentlichkeit', sie sind an das ‚Man', an die Umwelt ‚verfallen'."[18] Auch die „Frontotomie psychopathischer Persönlichkeiten, insbesondere zur Verhinderung von Rückfallskriminalität" ist nach Haddenbrock „eine nur in den seltensten Fällen gerechtfertigte Indikation."[19] Eine rein „soziale Indikation" für Lobotomien lehnt er ebenfalls entschieden ab.[20] Insgesamt redet Haddenbrock allerdings nicht einer „völligen Ablehnung der Methode" das Wort, sondern fordert vielmehr „eine sehr sorgfältige Untersuchung, ob die Persönlichkeit des Kranken [...] mehr durch sein Leiden oder mehr durch den irreversiblen Eingriff beeinträchtigt wird."[21]

Der Wissenschaftsjournalist Egmont Koch warnt einige Zeit später in einer Buchveröffentlichung mit dem werbewirksamen Titel „Chirurgie der Seele. Operative Umpolung des Verhaltens" ebenfalls vor einer voreiligen Anwendung des Verfahrens. Er vertritt die „Auffassung, dass diese Therapie zwar prinzipiell berechtigt ist, aber bei der gegenwärtig praktizierten Handhabung eine Reihe schwerwiegender Probleme aufweist. Psychochirurgie darf kein Spielzeug für übereifrige Hirnoperateure sein."[22] Koch verweist vor allem auf Verfehlungen in den Anfangszeiten der Psychochirurgie und spekuliert, dass die moderne, verfeinerte stereotaktische Technik[23] zu einer allzu großzügigen Indikationsstellung führen könnte:

> „Die Leukotomie-Ära der vierziger und fünfziger Jahre, während der auch Ehebruch und unregelmäßiger Stuhlgang als Indikation für messerchirurgische Hirnverstümmelungen galten, droht sich in gewisser Weise zu wiederholen. Denn dadurch, dass sich die Technik heute erheblich verfeinert hat, legen manche Operateure schon wieder zum Teil unkritisch, mitunter leichtsinnig, manchmal einer diffusen Ideologie der Behandlung allen psychischen Übels folgend, Hand an verhaltenskranke Patienten."[24]

15 Haddenbrock (1961), S. 35. Kursivierung durch den Verfasser Haddenbrock.
16 Haddenbrock (1961), S. 43.
17 Heute spricht man von Zwangsstörungen; vgl. Haddenbrock (1961), S. 45 ff.
18 Ebd.
19 Haddenbrock (1961), S. 54.
20 Haddenbrock (1961), S. 56.
21 Ebd.
22 Koch (1976), S. 8.
23 Die stereotaktische Methode, die 1948 in Lissabon vorgestellt worden war, zeichnet(e) sich durch das gezielte Einführen von Instrumenten in das Gehirn nach vorheriger stereometrischer Bestimmung und Errechnung eines Zielgebietes aus. Stereotaktische, also im Raum gerichtete Verfahren erlaubten es fortan, kleinere, umschriebenere Hirnareale anzuzielen und die Läsionen begrenzt zu halten. Allerdings durchlief die Technik ein längeres Erprobungsstadium, so dass zumindest bis zur Mitte der 1950er Jahre die Leukotomien und die Lobotomien dominierten: vgl. Henschen/Klingler/Riechert (1953), S. 552; für Details vgl. Adler/Saupe (1979), S. 78–81.
24 Koch (1976), S. 8.

Kochs Kritik gipfelt in der Forderung, dass „nicht die wissenschaftliche Neugier, der experimentelle Spieltrieb oder gar der Ehrgeiz der Psychochirurgen", sondern ausschließlich das Patientenwohl im Mittelpunkt der Überlegungen stehen müssten. Daher schlägt er vor, „die Fortführung psychochirurgischer Operationen in der Bundesrepublik an bestimmte Forderungen" zu knüpfen.[25] Koch beendet seine Ausführungen mit einem Seitenhieb gegen die psychochirurgisch tätigen Operateure: „Was beunruhigt, ist tatsächlich weniger die Psychochirurgie, sondern sind vielmehr die Männer, die sie machen."[26]

Während Egmont R. Koch die Anwendung der Psychochirurgie an bestimmte Bedingungen knüpfen möchte, wendet sich der Arzt und Sexualwissenschaftler Volkmar Sigusch in seinem Beitrag „Medizinische Experimente am Menschen" (1977)[27] kategorisch gegen das Verfahren. Sigusch, der gewissermaßen als Wortführer der deutschen Lobotomie-Gegner gelten kann, spricht mit Blick auf die Psychochirurgie von einem „Massenexperiment",[28] sieht hierin „ein Beispiel enormer Brutalität"[29] und konstatiert ein „Absinken ins Subhumane".[30] Er verweist vor allem auf den sanktionierenden Charakter der Intervention bei sozial unerwünschtem Verhalten. Den Operateuren unterstellt er „therapeutische Raserei", „Experimentierfreudigkeit" und „Karrierismus".[31] Siguschs vernichtende Kritik an psychochirurgischen Eingriffen kulminiert in folgender Stellungnahme:

> „Psychochirurgische Hirnoperationen sind Vernichtungs-‚Therapie'. Sie werden am gesunden Gehirn vorgenommen. Sie setzen bleibende anatomische und geistig-seelische Defekte, hinter die kein Weg zurückführt. Sie sind keine Notfalltherapie zur Erhaltung menschlichen Lebens. Sie sind weder mit der Amputation einer Extremität noch mit der chirurgischen Entfernung eines krebstragenden Organs noch mit Kastrationen gleichzusetzen. Sie beseitigen und verändern höchste geistige, emotionale und soziale Fähigkeiten des Menschen. Sie sind Eingriffe in die Integrität des Menschen, die in der Heilkunde ihresgleichen suchen. Von den Menschenversuchen faschistischer KZ-Ärzte abgesehen, können es nur die gegenwärtig praktizierten elektronisch gesteuerten Hirnreizungen zur Kontrolle menschlichen Verhaltens mit ihnen aufnehmen – an Skrupellosigkeit, an politischem Missbrauch, an gesellschaftlicher Bedeutung."[32]

Als letzter fachnaher Diskussionsbeitrag sei die Monographie „Psychochirurgie", die der Psychiater und Medizinprofessor Meinhard Adler und der Geisteswissenschaftler Rolf Saupe in gemeinsamer Autorenschaft im Enke-Verlag veröffentlichten, angeführt. Sie erschien 1979 rund 18 Jahre nach dem Übersichtsartikel von Haddenbrock. Adler und Saupe, die auch die internationale Diskussion rezipieren und nachzeichnen, betonen ihr Bemühen um eine ausgewogene und unvoreingenommene Argumentation und äußern eingangs

25 Koch (1976), S. 208–211.
26 Ebd.
27 Vgl. Sigusch (1977).
28 Ebd.
29 Ebd.
30 Sigusch (1977), S. 13.
31 Sigusch (1977), S. 18.
32 Sigusch (1977), S. 24 f.

die Hoffnung, „dass unsere Darstellung einem mündigen Leser zu einer begründeten Stellungnahme verhilft."[33] Sie vertreten den Standpunkt, dass die Debatte um die Psychochirurgie in beiden Lagern über weite Strecken unsachlich geführt wird:

> „Die Weigerung, die sachliche Basis der Psychochirurgie anzuerkennen, und eine abstrakte Fetischisierung der Allmacht der Technik auf der einen Seite, die Weigerung, das eigene Wirken in einen Kontext explizierter gesellschaftlicher Verantwortung zu stellen und die Weigerung, den Einsatz und die Effekte dieser Therapietechnik methodisch zu reflektieren, sind die Charakteristika der Pole in dieser Debatte."[34]

Adler und Saupe sprechen sich letztlich gegen ein „totales Verbot der Psychochirurgie" aus:

> „Es muß allerdings sichergestellt werden, dass ein solches Verfahren weder einseitig noch überflüssig noch extensiv angewandt wird; aber wenn es hilft, soll derjenige, der es braucht, das Recht haben, es zu bekommen."[35]

Gleichzeitig räumen die Autoren ein, es gäbe „Hinweise auf einen möglichen Missbrauch und eine unklare Indikationsstellung, die eine schärfere Formulierung der Standards psychochirurgischer Praxis notwendig erscheinen lassen."[36]

3 Die Verarbeitung des Diskurses über die hirnchirurgische Behandlung psychisch Kranker in fiktionalen Texten

Wenden wir uns nun der Frage zu, ob, inwieweit bzw. auf welche Weise das in medizinischen und medizinjournalistischen Kreisen höchst strittige Thema Psychochirurgie in der belletristischen Literatur der 1960er und 1970er Jahre reflektiert und verarbeitet wird. Folgende vier literarische Werke[37] sollen hierbei im Hinblick auf die skizzierte Fragestellung näher untersucht werden: Ken Keseys Bestsellerroman „One flew over the Cuckoo's Nest" (Deutscher Titel: „Einer flog über das Kuckucksnest"), Michael Crichtons „The Terminal Man" („Endstation"), William Arnolds fiktionale Biographie „Shadowland" und Janet Frames autobiographisch geprägte Werke „Faces in the Water" („Gesichter im Wasser") und „An Angel at my Table" („Ein Engel an meiner Tafel").

Wenn die eingangs formulierte These, wonach Literatur den gesellschaftlichen Blick auf Medizin widerspiegelt und mitbestimmt, zutreffen sollte, müssen drei Forderungen erfüllt sein:

1. Der untersuchten belletristischen Literatur ist eine gewisse Reichweite und Popularität zuzuschreiben, d. h. sie wird nicht nur innerhalb der

33 Adler/Saupe (1979), S. X.
34 Adler/Saupe (1979), S. 245.
35 Adler/Saupe (1979), S. 251.
36 Adler/Saupe (1979), S. 259.
37 Kesey (1962) (verfilmt 1975 sowie 1978); Crichton (1972) (verfilmt 1974); Arnold (1978) (verfilmt 1982 unter dem Titel Frances); Frame (1961), sowie Frame (1984) (verfilmt 1990).

Scientific Community rezipiert, sondern öffentlich wahrgenommen, denn nur dann kann sie eine meinungsbildende Wirkung entfalten.
2. Der eigentliche fachliche Diskurs über die operative Behandlung psychisch Kranker in der untersuchten belletristischen Literatur stehen in einem erkennbaren zeitlichen Zusammenhang und finden im selben sozialen Kontext bzw. in ähnlichen gesellschaftlichen Kontexten statt.
3. Die untersuchte belletristische Literatur nimmt inhaltlich klar erkennbar auf diesen fachlichen Diskurs Bezug und reflektiert diesen.

Der Nachweis, dass es sich bei den vier nachfolgend zitierten Werken um wirkmächtige Beispiele handelt, ist vergleichsweise leicht zu führen:

(1) Ken Kesey erzielte mit dem 1962 veröffentlichten Roman „One flew over the Cuckoo's Nest" einen Welterfolg.[38] Bis 2002 wurde das Werk mehr als acht Millionen Mal verkauft. Er gilt als einer der wichtigsten Romane der US-amerikanischen Nachkriegszeit und war über Jahrzehnte hinweg in vielen amerikanischen Schulen Bestandteil des Lehrplans.[39] Das Werk wurde 1963 von dem renommierten Dramatiker Dale Wasserman zu einem ebenfalls sehr erfolgreichen gleichnamigen Theaterstück umgeschrieben. Die bemerkenswerte Resonanz auf den Roman weckte zudem das Interesse Hollywoods an einer Verfilmung: Der Film erschien nach mehreren vergeblichen Drehbuchadaptationen 1975, also dreizehn Jahre nach der Veröffentlichung des Romans, unter der Regie von Miloš Forman und wurde ebenfalls ein herausragender künstlerischer und kommerzieller Erfolg.[40] Er gewann fünf Oscars, u.a. für den besten Hauptdarsteller, Jack Nicholson, der die Person des lobotomierten Kleinkriminellen Randle Patrick (R. P.) McMurphy verkörperte und von seinem Publikum bis zum heutigen Tag in einen gedanklichen Zusammenhang mit dieser Kunstfigur gestellt wird. Kaum eine filmische Figur dürfte das Bild des lobotomierten Patienten in der Öffentlichkeit so sehr geprägt haben wie R. P. McMurphy alias Jack Nicholson.

(2) Wenngleich das literarische Oeuvre des US-amerikanischen Schriftstellers, Drehbuchautors und Regisseurs Michael Crichton eher der Unterhaltungs- als der Weltliteratur zuzurechnen sind, gehören seine Romane zu den erfolgreichsten und populärsten ihres Genres. Die Gesamtauflage der von Crichton verkauften Bücher beläuft sich auf 150 Millionen; seine Werke werden in 36 Sprachen übersetzt. Crichton schrieb u.a. den Erfolgsroman Jurassic Park und das Drehbuch zum gleichnamigen Steven-Spielberg-Film, der zu den Klassikern der kommerziellen Filmgeschichte zählt. Crichton wird eine besondere Affinität zu medizinischen Themen nachgesagt.[41] Wie nahezu alle Werke von Crichton erzielte auch der hier analysierte Roman „The Terminal Man" („Endstation"), der einen hirnchirurgischen Eingriff an dem Verbrecher Harry Benson in den Mittelpunkt der Handlung stellt, eine breite Öffentlichkeit. „The Terminal Man" erschien bereits vor der Veröffentlichung im Buch-

38 Vgl. http://de.wikipedia.org/wiki/Ken_Kesey; http://en.wikipedia.org/wiki/Ken_Kesey.
39 Vgl. www.litencyc.com/php/speople.php?rec=true&UID=4941.
40 Vgl. http://de.wikipedia.org/wiki/Einer_flog_%C3%BCber_das_Kuckucksnest.
41 So gilt er u.a. als Schöpfer der erfolgreichen TV-Arztserie „Emergency Room".

handel in gekürzter Version im amerikanischen Playboy.[42] Auch „The Terminal Man" wurde 1974 in den USA verfilmt; allerdings konnte der Regisseur Mike Hodges trotz prominenter Besetzung[43] und der Mitwirkung von Crichton am Drehbuch hiermit keinen durchschlagenden Erfolg verbuchen.[44]

(3) Große Resonanz erzielte auch die fiktionale Biographie „Shadowland" des US-amerikanischen Filmkritikers William Arnold aus dem Jahr 1978. Arnold zeichnete in Shadowland das Leben der Hollywood-Schauspielerin Frances Farmer nach, die 1943 nach diversen Skandalen für geisteskrank erklärt und in eine Nervenheilanstalt eingeliefert worden war. Besondere Aufmerksamkeit erzielte Arnold mit der fälschlichen Behauptung, die Schauspielerin sei während ihres elfjährigen Aufenthaltes in der Heilanstalt lobotomiert worden.[45] Auch Arnolds auf Publikumswirksamkeit angelegtes Werk zog das Interesse der Filmindustrie auf sich und wurde schließlich 1982 unter dem Titel „Frances" verfilmt, wobei man an der Lobotomie-Sequenz trotz ihres bekanntermaßen fiktionalen Charakters festhielt. Die von dem Regisseur Graeme Clifford verantwortete Verfilmung wurde ebenfalls ein weltweiter Erfolg: Der Film wurde für zwei Oscars nominiert, u. a. für die Rolle des Frances Farmer, die von der Schauspielerin Jessica Lange verkörpert wurde. Buch und Film sorgten für ein bemerkenswertes Interesse am Schicksal von Farmer, das selbst die Jugendbewegung und -kultur erfasste: Als markantes Beispiel sei die international erfolgreiche Rockgruppe Nirvana erwähnt, die auf ihrem 1993 publizierten Album „In Utero" in Anspielung auf die Erlebnisse der Schauspielerin in der damaligen Anstaltspsychiatrie einen Song mit dem Titel „Frances Farmer will have her revenge on Seattle" präsentierten.[46]

(4) Die 2004 verstorbene neuseeländische Schriftstellerin Janet Frame zählte ihrerseits zu den bedeutendsten Literatinnen des 20. Jahrhunderts. Frame wurde für ihr belletristisches Werk vielfach ausgezeichnet und war 2003 eine Anwärterin auf den Literaturnobelpreis. In ihren beiden autobiographischen Romanen „An Angel at my Table" (1984) und insbesondere „Faces in the Water" (1961) thematisiert sie die Schrecken ihres insgesamt achtjährigen Aufenthalts in psychiatrischen Kliniken. Besonders eindrücklich beschreibt Frame, bei der in jungen Jahren die Krankheit Schizophrenie diagnostiziert worden war, die Angst vor den regelmäßigen Elektroschock-Therapien und der abschließend geplanten Lobotomie, welcher sie jedoch in letzter Sekunde unter kuriosen Umständen entkommen konnte.[47] Auch die autobiographischen Erinnerungen von Frame zogen das Interesse der Filmindustrie nach sich: 1990 verfilmte die Regisseurin Jane Campion[48] Frames Leben („An Angel at my Table") – mit durchschlagendem Erfolg, denn der Film gewann u. a. auf dem Internationalen Film Festival von Venedig sieben Preise einschließlich des Spezialpreises

42 Vgl. hierzu Crichton (1973), S. 4.
43 Die Hauptrolle hatte der bekannte Filmschauspieler George Segal übernommen: vgl. www.imdb.com/name/nm0001719/; www.imdb.com/title/tt0072267/.
44 Vgl. www.imdb.com/title/tt0072267/.
45 Vgl. hierzu http://jeffreykauffman.net/francesfarmer/sheddinglight.html.
46 Vgl. http://de.wikipedia.org/wiki/Frances_Farmer. Siehe auch Borzillo-Vrenna (2004).
47 Vgl. hierzu Kapitel 3 dieses Beitrages sowie Frame (1993), S. 295.
48 Jane Campion hat 1993 mit dem Kinofilm „Das Piano" einen weiteren weltweiten Erfolg verbucht.

der Jury sowie den „The Four Season's International Critics Award" auf dem Filmfestival von Toronto.[49]

Aus den bisherigen Ausführungen ergibt sich, dass die zitierten literarischen Beispiele nicht nur in einem kleinen Gelehrtenkreis rezipiert wurden, sondern ein vergleichsweise breites Publikum erreichten; besonders anschaulich wird dieses Faktum in Anbetracht der Tatsache, dass alle angeführten Werke nachfolgend verfilmt wurden. Damit kann nunmehr der Frage nachgegangen werden, ob der in der Scientific Community bzw. in fachnahen Kreisen (Wissenschaftsjournalismus) geführte Diskurs über Psychochirurgie und die Thematisierung desselben in der untersuchten (fiktionalen) Literatur in zeitlichem Zusammenhang standen und in gleichen bzw. vergleichbaren sozialen Kontexten stattfanden:

Die vier zugrunde gelegten fachnahen Texte zum Thema Psychochirurgie sind zwischen 1961 und 1979 entstanden, und die literarischen Texte sind ebenfalls dem Zeitraum zwischen 1962 und 1978 zuzuordnen.[50] Beide Textkorpora (fachnahe Texte und fiktionale Literatur) stehen somit in zeitlicher Nähe zueinander. Auch konnte bereits gezeigt werden, dass die zugrunde gelegte belletristische Literatur und deren filmische Adaptationen international rezipiert wurden, d. h. die Werke wurden in ihren jeweiligen Übersetzungen in der Bundesrepublik Deutschland ebenso wahrgenommen wie in den europäischen Nachbarstaaten oder in Übersee. Gleiches gilt für den fachlichen Diskurs über Psychochirurgie, wie Adler und Saupe schlüssig nachgewiesen haben.[51] Damit ist sichergestellt, dass beide Textkorpora nicht nur in zeitlicher Nähe stehen, sondern auch (ungeachtet der unterschiedlichen Herkunftsländer der Autoren) unter vergleichbaren gesellschaftlichen Rahmenbedingungen entstanden sind.

Bleibt die zentrale Forderung, dass die untersuchte belletristische Literatur inhaltlich klar erkennbar auf diesen fachlichen Diskurs Bezug nimmt, ihn reflektiert und so meinungsbildend wirkt. Dieser Aspekt soll im Folgenden näher betrachtet werden: Im Roman „Einer flog über das Kuckucksnest" lässt sich der Kleinkriminelle Randle Patrick McMurphy in eine psychiatrische Anstalt einliefern, um einer Gefängnisstrafe zu entgehen. McMurphy will sich der Anstaltsroutine nicht unterwerfen, sondern rebelliert gegen das System, von dem die Insassen u. a. mit Medikamenten, Elektroschocks und psychochirurgischen Maßnahmen ruhig gestellt werden. Wegen seines unnachgiebigen Widerstandes gegen die Unterdrückung in Misskredit geraten, wird McMurphy schließlich nach einem tätlichen Angriff gegen eine hartherzige Schwester namens Ratched in einem Akt der Willkür einer Lobotomie unterzogen, die einen schweren Hirnschaden verursacht und ihn seiner Per-

49 Vgl. www.imdb.com/title/tt0099040/www.sensesofcinema.com/contents/directors/02/campion.html. www.djfl.de/entertainment/stars/j/jane_campion.html.

50 Eine Ausnahme bildet die Autobiographie „An Angel at my Table" (1984), die jedoch inhaltlich auf „Faces in the Water" (1961) rekurriert. Demgegenüber sind die diversen filmischen Adaptationen der genannten Werke naturgemäß jüngeren Datums als die eigentliche belletristische Literatur.

51 Die Autoren verweisen darauf, dass die Debatte in den USA begann und dann nach Europa gelangte: Adler/Saupe (1979), S. 245. Zudem widmen sie ein Kapitel der Diskussion um die Psychochirurgie im internationalen Vergleich (S. 246–249).

sönlichkeit beraubt. Keseys Roman basiert auf Erfahrungen, die der Schriftsteller 1959 machte, als er am *Veterans Hospital* im kalifornischen Menlo Park als Aushilfe in der dortigen Psychiatrieabteilung tätig war. Hier wuchs seine Überzeugung, dass viele Patienten nicht geisteskrank waren, sondern wegen sozialer Missliebigkeit eingewiesen wurden. Kesey beschreibt die Anstalt als Ort der Repression. Die Pflegekräfte werden als verschlagen, empathielos und inhuman charakterisiert, etwa, wenn es über die zuständige Schwester Ratched heißt:

> „... sie muß sich schnell wieder zurückverwandeln, bevor ihre derzeitige Verfassung ihr tatsächliches Ich in seiner ganzen Häßlichkeit für alle sichtbar macht [...] Ihr Gesicht ist glatt, berechnend, eine präzise Spezialanfertigung.“[52]

Psychochirurgische Eingriffe kommentieren die Insassen wie folgt:

> „‚Lobotomie, ist das nicht die Sache, wo sie einem das halbe Hirn wegschneiden?‘ ‚Ganz richtig. Sie sind allmählich recht gut bewandert in unserem Kauderwelsch. Jawohl, wo sie einem das halbe Hirn wegschneiden. Stirnlappen-Kastration. Wenn sie das Messer nicht unter der Gürtellinie ansetzen kann, dann macht sie es eben über den Augen.‘“[53]

Nachdem McMurphy selbst einer Lobotomie unterzogen wurde, wird er von seinen Mitpatienten in Augenschein genommen. Dabei entwickelt sich folgender Dialog:

> „‚Aber den *Gesichts*ausdruck, das geht nicht. Da ist überhaupt nichts in dem Gesicht. Grad wie eine Schaufensterpuppe, hab ich recht, Scanlon?‘ Scanlon spuckte wieder auf den Boden. ‚Ganz klar, verdammt. Das Ganze ist, na ja, zu *leer*. Das sieht doch jeder.‘“[54]

Wenig später wird das ganze Ausmaß der Vernichtung sichtbar:

> „Die Schwellungen um die Augen waren so weit zurückgegangen, dass sie offen waren; sie starrten in das volle Licht des Mondes, offen, nicht träumend, ganz glasig, weil sie schon so lange ohne Zwinkern offen waren, bis sie wie durchgebrannte Sicherungen aussahen.‘“[55]

Schließlich wird McMurphy von einem Mitpatienten, der die Konfrontation mit dem postoperativen Zustand des Lobotomierten nicht erträgt, erstickt.[56] Psychochirurgie ist bei Kesey ein Symbol für den repressiven Charakter der Anstaltspsychiatrie, die für Schrecken und Unmenschlichkeit steht. Sie wird angewandt, um unerwünschtes Sozialverhalten zu sanktionieren. Ebendiese „soziale Indikation“ der Psychochirurgie, die in Siguschs Kritik eine zentrale Rolle spielt, steht auch bei Kesey im Vordergrund.

Ähnlich vernichtend fällt die Schilderung eines hirnchirurgischen Eingriffes in Michael Crichtons Roman „Endstation“ aus. Der Protagonist Harry

52 Kesey (1996), S. 11 f.
53 Sigusch (1977), S. 200.
54 Sigusch (1977), S. 339 f.
55 Crichton (1973), S. 340 f.
56 Ebd.

Benson leidet seit einem Autounfall unter psychomotorischer Epilepsie, die ihn aggressiv und gewalttätig werden lässt, so dass er zwei Mordversuche unternimmt.[57] Dr. Roger McPherson, leitender Arzt der neuropsychiatrischen Abteilung, will Benson, der sich zunächst kooperativ zeigt, einer Hirnoperation unterziehen, bei der ferngesteuerte Elektroden implantiert werden sollen mit dem Ziel, die psychischen Auffälligkeiten zu kontrollieren. Anders als bei den übrigen literarischen Quellen ist der Eingriff im vorliegenden Fall mit einer Implantation verknüpft. Janet Ross, Psychologin im Krankenhaus, äußert im Vorfeld Bedenken gegenüber der Operation:

> „Sie hatte Ellis ihre Meinung schon zu oft mitgeteilt. Es konnte sein, dass die Operation nicht nur nicht half, sondern Bensons Zustand sogar noch verschlimmerte. Sie war sich sicher, dass Ellis sich auch über diese Möglichkeit im Klaren war, sie jedoch starrköpfig ignorierte."[58]

Tatsächlich setzt sich der zuständige Arzt über die Bedenken hinweg. Zunächst scheint der Eingriff erfolgreich zu verlaufen, doch dann stellen sich erste Komplikationen ein, durch die sich Ross bestätigt fühlt:

> „‚Ich habe ihnen von Anfang an gesagt – wirklich, von Anfang an –, dass es keine gute Idee sei, aber Ellis, Morris und McPherson waren erpicht darauf. Sie sind so hochnäsig, insbesondere Morris. Als ich ihn in der Wachstation sah, wie er sich an Benson ergötzte – der war eingewickelt und bleich im Gesicht –, da wurde ich wütend.'"[59]

Benson selbst reagiert zunehmend verängstigt und aggressiv. Dem Arzt gegenüber gibt er an: „Ich komme mir vor wie eine verdammte Maschine. Wie ein Auto in einer komplizierten Werkstatt."[60] Benson findet heraus, wie er die Funktion der Elektroden selbst steuern kann, und flüchtet aus dem Krankenhaus. Er fühlt sich von den Ärzten betrogen[61] und droht mit Rache:

> „‚Ihr kümmert euch um mich.' Sein Lachen war laut und hässlich. ‚Ihr kümmert euch doch nicht um mich, sondern nur um euer Experiment. Das einzige, was euch kümmert, ist euer wissenschaftliches Protokoll. Ich selbst bin euch doch gleichgültig.' Er war jetzt aufgeregt und böse. ‚Es sieht in den medizinischen Fachzeitschriften bestimmt nicht gut aus, wenn ihr berichten müsst, dass ihr jahrelang so viele Patienten beobachtet habt, und schließlich starb einer, weil er durchdrehte und die Bullen ihn niederknallten. Das macht einen schlechten Eindruck.'"[62]

Am Ende wird Benson, dessen Aggressionen außer Kontrolle geraten, tatsächlich in Notwehr von der Psychologin Ross erschossen.[63] Wie bei Kesey, so wird der operative Eingriff auch bei Crichton als Maßnahme geschildert, die dem Patienteninteresse und sozial verantwortlichem Handeln zuwider läuft. Steht

57 Crichton (1973), S. 57f.
58 Crichton (1973), S. 45.
59 Crichton (1973), S. 112.
60 Crichton (1973), S. 159.
61 Crichton (1973), S. 228f.
62 Crichton (1973), S. 232.
63 Crichton (1973), S. 312f.

bei Kesey der repressive Charakter der Behandlungsmaßnahme im Vordergrund, ist es bei Crichton die Eitelkeit und das Geltungsstreben des zuständigen Arztes. In beiden Romanen führen die Eingriffe zu schweren Hirnschäden und letztlich zum Tod der Operierten.

Der US-Filmkritiker und Autor William Arnold schildert in seiner fiktionalen Biographie Shadowland das Leben der Filmschauspielerin Frances Farmer. Nach diversen Skandalen wurde sie 1943 unter anderem wegen ihrer radikalen politischen Ansichten für geisteskrank erklärt und in eine Nervenheilanstalt eingeliefert, aus der sie erst nach elf Jahren wieder entlassen wurde. Die Biographie und die hierauf beruhende Verfilmung des Werkes erregten vor allem deshalb großes Aufsehen, weil Arnold fälschlicherweise[64] behauptet, die Schauspielerin sei während ihres Aufenthaltes in der Anstalt lobotomiert worden. In Arnolds Biographie dient die Lobotomie als ein wesentliches dramaturgisches Element; diese wird dem Biographen zufolge nicht von einem beliebigen Operateur, sondern von dem weltweit ebenso bekannten wie berüchtigten Psychochirurgen Walter Freeman vorgenommen:

> „Like so many other psychiatrists, Freeman had long been fascinated by the case of Frances Farmer [...] Toward the end of this second visit – at the very end of 1948 – Freeman had Frances brought before him in a remote treatment room. She was placed on a table and administered electric shock until passed out. All the nurses and orderlies then filed out the room. No one will ever know exactly what happened next, but the overwhelming conclusion drawn by the people of Steilacoom at the time was that the doctor lifted her right eyelid and stuck a needle into her brain.[65] Because when she came to, Frances Farmer was not the same person she had been, and she would never be the same person again."[66]

Besondere Aufmerksamkeit widmet Arnold der Schilderung postoperativer Veränderungen in der Persönlichkeit der Schauspielerin:

> „As she recuperated over the following month, her attitude miraculously began to change. All the old rebellion drained out of her. Her resistance crumbled. Her perpetual sarcasm disappeared. She was like a totally new and different person – a cowering and obedient version of her former self. She came to believe that she *was* guilty."[67]

Dass die Operation in den Augen des Autors eine zerstörerische Wirkung zeigte, ergibt sich aus folgenden Zeilen:

> „Sometimes old friends stopped by to see her, and they say they found a humorless and burned-out shell, a frightening counterfeit of what Frances had once been [...]."[68]

Arnold schildert Farmer als Forschungsobjekt in der Hand des Psychochirurgen, als interessanten klinischen Fall, an dem sich die Möglichkeiten der psy-

---

64 Vgl. hierzu http://jeffreykauffman.net/francesfarmer/sheddinglight.html.

65 Beschrieben wird hier die so genannte transorbitale Lobotomie, ein Verfahren, bei dem ein stilettoartiges Messer, ein sog. Leukotom, über die Orbita in das Frontalhirn eingeführt wurde.

66 Arnold (1978), S. 223.

67 Arnold (1978), S. 224.

68 Arnold (1978), S. 226.

chiatrischen Chirurgie erproben und demonstrieren lassen. So zitiert er u. a. einen mysteriösen Gewährsmann, der ihm gegenüber glaubhaft versichert habe, das „Establishment" der amerikanischen Psychiatrie habe Frances Farmer „neu erschaffen"[69] wollen:

> „He said they had wanted to demonstrate how effective psychiatry could modify the behavior of even the most notorious troublemaker [...] He sounded, frankly, rather paranoid on the subject."[70]

Auch Arnold skizziert folglich den Psychochirurgen – ähnlich wie Crichton – als geltungssüchtigen Arzt, die Anstaltspsychiatrie – ähnlich wie Kesey – als Ort der Unterdrückung und der sozialen Disziplinierung und die Lobotomie – ebenso wie Kesey und Crichton – als verfehlte Maßnahme mit destruktivem Charakter.

Während die Biographie von Arnold deutliche fiktionale Elemente enthält (und überdies über weite Strecken auf Sensation und Effekt setzt), beruhen die dichten und bildreichen Schilderungen von Janet Frame erklärtermaßen[71] auf autobiographischen Erfahrungen der Autorin. Aufgrund der (retrospektiv umstrittenen) Diagnose Schizophrenie verbrachte Frame acht Jahre, von 1947 bis 1954, in Nervenheilanstalten, wo sie mit 200 qualvollen Elektroschocks „therapiert" wurde. Die Erinnerungen an diese Zeit verarbeitet sie 1961 in ihrem Roman „Faces in the Water" („Gesichter im Wasser"). Dort beschreibt die Protagonistin Estina die Grausamkeiten, die ihr in der psychiatrischen Anstalt widerfahren. Besonders der Sadismus der Bediensteten, die „zu gehetzten, lustlosen Heuchlerinnen, die andere misshandeln",[72] werden, nimmt in ihrer Schilderung breiten Raum ein.[73] Zur Lobotomie an einer Bekannten vermerkt sie:

> „Ich kannte Brenda noch von Station vier. Ich erinnere mich, dass sie eine der ersten war, die zum Zweck der Veränderung der Persönlichkeit operiert wurde [...] Und jetzt, fünf Jahre später, war sie auf Station zwei – nach einer zweiten Operation, die man, so schien es, in dem verzweifelten Versuch unternommen hatte, die allzu früh sichtbare und erschreckende Wirkung der ersten zu bessern. Sie erinnerte sich an mich. Ich versuchte, nicht zu weinen, als ich wahrnahm, in welchem Zustand sie sich befand."[74]

Von den vielen eigenen Elektroschock-Therapien berichtet sie,

> „dass die Behandlung einem alles entreißt und einen allein und blind im Nichts zurücklässt, und man sucht tastend wie ein neugeborenes Tier die Stelle, die einem den ersten Trost spendet; dann erwacht man, klein und verängstigt, und die Tränen fließen unaufhörlich in namenlosem Leid."[75]

---

69 Arnold (1978), S. 217: „[...] the entire psychiatric establishment of the country had cooperated to ‚remake' Frances Farmer."

70 Ebd.

71 Frame (1993) (wie Anm. 48), S. 253.

72 Frame (1994), S. 119.

73 Frame (1994), S. 23 f., 55, 102; Frame (1993), S. 293.

74 Frame (1994), S. 168.

75 Frame (1994), S. 26.

Besonders intensiv ist die Beschreibung der Gedanken, die sie beschleichen, als man ihr mitteilt, dass sie für eine Lobotomie vorgesehen ist. Der zuständige Arzt, Dr. Stewart, führt das betreffende Gespräch:

„,Wir sehen sie gar nicht gerne hier', sagte er. ,Es gibt eine Operation, die die Persönlichkeit verändert und die Spannung mindert, und wir haben entschieden, dass es das Beste für Sie ist, sich dieser Operation zu unterziehen. Einer Ihrer Angehörigen wird für Sie unterschreiben. Wie haben Ihre Mutter zu einem Gespräch hergebeten.' [...] Sein Adamsapfel trat hervor wie ein Teil eines Leitungssystems seines Halses. Sein Gesicht war grau. ,Das Internierungslager in Deutschland', dachte ich [...]."[76]

Der Hinweis, dass nicht die Patientin selbst, sondern die Mutter zu einem Aufklärungsgespräch gebeten wird, zeigt beispielhaft die paternalistische Haltung damaliger Psychochirurgen. Psychochirurgische Interventionen waren eng verbunden mit einem asymmetrischen geprägten Arzt-Patient-Verhältnis, das die Patientenautonomie missachtete.

Wenig später schildert Estina ihre tiefen Ängste vor dem Eingriff:

„Ich fühlte mich von den Arrangements, die für mich getroffen wurden, weit entfernt; als würde ich auf meinem Totenbett liegen und zusehen, wie andere in mein Haus eindringen und über meine Schätze verfügen, und als würde ich durch die halbgeschlossene Tür im Nebenzimmer den bereit gestellten Sarg, meinen letzten Bau, mein milchweißes Spinnwebennest zwischen zwei Felsen sehen."[77]

Estina lässt keinen Zweifel an der vernichtenden Wirkung der Lobotomie:

„Ich werde erwachen und keinerlei Kontrolle über mich haben. Ich habe andere gesehen, die ins Bett machen, die vage, ausdruckslose Gesichter haben und über ein Sortiment von unwirklich lächelnden Mienen verfügen, für die es keinen Bedarf gibt. Ich werde ,rekonditioniert' – dieses Wort benutzt man für Lobotomiefälle. Rehabilitiert. Angepasst, mein Gehirn wird zurechtgestutzt und für die Gepflogenheiten der Welt zurechtgeschnitten [...] Was genau werden sie stehlen – die behutsamen Einbrecher, die sich an meinem Gehirn zu schaffen machen? Ich wusste, es gab kein Entrinnen, und dennoch schrie ich Hilfe, Hilfe, aber ich war in Mauern eingeschlossen, bis Dr. Portman mich hörte."[78]

Tatsächlich entging Janet Frame alias Estina in letzter Sekunde der bereits beschlossenen Lobotomie: Ihre Geschichtensammlung „The Lagoon" hatte den *Hubert Church Memorial Award* gewonnen, ein Vertreter des Krankenhauses las von der Auszeichnung und die Operation wurde abgesagt.[79] Auch Janet Frame zeichnet in ihrer Autobiographie ein ausgesprochen negatives Bild der Lobotomie:

„Meine Freundin Nola, die unglücklicherweise keinen Preis gewonnen hatte, deren Name nicht in der Zeitung stand, hatte ihre Lobotomie und kam zurück ins Krankenhaus [...] Die ,Lo-

76 Frame (1994), S. 246.
77 Frame (1994), S. 248.
78 Frame (1994), S. 249–251.
79 Vgl. Frame (1993), S. 295 f.

botomien' wurden angesprochen, spazierengeführt, mit Make-up und geblümten Schals, die ihre geschorenen Schädel bedeckten, hübsch gemacht. Sie waren still, fügsam; ihre Augen waren groß und dunkel, und ihre Gesichter bleich, mit feuchter Haut. Sie wurden ‚geschult', sich in die Alltagswelt ‚einzufügen', die immer als ‚Draußen' bezeichnet wurde; ‚die Welt draußen.' Im Wirbel der Arbeit und des Personalmangels und des allzu langen Schulungsprozesses wurden die Lobotomien der Reihe nach zu den Opfern entzogener Aufmerksamkeit und entzogenen Interesses; der falsche Frühling wurde wieder zum Winter."[80]

Ähnlich wie in den vorgenannten literarischen Beispielen rückt Frame die Perspektive der Psychiatriegeschädigten in den Vordergrund. Sie betont in ihren autobiographischen Werken ebenfalls die vernichtende Wirkung des Eingriffs auf die Persönlichkeit und beschreibt das Ausgeliefertsein, die Willkür der Behandler, die grobe Missachtung der Patientenautonomie und die Ohnmacht des psychisch Kranken im Anstaltsbetrieb. Besonders eindrücklich kommt das Gefühl der eigenen Handlungsunfähigkeit in der Reaktion Estinas auf die Absage der Operation zum Ausdruck:

„In jener Nacht weinte ich in meinem kleinen Zimmer und wartete auf Mr. Griffiths, um ihm von meinem Glück über die *Begnadigung* zu erzählen [...]."[81]

4 Schlussfolgerungen

Die Auswertung der Textkorpora lässt vier wesentliche Schlussfolgerungen zu, die sich folgendermaßen zusammenfassen lassen:

Zum ersten existieren deutliche Verflechtungen und Austauschprozesse zwischen der eigentlichen medizinischen und gesellschaftlichen Diskussion über Psychochirurgie und deren Verarbeitung und Darstellung in der (verfilmten) belletristischen Literatur. Der Diskurs über die Zulässigkeit operativer Eingriffe bei psychisch kranken Menschen wird in der ausgewählten Literatur und in deren Adaptationen thematisch aufgegriffen und reflektiert.

Zum zweiten fällt auf, dass im literarischen Textkorpus eine sehr kritische Darstellung psychochirurgischer Maßnahmen überwiegt, die weitgehend aus der Perspektive der psychiatrischen Patienten verfasst ist und – anders als im fachnahen Diskurs – etwaige sachliche Argumente der Verfechter dieser Maßnahmen nicht berücksichtigt.

Zum dritten lässt sich zeigen, dass die fiktionale literarische und filmische „Repräsentation" von Anstaltspsychiatrie und Psychochirurgie das in den 1970er Jahren vorherrschende gesellschaftliche Bild von Psychiatrie und Psychochirurgie als Ort bzw. Maßnahme der Restriktion und der sozialen Disziplinierung prägt – ein Bild, das bis in die Gegenwart nachwirkt.[82] Dabei tritt die *fiktional* geprägte literarische „Repräsentation" vielfach an die Stelle fehlender *realer* persönlicher Erfahrungen mit psychiatrischer Somatotherapie.

80 Ebd.

81 Frame (1993), S. 252. – Nachträgliche Hervorhebung durch die Autoren dieses Aufsatzes.

82 Ein Beispiel für diese Abwehrhaltung ist die voreilige und objektiv gesehen unzulässige Gleichsetzung der Tiefenhirnstimulation mit den historischen psychochirurgischen Maßnahmen.

Schließlich lässt die vorwiegend aus der Patientensicht verfasste literarische Darstellung psychochirurgischer Interventionen auf das Vorliegen weit reichender und tiefer Ängste schließen, die sich mit Eingriffen in das Gehirn – also in die materielle Basis der Persönlichkeit – verbinden. Damit wird zugleich deutlich, dass der literarischen Analyse eine substantielle Bedeutung zukommt, wenn es darum geht, Fragen und Ergebnisse der modernen Neurowissenschaften und der Hirnforschung in ihren gesellschaftlichen und anthropologischen Auswirkungen aufzugreifen, auszuwerten und in einen soziokulturellen Kontext zu stellen.

Literatur

Adler (2004): Meinhard Adler, Stereotaxie. Rückschau, *Deutsches Ärzteblatt* 101 (2004), S. A-3020/B-2551/C-2434

Adler/Saupe (1979): Meinhard Adler, Rolf Saupe, Psychochirurgie. Zur Frage einer biologischen Therapie psychischer Störungen, Stuttgart 1979

Albrecht (2004 a): Bernhard Albrecht, Stereotaxie/Hirnschrittmacher. Rückkehr der Psychochirurgie, *Deutsches Ärzteblatt* 101 (2004), S. A-2594/B-2184/C-2098

Albrecht (2004 b): Meinhard Adler, Operationen gegen den inneren Zwang, *Süddeutsche Zeitung* Nr. 69, 23.3.2004

Antunes (2000): João Lobo Antunes, Psicocirurgia – uma história, in: ders. (Hrsg.), Numa cidade feliz, Lisboa, 3. Aufl., 2000, S. 225–248

Anz (1989): Thomas Anz, Gesund oder krank? Medizin, Moral und Ästhetik in der deutschen Gegenwartsliteratur, Stuttgart 1989

Arnold (1978): William Arnold, Shadowland, New York 1978

Board of Control (1947): Board of Control, His Majesty's Stationery Office, Prefrontal Leucotomy in 1000 cases, London 1947

Borzillo-Vrenna (2004): Carrie Borzillo-Vrenna, Kurt Cobain und Nirvana. Chronik, Höfen 2004

Crichton (1972): Michael Crichton, The Terminal Man, London 1972

Crichton (1973): Michael Crichton, Endstation, Zürich 1973

Engelhardt (1991): Dietrich von Engelhardt, Medizin in der Literatur der Neuzeit, Bd. 1, Hürtgenwald 1991

Engelhardt (2000): Dietrich von Engelhardt, Medizin in der Literatur der Neuzeit, Bd. 2, Hürtgenwald 2000

Erhart (1997): Walter Erhart, Medizingeschichte und Literatur am Ende des 19. Jahrhunderts, *Scientia Poetica* 1 (1997), S. 224–267

Erhart (2004): Walter Erhart, Medizin – Sozialgeschichte – Literatur, *Internationales Archiv für Sozialgeschichte der deutschen Literatur* 29 (2004), S. 118–128

Fortner (2004): Rainer Fortner, Egas Moniz – Leben und Werk unter besonderer Berücksichtigung der Leukotomie und ihrer ethischen Implikationen, Diss. med. Würzburg 2004

Fortner/Groß (2002): Rainer Fortner, Dominik Groß, Egas Moniz und die Leukotomie-Debatte unter besonderer Berücksichtigung des portugiesischsprachigen Schrifttums, *Sudhoffs Archiv* 86 (2002), S. 138–170

Frame (1961): Janet Frame, Faces in the Water, New York 1961

Frame (1984): Janet Frame, An Angel at my Table, Auckland 1984

Frame (1993): Janet Frame, Ein Engel an meiner Tafel, München 1993

Frame (1994): Janet Frame, Gesichter im Wasser, München 1994

Gilman (1988): Sander L. Gilman, Disease and Representation. Images of Illness from Madness to AIDS, Ithaca (NY) 1988

Groß (1999): Dominik Groß, Psychochirurgie und Ethik: Die operative Behandlung psychischer Störungen vom 19. Jahrhundert bis heute, *Fortschritte der Medizin* 117 (1999), Ergänzungsband I/10. April 1999, S. 1–4

Groß (2007): Dominik Groß, Von der Topektomie bis zur Stereotaxie: Die Geschichte psychochirurgischer Interventionen, in: Dominik Groß, Sabine Müller (Hrsg.), Sind die Gedanken frei? Die Neurowissenschaften in Geschichte und Gegenwart, Berlin 2007, S. 144–174

Haddenbrock (1961): Siegfried Haddenbrock, Psychochirurgie, in: Viktor Frankl (Hrsg.), Handbuch für Neurosenlehre und Psychotherapie, München 1961, S. 34–58

Henschen/Klingler/Riechert (1953): Carl Henschen, J. Klingler, Traugott Riechert, Kraniocerebrale Korrelationstopographie thalamofrontaler Bahnen und gezielte Hirnoperationen. Kritische Reflexion zur Leukotomie, *Langenbecks Archiv für klinische Chirurgie und Deutsche Zeitschrift für Chirurgie* 273 (1953), S. 548–565

Jagow/Steger (2004): Bettina von Jagow, Florian Steger (Hrsg.), Repräsentationen. Medizin und Ethik in Literatur und Kunst der Moderne, Heidelberg 2004

Jagow/Steger (2005): Bettina von Jagow, Florian Steger (Hrsg.), Literatur und Medizin. Ein Lexikon, Göttingen 2005

Jagow/Steger (2006): Bettina von Jagow, Florian Steger (Hrsg.), Jahrbuch Literatur und Medizin, Heidelberg 2006

Kesey (1962): Ken Kesey, One flew over the cuckoo's nest, New York 1962

Kesey (1996): Ken Kesey, Einer flog über das Kuckucksnest, Hamburg 1996

Koch (1976): Egmont R. Koch, Chirurgie der Seele. Operative Umpolung des Verhaltens, Stuttgart 1976

Maio (2004): Giovanni Maio, Die Geschichte der psychiatrischen Klinik im Spiegel des Films, in: Axel Dost, Gudrun Färber-Töller, Heinz Rodegra (Hrsg.), Hospital – Kunst – Medizin, Aachen 2004, S. 153–182

Moniz (1949): António Caetano de Abreu Freire Egas Moniz, Die präfrontale Leukotomie, *Archiv für Psychiatrie* 181 (1949), S. 591–602

Müller (2007): Sabine Müller, Dilemmata bei operativen Eingriffen in das Gehirn, in: Dominik Groß, Sabine Müller (Hrsg.), Sind die Gedanken frei? Die Neurowissenschaften in Geschichte und Gegenwart, Berlin 2007, S. 175–207

Müller-Seidel (1997): Walter Müller-Seidel, Arztbilder im Wandel. Zum literarischen Werk Arthur Schnitzlers, München 1997

News (1949): News and Views. Nobel Prize for Physiology and Medicine for 1949, *Nature* 4179 (1949), p. 947

Röckerath (2004): Klaus Röckerath, Stereotaxie. Kognitive Therapie ist nicht alleiniger Maßstab, *Deutsches Ärzteblatt* 101 (2004), S. A-3021/B-2556/C-2435

Schipperges (1955): Heinrich Schipperges, Zur Entwicklung der Psychochirurgie, *Ciba-Zeitschrift* 75 (1955), S. 2491–2497

Schnitzler (1988): Arthur Schnitzler, Medizinische Schriften, hrsg. von Horst Thomé, Wien 1988

Sigusch (1977): Volkmar Sigusch, Medizinische Experimente am Menschen. Das Beispiel Psychochirurgie, Berlin 1977 (= Jahrbuch für kritische Medizin, 2)

Sontag (1977): Susan Sontag, Illness as metaphor, New York 1977

Sontag (1988): Susan Sontag, Aids and Its Metaphors, New York 1988

Steger (2003): Florian Steger, Medien, Sucht und Kultur. Das Potential medialer Repräsentationen von Sucht für das Verständnis psychopathologischer Phänomene, *Fundamenta Psychiatrica* 17 (2003), S. 53–57

Thomé (1993): Horst Thomé, Autonomes Ich und „Inneres Ausland". Studien über Realismus, Tiefenpsychologie und Psychiatrie in deutschen Erzähltexten (1848–1914), Tübingen 1993

Voderholzer (2004): Ulrich Voderholzer, Stereotaxie. Tabu gebrochen, *Deutsches Ärzteblatt* 101 (2004), S. A-3020/B-2551/C-2434

Internet

www.alterpsy.org/de/chirurgie.php
www.djfl.de/entertainment/stars/j/jane_campion.html.
www.doctissimo.fr/html/psychologie/mag_2002/mag0614/ps_5618_psychochirurgie.htm
www.imdb.com/name/nm0001719/
www.imdb.com/title/tt0072267/
www.imdb.com/title/tt0099040/
http://jeffreykauffman.net/francesfarmer/sheddinglight.html
www.litencyc.com/php/speople.php?rec=true&UID=4941
www.sensesofcinema.com/contents/directors/02/campion.html
http://de.wikipedia.org/wiki/Einer_flog_%C3%BCber_das_Kuckucksnest
http://de.wikipedia.org/wiki/Frances_Farmer
http://de.wikipedia.org/wiki/Ken_Kesey
http://en.wikipedia.org/wiki/Ken_Kesey

„Er habe jedoch in der Sterilisation eine Verletzung seiner Ehre und eine Gefährdung seiner Gesundheit gesehen“. Stigmatisierung durch Zwangssterilisation – die Perspektive der Opfer

Stefanie Westermann

1 Einleitung

Etwa 400.000 Menschen wurden während des „Dritten Reichs“ Opfer von Schnellgerichtsverfahren, in denen ihre Lebensführung, ihre Intelligenz, ihr „sozialer Wert“ gemessen und für nicht ausreichend empfunden wurden, von operativen Zwangseingriffen mit gesundheitlichen Risiken, von staatlichen Restriktionen, wie beispielsweise dem Verbot, Nicht-Zwangssterilisierte zu heiraten.[1]

Die eugenischen Maßnahmen des nationalsozialistischen Staates fanden dabei nicht im Verborgenen statt. Bereits 1933 gesetzlich auf den Weg gebracht, wahrten sie durch regelhafte Verfahrensabläufe, mögliche Berufungsinstanzen und insbesondere durch die Beteiligung der juristischen und medizinischen Eliten rechtsstaatlichen Anschein. Für die Betroffenen hatte diese Form der staatlich organisierten – und gesellschaftlich mehrheitlich akzeptierten – „Volksgesundheitspolitik“ gleich mehrfach negative Auswirkungen. Konnten sie sich einerseits den durch eine Trias von Gericht, Polizei und Krankenhaus organisierten Zwangsmaßnahmen kaum entziehen, so wirkte die von keiner Instanz in Frage gestellte Zuweisung des Status der „Minderwertigkeit“ bewusstseinsbildend. Die Tatsache, zum vermeintlichen Schutz

1 Das Zitat des Aufsatztitels stammt aus dem psychiatrischen Gutachten über den 1940 wegen „angeborenen Schwachsinns“ zwangssterilisierten Arbeiter W. D. Amtsgericht Hamburg-Mitte, 59 XIII 6/60.

der Gesellschaft und der Nation von der Reproduktion ausgeschlossen worden zu sein, die Verweigerung eines selbstbestimmten Lebensentwurfs, der staatlich sanktionierte Zwangseingriff hinterließen tiefe Spuren im Leben vieler Betroffener, die sich noch Jahrzehnte nach der Sterilisation in Selbstzeugnissen und Fremdbeschreibungen wieder finden.

Anhand von Gerichtsakten des Amtsgerichts Hamburg-Mitte, dokumentierten Interviewaufzeichnungen und Briefen an die Selbsthilfeorganisation der Betroffenen, den „Bund der ‚Euthanasie'-Geschädigten und Zwangssterilisierten" (BEZ), wird im Folgenden die Perspektive derjenigen beleuchtet, die Opfer einer Staats- und „Medizinethik" wurden, welche unter dem Verweis auf ein diffuses Wohl des „Volksganzen" die Lebensgestaltung und das Lebensrecht von Menschen prinzipiell in Frage stellten.[2]

Dabei wird zu zeigen sein, dass die Stigmatisierung und das Leiden der Betroffenen zwar durch die NS-Politik hervorgerufen wurden, aber durch Kontinuitäten im Umgang mit den Opfern nach 1945 fortdauerten. Hierfür waren verschiedene gesellschaftliche, medizinische, juristische, politische sowie nicht zuletzt ideologische Faktoren verantwortlich, wobei hier der Fokus auf die medizinischen Beiträge zur Ausgrenzung gerichtet werden soll. Vertreter der Medizin spielten sowohl bei der Verfolgung der Opfer im „Dritten Reich" als auch im Rahmen von Wiederaufnahme- und „Entschädigungs"-Verfahren nach 1945 eine wesentliche Rolle. Darüber hinaus kam der Medizin als Deutungsmacht von (Erb-)Krankheit und -Gesundheit im Prozess der Ausgrenzung eine prinzipielle Bedeutung zu. Sie übersetzte die Normvorstellungen einer gesellschaftlichen Mehrheit in medizinische Kategorien von „normal" und pathologisch und legitimierte damit Eingriffe in das Leben von Menschen, die in ihrer Intelligenz, ihrem Leistungsvermögen oder ihrer Lebensführung diesen Normen nicht entsprachen.

Zur historischen Einbettung sollen eingangs die ideologischen Grundlagen der Eugenik in ihrer gesellschaftlichen Wirkung sowie die Zwangssterilisationen im Nationalsozialismus skizziert werden.

2 Biopolitische Utopien im Vorfeld des „Dritten Reichs"

Industrielle Revolution, Urbanisierung, soziale Umbrüche – solche Termini versuchen, das 19. Jahrhundert und den in ihm stattfindenden „Durchbruch der Moderne" zu beschreiben. Die gesellschaftliche Dynamik und Sprengkraft, die hinter den mit diesen Begriffen benannten Entwicklungen und ihren Auswirkungen auf die Mentalität derer, die ihnen ausgesetzt sind, stecken, lassen sich kaum hoch genug einschätzen. Sie führten in Verbindung mit einer zunehmenden Leistungsorientierung und völlig veränderten Lebenszusammenhängen sowohl zu einer gesamtgesellschaftlichen „Auflösung aller Vertrautheit"[3] als auch zu einer wachsenden Zahl von Menschen, die aus dem gesellschaftlichen Anspruchskatalog herausfielen. Zugleich entwarfen biologische Theorien, wie

2 Dieser Beitrag ist Teil der in Arbeit befindlichen Dissertation der Verfasserin über den Umgang mit den Zwangssterilisations- und „Euthanasie"-Verbrechen und ihren Opfern nach 1945.

3 Dittmann et al. (1990).

die von Charles Darwin, völlig neue Interpretationen für die Entstehung der belebten Natur, welche die menschliche Entwicklung aus einem transzendenten und damit nicht hinterfragbaren Erklärungszusammenhang in den Bereich naturwissenschaftlicher Gesetzmäßigkeiten transferierte. Sozialdarwinistisch übersetzt bedeutete dies, den „Kampf ums Dasein" auch auf zwischenmenschliche und internationale Beziehungen anzuwenden und in einer zivilisatorischen „Kontraselektorik" die Erklärung für sich verschärfende soziale Konflikte bis hin zu nationalistischen Bedrohungsszenarien zu finden.

Vor diesem Hintergrund hatten es eugenische Utopien,[4] welche die drohende gesellschaftliche Degeneration prophezeiten und die konflikt- und elendbefreite Gesellschaft von Morgen dagegensetzten, relativ einfach, in das Bewusstsein einer Mehrheit einzudringen. Die Lehre von der Vererbung pathologischer und sozialer Merkmale verhieß dabei zugleich Diagnose und Therapie; der moderne Mensch wurde unter völlig neuen Bedingungen zum Gestalter seiner Zukunft. Mitte des 19. Jahrhunderts noch als neuartige Ideenentwürfe von zumeist eher randständigen Wissenschaftlern und Politikern postuliert, institutionalisierte sich die „Rassenhygiene", wie sich die deutsche Variante der internationalen eugenischen Bewegung[5] nannte, in den ersten zwei Jahrzehnten des 20. Jahrhunderts überaus erfolgreich. Wie sehr sie in der Weimarer Republik schließlich zum *common sense* gehörte, mag die Tatsache der Gründung des „Kaiser-Wilhelm-Instituts für Anthropologie, menschliche Erblehre und Eugenik" verdeutlichen.[6] Eugenische Theorien, aber auch das hiermit in Verbindung stehende prinzipielle Verfügungsrecht des Staates über das Individuum waren nach dem Ersten Weltkrieg[7] in den unterschiedlichsten politischen Richtungen, in Wissenschaft und gesellschaftlichen Großgruppen[8] zu Hause.[9] Die Objekte dieser Ideen waren vermeintlich oder tatsächlich „Erbkranke", insbesondere psychisch Kranke, sowie sozial Randständige, die durch Alkoholsucht, Prostitution oder mangelnden Leistungswillen im gesellschaftlichen Abseits standen. Diese soziale Komponente, die eugenischen Gedanken von Beginn an inhärent war, fand ihren Höhepunkt in der radikalen Praxis des „Dritten Reichs". Aber bereits in der Weimarer Republik gab es Vorstöße zur legislativen Regelung eugenischer Maßnahmen,[10] nutzten Ärzte

4 Die einzelnen Entwicklungslinien der Eugenik können hier nicht nachgezeichnet werden. Vgl. hierzu Weingart/Kroll/Bayertz (1992); Kappeler (2000); Fangerau et al. (2006).

5 Zur internationalen Dimension vgl. Kühl (1997 a).

6 Dem 1927 gegründeten Institut, Teil der renommierten Kaiser-Wilhelm-Gesellschaft, folgten zahlreiche weitere Institutsgründungen. Vgl. hierzu sowie zu den Stationen der Institutionalisierung Fangerau/Noack (2006), S. 229 ff.

7 Die Theorie einer „falschen Auslese" durch den Krieg, in welchem die „wertvollsten" Bevölkerungsteile in den Kampfhandlungen starben, während die „minderwertigen" in der Heimat überlebten, popularisierte die Eugenik nach dem Ersten Weltkrieg zusätzlich.

8 Während die katholische Kirche aus prinzipiellen Überlegungen eugenische Maßnahmen als Eingriff in die göttliche Autorität mehrheitlich ablehnte, waren in der evangelischen Kirche eugenische Gedanken verbreitet und mit der 1931 in Treysa stattfindenden Fachkonferenz für Eugenik des Central-Ausschusses der Inneren Mission institutionell verankert. Vgl. Sandner (2006); Kühl (1997 b).

9 Vgl. Labisch (2002).

10 Den Höhepunkt dieser Vorstöße bildete 1932 der preußische Gesetzentwurf zur Sterilisation „Erbkranker", an den, wenn auch bezüglich des Zwangscharakters erheblich modifiziert, die nationalsozialistische Gesetzgebung anknüpfte. Vgl. Bock (1986), S. 51 ff.; Weingart/Kroll/Bayertz (1992), S. 294 ff.

in psychiatrischen Anstalten ihre Machträume zur Durchführung von Zwangssterilisationen[11] und begann eine Wohlfahrtspolitik unter dem zunehmenden Druck enger werdender ökonomischer Spielräume die Lebensgestaltung der für „minderwertig" Erklärten stetig einzuengen.[12] Dass es Menschen gab, die durch ihre physischen oder psychischen Einschränkungen oder aufgrund ihrer Lebensführung einen geringeren „Wert" besaßen als andere, war dabei eine kaum hinterfragte und gesellschaftlich akzeptierte Grundvorstellung.

3 Die Zwangssterilisationen im Nationalsozialismus

Mit dem „Gesetz zur Verhütung erbkranken Nachwuchses" vom 14. Juli 1933,[13] das am 1. Januar 1934 in Kraft trat, wurde die Auslese der „Minderwertigen" zur staatspolitischen Zielvorstellung.[14] Die zuständigen Instanzen des Gesundheits- und Sozialapparates sowie der juristischen und medizinischen Elite begannen daraufhin mit einer durchorganisierten Selektion des „Volkskörpers" und der Sanktionierung der „für die menschliche Gemeinschaft völlig wertlos[en] Individu[en]".[15] Die Gruppe derjenigen, die seit Mitte der 1930er Jahre gesetzlich verpflichtet waren, die potentiell zu Sterilisierenden durch entsprechende Anzeigen beim Amtsarzt zu melden, umfasste die unterschiedlichsten Gesundheitsberufe. Als Antragsteller und „Ermittlungsinstanzen" traten Anstaltsleiter, verbeamtete Ärzte in den kommunalen Gesundheitsbehörden und Fürsorgerinnen auf.[16] Die in den Blick geratenen Menschen waren demzufolge insbesondere Patienten in psychiatrischen Anstalten – hier vor allem die „leichten Fälle" – sowie Empfänger wohlfahrtsstaatlicher Leistungen und ihre Familien.[17] Daneben fielen komplette Gruppen, wie Hilfsschüler, unter das Credo der eugenischen Utopie.

Wurde eine Anzeige gestellt, mussten sich die Betroffenen einer amtsärztlichen Begutachtung und bei der Diagnose „angeborener Schwachsinn" einem Intelligenztest unterziehen. Der anschließende Prozess fand vor neu entstandenen „Erbgesundheitsgerichten", die den Amtsgerichten angegliedert waren, statt.[18] Hier hatten sie sich dem aus zwei Medizinern und einem, den Vorsitz führenden, Juristen bestehenden Gericht zu präsentieren, erneut ihre Intelligenz prüfen zu lassen und ihre soziale Brauchbarkeit unter Beweis zu stellen. Ein solches Verfahren, in dem die ärztliche Analyse zumeist ungeprüft übernommen wurde, dauerte im Durchschnitt zehn bis fünfzehn Minuten; das anschließende Urteil war (rechts-)verbindlich.[19] Berufung konnte bei den

11 Vgl. Schmacke et al. (1984), S. 19–24; Bock (1986), S. 48.

12 Vgl. Loheim (1991).

13 Vgl. hierzu auch: Gütt/Rüdin/Ruttke (1936); Kaiser/Nowak/Schwartz (1992), S. 126 ff.

14 Dabei waren die einzelnen Maßnahmen des Gesetzes und seiner Ausführungsbestimmungen auch unter Eugenikern oder überzeugten Nationalsozialisten nicht immer unumstritten, vgl. Bock (1986), S. 80, 98 ff., 289 ff.

15 So das Urteil eines Mediziners in einer Erbgesundheitsgerichtsakte des Hauptgesundheitsamtes Hamburg über einen Mann, dem „moralischer Schwachsinn" attestiert wurde, zitiert nach Brücks (1988), S. 105.

16 Zum Folgenden vgl. Vossen (2005).

17 Vgl. u. a. Ayass (2005).

18 Nach Bock gab es 1936 205 Sterilisationsgerichte und 18 Sterilisationsobergerichte im „Deutschen Reich". Vgl. Bock (1986), S. 198 f.

19 Die Vererbbarkeit der diagnostizierten „Störungen" galt dabei fast immer als bewiesen, selbst wenn keinerlei Symptomhäufung oder familiäre Belastungen nachgewiesen werden konnten. In diesen Fällen argumentierte man mit „rezessiven" Anlagen. Vgl. Bock (1986), S. 327 ff.

„Erbgesundheitsobergerichten" eingelegt werden; bestätigten auch sie den Beschluss, war der Sterilisation kaum mehr zu entgehen.

Die Betroffenen versuchten, sich auf vielfältige Weise gegen das „Erbgesundheitsverfahren" und den Sterilisationsbeschluss zur Wehr zu setzen. Institutionelle Schritte waren hierbei, sich vor Gericht gegen die unterstellte Diagnose zu verwahren, Leumundszeugen, insbesondere Familienmitglieder, beizubringen, Beschwerde gegen das Urteil einzulegen oder Wiederaufnahmeverfahren zu beantragen. Schließlich blieb die Möglichkeit, sich physisch der Gerichtsvorladung und dem Eingriff zu entziehen, Versuche, die mit Polizeigewalt beantwortet wurden.[20] Die Operationen,[21] welche bei zu sterilisierenden schwangeren Frauen auch häufig zu einer Zwangsabtreibung genutzt wurden,[22] fanden in regional ausgewählten Krankenhäusern mit Hilfe des regulären medizinischen Personals statt. Während des Eingriffs oder an dessen Folgen starben mehrere hundert männliche und über 5.000 weibliche Patienten; hinzu kommt eine unbekannte Zahl von Suiziden.[23]

Wie sehr diese Verfahren dabei als stigmatisierend galten, zeigen offizielle Anweisungen, wie die des Reichsjustizministers 1937, in der aus Gründen des „Ehrenschutzes" eine öffentliche Verhandlung von „Erbgesundheitsverfahren" untersagt wurde, oder Propagandamaßnahmen, die darauf hinwiesen, dass sich unter den „Erbkranken" auch „sittlich und geistig Vollwertige" befinden würden, welchen man nicht mit Spott begegnen dürfe. „Dass ‚erbkrank zu sein an und für sich keine Schande bedeutet, dass es aber gegen die Sittenauffassung des Nationalsozialismus verstößt, krankes Erbgut weiterzugeben', wurde zu einem gängigen Motiv von Proklamationen und Erlassen der Partei und Regierung".[24]

Nach der erfolgten Sterilisation unterlagen die Betroffenen weiteren Restriktionen. Diese bestanden sowohl im Versagen höherer Bildung als auch im Ausschluss von familienpolitischen Leistungen wie „Ehestandsdarlehen", vor allem aber, und in seinen Auswirkungen auf die Opfer besonders schwerwiegend, in dem Verbot, nicht sterilisierte, „erbgesunde" Partner zu heiraten.[25] In der Logik des nationalsozialistischen Staates hatten die Zwangssterilisierten als Menschen mit „minderwertigem" Erbgut ein Opfer für das Volksganze zu bringen, das den Verzicht sowohl auf eigene Nachkommenschaft beinhaltete als auch auf die Bindung mit „erbgesunden" Menschen, welche im Sinne positiver Eugenik ihrerseits aufgefordert waren, sich möglichst zahlreich fortzupflanzen.

20 Die Anzahl der Beschwerden variierte dabei in den unterschiedlichen Regionen. Vergleichsweise hoch war sie 1934 in katholischen Gebieten (München: 24%), niedriger dagegen in protestantisch geprägten Regionen (Hamburg: 13%, Kiel: 5%). Etwa 25% der Betroffenen gingen ab 1937 (1934: 15,2%, 1936: 30,5%) beim Erbgesundheitsobergericht Hamm in Revision, in etwa 18,2% der Fälle wurde das Urteil der ersten Instanz aufgehoben. Auch der Einsatz polizeilicher Gewalt unterschied sich je nach konfessioneller Prägung einer Region. 1934 lag der Reichsdurchschnitt bei etwa 8%. Die Zahlen nach Bock (1986), S. 280f.; Vossen (2005), S. 96.

21 Seit 1936 erlaubt, wurden v.a. ab 1939 bei Frauen verstärkt Röntgensterilisationen vorgenommen. Vgl. Bock (1986), S. 375.

22 1935 wurden Abtreibungen aus eugenischen Gründen – offiziell von der Einwilligung der Schwangeren abhängig – bis zum Ende des sechsten Schwangerschaftsmonats gesetzlich zugelassen. Nach Bock lässt sich die Zahl der Zwangsabtreibungen aufgrund fehlender Dokumentation kaum ermitteln. Sie schätzt die Zahl der rassenhygienischen Abtreibungen auf etwa 30.000. Vgl. Bock (1986), S. 382ff.; Gütt/Rüdin/Ruttke (1936), S. 99ff.

23 Vgl. Bock (1986), S. 380f.

24 Bock (1986), S. 282f.; Weingart/Kroll/Bayertz (1992), S. 513ff.

25 Bock (1986), S. 100ff.; Neppert (1993), S. 17f.; Ganssmüller (1987), S. 132ff.

4 Zum Umgang mit den Zwangssterilisationsverbrechen und ihren Opfern nach 1945

Nach 1945 fanden weder die Bundesrepublik noch die DDR zu einer deutlichen Abgrenzung von der nationalsozialistischen Eugenik oder zu einer Rehabilitation der Opfer.[26] Auch aufgrund der Haltung der Alliierten, welche, wie insbesondere die USA, eigene eugenische Strömungen oder (Zwangs-)Sterilisationsgesetze kannten und das „Erbgesundheitsgesetz" nicht prinzipiell ablehnten,[27] wurde seine Gültigkeit nach dem Zusammenbruch des „Dritten Reichs" uneinheitlich geregelt. Während das „Gesetz zur Verhütung erbkranken Nachwuchses" in der sowjetischen Besatzungszone und in Bayern aufgehoben und in Württemberg-Baden und Hessen ausgesetzt wurde, kam es in den übrigen Gebieten der westlichen Besatzungszonen lediglich zu einer Auflösung der „Erbgesundheitsgerichte". Nachdem über Jahrzehnte das Gesetz nach offizieller Lesart als nicht spezifisches NS-Unrecht galt, setzte es der Deutsche Bundestag 1974 förmlich außer Kraft und ächtete die Zwangssterilisationen 1986 und 1994. Die Sterilisationsurteile selbst wurden erst 1998 aufgehoben.[28]

Analog zur Entwicklungsgeschichte des „Erbgesundheitsgesetzes" fanden auch die Bemühungen der Zwangssterilisierten um „Wiedergutmachungsleistungen"[29] wenig politisches und gesellschaftliches Gehör. Dass dabei andere Opfergruppen des „Dritten Reichs" die Einbeziehung der Zwangssterilisierten in „Wiedergutmachungsregelungen" ebenfalls ablehnten,[30] macht die anhaltenden stigmatisierenden Zuschreibungen deutlich, welche den Betroffenen auch nach 1945 anhafteten. Die abschließenden Beratungen des Bundesentschädigungsgesetzes (BEG) schlossen sie Anfang der 1960er Jahre explizit von jeglichen Leistungen aus;[31] das Bundesfinanzministerium formulierte, eine Entschädigung von „Geisteskranken, Schwachsinnigen und schweren Alkoholikern", unter welche es die Mehrheit der Zwangssterilisierten subsumierte, sei nicht zu vertreten. In der vorausgegangenen Expertenanhörung saßen als Sachverständige hohe Vertreter der NS-Eugenik wie Werner Villinger, die mit ihrer Verteidigung des „Erbgesundheitsgesetzes" und der Ablehnung jeglicher finanzieller Leistungen für die Betroffenen auch Forderungen nach einem

---

26 Zum Themenkomplex „Vergangenheitsbewältigung" allgemein z. B. Frei (2003, 2005); König (1997).

27 Vgl. Kühl (1997a), S. 102. – In der Folge wurde das „Gesetz zur Verhütung erbkranken Nachwuchses" von den Kontrollratsgesetzen weder aufgehoben noch außer Kraft gesetzt. Vgl. Scheulen (2005).

28 Vgl. Bock (1986), S. 244 f.; Kramer (1999), S. 210 ff.; Scheulen (2005), S. 213 ff. – Dabei betont Scheulen, dass das „Erbgesundheitsgesetz", da es nicht für nichtig erklärt wurde, bis heute „Bestandteil der objektiven Rechtsordnung" ist. Eine Nichtigkeitserklärung des Gesetzes, die in den letzten Jahren immer wieder von der Selbsthilfeorganisation der Betroffenen, dem BEZ, gefordert wurde, wird bisher regierungspolitisch stets abgelehnt. Am 24.05.2007 ächtete der Bundestag nun auch das Gesetz und erklärte es zum nationalsozialistischen Unrecht.

29 Zu „Wiedergutmachungsleistungen" für Opfer des Nationalsozialismus insgesamt vgl. Goschler (2005).

30 Vgl. Goschler (2005), S. 77 ff.; Hockerts (2001), S. 200.

31 Die einzigen Möglichkeiten für Betroffene seit den 1950er Jahren Leistungsansprüche geltend zu machen, bestanden, wenn sie nachweisen konnten, aus „rassischen", politischen oder religiösen Gründen verfolgt oder ohne entsprechendes Verfahren sterilisiert worden zu sein. In der hinter dieser Politik stehenden Auffassung zeigt sich erneut die nach wie vor bestehende Überzeugung von der prinzipiellen Rechtmäßigkeit der NS-Eugenik. Vgl. hierzu Surmann (2005).

neuen Sterilisationsgesetz verbanden.[32] Villinger betonte die Rechtmäßigkeit der damaligen Verfahren dabei auch mit dem Hinweis, es seien

> „die erdenklichsten Anstrengungen gemacht worden [...], mit diesen Kranken und Abartigen selber und mit ihren Angehörigen zu sprechen, so eingehend zu sprechen, dass auch sämtliche Familienmitglieder alles vorbringen konnten, was sie auf dem Herzen hatten."[33]

Obwohl in den politischen Beratungen der 1960er Jahre auch Stimmen laut wurden, welche die durch den Eingriff erfolgte Entwürdigung der Betroffenen betonten, konnten diese sich nicht durchsetzen.[34] Erst seit den 1980er Jahren werden – auch aufgrund zahlreicher regionaler Initiativen und einem gewachsenen Bewusstsein gegenüber den bislang ausgegrenzten NS-Opfergruppen – den Zwangssterilisierten Einmalzahlungen und geringe laufende Leistungen nach dem Allgemeinen Kriegsfolgegesetz (AKG)[35] ohne Rechtsanspruch gewährt.[36] Eine förmliche Anerkennung als NS-Verfolgte fand bis heute nicht statt.

Weisen bereits die hier skizzierten rechtlichen und monetären Entwicklungslinien auf einen problematischen Umgang mit den Opfern der Zwangssterilisationen im allgemeinen sowie auf ideologische Kontinuitäten in Bezug auf eugenische Vorstellungen und weiter bestehende Vorbehalte gegenüber den Betroffenen im besonderen hin, so zeigen die Wiederaufnahmeverfahren von „Erbgesundheitsprozessen" wie unter einem Brennglas die ungebrochene Auffassung von der Rechtmäßigkeit medizinisch legitimierter staatlicher Eingriffe in das Lebensgestaltungsrecht von Individuen und die Aufrechterhaltung eines insbesondere von Medizinern getragenen Definitionsanspruchs eines „richtigen Lebens".

Die Wiederaufnahmeverfahren waren durch eine entsprechende Verordnung vom 28. Juli 1947[37] lediglich in der britischen Besatzungszone möglich. Hier konnten Zwangssterilisierte analog zu den im Nationalsozialismus üblichen institutionellen und verfahrensrechtlichen Bedingungen die im „Erbgesundheitsgesetz" selbst vorgesehene Möglichkeit der Wiederaufnahme von abgeschlossenen Verfahren zur Überprüfung ihres individuellen Urteils nutzen. Institutionell waren die – ebenfalls mit zwei Ärzten und einem vorsitzenden Richter besetzten – Entscheidungsinstanzen erneut den

32 Zum Gang der Argumentation vgl.: Neppert (1997); Goschler (2005), S. 273 ff. Zur Karriereentwicklung der Rassenhygieniker in der Bundesrepublik vgl. Kühl (1997 a), S. 176–181.

33 Zitiert nach Goschler (2005), S. 273.

34 Goschler (2005), S. 275 ff.

35 „Für die Betroffenen besaßen die Leistungen nach dem AKG einen geringeren symbolischen Stellenwert, da mit ihnen keine Anerkennung als ‚Verfolgte des Nationalsozialismus' verbunden war – es handelte sich gewissermaßen um eine ‚Entschädigung zweiter Klasse'." Goschler (2005), S. 214.

36 Seit 1980 können Zwangssterilisierte auf Bundesebene eine Einmalzahlung von 5.000 DM erhalten; nach verschiedenen Zwischenregelungen wird seit 1990 zudem eine monatliche Rente von 100 DM (für Heimbewohner in bestimmten Fällen 200 DM), seit 1998 von 120 DM gewährt. 2004 erhöhte sich die Beihilfe auf 100 € monatlich; seit dem 1.1.2006 beträgt sie 120 €. Auf Landesebene gibt es z. T. weitere Regelungen. Vgl. hierzu und zur Entwicklung auch Neppert (1997); Surmann (2005), S. 198–211. Goschler (2005), S. 300 ff. – Daneben ist zum Thema der finanziellen „Wiedergutmachungen" für Zwangssterilisierte und des politischen und bürokratischen Umgangs mit dieser Opfergruppe die kurz vor ihrem Abschluss stehende Dissertation von Henning Tümmers, Jena, zu nennen.

37 VO Bl. Nr. 14.

Amtsgerichten angegliedert, zum Teil verstanden sie sich selbst explizit als „Erbgesundheitsgerichte".[38]

Um die Aufhebung ihres Urteils zu erreichen, mussten die Antragsteller in der Regel jeweils mittels eines fachpsychiatrischen Gutachtens, inklusive Intelligenztests, und ihres Auftretens vor Gericht die Unrechtmäßigkeit der damaligen Entscheidung unter Beweis stellen. Ein vom Gericht angeforderter Auszug aus dem Strafregister sowie die teilweise erfolgte Beibringung von Leumundszeugen ergänzten das Verfahren.

Wurden bis Mitte 1965 über 3.700 Anträge verhandelt, von denen 964 im Sinne der Antragsteller entschieden wurden,[39] so fanden die Verfahren selbst bis Ende der 1980er Jahre nach den gleichen Prinzipien statt. Wie wenig den zu Gericht sitzenden Juristen und Medizinern dabei die Unrechtmäßigkeit des Geschehens und die Perspektive der Betroffenen bewusst war, zeigt die verständnislose Reaktion des Hamburger Gerichts auf Anträge von Frauen, die zu Beginn der 1970er Jahre, in einem Lebensalter, in dem die Wiederherstellung der Gebärfähigkeit kein Argument mehr sein konnte, noch die Aufhebung des Urteils aus grundsätzlichen Überlegungen verlangten. So legt der zuständige Jurist Dr. F. der antragstellenden I. S. nahe, sie solle sich doch, da entsprechende Unterlagen nicht mehr vorhanden seien, die Untersuchung eine Belastung darstelle, in ihrem Alter keine Refertilisierung möglich wäre und aus dem Urteil auch keine Wiedergutmachungsansprüche abgeleitet werden könnten, ihren Antrag auf Wiederaufnahme des Verfahrens noch einmal überlegen. Frau S. antwortet am 13. März 1972:

> „In Beantwortung ihres obigen Schreibens teile ich ihnen mit, dass ich meinen Antrag in vollem Umfang aufrechterhalte. Da ich durch diese Maßnahme für mein ganzes Leben geschädigt wurde und seelisch wie körperlich sehr darunter gelitten habe, möchte ich nunmehr wenigstens das damalige Urteil als nicht gerechtfertigt wissen. Ich bitte sie daher nochmals meinem Antrag statt zu geben."[40]

Bei der Entscheidung über die Aufhebung oder Bestätigung eines „Erbgesundheitsurteils" waren erneut Kriterien der Intelligenz und einer eindeutig von bürgerlichen Normvorstellungen geprägten, diffusen „Lebensbewährung", auf welche immer wieder Bezug genommen wird, maßgeblich. So meint das psychologische Fachgutachten[41] über den 1925 geborenen und 1943 wegen „angeborenen Schwachsinns" zwangssterilisierten Arbeiter G. T.

> „Der Proband ist auch sozial nicht gut angeordnet, er ist unsauber und unordentlich, auch seine praktischen Fähigkeiten liegen sicher nicht höher als das sonstige Intelligenzniveau, so dass sich keine Umstände ergeben, die eine nochmalige Prüfung des Sachverhaltes for-

38 Vgl. z. B. Amtsgericht Hamburg-Mitte, 59 XIII 3/62. Die Britische Militärregierung lehnte die Bezeichnung „Erbgesundheitsgerichte" ab. Im OLG-Bezirk Celle lautete die offizielle Bezeichnung der Gerichte: „Amtsgericht – Abteilung für Wiederaufnahmeverfahren in Erbgesundheitssachen", Kramer (1999), S. 214 f.

39 Vgl. Scheulen (2005), S. 216; Bock (1986), S. 244 f.

40 Amtsgericht Hamburg-Mitte, 59 XIII 1/72.

41 Die Gutachten in den Hamburger Verfahren wurden in den meisten Fällen von Ärzten der Universitätsklinik Eppendorf unter der Leitung von Prof. Bürger-Prinz durchgeführt, welcher im Nationalsozialismus eine wichtige Rolle in der Zwangssterilisationspolitik in Hamburg gespielt hatte. Vgl. hierzu sowie zu weiteren Karrierekontinuitäten in Hamburg: Romey (1988): Zu Recht verfolgt?, S. 231; Van den Bussche/Pfäfflin/Mai (1991), S. 1364 ff.

> dern [...]. Insbesondere erscheint unseres Erachtens die Aufhebung des derzeitigen Sterilisationsbeschlusses nicht geboten."

Das Gericht lehnte dem Gutachten gemäß den Antrag auf Aufhebung des Urteils ab.[42] Im Falle der 1916 geborenen und 1935 wegen „angeborenen Schwachsinns" zur Sterilisation verurteilten A. K. kommt das Gutachten zu dem Ergebnis:

> „Nach der glaubhaft vorgetragenen Vorgeschichte und den jetzt erhobenen Befunden wird man davon ausgehen müssen, dass es sich bei Frau K. um eine hochgradig affekterregbare, sog. affekt-debile Minderbegabte aus sozial schlechtem Milieu gehandelt hat. Sie hat es in jüngeren Jahren offensichtlich an eigenkritischer Steuerung fehlen lassen. Das Ausmaß der daraus resultierenden psychischen Abartigkeit hat im Jahr 1944 eine Entmündigung wegen Geistesschwäche zur Folge gehabt. Eine Konsolidierung der Gesamtpersönlichkeit ist mit fortschreitendem Alter ohne Zweifel erfolgt [...]. Frau K. ist jetzt, unter den gegebenen Umständen einer offenbar guten Ehe und eines sozial gesicherten Lebens durchaus in der Lage, den an sie gestellten Anforderungen nachzukommen und im Rahmen ihres sozialen Niveaus selbstständig zu handeln."

Das Gerichtsurteil folgte auch hier der Argumentation und Logik des Gutachtens – „Die Antragstellerin konnte die ihr im Termin [...] gestellten Fragen klar beantworten. Sie machte einen frischen und sauberen Eindruck." – und gab dem Antrag auf Aufhebung des Sterilisationsbeschlusses statt.[43]

Wie beliebig der Maßstab der „Lebensbewährung", der letztendlich immer wieder auf das Intelligenzniveau rekurrierte, und des daraus abzuleitenden Beschlusses sein konnte, wird im Verfahren der 1934 wegen „erblichen Schwachsinns" sterilisierten E. W. deutlich. Zwar wird ihr, die mehrfach verheiratet war und vor ihrer Sterilisation zwei uneheliche Kinder geboren hatte, im psychologischen Gutachten im gewissen Umfang eine Lebensbewältigung beschieden:

> „Zumindest in den letzten Jahren scheint die Prob. in der Lage gewesen zu sein, ihren sehr begrenzten Lebenskreis zu überschauen. Jedoch liegt hierin vom ärztlichen Standpunkt aus kein ausreichender Grund, eine Wiederaufnahme des Verfahrens zu veranlassen."

Das am 15. Januar 1963 erfolgende Urteil des Hamburger Amtsgerichts teilt diese Einschätzung und entscheidet, den Antrag der Zwangssterilisierten abzulehnen:

> „Bei der Antragstellerin handelt es sich um eine schwere intellektuelle Minderbegabung. Aus ihrem Auftreten ergibt sich das typische Bild einer kritikschwachen Frau, was besonders in der Überschätzung der eigenen Person zum Ausdruck kommt."[44]

Dem 1943 wegen „angeborenen Schwachsinns" sterilisierten Arbeiter H. S. attestiert die ärztliche Anamnese, welche ihm das Intelligenzniveau eines Elfjährigen bescheidet, ebenfalls:

---

42 Amtsgericht Hamburg-Mitte, 59 XIII 1/59.
43 Amtsgericht Hamburg-Mitte, 59 XIII 5/59.
44 Amtsgericht Hamburg-Mitte, 59 XIII 7/61.

> „Trotz der sozial guten Bewährung können wir uns im Hinblick auf den niedrigen Intelligenzstatus nicht entschließen, eine Wiederaufnahme des Verfahrens zu befürworten."

Das Gericht kann sich in seiner Beurteilung ebenfalls nicht dazu entschließen:

> „Der Antragsteller machte im Termin vom 1.2.1960 einen ungewöhnlich stumpfen Eindruck. Klare Antworten waren von ihm kaum zu erhalten. Trotzdem der Antragsteller beim Strom- und Hafenbau beschäftigt ist, war ihm nicht bewusst, dass das Gewässer, an und auf welchem sich seine Beschäftigung befindet, die Elbe ist, wobei das hier erkennende Gericht nicht beabsichtigt negativ zu bewerten, dass der Antragsteller Hamburg noch nicht ein einziges Mal verlassen hat. Irgendwelche Interessen geringster geistiger Art hat der Antragsteller offensichtlich nicht."

Hier treffen Lebenswelten aufeinander, wobei Herr S. nicht gewillt ist, das Urteil und die ihm zugrunde liegenden Bewertungsmaßstäbe zu akzeptieren. Er legt Beschwerde ein, in der er ebenso die genetische Logik zu durchkreuzen versucht, wie er sich gegen die Verfahrensbedingungen verwahrt:

> „Wenn ich aber in der Schule nicht besonders war, so war meine Frau eine der besten in der Klasse. Sie ist auch nicht sitzen geblieben. Und es handelt sich doch um beide. Denn meine Frau soll das Kind doch austragen. Denn wenn man ein Kind hat braucht es, es ja nicht alles vom Vater erben sondern auch von der Mutter. [...] Das ich im Termin am 1. Februar 1960 einen ungewöhnlichen Eindruck machte ist ja schließlich kein Verbrechen, denn wer macht schon einen schönen Eindruck, wenn er zu Behörde vorgeladen wird. Das klare Antworten kaum zu erwarten waren liegt nur an die Angestellten denn wenn die Angestellten die Fragen so schnell runterrasseln das ich kaum mitkommen kann. Ich hatte noch nicht einmal eine Frage bis zum Schluss beantwortet, da bekam ich schon die nächste. [...] Hoffentlich wird es bei mir gemacht, denn meine Frau ist sehr kinderlieb. Es wäre das schönste Geburtstagsgeschenk meiner Frau, wenn es bei mir gemacht werden würde."

Das hanseatische Oberlandesgericht weist seine Beschwerde im November 1960 letztinstanzlich zurück; er hat die Verfahrenskosten von 500 DM zu tragen. Kurz darauf erreicht die Justiz ein weiterer Brief von H. S., in dem er erneut gegen seine Beurteilung protestiert und die medizinische Deutungshoheit in Frage stellt:

> „Wieso liegen meine Leistungen erheblich unter dem Durchschnitt im Gegenteil ich mache vieles, was andere nicht machen können. [...] Der Schwachsinn ist nicht etwa erblich oder erworben, sondern ich bin überhaupt nicht schwachsinnig. Ich möchte also bitten, die Sache noch einmal in die Hand zu nehmen, und zu überprüfen andernfalls bitte ich Sie mir mitzuteilen wo ich mich weiter beschweren kann. Ich meine beim nächsten Gericht. Dass lasse ich mir nicht gefallen, dass ich schwachsinnig sein soll ..."

Die Akte endet mit dem Brief seiner Ehefrau, die ähnliche Argumente ins Feld führt und schließlich auf die Kontinuitäten zur gewaltsamen Sterilisation im Nationalsozialismus hinweist: „Mein Mann lässt sich das nicht so einfach gefallen. Denn im März 1943 wurde er auch nicht danach gefragt."[45]

45 Amtsgericht Hamburg-Mitte, 59 XIII 7/59.

Die der Logik der NS-Eugenik weitgehend verhafteten[46] Wiederaufnahmeverfahren setzten die Herabwürdigung[47] und Stigmatisierung der Zwangssterilisierten fort. Wurde prinzipiell davon ausgegangen, dass die Urteile im „Dritten Reich" zu Recht erfolgt waren, so hatten die Betroffenen im Einzelfall das Gegenteil zu beweisen. Dabei mussten sie in zweitägigen psychologischen Untersuchungen und vor Gericht ihre Lebensentwürfe an fremden Maßstäben und vor dem Hintergrund einer strukturellen bürgerlichen Arroganz messen lassen. Akzeptierten sie diese nicht, wurde ihnen eine „mangelnde Einsichtsfähigkeit" oder „Selbstüberschätzung" attestiert. Konnten sie diesen Maßstäben nicht gerecht werden, wurde eine Aufhebung des Urteils abgelehnt; konnten sie eine Aufhebung erreichen, so waren damit keinerlei „Wiedergutmachungsansprüche" verbunden.

5 Die Perspektive der Betroffenen

Der Versuch, die Wahrnehmungen der Betroffenen bezüglich der an ihnen durchgeführten Zwangssterilisation und des weiteren Umgangs mit ihnen zu skizzieren, stößt an Grenzen. Von den methodischen Problemen einer Auswertung zahlreicher Selbstzeugnisse und Ego-Dokumente[48] und dem Fehlen grundlegender medizinischer Untersuchungen über die Folgen der Sterilisationen einmal abgesehen, liegen diese Grenzen in den über 400.000 individuellen Persönlichkeiten mit unterschiedlichen Sozialisationsbedingungen und Lebensentwürfen, welche den Umgang mit den Zwangsmaßnahmen maßgeblich bestimmen konnten, begründet. Wirft man im Bewusstsein dieser Begrenztheit des Unterfangens dennoch einen Blick in die Äußerungen der Betroffenen,[49] so finden sich trotz aller Individualität eine Reihe von Gemeinsamkeiten, die eine Skizzierung wesentlicher Elemente ihres Blickwinkels erlauben.

Bereits Aufzeichnungen, die im Vorfeld oder im Rahmen der „Erbgesundheitsprozesse" die Perspektive der Betroffenen aufgreifen, deuten die trau-

---

46 Vgl. auch die 1963 erfolgte Abweisung des Wiederaufnahmeantrages des – laut fachärztlicher Stellungnahme erblich belasteten – erblindeten H. F. Amtsgericht Hamburg-Mitte, 59 XIII 2/62.

47 Wie sehr die psychologische Begutachtung von den Betroffenen z. T. als Belastung und Beschämung empfunden wurde, lässt der Bericht der Gutachterin über L.-L. M. erahnen: „Die Untersuchte gab sich höflich und arbeitete gut mit. Affektiv der Situation durchgehend angepasst, war sie nur bei für sie schwierigen Testfragen einmal tränennahe." Amtsgericht Hamburg-Mitte, 59 XIII 1/62. Im Falle der B. K. heißt es im Gutachten: „Zu erwähnen wäre allerdings, dass sie versuchte, ihr peinlich erscheinende Faktoren aus ihrem Leben abzudecken." Amtsgericht Hamburg-Mitte, 59 XIII 3/64.

48 Zum Begriff und Konzept der Ego-Dokumente vgl. Schulze (1996). Der Begriff „Ego-Dokumente" geht dabei über den der Selbstzeugnisse (Tagebücher, Briefe etc.) hinaus, indem er auch Fremdbeschreibungen über Individuen (Prozessakten etc.) als Quellengrundlage nimmt.

49 Die im Folgenden wiedergegebenen Aussagen wurden nur an wenigen Stellen der neuen Rechtschreibung angepasst, ansonsten wortwörtlich, auch mit grammatikalischen Fehlern, übernommen. Dies soll dabei in keiner Weise zu einer Bloßstellung der Schreibenden führen, sondern vielmehr auf die großen Mühen und Überwindungen hinweisen, die viele Betroffenen die formale Auseinandersetzung mit den Behörden kostete.
Die Quellengrundlage dieser „Perspektivität" ist breit angelegt. Dabei sind zu den einzelnen Quellen jeweils spezifische quellenkritische Überlegungen zu beachten. Während beispielsweise Wiederaufnahmeanträge auch argumentative Strategien enthalten mögen, sind bei den Aussagen in den psychologischen Gutachten die besonderen Umstände der „Befragung" sowie die Tatsache der wertenden Wiedergabe der Aussagen durch Dritte zu beachten. Die Briefe an den BEZ wiederum haben häufig den Charakter von „Aussprachen" nach oftmals langem Schweigen.

matisierende Wirkung der Eingriffe, die familiäre Betroffenheit, aber auch, soweit von Außenstehenden über die Reaktionen berichtet wird, die Distanz und fehlende Empathie der Umwelt an. So im Bericht einer Hamburger Sonderschulpädagogin:

> „Die Mädchen waren 14–15 Jahre alt, als sie zuerst von der beabsichtigten Sterilisation erfuhren. Von da an war kein richtiges Arbeiten mit ihnen mehr möglich, da sie von der zu erwartenden Operation so aufgeregt wurden, dass immer wieder erregte Unterhaltungen untereinander und mit der Lehrerin stattfanden. Es dauerte fast ein Jahr, bis die ersten Schülerinnen operiert wurden, bis dahin lebten alle in fortwährender Spannung. Jetzt, nach über zwei Jahren, kommt die Klasse noch nicht zur Ruhe. [...] Der früher für die Oberklasse vorgesehene Unterricht in Säuglingspflege stieß auf Widerstand und konnte erst im letzten Vierteljahr ganz allmählich durchgenommen werden. Die Wirkung auf die einzelnen Mädchen ist verschieden: die wenigsten nehmen es gelassen hin, die meisten kommen sich degradiert vor, sind z. T. sehr bedrückt, z. T. heftig erregt und sind keinem Trost und keinen Vernunftsgründen zugängig.“[50]

Ein wesentlicher Kristallisationspunkt der Opferperspektive ist die unterstellte „Minderwertigkeit“, gegen welche die Betroffenen mannigfaltig protestierten. Dabei blieben sie – auch, weil sie sich vor dem Hintergrund einer jegliche staatspolitische Kritik sanktionierenden Diktatur argumentativ innerhalb enger Grenzen einer grundsätzlich nicht in Frage zu stellenden „Volksgesundheit“ bewegen mussten – zumeist der Logik der „Erbgesundheitspolitik“ verhaftet. Sie versuchten folglich, sich individuell gegen die Unterstellungen zur Wehr zu setzen, bei zumeist impliziter Anerkennung von Kategorien unterschiedlicher „Wertigkeit“ und der Sterilisationspolitik insgesamt.[51] Diese grundsätzliche ideologische Akzeptanz verstärkte wiederum, so lässt sich vermuten, die Wahrnehmung der eigenen Stigmatisierung. Denn nun fand man sich einer als „minderwertig“ deklarierten Bevölkerungsgruppe – deren Vorhandensein und normative Zuschreibung man prinzipiell anerkannte – zugeordnet.

Wie sehr das Urteil und der Zwangseingriff als tiefgehende Kränkung empfunden werden, kommt in zahlreichen Aussagen von Betroffenen und ihren Angehörigen, welche im Sinne des Erblichkeitsdogmas grundsätzlich mitbelastet waren, zum Ausdruck. Immer wieder werden dabei die sozialen Bewertungsmaßstäbe der „Erbgesundheitsgerichtsverfahren“ – insbesondere die der Diagnose „Schwachsinnigkeit“ – in Frage gestellt und demgegenüber auf eine erfolgreiche Lebensführung verwiesen. So verwahrt sich Theresia S. dagegen,

> „dass Sie mich als armes Geschöpf zur Unfruchtbarmachung zwingen wollen. Dieses ist für die armen Leute Gesetz und nicht für die reichen, die wirklich erblich belastet sind [...] Ich bin seit ich zehn Jahre alt war, in der Fremde und verdiene seit dieser Zeit mein Brot selbst

50 StaHH, Oberschulbehörde VIFo.D.,F.IX2/1BD1,FXXIIe2/2, Bd. 2, zitiert nach: Rothmaler (1988), S. 114 f.

51 Auch eine Solidarität innerhalb der Gruppe der Betroffenen kam selten zustande, so versuchten sich beispielsweise körperlich Behinderte oder auch Alkoholiker mit ihren Interessensverbänden gegen die Gleichsetzung mit „Idioten“ zu verwahren. Eine Sterilisation letzterer wurde dabei durchaus befürwortet. Dennoch sieht Gisela Bock in den mannigfaltigen Protesten gegen die Sterilisation grundsätzliche Positionierungen gegen staatliche Zwangseingriffe und Kategorien des menschlichen „Wertes“. Bock (1986), S. 280; 288 f.

> bis heute, denn ich war teils in der Landwirtschaft, teils in guten Häusern und Stellen, bin Näherin von Beruf, bin bis heute überall mitgekommen, und so werde ich die Unfruchtbarmachung an mir als großes Verbrechen und als eine Ungerechtigkeit die seinesgleichen sucht betrachten. Nicht bloß ich und die ganze Familie, sondern die ganze Verwandtschaft stellt dies als ungerechten Beschluss hin von seiten der Herren Ärzte. Ich glaube bestimmt, wenn die Herren mitgemacht hätten, was ich in den Kinderjahren, so wäre ihr Urteil anders, denn ich war als Kindermädchen in erster Stellung, musste sofort nach der Schule mit aufs Feld bis zum späten Abend, bei Licht sollte ich noch Schulaufgaben machen, todmüde [...] Ich lege Ihnen also klar, dass ich nicht schwachsinnig, sondern bloß arm bin, nicht erblich belastet mit keiner Krankheit, sondern bloß gedrückt und schickaniert [...] Wäre es nicht besser, wenn armer Leute Kind sofort ertränkt würde."[52]

Auch die Befürchtung, durch den Eingriff und die unterstellte erbliche Belastung gegenüber der Umwelt stigmatisiert zu sein, äußern die Betroffenen wiederholt. Der Handwerksmeister Franz W. weist in seiner umfangreichen Beschwerde an das Erbgesundheitsobergericht Hamm gegen seinen Sterilisationsbeschluss am Ende seiner Ausführungen auf einen für ihn „bedeutsamen Punkt" hin:

> „Meine 11 gesunden Kinder haben einen Rechtsanspruch darauf, dass sie nicht in ihrer Zukunft und Lebensexistenz durch Maßnahmen geschädigt werden [...]. In einem so kleinen Ort wie M. lässt es sich auf die Dauer nicht verheimlichen, [dass] ich unfruchtbar gemacht worden bin wegen angeblicher Erbkrankheit. Das sickert doch allmählich in die breitere Öffentlichkeit, und dann sind meine Kinder als erblich belastet abgestempelt und in ihrer Zukunft nicht nur bezügl. Familiengründung, sondern auch in manchen anderen Dingen schwerstens benachteiligt."[53]

Nach 1945 ändern sich die Quellen bezüglich der Wahrnehmungen der Betroffenen nicht. Das zentrale Merkmal bleibt die durch den Zwangseingriff und das vorausgegangene Verfahren hervorgerufene Verletzung des Selbstwertgefühls, die sich in den unterschiedlichsten Schilderungen und Anamnesen wiederfindet. Bedingt durch die Tatsache, dass die Zwangssterilisationen staatlich organisiert und gesellschaftlich weitgehend akzeptiert waren und es nach 1945 zu keiner öffentlichkeitswirksamen Abgrenzung, sondern vielmehr in Form von zumeist prinzipiell abgelehnten „Wiedergutmachungsforderungen" und rechtstaatlichen Wiederaufnahmeverfahren sowie einer weitgehend nicht hinterfragten medizinischen Deutungshoheit über pathologische Eigenschaften und Verhaltensweisen zu einer jahrzehntelangen Bestätigung der „Erbgesundheitsgerichtsbarkeit" kam, internalisierten die Betroffenen die Urteile und die diesen inhärente Unterstellung eines geringeren individuellen wie gesellschaftlichen „Wertes". Die Folgen waren weit reichend. Jahrzehntelanges Schweigen über die Sterilisationen, zum Teil selbst gegenüber nächsten Angehörigen, gehörte ebenso zu einer Bewältigungsstrategie, wie das Bemühen, im sozialen Umfeld unentdeckt zu bleiben, aus Sorge vor erneuter Ausgrenzung.

52 GA Villingen Nr. 204, zitiert nach Bock (1986), S. 287.

53 Archiv Landschaftsverband Westfalen-Lippe Münster, Bestand Gesundheitsamt Hochsauerlandkreis, zitiert nach Kaiser/Nowak/Schwartz (1992), S. 196 ff.

So berichtet Frau I. W. über ihre zwangssterilisierte Mutter:

> „Auch als Tochter fällt es mir nicht leicht über dieses Unrecht zu sprechen. Wie schwer muss es erst für meine junge Mutter und auch Vater gewesen sein. Es ist das erste Mal das ich mit meinem bzw. meiner Mutter Hausarzt darüber gesprochen habe. Es war immer ein großes Geheimnis für unsere Familie. Uns Kindern haben sie es recht spät erzählt bzw. mitgeteilt. Die Narben hat meine Mutter uns erst vor 4 Jahren beim Baden gezeigt. Es fiel ihr nicht leicht."[54]

In einem Brief an den BEZ schreibt Frau H. B. am 1. April 1987:

> „Jetzt im 66. Lebensjahr möchte ich reden zu lange habe ich mich geschämt u. geschwiegen. 1920 bin ich in Hildesheim unehelich geboren. [...] Ich bin in ein Heim gekommen und bin im Alter von 14 Jahre noch mit anderen Mädchen sterilisiert worden 1934 war das. Ich wusste gar nicht, was ich für eine Krankheit hatte, als ich zum Krankenhaus gebracht wurde, bis ich es dann später begriff. [...] Später habe ich in Nürnberg gearbeitet u. auch geheiratet. Gern hätten wir jetzt Kinder gehabt und habe mein ganzes Leben sehr darunter gelitten u. doch nicht aus Scham nicht darüber gesprochen [...]."[55]

Frau B. F. schreibt am selben Tag in ihrem Brief:

> „Es ist schon so [...], dass man am liebsten nicht darüber sprechen möchte, weil man ja durch die Gewaltanwendung als Mensch zweiten Grades abgestuft worden ist. Aber um eine eventuelle Entschädigung zu erhalten, habe ich mich jetzt überwunden [...]."[56]

Das Gefühl, stigmatisiert zu sein, kommt darüber hinaus auch in dem wiederholt geäußerten Wunsch nach Diskretion im Hinblick auf den Schriftverkehr mit dem BEZ oder offiziellen Behörden zum Ausdruck. So bittet Frau M. S. in ihrem Schreiben an den Bundesfinanzminister, in welchem sie eine finanzielle Entschädigung beantragt:

> „Bitte stellen Sie Ihr Antwortschreiben meiner Tochter [...] zu. Grund [Wort unterstrichen]: Ich möchte vermeiden, dass dieses bittere Erlebnis an die Öffentlichkeit gelangt."[57]

Viele der Betroffenen versuchen in ihren Äußerungen Gründe dafür zu finden, warum sie im Nationalsozialismus zwangssterilisiert wurden. Ein Argumentationsmuster in diesem Zusammenhang ist eine politische Analyse, die in eigener oder familiärer oppositioneller Tätigkeit den Grund für den erfolgten Eingriff sieht. So schreibt Frau G. H. in ihrem 1960 formulierten Antrag an das Amtsgericht Hamburg:

> „Aufgrund einer Anzeige wegen meiner nazigegnerischen Einstellung, wurde ich auf Veranlassung des Erbgesundheitsgerichts Hamburg im Jahr 1935 im Krankenhaus Barmbeck unfruchtbar gemacht."[58]

54 Brief vom 9.12.1991, Aktenordner Verstorbene B, BEZ, Detmold.
55 Brief vom 1.4.1987, Aktenordner Verstorbene B, BEZ, Detmold.
56 Brief vom 1.4.1987, Aktenordner Verstorbene F, BEZ, Detmold.
57 Brief vom 23.6.1991, Aktenordner Verstorbene B, BEZ, Detmold.
58 Amtsgericht Hamburg-Mitte, 59 XIII 16/60.

Über den 1938 wegen „erblichen Schwachsinns" zwangssterilisierten K.-H. B. berichtet das psychologische Gutachten 1961:

> „Er vermutete, dass er aus politischen Gründen sterilisiert worden sei, er habe sich damals bei einer Gelegenheit gegen das Regime geäußert, habe sich auch gegen das Eintreten in die HJ gesträubt, er habe den Eindruck, dass dies der Grund zur Sterilisation und auf jeden Fall nicht die Tatsache, dass er einmal in der Volksschule sitzen geblieben war, gewesen sei."[59]

Unabhängig davon, ob in oppositionellem Verhalten ein – möglicherweise subjektiv so wahrgenommener – Grund der Sterilisation lag, bot die Identifikation als politisches Opfer die Möglichkeit, der Stigmatisierung durch die Zwangssterilisation teilweise zu entgehen. Als Akt politischer Verfolgung wird sie zu einer Unrechtsmaßnahme des Nationalsozialismus, die, ebenso wie andere Restriktionen, auf die Verfolgung bis hin zur Vernichtung eines „ebenbürtigen" Gegners ausgerichtet waren.[60] So gedeutet, impliziert die Sterilisation keine „Minderwertigkeitserklärung".

Häufiger als das Rekurrieren auf politische Hintergründe wird von den Betroffenen versucht darzulegen, warum sie während der „Erbgesundheitsverfahren" die Intelligenztests nicht formal korrekt lösen und in den Befragungen den an sie gestellten Anforderungen nicht genügen konnten. Als Erklärungszusammenhang wird dabei oftmals auf sozialisationsbedingte Hintergründe, insbesondere mangelnde Schulbildung, verwiesen. Daneben spielen auch Krankheiten bzw. Unfälle in der Kindheit und Jugend eine Rolle. So erklärt Frau M. G., die 1935 wegen „erblichen Schwachsinns" sterilisiert worden war, in ihrem Antrag: „In unserem Elternhaus hatten wir nicht die rechte Aufsicht, so kamen wir schulisch nicht weiter." Dieselbe Strategie verfolgt sie in Bezug auf ihren ebenfalls sterilisierten Bruder: „Bei meinem Bruder lag es ohne Zweifel an der mangelnden elterlichen Aufsicht, dass er in der Schule so zurückblieb."[61]

In ihren Briefen oder im Rahmen der psychologischen Untersuchungen berichten die Betroffenen immer wieder von physischen und psychischen Spätfolgen der Sterilisation.[62] Als solche werden Depressionen bzw. „seelische Schäden" ebenso genannt wie geringe körperliche Ausdauer, Schmerzen im Unterleib oder sexuelle Störungen.[63] Die Unfruchtbarkeit stellt dabei eine der größten Belastungen für die Betroffenen dar. Der Wunsch, Kinder zu bekommen, ist Motiv zahlreicher Wiederaufnahmeverfahren; die Verbitterung darüber, gezwungenermaßen ohne eigene Familie gelebt zu haben und im

59 Amtsgericht Hamburg-Mitte, 59 XIII 6/61.

60 Vgl. hierzu auch Delius (1993), S. 74f.

61 Amtsgericht Hamburg-Mitte, 59 XIII 12/59.

62 Dabei ist es durchaus möglich, dass im Einzelfall die beschriebenen gesundheitlichen Störungen auch auf andere Ursachen als die Sterilisation zurückzuführen sind. Aber selbst dann weist die Tatsache, dass subjektiv unterschiedliche Erkrankungen mit diesem Eingriff in Verbindung gebracht werden, auf die zentrale Bedeutung des Eingriffs und seiner Begleitumstände im Leben der Betroffenen hin.

63 Vgl. hierzu auch die Ergebnisse zweier medizinischer Dissertationen über zwangssterilisierte Frauen: Heiselbetz (1991) und Horban (1999). Sowie die Studie von Biesold (1988), S. 155–160; Kramer (1999), S. 29; Bock (1986), S. 381f. – In den medizinischen Anamnesen finden sich häufig Aussagen der Betroffenen über körperliche und psychische Leiden. So beispielsweise im Gutachten über Frau I. R.: „Libido: erhalten, GV jedoch seit der Sterilisierung mit starken Schmerzen verbunden, deshalb jetzt eigentlich nur dem Manne zuliebe." Des Weiteren äußert sich Frau R. über starke Menstruationsbeschwerden seit dem Eingriff. Amtsgericht Hamburg-Mitte, 59 XIII 2/60.

Alter allein zu sein, taucht in unzähligen Briefen auf. Die erzwungene Kinderlosigkeit führte darüber hinaus zu einer erneuten Stigmatisierung in der nach wie vor klassische Rollenmuster vorsehenden Nachkriegsgesellschaft. Eine weitere, mit der Unfruchtbarkeit zusammenhängende, direkte Auswirkung der Zwangssterilisation, die das Leben der Betroffenen prägte, waren zerbrochene Partnerschaften. Insbesondere Frauen äußern sich häufig über die durch die Sterilisation genommenen Heiratsmöglichkeiten. Frau M. B., 1935 wegen „Schizophrenie" sterilisiert, gibt 1960 zu Protokoll: „Ich selbst habe damals meine Eheaussichten verloren."[64] Dabei waren die fehlenden Heiratsmöglichkeiten nicht nur durch die NS-Gesetzgebung bedingt, sondern lagen wiederum in Stigmatisierungen sowie der erzwungenen Kinderlosigkeit begründet. So erzählt Gerda S.:

> „Als ich verlobt war – mit diesem Verlobten, dem hab ich das erzählt, ich wollte ihm das erst gar nicht sagen; er hat's aber doch gewahr gekriegt, und dann sagte er zu mir: So eine Frau kann ich nicht gebrauchen. Ich suche eine Frau, die Kinder kriegt [...]."[65]

In der Anamnese von Frau M. E. heißt es ebenfalls:

> „Sie habe in all den Jahren doch sehr darunter gelitten, da ihr ja auch vor allem praktisch die Möglichkeit zur Heirat genommen worden sei. Ihr Bräutigam habe die Verlobung aufgelöst, nachdem er ihre Sterilisierung erfahren habe."[66]

Über Frau R. A., die 1942 wegen körperlicher Missbildungen sterilisiert worden war, liest man im psychologischen Gutachten:

> „Sie stehe jetzt, da sie an sich gerne geheiratet und Kinder gehabt hätte, zunehmend unter dem Druck einer Belastung, nicht durch die Fehlbildung als solche, sondern durch die Sterilisation. So sei eine Verlobung 1949 deswegen auseinander gegangen. Der Verlobte sei nämlich geschieden gewesen und habe beabsichtigt, nach seiner Heirat sein Kind mit in die Ehe zu bringen [...]. Die geschiedene Frau habe jedoch die Eheschließung unter dem Hinweis darauf, dass man das Kind unter gar keinen Umständen zu einer sterilisierten Frau geben könne, zu hintertreiben gewusst."[67]

Im Antrag auf Aufhebung des „Erbgesundheitsgerichtsurteils" der bereits genannten M. E., die 1937 wegen „erblichen Schwachsinns" sterilisiert worden war, werden verschiedene Elemente der Argumentationsmuster und des Blickwinkels der Betroffenen zusammengefasst: Nichtverständnis der Diagnose, Rekurrierung auf die „unbelastete" Familie, subjektiv erfolgreiche Biographie als „Gegenbeweis", negative Auswirkungen der Sterilisation:

> „Ich weiß nicht, warum ich schwachsinnig sein sollte. Ich habe zwar erst die Volksschule und dann die Hilfsschule (1 Jahr) in Lohbrügge besucht, bin jedoch später und jetzt mit allen Lebenserfordernissen fertig geworden."

64 Amtsgericht Hamburg-Mitte, 59 XIII 20/60.

65 Interview von Annegret Klevenow mit Gerda S., zitiert nach: Klevenow (1988), S. 120.

66 Amtsgericht Hamburg-Mitte, 59 XIII 4/61.

67 Amtsgericht Hamburg-Mitte, 59 XIII 21/60.

Nach der Schule sei sie als Hausgehilfin und Arbeiterin tätig gewesen.

> „Wäre ich wirklich schwachsinnig, so hätte ich diese Tätigkeiten nie ausüben können. In meiner Familie ist sonst niemand sterilisiert oder erblich belastet. Zur Zeit bin ich erwerbslos und leide oft unter den Folgen der Sterilisierung. Daran scheiterte auch, dass ich nicht heiratete."[68]

Die durch die Diagnose und die Zwangseingriffe hervorgerufenen Verletzungen des Selbstwertgefühls werden dabei oftmals in den Schreiben der Betroffenen in Form von Verweisen auf die eigene Würde und „Ehre" explizit benannt. Herr W. S. äußert im Mai 1960 in seinem Wiederaufnahmeantrag an das Hamburger Amtsgericht: Die Unfruchtbarmachung sei 1938 erfolgt und „zwar gegen meinen Willen, ich bin auch nur von einem [Wort unterstrichen] Arzt; u zwar einem gans jungen, untersucht worden." Er habe ein normales Familienleben gehabt,

> „nur das mein Vater mal nach seiner Arbeit sich betrank wie viele Männer es heute noch tun. [...] ich bitte das Gericht sobald wie möglich meine Ehre wieder zugeben. [...] mein Beruf ist Maschienen Arbeiter, bin fielseitig [Wort unterstrichen]."[69]

6 Fazit

Die im Nationalsozialismus Zwangssterilisierten waren durch den Eingriff und dessenBegleitumstände in der gesellschaftlichen wie in der eigenen Wahrnehmung stigmatisiert. Erstere äußerte sich in einer politisch gewollten, jahrzehntelangen Ausgrenzung der Betroffenen von finanziellen „Entschädigungsleistungen", einer weiterhin bestehenden eugenischen Argumentationslogik, der politischen und medizinischen Weigerung, die Zwangssterilisationen in ihrem rassenhygienischen Bedeutungszusammenhang und ihren psychischen und physischen Folgen zu sehen, und nicht zuletzt in juristischen Kontinuitäten einer „Erbgesundheitsgerichtsbarkeit". Die individuelle Internalisierung dieser Stigmatisierung fand durch diese fortdauernden gesellschaftspolitischen Umstände ihre oftmals ein Leben lang anhaltende Bestätigung. Die scheinbar rechtsstaatlich erfolgte „Minderwertigkeitserklärung" führte zu tief reichenden Verletzungen, die ihren Niederschlag noch in Äußerungen der Betroffenen im hohen Lebensalter finden. Gebrochene Identitäten äußerten sich in schambesetztem Schweigen und sozialer Isolation, in Depressionen und Verbitterung. Durch den Eingriff wurden Lebensentwürfe, die – nicht zuletzt vor dem Hintergrund einer Familiengründung als gesellschaftlicher Norm – zumeist Partnerschaften und Kinder enthielten, zerstört.

Der Umgang mit den Zwangssterilisationsverbrechen und ihren Opfern weist auf eine jahrzehntelang verweigerte „Vergangenheitsbewältigung" im Sinne einer ebenso fehlenden Distanzierung von der NS-Politik wie der man-

68 Amtsgericht Hamburg-Mitte, 59 XIII 4/61.
69 Amtsgericht Hamburg-Mitte, 59 XIII 14/60.

gelnden Aufarbeitung nach wie vor bestehender biopolitischer Utopien und staatlicher Verfügungsansprüche über das Individuum hin. Die Medizin, welcher im System der NS-Eugenik eine Schlüsselstellung zukam, behielt ihre weitgehend nicht hinterfragte Deutungshoheit über menschliche Eigenschaften, die Sprache der psychiatrischen Anamnesen – weiterhin maßgeblich für die Urteilsfindung in den Wiederaufnahmeverfahren – blieb von unreflektierten bürgerlichen Normvorstellungen und den Einzelnen herabwürdigenden Termini durchdrungen. Dementsprechend wurde von den im Nationalsozialismus in über 400.000 Fällen als Antragsteller, Gutachter, Richtende und Ausführende tätigen Medizinern nach 1945 niemand zur Verantwortung gezogen.

Die Perspektive der Zwangssterilisierten macht deutlich, in welchem Ausmaß medizinisch gesetzte und gesellschaftlich legitimierte Pathologisierungen und mit ihnen einhergehende Stigmatisierungen das Leben des Individuums beeinflussen. Abhängig von den jeweiligen wissenschaftlichen und gesellschaftlichen Norm- und Zielvorstellungen werden dabei Definitionsansprüche formuliert, welche leicht Gefahr laufen, die Würde des Einzelnen und das Recht auf einen selbst bestimmten Lebensentwurf einzuschränken.

Literatur

Ayass (2005): Wolfgang Ayass, „Asozialer Nachwuchs ist für die Volksgemeinschaft vollkommen unerwünscht". Die Zwangssterilisation von sozialen Außenseitern, in: Margret Hamm (Hrsg.), Lebensunwert – zerstörtes Leben. Zwangssterilisation und „Euthanasie", Frankfurt a. M. 2005, S. 111–119

Biesold (1988): Horst Biesold, Klagende Hände. Betroffenheit und Spätfolgen in Bezug auf das „Gesetz zur Verhütung erbkranken Nachwuchses", dargestellt am Beispiel der Taubstummen, Solms 1988

Bock (1986): Gisela Bock, Zwangssterilisation im Nationalsozialismus. Studien zur Rassenpolitik und Frauenpolitik, Opladen 1986 (= Schriften des Zentralinstituts für sozialwissenschaftliche Forschung der Freien Universität Berlin, 48)

Brücks (1988): Andrea Brücks, Zwangssterilisation gegen „Ballastexistenzen", in: Projektgruppe für die vergessenen Opfer des NS-Regimes (Hrsg.), Verachtet – verfolgt – vernichtet – zu den „vergessenen" Opfern des NS-Regimes, Hamburg, 2. Aufl., 1988, S. 103–108

Bund der „Euthanasie"-Geschädigten und Zwangssterilisierten (1989): Bund der „Euthanasie"-Geschädigten und Zwangssterilisierten (BEZ), Ich klage an. Tatsachen- und Erlebnisberichte der „Euthanasie"-Geschädigten und Zwangssterilisierten, Detmold 1989

Delius (1993): Peter Delius, Im Schatten der Opfer. Die Bewältigung der NS-Gewaltmaßnahmen gegen psychisch Kranke durch deren Angehörige, in: Eckhard Heesch (Hrsg.): Heilkunst in unheilvoller Zeit. Beiträge zur Geschichte der Medizin im Nationalsozialismus, Frankfurt a. M. 1993, S. 65–84

Dittmann/Falk. (1990): Lorenz Dittmann, Walter Falk, Auflösung aller Vertrautheit. Kandinsky, Klee und Kafka, in: August Nitschke, Gerhard A. Ritter, Detlev Peukert, Rüdiger vom Bruch (Hrsg.): Jahrhundertwende. Der Aufbruch in die Moderne, Band 2: 1880–1930, Reinbeck bei Hamburg 1990, S. 170–194

Fangerau/Noack (2006): Heiner Fangerau, Thorsten Noack, Rassenhygiene in Deutschland und Medizin im Nationalsozialismus, in: Stefan Schulz, Klaus Steigleder, Heiner Fangerau, Norbert W. Paul (Hrsg.), Geschichte, Theorie und Ethik der Medizin, Frankfurt a. M. 2006, S. 224–246

Frei (2005): Norbert Frei, 1945 und wir. Das Dritte Reich im Bewusstsein der Deutschen, München 2005

Frei (2003): Norbert Frei, Vergangenheitspolitik. Die Anfänge der Bundesrepublik und die NS-Vergangenheit, München, 2. Aufl., 2003

Frei (1991): Norbert Frei (Hrsg.), Medizin und Gesundheitspolitik in der NS-Zeit, München 1991 (= Schriftenreihe der Vierteljahreshefte für Zeitgeschichte; Sondernummer)

Ganssmüller (1987): Christian Ganssmüller, Die Erbgesundheitspolitik des Dritten Reiches: Planung, Durchführung und Durchsetzung, Köln, Wien 1987

Goschler (2005): Constantin Goschler, Schuld und Schulden. Die Politik der Wiedergutmachung für NS-Verfolgte seit 1945, Göttingen 2005 (= Beiträge zur Geschichte des 20. Jahrhunderts, 3)

Gütt/Rüdin/Ruttke (1936): Arthur Gütt, Ernst Rüdin, Falk Ruttke, Gesetz zur Verhütung erbkranken Nachwuchses vom 14. Juli 1933 nebst Ausführungsverordnungen, München, 2. Aufl., 1936

Hamm (2005), Margret Hamm (Hrsg.), Lebensunwert – zerstörtes Leben. Zwangssterilisation und „Euthanasie", Frankfurt a. M. 2005

Heiselbetz (1992): Irene Heiselbetz, „... und dass der Staat beruhigt ist". Zwangssterilisation im Dritten Reich und die Wiedergutmachung. Erlebniswelt der Betroffenen des Langzeitbereichs Bethel im Jahr 1991, Witten/Herdecke 1992

Hockerts (2001): Hans Günter Hockerts, Wiedergutmachung in Deutschland. Eine historische Bilanz 1945–2000, *VfZ* 49 (2001), S. 167–214

Horban (1999): Corinna Horban, Gynäkologie und Nationalsozialismus: Die zwangssterilisierten, ehemaligen Patientinnen der I. Universitätsfrauenklinik heute – eine späte Entschuldigung, München 1999

Illiger (2004): Horst Illiger, „Sprich nicht drüber!" Der Lebensweg von Fritz Niemand, Neumünster 2004

Kaiser/Nowak/Schwartz (1992): Jochen-Christoph Kaiser, Kurt Nowak, Michael Schwartz, Eugenik, Sterilisation, „Euthanasie". Politische Biologie in Deutschland 1895–1945, Berlin 1992

Kappeler (2000): Manfred Kappler, Der schreckliche Traum vom vollkommenen Menschen. Rassenhygiene und Eugenik in der Sozialen Arbeit, Marburg 2000

Klevenow (1988): Annegret Klevenow, „Darüber konnte ich nie sprechen", in: Projektgruppe für die vergessenen Opfer des NS-Regimes (Hrsg.): Verachtet – verfolgt – vernichtet – zu den „vergessenen" Opfern des NS-Regimes, Hamburg, 2. Aufl., 1988, S. 118–121

König (1997): Helmut König, Das Erbe der Diktatur. Der Nationalsozialismus im politischen Bewusstsein der Bundesrepublik, in: Helmut König, Wolfgang Kuhlmann, Klaus Schwabe (Hrsg.), Vertuschte Vergangenheit. Der Fall Schwerte und die NS-Vergangenheit der deutschen Hochschulen, München 1997, S. 301–316

Kramer (1999): Sabine Kramer, „Ein ehrenhafter Verzicht auf Nachkommenschaft": Theoretische Grundlagen und Praxis der Zwangssterilisation im Dritten Reich am Beispiel der Rechtssprechung des Erbgesundheitsobergerichts Celle, Baden-Baden 1999 (= Hannoversches Forum der Rechtswissenschaft, 10)

Kühl (1997 a): Stefan Kühl, Die Internationale der Rassisten. Aufstieg und Niedergang der internationalen Bewegung für Eugenik und Rassenhygiene im 20. Jahrhundert, Frankfurt a. M., New York 1997

Kühl (1997 b): Stefan Kühl, Eugenik und „Vernichtung lebensunwerten Lebens": Der Fall Bethel aus einer internationalen Perspektive, in: Matthias Benad (Hrsg.), Friedrich v. Bodelschwingh d. J. und die Betheler Anstalten: Frömmigkeit und Weltanschauung, Stuttgart u. a. 1997, S. 54–67

Labisch (2002): Alfons Labisch, Die „hygienische Revolution" im medizinischen Denken. Medizinisches Wissen und ärztliches Handeln, in: Angelika Ebbinghaus, Klaus Dörner (Hrsg.), Vernichten und Heilen. Der Nürnberger Ärzteprozess und seine Folgen, Berlin 2002, S. 68–89

Loheim (1991): Uwe Loheim, Die Wohlfahrtskrise 1930–1933. Vom ökonomischen Notprogramm zur rassenhygienischen Neubestimmung, in: Frank Bajohr (Hrsg.), Zivilisation und Barbarei: Die widersprüchlichen Potentiale der Moderne Hamburg 1991 (= Hamburger Beiträge zur Sozial- und Zeitgeschichte, 26), S. 193–225

Neppert (1997): Katja Neppert, Warum sind die NS-Zwangssterilisierten nicht entschädigt worden. Argumentationen der fünfziger und sechziger Jahre, in: Matthias Hamann, Hans Asbeck (Hrsg.): Halbierte Vernunft und totale Medizin. Zu Grundlagen, Realgeschichte und Fortwirken der Psychiatrie im Nationalsozialismus, Berlin, Göttingen 1997, S. 199–226 (= Beiträge zur nationalsozialistischen Gesundheits- und Sozialpolitik, 13)

Neppert (1993): Katja Neppert, Die Kontinuität der Ausgrenzung. Die Politik der „Wiedergutmachung" von NS-Verbrechen am Beispiel der Entschädigung Zwangssterilisierter, unveröffentlichte Diplomarbeit an der FU Berlin 1993

Romey (1988): Stefan Romey, Zu recht verfolgt? Zur Geschichte der ausgebliebenen Entschädigung, in: Projektgruppe für die vergessenen Opfer des NS-Regimes (Hrsg.), Verachtet – verfolgt – vernichtet zu den „vergessenen" Opfern des NS-Regimes, Hamburg, 2. Aufl., 1988, S. 220–245

Rothmaler (1988): Christiane Rothmaler, Die „Volksgemeinschaft“ wird ausgehorcht und „wichtiges Material der Zukunft“ zusammengetragen, in: Projektgruppe für die vergessenen Opfer des NS-Regimes (Hrsg.), Verachtet – verfolgt – vernichtet – zu den „vergessenen“ Opfern des NS-Regimes, Hamburg, 2. Aufl., 1988, S. 109–117

Sandner (2006): Peter Sandner, Auf der Suche nach dem Zukunftsprojekt. Die NS-Leitwissenschaft Psychiatrie und ihre Legitimationskrise, in: Heiner Fangerau, Karen Nolte (Hrsg.), „Moderne“ Anstaltspsychiatrie im 19. und 20. Jahrhundert – Legitimation und Kritik, Stuttgart 2006, S. 117–142 (= Medizin, Gesellschaft und Geschichte, 26)

Schmacke et al. (1984): Norbert Schmacke, Hans-Georg Güse, Zwangssterilisiert – Verleugnet – Vergessen. Zur Geschichte der nationalsozialistischen Rassenhygiene am Beispiel Bremen, Bremen 1984

Schmuhl (1987): Hans-Walter Schmuhl: Rassenhygiene, Nationalsozialismus, Euthanasie: von der Verhütung zur Vernichtung „lebensunwerten Lebens“ 1890–1945, Göttingen 1987 (= Kritische Studien zur Geschichtswissenschaft, 75)

Scheulen (2005): Andreas Scheulen, Zur Rechtslage und Rechtsentwicklung des Erbgesundheitsgesetzes 1934, in: Margret Hamm (Hrsg), Lebensunwert – zerstörtes Leben. Zwangssterilisation und „Euthanasie“, Frankfurt a. M. 2005, S. 212–219

Schulze (1996): Winfried Schulze (Hrsg.), Ego-Dokumente: Annäherung an den Menschen in der Geschichte, Berlin 1996 (= Selbstzeugnisse der Neuzeit, 2)

Surmann (2005): Rolf Surmann, Was ist typisches NS-Unrecht? Die verweigerte Entschädigung für Zwangssterilisierte und „Euthanasie“-Geschädigte, in: Margret Hamm (Hrsg.), Lebensunwert – zerstörtes Leben. Zwangssterilisation und „Euthanasie“, Frankfurt a. M. 2005, S. 198–211

Van den Bussche/Pfäfflin/Mai (1991): Hendrik van den Bussche, Friedemann Pfäfflin, Christoph Mai, Die Medizinische Fakultät und das Universitätskrankenhaus Eppendorf, in: Eckart Krause, Ludwig Huber, Holger Fischer (Hrsg.), Hochschulalltag im „Dritten Reich“. Die Hamburger Universität 1933–1945, Teil III: Mathematisch-Naturwissenschaftliche Fakultät, Medizinische Fakultät, Berlin, Hamburg 1991 (= Hamburger Beiträge zur Wissenschaftsgeschichte, 3), S. 1257–1384

Vossen (2005): Johannes Vossen, Erfassen, Ermitteln, Untersuchen, Beurteilen. Die Rolle der Gesundheitsämter und ihrer Amtsärzte bei der Durchführung von Zwangssterilisationen im Nationalsozialismus, in: Margret Hamm (Hrsg.), Lebensunwert – zerstörtes Leben. Zwangssterilisation und „Euthanasie“, Frankfurt a. M. 2005, S. 86–97

Weingart/Kroll/Bayertz (1992): Peter Weingart, Jürgen Kroll, Kurt Bayertz, Rasse, Blut und Gene. Geschichte der Eugenik und Rassenhygiene in Deutschland, Frankfurt a. M. 1992

F

Hochbegabung und Inselbegabung

Wunderkinder und Genies in Geschichte und Gegenwart

Jan Steinmetzer und Sabine Müller

„Frühzeitige Klugheit ist eine Krankheit.“[1]

1 Einleitung

Obwohl das Phänomen außerordentlich begabter Menschen schon in der Antike Gegenstand von philosophischen und pädagogischen Erörterungen war, geriet es erst im Lauf der Moderne in den Mittelpunkt wissenschaftlichen, insbesondere medizinischen Interesses. Der Beginn der intensiveren Auseinandersetzung mit Hoch- und Spezialbegabungen fällt bemerkenswerterweise mit dem wissenschaftlichen Interesse an „Monstren“ – einer ungleich augenfälligeren Form der Normabweichung – zusammen.[2] Einen ersten Höhepunkt erreichte die Faszination durch „Wunderkinder“ im Zeitalter der Aufklärung in der Mitte des 18. Jahrhunderts. Als Wunderkinder galten vor allem Kinder, die extrem früh sprechen konnten oder schon in früher Kindheit besondere Fähigkeiten wie Musizieren, Zeichnen oder Rechnen zeigten. Viele von ihnen stießen auf großes öffentliches Interesse. Manche wurden auf Jahrmärkten präsentiert, einige erreichten schon als Kinder einen Doktortitel. Je nach Zeitgeist erschienen besondere Begabungen als göttliche Gabe oder als Fluch. Vor allem in der Antike und in der Renaissance gab es eine große Bewunderung für universell hochbegabte und gebildete Menschen bis hin zu einem regelrechten Geniekult. Daneben bestanden aber immer Tendenzen, ungewöhnlich begab-

1 Krünitz, Technisch-ökonomische Enzyklopädie (1786).

2 Vgl. Daston/Park (2002).

te Menschen zu pathologisieren und ihnen Kränklichkeit oder psychosoziale Probleme zuzuschreiben.

Wie Hochbegabung bewertet wird, ob sie dämonisiert, pathologisiert oder idealisiert wird, hängt vom gesellschaftlichen und kulturellen Umfeld ab. Relevante Faktoren sind der Grad der Individualisierung einer Gesellschaft, die Toleranz gegenüber Normabweichungen, die Bedeutung des Leistungsprinzips und die Wertschätzung von wissenschaftlichen und kulturellen Innovationen.[3]

In diesem Aufsatz geben wir zunächst einen kurzen historischen Überblick über den gesellschaftlichen und wissenschaftlichen Umgang mit Hochbegabung (Kapitel 2). Dabei interessiert vor allem, welche Formen von Hochbegabung das wissenschaftliche oder öffentliche Interesse auf sich zogen. In Kapitel 3 richten wir den Blick auf die Hochbegabung bei Kindern und betrachten so genannte Wunderkinder.

2 Der gesellschaftliche und wissenschaftliche Umgang mit Hochbegabung in historischer Perspektive

2.1 Der Umgang mit Hochbegabung bis zum 18. Jahrhundert

Geschichten über Menschen mit außergewöhnlichen geistigen Fähigkeiten finden sich bereits in den frühesten schriftlichen Aufzeichnungen, so etwa im babylonischen *Gilgamesch*-Epos, in der *Ilias* von Homer oder im keltischen *Beowulf*.[4] Eine gezielte Suche und Förderung von Hochbegabten gab es bereits im antiken Griechenland. Als Ursprung überragender geistiger Fähigkeiten wurde häufig die direkte Abstammung von einem Gott angenommen. Geniale Künstler wurden in der Antike häufig für göttlich inspiriert gehalten. In der griechischen Antike wurde unter Hochbegabung weit mehr verstanden, als der moderne Begriff der Hochbegabung umfasst, nämlich intellektuelle Fähigkeiten, die sich in philosophischer Spekulation, moralischer Exzellenz, politischer Klugheit sowie in literarischen, musischen und künstlerischen Talenten äußern.[5]

Platon hat sich an mehreren Stellen seines Werkes mit individuellen Unterschieden der Begabung und des Gedächtnisses befasst, u. a. im *Theaitetos* und in der *Politeia*. Er thematisierte Unterschiede in der Auffassungsgabe, in der Fähigkeit, Gelerntes zu behalten, sowie in der Begabung, neue Ideen hervorzubringen. Platon hielt Begabungsunterschiede nicht nur für naturbedingt, sondern auch für erblich. Aufgrund dieser These entwickelte er in der *Politeia*, in der seinen „idealen Staat" konzipierte, ein eugenisches Programm zur Zucht und speziellen Erziehung „goldener Kinder", aus denen die gesellschaftliche Elite hervorgehen sollte: In der ständisch organisierten Gesellschaft der *Politeia* sollten die Herrschenden auf geheime Weise dafür sorgen, dass die besten

3 Vgl. Müller/Steinmetzer (2007).
4 Vgl. dazu Huber (2000).
5 Tannenbaum (2000), S. 28.

Männer des Wächterstandes die meisten Kinder mit den besten Frauen zeugen und diese Kinder gemeinschaftlich aufgezogen werden.[6]

In der jüdischen Kultur begründete das intensive und niemals abzuschließende Studium der Torah eine Tradition des Lernens, Interpretierens und Lehrens.[7] Dies erklärt möglicherweise den überproportionalen Anteil von Juden an den im Verlauf der Geistesgeschichte als hochbegabt angesehenen Personen.

Für das christliche Mittelalter lässt sich allgemein eine weitgehende Geringschätzung von Begabung konstatieren. Herausragende Fähigkeiten wurden nicht als individuelle Eigenschaften verstanden, sondern als göttliche Gnadenerweise. Neben dem Desinteresse am Individuum bestand im Mittelalter auch eine ablehnende Haltung gegenüber Innovationen. Entsprechend gering war die Wertschätzung von Intelligenz und Bildung im Mittelalter. Erasmus von Rotterdam (1466–1536) beklagt die „allgemeine Heftigkeit im Evangelium gegen Pharisäer, Schriftgelehrte und Gesetzeslehrer und die auffallende Vorliebe für das einfache Volk."[8] Torheit, nicht Weisheit sei beim Gott der Christen gut angeschrieben, und an Ungebildeten, Einfältigen und Kindern habe er seine Freude. Schon die ersten Christen seien „in ihrer unverbrüchlichen Einfalt heftige Gegner der Wissenschaft" gewesen.[9]

Dagegen wurde im Osmanischen Reich, das im 16. Jahrhundert auf dem Höhepunkt seiner Macht stand, eine gezielte Eliteförderung betrieben. So unternahm Suleiman der Prächtige besondere Anstrengungen, um hochbegabte Jugendliche im türkischen Reich zu identifizieren, und richtete für sie spezielle Unterweisungen in Religion, Kriegskunst, den Künsten, Naturwissenschaften und Philosophie ein.[10]

Im christlichen Raum entwickelte sich zur selben Zeit dagegen eine Art Charakterkunde und Begabungsforschung aus den sog. mantischen Techniken (u.a. Astrologie, Handlesekunst, Physiognomik). Deren frühester einflussreicher Vertreter war Juan Huarte (1529–1591) mit seinem Werk *Examen de ingenios para las ciencias* (1575).[11] Die darin entfaltete Lehre wurde zur Begabtenauslese und -förderung (insbesondere des Gedächtnisses und der Imagination) praktiziert.

Erst in der Renaissance kam mit der Rückbesinnung auf die Philosophie und Wissenschaft der Antike auch die Wertschätzung außergewöhnlicher Begabung zurück.

So zeichnet der Philosoph Giordano Bruno (1548–1600) im Bild des *Heros* den Menschen, der von intellektuellem Erkenntnisdrang getrieben wird. Im *Aktai-*

6 Vgl. Platon: Politeia, Buch 5, 457 c-461 e.

7 Tannenbaum (2000), S. 30: „From that time on, a huge majority of ‚children of the book' (i.e. Torah) became children of all books."

8 Erasmus (1508), S. 103, aber auch S. 106: „Die christliche Religion hat allem Anscheine nach eine innige Verwandtschaft mit der Torheit und recht wenig mit der Weisheit gemeinsam."

9 Ebd.

10 Urban (2004), S. 20.

11 „Die Prüfung der Köpfe für die Wissenschaften". Darin führt Huarte aus, dass Begabung in erster Linie durch die Eignung für die Arbeitswelt bestimmt sei: Jeder Mensch habe ein bestimmtes *ingenium*, das ihn für eine bestimmte Tätigkeit qualifiziere, sei es zum Handel, zur Wissenschaft oder zum Ackerbau.

on-Mythos heroisiert Bruno den von leidenschaftlicher Liebe zur Wahrheit und Schönheit erfüllten Menschen, der diese nur augenblicksweise erfahren, aber nicht festhalten kann.[12] Für Bruno ist die Suche nach Erkenntnis prinzipiell tragisch: Sie zerreißt das Individuum zwischen höchstem Glück und höchstem Schmerz, und sie ist lebensgefährlich – was angesichts der Inquisition nicht nur metaphorisch gemeint war. Bruno erkennt genau die Ambivalenzen der intellektuellen Erkenntnis: den Konflikt von Intellekt und Erkenntnisdrang einerseits und Lebenswillen und Glücksstreben andererseits sowie die Konflikte mit innovationsfeindlichen Autoritäten und einer denkfaulen Masse.[13] Intelligenz versteht Bruno als individuelles, konstitutionell bedingtes Merkmal. Das ist eine neue Sichtweise gegenüber dem christlichen Gleichheitspostulat und dem Desinteresse der Scholastik am Individuellen.[14]

In der Renaissance gab es einen regelrechten Geniekult, wobei vor allem Universalgenies wie Michelangelo verehrt wurden, die zugleich Wissenschaftler, Ingenieur und Künstler waren.

Gottfried Wilhelm Leibniz (1646–1716), ein heimlicher Leser der von der Inquisition verbotenen Schriften Giordano Brunos, erhöhte das Genie in seiner Metaphysik: Als Schöpfer möglicher Welten werde es quasi zum Gott: *poeta alter deus*.

In der Frühen Neuzeit führte die zentrale These der Reformation, nach der jeder Mensch allein durch seinen Glauben zum Seelenheil gelangen könne, ohne dass dafür (theologische) Bildung erforderlich sei, unter den reformierten Christen zu einer deutlichen Verminderung des Ansehens von Bildung. Die rasche Ausbreitung der Reformation hatte in Deutschland einen Niedergang von Schulen und Universitäten zur Folge, was ein Desinteresse an Hochbegabten einschloss.

Im Zuge der Aufklärung wurde die Verehrung der Renaissance für die schöpferischen, geradezu gottgleichen Genies abgelehnt. Genies werden nur noch in der Kunst, aber nicht mehr in der Wissenschaft für möglich gehalten. Die Rationalität wurde weit höher geschätzt als Phantasie und Kreativität. Einen maßgeblichen Einfluss auf diesen Umschwung hatte Immanuel Kant (1724–1804): Nach seiner Genietheorie, die er der *Kritik der Urteilskraft* darlegte, werden im Genie Einbildungskraft und Verstand vereinigt.[15] Das Genie, definiert als „musterhafte Originalität der Naturgabe eines Subjekts im freien Gebrauche seiner Erkenntnisvermögen“,[16] besitze das Vermögen, zu Begriffen Ideen zu finden, diese auszudrücken und dadurch eine subjektive Stimmung mitzuteilen. Das Genie sei selten, ein Günstling der Natur und besitze ein Talent zur Kunst, nicht zur Wissenschaft. Es nehme sich Freiheit von Regeln und setze neue Regeln für eine Schule von Nachahmern. Die dazu erforderliche Kühnheit sei jedoch nicht zur Nachahmung empfohlen. Die Verbindung von

12 Vgl. Bruno (1585), Vierter Dialog, S. 64 ff.

13 Vgl. z. B. Bruno (1584), S. 55–57.

14 Zu Brunos Philosophie vgl. Müller (2004), S. 78–89; zu Brunos Intelligenz-Begriff vgl. Müller (2008).

15 Kant (1799), § 49, B 192: Von den Vermögen des Gemüts, welche das Genie ausmachen.

16 Kant (1799), B 200.

Anschauung und Denken, von Phantasie und Intellekt hält Kant zwar für die Kunst für akzeptabel, aber nicht für die Wissenschaft.[17]

In der Romantik, die nicht zuletzt eine Gegenbewegung zur Aufklärung darstellte, kam der Geniebegriff wieder zur Blüte: Friedrich W. J. Schelling (1775–1854) betrachtete das Genie als Teil der Absolutheit Gottes. Er betonte die Bedeutung des Materiellen und des Unbewussten für den produktiven und tätigen Geist. Die Intelligenz strebe danach, ihre Identität von Natur und Geist wiederzufinden, und der ewige Widerspruch von Natur und Geist bewirke einen beständigen Zwang zur schöpferischen Tätigkeit.[18]

Für die Romantiker Friedrich Schlegel (1772–1829) und Novalis (1772–1801) war das Genie der „natürliche Zustand des Menschen" – es gelte nur, diesen Zustand zu bewahren oder zurück zu gewinnen. Jean Paul (1763–1825) untersuchte, wie die konkreten Bedingungen für die Schaffung eines genialen Kunstwerkes aussehen. Johann Wolfgang von Goethe (1749–1832) vertrat in seinen frühen Werken den Genie-Begriff der Sturm-und-Drang-Epoche (z. B. in dem Gedicht *Prometheus*), während in seinem humanistischen Spätwerk das Genie mit dem richtigen Gespür für Probleme der Gesellschaft verknüpft zu sein scheint (z. B. in *Faust II*). Wilhelm von Humboldt (1767–1835) weitete die Idee des Genies zu einem allgemeinen Bildungsideal aus. In der Folge wurden nicht mehr nur Künstler, sondern auch wieder Wissenschaftler als „Genies" bezeichnet.

In der Philosophie Arthur Schopenhauers (1788–1860) spielt der Genie-Begriff eine große Rolle,[19] und wegen seines großen Einflusses auf Sigmund Freud hatte sein Genie-Begriff eine nachhaltige Wirkung.[20] Das Genie besteht nach Schopenhauer in einem völlig abnormen Übermaß des Intellekts. Es sei insofern naturwidrig, als sein Intellekt, dessen eigentliche Bestimmung der Dienst des Willens sei, sich von diesem Dienst emanzipiert habe, um selbständig tätig zu werden, und sich auf das Allgemeine richte. Der Intellekt des Genies sei im Gegensatz zu dem der gewöhnlichen Menschen in der Lage, die Welt unabhängig vom Bezug auf den Willen, interesse- und zwecklos, rein objektiv aufzufassen.[21] Genie zeige sich vor allem in den bildenden Künsten und der Poesie, aber weder in der Mathematik noch in der Politik oder Kriegs-

17 Zu Kants Genie-Theorie und Intelligenz-Begriff vgl. Müller (2008) sowie Eisler (1930).

18 Vgl. Schelling (1797) und (1800). – Zu Schellings Bedeutung für die Romantische Wissenschaft vgl. Müller (2004), S. 89–95, zu Schellings Intelligenz-Begriff vgl. Müller (2006) und (2008).

19 Zu Schopenhauers Genie-Begriff vgl. Müller (2006) und (2008).

20 Zu Schopenhauers Einfluss auf Freud vgl. Brunner (2007).

21 „Was wir aber jetzt zwischen Pflanze und Thier, und dann zwischen den verschiedenen Thiergeschlechtern betrachtet haben, findet auch noch zwischen Mensch und Mensch Statt. Auch hier nämlich begründet das Sekundäre, der Intellekt, mittelst der von ihm abhängigen Klarheit des Bewußtseyns und Deutlichkeit des Erkennens, einen fundamentalen und unabsehbar großen Unterschied in der ganzen Weise des Daseyns, und dadurch im Grade desselben. Je höher gesteigert das Bewußtseyn ist, desto deutlicher und zusammenhängender die Gedanken, desto klarer die Anschauungen, desto inniger die Empfindungen. Dadurch gewinnt Alles mehr Tiefe: die Rührung, die Wehmuth, die Freude und der Schmerz. [...] Die Verschiedenheit der ganzen Art des Daseyns, welche die Extreme der Gradation der intellektuellen Fähigkeiten zwischen Mensch und Mensch feststellen, ist so groß, daß die zwischen König und Tagelöhner dagegen gering erscheint. Und auch hier ist, wie bei den Thiergeschlechtern, ein Zusammenhang zwischen der Vehemenz des Willens und der Steigerung des Intellekts nachweisbar. Genie ist durch ein leidenschaftliches Temperament bedingt, und ein phlegmatisches Genie ist undenkbar [...]." – Schopenhauer (1977), 2. Band, Kap. 22, S. 329 f.

kunst.[22] Für Genies sei das Bilden, Dichten oder Denken Zweck, während es für die gewöhnlichen Menschen nur ein Mittel sei. Die Werke des Genies seien nicht für praktische Zwecke da: Unnütz zu sein, sei „ihr Adelsbrief".[23] Die Werke der Genies seien für die Ewigkeit, meist erst für die Nachwelt. Das Genie sei sein eigener Lohn, es bedürfe nicht externer Belohnung oder Motivation. „In Hinsicht auf den Intellekt" sei „die Natur höchst aristokratisch": Genies seien für das praktische Leben „so brauchbar wie ein Stern-Teleskop im Theater" und dementsprechend selten.[24]

Schopenhauer führt das Genie auf anatomische und physiologische Besonderheiten zurück: ein Gehirn von ungewöhnlicher Entwicklung und Größe, eine äußerst feine „Textur der Gehirnmasse" „aus der reinsten, ausgeschiedensten, zartesten und erregbarsten Nervensubstanz",[25] ein Überschuss der Gehirntätigkeit, eine abnorm erhöhte Sensibilität. Aus der Naturwidrigkeit des Genies, aus der Ungebundenheit des Intellekts und der Freiheit vom Willen und der Bedürfnisse des Individuums folgten bestimmte Nachteile: Lebensuntauglichkeit, Exzentrik, heftige, unangemessene Affekte, übergroße Sensibilität, Stimmungsschwankungen, Melancholie, Einsamkeit, aber auch persönliche Fehltritte und Torheiten. Genie und Wahnsinn seien verwandt, da bei beiden der Intellekt vom Willen getrennt sei. Das Genie habe einen kindlichen Charakter, denn auch Kinder seien, da noch nicht vom Geschlechtstrieb vereinnahmt und unbelastet von alltäglichen, kleinlichen Interessen, „klug, vernünftig, wißbegierig und gelehrig, ja, im Ganzen, zu aller theoretischen Beschäftigung aufgelegter und tauglicher, als die Erwachsenen".[26]

Im 19. Jahrhundert klang der Geniekult wieder ab. In wissenschaftlichen Diskussionen spielt der Begriff des Genies seitdem praktisch keine Rolle mehr. Naturwissenschaftler betonen die allgemeine Nachvollziehbarkeit ihrer Ergebnisse, für deren Zustandekommen gerade keine Genialität erforderlich ist. So kommentierte Isaac Newton (1643–1727) die Bewunderung seiner Person mit der Aussage, er habe die Gesetze der Schwerkraft nur entdeckt, weil er unablässig darüber nachgedacht habe.

Der Geniebegriff verschwand allmählich auch aus der Ästhetik; stattdessen rückten künstlerisches Handwerk und soziale Fähigkeiten in den Vordergrund.

---

22 Vgl. Schopenhauer (1977), 2. Band, Kap. 31, S. 445 ff.

23 Schopenhauer (1977), 2. Band, Kap. 31, S. 459.

24 Schopenhauer (1977), 2. Band, Kap. 15, S. 170. – „Denn dem schwachen Kopf ist das Denken so unerträglich, wie dem schwachen Arm das Heben einer Last: daher Beide eilen niederzusetzen. Die Objektivität der Erkenntniß, und zunächst der anschauenden, hat unzählige Grade, die auf der Energie des Intellekts und seiner Sonderung vom Willen beruhen und deren höchster das Genie ist, als in welchem die Auffassung der Außenwelt so rein und objektiv wird, daß ihm in den einzelnen Dingen sogar mehr als diese selbst, nämlich das Wesen ihrer ganzen Gattung, d. i. die Platonische Idee derselben, sich unmittelbar aufschließt [...]. Dem Gesagten zufolge ist die Steigerung der Intelligenz, vom dumpfesten thierischen Bewußtseyn bis zu dem des Menschen, eine fortschreitende Ablösung des Intellekts vom Willen, welche vollkommen, wiewohl nur ausnahmsweise, im Genie eintritt: daher kann man dieses als den höchsten Grad der Objektivität des Erkennens definiren." – Schopenhauer (1977), 2. Band, 22. Kap., S. 341 f.

25 Schopenhauer (1977), 2. Band, Kap. 31, S. 464 f.

26 Schopenhauer (1977), 2. Band, Kap. 31, S. 467.

Im alltäglichen Sprachgebrauch ist der Begriff „Genie" dagegen noch weit verbreitet. Er beschreibt heute eine Person mit überragend schöpferischer Geisteskraft auf den Gebieten Wissenschaft, Kunst, aber auch im Sport. Intelligenz ist dabei nicht die ausschlaggebende Größe; viel bedeutender sind Kreativität, Intuition und Erfolg.

2.2 Die Hochbegabungsforschung von 1880 bis zum Zweiten Weltkrieg

Der Beginn der modernen Hochbegabungsforschung liegt in den 1880er Jahren, als die ersten systematischen Intelligenztests entwickelt wurden.[27] Damit fand der Übergang von der unkritischen Bewunderung von besonderen Begabungen zu einer systematischen Suche nach messbaren Kriterien für Intelligenz statt. Diese Untersuchungen knüpften an die anthropometrischen Untersuchungen Francis Galtons (1822–1911) an und wurden in Deutschland von Wilhelm Wundt (1832–1920) und Hermann Ebbinghaus (1850–1909) sowie in den USA vom Wundt-Schüler James McKeen Cattell (1860–1944) an der Universität von Pennsylvania entworfen. Bedarf bestand damals vor allem für die Prüfung der Schulreife, der Berufseignung sowie beim Militär für die Zuweisung von Rekruten zu bestimmten Waffengattungen und Dienstgraden.

Die frühen Intelligenztests setzten, obwohl sie nur Testverfahrung zur Messung eines aktuellen Leistungsstandes waren, implizit Francis Galtons These voraus, nach der Begabung eine erbliche Eigenschaft ist. Als Meilenstein in der Entwicklung von Intelligenztests gilt die Zusammenstellung von Aufgaben zur Messung der geistigen Leistungsfähigkeit normaler und geistig behinderter Kinder durch Alfred Binet und Théodore Simon (1908). Sie wurde innerhalb weniger Jahre weltweit rezipiert und weiter entwickelt. In Harvard veröffentlichte Robert M. Yerkes (1876–1956) im Jahr 1915 den ersten standardisierten Intelligenztest. An der Stanford University stellte Lewis M. Terman (1877–1956) ein Jahr später eine englische Fassung des Binet-Tests vor (Stanford-Binet-Test). Der Leistungsstand wurde im Vergleich von Einzelpersonen wie auch von verschiedenen Altersgruppen ermöglicht. William Stern (1871–1938) führte 1911 den Intelligenzquotienten ein, der das „geistige Alter" der Testperson in Relation zu ihrem Lebensalter ermittelte;[28] ein Verfahren, das nur für Kinder und Jugendliche sinnvoll definiert war, da die Intelligenzentwicklung ab einem gewissen Alter stagniert. Die mangelnde Vergleichbarkeit von Personen aus unterschiedlichen Altersgruppen wurde erst 1955 behoben, als David Wechsler (1896–1981) den so genannten Abweichungs-IQ vorstellte: Dieser Wert beschreibt die Abweichung des Intelligenzquotienten einer Person vom Mittelwert ihrer Altersgruppe.

Die erste groß angelegte Hochbegabungsstudie von Terman in Stanford berücksichtigte nur Kinder. Als Kriterium für Hochbegabung wurde dabei ein Wert von 140 im Stanford-Binet-Test zugrunde gelegt. Aus einer weiteren, im Jahr 1921 begonnenen Längsschnittstudie an 1.528 hochbegabten Kindern

27 Zur Entwicklung von Intelligenztests vgl. Guthke (1996), S. 23 ff.; Amelang/Bartussek (1981), S. 30–39; Asendorpf (1996), S. 139–151; Groffmann (1983); Müller (2004), S. 262–267; Müller (2008).

28 Vgl. Stern (1911).

zog Terman die Schlussfolgerung, dass Hochbegabte gesünder, ausgeglichener und psychisch stabiler seien als durchschnittlich begabte Kinder.[29] Trotz methodischer Mängel, z. B. der Tatsache, dass die meisten Probanden aus den besseren Gesellschaftsschichten stammten und somit einen überdurchschnittlichen Lebens- und Bildungsstandard besaßen, gilt diese Studie als die einflussreichste zu diesem Thema, zumal sie den längsten Beobachtungszeitraum hat (bis 1996).[30] Auch die Arbeitsgruppe um William Stern in Hamburg arbeitete an Methoden zur Messung der Intelligenz.

Die Übereinstimmung der Ergebnisse von IQ-Tests mit dem schulischen Erfolg ist die höchste Übereinstimmung in der psychologischen Diagnostik überhaupt. Die Ergebnisse von IQ-Tests korrelieren auch mit Studienleistungen.[31] Sogar für die Extremgruppen der Hochbegabten und der Debilen stimmen die Diagnosen von Praktikern mit den Testergebnissen überein, was nicht trivial ist, da die Tests nicht aus Daten dieser Personengruppen und nicht in Hinblick auf diese entwickelt worden sind.[32] Die Ergebnisse von IQ-Tests sind auch positiv mit dem beruflichen Status korreliert, gleich ob man Status als Einkommen oder Prestige definiert.[33] Auch dieses Ergebnis ist nicht trivial, da für beruflichen Erfolg neben der Intelligenz auch andere Faktoren eine wichtige Rolle spielen: zum einen Persönlichkeitsfaktoren wie Leistungsbereitschaft, Selbstvertrauen, Selbstdisziplin, Sozialkompetenz, zum anderen Herkunft, Geschlecht, Hautfarbe etc.[34]

Das Interesse am Phänomen der Hochbegabung erfuhr am Ende des 19. Jahrhunderts einen ersten Höhepunkt: Die Reformpädagogik verschrieb sich der Förderung der individuellen Begabungen der Kinder und erprobte hierbei auch Verfahren für Hochbegabte. Ziel der Reformpädagogik war es, im Gegensatz zur „alten" Schule mit ihren Einheitsmethoden stärker auf die individuellen Bedürfnisse jedes Kindes einzugehen.

Mit Beginn des Ersten Weltkrieges verstärkte sich der Ruf nach einer besonderen Förderung für Hochbegabte: Moede und Piorkowski entwickelten 1917 einen Test, um hochbegabte Schüler für spezielle Begabtenschulen auszuwählen.[35] In Hamburg wurden ab 1918 hochbegabte Kinder gefördert, indem sie ein Jahr länger zur Schule gehen und hierdurch einen höheren Bildungsabschluss erlangen konnten. Vergleichbare Projekte gab es auch in anderen Städten.

Im Dritten Reich wurden Hochbegabtenforschung und -förderung eingestellt und stattdessen die Förderung körperlicher und vermeintlicher charakterlicher Vorzüge intensiviert.

29 Fleiß (2003), S. 38.
30 Vgl. Ey-Ehlers (2001), S. 20 f.; vgl. auch Feger/Prado (1998), S. 61.
31 Vgl. Heiß (1960), S. 3; Zimbardo (1995), S. 537.
32 Vgl. Amelang/Bartussek (1981), S. 210–212.
33 Vgl. Zimbardo (1995), S. 537.
34 Vgl. zu diesem Abschnitt Müller (2004), S. 262.
35 Feger/Prado (1998), S. 19 f.

2.3 Die Hochbegabtenforschung vom Ende des Zweiten Weltkriegs bis zur Gegenwart

In Deutschland fand nach 1945 zunächst nur eine zögerliche Beschäftigung mit dem Thema Hochbegabung statt. Die im Jahr 1925 gegründete *Studienstiftung des deutschen Volkes*, mit der die Förderung von Hochbegabung als gesellschaftliche Notwendigkeit gewürdigt wurde, setzte ihre Arbeit nach dem Krieg fort. Daneben wurden in den 1950er Jahren u. a. die *Stiftung für Begabtenförderung im Handwerk* sowie das *Institut für Talentstudien* gegründet.

In der Bundesrepublik war das Thema Hochbegabung in der Forschung bis in die 1990er Jahre marginalisiert. Mit Ausnahme der Arbeiten von Juda (1953) und Busemann (1955) wurden hierzu fast ausschließlich Arbeiten zur Förderung des Gymnasiums veröffentlicht. Dagegen wandte sich die Forschung in Großbritannien und den USA in den 1960er Jahren allen Kindern und Jugendlichen zu, die von der Norm abwichen, und konzipierte spezielle Schulprogramme dafür.[36] In den Vereinigten Staaten wurde die Terman-Studie mit neuen Befragungen von Probanden, die nun im mittleren Erwachsenenalter waren, fortgesetzt und unter den Titeln *The gifted child grows up* (1947) und *The gifted child at midlife* (1949) veröffentlicht. Das *Conservation of Human Resources Project* untersuchte den Übergang hochbegabter Jugendlicher von der Schule in den Beruf über einen Zeitraum von zehn Jahren.[37] Ab 1975 fanden regelmäßig internationale Tagungen zum Thema Hochbegabung statt (erstmals in London). Einen Meilenstein in der Geschichte der Förderung von Hochbegabten stellt die Verabschiedung eines Gesetzes zur Förderung hochbegabter Kinder in den USA dar.[38]

Erst in den letzten Jahren ist Hochbegabung in Deutschland wieder zum Gegenstand öffentlichen und wissenschaftlichen Interesses geworden,[39] nachdem sie unter dem Einfluss des Egalitarismus der 68er praktisch ein Tabuthema war.[40] Das bildungspolitische Konzept der Breitenförderung statt Eliteförderung ist seit den 1970er Jahren in Deutschland konsequent durchgesetzt worden. Die Öffnung der Gymnasien und Universitäten für breitere Schichten hat zu einer Erhöhung des allgemeinen Bildungsniveaus und der Leistungsfähigkeit der Gesellschaft beigetragen. Der Preis dafür war aber eine Nivellierung nach unten. Die Schulen lassen die intellektuellen Kapazitäten von Hochbe-

36 Typisch für die umfassende Ausrichtung auf alle Normabweichungen der Intelligenz ist die folgende Einleitung von Dunn (1964), S. V: „This is a book about exceptional children – the handicapped and the gifted – and the specialized school programs they need." – Vgl. auch Feger (1988), S. 37.

37 Gold (1965), S. 440.

38 Alexander/Muia (1982), S. 250 ff.

39 Dies belegt die umfassende Studie von Heinbokel (2001).

40 „Die allgemein anerkannten entwicklungspsychologischen Fachzeitschriften veröffentlichen zahlreiche Beiträge über geistig zurückgebliebene Kinder, aber kaum je einen Artikel über Hochbegabte. Solche Artikel verbannt man in die weniger renommierten Zeitschriften, die sich auf die Hochbegabung spezialisiert haben. [...] Ein weiterer Grund ist wohl, daß man die Retardierung ebenso wie die Psychopathologie für Probleme hält, die nach Lösungen verlangen, während außergewöhnliche Stärken eher als Privileg und nicht als Problem betrachtet werden. [...] Doch Mythen und falsche Vorstellungen über das Wesen der Hochbegabung halten sich hartnäckig, vielleicht weil die Begabungsforschung ein heikles, politisch brisantes Thema ist und häufig als elitäre Verirrung gebrandmarkt wird." – Winner (1998), S. 13.

gabten brachliegen.[41] Die vom Egalitarismus bestimmte Pädagogik betrachtet Hochbegabung als unverdientes Privileg, das keinesfalls noch durch Förderung gesteigert, sondern eher nivelliert werden sollte.[42] Hochbegabte lernen in der Schule Müßiggang, Tagträumen und dass man ohne Anstrengung durch das Leben kommt. Manche Hochbegabte, vor allem Mädchen und Afroamerikaner, versagen absichtlich, um akzeptiert zu werden.[43]

Das schlechte Abschneiden Deutschlands in der PISA-Studie (2001) sowie der zunehmende Mangel an Experten haben inzwischen zu ersten Ansätzen des Umdenkens geführt.[44] Seit einigen Jahren gibt es eine Reihe – meist privat getragener – Institutionen zur Hochbegabtenförderung. Im Gegensatz zu den USA werden deutsche Schüler aber weder standardmäßig auf Hochbegabung hin untersucht, noch werden hochbegabte Schüler von staatlichen Institutionen gefördert.

Nicht nur die Frage, *ob* hochbegabte Kinder gefördert werden sollen, ist umstritten, sondern auch *wie*: ob durch Beschleunigung ihrer Schullaufbahn oder durch Anreicherung des Lehrangebots, z. B. in Spezialklassen oder -schulen.[45]

In den deutschen Medien werden hochbegabte Kinder und Jugendliche neuerdings als auf eine spezifische Art behindert und abweichend von der Norm und daher förderungsbedürftig dargestellt.[46] Außerdem wird durch die Fokussierung auf hochbegabte Schulversager suggeriert, dass in jedem Schulversager ein Genie schlummern könnte. Dieser Tribut an den Egalitarismus ist vielleicht notwendig, um Hochbegabung in Deutschland wenigstens punktuell zu fördern.[47]

In der modernen Psychologie wird klar zwischen Intelligenz und Kreativität unterschieden, und beide werden von unterschiedlichen Forschungszweigen untersucht. Während der Genie-Begriff der Renaissance und der Romantik hohe Intelligenz und Kreativität umfasste, beinhaltet der moderne Begriff der Hochbegabung ausdrücklich nicht Kreativität, sondern nur hohe Intelligenz zusammen mit Leistungsmotivation und intellektuellem Interesse. Im modernen umgangssprachlichen Begriff des Genies wird beides aber noch vermischt.

Unter Kreativität wird die Fähigkeit verstanden, ungewöhnliche und originelle, aber angemessene Leistungen und Problemlösungen hervorzubrin-

41 Die Hamburger Längsschnittstudie „Lau" („Lernausgangslage und Lernentwicklung") konstatiert eine „Homogenisierung der Leistungsstände zur Mitte hin". Die Studie hat nachgewiesen, dass der Lern*zuwachs* besonders gering in Gymnasien ist. Gymnasien nivellieren die guten Leistungen nach unten. Je besser die Schüler sind, desto weniger lernen sie in der Schule dazu. – Vgl. Kahl (2002).

42 Vgl. Winner (1998), S. 221.

43 Vgl. Winner (1998), S. 225 und 211 ff.

44 „Mehr und mehr wächst nämlich die Überzeugung, daß man Hochbegabte als ‚Geschenke der Natur an die Menschheit' erkennen und fördern muß, weil sie in besonderer Weise fähig erscheinen, die kulturelle Entwicklung zu stimulieren, Innovationen in Wissenschaft und Wirtschaft zu gewährleisten und ebenso wirksame wie wertvolle Lösungen für die vielfältigen Probleme moderner Gesellschaften zu finden." – Waldmann/Weinert (1990), S. 7.

45 Vgl. Waldmann/Weinert (1990), S. 184–186; Winner (1998), S. 236–252.

46 „Diese [extrem hochbegabten] Kinder haben besondere Ausbildungsbedürfnisse, genauso wie retardierte oder lernbehinderte Kinder." – Winner (1998), S. 20.

47 Vgl. Müller (2008).

gen. Als grundlegend für Kreativität gelten eine gesteigerte Sensibilität, die Fähigkeit zur Synthesebildung, assoziatives und divergentes Denken sowie eine besondere Fähigkeit zu nonverbaler, insbesondere visuell-räumlicher Repräsentation. Diese Fähigkeiten können sich in kreativen Produkten äußern, z. B. in künstlerischen, wissenschaftlichen oder technischen Werken.[48] Kreativität unterscheidet sich von bloßer Intelligenz durch eine besondere Freiheit des Geistes und eine gewisse Unwilligkeit gegenüber feststehenden Regeln. Kreativität zeigt sich vor allem, wenn nicht eine richtige Lösung für ein bereits definiertes Problem zu finden ist, sondern wenn ein Problem erst einmal erkannt und begriffen werden muss, oder wenn ein neuartiger Typ von Problemlösung gefunden werden muss. Typisch für kreative Menschen sind Phantasie, Humor und Verspieltheit, aber auch eine hohe Frustrationstoleranz und Erkenntnisstreben.[49] Selbstvergessenheit, Sachbezogenheit, Beharrlichkeit, Arbeit trotz widriger äußerer Umstände und häufig das Gefühl des Getriebenseins sind typisch für große kreative Persönlichkeiten.[50] Wenn diese Eigenschaften mit überdurchschnittlicher Intelligenz zusammenkommen, sind die Voraussetzungen für herausragende geistige Leistungen gegeben. Besonders die mathematisch-naturwissenschaftliche Hochbegabung basiert auf hoher Intelligenz und Kreativität.[51]

3 Hochbegabung bei Kindern

Hochbegabte Kinder, sog. Wunderkinder, wurden seit der Mitte des 18. Jahrhunderts mit größtem Interesse betrachtet. Das gesellschaftliche Bild der „Wunderkinder" war durchaus zwiespältig, wie das Beispiel des unter dem Namen „Lübecker Wunderkind" bekannten Christian Heinrich Heineken (1721–1725) zeigt. Dieses Kind lernte im Alter von wenigen Monaten sprechen, bald darauf lesen und zeichnete sich durch enorme Gedächtnisleistungen aus, z. B. rezitierte er große Passagen aus der Bibel auswendig und besaß ein umfangreiches geographisches und geschichtliches Wissen. Durch seine extreme geistige Frühreife erregte er innerhalb seines kurzen Lebens großes Aufsehen. Der dänische König Friedrich IV. bezeichnete ihn als „Miraculum".[52] In der kurzen Biographie des „Lübecker Wunderkindes" sind alle Aspekte, die die Diskussion um Früh- und Hochbegabte, Extremtalente und junge Genies über Jahrhunderte bestimmten, versammelt: einerseits uneingeschränkte Bewunderung für das Unbegreifliche, andererseits Sorge um die zeitliche Begrenztheit der Begabung angesichts der unausweichlichen Weiterentwicklung des Kindes zum Erwachsenen. Ein derartiges Kind tritt gerade als nichtkindliche Erscheinung hervor, in der Demonstration „erwachsener" geistiger Leistungen, die allerdings in kindlicher Gestalt (scheinbar) wundersam leicht erbracht werden.

48 Vgl. Zimbardo (1995), S. 536 f.
49 Vgl. Guthke (1996), S. 72 ff.
50 Vgl. Holm-Hadulla (2002), S. 34–38.
51 Vgl. Guthke (1996), S. 77 f.; Müller (2008).
52 http://de.wikipedia.org/wiki/Christian_Heinrich_Heineken.

Auch wenn immer wieder von ungewöhnlich sprachbegabten Kindern, von jugendlichen Mathematikgenies oder von sensationell jungen Schachtalenten berichtet wurde, sind im allgemeinen Bewusstsein vor allem die musikalischen Höchstbegabungen präsent. Nirgendwo sonst gehört der öffentliche Auftritt, das Vorführen des Könnens, so unmittelbar zum Wesen der Begabung wie bei musikalischen Talenten. Der Topos vom Engel, der, vom Himmel gefallen, der sündigen Erfahrungen Erwachsener entbehrt und die reine Seele der Musik verkörpert, erwies sich häufig als Erfolg versprechende Marketingstrategie.[53]

Im 18. Jahrhundert bestanden kaum Bedenken gegenüber einer sehr fordernden Ausbildung und der öffentlichen Vorführung der außergewöhnlichen Talente. Es gab allerdings auch einige kritische Stimmen.[54]

Durch die Geschichte des Umgangs mit „Wunderkindern" ziehen sich bestimmte Fragen, die immer wieder gestellt und kontrovers diskutiert wurden, vor allem über den Unterschied „echter" und „gemachter" Wunderkinder, über die Frage, ob Hochbegabung universell oder bereichsspezifisch sei, sowie über die Ursachen der kindlichen Hochbegabungen.

3.1 Was sind „echte", was sind „falsche" Wunderkinder?

Bereits gegen Ende des 18. Jahrhunderts wurde zwischen „echten" und „falschen" bzw. „gemachten" Wunderkindern, also frühzeitig intensiv geschulten Kindern, unterschieden. Die überlieferten Beispiele beziehen sich vor allem auf herausragende sprachliche, rechnerische oder musikalische Fähigkeiten sowie auf extreme Gedächtnisleistungen.[55] Die Unterscheidung zwischen einem natürlichen Lernimpetus und den Resultaten einer Frühförderung ist im Einzelfall schwer zu treffen, zumal zwischen beiden Wechselwirkungen bestehen.

Nach heutiger Auffassung ist ein Kind dann ein echtes Wunderkind, wenn es weit über seinen normalen geistig-körperlichen Reifegrad hinausreichende Leistungen aus eigenem Antrieb vollbringt. Die Leistungen gemachter Wunderkinder basieren dagegen auf einer in frühester Kindheit beginnenden intensiven Förderung auf einem bestimmten Gebiet (z. B. Musik oder Fremdsprachen), wobei häufig die mütterliche Zuwendung von den Leistungen des Kindes abhängig gemacht wird.

Auch echte intellektuelle Frühbegabungen müssen nicht unbedingt Hochbegabungen sein; in einigen Fällen schmilzt ihr Vorsprung gegenüber Gleichaltrigen mit zunehmendem Alter ab.

---

53 www.bonn.de/stadtmuseum/inhalte/wunderkinder_presse_sueddt.htm.

54 Beispielsweise warnte Johann Peter Frank vor der Ausbeutung dieser Kinder: „Schont ihre Fasern noch, schont ihres Geistes Kräfte. Verschwendet nicht im Kind des künft'gen Mannes Säfte.", in: Johann Peter Frank, System einer vollständigen Medizinischen Policey, II. Band, Von dem Nachtheil einer zu frühen und zu ernsten Anspannung der jugendlichen Seelen und Leibeskräfte; zitiert nach Nissen (2005), S. 68.

55 Nissen (2005), S. 68.

3.2 Woran erkennt man hochbegabte Kinder?[56]

Kinder mit universeller Hochbegabung können schon als Säuglinge erkannt werden: Typisch sind ungewöhnlich lange Aufmerksamkeitsspannen, auffallende Lebhaftigkeit, starke Reaktionen auf Lärm, Schmerz und Frustration, frühes Erkennen ihrer Pflegepersonen, starker Wunsch nach Abwechslung, früher Beginn des Krabbelns und Laufens, früher Sprachbeginn und frühe Beherrschung ganzer Sätze.[57]

Hochbegabte entwickeln sich als Kleinkinder oft auch körperlich schneller und zeigen ungewöhnlich starke Reaktionen auf Lärm, Frustrationen und Schmerzen.[58] Da sie besonders sensibel für Sinnesreize sind, können sie die Fülle von Informationen für originelle Verknüpfungen oder innovative Ideen nutzen.[59]

Hochbegabte Kinder zeichnen sich durch drei atypische Merkmale aus: 1. Frühreife, 2. Lernen nach eigener Regie und auf eigene Faust, 3. eine „wütende Wissbegierde": eine hohe intrinsische Motivation, ein starkes obsessives Interesse, eine hohe Konzentrationsfähigkeit und *flow*-Erlebnisse,[60] bei denen alles außer dem Gegenstand des Interesses vergessen wird.[61] In der Kindheit fallen universell Hochbegabte durch sehr frühes und besessenes Lesen auf. Dadurch erlangen sie sehr früh ein umfangreiches Wissen und einen immensen Wortschatz, womit sie ihre Altersgenossen, aber auch viele Erwachsene weit übertreffen. Diese Kinder zeichnen sich durch unstillbare Neugier, ein exzellentes Gedächtnis, starke Willenskraft und ein ausgeprägtes Leistungsbedürfnis aus. Sie zeigen Ausdauer, Konzentration, Energie und obsessives Interesse für bestimmte Themen.[62]

Kindliche Hochbegabung zeigt sich vor allem in den Domänen Sprache, Mathematik, Zeichenkunst und klassische Musik, weil diese Domänen streng strukturiert und regelbestimmt sind und größere Leistungen schon vor der Aneignung umfangreicher Detailkenntnisse ermöglichen.[63] Hochbegabung in einer Domäne, die nicht von IQ-Tests erfasst wird, wie Musik oder Kunst, setzt keinen hohen IQ voraus.[64]

56 Vgl. zu diesem Abschnitt Müller (2008).
57 Vgl. Winner (1998), S. 33 f.
58 Vgl. Winner (1998), S. 34 und 206.
59 Vgl. dazu Vom Scheidt (2004).
60 Csikszentmihalyi (1996) hat mit dem Begriff des *flow* den Geisteszustand beim kreativen Arbeiten beschrieben: vollständige Fokussierung auf die Tätigkeit, Selbstvergessenheit, Vergessen von Zeit und Raum, konzentrierte Aufmerksamkeit bei gleichzeitiger Entspanntheit, Unabhängigkeit von äußerer Motivation und Gedanken an Erfolg.
61 Vgl. Winner (1998), S. 23–40.
62 Vgl. Winner (1998), S. 196–214.
63 Vgl. Winner (1998), S. 13–15.
64 Vgl. Winner (1998), S. 17 f.

3.3 Universelle Hochbegabung versus Spezialhochbegabung[65]

Bei den „echten Wunderkindern" ist vor allem zu unterscheiden zwischen Kindern mit einer universellen Hochbegabung und solchen mit speziellen Hochbegabungen, die sogar mit Retardierung in den meisten übrigen Bereichen einhergehen können. Die universelle Hochbegabung, also Hochbegabung in allen intellektuellen Bereichen, beruht wahrscheinlich auf einer besonderen Begabung für Symbole, so dass der Zugang zu Sprache und Mathematik mühelos gelingt.[66]

Ein Ungleichgewicht zwischen mathematischen und sprachlichen Fähigkeiten ist bei Menschen mit hohem IQ sogar noch wahrscheinlicher als bei durchschnittlich intelligenten Menschen. Dieses Ungleichgewicht zwischen mathematischen und sprachlichen Fähigkeiten ist aber asymmetrisch: Viele mathematisch Hochbegabte sind schwach im sprachlichen Bereich, während sprachlich Hochbegabte selten schlecht in Mathematik sind, wahrscheinlich weil sie, selbst wenn ihr visuell-räumliches Vorstellungsvermögen nicht besonders gut ist, ersatzweise sprachliche Strategien einsetzen können, um mathematische Probleme zu lösen.[67]

Es kommt gar nicht so selten vor, dass intellektuelle Hochbegabungen und Lernbehinderungen gemeinsam auftreten; z. B. gibt es hochbegabte Kinder mit Dyslexie, Dyskalkulie, schweren Konzentrationsstörungen, motorischen Störungen oder Wahrnehmungsstörungen.[68] In extremer Form finden sich derartige Paradoxa bei Savants.

3.4 Anlage-Umwelt-Debatte über Begabung[69]

Schon Platon hielt Begabung für ein erbliches Merkmal. Für diese Hypothese lassen sich zahlreiche illustrative Beispiele finden, z. B. der Stammbaum der Musiker-Familie Bach: 32 Familienmitglieder, unter ihnen Johann Sebastian Bach, wurden als Komponisten bekannt. Derartige Häufungen bestimmter Begabungen in einer Familie lassen sich aber sowohl als Beleg für die Erblichkeitstheorie als auch für die Sozialisationstheorie der Begabung anführen.

Die Anlage-Umwelt-Debatte über Intelligenzunterschiede dauert schon seit über 100 Jahren an; sie ist nicht nur von wissenschaftlichem Interesse, sondern auch von enormer gesellschaftlicher Bedeutung.[70]

Die Vertreter der Erblichkeitstheorie (Cyril L. Burt, Lewis M. Terman, Hans Jürgen Eysenck, Richard Herrnstein, Charles Murray, Arthur R. Jensen u. a.) halten Intelligenz für eine erbliche Eigenschaft.[71] Sie stützen sich vor allem auf Zwillingsstudien.[72] In zahlreichen Untersuchungen hat sich dabei herausgestellt, dass die Korrelation zwischen dem Intelligenzquotienten zweier

65 Vgl. zu diesem Abschnitt Müller (2008).
66 Vgl. Winner (1998), S. 23.
67 Vgl. Winner (1998), S. 47–57.
68 Vgl. Winner (1998), S. 49–51.
69 Vgl. zu diesem Abschnitt Müller (2004), S. 270–273; Müller (2008).
70 Vgl. Hilbert (1993), S. 14–17; Zimbardo (1995), S. 539; Stadler/Stadler (1979).
71 Vgl. Burt (1940), (1957); Terman (1937); Eysenck (1975); Herrnstein/Murray (1994); Jensen (1973).
72 Vgl. z. B. Borkenau (1993); Weiß (1982).

Personen umso größer ist, je enger das Verwandtschaftsverhältnis zwischen ihnen ist. Doch selbst eineiige Zwillinge weisen keine vollständige Übereinstimmung im IQ-Test auf, und die Übereinstimmung von getrennt aufgezogenen eineiigen Zwillingen ist signifikant niedriger als die von gemeinsam aufgewachsenen Zwillingen, was auf Umwelteinflüsse hinweist.[73]

Bei bestimmten intellektuellen Kategorien ist der Einfluss der Umwelt bedeutender als der Einfluss der Erbanlagen: beim Umfang des Wortschatzes und bei der Kreativität.[74] Die Erbanlagen haben dagegen einen größeren Einfluss beim verbalen Denken, räumlichen Vorstellungsvermögen und visuellen Gedächtnis.[75]

Wäre Intelligenz ausschließlich genetisch bedingt, wie die Erblichkeitstheoretiker annehmen, dann wäre die Intelligenz eines Individuums eine lebenslang konstante Größe, an der Lebensumstände und Ausbildung nichts ändern können. Diese Position legt eine ständische Gliederung der Gesellschaft nahe, zumindest aber die Bildung und Förderung intellektueller Eliten, unter Umständen sogar eugenische Maßnahmen.

Dagegen nehmen die Milieutheoretiker (Trofin D. Lyssenko, Georg W. Albee, Donald O. Hebb, Richard C. Lewontin, Steven Rose, Leon Kamin, Anne Anastasi) an, dass die Intelligenz wie alle anderen Persönlichkeitseigenschaften nur von der sozialen Umwelt, insbesondere von der Erziehung, abhängt. Sie stützen sich hauptsächlich auf vergleichende Untersuchungen von Gruppen mit unterschiedlichen Sozialisationsbedingungen. Die darin berücksichtigten Umweltfaktoren sind Sozialstatus, Lernangebot, Ausbildung und Berufstätigkeit der Eltern, deren Beziehung zueinander und zu den Kindern und der Erziehungsstil. Werden Intelligenzunterschiede überwiegend sozialen Einflüssen zugeschrieben, wird man pädagogische und soziale Maßnahmen zum Ausgleich milieubedingter Nachteile befürworten.

Die Diskussion zwischen Erblichkeitstheoretikern und Milieutheoretikern ist ideologisch aufgeladen und höchst emotionalisiert, weil die Durchsetzung der einen oder anderen Position entsprechende bildungspolitische Konsequenzen zeitigt. So war der Erblichkeitstheoretiker Cyril Burt als Berater der englischen Regierung in den 1940er Jahren maßgeblich daran beteiligt, das dreigliedrige Schulsystem einzuführen, in das Elfjährige aufgrund eines Tests unwiderruflich eingestuft werden. Auf der anderen Seite wurden in Deutschland in den 1970er Jahren unter dem Schlagwort „Chancengleichheit“ Gesamtschulen und Kindergärten gebaut, die Oberstufe reformiert, zahlreiche Förderprogramme eingerichtet und die Universitäten für breite Schichten geöffnet.

Da die Umwelteinflüsse niemals vollständig konstant gehalten werden können, lässt sich die Wirksamkeit der beiden Faktoren Umwelt und genetische Disposition methodisch nicht sauber voneinander trennen. Heute geht man davon aus, dass Umweltfaktoren keine exakt definierbaren Größen sind,

73 Vgl. Erlenmeyer-Kimling/Jarvik in Süllwold (1976), S. 73–77; Borkenau (1993), S. 112–133. – „Die durchschnittliche Korrelation zwischen dem IQ eineiiger Zwillinge ist zum Beispiel .86, bei zweieiigen Zwillingen dagegen nur .60. Wenn eineiige Zwillinge getrennt voneinander aufwachsen, liegt die Korrelation immer noch bei .75 oder .78.“ – Winner (1998), S. 164.

74 Vgl. Gould/Grant Gould (1997), S. 234.

75 Vgl. Winner (1998), S. 164.

sondern in Bedeutung und Auswirkung individuell stark variieren können. In der wissenschaftlichen Diskussion neigt man daher heute überwiegend zu einem interaktionistischen Standpunkt. Man nimmt also an, dass nicht nur die Umwelt auf ein genetisch festgelegtes Individuum einwirkt, sondern dieses auch auf seine Umwelt.[76]

Literatur

Albee et al. (1992): George W. Albee, Lynne A. Bond, Toni Monsey, V. Cook (ed.), Improving children's lives. Global Perspectives of Prevention, Newbury Park 1992

Alexander/Muia (1982): Patricia A. Alexander, Joseph A. Muia, Gifted education. A comprehensive roadmap, Rockville, London 1982

Amelang/Bartussek (1981): Manfred Amelang, Dieter Bartussek, Differentielle Psychologie und Persönlichkeitsforschung, Stuttgart 1981

Anastasi (1976): Anne Anastasi, Differentielle Psychologie. Unterschiede im Verhalten von Individuen und Gruppen, Weinheim, Basel 1976

Asendorpf (1996): Jens B. Asendorpf, Psychologie der Persönlichkeit, Berlin, Heidelberg et al. 1996

Binet/Henri (1895): Alfred Binet, Victor Henri, La psychologie individuelle, *Année Psychologique* 2 (1895), p. 411–465

Binet/Simon (1905): Alfred Binet, Theophile Simon, Méthodes nouvelles pour le diagnostic du niveau intellectuel des anormaux, *Année Psychologique* 11 (1905), p. 191–244

Binet/Simon (1908): Alfred Binet, Théodore Simon, Le développement de l'intelligence chez les enfants, *L'Année Psychologique* 14 (1908), p. 1–94

Borkenau (1993): Peter Borkenau, Anlage und Umwelt. Eine Einführung in die Verhaltensgenetik, Göttingen 1993

Brackmann (2005): Andrea Brackmann, Jenseits der Norm – hochbegabt und hoch sensibel?, Stuttgart 2005

Brunner (2007): Jürgen Brunner, Die Topographie des Unbewussten bei Arthur Schopenhauer, in: Dominik Groß, Sabine Müller (Hrsg.), Sind die Gedanken frei? Die Neurowissenschaften in Geschichte und Gegenwart, Berlin 2007, S. 28–46

Bruno (1584): Giordano Bruno, Das Aschermittwochsmahl, 1584, hrsg. von Ludwig Kuhlenbeck, Bd. 1, Leipzig 1904

Bruno (1585): Giordano Bruno, Von den heroischen Leidenschaften, 1585, Neuauflage: Hamburg 1989

Burt (1940): Cyril L. Burt, The factors of the mind, London 1940

Burt (1957): Cyril L. Burt, The causes and the treatments of backwardness, London, 4. Aufl., 1957

Busemann (1955): Adolf Busemann, Höhere Begabung, Ratingen, 2. Aufl., 1955

Cattell (1890): James McKeen Cattell, Mental tests and measurements, *Mind* 15 (1890), p. 373-381

Csikszentmihalyi (1996): Mihaly Csikszentmihalyi, Kreativität. Wie Sie das Unmögliche schaffen und Ihre Grenzen überwinden, Stuttgart 1996

Daston/Park (2002): Lorraine Daston, Katharine Park, Wunder und die Ordnung der Natur 1150–1750, Berlin 2002

Dunn (1964): Lloyd M. Dunn, Exceptional children in the schools, New York 1964

Eisler (1930): Rudolf Eisler, Kant-Lexikon. Nachschlagewerk zu Kants sämtlichen Schriften, Briefen und handschriftlichen Nachlaß, Berlin 1930

Erasmus (1508): Erasmus von Rotterdam, Das Lob der Torheit, 1508, Neudruck: Stuttgart 2002

Ey-Ehlers (2001): Carina Ey-Ehlers, Hochbegabte Kinder in der Grundschule. Eine Herausforderung für die pädagogische Arbeit unter besonderer Berücksichtigung von Identifikation und Förderung, Stuttgart 2001

Eysenck (1975): Hans Jürgen Eysenck, Die Ungleichheit der Menschen, München 1975

Eysenck (1995): Hans Jürgen Eysenck, Genius. The natural history of creativity, Cambridge 1995

76 Vgl. Guthke (1996), S. 54.

Feger (1988): Barbara Feger, Hochbegabung. Chancen und Probleme, Bern 1988

Feger/Prado (1998): Barbara Feger, Tanja Prado, Hochbegabung. Die normalste Sache der Welt, Darmstadt 1998

Fleiß (2003): Ida Fleiß, Hochbegabung und Hochbegabte, Marburg 2003

Fortenbacher (2006): Astrid Fortenbacher, Hochbegabung bei Vor- und Grundschulkindern. Verhaltensmerkmale, Risiken, Förderung, Saarbrücken 2006

Freund-Braier (2000): Inez Freund-Braier, Hochbegabung, Hochleistung, Persönlichkeit, Münster 2000

Gardner (1991): Howard Gardner, Abschied vom IQ. Die Rahmen-Theorie der vielfachen Intelligenzen, Stuttgart 1991

Gardner (1993): Howard Gardner, Creative mind, New York 1993

Glatz (2005): Peter Glatz, Rom – Paris. Kultur. Sprache. Spiel. Identifikation und Nominierung von Hochbegabten, Diplomarbeit Nijmegen 2005

Gold (1965): Milton J. Gold, Education of the intellectually gifted, Columbus, Ohio 1965

Goleman (1998): Daniel Goleman, Emotionale Intelligenz, München, 8. Aufl., 1998

Gould/Grant Gould: James L. Gould, Carol Grant Gould, Bewußtsein bei Tieren. Ursprünge von Denken, Lernen und Sprechen, Heidelberg et al. 1997

Groffmann (1983): Karl-Josef Groffmann, Die Entwicklung der Intelligenzmessung, in: Karl-Josef Groffmann, Lothar Michel (Hrsg.), Enzyklopädie der Psychologie. Psychologische Diagnostik, Band 2: Intelligenz- und Leistungsdiagnostik, Göttingen 1983, S. 1–103

Guthke (1996): Jürgen Guthke, Intelligenz im Test. Wege der psychologischen Intelligenzdiagnostik, Göttingen, Zürich 1996

Hagner (2007): Michael Hagner, Geniale Gehirne. Zur Geschichte der Elitegehirnforschung, München 2007

Hebb (1979): Donald O. Hebb, A return to Jensen and his social science critics, *American Psychologist* 25 (1979), p. 568

Heinbokel (2001): Annette Heinbokel, Hochbegabung im Spiegel der Printmedien seit 1950. Vom Werdegang eines Bewusstseinswandels. BMBF-Gutachten, Osnabrück, Bonn 2001

Heiß (1960): Robert Heiß, Zum Begriff der Intelligenz, *Diagnostica* 6 (1960), S. 3–11

Herrnstein/Murray (1994): Richard J. Herrnstein, Charles Murray, The Bell Curve. Intelligence and Class Structure in American Life, New York 1994

Hilbert (1993): Brigitte Hilbert, Die Individualität der Intelligenz. Diagnostische Urteilsbildung im Lichte wissenschaftlicher und humaner Verantwortung. Dissertation, Bonn 1993

Holm-Hadulla (2002): Rainer Holm-Hadulla, Der schöpferische Prozess: Mythen und Fakten, *Psychologie heute* 3 (2002), S. 34–38

Howe (2001): Michael Howe, Genius Explained, Cambridge 2001

Huarte (1575): Juan Huarte, Examen de ingenios para las ciencias, 1575, Neuauflage: Madrid 1977

Huber (2000): Peter Huber, Kreativität und Genie in der Literatur, *Heidelberger Jahrbuch* 2000, S. 205–226

Huser (2004): Joëlle Huser, Lichtblick für helle Köpfe. Ein Wegweiser zur Erkennung und Förderung von hohen Fähigkeiten bei Kindern und Jugendlichen auf allen Schulstufen, Zürich, 4. Aufl., 2004

Intelligenz (2003): Intelligenz, *Spektrum der Wissenschaft Spezial-ND* 5 (2003)

Jensen (1973): Arthur R. Jensen, Educability and group differences, London 1973

Juda (1953): Adele Juda, Höchstbegabung, München 1953

Kahl (2002): Reinhard Kahl, Nivelliert nach unten. Eine Hamburger Studie zeigt, dass Gymnasien zu wenig leisten, *Die Zeit* 1 (2002)

Kant (1799): Immanuel Kant, Kritik der Urteilskraft, Werke, Bd. 10, Original: 1799, Neuauflage: Frankfurt a. M. 1974

Keller/Novak (1993): Josef A. Keller, Felix Novak, Kleines pädagogisches Wörterbuch, Freiburg, Basel, Wien 1993

Kretschmer (1929): Ernst Kretschmer, Geniale Menschen, Berlin 1929

Krünitz (1786): Johann Georg Krünitz, Technisch-ökonomische Enzyklopädie, Berlin 1786

Lange-Eichbaum (2000): Wilhelm Lange-Eichbaum, Genie, Irrsinn und Ruhm. Die geheimen Psychosen der Mächtigen, Köln 2000

Ludwig (1995): Arnold M. Ludwig, The price of greatness. Resolving the creativity and madness controversy, New York 1995

Mehlhorn (1988): Hans-Georg Mehlhorn, Persönlichkeitsentwicklung Hochbegabter, Berlin 1988

Meissner (1991): Toni Meissner, Wunderkinder. Schicksal und Chance Hochbegabter, Frankfurt a. M. 1991

Müller (2004): Sabine Müller, Programm für eine neue Wissenschaftstheorie, Würzburg 2004

Müller (2006): Sabine Müller, Intelligenz-Theorien der Philosophie und der empirischen Wissenschaften, in: Dominik Groß, Tobias H. Duncker (Hrsg.): Farbe – Erkenntnis – Wissenschaft. Zur epistemischen Relevanz von Farbe in der Medizin, Münster 2006, S. 145–154

Müller (2008): Sabine Müller, Intelligenztheorien der Medizin und der Naturwissenschaften – eine wissenschaftshistorische und ethische Studie, in Vorbereitung, 2008

Müller/Steinmetzer (2007): Sabine Müller, Jan Steinmetzer, Kulturgeschichte der Hochbegabung – Zwischen Pathologisierung und Idealisierung, in: Dominik Groß, Florian Steger (Hrsg.), Proceedings-Band zu den Kick-Off-Workshops am 12.10., 26.10. und 20.11.2006, Aachen 2007, S. 101–103

Nissen (2005): Gerhardt Nissen, Kulturgeschichte seelischer Störungen bei Kindern und Jugendlichen, Stuttgart 2005

Oehme (1988): Johannes Oehme, Das Kind im 18. Jahrhundert. Beiträge zur Sozialgeschichte des Kindes, Lübeck 1988

Platon (1958 b), Platon, Theaitetos, Reinbek 1958

Platon (1958 b): Platon, Politeia, Reinbek 1958

Pruisken (2005): Christiane Pruisken, Interessen und Hobbys hochbegabter Grundschulkinder, Münster 2005

Reichle/Lehmann/Jüling (2004): Barbara Reichle, Wolfgang Lehmann, Inge Jüling, Hochbegabte Kinder. Erkennen, fördern, problematische Entwicklungen verhindern, Weinheim 2004

Rohrmann/Rohrmann (2005): Sabine Rohrmann, Tim Rohrmann, Hochbegabte Kinder und Jugendliche. Diagnostik – Beratung – Förderung, München 2005

Rose/Kamin/Lewontin (1984): Steven Rose, Leon J. Kamin, Richard C. Lewontin, Not in our genes: Biology, Ideology, and Human Nature, New York 1984

Ross (2007): Philip E. Ross, Wie Genies denken, *Spektrum der Wissenschaft* 1 (2007), S. 36–43

Rost (1993): Detlef H. Rost (Hrsg.): Lebensumweltanalyse hochbegabter Kinder. Das Marburger Hochbegabtenprojekt, Göttingen 1993

Rost (2000): Detlef H. Rost (Hrsg.): Hochbegabte und hochleistende Jugendliche. Neue Ergebnisse aus dem Marburger Hochbegabtenprojekt, Münster 2000

Rost/Schilling (2006): Detlef H. Rost, Susanne R. Schilling, Hochbegabung, in: Detlef H. Rost (Hrsg.), Handwörterbuch Pädagogische Psychologie, Weinheim 2006, S. 233–245

Schelling (1797): Friedrich W. J. Schelling, Ideen zu einer Philosophie der Natur. Werke. Historisch-kritische Ausgabe, Bd. 5, Original: 1797, Neuausgabe: Stuttgart 1994

Schelling (1800): Friedrich W. J. Schelling, System des transzendentalen Idealismus, Original: 1800, Neuausgabe: Hamburg 1962

Schmidt (1985): Jochen Schmidt, Die Geschichte des Genie-Gedankens in der deutschen Literatur, Philosophie und Politik 1750–1945, 2 Bände, Darmstadt 1985

Schneider (1996): Wolf Schneider, Die Sieger. Wodurch Genies, Phantasten und Verbrecher berühmt geworden sind, München 1996

Schopenhauer (1977): Arthur Schopenhauer, Werke in 10 Bänden, Zürcher Ausgabe, Nach der historisch-kritischen Ausgabe von Arthur Hübscher, Zürich 1977

Schulte zu Berge (2001): Sabine Schulte zu Berge, Hochbegabte Kinder in der Grundschule. Erkennen – Verstehen – Im Unterricht berücksichtigen, Münster, 2. Aufl., 2001

Schütz (2004): Corinna Schütz, Leistungsbezogenes Denken hochbegabter Kinder, Münster 2004

Sparfeldt (2006): Jörn R. Sparfeldt, Berufsinteressen hochbegabter Jugendlicher, Münster 2006

Stadler/Stadler (1979): Michael Stadler, Sonja Stadler, Wege und Auswege der Anlage-Umwelt-Diskussion, in: Leon J. Kamin (Hrsg.), Der Intelligenz-Quotient in Wissenschaft und Politik, Darmstadt 1979

Stapf (2003): Aiga Stapf, Hochbegabte Kinder, München 2003

Stern (1911): William Stern, Die Differentielle Psychologie in ihren methodischen Grundlagen, Leipzig 1911

Storch (1751), Johann Storch, Theoretische und Practische Abhandlung von Kinderkranckheiten, Band 4, Eisenach 1751

Süllwold (1976): Fritz Süllwold (Hrsg.), Begabung und Leistung, Hamburg 1976

Tannenbaum (2000): Abraham J. Tannenbaum, A history of giftedness in school and society, in: K. A. Heller et al., International Handbook of Giftedness and Talent, Oxford, 2. Aufl., 2000

Terman/Merrill (1937): Lewis M. Terman, Maud A. Merill, Measuring intelligence, Boston 1937

Tücke (2005): Manfred Tücke, Schulische Intelligenz und Hochbegabung, Münster 2005

Urban (2004): Klaus Urban, Hochbegabungen. Aufgaben und Chancen für Erziehung, Schule und Gesellschaft, Münster 2004

Vom Scheidt (2004): Jürgen vom Scheidt, Das Drama der Hochbegabten. Zwischen Genie und Leistungsverweigerung, München 2004

Waldmann/Weinert (1990): Michael Waldmann, Franz E. Weinert, Intelligenz und Denken. Perspektiven der Hochbegabungsforschung, Göttingen, Toronto, Zürich 1990

Weiß (1982): Volkmar Weiß, Psychogenetik, Jena 1982

Wiedemann (2005): Ute Wiedemann, Die Höchstbegabtenstudie Adele Judas als Beispiel für die Erforschung des „Genialenproblems“, Dissertation München 2005

Winner (1998): Ellen Winner, Hochbegabt. Mythen und Realitäten von außergewöhnlichen Kindern, Stuttgart 1998

Zimbardo (1995): Philip G. Zimbardo, Psychologie, Heidelberg, 6. Aufl., 1995

Internet

http://de.wikipedia.org/wiki/Christian_Heinrich_Heineken

www.bonn.de/stadtmuseum/inhalte/wunderkinder_presse_sueddt.htm

Hochbegabung und Savant-Syndrom – eine Superioritätspathologie?

Sabine Müller und Jan Steinmetzer

1 Einleitung

Welche Merkmale Hochbegabte auszeichnen, was die Ursachen ihrer besonderen Fähigkeiten sind und ob diese notwendigerweise mit spezifischen Defiziten verbunden sind, wird in der Wissenschaft kontrovers diskutiert. Das liegt zum einen daran, dass unter dem Begriff „Hochbegabte" eine sehr heterogene Personengruppe zusammengefasst wird: erstens die Hochbegabten im Sinne der modernen Psychologie, die einen IQ von mindestens 130 sowie Leistungsorientierung und intellektuelles Interesse besitzen;[1] zweitens die „Wunderkinder", also Kinder, die ein besonderes Talent und einen deutlichen Entwicklungsvorsprung in einem oder mehreren intellektuellen, musischen, künstlerischen oder sportlichen Bereichen haben, drittens die sog. Savants (früher: *idiots savants*), die über Spezialhochbegabungen verfügen und zugleich retardiert oder geistig behindert sind. Gemeinsam sind fast allen Hochbegabten das extrem frühe Auftreten der besonderen Begabung, ein exzessiver Wissensdurst sowie ein besonders hohes Niveau in bestimmten Bereichen und Disziplinen. Höchstwahrscheinlich sind alle Arten von Hochbegabung hirnorganischen Ursprungs; durch Stimulation und Training können sie jedenfalls nicht erreicht werden. Zwar lassen sich durch intensive Frühförderung enorme Leistungen bei Kindern erreichen, die die ihrer Altersgenossen weit übertreffen, doch diese „gemachten" Wunderkinder sind keine Hochbegabten im eigentlichen Sinn.

1 Hochbegabt in diesem Sinne sind ca. 2 % der Bevölkerung. Vgl. Winner (1998), S. 31.

In der Wissenschaft wird Hochbegabung bis heute als ambivalent betrachtet und häufig im Zusammenhang mit psychosozialen Abweichungen oder bestimmten Krankheitsdispositionen gesehen. Bei den sog. Savants besteht tatsächlich ein Zusammenhang mit bestimmten psychischen Behinderungen, insbesondere mit Autismus oder dem Asperger-Syndrom. Aber auch bei universell Hochbegabten scheinen Zusammenhänge mit psychischen Störungen und sozialen Schwierigkeiten zu bestehen.

In diesem Aufsatz gehen wir der Frage nach, warum und unter welchen Umständen Hoch- und Spezialbegabungen ins Blickfeld der Medizin gerieten und als pathologisch angesehen wurden. Wir untersuchen insbesondere den Zusammenhang von spezifischen Hochbegabungen mit typischen Defiziten und diskutieren die Hypothese, dass extreme Begabungen auf einer Superioritätspathologie basieren als Folge bestimmter Hirnläsionen (Kapitel 2). Anschließend wagen wir einen Blick in die Zukunft: auf zukünftige medizinische Möglichkeiten zur künstlichen Erschaffung von Hoch- und Spezialbegabungen (Kapitel 3).

2 Hochbegabung aus der Perspektive der Medizin

Dass Hochbegabte aufgrund ihrer besonderen Fähigkeiten besondere Beachtung und Wertschätzung erfuhren, ist nur die eine Seite der Medaille. Die andere ist, dass Hochbegabung als in eklatanter Weise von der Norm abweichend betrachtet wird und daher immer wieder in den Verdacht gerät, irgendwie pathologisch zu sein. Dieser Verdacht äußert sich in unterschiedlicher Weise: (1) als Befürchtung, hochbegabte Menschen, vor allem hochbegabte Kinder, seien besonders krankheitsanfällig und kurzlebig; (2) als Meinung, hochbegabte, vor allem kreative Menschen seien in sozialer Hinsicht problematisch, psychisch gestört oder sogar wahnsinnig; (3) als wissenschaftliche Hypothese über eine Verknüpfung von Hochbegabung mit bestimmten Formen geistiger Behinderung aufgrund bestimmter hirnorganischer Besonderheiten.

Für diese Vermutungen gibt es eine Reihe Belege – aber auch für deren Gegenteil.

2.1 Besondere Vulnerabilität von Hochbegabten?

Seit dem 18. Jahrhundert haben Ärzte vermehrt Empfehlungen zur adäquaten Behandlung von hochbegabten Kindern gegeben. Viele Mediziner in der Epoche der Aufklärung waren über die physische Verfassung hochbegabter Kinder besorgt.[2]

Es wurde zum einen angenommen, dass hochbegabte Kinder besonders kränklich und schwächlich seien, zum anderen, dass sie durch die frühzeitigen Leistungen überfordert und vorzeitig verbraucht seien: „Early ripe, early

2 Z. B. äußerte sich der Arzt Johann Storch (1681–1751) folgendermaßen: „Meist freuen sich die Eltern dieser Kinder, weil sie noch im kindlichen Alter zur Doktorwürde gelangen. Aber die meisten Hoffnungen trügen: Es läuft darauf hinaus, daß dem Leibe die nötigen Lebenskräfte entzogen werden und derselbe schwach und kränklich werden muß." – Storch (1751), S. 178.

rot."[3] Hartnäckig hielt sich auch die These, dass Hochbegabte eine geringere Lebenserwartung hätten.[4] Sie wurde erst in der jüngeren Vergangenheit als unzutreffend entlarvt. Empirische Untersuchungen scheinen eher das Gegenteil zu belegen: Eine hohe Intelligenz scheint eher mit guter psychischer und physischer Gesundheit zu korrelieren als mit besonderer Vulnerabilität.[5] Ob dies auch für Extremformen, insbesondere für einseitige Hochbegabungen gilt, ist durch diese Studien allerdings noch nicht beantwortet.

Der Evolutionspsychologe Geoffrey Miller (2001) hält hohe Intelligenz für ein Indiz für ein gutes Gehirn und damit für insgesamt gute Gene. Für diese These könnte auch der Befund sprechen, dass höhere Intelligenz mit einer höheren Geschwindigkeit der Informationsverarbeitung[6] korreliert ist, insbesondere mit dem Alpha-Rhythmus des EEG. Personen mit gutem Gedächtnis und hoher Intelligenz weisen eine lokalisiertere Aktivierung (Alpha-Unterdrückung) auf als andere. Eine effiziente, d. h. lokalisiertere Aktivierung scheint ein wichtiges Merkmal für Intelligenzleistung zu sein. Dies zeigt sich auch in PET-Untersuchungen: Intelligentere Versuchspersonen weisen beim Lösen leichterer Aufgaben eine signifikant geringere metabolische Aktivierung und beim Lösen schwierigerer Aufgaben eine selektivere Aktivierungszunahme in der dafür relevanten Gehirnhemisphäre auf als weniger intelligente Personen. Die Gehirne intelligenterer Menschen müssen sich also beim Lösen leichter Aufgaben weniger anstrengen und können ihren Stoffwechsel für das Lösen schwierigerer Aufgaben besser aktivieren.[7] Einige biologisch orientierte Intelligenzforscher betrachten die Informationsverarbeitungsgeschwindigkeit als basale, stark genetisch bestimmte Eigenschaft. Die Gehirne intelligenter Menschen antworten schneller und mit komplexeren EEG-Wellenformen auf äußere Reize. Demnach bestimmt die neuronale Effizienz des Zentralnervensystems, also die Schnelligkeit, Zuverlässigkeit und Konsistenz der Impulsübertragung, das Intelligenzniveau.[8]

2.2 Genie und Wahnsinn? Psychosoziale Schwierigkeiten von Hochbegabten?

Schon in der Antike wurde darüber spekuliert, inwieweit Genie und Wahnsinn miteinander in Verbindung stehen. Auguste Tissot (1728–1797) nahm eine Beziehung von kindlicher Hochbegabung und Wahnsinn im Erwachsenenalter an. Im 19. Jahrhundert begannen Psychiater wie Cesare Lombroso (1836–1909) Genialität mit „Irrsinn" in Verbindung zu bringen: Der das Genie überfallen-

3 Winner (1998), S. 190.
4 Nissen (2005), S. 67 ff., bzw. Oehme (1988), S. 109 ff.
5 Vgl. Deary/Der (2005); Rudinger/Rietz (1997).
6 Unter der Informationsverarbeitungsgeschwindigkeit wird die Verarbeitungszeit für ganz einfache Reize verstanden.
7 Vgl. Klimesch/Schimke (1998), S. 150–156. – Personen mit guter Gedächtnisleistung zeigen eine um ca. 1 Hz höhere Alpha-Frequenz als Versuchspersonen mit schlechter Gedächtnisleistung. (Die Alpha-Frequenz liegt bei Menschen in einem Bereich von 7 bis 13 Hz.) Der Alpha-Rhythmus hat in Ruhe eine höhere Amplitude als bei geistiger Anstrengung. Dieses als Alpha-Unterdrückung bezeichnete Phänomen weist eine topographisch spezifische Verteilung auf, die von der Art der bewältigten kognitiven Aufgabe abhängt.
8 Vgl. Guthke (1996), S. 94–103. – Unter der Informationsverarbeitungsgeschwindigkeit wird die Verarbeitungszeit für ganz einfache Reize verstanden. – Vgl. zu diesem Abschnitt Müller (2008).

de Schaffensdrang habe Ähnlichkeit mit den manischen Phasen bei bipolarer Depression oder anderen psychischen Störungen. Lombrosos Theorie hatte einen nachhaltigen Einfluss: Noch in den 1920er Jahren beriefen sich mehrere Autoren wie Wilhelm Lange-Eichbaum[9] (1875–1950) und Ernst Kretschmer[10] (1888–1964) auf die These, dass Genialität mit psychopathologischen Phänomenen in Zusammenhang stehe.[11] Erst seit kurzem hat die Psychiatrie diese Theorie fallen gelassen.

Das Klischee von Genie und Wahnsinn trifft am ehesten noch auf Künstler und Schriftsteller zu; bei ihnen sind Unzufriedenheit, Oppositionalität und affektive Probleme, vor allem eine leichte manische Depression, tatsächlich der Kreativität förderlich.[12]

Aber auch die moderne Hochbegabungsforschung konstatiert bei Hochbegabten bestimmte Eigenschaften, durch die sie vermehrt psychische Probleme und soziale Schwierigkeiten haben sollen.[13] Da hochbegabte Kinder besonders sensibel sind, sind sie psychisch anfälliger.[14] Wegen ihrer Frühreife und Andersartigkeit ziehen hochbegabte Kinder das Alleinsein oder die Gesellschaft Älterer vor. Sie interessieren sich für philosophische und moralische Fragen und entwickeln eigene, oft radikale Standpunkte. Deswegen und weil sie Geschlechtsstereotypen meist ablehnen, kritisch gegenüber Lehrern und häufig nonkonformistisch, risikobereit und oppositionell sind, haben sie häufiger soziale Schwierigkeiten und ein geringeres Selbstvertrauen in die eigenen sozialen Fähigkeiten als andere Kinder und sind daher häufiger einsam.[15] In zeitgenössischen Publikationen zu Hochbegabten werden die sozialen Schwierigkeiten hochbegabter Kinder sowie das absichtliche Versagen, um von Gleichaltrigen akzeptiert zu werden, besonders thematisiert.[16]

Andererseits relativieren neuere Untersuchungen die These, dass mit Hochbegabung soziale Schwierigkeiten verbunden sein müssen: Zwar haben Kinder mit einem IQ über 160 große soziale Schwierigkeiten, doch Kinder mit IQ-Werten zwischen 125 und 155 sind demnach i. a. emotional ausgeglichen und sozial

9 Lange-Eichbaum wies 1928 darauf hin, dass es einer „Verehrergemeinde" bedürfe, die eine Hochleistung zur Leistung eines Genies erkläre. Da zwischen der Leistung selbst und ihrer Anerkennung indessen meist ein sehr langer Zeitraum liege, ergäben sich zwangsläufig für jedes Genie Probleme, die oft zu erheblichen sozialen und gesundheitlichen Belastungen führten. Verehrer fänden sich allerdings leichter, wenn es um keine normale Leistung gehe, sondern um etwas Ungewöhnliches, ja geistig Unnormales oder Krankhaftes. – Vgl. Lange-Eichbaum (2000), S. 134.

10 Kretschmer (1929).

11 Sie standen damit in einer langen geistesgeschichtlichen Tradition: Zum ersten Mal hatte Georg Christoph Lichtenberg im Bemühen, die Physiognomie Lavaters zu widerlegen, einen stringenten Zusammenhang zwischen Genialität, Kriminalität und Irrsinn apostrophiert; vgl. Hagner (2007), S. 19.

12 Vgl. Winner (1998), S. 265–274; Goleman (1998), S. 114. – Zur Kreativität vgl. Csikszentimihalyi (1996); Eysenck (1995); Gardner (1993); Howe (2001); Ross (2007).

13 Vgl. zu hochbegabten Kindern und ihren Persönlichkeitsmerkmalen sowie besonderen psychischen oder sozialen Problemen: Feger (1988); Feger/Prado (1998); Fortenbacher (2006); Freund-Braier (2000); Pruisken (2005); Reichle/Lehmann/Jüling (2004); Rost (1993); Schulte zu Berge (2001); Schütz (2004); Sparfeldt (2006); Urban (2004); Vom Scheidt (2004); Winner (1998).

14 Vgl. Brackmann (2005); Winner (1998), S. 34 und 206.

15 Vgl. Winner (1998), S. 196–214.

16 Vgl. z. B. Schilling (2002); Vom Scheidt (2004); Winner (1998), S. 192–214.

gut integriert.[17] Hochbegabte Jungen sind im Durchschnitt beliebter als normal begabte, während es bei Mädchen umgekehrt ist; das liegt wahrscheinlich daran, dass die für Hochbegabte typischen Merkmale Leistungsbereitschaft und Unabhängigkeit gegen das weibliche Rollenklischee verstoßen.[18]

Aus Langzeitstudien, insbesondere der Terman-Studie, in denen hochbegabte Kinder und Jugendliche bis ins mittlere Erwachsenenalter begleitet und wiederholt befragt wurden, ergibt sich, dass der überwiegende Teil von ihnen in Studium und Beruf überdurchschnittlich erfolgreich ist.[19] Die Studien zeigen aber auch, dass eine hohe intellektuelle Begabung allein hierfür nicht ausreicht, sondern dass viele weitere Faktoren darüber mitbestimmen: neben familiärer und schulischer Unterstützung vor allem die Leistungsmotivation sowie bestimmte Persönlichkeitsmerkmale. Erfolgsbegünstigende Merkmale sind Selbstvertrauen, Energie, Konzentrationsfähigkeit, souveränes Auftreten, Unabhängigkeit und Risikobereitschaft.[20]

2.3 Superioritätspathologie als Grundlage von Hoch- und Spezialbegabungen?[21]

Bei Savants besteht ein enger Zusammenhang zwischen ihren besonderen Fähigkeiten und ihren speziellen Einschränkungen, der hirnorganische Besonderheiten vermuten lässt. Savants verfügen über Hochbegabungen auf eng umgrenzten Gebieten, sind aber stark retardiert, meist unfähig, ein selbständiges Leben zu führen, und häufig autistisch.

Oliver Sacks berichtet von zwei Zwillingsbrüdern: autistische, frühgeborene Savants mit einem IQ von 60, aber mit einem extremen Zahlengedächtnis und der Fähigkeit zur Kalenderberechnung (Berechnung des Wochentags zu beliebigen Daten) sowie zur Bestimmung zwölfstelliger Primzahlen – und das, obwohl sie die Grundrechenarten nur rudimentär beherrschen. Darüber hinaus verfügen sie über ein eidetisches Gedächtnis, in dem die winzigsten visuellen Details und alle biographischen Details festgehalten werden, die sie aber ohne irgendeine emotionale Beteiligung preisgeben. Sacks nimmt an, dass der Schlüssel ihrer Fähigkeiten eine Visualisierung von enormer Intensität, grenzenloser Ausdehnung und absoluter Exaktheit sei; dass sie gewissermaßen eine „riesige Erinnerungstapete" besäßen, auf der sie Primzahlen und Kalender sehen, statt sie zu berechnen.[22] Tatsächlich scheinen die Stärken der Savants zugleich ihre Schwächen zu sein: Sie sehen den Wald vor lauter Bäumen nicht.[23]

Vilayanur Ramachandran[24] berichtet von kindlichen Savants, die lebensechte Zeichnungen komplexer Szenen produzieren, die den Vergleich mit de-

---

17 Vgl. Winner (1998), S. 208.
18 Vgl. Winner (1998), S. 212.
19 Vgl. Winner (1998), S. 257–261.
20 Vgl. Winner (1998), S. 265–274.
21 Vgl. zu diesem Kapitel Müller (2008).
22 Vgl. Sacks (1990), S. 246–278. – Vgl. zu Kalenderrechnern, insbes. den Zwillingen, auch Treffert (1989), S. 36–54.
23 Vgl. Hein (2003).
24 Vgl. zu diesem Abschnitt Ramachandran/Blakeslee (2002), S. 283–320.

nen von Leonardo da Vinci nicht zu scheuen brauchen, sowie von Savants, die jederzeit die Tageszeit oder die Breite von Gegenständen exakt bestimmen können. Er berichtet außerdem über den Inder Srinivasan Ramanujan, der aus einfachen Verhältnissen stammte, keinerlei Ausbildung in höherer Mathematik hatte, aber bedeutende Entdeckungen in der Zahlentheorie machte. Das Mathematikgenie selbst erklärte die von ihm gefundenen Formeln als Eingebungen der lokalen Göttin Namagiri. Nach Ramachandran sind Savants „die lebende Widerlegung der Behauptung, dass Spezialbegabungen nur eine gezielte Entfaltung der allgemeinen Intelligenz seien“.[25] Fast jedes Genie habe etwas von einem Savant an sich: hochbegabt in einigen wenigen Bereichen, aber völlig durchschnittlich in allen anderen.[26]

Norman Geschwind und Albert Galaburda (1987) haben festgestellt, dass „rechtshemisphärische Hochbegabung“, also das besondere räumliche Vorstellungsvermögen, das einer Hochbegabung in Mathematik, Musik und bildender Kunst zugrunde liegt, mit Nicht-Rechtshändigkeit (Links- oder Beidhändigkeit), Sprachproblemen (Dyslexie, Stottern, verspäteter Spracherwerb), Autismus und Autoimmunkrankheiten korreliert ist. Die gemeinsame Ursache dieser Eigenschaften nehmen Geschwind und Galaburda in einem erhöhten Testosteronspiegel *in utero* nach der zwanzigsten Schwangerschaftswoche an.[27]

Nach der Hypothese von Norman Geschwind und Albert Galaburda[28] basieren die paradoxen Eigenschaften von Savants auf einer sog. Superioritätspathologie, d. h. dass beim Fötus eine mangelhafte Entwicklung bestimmter Hirnbereiche ein kompensatorisches Wachstum bestimmter anderer Bereiche auslöst. Bei Savants führe ein verlangsamtes Hirnwachstum in bestimmten Arealen der linken Hemisphäre zu einer Vergrößerung zum einen der kontralateralen kortikalen Areale (also in der rechten Hemisphäre), zum anderen benachbarter, nicht-betroffener Areale der linken Hemisphäre. Die Hypertrophie bestimmter Hirnareale ist demnach die Ursache der extremen Fähigkeiten von Savants; die mangelhafte Entwicklung anderer die Ursache ihrer Retardierung, ihrer Sprachprobleme sowie ihrer geringen allgemeinen Intelligenz. Die These des kompensatorischen Hirnwachstums als Folge von Entwicklungsverzögerungen oder Läsionen während der Embryonalphase ist im Tierversuch bestätigt worden. Geschwind und Galaburda stützen sich u. a. auf den 1918 von F. Sano beschriebenen Fall eines bildenden Künstlers mit gravierender, vor allem sprachlicher Retardierung: Bei der Obduktion zeigte sich, dass er sehr kleine Frontal- und Temporallappen, aber enorm entwickelte Occipitalareale hatte.[29]

Die Rechenbegabung bestimmter Savants lässt sich nach Geschwind und Galaburda folgendermaßen erklären: Entwicklungsverzögerungen in Teilen der linken Hemisphäre, möglicherweise durch eine hohe Testosteronkonzentration *in utero*, führen zu hypertrophem Wachstum der rechten Hemisphäre, aber auch bestimmter Bereiche der linken Hemisphäre, insbesondere sol-

25 Vgl. Ramachandran/Blakeslee (2002), S. 311.
26 Vgl. Ramachandran/Blakeslee (2002), S. 313.
27 Vgl. Winner (1998), S. 151–163.
28 Vgl. Geschwind/Galaburda (1987), S. 95–102.
29 Vgl. Geschwind/Galaburda (1987), S. 101 f.

cher, die für das Rechnen zuständig sind. Daraus könnten Sprachprobleme, aber auch außergewöhnliche visuell-räumliche Fähigkeiten sowie extreme Rechenfähigkeiten resultieren. Möglich sei auch, dass Savant-Rechenkünstler rechtshemisphärische, visuell-räumliche Strategien benutzen, also Zahlen und deren Strukturen *sehen*, statt damit zu *rechnen*.

Das Geschwind-Galaburda-Modell sagt für Savants erstens eine Neigung zur Nicht-Rechtshändigkeit, zweitens Störungen des Immunsystems, drittens messbare linksseitige Hirnanomalien voraus. Für die ersten beiden Hypothesen ist eine Bestätigung wahrscheinlich, denn Savants sind meist Autisten, und diese haben eine Neigung zu Nicht-Rechtshändigkeit sowie zu Autoimmunkrankheiten. Für die dritte Hypothese gibt es ebenfalls Belege: So haben CT-Aufnahmen deutliche Hinweise auf linksseitige Schädigungen von Savant-Gehirnen, insbesondere bei Savant-Musikern, ergeben.[30]

Für die These einer frühen Hirnschädigung von Savants spricht unter anderem die von Darold Treffert festgestellte Tatsache, dass sich bei Savants-Musikern häufig die Triade Blindheit, Retardierung und Musikalität findet als Folge von Frühgeburtlichkeit und künstlicher Beatmung mit zu hoher Sauerstoffkonzentration, was neben den kognitiven Schäden auch zu Blindheit durch rentrolaterale Fibroplasie führt. Die Musikalität beschränkt sich allerdings auf die Fähigkeit, gehörte Stücke exakt zu reproduzieren (meist auf dem Klavier), wobei dies mechanisch, stereotyp und ohne emotionale Beteiligung geschieht und keinerlei Innovationen hervorbringt.[31] Bei einer prä- oder perinatalen Schädigung der linken Hemisphäre kann die rechte Hemisphäre noch kompensatorisch wachsen, was in späterem Alter nicht mehr möglich ist. Das phänomenale Gedächtnis, die emotionale Distanz und die äußerst konzentrierte, eng begrenzte Aufmerksamkeit von Savants könnten aus einer Verletzung des Cortexbereichs resultieren, der für ein bewusstes, bedeutungsvolles Erinnerungsvermögen erforderlich ist, so dass das Gedächtnis auf eine primitivere, unbewusste, automatische, vom kortiko-striatalen System vermittelte Stufe zurückfällt.[32]

Auch Ramachandran nimmt an, dass bei Savants bestimmte spezialisierte Gehirnregionen auf Kosten anderer vergrößert worden sind und dass am Anfang eine prä- oder perinatale Hirnschädigung steht, der eine Umkartierung des Gehirns folgt (ähnlich wie beim Entstehen von Phantomgliedern nach Amputationen), so dass andere Bereiche größer und dichter an Neuronen werden. Ramachandran nimmt an, dass die extremen mathematischen Fähigkeiten einiger Savants auf einem hypertrophen Wachstum des *Gyrus angularis* in der linken Hirnhemisphäre basieren. Das Funktionieren dieser Region ist eine notwendige Voraussetzung für die Fähigkeit zum Rechnen, wie von Patienten mit Läsionen in diesen Bereichen bekannt ist. Eine Verdopplung der Größe des linken *Gyrus angularis* würde wahrscheinlich nicht bloß zu einer Verdopplung der mathematischen Fähigkeiten führen, sondern zu deren logarithmischer

30 Vgl. Winner (1998), S. 160–163.
31 Vgl. Treffert (1989), S. 34 und 204; Fallbeispiele auf den Seiten 103–122 und 187–193.
32 Vgl. Winner (1998), S. 160–163; Geschwind/Galaburda (1987); Treffert (1989).

Zunahme. Dasselbe könnte für den rechten *Gyrus angularis* und zeichnerische Fähigkeiten gelten.[33]

Die Hypothese der Superioritätspathologie führt also das Savant-Syndrom auf eine prä- oder perinatale Schädigung bestimmter Hirnregionen und eine Überkompensation durch das hypertrophe Wachstum bestimmter anderer Hirnregionen zurück. Die frühen Hirnschädigungen können durch Testosteronüberschuss in einer bestimmten Schwangerschaftsphase, durch Sauerstoffmangel während der Geburt oder durch übermäßige Sauerstoffzufuhr bei Frühgeborenen entstehen. Diese Hypothese erklärt auch, warum es viel mehr männliche als weibliche Savants gibt: Zum einen sind männliche Föten viel höheren Testosteronkonzentrationen ausgesetzt, zum anderen entwickeln sich deren Gehirne langsamer und sind damit verletzungsanfälliger. Die Hypothese erklärt auch, warum sich Savants nur in bestimmten Domänen finden, nämlich in solchen, die entweder durch die rechte Hemisphäre vermittelt werden (Zeichen, Musik) oder durch linkshemisphärische Regionen, die an die hintere (bei Savants geschädigte) Sprachregion angrenzen (Rechnen).[34]

Nach einer Hypothese von Synder und Mitchell (1999) haben Savants Zugang zu den frühen Schritten der Informationsverarbeitung. Anna Milena Dubischar-Krivec (2006) hat diese These mit Hilfe einer magnetencephalographischen (MEG) Untersuchung mit kombinierter elektroencephalographischer Ableitung (EEG) geprüft. Demnach hat die Fähigkeit zum Kalenderrechnen bei autistischen Savant-Kalenderrechnern andere Grundlagen als dieselbe Fähigkeit bei geübten, nicht-autistischen Kalenderrechnern: Während bei ersteren bei der Berechnung von Daten aus Vergangenheit und Gegenwart vermehrt Gedächtnisprozesse beteiligt zu sein scheinen, basiert die Fähigkeit des Kalenderrechnens bei den Nichtautisten eher auf der expliziten Kenntnis von arithmetischen Gesetzmäßigkeiten und der Anwendung regelbasierter Strategien.[35]

Es gibt auch einige Fälle eines erworbenen Savant-Syndroms. In einem Fall wurde ein neunjähriger Junge nach einer Schussverletzung in seiner linken Schläfe taubstumm und schwerbehindert; gleichzeitig erlangte er jedoch eine enorme technische Begabung. In dem berühmt gewordenen Fall des Orlando Serrell wurde dieser als Zehnjähriger unmittelbar nach einer Kopfverletzung durch einen Baseball zu einem Kalenderrechner. Auch bei manchen älteren Menschen mit frontotemporaler Demenz tritt nach Beobachtungen von Bruce Miller das Savant-Syndrom auf: Zu Beginn der Krankheit entsteht plötzlich eine Inselbegabung: bei einigen das absolute Gehör, bei anderen eine hervorragende Zeichenbegabung. Robyn Young hat bei 17 gesunden Probanden ein passageres Savant-Syndrom hervorgerufen, indem er mittels repetitiver transkranieller magnetischer Stimulation (rTMS) die Areale im linken Schläfenlappen stimulierte, die bei Patienten mit erworbenem Savant-Syndrom geschädigt sind. Fünf Probanden zeigten während der Stimulation plötzlich Savant-artige Fähigkeiten: Kalenderrechnen bzw. Zeichenkunst. Ähnliche Untersuchungen haben Allan Synder und John Mitchell durchgeführt. Nach

33 Vgl. Ramachandran/Blakeslee (2002), S. 283–320.

34 Vgl. Treffert (1989), S. 195–198; Winner (1998), S. 163; Ramachandran/Blakeslee (2002), S. 283–320.

35 Vgl. Dubischar-Krivec (2006).

ihrer These bewirkt die Stimulation, dass man die ‚Rohdaten' der Welt sieht, quasi ungefiltert, so wie sie im Unbewussten eines jeden Menschen repräsentiert sind.[36] Bei Savants sei die oberste Ebene der mentalen Prozesse, also das konzeptionelle Denken und das Schlussfolgern, gestört, und dadurch arbeiteten die Prozesse der unteren Ebene mit großer Exaktheit und Detailtreue, da unbeeinflusst durch Abstraktion. Dies ist die Folge einer erworbenen Schädigung oder einer durch rTMS verursachten passageren Minderdurchblutung des Frontotemporallappens, bei der sowohl die Sprachfähigkeit als auch die Fähigkeit, Gesichter zu erkennen, verloren gehen.[37]

3 Künstliche Erschaffung von Hochbegabten oder von Savants[38]

In Zukunft wird es wahrscheinlich medizintechnische Möglichkeiten zur Erzeugung hochbegabter Kinder geben.

Die biotechnische Steigerung der Intelligenz fängt bei der gezielten Auswahl der biologischen Eltern an. Da Intelligenz ein erbliches Merkmal ist, besteht die einfachste Methode, ein intelligentes Kind zu produzieren, darin, eine Eizelle einer intelligenten Frau mit einer Samenzelle eines intelligenten Mannes zu verschmelzen. Dies geschieht immer schon auf natürliche Weise durch freiwillige Partnerwahl, kann aber mit modernen medizintechnischen Mitteln auch gezielt unternommen werden. Während zahlreiche Samenbanken die Möglichkeit bieten, genetisches Material nach den Kriterien IQ und Beruf des Spenders auszuwählen,[39] sind käufliche Eizellen von intelligenten Frauen Mangelware, denn Eizellentnahmen erfordern die hormonelle Hyperstimulation der Eierstöcke (mit erhöhtem Eierstockkrebsrisiko) und Operationen unter Vollnarkose. Das internationale Wohlstandsgefälle hat aber schon einen halblegalen Markt für Eizellen und einen Eizelltourismus nach Osteuropa entstehen lassen,[40] während in den USA vor allem Studentinnen zum Verkauf ihrer Eizellen angeworben werden.[41]

Viele Menschen haben den Wunsch, einerseits genetisch eigenen Nachwuchs zu bekommen, andererseits hochintelligente Kinder zu haben. Für dieses Dilemma könnte die gentechnische Manipulation ihrer Keimzellen oder ihres Embryos verlockend erscheinen. Da für die Intelligenz eine Vielzahl von Genen relevant ist, und da noch weitgehend unerforscht ist, welche Gene die kognitiven Fähigkeiten beeinflussen, sind gezielte gentechnische Manipulationen zur Intelligenzsteigerung derzeit noch weit von der Anwendung bei Menschen entfernt. Im Tierversuch ist damit aber schon begonnen worden.[42] Dabei haben sich allerdings unerwartete Zusammenhänge gezeigt, die zur größten Vorsicht bei genetischen Manipulationen mit dem Ziel der In-

---

36 Vgl. Hein (2003); Snyder et al. (2003); Osborne (2003). Letzerer gibt einen Erfahrungsbericht über eine transkranielle Magnetstimulation bei Synder, bei der er plötzlich in der Lage war, naturgetreu Katzen zu zeichnen.

37 Vgl. Fox (2007).

38 Vgl. zu diesem Kapitel Müller (2007) und (2008).

39 Vgl. Plotz (2005).

40 Vgl. Kraske/Ludwig (2005).

41 Vgl. Plotz (2005), S. 202.

42 Vgl. Tang et al. (1999); Falk (2001); Hawasli (2007); Hilbert (2007).

telligenzerhöhung mahnen sollten: So traten bei Mäusen, deren Intelligenz gentechnisch gesteigert wurde, gehäuft chronische Schmerzen bei Entzündungen und Verletzungen auf.[43] Offenbar gehören das Gedächtnis für bewusste Erinnerungen und das Schmerzgedächtnis zusammen. Bei Mäusen, deren Cdk5-Gen abgeschaltet wurde, verbesserte sich ebenfalls die Lernfähigkeit; der Grund dafür ist wahrscheinlich, dass diese Mäuse gegenüber ihrer Umgebung viel empfindlicher reagieren als normale Mäuse.[44] Schon diese beiden Studien deuten darauf hin, dass mit unerwünschten Nebenwirkungen zu rechnen ist, wenn man ein so komplexes genetisches Merkmal wie die Intelligenz manipuliert.

Eine weitere Möglichkeit der pränatalen Intelligenzsteigerung ist die Injektion von bestimmten Hormonen oder Morphogenen in das Gehirn eines Embryos, um dieses zu außerordentlichem Wachstum anzuregen.[45] Die Größe des Gehirns lässt sich allerdings nicht steigern, ohne nicht gleichzeitig das Schädelvolumen zu vergrößern. Kinder mit extragroßen Gehirnen und extragroßen Schädeln müssten per Kaiserschnitt entbunden werden.

Statt die Größe des gesamten Gehirns zu manipulieren, könnte man versuchen, selektiv einzelne Gehirnbereiche zu hypertrophem Wachstum anzuregen, um spezielle Hochbegabungen zu erzeugen: Ein mathematisch hochbegabtes Kind könnte man vielleicht dadurch erzeugen, dass man nach der zwanzigsten Schwangerschaftswoche den Testosteronspiegel *in utero* erhöht, um dadurch das Wachstum der linken Hemisphäre zu behindern und das Wachstum der rechten Hemisphäre zu begünstigen. Eine solche Maßnahme ließe auf ein Kind mit einem besonders guten räumlichen Vorstellungsvermögen und einer Hochbegabung in Mathematik, Musik und bildender Kunst hoffen. Allerdings müsste man auch mit Sprachproblemen (Dyslexie, Stottern, verspäteter Spracherwerb), Autismus und Autoimmunkrankheiten rechnen.[46] Um ein zeichnerisch hochbegabtes Kind zu erschaffen, müsste man ein Kind mit einem hypertrophen rechten *Gyrus angularis* erzeugen.[47] Zur Zeit ist noch nicht viel darüber bekannt, welche hirnorganischen Besonderheiten einer besonders hohen allgemeinen Intelligenz bzw. den verschiedenen Spezialbegabungen zu Grunde liegen, und daher gibt es auch noch keine etablierten Methoden, um Hochbegabungen im Embryonalstadium zu erschaffen. Jede Steigerung wird auf der einseitigen Vergrößerung bestimmter Gehirnbereiche und damit auf der Verkleinerung anderer basieren, so dass die Steigerung bestimmter kognitiver Funktionen wahrscheinlich die Verschlechterung anderer Funktionen mit sich bringen wird. Dabei werden wahrscheinlich eher *Idiots*

---

43 Tang, Wei, Zhuo et al. von der *Washington University School of Medicine* haben Mäuse gentechnisch so verändert, dass eine Überexpression eines NMDA-Rezeptors in den Vorderhirnen der Mäuse stattfand, die zur verbesserten Aktivierung der NMDA-Rezeptoren führte, wodurch die synaptischen Potentiale als Antworten auf Reize erleichtert wurden. Diese Mäuse zeigen verbesserte Lern- und Gedächtnisfähigkeiten. Sie entwickeln aber nach Entzündungen und Verletzungen auch stärkere chronische Schmerzen als unveränderte Artgenossen, wohingegen ihre Reaktion auf akute Schmerzen normal war. – Vgl. Tang et al. (1999); Wei et al. (2001); Falk (2001); Hilbert (2007).

44 Vgl. Hawasli (2007); Hilbert (2007).

45 Vgl. Ramachandran/Blakeslee (2002), S. 318.

46 Vgl. zur linkshemisphärischen Hochbegabung Winner (1998), S. 151–160.

47 Vgl. Ramachandran/Blakeslee (2002), S. 317.

savants als Genies erzeugt. Auf massive Behinderungen körperlicher, psychischer oder intellektueller Art sollte man bei derartigen Manipulationen gefasst sein.

Derartige Eingriffe in die Entwicklung von Embryonen oder Föten sind aus ethischer Sicht unbedingt abzulehnen, da sie gravierende, höchst riskante Manipulation an einer werdenden Person sind, deren Einverständnis dazu kaum vorausgesetzt werden kann. Gezielte Experimente dieser Art sind noch Spekulation. Trotzdem ist damit zu rechnen, dass solche Experimente jetzt oder in naher Zukunft irgendwo auf der Welt durchgeführt werden.

Literatur

Brackmann (2005) Andrea Brackmann, Jenseits der Norm – hochbegabt und hoch sensibel?, Stuttgart 2005

Csikszentmihalyi (1996): Mihaly Csikszentmihalyi, Kreativität. Wie Sie das Unmögliche schaffen und Ihre Grenzen überwinden, Stuttgart 1996

Deary/Der (2005): Ian J. Deary, Geoff Der, Reaction Time Explains IQ's Association With Death, *Psychological Science* 16 (2005), 1, p. 64–69

Dubischar-Krivec (2006): Anna Milena Dubischar-Krivec, Neurophysiologie des Kalenderrechnens bei autistischen Savants und geübten Experten, Dissertation, Tübingen 2006

Eysenck (1995): Hans Jürgen Eysenck, Genius. The natural history of creativity, Cambridge 1995

Falk (2001): Marcel Falk, Hypergescheite Gentech-Mäuse von chronischen Schmerzen geplagt, *Bild der Wissenschaft Online*, 02.02.2001

Feger (1988): Barbara Feger, Hochbegabung. Chancen und Probleme, Bern 1988

Feger/Prado (1998): Barbara Feger, Tanja Prado, Hochbegabung. Die normalste Sache der Welt, Darmstadt 1998

Fortenbacher (2006): Astrid Fortenbacher, Hochbegabung bei Vor- und Grundschulkindern. Verhaltensmerkmale, Risiken, Förderung, Saarbrücken 2006

Fox (2002): Douglas S. Fox, The Inner Savant, *Brain & Mind*, 02.01.2002, http://discovermagazine.com/2002/feb/featsavant/ [09.07.2007]

Freund-Braier (2000): Inez Freund-Braier, Hochbegabung, Hochleistung, Persönlichkeit, Münster 2000

Gardner (1993): Howard Gardner, Creative mind, New York 1993

Geschwind/Galaburda (1987): Norman Geschwind, Albert M. Galaburda, Cerebral lateralization, Cambridge, London 1987

Goleman (1998): Daniel Goleman, Emotionale Intelligenz, München, 8. Aufl., 1998

Gould/Grant Gould: James L. Gould, Carol Grant Gould, Bewußtsein bei Tieren. Ursprünge von Denken, Lernen und Sprechen, Heidelberg et al. 1997

Guthke (1996): Jürgen Guthke, Intelligenz im Test. Wege der psychologischen Intelligenzdiagnostik, Göttingen, Zürich 1996

Hagner (2007): Michael Hagner, Geniale Gehirne. Zur Geschichte der Elitegehirnforschung, München 2007

Hawasli et al. (2007): Ammar Hawasli et al., Cyclin-dependent kinase 5 governs learning and synaptic plasticity via control of NMDAR degradation, *Nature Neuroscience*, 27.05.2007

Hein (2003): Till Hein, Das geheime Wissen der Erbsenzähler, *Die Zeit* 30 (2003), http://images.zeit.de/text/2003/30/M-Autismus [09.07.2007]

Hilbert (2007): Claudia Hilbert, Wie man Mäuse schlauer macht. Ausschalten des Cdk5-Gens verbessert die Lernfähigkeit der Tiere, *Bild der Wissenschaft Online*, 30.05.2007

Howe (2001): Michael Howe, Genius Explained, Cambridge 2001

Klimesch/Schimke (1998): Wolfgang Klimesch, Hannes Schimke, Psychophysiologische Voraussetzungen von Intelligenzleistungen, in: Erwin Roth (Hrsg.), Intelligenz. Grundlagen und neuere Forschung, Stuttgart 1998, S. 144–160

Kraske/Ludwig (2005): Marion Kraske, Udo Ludwig, Die Babygrenze. Wie deutsche Frauen zur Befruchtung ins Ausland reisen, *Der Spiegel* 46 (2005), www.spiegel.de/spiegel/0,1518,384583,00.html, 09.04.06

Kretschmer (1929): Ernst Kretschmer, Geniale Menschen, Berlin 1929

Lange-Eichbaum (2000): Wilhelm Lange-Eichbaum, Genie, Irrsinn und Ruhm. Die geheimen Psychosen der Mächtigen, Köln 2000

Miller (2001): Geoffrey Miller, Die sexuelle Evolution. Partnerwahl und die Entstehung des Geistes, Heidelberg, Berlin 2001

Müller (2004): Sabine Müller, Programm für eine neue Wissenschaftstheorie, Würzburg 2004

Müller (2006): Sabine Müller, Intelligenz-Theorien der Philosophie und der empirischen Wissenschaften, in: Dominik Groß, Tobias H. Duncker (Hrsg.) Farbe – Erkenntnis – Wissenschaft. Zur epistemischen Relevanz von Farbe in der Medizin, Münster 2006, S. 145–154

Müller (2007): Sabine Müller, Ist Cognitive Enhancement zur Steigerung der Intelligenz ethisch geboten? Diskussion utilitaristischer und idealistischer Argumente, in: Joachim Ach, Uwe Opolka, Bettina Schöne-Seifert et al. (Hrsg.), Neuro-Enhancement. Ethik vor neuen Herausforderungen, Paderborn 2007

Müller (2008): Sabine Müller, Intelligenztheorien der Medizin und der Naturwissenschaften – eine wissenschaftshistorische und ethische Studie, in Vorbereitung, 2008

Müller/Steinmetzer (2007): Sabine Müller, Jan Steinmetzer, Kulturgeschichte der Hochbegabung – Zwischen Pathologisierung und Idealisierung, in: Dominik Groß, Florian Steger (Hrsg.), Proceedings-Band zu den Kick-Off-Workshops am 12.10., 26.10. und 20.11.2006, Aachen 2007, S. 101–103

Nissen (2005): Gerhardt Nissen, Kulturgeschichte seelischer Störungen bei Kindern und Jugendlichen, Stuttgart 2005

Oehme (1988): Johannes Oehme, Das Kind im 18. Jahrhundert. Beiträge zur Sozialgeschichte des Kindes, Lübeck 1988

Osborne (2003): Lawrence Osborne, Savant for a Day, *New York Times Magazine*, 22.06.2003, www.wireheading.com/brainstim/savant.html [23.03.2006]

Plotz (2005): David Plotz, The Genius Factory. Unravelling the mysteries of the Nobel Price Sperm Bank, London 2005

Pruisken (2005): Christiane Pruisken, Interessen und Hobbys hochbegabter Grundschulkinder, Münster 2005

Ramachandran/Blakeslee (2002): Vilayanur Ramachandran, Sandra Blakeslee, Die blinde Frau, die sehen kann. Rätselhafte Phänomene unseres Bewusstseins, Reinbek 2002

Reichle/Lehmann/Jüling (2004): Barbara Reichle, Wolfgang Lehmann, Inge Jüling, Hochbegabte Kinder. Erkennen, fördern, problematische Entwicklungen verhindern, Weinheim 2004

Ross (2007): Philip E. Ross, Wie Genies denken, *Spektrum der Wissenschaft* 1 (2007), S. 36–43

Rost (1993): Detlef H. Rost (Hrsg.), Lebensumweltanalyse hochbegabter Kinder. Das Marburger Hochbegabtenprojekt, Göttingen 1993

Rudinger/Rietz (1997): Georg Rudinger, Christian Rietz, Survival of the brightest? Über den Zusammenhang zwischen Intelligenz und Lebenserwartung, *Forschung und Lehre* 2 (1997), S. 68 f.

Sacks (1990): Oliver Sacks, Der Mann, der seine Frau mit einem Hut verwechselte, Reinbek 1990

Schilling (2002): Susanne R. Schilling, Hochbegabte Jugendliche und ihre Peers. Wer allzu klug ist, findet keine Freunde?, Münster 2002

Schulte zu Berge (2001): Sabine Schulte zu Berge, Hochbegabte Kinder in der Grundschule. Erkennen – Verstehen – Im Unterricht berücksichtigen, Münster, 2. Aufl., 2001

Schütz (2004): Corinna Schütz, Leistungsbezogenes Denken hochbegabter Kinder, Münster 2004

Snyder/Mitchell (1999): Allan W. Snyder, D. John Mitchell, Is integer arithmetic fundamental to mental processing?: the mind's secret arithmetic, *Proceedings of the Royal Society of London*, Series B, 266 (1999), p. 587–592

Snyder et al. (2003): Allan W. Snyder, E. Mulcahy, J. L. Taylor et al., Savant-like skills exposed in normal people by suppressing the left fronto-temporal lobe, *Journal of Integrative Neuroscience* 2 (2003), 2, p. 149–158

Sparfeldt (2006): Jörn R. Sparfeldt, Berufsinteressen hochbegabter Jugendlicher, Münster 2006

Storch (1751), Johann Storch, Theoretische und Practische Abhandlung von Kinderkranckheiten, Band 4, Eisenach 1751

Tang et al. (1999): Ya-Ping Tang, Eiji Shimizu, Gilles R. Dube et al., Genetic enhancement of learning and memory in mice, *Nature* 401 (1999), 2.09.1999, p. 63–69

Treffert (1989): Darold A. Treffert, Extraordinary people, New York 1989

Tücke (2005) Manfred Tücke, Schulische Intelligenz und Hochbegabung, Münster 2005

Urban (2004): Klaus Urban, Hochbegabungen. Aufgaben und Chancen für Erziehung, Schule und Gesellschaft, Münster 2004

Vom Scheidt (2004): Jürgen vom Scheidt, Das Drama der Hochbegabten. Zwischen Genie und Leistungsverweigerung, München 2004

Waldmann/Weinert (1990): Michael Waldmann, Franz E. Weinert, Intelligenz und Denken. Perspektiven der Hochbegabungsforschung, Göttingen et al. 1990

Wei et al. (2001): Feng Wei, Guo-Du Wang, Geoffrey A. Kerchner et al., Genetic enhancement of inflammatory pain by forebrain NR2B overexpression, *Nature Neuroscience* 4 (2001) p. 164–169

Winner (1998): Ellen Winner, Hochbegabt. Mythen und Realitäten von außergewöhnlichen Kindern, Stuttgart 1998

Zimbardo (1995): Philip G. Zimbardo, Psychologie, Heidelberg, 6. Aufl., 1995

G

Behinderungen

„Die Gesellschaft aber hat Anspruch auf Schutz vor ihnen" – Der eugenische Diskurs über die Asylierung von Anormalen

Gisep Buchli

„Vereinigen wir nun den Begriff der Konstitution mit dem der Norm, so können wir von einer normalen, also zweckmässig beschaffenen Konstitution, bzw. von einer abnormen, also unzweckmässig veranlagten Konstitution sprechen."[1]

1 Prolog

In diesem Aufsatz möchte ich die Diskriminierung von „Behinderten" historisch darstellen. Dazu versuche ich die Frage zu beantworten: *Wie, wann* und vor allem *wieso kam es zur Erfindung von „Heimen" für „Behinderte"*?[2]

Dieser Aufsatz versteht sich als Beitrag zur *disability history*. Nur bei dem kleinsten Teil der Autoren dieser historischen Spezialdisziplin handelt es sich um Geschichtswissenschaftler, in den allermeisten Fällen sind es Sonder-, Heil- oder Integrationspädagogen oder Hobbyhistoriker, die sich damit beschäftigen: Die *disability history* hat sich als historisches Teilgebiet *noch* nicht endgültig etablieren können.

1 Zurukzoglu (1938), S. 16. – Das Zitat im Titel stammt aus Forel (1905), S. 280.

2 „Heime" für „Behinderte" sind gerade im deutschsprachigen Raum noch heute massenweise vorhanden. – Am 31. Dezember 1930 – etwa am Zenit der abendländischen Eugenik – erließ Papst Pius XI. die Enzyklika *Casti connubii*, in der er sich mit deutlichen Worten gegen die „negative" Eugenik (Verhinderung der Fortpflanzung Erbkranker; u. a. Asylierung) aussprach. Dies ist der Grund, wieso sich die Eugenik in den meisten (konservativ) katholischen Ländern nicht oder bedeutend weniger etablieren konnte. Und somit erklärt sich auch die Tatsache, dass Asyle für Behinderte vorwiegend eine protestantische Angelegenheit waren und sind. Da zudem in den angelsächsischen und skandinavischen Ländern und in den Niederlanden schon seit einiger Zeit mit der Hinwendung zu einer independent-living-Politik Heime abgeschafft wurden, handelt es sich bei der Asylierung lediglich um ein zentraleuropäisches und besonders deutschsprachiges Relikt aus der Eugenik.

Im Anschluss an Foucault nahm der Ethnologe Erving Goffman seit den 1950er Jahren eine sog. Mikroperspektive ein: Mittels teilnehmender Beobachtung stellte er das Funktionieren der internen Abläufe in einer psychiatrischen Großklinik (in Washington D. C.) dar und wies dabei auf die Beziehungen zwischen institutioneller Ordnung und Formen von Zwang hin. 1961 veröffentlichte er seine Erkenntnisse aus dem Aufenthalt im St. Elizabeths Hospital unter dem Titel *Asylums: Essays on the Social Situation of Mental Patients and Other Inmates*. Darin beschreibt Goffman das Leben in einer „totalen Institution" und vergleicht die Situation der darin Lebenden mit jener in Gefängnissen, Klöstern oder Internaten. Das Asyl bzw. die Institution bezeichnet er deshalb als total, weil sie die sozialen Kontakte der Insassen sowie deren Handlungsspielräume systematisch beschränkt, die Patienten in jeder Hinsicht von den Mitarbeitern unterscheidet und einer umfassenden institutionellen Regulierung unterwirft, die vor allem der Institution und dem Personal nützt. Im Mittelpunkt seiner Analyse steht die These, dass die Institutionen nicht den Interessen der Patienten dienen, sondern im Gegenteil diese für ihre eigenen Interessen brauchen.[3]

Die Suche nach dem Ursprung von Heimen führt ins letzte Drittel des 19. Jahrhunderts. Der Sozialdarwinismus und besonders die daraus folgende Eugenik beruhten auf einem folgenschweren Irrtum: nämlich auf der in der Mitte des 19. Jahrhunderts entwickelten *Degenerationstheorie*.

Überdeutlich ist bei der Geschichte der Asylierung die stets präsente Sexualisierung. Erkennbar wird sie nicht nur in George Beards *Neurasthenie*[4] oder Charcots *Hysterie*,[5] sondern in der gesamten psychiatrischen Literatur zur Nervosität begegnet sie uns auf Schritt und Tritt, am deutlichsten vielleicht in Krafft-Ebings *Pathologia Sexualis* oder in der Schrift *Sexuelle Frage* des Zürcher Professors und ersten Direktors vom Burghölzli, August Forel.

Bei der Asylidee handelte es sich im Wesentlichen um die Verhinderung der Fortpflanzung, um eine Sexualkontrolle. Der gesamte Heimdiskurs drehte sich *um diese Frage*, und nicht etwa darum, ob es günstiger sei, Anormale massenweise zu pflegen oder nicht.

Eminent wichtig für das Verstehen der dramatischen Geschichte der „Behinderten", die ohne Zweifel ihren (praktischen) Höhepunkt in Nazi-Deutschland erreichte,[6] ist der Umstand, dass die essentielle Unterscheidung zwischen geistiger, psychischer und körperlicher Behinderung sowie Sinnesbehinderung[7] bis vor kurzem nicht existierte.[8]

Die Bezeichnung „Behinderte" ist keineswegs alt: Erst seit den 1930er Jahren existiert sie. In der Schweiz fand diese literarisch erst 1942 ihren Gebrauch:

---

3 Goffman (1961).

4 Vgl. Roelcke (1999), S. 112–121.

5 Vgl. Didi-Hubermann (1997).

6 Vgl. Trus (1995); Klee (1989).

7 Spätestens seit Griesinger (1845) hatte sich in der Psychiatrie das Paradigma „Geisteskrankheiten sind Gehirnkrankheiten" eingebürgert. – Vgl. Kolle (1956), S. 115–127.

8 Nach Dieter Mattner wird die „Gruppe der Behinderten üblicherweise in 7 Untergruppen unterteilt: Körperbehinderte, Sinnesbehinderte, Geistigbehinderte, Sprachbehinderte, Lernbehinderte, Verhaltensgestörte bzw. Verhaltensbehinderte, Schwerst(mehrfach)behinderte". – Vgl. Mattner (2000), S. 9.
In der Schweiz existiert sie erst seit der letzten Verfassungsreform (1.1.2000) offiziell. – Vgl. Thüerer (2001); insbes. darin Erwin Murer, S. 967–978.

Erst jetzt wurde der Begriff „Anormale" durch jene noch heute gebrauchte Bezeichnung „Behinderte" ersetzt. Der neue Ausdruck erscheint in der Schweiz erstmals in der Dissertation des Berner Juristen Oswald Rohrer.[9]

Unter „Behinderte" verstand er: „Blinde, Taubstumme, Schwerhörige, Epileptische, Geistesschwache, Krüppelhafte, Invalide, Schwererziehbare und Psychopathen."[10]

Beim neuen Begriff handelt es sich lediglich um eine sprachliche Abänderung; was man darunter verstand, blieb auch nach der begrifflichen Metamorphose dasselbe: Menschen, die anders als die „Normalen" waren: eben „Anormale". Trotz der Einführung des Begriffs durch die Pro Infirmis, die aber weiterhin „alle Geisteskranken"[11] von jeglicher Unterstützung ausschloss, blieben andere Bezeichnungen bis Ende des 20. Jahrhunderts bestehen.

Erst seit dem *Fin de Siècle* unterschied man Menschen in gesund und krank bzw. normal und anormal.[12] Obwohl die Diskriminierung einzelner Behinderungen möglicherweise so alt wie die Menschheit ist,[13] kann von einer systematischen Verfolgung und Segregation erst seit dem späten 19. Jahrhundert, seit der späten Aufklärung bzw. als Folge der Industrialisierung, die Rede sein.

---

9 Diese Dissertation erschien als Beiheft im Druck 1945 in: Zurukzoglu: *Gesundheitspflege der Gegenwart*. Sie ist im Wesentlichen eine Werbeschrift für die *Pro Infirmis*.
Die Bezeichnung „behindert" taucht erstmals anlässlich einer statistischen Erfassung jugendlicher Krüppel in Preußen im Jahre 1906 auf. Dabei wurde der Krüppel als „ein in dem Gebrauch seines Rumpfes oder seiner Gliedmassen behinderter Kranker" definiert. – Vgl. Waldschmidt (2006). – Der erste mir bekannte Gebrauch der neuen Terminologie – ebenfalls noch als Adjektiv gebraucht – datiert aus dem Jahr 1875 (in einer Beschreibung von Hermann dem Lahmen von Friedrich Wilhelm von Giesebrecht). 1919 übernahm eine Krüppelvereinigung, der Otto-Perl-Bund in Berlin, diesen Begriff, der somit zum Zusammenschluss körperlich Behinderter wurde. Offiziell blieb jedoch der Krüppelbegriff weiterhin bestehen. Das nationalsozialistische Gesetz zur Vereinheitlichung des Gesundheitswesens von 1934 benutzte erstmals den Begriff „körperlich Behinderte" als Sammelbezeichnung. – Vgl. Waldschmidt (2006), S. 37. Kurz darauf, im Jahr 1935, wurde in der Schweiz die 1919 gegründete *Vereinigung für Anormale* zur *Pro Infirmis* – eine Gesellschaft, ohne die dort noch heute Behindertenpolitik undenkbar ist – und wollte von nun an nicht mehr den Anormalen helfen, sondern „allen Behinderten".

10 Rohrer (1945), S. 86.

11 Rohrer (1945), S. 21.

12 Vgl. Kaiser (1927).

13 Berichte über Misshandlungen oder Tötungen von Menschen mit einer spezifischen Behinderung finden sich immer wieder. So die folgende Geschichte, die sich 1565 in Schmitz zutrug „Die Geburt habe kein Haupt gehabt, in seiner Brust habe sich an der linken Achsel der Mund, an der rechten ein Ohr befunden. An Händen und Füssen habe es froschartige Extremitäten gehabt. Der Leib sei braun wie eine Leber gewesen und habe gezittert wie Gallert, da keine Knochen in ihm gewesen seien. Als das Kind, nachdem es vorher von der Gemeinde vor der Kirche betrachtet worden war, auf dem Kirchhof an der Stelle für die Ungetauften begraben worden war, habe die Mutter immer wieder gedrängt, es solle ausgegraben und verbrannt werden. Schließlich bekannte sie, dass es das Produkt von Unzucht mit dem Teufel sei, der des Nachts in Gestalt ihres Mannes zu ihr gekommen sei. Deshalb bat sie, man solle die Geburt dem Teufel überlassen und sie vor seinen weiteren Angriffen schützen. Die Geburt wurde wieder ausgegraben und verbrannt, wobei dies trotz großer Mengen Holzes nicht gelingen wollte. Selbst die Windeln seien nass geblieben (!). Schließlich sei die Geburt zerhackt worden, worauf das Verbrennen gelungen sei. In der Nacht darauf sei vor dem Haus der Frau lautes Kreischen und Heulen aufgetreten, das schließlich nach mehrmaligen Beten und Anrufen Gottes verstummt sei." – Vgl. Ewinkel (1995), S. 191.
Ähnliche Beispiele werden in großer Zahl und durch alle Zeiten, von den Spartanern, den Römern über das Mittelalter bis hin zur Moderne, von anderen Autoren genannt. – Vgl. Fandey (1990), Wolfisberger (1995) und (2002), Mürner (1996), Frehe (2004), Mattner (2000) oder Kaba (2006). Diese Autoren begehen aber alle einen ungeheuerlichen Anachronismus: Behinderte, von denen sie alle sprachen, gab es vor dem 19. Jahrhundert nicht. Mit Vorliebe werden von zahlreichen Autoren der *disability history* vermeintliche Aussprüche von Martin Luther – ohne Quellenangabe! – zitiert. Dazu ist Folgendes anzumerken: Ob Luther sich jemals zu den „Wechselbälgen", die man „ersäufen soll" geäußert hat, ist sehr ungewiss. Jedenfalls fehlt von ihm jegliche schriftliche Mitteilung zu diesem Thema: Seine sog. „Tischreden" wurden postum publiziert. – Vgl. Haustein (1990).

2 Asyle als eugenische Maßnahmen

1938 meinte der erste Inhaber des Lehrstuhls der Sonderpädagogik in Zürich, Prof. Dr. Heinrich Hanselmann, dass für die „nicht genügend zu schützenden Fälle [...] nur die dauernde Internierung übrig" bleibe. Er betont, dass sich dabei eine Sterilisierung „wohl zumeist erübrigt". Seiner Meinung nach kommt entweder „die Unterbringung in einer Irrenpflegeanstalt in Betracht", für andere Anormale „müsste vielleicht die geeignete Anstalt" noch erfunden werden. Denn eine „selbstverständlich geschlechtertrennende Unterbringung" schließe eine „Fortpflanzung praktisch fast ganz aus". Die Verhinderung der Fortpflanzung um jeden Preis „von Geistesschwachen der mittleren und schweren Grade, einer Großzahl ausgesprochen psychopathischer Persönlichkeiten, sowie von Geisteskranken der degenerativen, endogenen Formenkreise" sei „vom Standpunkt der Volkswohlfahrtspflege ein dringendes und unausweichliches Erfordernis".[14]

Der Autor des Zitats war keineswegs ein Anhänger Adolf Hitlers und kein Nazi. Seine Ansicht war zu jener Zeit *common sense*, nicht nur im Dritten Reich, sondern in ganz Europa und Nordamerika.

Der Berner Privatdozent Stavros Zurukzoglu plädiert in seiner Aufsatzsammlung „Verhütung erbkranken Nachwuchses [15] von 1938 für die Nachahmung des von den Nazis unmittelbar nach deren Machtergreifung (Januar 1933) eingeführten Sterilisationsgesetzes.[16] Er meint, dass „als Mittel zur Verhinderung der Fortpflanzung" von Anormalen neben der Sterilisation „auch die Unterbringung in geschlossenen Anstalten" in Frage komme. „Der Zustand vieler Erbkranker" sei nämlich so, „dass eine Dauerversorgung in Anstalten unumgänglich" sei. Dadurch werde zugleich „auch die Verhütung erbkranken Nachwuchses erreicht". Und weiter schreibt Zurukzoglu: so sehe man, „dass die Asylierung nicht als Gegensatz zu anderen eugenischen Massnahmen [...] aufzufassen ist". Und schließlich sei auch die Meinung falsch, „dass durch eine Umgestaltung des Asylierungswesens andere Massnahmen entbehrlich würden."[17]

An anderer Stelle versichert er, wenn man „die Bestrebungen der Eugenik sinnvoll in das Gesamtgebiet der hygienischen Massnahmen" einbetten und jenen, die aus irgendwelchen Gründen die Sterilisation ablehnen, „die Handhabe für eine wirksame Eindämmung der Fortpflanzung Erbkranker in die Hand geben" will, so müsse nach einer Lösung gesucht werden, die nicht bloß auf die Sterilisation allein abzielt, „sondern die der Verhütung erbkran-

---

14 Hanselmann, in: Zurukzoglu (1938), S. 93.

15 Diese Aufsatzsammlung entstand 1938 mit finanzieller Unterstützung der noch heute existierenden Julius Klaus-Stiftung für Vererbungsforschung, Sozialanthropologie und Rassenhygiene. Seit den frühen 1960er Jahren nennt sie sich „Julius Klaus-Stiftung für Genetik".

16 Das am 14. Juli 1933 eingeführte „Gesetz zur Verhütung erbkranken Nachwuchses" (vgl. Trus [1995], S. 61–65) bestimmte, dass die Sterilisation „auch gegen den Willen des Unfruchtbarzumachenden" auszuführen sei. – Vgl. Haenel (1982), S. 164.

17 Zurukzoglu (1938), S. 51 f.; vgl. auch: Gustav (1990), S. 3–5.

ken Nachwuchses dienenden Massnahmen, wie Eheberatung, Asylierung, nachgehende Fürsorge, Bewahrungsheime usw. mit einbezieht."[18]

Zur selben Frage meinte 1934 Hans Wolfgang Maier, der Nachfolger Eugen Bleulers als Professor und Direktor der Zürcher Psychiatrie und außerdem Präsident des „Zürcher Hülfsverein für Geisteskranke":[19] „Das deutsche Vorgehen stellt sicherlich auch für andere Länder einen interessanten Versuch dar."[20] Er fordert wie die Julius Klaus-Stiftung[21] jedoch eine gewisse „Freiwilligkeit des operativen Eingriffes":[22] 1942 befand Maier, dass in Fällen „wo es unerlässlich nötig ist, diesen Weg [die Sterilisation] zu beschreiten [wenigstens] keine Gesetze erlassen werden, die [sie] verbieten."[23]

Doch woher kommen diese bizarren Ansichten? Die Beantwortung dieser Frage führt in das späte 19. Jahrhundert, in das sog. *Fin de Siècle* oder, wie es Joachim Radkau es treffend nennt, ins Zeitalter der Nervosität.

In dieser Zeit der sozialdarwinistischen bzw. morelschen Degenerationsangst entstanden die ersten „Heime für Anormale". In der Schweiz kam bereits im 17. Jahrhundert die Idee auf, Taubstumme gezielt zu fördern. In die Tat umgesetzt wurde sie jedoch erst 1777 mit der Gründung einer Taubstummenanstalt in Schlieren. Um 1800 wurde in kantonalen Zählungen das Bedürfnis nach einer gezielten Schulung von „Sinnesbehinderten" nachgewiesen. Durch private und religiös motivierte Initiativen entstanden Anfang des 19. Jahrhunderts weitere Institutionen zur Förderung behinderter Kinder. Den Anstalten für Sinnesbehinderte (Blindenschule in Zürich, 1809) folgten im Verlauf des Jahrhunderts weitere für „geistig" (Anstalt für kretine Kinder bei Interlaken, 1840) und später auch für „körperlich behinderte" Kinder (Mathilde-Escher-Heim in Zürich, 1864). „Behinderte" waren von der allgemeinen Schulpflicht ausgenommen und blieben auf private Förderung angewiesen.

3 Im Bann des Entartungsparadigmas

> „Nur die [erbliche Veranlagung] einer ganzen Bevölkerung lässt sich umstellen, dadurch, dass wir die Fortpflanzung regeln, die Tüchtigen, Hochwertigen vermehren, die Untüchtigen ausschalten. Zielbewusste Zeugung ist der Weg, der zur Gesundung des Volkes führt. Leider ist die heutige Zeit weit entfernt von diesem Ziel. Zwar entspringt die Zeugung nicht mehr jener naiven Einstellung früherer Zeiten. Das Triebleben kommt unter die Herrschaft des Verstandes, das Sexualleben wird rationalisiert."[24]

18 Gustav (1990), S. 50f.
19 Arnold (1992), S. 28.
20 Maier (1934), S. 790.
21 Schmutz (2000), S. 308.
22 Ebd.
23 Maier (1942), S. 50.
24 Guggisberg, in: Zurukzoglu (1938), S. 62. – Guggisberg (1880–1977) führte nach seiner Emeritierung (1950) eine Privatklinik in Bern bis kurz vor seinem Tod.

Ein zentrales Moment, das zur Entstehung der Behindertensegregation führte, war die im *Fin de Siècle* entstandene Degenerationsangst.[25] Die religiös geprägte, in der Mitte des 19. Jahrhunderts vom französischen Psychiater Bénédict Augustin Morel (1809–1873) erfundene[26] und vom späteren Zionisten, dem deutschsprachigen Max Nordau[27] rezipierte Degenerationstheorie besagte erstens, dass Entartung im doppelten Sinn vererbt werden könne: sowohl körperlich wie auch moralisch und zweitens, dass Entartung progressiv sei und zwar bis zum Aussterben der betroffenen Familien. Kurzgefasst besagt Morels Theorie Folgendes: Am Anfang treten in einer Familie psychische Abnormitäten und sittliche Verwahrlosung auf. In der folgenden Generation schließen sich schwere Neurosen und Alkoholismus an. In der dritten und vierten Generation kommen schwere geistige Störungen, angeborener Schwachsinn und Missbildungen aller Art hinzu. Durch Unfruchtbarkeit stirbt dann die betroffene Familie aus.[28]

Bedeutend an der grundsätzlichen Veränderung des Zivilisationsdiskurses seit der Aufklärung ist, dass auch die moralische, ästhetische und intellektuelle Sphäre dem Urteil der Medizin unterworfen werden, die sie nach den Kriterien von gesund und krank unterscheidet. Damit wird bei Morel und seinen Nachfolgern der gesamte Diskurs um Entartung durch Zivilisation pathologisiert.

Wie seit Anfang des 19. Jahrhunderts in allen vom Positivismus beeinflussten Wissenschaften (in den Naturwissenschaften ebenso wie in der Soziologie und Medizin) modern geworden, wurde jetzt bei allen Zivilisationsphänomenen nur noch zwischen gesund und krank unterschieden. Das Normale war somit *gesund*, das von der virtuellen Norm abweichende, Anormale hingegen *krank*. Entartung durch Zivilisation, sei sie physische, moralische oder intellektuelle Entartung, war eine negative Normabweichung und galt als *krank*. Die Zivilisationskritik Morels an der Entartung durch Zivilisation fand in den positivistisch orientierten Wissenschaften Anklang. Von entscheidender Bedeutung war, dass Entartung als Krankheit begriffen wurde, und zwar als Geisteskrankheit. Die Zivilisationskritik wurde damit zur Sache des Arztes, besonders des Psychiaters, die Phänomene von Entartung, gleich ob intellektuell, moralisch oder physisch, wurden Gegenstand der Pathologie und besonders der Psychopathologie.[29]

> „Der Arzt und Schriftsteller Max Nordau kann sich daher mit vollem Recht innerhalb dieses durch Morel initiierten Diskurses zum Zivilisationskritiker geradezu berufen fühlen. Denn

25 Diese Angst wird sehr schön von Emil Kraepelin in einer Metapher beschrieben: „Welches Volk möchte in den pfadlosen Ozean der Zukunft ohne einen Kompass hinausfahren, dessen Schwankungen ihm zeigen, wann es die Richtung auf das Ziel verloren hat und dem Untergange zusteuert?" – Vgl. Kraepelin (1918), S. 201.

26 Morel (1857).

27 Nordau (1896); vgl. dazu Schulte (1997), bes. S. 201–251; Roelcke (1999), S. 80–88.

28 Hermle, in: Brüne/Payk (2004), S. 26. – Zur Entartung meinte Zurukzoglu: „Entartung ist jede Abweichung von der Norm bzw. vom Typus, welche die physiologische Gesundheitsbreite und die korrelative Variabilität der biologischen Vollwertigkeit im Sinne einer somatischen bzw. psychischen Verschlechterung und des Nichtangepaßtseins überschreitet." Vgl. Zurukzoglu (1925), S. 63. Wortwörtlich wiederholt dies derselbe auch 13 Jahre später. Vgl. Zurukzoglu (1938), S. 17.

29 Schulte (1997), S. 201 f.

der Arzt, nicht mehr der Philosoph, der Jurist, der Priester oder der Politiker, diagnostiziert die Entartung durch Zivilisation und therapiert sie dann auch. Entartung im weitesten Sinn wird auf diese Weise zum Therapie-Objekt der Medizin, erst in zweiter Linie der Moral, des Rechts oder der Politik."[30]

Emil Kraepelin meinte 1918, dass es „klar auf der Hand" liege, dass „unsere Gesittung der natürlichen Auslese, die nur die Tüchtigsten erhält und zur Fortpflanzung zulässt, wirksam entgegenarbeitet". Denn „alle die zahlreichen Schöpfungen menschlichen Mitleids, die darauf abzielen, auch das Leben der Kranken, Schwachen, Untauglichen nach Möglichkeit zu erhalten und menschenwürdig zu gestalten", hätten „ohne Zweifel" die ärgerliche Konsequenz, „dass sich unserem Nachwuchse dauernd ein breiter Strom minderwertiger Keime beimischt, der eine Verschlechterung der Rasse bedeutet." Schlussendlich ist es nach Kraepelin so, dass „je vollkommener uns [...] die Erfüllung unserer Menschenpflicht gegen die Elenden, Verirrten und Hilflosen gelingt, desto nachhaltiger schädigen wir die Kraft unseres Volkstumes."[31]

Man kann – sicherlich zu Recht – die Frage stellen, ob es denn vor dieser Zeit keine Behinderten gegeben hätte. Ähnlich wie die Frauenbewegung Sex und Gender trennt, so muss man auch hier differenzieren zwischen der naturgegebenen Behinderung einerseits und der Medizinalisierung der Behinderung bzw. der Behinderten andererseits, die vor dem 19. Jahrhundert schlichtweg nicht existierte. Die genannte Zeit ist der Beginn der Pathologisierung der vermeinten Gattung. Nach der Aufklärung, besonders während des 19. Jahrhunderts, wurden verschiedene Krankheiten erfunden, die es vorher nicht gab. Menschen mit einer Behinderung gab es natürlich schon immer und zwar in Relation zur Bevölkerungszahl viel mehr als heute; allein: sie wurden nicht als eine Gruppe identifiziert.

Tatsächlich findet sich im 12. Jahrhundert, im vermeintlich finsteren Mittelalter, ein hervorragendes Beispiel für Antonovskys Salutogenese, ein schwer behinderter Mann, der dank persönlicher Assistenz zu einem der bedeutendsten Gelehrten des Mittelalters wurde: Hermannus Contractus.

1. Einschub: Hermann von der Reichenau

Als Paradebeispiel eines Vertreters des *Fin de Siècle* beschrieb der Münchner Historiker Friedrich Wilhelm von Giesebrecht im Jahr 1875 Hermann den Lahmen wie folgt:

> „Verkrüppelt, gichtbrüchig, auch mit der Sprache behindert, ergab er sich, von dem weltlichen Leben ausgeschlossen, ganz dem Studium ... Auf seinen Sessel gebannt, konnte Hermann nur mitteilen, was er in den Büchern fand oder was die Fama ihm zuführte; besonders verließ er sich auf die Bücher und hat selbst bei den ihm gleichzeitigen Begebenheiten sie vor allem benutzt."[32]

30 Ebd.
31 Kraepelin (1918), S. 196.
32 Zitiert aus Borst (1988 a), S. 135.

Im gleichen Jahr beschreibt der Pfarrer, engagierte Lokalpolitiker und laienhafte Heimatforscher Heinrich Hansjakob in Hagenau Hermann den Lahmen als „leidenschaftlichen Zeitgenossen und Zeitkritiker". Er habe sich zu den akuten Fragen der Zeit eine begründete Meinung erarbeitet, „zwar mit Hilfe gelehrter Tugenden, wie Belesenheit und Genauigkeit, aber nicht um ihretwillen, sondern angeregt von Gemeinschaften seiner engeren Heimat – seine gräfische Herkunft aus der nördlichen Bodenseeregion und besonders sein Mönchskonvent auf der Insel Reichenau". Hermann wurde ein großer Gelehrter – so Hansjakob – „wenn er über intellektuelle Kenntnisse hinaus zur moralischen Wirkung strebte und seine sinnliche Überzeugung standfest vertrat".[33]

Heute wird kaum von jemandem bezweifelt, dass Hermann der Lahme „einer der größten Gelehrten des Mittelalters" war, und dass er „das beste Geschichtsbuch des 11. Jahrhunderts verfasste".[34] Gegenwärtig wird nicht nur der Umstand besonders hervorgehoben, dass er besonders schwer „behindert" war, sondern auch seine Leistungen – nicht nur zur Geschichtsschreibung, sondern auch zur Computistik[35] – werden gewürdigt.

Hermann der Lahme, von klein auf spastisch gelähmt,[36] geboren 1013 und gestorben 1054, wurde von seinen Zeitgenossen respektiert und geliebt. Schon zu Lebzeiten wurde er als Heiliger verehrt. Er gilt noch heute als ein großer Dichter und Musiker,[37] und seine Lieder werden zum Teil noch heute gesungen. Außerdem beschäftigte er sich eingehend mit Musik, Astronomie, Mechanik und Mathematik.[38] Sein bekanntestes Werk ist das *Chronicon*, eine von Christi Geburt bis Mitte 1054 reichende Weltchronik in Form von Annalen, die erste genaue Chronographie seit der Antike. Mönche, Päpste, Fürsten und Kaiser bewunderten ihn. Er wurde mit der höchsten Ehrenmedaille ausgezeichnet, die das Mittelalter zu vergeben hatte: Er wurde kurz nach seinem Tod heilig gesprochen und im Petersdom begraben.[39] Sein Schüler Berthold, der ihn als „heros magnus" bezeichnet, schreibt Folgendes über ihn:

> „Seine Glieder waren auf so grausame Weise versteift, dass er sich von der Stelle, an die man ihn setzte, nicht wegbewegen, nicht einmal auf die andere Seite drehen konnte. Obwohl er auch an Mund, Zunge und Lippe gelähmt war und nur gebrochene und schwer verständliche Worte langsam hervorbringen konnte, war er seinen Schülern ein beredter und eifriger Lehrer, munter und heiter in der Rede, in der Gegenrede äußerst schlagfertig, zur Beantwortung von Fragen immer bereit. Stets glaubte dieser Mensch ohne Tadel, sich alle Fähigkeiten aneignen zu müssen, ob er nun mit seinen ebenfalls gekrümmten Fingern etwas Neues aufschrieb, ob er für sich oder mit andern etwas Geschriebenes las, oder ob er sich mit ganzer Anspannung an irgendeine nützliche oder notwendige Arbeit machte. ... Keiner

33 Borst (1988 a), S. 136. Vgl. Hansjakob (1875).

34 Borst (1988 a), S. 137.

35 Vgl. Borst (2004). – Hermann übernahm von den Arabern in Spanien eine in Europa in Vergessenheit geratene altgriechische Erfindung, dank der es ihm gelang die Zeit genauer zu bemessen: den Astrolab. Vgl. dazu Borst (1988 b) und (1989).

36 Vgl. Oesch (1956).

37 Vgl. Klaper (2003).

38 Zu den lateinischen Texten vgl. http://flaez.ch/hermannus/index.html.

39 Borst (1990), S. 25–58.

verstand wie er, Uhren zu machen, Musikinstrumente zu bauen, mechanische Arbeiten auszuführen. Mit diesen und vielen andern Dingen, deren Aufzählung zu lange dauern würde, beschäftigte er sich ständig, soweit es überhaupt sein schwacher Körper zuließ."[40]

Wie seinen Schülern, wäre im Mittelalter niemandem in den Sinn gekommen, den schwerbehinderten Hermannus als krank zu bezeichnen, ihn für das ganze Leben in einem Asyl einzusperren oder gar der „Euthanasie" preiszugeben. Im Gegensatz dazu zerbrach man sich Mitte des 20. Jahrhunderts den Kopf darüber, welche Krankheit er wohl gehabt habe.[41]

2. Einschub: Heinrich der Löwe

Aus dem ständigen Bestreben der NS-Funktionsträger, die pausenlose Aufmerksamkeit des Führers zu erwecken und zu erhalten, erklärt sich der wissenschaftlich kaum vorbereitete Befehl des braunschweigischen Ministerpräsidenten Dietrich Klagges zur Öffnung der Löwengruft im Braunschweiger Dom. Im Laufe der frühen Neuzeit hatte man schon mehrfach Untersuchungen vorgenommen, so dass man 1935 nicht auf eine unangetastete Anlage traf. Die „archäologische" Ausgrabung wurde zudem unter Ausschluss der Öffentlichkeit vorgenommen, und erst nachträglich zog man einen Landesarchäologen hinzu. Der zu Tage geförderte Steinsarkophag wurde bedenkenlos Heinrich dem Löwen zugeordnet. Die zudem gefundene Leiche in jener Höhle im Holzsarg deutete man als Mathilde, seine Gattin. Die anthropologischen Befunde, die überhaupt nicht wissenschaftlich diskutiert wurden, lassen solche Interpretationen jedoch als unhaltbar erscheinen. Das Ergebnis der Gruftöffnung war ohnehin ernüchternd genug, für alle war sie eine Riesenenttäuschung: kein blonder germanischer Krieger und Riese trat zum Vorschein, sondern ein eher schmächtiges Skelett mit dunklem Haar und einer Hüftluxation, was bedeutete, dass jenes gefundene Knochengerüst einer hinkenden Person gehört haben muss. War das der heldenhafte Löwe? Dieser Frage ging man besser nicht nach. Zahlreiche NS-Größen, darunter auch Hitler, waren zur Besichtigung der sterblichen Überreste nach Braunschweig gekommen. Schaulustigen Besuchern wurden „Locken Heinrichs des Löwen" gezeigt. Über andere Details hüllte man sich in Schweigen.

Auf Betreiben von Klagges wurde der Braunschweiger Dom bis 1940 zur nationalen Weihstätte und zum „Staatsdom" umgestaltet. Himmler, der noch über seine eigene Reinkarnation Heinrich des Löwen nachgrübelte, mag von den Braunschweiger Befunden nicht gerade begeistert gewesen sein. Umso kraftvoller fiel der monumentale Bau einer neuen Gruftanlage Heinrichs in grauem Granit aus.

Nun galt Heinrich der Löwe nicht mehr als Vorkämpfer der Ostkolonisation.[42] Jetzt wurde seine Doppelgesichtigkeit betont: Ein Verräter an Kaiser

40 Zitiert nach Berner (1985), S. 27 f.; lateinischer Text: http://flaez.ch/hermannus/vita.html.

41 Oesch (1956).

42 Um die Vorgehensweise der Nazis im Osten zu begreifen, muss man sich klarmachen, dass der Ostkampf in ihren Augen ein Kolonialkrieg war; die Slawen galten als Sklaven (nicht nur etymologisch) und als Untermenschen; ein Gedanke, weit entfernt vom Mittelalter und von Heinrich dem Löwen. – Vgl. Lindqvist (2002), S. 227.

und Reich in der Stunde von Not und Gefahr, ein Eidbrüchiger, ein Wegbereiter der „Rassenmischung“ im Osten. Hitler selbst kritisierte Heinrich als „Kleinsiedler“, der nicht das „Format der deutschen Kaiser“ gehabt hätte. Eine SS-Division hieß „Hohenstaufen“ (und nicht „Welfen“). Der Übergriff auf die Sowjetunion im Jahr 1941 trug den Namen „Unternehmen Barbarossa“.[43]

4 Rassismus, Sexualisierung und Normalität

> „Was ist der Rassismus letztendlich? Zunächst ein Mittel, um in diesen Bereich des Lebens, den die Macht in Beschlag genommen hat, eine Zäsur einzuführen: die Zäsur zwischen dem, was leben, und dem, was sterben muss.“[44]

Nachfolgend möchte ich die These untersuchen, dass sich Rassismus und die Diskriminierung von Menschen mit Behinderung praktisch kaum unterscheiden (s. Abb. 1).

DIE ANORMALEN
Die 150000 erbkranken Anormalen entsprechen zahlenmäßig der Bevölkerung des Kantons Freiburg
MURTEN
FREIBURG
60000
SCHWACH-SINNIGE
20000
EPILEPTIKER
20000
GEISTES-KRANKE
50000
KRÜPPEL
40000
SCHWER-HÖRIGE
8000
TAUB-STUMME
2600
BLINDE

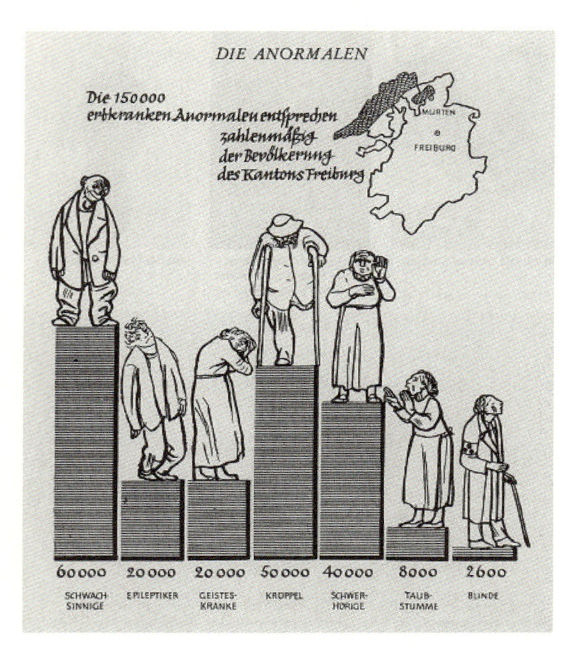

Abb. 1 Die Anormalen, Grafik von Felix Hoffmann in der eugenischen Propagandaschrift von Schmid (1939)

„Die Schweiz zählt rund 200.000 Anormale, von denen etwa 150.000 als erbkrank zu betrachten sind. Zu ihnen gesellen sich schätzungsweise 40- bis 60.000 Alkoholiker, die zu einem großen Prozentsatz gleichfalls als erblich schwer belastet aufgefaßt werden müssen.“

Im Jahr 1800 kommt der 1772 in Lyon geborene „Philosoph und Menschenfreund“ Joseph-Marie Degérando in seinen *Erwägungen über die verschiedenen Methoden der Beobachtung der wilden Völker* im Kapitel *Über die Gebärden der Taubstummen* zum Schluss, dass Taubstumme im Grunde nichts anderes seien als „zivilisierte Wilde“.[45] Dass die „Wilden“ unglücklicher als die zivilisierten Europäer seien, ihre Unterle-

43 Vgl. Schneidmüller (2000), S. 297 f.

44 Foucault (2001), S. 301.

45 Degérando, in: Moravia (1973), S. 219–251.

genheit erkannt hätten, sich mit Scham betrachten und ohne Unterlass nach europäischen, für sie unerreichbaren Idealen strebten, war für ihn selbstverständlich.[46] Am Schluss seiner *Erwägungen* vergisst er nicht, darauf hinzuweisen, dass es von wissenschaftlichem Wert wäre, einige dieser lebendigen Exemplare aus den Kolonialgebieten mit nach Hause zu nehmen (s. Abb. 2 und 3).[47]

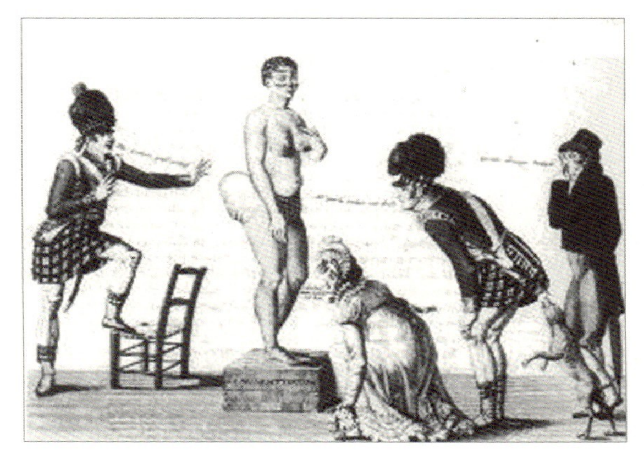

Abb. 2 Die Hottentotten in Paris

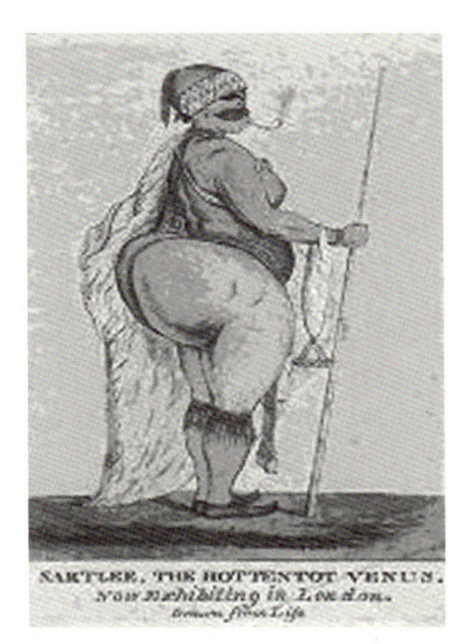

Abb. 3 Die Hottentotten in London

Eine der bekanntesten „wissenschaftlichen Trophäen" war die 1815 in Paris verstorbene und als „Vénus Hottentotten" bekannte Buschmännin Sarah Baartman, die über Jahre hinweg durch europäische Städte wegen der Größe ihres Gesäßes und ihrer Geschlechtsteile als „Ikone" der sexualisierten schwarzen Frau einem gut zahlenden Publikum vorgeführt wurde. Nach ihrem frühen Tod wurden ihre Genitalien anatomisch präpariert, wissenschaftlich beschrie-

46 Vgl. Moravia (1973), S. 238.
47 Vgl. Moravia (1973), S. 249.

ben und weiterhin öffentlich ausgestellt. Ihre vergrößerten Schamlippen und vor allem ihr übergroßes Gesäß wurden zum Zeichen devianter weiblicher Sexualität von Schwarzen oder von Prostituierten und schließlich als Beweis der gottgegebenen Andersartigkeit der Anderen (nicht etwa nur die Hautfarbe, sondern das radikale Gegenteil).[48]

Dieses Arrangement hatte nicht nur auf den Jahrmärkten Tradition, wo schon seit dem späten 16. Jahrhundert und bis in die 1920er Jahre Schwarze und andere sog. Monstra gezeigt wurden,[49] sondern auch in Texten.[50] Die 1815 in Paris ausgestellte „Hottentottin" beschrieb der französische Naturalist und Anthropologe Julien Joseph Virey (1775–1846) in seinem *Dictionnaire des sciences médicinales* (1815–1841) als „exemple vivant":

> „Wir machen dazu zwei Bemerkungen. Erstens, dass man die auffallende Verlängerung der äußeren Geschlechtsteile der Afrikanerinnen mit gewissen Blumen im selben Klima vergleichen kann, zum Beispiel mit Geranien (oder pelargonium), deren äußere Blütenblätter länger sind als die inneren, vielleicht, um die Geschlechtsorgane zu bedecken und sie vor der starken Sonne Afrikas zu schützen. [...] Zweitens: Die Fettpolster beim Steißbein gleichen den Fettmassen bei den afrikanischen Schafen mit breitem Schwanz, den Höckern der Kamele und der Zebus in diesem Land."

Die Überzeugung von der grundsätzlichen Verschiedenheit und Inferiorität vor allem der „Neger" war im 19. und 20. Jahrhundert eine selbstverständliche Annahme.[51]

Eine Vielzahl von Ethnien in Süd- und Nordamerika, in Afrika und in Australien wurde seit Anfang der 1830er Jahre verjagt, umgesiedelt und ausgelöscht. So war beispielsweise der vollständige Genozid an den Tasmaniern im 19. Jahrhundert ein viel zitiertes Beispiel für die angebliche „biologische" Überlegenheit der weißen Rasse.[52]

Der englische Anthropologe James Cowles Prichard (1786–1848), der Erfinder des Begriffes „moral insanity", hielt es 1838 in seiner Vorlesung „Über die Auslöschung der Menschenrassen" für unmöglich, „die wilden Rassen" zu retten. Statt unnötig Kraft darauf zu verschwenden, solle die „zivilisierte Rasse" so

48 Sarasin (2001), S. 198; Gilmann (1992), S. 119–154; vgl. auch Badou (2001).

49 Zu sog. freak shows vgl. Bischoff (1978); Tervooren (2002). Mit der Renaissance bzw. dem Spätmittelalter begann eine neue, noch nie da gewesene Wahrnehmung der Umwelt. Besonders die Entwicklung des Buchdrucks schaffte neue Möglichkeiten der Kommunikation. Die massenhafte Einführung des gedruckten Flugblattes erweiterte den Horizont der Menschen: Relativ zeitnah erfuhr man Neuigkeiten, mit denen man früher nicht konfrontiert wurde. (Vgl. Senn [1975]). Das Flugblatt ist der Vorläufer der Massenmedien, vor allem der Boulevardpresse. Zum ersten Mal in der Geschichte war – für jeden offenbar – die Anormalität geschaffen worden. Viele Flugblätter beförderten den Glauben an Wundererscheinungen: Verbrechen und Kriege, Unwetter, Überschwemmungen und andere Naturkatastrophen, Hexen- und Werwolfprozesse (mit der obligaten detaillierten Schilderung ihrer Hinrichtung) und besonders Missgeburten, sog. Monstra. – Vgl. Sonderegger (1927).
Der armlose Artist Thomas Schweicker formulierte schon 1599 den Sinn und Zweck der Freakshow: „Dieweil ich das es gott erbarm Hab weder finger hend noch arm und mich also behelfen müs Schreib ich doch dis mit meinem füss Drumb frommer Christ den lebenlang Sag Gott für diese Wohlthat danck Das du hast ein geraden leib ..." – Vgl. Bischoff (1978), S. 192.

50 Zürcher (2004).

51 Sarasin (2001), S. 199.

52 Vgl. Lindqvist (2002), S. 157–160.

viele Informationen wie möglich über deren physische und moralische Eigenschaften sammeln. Auch der schottische Arzt und Naturwissenschaftler und Begründer des angelsächsischen Rassismus Robert Knox (1791–1862) meinte, dass die „südafrikanischen Eingeborenen" in Kürze zu „naturkundlichen Kuriositäten" würden. Zum Trost versichert er seinen Lesern:

> „Einen Ausgestopften haben wir bereits in England, ein zweiter steht, wenn ich nicht irre, in Paris. [...] Mit einem Wort: sie werden schon bald von der Erdoberfläche verschwunden sein."[53]

Alfred Russel Wallace (1823–1913) vertrat die Ansicht, eine Rasse brauche umso mehr Land, um leben zu können, je weniger entwickelt sie sei. Wo die Europäer mit ihrer größeren Energie das Land der Ureinwohner übernommen hätten, müssten die niedrigeren Rassen – um überhaupt mithalten zu können – schnellstmöglichst zivilisiert werden. „Zivilisation allerdings könne nur langsam und Schritt für Schritt erworben werden, weshalb das Aussterben der niederen Rassen eben doch nur eine Frage der Zeit sei."[54]

Darwin hatte sich – als er seine These vom schicksalsbestimmten Untergang bestimmter Rassen formulierte – auf allgemein bekannte historische Ereignisse bezogen. Gelegentlich war er selbst Augenzeuge gewesen,[55] beispielsweise 1833 in Argentinien: Darwin erlebte Menschenjagden auf die Indios und die Gräuel der massenhaften Ermordung mit, nachdem die argentinische Regierung kurz zuvor beschlossen hatte, die Indianer der Pampa auszurotten. Er war zwar zutiefst abgestoßen von den blutverschmierten Soldaten, die er am Colorado River mitten in ihrer grausamen Indianerjagd getroffen hatte. Aber auch er bekundete später schriftlich, dass solche Ausrottungsfeldzüge gegen mindere Rassen wohl unvermeidlich seien. In seinem Buch die „Abstammung des Menschen" von 1871 vertritt er die Ansicht, dass „in einer künftigen Zeit", die seiner Meinung nach „nicht einmal sehr weit entfernt" sei, „die zivilisierten Rassen der Menschheit wohl sicher die wilden Rassen auf der ganzen Erde ausgerottet und ersetzt haben" werden.[56] Robert Knox gab zur Erklärung, wieso die dunkle Rasse minderwertig sei, folgende Antwort:

> „Ich kann mir das nicht anders erklären, als dass die dunklen Rassen physisch und damit auch psychisch unterlegen sind. – Was weniger auf ein geringeres Gehirnvolumen als auf eine geringere Qualität der Gehirnsubstanz zurückzuführen sei. Das Gewebe des Gehirns, so scheint mir, ist bei dunkelhäutigen Rassen im Allgemeinen dunkler, der weiße Teil faseriger; allerdings beruht diese Beobachtung leider auf extrem begrenzten Erfahrungen."[57]

53 Zitiert nach Lindqvist (2002), S. 187.

54 Weiter meinte er: „Wir müssen dem mit Fassung entgegen sehen. Es ist eine Wohltat der Natur, dass die Schwachen stets von den Starken verschlungen werden. Eine dankbare Nachwelt werde die Erinnerung an die Schwarzen in Ehren halten, und eines nicht allzu fernen Tages werden weinende Damen unter Palmen sitzen, *The Last Negro* lesen und der Niger wird, vergleichbar dem Rhein in Europa, zu einem romantischen Mythos geworden sein." Zitiert nach Lindqvist (2002), S. 191 ff.

55 Sarasin (2001), S. 155.

56 Darwin; zitiert nach Sarasin (2003 a), S. 72 f.

57 Zitiert nach Lindqvist (2002), S. 183 f.

Wie begrenzt diese Erfahrungen waren, bestätigt er an anderer Stelle. Dort meint Knox, er habe lediglich einen einzigen Farbigen obduziert. In den Armen und Beinen dieses Körpers jedoch hätten sich „nur zwei Drittel der Nerven gefunden, die ein Weißer von derselben Größe habe." Damit lag für ihn auf der Hand, dass auch die Seele, der Instinkt und der Verstand der beiden Rassen in einem solchen Verhältnis zueinander stehen müssten.[58]

Der als Begründer der Eugenik bekannte Francis Galton (1822–1911), ein Vetter Darwins, weitete die Vorstellung, dass „tieferstehende Menschen" in der Zukunft kein Lebensrecht mehr hätten, auf Kriterien innerhalb der „zivilisierten Rasse" aus. Die als „minderwertig" Eingestuften waren für ihn nicht nur die „Wilden", sondern auch „kranke" und „schwache" Angehörige der „zivilisierten" Welt. Die Zivilisation selbst sei verweichlichend und fördere die „Kranken" und „Schwachen". Damit aber sei die Vorherrschaft der „Zivilisierten" durch die Zivilisation selbst in Gefahr. Es gelte also innerhalb der „zivilisierten" Welt ebenfalls die „Wilden" auszumerzen, damit diese sowohl „zivilisiert" als auch „gesund" und „stark" bleibe bzw. wie Galton es ausdrückte, sich als „fit" erweise.[59]

Die Auslöschung einer artfremden Rasse setzte er nicht zwangsläufig mit „Leid" gleich: sie habe eher – so Galton – etwas mit Apathie und Lustlosigkeit zu tun. Nachdem sie mit der Zivilisation in Kontakt gekommen seien, verlören die Generationen offenbar das Interesse aneinander. Das habe zur Folge, dass sich die Zahl ihrer Nachkommen verringere: ein unglückseliger Umstand, der trotzdem kaum als Leid bezeichnet werden könne.[60]

Auch der Medizinprofessor Karl Reclam setzte in seinem 1870 erschienenen populärwissenschaftlichen Buch *Der Leib des Menschen* auf den Platz zwischen den (weißen) Menschen und den tierischen Vorfahren als Figur des biologischen Übergangs nicht wie üblich die „Neger" oder die „Wilden", sondern die „Blödsinnigen", die „Kretinen", die „Troddeln" und die „Mikrocephalen", die er allesamt schlicht „Affenmenschen" nannte.[61]

Benjamin Kidd legte 1894 dar, wie unvergleichlich effizient die Angelsachsen bei der Auslöschung der unterentwickelten Völker vorgingen. Instinktiv würden sie in die Fremde gehen, um dort die natürlichen Ressourcen zu erschließen – mit Begleiterscheinungen, die leider Gottes unvermeidlich seien. Für die Rasse, die in diesem Kampf die Oberhand behalten wollte, werde die Ausrottung anderer Rassen zu einer harten, aber unumgänglichen Bedingung. Natürlich – so meint er – könnte man in Ausnahmefällen die Sache auch menschlicher gestalten; grundsätzlich ändern aber ließe sie sich nicht.[62]

Weiter behauptet Forel, es gebe „Menschen, die zwar zoologisch zur Species homo sapiens gehören, weil sie leider mit unseren Kulturmenschen noch Mischprodukte geben" würden, „diese Wesen" seien „aber in geistiger Beziehung so minderwertig, dass sie nur zu einer ganz niedrigen Kulturstufe fähig" seien. „Ihr Gehirn" sei nämlich „viel kleiner als das unsrige".[63]

58 Ebd.
59 Galton (1865); Galton (1869); Galton (1883).
60 Lindqvist (2002), S. 203.
61 Sarasin (2003 b), S. 64.
62 Lindqvist (2002), S. 202.
63 Forel (1905), S. 6.

1911 führte Eugen Bleuler die „Schizophrenie“[64] – seine Wortschöpfung – mit großem Erfolg in die Psychiatrie ein. Eine ähnliche Karriere wie die „Schizophrenie“ – wenn auch weniger erfolgreich – machte die von Bleulers Schüler und Nachfolger Hans W. Maier bereits in seiner Dissertation erfundene Diagnose „moralischer Schwachsinn“ bzw. „moralische Idiotie“.[65] Seiner Meinung nach war die Behandlung dieser „moralisch Defekten“ „ganz aussichtslos“. Darum empfahl er, dass „ihre Tötung“ auch in seiner Zeit noch „das Vernünftigste [...] und für alle Teile Schonendste“ wäre: „Wenn nur der hier durchaus unangebrachte Begriff der Strafe nicht stets damit verbunden wäre und Gründe der allgemeinen Moral gebieterisch dagegen sprächen.“[66]

Wenn nicht die Tötung, so sollte wenigstens die straflose Sterilisation auf keinen Fall unterlassen werden: „Die direkte Heredität“ sei nämlich „entschieden“ die wichtigste Ursache „des krankhaften Zustandes“. Darum sei es „sehr wichtig, diese Kranken an der Fortpflanzung zu hindern“. Da aber „unter unseren heutigen Verhältnissen“, weder „Gefängnis“ noch „Anstalt“ dafür „absolute Garantie bilden“ würden, „hätte die Gesellschaft nicht nur das Recht, sondern [seines] Erachtens auch die Pflicht, hier möglichst bald die zwangsweise Sterilisierung zu dekretieren.“[67]

Eine willkürliche Diagnose[68] eines Psychiaters reichte aus, um einer schwangeren Patientin einen Abort mit der obligaten Sterilisation oder keineswegs ungefährlichen Kastration[69] „anzuraten“, sie mit einem Eheverbot zu belegen und für den Rest ihres Lebens in eine Psychiatrie zu sperren,[70] wo unter anderem Briefzensur, Isolation, Zwangsjacken, Insulinkur, zehntägige Schlafkur, Wickel, psychochirurgische Eingriffe, Dauer- und Deckelbad, „schwarze Spritzen“ mit unbekanntem Inhalt (die stundenlanges Erbrechen bewirkten), Hormontherapien,[71] Schläge und andere Zwangsmaßnahmen[72] auf sie warteten.[73]

Zwar sanken die eugenischen Maßnahmen (Eheverbote, Aborte, Sterilisation und Kastration) nach 1945, wurden aber dennoch, jetzt ohne öffentliche Begleitpropaganda, nun stillschweigend, zum großen Teil von den gleichen Akteuren, weitergeführt.[74] So schrieb 1969 der Oberarzt der Frauenklinik in Graz:

> „Heute wird die Sterilisation in diesem Lande nach mehreren schweren Geburten und körperlicher Erschöpfung, beim zweiten bzw. dritten Kaiserschnitt, bei Vielgebärenden, chronisch Kranken und Psychopathen sowie bei Frauen in schlechten sozialen Verhältnissen durchge-

---

64 Der Begriff „Schizophrenie“ löste die Diagnose „Dementia praecox“ ab, die von Kraepelin, dem Begründer der heute noch größtenteils gültigen psychiatrischen Terminologie. – Vgl. Kolle (1956), S. 175–186.

65 Maier (1908).

66 Maier (1908), S. 79.

67 Arnold (1992), S. 67.

68 Vgl. dazu, Rufer (1997), S. 25 f.

69 Fürst (1929), S. 53–58; vgl. Meier (2002), S. 143–160; vgl. auch Wottreng (1999).

70 Vgl. die tragische Fallgeschichte der Marta B., in: Huonker (2003), S. 200 f. – Vgl. auch die dramatische Biographie von Friedrich Glauser auf den Seiten 64 bis 78. In seinem Fall hatte sich die Amtsvormundschaft durchgesetzt. Der „Psychopath“ Glauser hatte weder geheiratet, noch Kinder gezeugt. Er starb 1938.

71 Vgl. zum tragischen Tod von Alan Turing: Hodges (1994).

72 Vgl. Meier (2002).

73 Roth (1948).

74 Vgl. Huonker (2003), S. 149–157.

führt [...], wobei man behördlicherseits den Standpunkt vertritt, dass die Sterilisation aus medizinischen oder eugenischen Gründen eine rein ärztliche Angelegenheit sei."[75]

Die Kontinuität der Schweizer Eugenik bestand jedoch nicht nur in der Praxis weiter, auch der eugenische Diskurs wurde nach 1945 fortgeführt.

In seinem 1945 veröffentlichten Aufsatz, in welchem er deutlich an der Theorie von unwertem Leben festhielt, meinte der bereits erwähnte Jurist Oswald Rohrer:

Im Wesentlichen würde die dritte Schicht von Behinderten „die Blödsinnigen aller Grade und Variationen von da an, wo die menschliche Intelligenz erlischt, bis hinunter zu einem rein vegetierenden Dasein" umfassen. „In den untern Lagen dieser Schicht stellt jedes einzelne Individuum eine Last für seine Umgebung bzw. für die menschliche Gesellschaft insofern dar, als es eine große Summe von pflegerischer Kraft und Mitteln verbraucht, ohne dass dieser Aufwand einem geringsten Gegenwert entsprechen würde, und vor allem, ohne dass dieses Individuum selbst irgendeinen menschlichen Genuss von seinem Leben hätte."[76]

1946 publizierte Jakob Wyrsch seine „Gerichtliche Psychiatrie", worin er weiterhin auf eugenische Zwecke von Sterilisation und Kastration verwies.[77]

Der Jurist Fritz Hauser befasste sich in seiner Dissertation 1952 an der Universität Zürich mit der „Frage der Euthanasie im schweizerischen Strafrecht". Seine Schlussfolgerungen wichen nicht wesentlich von jenen der beiden Nazi-Professoren Binding und Hoche (1920)[78] ab.[79]

Die Schweizer Ärztin Paulette Brupbacher meinte in ihrer 1953 erschienenen Schrift über die Legalisierung des Schwangerschaftsabbruchs, ohne eugenische Indikation würde „der Gemeinschaft die Erhaltung körperlich oder geistig

75 Heiss (1969), S. 25–79.

76 Rohrer (1945), S. 27.

77 Wyrsch (1946), S. 259–266. – Unter „Krüppelhaftigkeit" – im Kapital „Abnorme Zustände" (S. 45–81) – verstand Wyrsch: „Der Charakter des Krüppels hat sein besonderes Gepräge. Das Gefühl der körperlichen Benachteiligung und die Erfahrung der Abhängigkeit und Unfreiheit führen zu Misstrauen, zu Unzufriedenheit, zu Verbitterung und dem Bewusstsein überflüssig zu sein, und auf diesem Boden wachsen Beeinträchtigungsideen und, als Kompensation der Mängel, auch Boshaftigkeit und Widerspenstigkeit. Ist der Behinderte ehrgeizig und willenskräftig, äußert sich das Genannte in Trotzhandlungen, in sexueller Haltlosigkeit und auch in antisozialer Lebensführung. Sexualdelinquenten, und zwar sowohl Täter wie Opfer, sind nicht selten solche im Leben Benachteiligte. Ein anderes ungeheures dichterisches Beispiel einer solchen Entwicklung ist Shakespeares Richard III. Sinnesschwache, Taubstumme, Verkrüppelte oder mit chronischen unheilbaren Krankheiten Behaftete brauchen deshalb besonders verständnisvolle Fürsorge, und man darf ihnen nicht jede Unart und jede reaktive Verstimmung gleich nachtragen, will man Schlimmeres vermeiden." (ebd. S. 250 f.)

78 In ihrer 1920 veröffentlichten Schrift *Die Freigabe der Vernichtung unwerten Lebens, ihr Maß und ihre Form* vertraten Binding und Hoche Postulate, die die Straffreiheit bei Sterbehilfe, andererseits die Vernichtung unwerten Lebens forderten; vgl. Müller (2001), S. 203–220.

79 „Obwohl ich grundsätzlich gegen die vollständige Freigabe der Vernichtung solcher Leben bin, möchte ich doch in gewissen krassen und schweren Fällen eine Tötung im Sinne einer Erlösung für die betreffenden Geschöpfe und im Interesse der Eltern bzw. der Angehörigen befürworten. Es lässt sich nicht bestreiten, dass es Fälle gibt, in denen der geistige und körperliche Zustand nicht mehr als menschenwürdig und menschenähnlich bezeichnet werden kann. Ich denke hier z. B. an Kinder von Geschlechtskranken und Alkoholikern, deren Anblick man oft kaum ertragen kann und die gar nicht lange lebensfähig sind. Ferner gehören auch die schweren Formen des angeborenen Schwachsinnes hierher, bei denen der Betreffende nicht einmal mehr auf der Stufe der höher entwickelten Tiere steht. Hier sollte es irgendeine Möglichkeit geben, solche Menschen zu erlösen, ohne deswegen strafrechtlich zur Verantwortung gezogen zu werden." – Vgl. Hauser (1952), S. 48.

unbrauchbarer, lebensuntauglicher Elemente zugemutet, die, nirgends eingereiht, ihr nutz- und freudloses Dasein in Heimen verdämmern."[80]

Unangefochten und besonders aktiv blieb der zum Professor an der Universität Zürich arrivierte Präsident des Zürcher Kantonsrats (1955–1959) und ehemalige Mitherausgeber des Nazistandardwerks *Handbuch der Erbbiologie des Menschen*,[81] Ernst Hanhart. Er erforschte weiterhin die „Erbbiologie von Gehörlosen"[82] und von „Mongoloiden"[83] und notierte noch in den 1970er Jahren stolz die Erfolge von „Eugenischen Beratungen".[84] Seine Studenten durchsuchten die Bevölkerung von Bergdörfern nach verdächtigen „Sippen".[85]

5 Die Sexuelle Anomalie

1946 teilte der Berner Professor für Psychiatrie Jakob Wyrsch „die sexuellen Verirrungen (Perversionen) und die Sexualneurose" ein in: „Exhibitionismus", „Sadismus und die Masochismus", „Pädophilie", „Sodomie (Bestialität)", „Fetischismus", „Nekrophilie", „Transvestismus", „Homosexualität (konträre Geschlechtsempfindung)" – von denen die meisten oder wenigstens viele „an sich schon psychopathisch veranlagt" seien – und „Hermaphroditismus". „Ueberall" handle es sich nämlich nur „um Ersatzbefriedigung für das normale Sexualziel, die Vereinigung mit dem Geschlechtspartner, die aus [...] neurotischen Gründen nicht erreicht wird". Diese „Anomalien" seien durch strikte Enthaltung – oder noch besser: durch Psychotherapie bzw. Einweisung in eine Psychiatrie – zu heilen. Auf jeden Fall rät Wyrsch von einer (heterosexuellen) Zwangsheirat dringend ab, denn sie seien „dafür nicht geschaffen". Da auch die Erwartungen, die man noch zwanzig Jahre zuvor an die „Implantation eines fremden Hodens bei Homosexuellen" geknüpft hatte, sich „nicht erfüllt" hätten, empfiehlt auch er diese Methode nicht.[86]

Zur Zeit der Industrialisierung Europas wurde die abenteuerliche Verbindungslinie zwischen dem zweiten Hauptsatz der Thermodynamik[87] und dem, was man als ersten Hauptsatz der Sexualität im 19. Jahrhundert bezeichnen kann – dem absoluten Verbot der Masturbation –, gezogen. Man befürchtete, dass durch sie vor allem der männliche Körper so viel Energie verlieren würde, dass der physische und geistige Zerfall[88] schon in jungen Jahren unausweichlich sei.[89]

Diese bizarre Imagination, die schon am Ausgang des 17. Jahrhunderts formuliert worden war, als „Sünde Onans"[90] verdammt wurde und empfindsame

80 Brupbacher (1953), S. 232.
81 Just (1939).
82 Huonker (2003), S. 156.
83 Hanhart (1960).
84 Hanhart (1972).
85 Huonker (2003), S. 156.
86 Wyrsch (1946), S. 208–218.
87 Der zweite Hauptsatz der Thermodynamik beschreibt die konstante Abnahme der produktiven Energie in einem geschlossenen System (Entropie).
88 Im Allgemeinen werden Auszehrung, Epilepsie und „Blödsinn" genannt.
89 Sarasin (2003 a), S. 94.
90 Stolberg (2003).

Gemüter zuweilen tatsächlich in Panik versetzte, fand ihren Höhepunkt in der Dissertation von Samuel Auguste Tissot (1728–1797) aus Lausanne über die Gefahr des „Onanisme": eine sexuelle Energielehre des männlichen Körpers, die von 1760 bis 1905 immer wieder neu aufgelegt und in der gesamten hygienischen, psychiatrischen und medizinischen Literatur der Zeit zitiert wurde.

„Unser Körper", so beginnt Tissot seine Schrift, „verliert beständig. Könnten wir den mannichfaltigen Verlust, den wir daran leiden, nicht ersetzen, so würden wir gar bald in eine tödtliche Schwachheit verfallen". Der alltägliche Verlust lasse sich mit „Speise und Trank" ersetzen, die für die „Kräfte des Körpers" wertvolle „Saamenfeuchtigkeit" jedoch nicht: Sie bildet einen „Vorrath", mit dem man haushälterisch umgehen soll. Auch die körperlichen Folgen derjenigen, „die sich in einer natürlichen Beywohnung erschöpfen", seien „schrecklich" – existenzgefährdend allerdings seien die unkontrollierten Verluste durch Selbstbefleckung.[91]

Zur Verhinderung der ‚Schizophrenie' empfiehlt Eugen Bleuler: „Onanie, Liebesgram, Überanstrengung, Schreck [...] vermeiden" könne er mit gutem Gewissen anraten, „weil es sicher auch sonst gut ist, sich vor diesen Dingen zu hüten". Allerdings räumt Bleuler ein, „dass jemals durch solche Vorsicht eine Schizophrenie am Ausbrechen verhindert wurde", sei nicht zu belegen. Allerdings werde man „ja unter Umständen" kaum jemals „ganz auf die diätetische Bekämpfung der Onanie verzichten und daneben kühles und nicht zu weiches Lager verordnen."[92]

Nach Eugen Bleuler ist die Onanie nicht nur ein Symptom der ‚Schizophrenie', sondern auch die Hauptursache dafür: Zur Behandlung empfiehlt er die Sterilisation (‚Bougieren' und ‚Tuschieren').[93]

Für die Psychiatrie des beginnenden 20. Jahrhunderts galt nicht nur die ‚Onanie' als Krankheit und klares Zeichen für die Zugehörigkeit zur Gruppe der ‚Anormalen',[94] auch andere sexuelle ‚Perversionen' suchte man mit Sanktionen zu belegen;[95] besonders gilt es – da ja bekanntlich alle Abartigkeiten als vererbt angenommen wurden – die Fortpflanzung zu verhindern.

> „Ist ein Masochist mit einer Sadistin verheiratet, so ist ja den beiderseitigen Wünschen Rechnung getragen und in der Regel eine Einmischung in die Ehe völlig unnötig. Bedenklicher schon ist die Fortpflanzung solcher Paare, da wir unter ihren Nachkommen eben häufig konstitutionell Abnorme finden. So hatte z. B. nach einer eigenen Beobachtung ein masochis-

91 Stolberg (2003), S. 94–95.

92 Bleuler (1911), S. 380–382.

93 Ebd.

94 „[...] kommt es doch hier in erster Linie darauf an, unsere grundsätzliche Einstellung gegen abnorme Sexualität als einer krankhaften Erscheinung zu begründen, als alle Möglichkeiten einer Beschreibung zu erschöpfen. [...] Bei Geisteskranken und Schwachsinnigen finden wir die Nekrophilie." [...] die Zoophilie ist [...] nichts anderes als ein sexueller Notakt Schwachsinniger". – Vgl. Forel (1931), S. 280.

95 „Wir müssen [...] daran festhalten, dass die homosexuelle Liebe krankhaft ist und dass [...] alle Urninge auch sonst mehr oder minder schwere Psychopathen, besonders Hysteriker, sind." (Forel [1931], S. 274). Weiter meint Forel: „Leider sind Dauererfolge verhältnismäßig selten", darum sind sie bei Exhibitionisten „am ehesten noch durch Kastration zu erwarten. [...] Schwere Exhibitionisten sollten interniert werden, wenn Behandlungsversuche nicht zum Erfolg geführt haben". Dasselbe gilt auch „wenn der Mann Transvestit ist, usw. Da es sich nach allem, was ich zu sehen Gelegenheit hatte, stets um konstitutionell abgeartete Menschen handelt, wird man jedoch Fortpflanzung widerraten müssen." (Forel [1931], S. 263–265).

> tischer Mann, der erst dann zum Beischlaf fähig war, wenn er mit Sporen blutig geschlagen wurde, mit seiner sadistischen Frau zwei Söhne gezeugt. Der eine ist ein minderwertiger Homosexueller, der andere geisteskrank (Schizophrenie) in einer Anstalt gestorben."[96]

Wie bei der sexuellen Anomalie schlechthin, sah er auch die Ursachen der Homosexualität im Alkoholmissbrauch.[97]

Forel notiert eine tragische Geschichte über zwei weibliche ‚Urninge': „Ganz allmählich, durch geschickt herbeigeführte Steigerung", so beginnt Forel, „bringt es oft der weibliche Urning dazu, bei seinem Opfer (sic!) Wollustempfindungen durch Küssen der Brustwarzen und durch Reibung der Klitoris hervorzurufen". Erstaunt stellt Forel fest, dass „die Geliebte sich in der Regel [...] der Abnormität der ganzen Sache nicht recht bewusst wird und sehr leicht schwärmerisch verliebt bleibt".

Weiter erzählt Forel einen angeblich selbst beobachteten und für ihn gänzlich unverständlichen Fall von zwei „schwärmerisch verliebten Urnings": „Ein normales Mädchen wurde [...] von einem als Mann verkleideten weiblichen Urning getäuscht und in ein Liebesverhältnis verwickelt, das in einer formellen Verlobung seinen vorläufigen Abschluss fand". Später wurde „die Betrügerin ertappt, verhaftet und dann zur Beobachtung in die Irrenanstalt versetzt". Gänzlich fassungslos notiert Forel, dass „das normale Mädchen" auch nach der „Entlarvung" verliebt war; sie „besuchte ihren ‚Liebling', der, nun weiblich gekleidet, ihr um den Hals fiel und sie in einer erotisch wollüstigen Weise, die kaum zu beschreiben ist, vor allen Leuten abküsste".[98]

Die „Betrügerin" wurde also in die Psychiatrie gesteckt, sehr wahrscheinlich für den Rest ihres Lebens. Forel begründet solche Schritte folgendermaßen: Homosexualität sei zwar ebenso wenig wie Geisteskrankheit ein Anlass zur Verfolgung. Die Gesellschaft müsse aber wie vor den ‚Kranken', so auch vor den ‚Urnings' geschützt werden. Beide hätten „Anspruch auf unsere Hilfe und Verständnis, die Gesellschaft aber hat Anspruch auf Schutz vor ihnen, soweit ihr Schaden droht."[99]

Von allen seit Beginn der Neuzeit beschriebenen Monstra nahm eines davon eine herausragende Stellung ein: der Hermaphrodit. Im Jahr 1599 stößt man auf den Fall eines Hermaphroditen, der offensichtlich nur aus dem Grund, dass er ein solcher war, verurteilt wurde. Nach ihrer Visite einigten sich die Fachmänner – mehr Theologen als Mediziner – darauf, dass dieses Individuum in der Tat beide Geschlechter besaß. Diese könne er nur haben, weil er Beziehungen zum Teufel unterhalten hätte; und diese Beziehungen zum Satan hätten seinem ursprünglichen Geschlecht noch ein weiteres hinzugefügt. Danach gefragt, gestand der Hermaphrodit – sehr wahrscheinlich, wie damals üblich, unter Folter –, tatsächlich Beziehungen mit dem Teufel unterhalten zu haben. Daraufhin wurde er bei lebendigem Leib verbrannt.[100] Das Monstrum nahm in der Zeit der Hexenverfolgung in der Tat eine deutliche Beziehung

96 Forel (1931), S. 258 f.
97 Forel (1931), S. 230–283; z. B. S. 278, 264.
98 Forel (1931), S. 278–279.
99 Forel (1931), S. 280.
100 Foucault (2003), S. 93.

zur Hexerei an.[101] Diesem Fall sollten im Verlauf der frühen Neuzeit zahlreiche andere folgen.[102]

Einen Zusammenhang zwischen „Anomalie" und Delinquenz wollte Cesare Lombroso (1835–1909) im Jahr 1890 beobachtet haben:

> „Der Idiot lässt sich von Zornausbrüchen zu Körperverletzungen und Todtschlag, von geschlechtlicher Erregung zu Nothzucht, von der Lust am Anblick des Feuers zu Brandstiftung hinreißen. [...] Der Demente hält, aus Vergesslichkeit, sein Wort nicht und schwört falsch; er begeht auch Gewaltthaten, Morde u. s. w. im Zustande gereizter Hirnthätigkeit."[103]

„Alle Sexualstraftäter sind geisteskrank" lautet ein gängiges Vorurteil. Bleuler kehrte diese These um und zog den fatalen Schluss, dass alle „Geisteskranke", alle „Anormalen" auch Sexualverbrecher seien. Zur Lösung dieses Problems schlug er die Vernichtung aller „Anormalen" vor. Mit der Hinrichtung würde nämlich, so Bleuler, die Gesellschaft einerseits von der Sorge über die Delinquenten befreit und zudem verändere sie „die Zeugung einer ähnlich gearteten Nachkommenschaft".[104] 1942 stellte Edmund Mezger im Abschnitt über „Schwachsinnigen-Verbrecher" fest: „Schon früh ist den Beobachtern die hohe Beteiligungsziffer der Schwachsinnigen an der Kriminalität nicht entgangen."[105]

6 Epilog

Das Ziel dieses Aufsatzes war die Beantwortung der Frage nach der Geschichte und weiter nach dem Sinn und Zweck von „Heimen" bzw. Asylen für „Behinderte". Die Bezeichnung Behinderte entstand erst im Verlauf des Eugenikdiskurses und war nichts anderes als eine Weiterentwicklung des Rassismus. Sie wurde – in Deutschland – von den Nazis eingeführt; es ist kein Zufall, dass in der Schweiz von einer Wohltätigkeitsorganisation, der „Vereinigung für Anormale",[106] die neue Bezeichnung übernommen wurde, welche sich mit der Einführung auch selber einen neuen Namen gab: Und zwar geschah dies zu einer Zeit, als die Asylidee schon entstanden war – aber sich noch nicht endgültig durchgesetzt hatte. Wie sich die genannte Vereinigung bezeichnete, so wurden alle Menschen mit einer Beeinträchtigung genannt: anormal, abnormal, anomal ...[107] Der etymologische Hintergrund des Wortes „normal" ist das altrömische Wort *norma*, ein Ausdruck aus der Architektensprache. Normal war, was sich weder nach links noch nach rechts neigte, sich in der

101 Ewinkel (1995), S. 190–197.

102 Ewinkel (1995), S. 160 f. Zur Geschichte der Hermaphroditen, die bereits in der Antike getötet wurden: vgl. Wacke (1989).

103 Lombroso (1890), S. 254.

104 Bleuler (1905), S. 74 f.

105 Mezger (1942), S. 46.

106 Schawalder (1999).

107 „Abnormal" wurde meist pejorativ gebraucht. An die Stelle von „anormal" oder „abnormal" trat ab und zu die neutrale Bezeichnung „anomal". – Vgl. Bischoff (1978), S. 192. – Ein beliebter Ausdruck zur Bezeichnung von einem „schwer (sowohl körperlich wie geistig) Abnormalen" war auch „Idiot".

richtigen Mitte hielt.[108] Unter der imaginären Gruppe der Anormalen verstand man alles, was von der eingebildeten Norm, was vom virtuellen Durchschnitt abwich: Dazu zählte man neben den sexuell Abnormen, den moralisch Defekten, den Blinden, den Taubstummen, den Schwerhörigen, den Epileptikern, den Geistesschwachen auch die Krüppelhaften, die Invaliden, die Schwererziehbaren und die Psychopathen. Von der „Vereinigung für Anormale" und ihrer Nachfolgeorganisation wurden ausdrücklich die „Geisteskranken" ausgeschlossen: Als geisteskrank konnte aber fast jeder Anormale definiert werden (mit Ausnahme von Invaliden und Überlebenden von Unfällen). So galten im späten 19. und bis weit ins 20. Jahrhundert Monstra (Geburtsbehinderte) primär als geisteskrank und erst seit kurzem als Menschen mit einer angeborenen Andersartigkeit. Dasselbe galt auch für die Sinnesbehinderten; sie galten als geisteskrank, aber nicht, weil ihr „Geist" krank gewesen wäre, sondern weil sie von klein auf als solche stigmatisiert und behandelt wurden; nicht weil sie dumm gewesen wären, sondern weil ihnen der Zugang zu den Bildungsstätten verunmöglicht wurde. Ähnliches lässt sich auch bei den psychisch Behinderten sagen: Wer als „Psychopath" gekennzeichnet war, galt in erster Linie als geistesgestört und als „neuropathisch"; die Psychiater, oder korrekter: viele davon, versuchten primär, dessen vermutete Hirnkrankheit zu heilen.

Was bei der Betrachtung des Eugenikdiskurses auffällt – besonders bei dessen Unterkapitel Asylierung – ist die omnipräsente Angst vor massenhafter Fortpflanzung und folglich vor einem Überhandnehmen von „Anormalen": Als Lösung dazu schlug man eine Sexualkontrolle, die Asylierung, vor.

In Übereinstimmung mit den meisten Autoren der *disability history* möchte auch ich festhalten, dass der Eugenikdiskurs keineswegs mit dem Nürnberger Prozess zu Ende ging und gegenwärtig einen Spitzenplatz in den Medien einnimmt (vgl. z. B. die Ausführungen von Peter Singer oder die Debatten um Ashley, Terry Schiavo oder den „Fall Perruche"[109]). Als Einschübe habe ich deshalb zwei Beispiele aus einem gänzlich anderen, von der Eugenik und dem Sozialdarwinismus weit entfernten Zeitraum angeführt: das Exempel von Hermannus Contractus und das von Heinrich dem Löwen. Die heute noch von den meisten Nichtmediävisten abwertend belächelte mittelalterliche Lebens- und Todeseinstellung[110] erzeugte so etwas wie Chancengleichheit.

108 Müller (2001), S. 22.

109 Vgl. Clemens Pornschlegel, in: Stingelin (2003), S. 206–227.

110 Man vergleiche die mittelalterlichen Todeseinstellungen – Die Erinnerung an den Tod war allgegenwärtig (vgl. Ohler [1990]) – mit der des späten 20. Jahrhunderts: Erfolgreich behandeln, aber armselig sterben (vgl. Kürten/Dörner [1999]).

Literatur

Antonovsky (1997): Aaron Antonovsky, Salutogenese. Zur Entmystifizierung der Gesundheit, Tübingen 1997

Anz (1989): Thomas Anz, Gesund oder krank? Medizin, Moral und Ästhetik in der deutschen Gegenwartsliteratur, Stuttgart 1989

Arnold (1992): Christian Arnold, Der Psychiater Hans Wolfgang Maier (1882–1945), Zürich 1992

Badou (2001): Gérard Badou, Die schwarze Venus. Das kurze und tragische Leben einer Afrikanerin, die in London und Paris Furore machte, München, Zürich 2001

Beard (1881): George M. Beard, American Nervousness, its causes and consequences. A supplement to Nervous Exhaustion, New York 1881

Berner (1985): Felix Berner, Baden-Württembergische Portraits, Stuttgart 1985

Binswanger (1905): Otto Binswanger, Über den moralischen Schwachsinn. Sammlung von Abhandlungen aus dem Gebiete der Pädagogik, Psychologie und Physiologie, o. O. 1905

Bischoff (1978): Ulrich Bischoff, Freaks, Abnormitäten, Schaustellerei, in: Jörn Merkert (Hrsg.), Zirkus – Circus – Cirque, Frankfurt a. M. 1978

Bleuler (1911): Eugen Bleuler, Dementia praecox oder Gruppe der Schizophrenien, Wien 1911 (Neudruck: Tübingen 1988)

Bleuler (1905): Eugen Bleuler, Der geborene Verbrecher, München 1905

Böckelmann (1989): Franz Böckelmann, Die Gelben, die Schwarzen, die Weißen, Frankfurt a. M. 1989

Borst (1988 a): Arno Borst, Barbaren, Ketzer und Artisten, München 1988

Borst (1988 b): Arno Borst, Wie kam die arabische Sternkunde ins Kloster Reichenau, Konstanz 1988

Borst (1989): Arno Borst, Astrolab und Klosterreform an der Jahrtausendwende, Heidelberg 1989

Borst (1990): Arno Borst, Ein exemplarischer Tod, in: Arno Borst (Hrsg.), Tod im Mittelalter, München 1990

Borst (2004): Arno Borst, Computus: Zeit und Zahl in der Geschichte Europas, Berlin 2004

Breidenstein (1996): Georg Breidenstein, Geschlechtsunterschied und Sexualtrieb im Diskurs der Kastration Anfang des 20. Jahrhunderts, in: Christiane Eifert et al. (Hrsg.), Was sind Frauen? Was sind Männer?, Frankfurt a. M. 1996

Briese (2003): Olaf Briese, Angst in den Zeiten der Cholera, Berlin 2003

Brüne/Payk (2004): Martin Brüne, Theo R. Payk (Hrsg.), Sozialdarwinismus, Genetik und Euthanasie. Menschenbilder in der Psychiatrie, Stuttgart 2004

Brupbacher (1953): Paulette Brupbacher, Meine Patientinnen, Zürich 1953

Bumke (1997): Oswald Bumke, Lehrbuch der Geisteskrankheiten, München 1936

Darnton (1997): Robert Darnton, Washingtons falsche Zähne oder noch einmal: Was ist Aufklärung?, München 1997

Didi-Hubermann (1997): Georges Didi-Hubermann, Die Erfindung der Hysterie. Die photographische Klinik von Jean-Martin Charcot, Paderborn 1997

Droz (2003): Florence Droz, Praxis der Sterilisation und Kastration am Burghölzli zwischen 1937 und 1944. 17 Fallbeispiele, Zürich 2003

Erb (1893): Wilhelm Heinrich Erb, Über die wachsende Nervosität unserer Zeit, Heidelberg 1893

Ernst (1986): Cécile Ernst, Vererbung in der Psychiatrie. Erbanlage und Umwelt, Bern 1986

Ewinkel (1995): Irene Ewinkel, De monstris, Tübingen 1995

Fandrey (1990): Walter Fandrey, Krüppel, Idioten, Irre, Stuttgart 1990

Forel (1905): August Forel, Die sexuelle Frage. Eine naturwissenschaftliche, psychologische, hygienische und soziologische Studie für Gebildete, München 1905

Forel (1935): August Forel, Rückblick auf mein Leben, Zürich 1935

Foucault (2001): Michel Foucault, In Verteidigung der Gesellschaft, Frankfurt a. M. 2001

Foucault (2003): Michel Foucault, Die Anormalen. Vorlesungen am Collège de France (1974–1975), Frankfurt a. M. 2003

Frehe (2004): Horst Frehe, Historische Entwicklung der Diskriminierung, Bremen 2004

Fuchs (2001): Petra Fuchs, „Körperbehinderte" zwischen Selbstaufgabe und Emanzipation. Selbsthilfe – Integration – Aussonderung, Neuwied 2001

Fürst (1929): Walter Fürst, Untersuchungen über die Dosierung harter Röntgenstrahlung aus Fernfeldern bei der Behandlung des Collumcarcinoms, Habil. Med., Zürich 1929, Sonderdruck aus: *Strahlentherapie. Mitteilungen aus der Behandlung mit Röntgenstrahlen, Licht und radioaktiven Substanzen*, Doppelband 33/34, Berlin 1929

Galton (1865): Francis Galton, Hereditary Talent and Character, London 1865

Galton (1869): Francis Galton, Hereditary Genius, London 1869

Galton (1883): Francis Galton, Inquiries into Human Faculty and Its Development, London 1883

Gilmann (1992): Sander L. Gilmann, Hottentottin und Prostituierte. Zu einer Ikonographie der sexualisierten Frau, in: Sander L. Gilmann (Hrsg.), Rasse, Sexualität und Seuche. Stereotypen aus der Innenwelt der westlichen Kultur, Reinbek 1992

Goffman (1972): Erving Goffman, Asyle. Über die soziale Situation psychiatrischer Patienten und anderer Insassen, Frankfurt a. M. 1972

Goltz (1999): Dietlinde Goltz, Die Cholera im 19. Jahrhundert, in: Dietlinde Goltz, Albrecht Hirschmüller (Hrsg.), Niemals müßig. Symposion 19.12.1998 in Tübingen, Stuttgart 1999

Griesinger (1845): Wilhelm Griesinger, Pathologie und Therapie der psychischen Krankheiten, Stuttgart 1845

Gustav (1938): Ernst-Albert Gustav: Der Stand der Eugenikdebatte in der Schweiz 1938. Das Werk „Verhütung erbkranken Nachwuchses", Basel 1938, Med. Diss., Bern 1990

Haenel (1982): Thomas Haenel, Zur Geschichte der Psychiatrie. Gedanken zur allgemeinen und Basler Psychiatriegeschichte, Basel, Boston, Stuttgart 1982

Hagner (1995): Michael Hagner (Hrsg.): Der falsche Körper. Beiträge zu einer Geschichte der Monstrositäten, Göttingen 1995

Hanhart (1960): Ernst Hanhart, 800 Fälle von Mongoloidismus in konstitutioneller Betrachtung, Zürich 1960

Hanhart (1972): Ernst Hanhart, Nachprüfung des Erfolges von 30 eugenischen Beratungen bei Vetternehen, Mainz 1972

Hansjakob (1875): Heinrich Hansjakob, Hermann der Lahme von Reichenau Sein Leben und seine Wissenschaft, Mainz 1875

Hasler (2001): Eveline Hasler, Die Vogelmacherin, München 2001

Hauser (1952): Fritz Hauser, Die Frage der Euthanasie im schweizerischen Strafrecht, Zürich 1952

Haustein (1990): Jörg Haustein, Martin Luthers Stellung zum Zauber- und Hexenwesen, Köln 1990

Hegar (1831): Johann August Hegar, Vademecum für die Behandlung der asiatischen Cholera, Darmstadt 1831

Heiss (1969): Herbert Heiss, Die Sterilisation der Frau, Stuttgart 1969

Herkommer (1947): Agnes Herkommer, Hermann der Lahme. Hermannus Contractus, 1947

Hermle (2004): Leo Hermle, Das Degenerationsparadigma in den psychiatrischen Forschungen, in: Martin Brüne, Theo R. Payk (Hrsg.), Sozialdarwinismus, Genetik und Euthanasie, Bochum 2004

Hodges (1994): Andrew Hodges, Alan Turing. The Enigma, Berlin 1994

Howard-Jones (1972): Norman Howard-Jones, Cholera Therapy in the Nineteenth Century, Oxford 1972

Huerkamp (1985): Claudia Huerkamp, Der Aufstieg der Ärzte im 19. Jahrhundert. Vom gelehrten Stand zum professionellen Experten. Das Beispiel Preußens, Göttingen 1985

Huizinga (1975): Johan Huizinga, Herbst des Mittelalters. Studien über Lebens- und Geistesformen des 14. und 15. Jahrhunderts in Frankreich und in den Niederlanden, Neudruck: Stuttgart 1975

Huonker (2002): Thomas Huonker, Anstaltseinweisungen, Kindswegnahmen, Eheverbote, Sterilisationen, Kastrationen. Fürsorge, Zwangsmassnahmen, „Eugenik" und Psychiatrie in Zürich zwischen 1890 und 1970, Zürich 2002

Huonker (2003): Thomas Huonker, Diagnose: „moralisch defekt". Kastration, Sterilisation und Rassenhygiene im Dienst der Schweizer Sozialpolitik und Psychiatrie 1890–1970, Zürich 2003

Jost (1992): Hans Ulrich Jost, Die reaktionäre Avantgarde. Die Geburt der neuen Rechten in der Schweiz um 1900, Zürich 1992

Just (1939): Günther Just (Hrsg.), Handbuch der Erbbiologie des Menschen, Berlin 1939

Kaba (2006): Marianna Kaba, Quelle place pour une perspective genre dans la „disability history", *Traverse 3* (2006), Zürich 2006, S. 47–60

Kaiser (1927): Klara Kaiser, Der Anormale im Schweizer Recht, Glarus 1927

Keller (2003): Christoph Keller, Wählt einen gesunden Ehegatten. Die lange Geschichte eines eugenischen Merkblatts, in: Christoph Keller (Hrsg.), Building Bodies, Zürich 2003

Klaper (2003): Michael Klaper, Die Musikgeschichte der Abtei Reichenau im 10. und 11. Jahrhundert. Ein Versuch, Stuttgart 2003

Klee (1989): Ernst Klee, „Euthanasie" im NS-Staat. Die „Vernichtung lebensunwerten Lebens", Frankfurt a. M. 1989

Koch (1891–1893): Julius Ludwig August Koch, Die psychopathischen Minderwertigkeiten, 3 Teile, Ravensberg 1891–1893

Kölle (1898): Karl Kölle, Die Fürsorge für Blödsinnige im Kanton Zürich. Vortrag, 28.11.1897 in Unterstrass vor der gemeinnützigen Gesellschaft des Bezirkes Zürich (Separatabdruck aus der Neuen Zürcher Zeitung), Zürich 1898

Kolle (1956): Kurt Kolle, Große Nervenärzte, Stuttgart 1956

Kraepelin (1918): Emil Kraepelin, Ziele und Wege der psychiatrischen Forschung, Berlin 1918

Krafft-Ebing (1884): Richard von Krafft-Ebing, Der Conträrsexuale vor dem Strafrichter, Leipzig, Wien 1884

Krafft-Ebing (1886): Richard von Krafft-Ebing, Psychopathia sexualis, Stuttgart 1886

Krafft-Ebing (1889/90): Richard von Krafft-Ebing, Angeborene konträre Sexualempfindung. Erfolgreiche hypnotische Absuggerierung homosexueller Empfindungen, *Internationales Zentralblatt für Physiologie und Pathologie der Harn- und Sexualorgane* 1 (1889/90), S. 7–11

Krafft-Ebing (1895): Richard von Krafft-Ebing, Nervosität und neurasthenische Zustände, Wien 1895

Kürten/Dörner (1999): Claudio Kürten, Klaus Dörner (Hrsg.): Erfolgreich behandeln – armselig sterben. Macht und Ohnmacht im Krankenhaus und Heim, Gütersloh 1999

Lindqvist (2002): Sven Lindqvist, Durch das Herz der Finsternis. Ein Afrikareisender auf den Spuren des europäischen Völkermordes, Zürich 2002

Lombroso (1890): Cesare Lombroso, Der Verbrecher (Homo Delinquens) in anthropologischer, ärztlicher und juristischer Beziehung, in deutscher Bearbeitung von M. O. Fraenkel, 2. Band, Hamburg 1890

Magnan (1891): Valentin Magnan, Psychiatrische Vorlesung, Leipzig 1891

Maier (1934): Hans Wolfgang Maier, Prinzipielles zur psychiatrischen Eugenik, *Schweizerische Medizinische Wochenschrift* 64 (1934), Nr. 34

Maier (1908): Hans Wolfgang Maier, Über moralische Idiotie, *Journal für Psychologie und Neurologie*, 3 (1908), S. 57–81

Maier (1942): Hans Wolfgang Maier, Zur Frage der Sterilisation Schwachsinniger, *Schweizer Erziehungsrundschau* 3 (1942)

Mattner (2000): Dieter Mattner, Behinderte Menschen in der Gesellschaft. Zwischen Ausgrenzung und Integration, Stuttgart 2000

Meier/Hürlimann/Tanner (2002): Marietta Meier, Gisela Hürlimann, Jakob Tanner, Zwangsmassnahmen in der Zürcher Psychiatrie 1870–1970, Zürich 2002

Mezger (1942): Edmund Mezger, Kriminalpolitik auf kriminologischer Grundlage, Stuttgart 1942

Möbius (1901): Paul Julius Möbius, Ueber den physiologischen Schwachsinn des Weibes, Halle 1901

Moravia (1973): Sergio Moravia, Beobachtende Vernunft. Philosophie und Anthropologie in der Aufklärung, Frankfurt a. M. 1973

Morel (1857): Bénédict Augustin Morel, Traité des dégénérescences physiques, intellectuelles et morales de l'éspèce humaine, Paris 1857

Müller (2001): Bertold Müller, Rechtliche und gesellschaftliche Stellung von Menschen mit einer „geistigen Behinderung", Zürich 2001

Müller (1996): Klaus E. Müller, Der Krüppel. Ethnologia passionis humanae, München 1996

Mürner (1996): Christian Mürner, Philosophische Bedrohungen. Kommentare zur Bewertung der Behinderung, Frankfurt 1996

Nordau (1896): Max Nordau, Entartung, Berlin 1896

Oesch (1956): Hans Oesch, Die Krankheit des Hermannus Contractus, Basel 1956

Ohler (1990): Norbert Ohler, Sterben und Tod im Mittelalter, Düsseldorf 1990

Pius XI. (1930): Papst Pius XI., Enzyklika *Casti connubii*, 31.12.1930, www.stjosef.at/dokumente/casti_connubii.htm

Radkau (1998): Joachim Radkau, Das Zeitalter der Nervosität, München 1998

Ritter (1889): Adolf Ritter (Hrsg.), Verhandlungen der 1. Schweizerischen Konferenz für das Idiotenwesen in Zürich am 3. und 4. Juni 1889, Zürich 1889

Ritter (2000): Hans Jakob Ritter, Nicht unbeeinflusst durch nördliche Winde? Schweizer Psychiatrie und Eugenik in der Zwischenkriegszeit, *Psychiatrische Praxis* 27 (2000), S. 127–133

Roelcke (1999): Volker Roelcke, Krankheit und Kulturkritik. Psychiatrische Gesellschaftsdeutungen im bürgerlichen Zeitalter (1790–1914), Frankfurt a. M. 1999

Rohrer (1945): Oswald Rohrer, Die Fürsorge für körperlich und geistig Behinderte in der Schweiz, in: Stavros Zurukzoglu (Hrsg.), Gesundheitspflege der Gegenwart, Beiheft 2, Bern 1945

Roth (1948): Agnes Roth, Ich klage an. Wahre Berichte und Selbsterlebnisse aus Irrenhäusern, Zürich 1948

Rufer (1997): Marc Rufer, Irrsinn Psychiatrie, Vollständig überarbeitete Neuauflage, Bern 1997

Sarasin (2001): Philipp Sarasin, Reizbare Maschinen. Eine Geschichte des Körpers 1765–1914, Frankfurt a. M. 2001

Sarasin (2003 a): Philipp Sarasin, Geschichtswissenschaft und Diskursanalyse, Frankfurt a. M. 2003

Sarasin (2003 b): Philipp Sarasin, Zweierlei Rassismus? Die Selektion des Fremden als Problem in Michel Foucaults Verbindung von Biopolitik und Rassismus, in: Martin Stingelin (Hrsg.), Biopolitik und Rassismus, Frankfurt a. M. 2003, S. 55–79

Schallmayer (1891): Wilhelm Schallmeyer, Ueber die drohende physische Entartung der Culturmenschheit und die Verstaatlichung des ärztlichen Standes, Berlin 1891

Schallmayer (1907): Wilhelm Schallmeyer, Vererbung und Auslese als Faktoren zu Tüchtigkeit und Entartung der Völker, Berlin 1907

Schawalder (1999): Susanne Schawalder, Flügel in Ketten. Die schweizerische Vereinigung Anormale (Pro Infirmis) und ihre Legitimation einer „Anormalenhilfe" 1920–1955, unveröffentlichte Lizentiatsarbeit, Zürich 1999

Scheugl (1974): Hans Scheugl, Show Freaks und Monster. Sammlung Felix Adanos, Köln 1974

Schlagenhaufen (1916): Otto Schlagenhaufen, Sozialanthropologie und Krieg. Vortrag gehalten vor dem Zürcher Hochschulverein Zürich, Leipzig 1916

Schmid (1939): Werner Schmid, Jung-Schweizer! Jung-Schweizerinnen! Das Schicksal des Vaterlands ruht in Euch!, Zürich 1939

Schmutz (2000): Hans-Konrad Schmutz, Schokolade und Messzirkel – Zur Steuerung rassenhygienischer Forschungsprojekte an der Universität Zürich in den zwanziger und dreißiger Jahren. Die Tätigkeit der Julius Klaus-Stiftung für Vererbungsforschung, Sozialanthropologie und Rassenhygiene, in: Ekkehard Höxtermann, Joachim Kaasch, Michael Kaasch (Hrsg.), Berichte zur Geschichte und Theorie der Ökologie, Neuenburg a. d. Donau 2000

Schneidmüller (2000): Bernd Schneidmüller, Die Welfen. Herrschaft und Erinnerung (819–1252), Stuttgart 2000

Schulte (1997): Christoph Schulte, Psychopathologie des Fin de Siècle. Der Kulturkritiker, Arzt und Zionist Max Nordau, Frankfurt a. M. 1997

Senn (1975): Matthias Senn, Johann Jakob Wicks Nachrichtensammlung aus dem 16. Jahrhundert, Zürich 1975

Sonderegger (1927): Albert Sonderegger, Missgeburten und Wundererscheinungen in Einblattdrucken und Handzeichnungen des 16. Jahrhunderts, Band XII, in: Gustav Adolf Wehrli (Hrsg.), Zürcher Medizingeschichtliche Abhandlungen, Zürich 1927

Stingelin (2003): Martin Stingelin (Hrsg.), Biopolitik und Rassismus, Frankfurt a. M. 2003

Stolberg (2003): Michael Stolberg, The Crime of Onan and the Laws of Nature. Religious and medical discourses on masturbation in the late seventeenth and early eighteenth centuries, *Paedagogica Historica*, Volume 39, Issue 6, December 2003, p. 701–717

Szasz (1977): Thomas Szasz, The Theology of Medicine. The political-philosophical foundations of medical ethics, New York 1977

Tervooren (2002): Anja Tervooren, Freak-Show und Körperinszenierungen, *Behindertenpädagogik* 2 (2002), S. 173–184

Tervooren (2003): Anja Tervooren, Disability Studies – vom Defizit zum Kennzeichen, *Impulse. Newsletter zur Gesundheitsförderung* 39 (2003), S. 17

Thürer/Aubert/Müller (2001): Daniel Thürer, Jean-François Aubert, Jörg-Paul Müller, Verfassungsrecht der Schweiz, Zürich 2001

Trus (1995): Armin Trus, „... vom Leid erlösen". Zur Geschichte der nationalsozialistischen „Euthanasie"-Verbrechen, Frankfurt a. M. 1995

Wacke (1989): Andreas Wacke, Vom Hermaphroditen zum Transsexuellen. Zur Stellung von Zwittern in der Rechtsgeschichte, in: Eyrich, Heinz/Odersky, Walter/Säcker, Franz Jürgen (Hrsg.), Festschrift füt Kurt Rebmann zum 65. Geburtstag, München 1989, S. 861–903

Waldschmidt (2006): Anne Waldschmidt, Soziales Problem oder kulturelle Differenz? Zur Thematisierungsgeschichte von „Behinderung" aus der Sicht der Disability Studies, *Traverse* 3 (2006), S. 31–46

Weisser/Renggli (2004): Jan Weisser, Cornelia Renggli (Hrsg.), Disability Studies. Ein Lesebuch, Biel 2004

Westphal (1869): Carl Westphal, Die conträre Sexualempfindung, Symptom eines neuropathischen (psychopathischen) Zustandes, *Archiv für Psychiatrie und Nervenkrankheiten*, Bd. 1, Berlin 1869

Wolfisberg (1995): Carlo Wolfisberg, Behinderte im Spätmittelalter, Liz. Zürich 1995

Wolfisberg (2002): Carlo Wolfisberg, Heilpädagogik und Eugenik. Zur Geschichte der Heilpädagogik in der deutschsprachigen Schweiz (1800–1950), Zürich 2002

Wottreng (1999): Willi Wottreng, Hirnriss. Wie die Irrenärzte August Forel und Eugen Bleuler das Menschengeschlecht retten wollten, Zürich 1999

Wyrsch (1946): Jakob Wyrsch, Gerichtliche Psychiatrie, Bern 1946

Zürcher (2004): Urs Zürcher, Monster oder Laune der Natur, Medizin und die Lehre von Missbildungen 1780–1914, Frankfurt a. M. 2004

Zurukzoglu (1925): Stavros Zurukzoglu, Biologische Probleme der Rassenhygiene und die Kulturvölker, München 1925

Zurukzoglu (1938): Stavros Zurukzoglu (Hrsg.), Verhütung erbkranken Nachwuchses, Basel 1938

Pränatal- und Präimplantationsdiagnostik: Diskriminierung von Menschen mit Behinderungen?

Tanja Krones

1 Einleitung

In kaum einem Bereich wird die Verbindung von medizinisch-ärztlichem Handeln und der Diskriminierung von Menschen mit Behinderungen so ausführlich diskutiert und auch in vielen Diskussionsbeiträgen so unzweifelhaft als gegeben angenommen, wie in der pränatalen (PND) oder präimplantativen (PID) Diagnostik.

Verschiedene Methoden der PND, wie die Fruchtwasserzelluntersuchung (Amniozentese) oder die Untersuchung von Zellen aus der Plazenta (Chorionzottenbiopsie) haben sich seit ihrer Etablierung in den 1970er Jahren zu Routineverfahren entwickelt, die von vielen Frauen während ihrer Schwangerschaft in Anspruch genommen werden. Zunächst wurde die Pränataldiagnostik nur in wenigen Fällen Paaren mit einem bekannten genetischen Risiko angeboten. Später wurde das Angebot um die sogenannte Altersindikation erweitert. Bekanntermaßen steigt mit zunehmendem Alter der Frauen die Wahrscheinlichkeit für Chromosomenfehlverteilungen, die u. a. zur Trisomie des Chromosoms 21 und damit zum Down-Syndrom des Kindes führen. Lange Zeit galt die Empfehlung, Frauen ab 35 Jahren eine invasive Pränataldiagnostik anzubieten, da zu diesem Zeitpunkt das Risiko von schweren Komplikationen der Amniozentese das Risiko, ein Kind mit Chromosomenfehlverteilungen bekommen, unterschreitet. In den letzten Jahren wurden neue Screeningmethoden, wie der Tripletest oder das Ersttrimenonscreening entwickelt. Mittels frühem Ultraschall in der 9. bis 12. Schwangerschaftswoche, bei dem das so genannte dorsonuchale (Nacken-)Ödem des Embryos gemessen wird, gekoppelt mit der Messung verschiedener Blutwerte, können Wahrscheinlichkeiten für das Vorliegen von Chromosomenfehlverteilungen ermittelt werden. Ersttrimenonscreening und Tripletest betreffen nun potentiell alle Schwangeren unabhängig von ihrem Alter. Beide Screeningverfahren werden in Deutschland im Moment aber lediglich als individuelle Gesundheitsleistung (iGeL) angeboten. Nur durch eine invasive Pränataldiagnostik lässt sich nach einem positiven Screeningtest bestätigen oder widerlegen, dass das Kind beispielsweise ein Down-Syndrom hat.

Gemäß den Analysen der Perinataldaten ist in den letzten Jahren der Gesamtanteil an Frauen, die eine Amniozentese durchführen lassen, gesunken, obgleich der Anteil an über 35-jährigen Schwangeren weiter gestiegen ist. Die Autoren führen dies zum einen auf die vermehrte individuelle Nutzung der genannten Screeningmethoden zurück, durch welche ältere Frauen bei negativem Befund vermehrt auf eine Amniozentese verzichten würden (wobei jüngere Frauen bei positivem Screening-Befund sicher häufiger erst dazu gebracht werden, eine Amniozentese durchzuführen), zum anderen aber auch auf einen Wertewandel, eine zunehmend kritischere Haltung gegenüber pränataler Diagnostik in Deutschland.[1]

Nach einer positiven Diagnose der Pränataldiagnostik entscheiden sich bei Vorliegen eines Down-Syndroms jedoch bis zu 90 % der Frauen für einen Schwangerschaftsabbruch. Ein solcher Abbruch wird häufiger an der Grenze zur Lebensfähigkeit des Kindes durchgeführt und stellt für alle Beteiligten meist eine große Belastung dar. Bei den hierzulande angewendeten Methoden wird bei späteren Abbrüchen eine Geburt eingeleitet, die in den Schilderungen vieler Frauen als extreme Belastung empfunden wird. In Amerika werden spätere Abbrüche der Schwangerschaft häufig durch eine so genannte *Dilatation and Evacuation* (D&E)-Methode durchgeführt. Dabei müssen die Frauen keine Entbindung durchleben, sondern der Gebärmutterhals wird, wie bei der Absaugmethode bei frühen Schwangerschaftsabbrüchen, unter Betäubung erweitert und das Kind herausgezogen.

Die sogenannte eugenische Indikation zum Schwangerschaftsabbruch bis zur 22. Woche nach Zeugung (24. Woche nach der letzten Menstruation) aufgrund einer Behinderung oder Erkrankung des Kindes wurde in der jetzt gültigen Fassung des § 218 aus dem Strafgesetzbuch genommen. Dies geschah genau aufgrund des Vorwurfs, diese explizite gesetzliche Möglichkeit eines straffreien Schwangerschaftsabbruchs diskriminiere Menschen mit Behinderungen. Die medizinische (mütterliche) Indikation des Schwangerschaftsabbruchs gilt jedoch seitdem auch bei antizipierter Unzumutbarkeit der Fortführung der Schwangerschaft für die Mutter. In der Praxis fallen unter diese erweiterte medizinische Indikation nun auch die Schwangerschaftsabbrüche aufgrund des Ergebnisses eines pränatalen genetischen Tests. Durch diese seit

1 Hierbei stiegen die sehr niedrigen Zahlen an invasiver Diagnostik in Ostdeutschland, sanken aber dagegen in Westdeutschland von einem deutlich höheren Niveau. Vgl. Rauskolb (2000), Rauskolb/Wenzlaff (2004). Vgl. auch die Richtlinien zur Pränataldiagnostik der Bundesärztekammer BÄK (1998) und die Richtlinien der Deutschen Gesellschaft für Gynäkologie und Geburtshilfe zur Ultraschalldiagnostik (AWMF-Leitlinie 015/044).

1995 geltende Regelung sind letztlich Schwangerschaftsabbrüche aufgrund fetaler Erkrankungen oder Behinderungen bis zur Geburt möglich, was von vielen Seiten, unter anderem auch von der Deutschen Gesellschaft für Humangenetik und der Deutschen Gesellschaft für Gynäkologie und Geburtshilfe als eine problematische Situation angesehen wird.

In den letzten zehn Jahren gab es hinsichtlich der Gesamtzahl der Schwangerschaftsabbrüche und hinsichtlich deren Art nach Angaben der Gesundheitsberichterstattung des Bundes kaum Veränderungen. Die Zahlen sind eher rückläufig. In 2005 wurden insgesamt 124.023 Schwangerschaften abgebrochen, davon waren 120.825 Schwangerschaftsabbrüche, die unter die Beratungsregelung fielen, 3.177 Schwangerschaftsabbrüche wurden aufgrund einer medizinischen Indikation durchgeführt, 2.049 fanden zwischen der 13. und 23. Woche statt, und 171 waren Spätabbrüche nach der 23. Woche. Allerdings geht die Deutsche Gesellschaft für Gynäkologie und Geburtshilfe hierbei auch von einer höheren Dunkelziffer aus, da vermutlich einige Spätabbrüche als Totgeburten klassifiziert würden.[2]

Die PID wurde in England Ende der 1980er Jahre als mögliche Alternative zur Pränataldiagnostik, wiederum zunächst für Paare mit einem bekannten genetischen Risiko, entwickelt. Hierbei müssen sich die Frauen und Paare einer künstlichen Befruchtung (In-vitro-Fertilisation, IVF) unterziehen. Einzelne Zellen des mehrzelligen Embryos werden mittels molekulargenetischer Methoden auf die in der Familie bekannte krankheitsverursachende Genmutation untersucht, und nur ein bis drei Embryonen, welche die zur Erkrankung führende Genmutation nicht tragen, werden in die Gebärmutter eingesetzt. Auch hier kam es in den letzten Jahren zur Ausweitung des Indikationsspektrums. Lediglich 40 % der PID-Untersuchungen werden mittlerweile aufgrund einer elterlichen Disposition für die Vererbung genetisch mitbedingter Erkrankungen oder Behinderungen durchgeführt. Diese Paare sind in aller Regel nicht unfruchtbar, sondern könnten ohne assistierte Reproduktion ein Kind bekommen. Sie wählen die PID, weil sie von dem Risiko für die genetische Erkrankung aufgrund vorheriger Schwangerschaften oder aufgrund einer eigenen Behinderung oder Erkrankung wissen, ein weiteres leibliches Kind wünschen und die Geburt eines Kindes mit der familiären Erkrankung sowie einen möglichen späten Schwangerschaftsabbruch vermeiden wollen. Weitere 58 % der durchgeführten präimplantativen Untersuchungen an in vitro gezeugten Embryonen entfallen nach den neuesten Daten des europäischen PID- (engl. PGD-) Konsortiums[3] auf das sogenannte Aneuploidiescreening (PGS). Hierbei wird die PID in der IVF bei unfruchtbaren Paaren durchgeführt, um eine Chromosomenfehlverteilung auszuschließen. Hierdurch soll die Schwangerschaftsrate in der IVF bei Paaren mit wiederholten IVF-Versuchen zu erhöhen sein; die Daten sind hierzu jedoch nicht eindeutig. In 2 % der Fälle wurde die PID weltweit in Familien durchgeführt, in denen schon mehrere Kinder eines Geschlechts geboren wurden. Bei diesem sogenannten *social sexing* werden Embryonen gezielt aufgrund ihres Geschlechts ausgewählt, ohne dass eine geschlechtsge-

2 Positionspapier der DGGG (2003): Schwangerschaftsabbruch nach Pränataldiagnostik.
3 Vgl. Sermon et al. (2007).

bundene Erkrankung vorliegt. In einzelnen Fällen wurde die PID in Familien angewendet, in denen ein Geschwisterkind an einer Erkrankung leidet, die durch Transplantation von Stammzellen aus dem Nabelvenenblut eines HLA-kompatiblen (d.h. gewebskompatiblen) Geschwisterkindes geheilt werden könnte. Hierzu wird eine PID durchgeführt, um einen HLA-kompatiblen Spender, der zudem nicht selbst diese Erkrankung geerbt hat, zu finden.

Beide Praktiken, PND und PID, werden nun – insbesondere, aber nicht nur – in Deutschland von vielen Akteurinnen und Akteuren aus verschiedenen gesellschaftspolitischen Strömungen und mit unterschiedlichen Argumenten mit einer Diskriminierung von Menschen mit Behinderungen in Zusammenhang gebracht.

Wird von einer Diskriminierung gesprochen, so stellt sich dabei nicht nur grundsätzlich die Frage, was Diskriminierung ist und wer auf welche Weise diskriminiert wird, wer also Opfer der diskriminierenden Praktik ist, sondern auch, wer wie zum ‚Täter' wird. All diese Fragen werden, wie ich im Weiteren darstelle, nicht eindeutig beantwortet. Häufig wurde die Biomedizin und die von ihr beeinflusste Gesellschaft per se als Verursacher einer Diskriminierung von erwachsenen Menschen mit Behinderungen durch die PND genannt. Durch den biomedizinischen Blick auf Behinderung und auf den Embryo oder Fötus mit einer Anlage zu einer Erkrankung oder Behinderung, nach dem mit immer diffizileren Methoden ‚gefahndet' und der daraufhin abgetrieben wird, würde dieser – und mit ihm stellvertretend alle lebenden Menschen mit Behinderungen – als defizitär (oder gar ‚lebensunwert') klassifiziert. Zudem wurden seit den 1980er Jahren in der deutschen Debatte auch die Frauen, die eine Pränataldiagnostik in Anspruch nehmen, als Mittäterinnen klassifiziert, deren Handlungen als moralisch unzulässig anzusehen seien. Dies wurde nicht nur von Lebensschützern fundamental-christlicher Provenienz, sondern auch von Vertretern der Behindertenbewegung und aus Kreisen der feministischen Wissenschaft geäußert. So fragte Christian Judith, ein prominenter Vertreter der Behindertenbewegung[4] in einem Streitgespräch eine Frau mit Parkinsonsyndrom, die der embryonalen Stammzellforschung positiv gegenüberstand: „Hättest Du mich abgetrieben?" Zitiert seien dazu zwei weitere Beispiele unter vielen:

> „Die mit der Anwendung der PID oder PND verbundenen Werturteile über Behinderungen stellen eine Diskriminierung derjenigen Menschen dar, die bereits mit denselben Merkmalen leben. Die genetischen Testverfahren sind Ausdruck der bestehenden Diskriminierung von Menschen mit Behinderungen und der in diesem Zusammenhang existierenden diskriminierenden Einstellungen und Haltungen."[5]

> „Für eine Schwangerschaft, die wissentlich-willentlich mit dem Ziel herbeigeführt wird, sie abzubrechen, wenn die Pränataldiagnostik einen Krankheitsbefund ergibt, gilt das gleiche wie für die Präimplantationsdiagnostik: diese Haltung und das entsprechende Handeln ist ethisch unzulässig."[6]

4 Vgl. Judith (2001).

5 Volz (2003), S. 84.

6 So die feministische Moraltheologin Hille Haker in einer Anhörung der Enquete-Kommission Recht und Ethik der Modernen Medizin des Deutschen Bundestages am 13.11.2000.

Zunächst stelle ich kurz die historischen Entwicklungen der bundesdeutschen Debatte dar, die zu dieser Ansicht (und über diese hinaus) geführt haben. Im nächsten Teil schildere ich die wesentlichen Argumente, die vorgebracht werden, um eine Diskriminierung von Menschen mit Behinderungen im Kontext der Pränatal- und Präimplantationsdiagnostik zu belegen. Im letzten Abschnitt fasse ich zentrale Ergebnisse unserer Untersuchungen zusammen, die wir in den vergangenen Jahren in der AG Bioethik-Klinische Ethik am Zentrum für Konfliktforschung an der Universität Marburg zur Pränatal- und Präimplantationsdiagostik durchgeführt haben. Im Lichte dieser Ergebnisse sowie der aktuellen bundesdeutschen und internationalen Debatte wende ich mich abschließend der Frage zu, ob und inwieweit der Vorwurf, Pränatal- und Präimplantationsdiagnostik implizierten eine Diskriminierung von Menschen mit Behinderungen, gerechtfertigt erscheint.

2 Historische Wurzeln der PND- und PID-Debatte

Die Wurzeln der bioethischen Diskussion um die Bewertung der PND und PID liegen in den Anfängen der bioethischen Debatte in Deutschland überhaupt, die mit einiger Verspätung zu anglo-amerikanischen Entwicklungen erst Mitte der 1980er Jahre begonnen wurde.[7] Allerdings waren die 1960er und 1970er Jahre nicht frei von Diskussionen um bioethische Themen. Diese wurden lediglich in Deutschland nicht als solche eingeordnet, sondern als medizinisch-gesellschaftspolitische Problemfelder wahrgenommen, und eher von Sozialwissenschaftlern und Medizinern als von Theologen, Philosophen und/oder Medizinethikern bearbeitet. Eine erste heftige Auseinandersetzung entbrannte Anfang der 1970er Jahre um die Zulässigkeit des Schwangerschaftsabbruchs. Die feministische Debatte erreichte in Deutschland mit dem Bekenntnis „Ich habe abgetrieben" auf der Titelseite des *Stern* vom 2. Juni 1971 erstmals die Mitte der Gesellschaft. In diesem Diskurs verwahrten sich Feministinnen, gemeinsam mit Politikern des liberalen und linken Spektrums, gegen jedwede moralische Verurteilung und Bevormundung von Frauen, die einen Schwangerschaftsabbruch vornehmen.

Mit der Ausweitung der Pränataldiagnostik (PND) seit Ende der 1970er Jahre durch ein immer breiteres Angebot und eine deutlich steigenden Nachfrage kam es innerhalb der feministischen Debatte um den Schwangerschaftsabbruch zu einer Kontroverse, in der sich erstmals Frauen mit Behinderungen zu Wort meldeten. Die Austragung dieser Debatte fand initial in außerparlamentarischen, dann mit der Etablierung der Partei Die Grünen auch in innerparlamentarischen neuen sozialen Bewegungen statt, die von Beginn an sowohl eng mit dem feministischen Diskurs, der Antidiskriminierungsbewegung als auch mit gentechnikkritischen Kreisen verbunden waren. Viele Sozialwissenschaftler, unter anderem Elisabeth Beck-Gernsheim und Eva Schindele, haben dieser Debatte wichtige Impulse gegeben. In den ersten Stellungnahmen aus der Sicht von behinderten Feministinnen[8] wurde die Abtreibung aus sozialer

7 Vgl. zu den folgenden historischen Ausführungen auch Düwell/Steigleder (2003), Kuhlmann (2001), Gerhardt (2001), Waldschmidt (2003).

8 Vgl. Ewinkel (1985), Köbsell (1989), Degener/Köbsell (1992).

Indikation verteidigt, die Abtreibung aufgrund der damals noch im § 218 enthaltenen embryopathischen Indikation jedoch scharf kritisiert. Dabei wurden Parallelen zwischen der Pränataldiagnostik und der alten Eugenik, der Bevölkerungspolitik seit dem 19. Jahrhundert gezogen, die in dem tausendfachen Mord von Menschen mit Behinderungen während der NS-Zeit ihren grausamen Höhepunkt erreichte. Zudem wurde in diesem Diskurs die Sicht vieler Mediziner auf Behinderungen ausschließlich als Belastung (der Gesellschaft) und defizitärer Zustand, als herrschende Moral der ‚Nicht-Behinderten' kritisiert. Die These „Behindert ist man nicht, behindert wird man", die soziale Bedingtheit und Konstruktion von Behinderung wurde dagegen gestellt. In der so genannten Singer-Debatte, aus der die Antibioethikbewegung in Deutschland Ende der 1980er Jahre entstand,[9] wurden sowohl ‚die Biomedizin' und ‚die Humangenetik' als auch ‚die Bioethik' nicht nur im Licht alter Eugenik interpretiert, sondern zusätzlich und zunehmend nach der Theorie der Biomacht des französischen Philosophen und ‚Sozialarchäologen' Michel Foucault bewertet, die dieser in seinen Frühschriften entwickelt hatte. Dieser theoretische Überbau ist bis heute in der Beurteilung der PND und PID von größter Bedeutung. Die vielen Frauen, welche die PND nutzen und sich dann im Wissen um eine Behinderung oder Erkrankung des Fötus die Frage nach Fortführung der Schwangerschaft oder Abtreibung stellen, sowie die steigende Anzahl von Paaren, die sich zur Durchführung der PID an Zentren im Ausland wenden, betreiben nach dieser These eine neue ‚Alltagseugenik'. Die Entscheidung für oder gegen die Austragung eines Kindes mit einer Behinderung oder chronischen Erkrankung wird zwar (meist, aber durchaus nicht immer, siehe oben) als Entscheidung der Frau akzeptiert; deren Autonomie wird jedoch grundsätzlich in Frage gestellt. Dabei wird unterstellt, dass eine Frau, die sich zur PND oder PID entschließt oder einen Schwangerschaftsabbruch aufgrund des Ergebnisses eines genetischen Tests durchführen lässt, einem Entscheidungsdruck seitens der (unmoralischen) Ärzteschaft und Gesellschaft unterliege, ein solches Kind nicht zu bekommen. Oder es wird behauptet, dass die Frauen, die diese Technik nutzen, die ethisch fragwürdigen gesellschaftlichen Normierungen von Gesundheit und Krankheit verinnerlicht hätten. Sie handelten daher unbewusst unmoralisch und betrieben eine ‚Eugenik von unten'. Untermauert wurde diese fundamentale Kritik an Gen- und Reproduktionstechnologien durch einfühlsame biographische Studien aus den 1980er und 1990er Jahren, u. a. von Eva Schindele (1995). In diesen Studien wird von Frauen berichtet, die meist ohne ein bekanntes genetisches Risiko aufgrund der sogenannten Altersindikation, schlecht informiert in die Mühlen von invasiver pränataler Diagnostik gerieten oder sich selbstverständlich dort hineinbegeben haben. Dazu kamen (und kommen bis heute) Berichte von Eltern mit behinderten Kindern, denen gesagt wird, dass man die Geburt des behinderten Kindes mittels PND doch hätte verhindern können. Es bestehe,

9 Als zentrales Werk der Antibioethik auch im Hinblick auf ihre Geschichte siehe Braun (2000), zur Antibioethik- und Anti-Singer-Debatte siehe auch Schöne-Seifert/Rippe (1991), Boshammer et al. (1998), Düwell/Steigleder (2003), Kuhlmann (2001).

so diese These daher insgesamt ein starker sozialer Druck, die PND anzuwenden und ein Kind mit einer Behinderung nicht zu bekommen.

Die Debatten der 1980er Jahre führten unter anderem zur Neuregelung des Schwangerschaftsabbruchs Mitte der 1990er Jahre und zur Formulierung des Embryonenschutzgesetzes 1990. Aufgrund des Embryonenschutzgesetzes ist die PID nach geltender juristischer Mehrheitsmeinung in Deutschland implizit verboten und wird bisher nicht durchgeführt.

Der jüngste bioethische Diskurs insgesamt und auch in Bezug auf Gentechnologien und Pränataldiagnostik wurde mit dem Diskussionsentwurf der Bundesärztekammer zur PID im Mai 2000 angestoßen. Dabei empfahl die Bundesärztekammer in einem mittlerweile zurückgezogenen Papier, die PID für schwere genetische Erkrankungen zuzulassen.[10] Seitdem haben sich wieder viele in der Debatte zu Wort gemeldet. Sowohl die Enquetekommission Recht und Ethik der Modernen Medizin des Deutschen Bundestages als auch der 2001 gegründete Nationale Ethikrat haben zur PND und PID Stellungnahmen verfasst, in denen die Argumente der Diskriminierung von Menschen mit Behinderungen durch PND und PID eine ganz zentrale Rolle einnahmen, sowohl beim eindeutig ablehnenden Votum der Enquetekommission zur Einführung der PID als auch beim mehrheitlich positiven Votum des Nationalen Ethikrates. Auch haben sich viele medizinische Fachgesellschaften zur PND und PID geäußert. Viele Akteure aus den Anfängen der deutschen Bioethikdebatte der 1980er Jahre fungierten dabei als hinzugezogene Experten. Zudem entstand in den letzten Jahren eine „kritische Bioethik", zu der sich v. a. „kritische Ärzte und Wissenschaftler, bekennende Christen, Behinderte und deren Verbandsvertreter sowie Feministinnen" zählen.[11] Hierbei wird in jüngster Zeit keine fundamental-oppositionelle Haltung mehr gegenüber der Bioethik/Biomedizin eingenommen. Der Diskriminierungsvorwurf wird differenziert auf der persönlichen, gesellschaftlichen und kulturellen Ebene diskutiert. So sei die Einstellung von Behindertenverbänden gegenüber Biomedizin, Bioethik und PND nicht ausschließlich ablehnend, sondern ambivalent (bis ablehnend).[12] Anne Waldschmidt konstatiert zunehmend „neue Differenzen".[13] So hätten behinderte Feministinnen bemerkt, dass es auf der öffentlichen gesellschaftlichen Ebene zu einer größeren Toleranz gegenüber Menschen mit Behinderungen gekommen sei. Der eigentliche Konflikt würde jedoch an die Frauen weitergegeben. Diese würden, ungeachtet der öffentlich geäußerten Toleranz, auf der persönlichen Ebene der Nahbeziehung durch die Nutzung der PND mit nachfolgendem Abbruch der Schwangerschaft gegen die Toleranz gegenüber Menschen mit Behinderungen verstoßen.

Seit den Anfängen der bundesdeutschen Diskussion, von den 1980er Jahren bis heute, wurden Frauen und Paaren, die die PND oder PID nutzen, mögliche moralisch veritable Haltungen und Motive aufgrund der starken gesellschaftspolitischen Dominanz des Diskriminierungsvorwurfs äußerst selten

10 Bundesärztekammer (BÄK) (2000).
11 Graumann (2003 a), S. 20.
12 Graumann (2006).
13 Waldschmidt (2003), S. 104 ff.

attestiert. Maximal wird betroffenen Paaren ein realer Notstand (bei PND) oder ‚nur' antizipierter Notstand (bei PID) zugestanden, welcher durch moralisch weitaus bessere Alternativen (Verzicht auf Kinder, Adoption oder auch: Verzicht auf PND und PID und die ‚unbedingte Annahme' eines behinderten oder kranken Kindes) gelöst werden könne. Die betroffenen Paare kamen in den wissenschaftlichen und politischen Debatten in Deutschland selbst kaum zu Wort.

3 Bioethisch-biopolitische Argumentationsfiguren

Im Wesentlichen liegen den facettenreichen Argumenten zum Zusammenhang von PND und PID mit einer Diskriminierung von Menschen mit Behinderungen zwei Denkfiguren zugrunde: erstens das sogenannte *expressivist argument* und zweitens Dammbruchszenarien auf verschiedenen Ebenen, die ich im Folgenden kurz umreiße.

3.1 Das „expressivist argument"

Das *expressivist argument* wurde erstmals von angloamerikanischen Wissenschaftlerinnen und Aktivisten aus der Disability-Rights-Bewegung Ende der 1980er Jahre formuliert.[14] Demnach sendet die Praktik der PND die Botschaft an Menschen mit Behinderungen aus, dass diese es nicht wert seien, geboren worden zu sein. Hierbei sei die selektive Abtreibung im Gegensatz zur Abtreibung aus sozialen oder anderen Gründen deswegen verwerflich, da die Entscheidung gegen einen *bestimmten* Fötus getroffen würde, im Gegensatz zu *jedem* Fötus bei Frauen, die kein Kind bekommen möchten. Nicht die Abtreibung an sich wird verurteilt, sondern der Abbruch aufgrund des bestimmten Merkmals „Behinderung", „Fehlbildung" oder „chronische Krankheit". Hierdurch wird der Schwangerschaftsabbruch an sich verteidigt, die selektive Abtreibung jedoch aufgrund der ausgesendeten Botschaft an die lebenden Menschen mit Behinderungen verurteilt. Wer genau die Botschaft aussendet, ob dies die Paare sind, die PND in Anspruch nehmen, oder medizinische und gesellschaftliche Institutionen sind, wird, wie oben erwähnt, nicht ganz klar.

In Deutschland hat sich insbesondere Sigrid Graumann ausführlich mit diesem Gedanken im Rahmen der Anerkennungstheorien von Axel Honneth, Nancy Fraser und Charles Taylor befasst.[15]

Sie argumentiert ebenfalls, wenn auch nur implizit, mit dem *expressivist argument* als Botschaft an Menschen mit Behinderungen und diskutiert die negative Botschaft durch die Praktik der PND und PID im Hinblick auf Formen der Anerkennung und Entwicklungen personaler Identität. Eine vollständige und unbeschädigte personale Identität entsteht demnach durch Liebe in persönlichen Nahbeziehungen und die Erfahrung von gesellschaftlicher Anerkennung eigener Rechte sowie der kulturellen Wertschätzung der eigenen besonderen Eigenschaften und Fähigkeiten. Hierdurch erwerben Kinder im

14 Vgl. Asch (1988), Wendell (1996).
15 Vgl. Graumann (2003 b), (2006).

Laufe ihrer Entwicklung Selbstvertrauen, Selbstachtung und Selbstwertgefühl als Formen des Selbstbezugs, ohne die eine glückliche, sichere Identitätsbildung nicht möglich ist. Nach Sigrid Graumann liegt das zentrale Problem der PND nicht auf der gesellschaftlichen Ebene der Anerkennung eigener Rechte und der Selbstachtung, die, so sieht dies auch Graumann, für Menschen mit Behinderungen weitgehend erstritten wurden. Das Defizit offenbart sich vielmehr auf der Ebene der persönlichen Nahbeziehung, dort, wo es um die kulturelle Norm der, so Graumann, unbedingten Annahme eines Kindes ginge. Genau diese Norm, dieser Anspruch auf unbedingte fürsorgliche Annahme, sei durch die Möglichkeiten der PND und PID brüchig geworden. Im Sinne eines Dammbruchargumentes könne diese Entwicklung für die Verlässlichkeit von Beziehungen überhaupt ungeahnte Folgen haben. Zudem sei neben der Annahme von Menschen mit Behinderungen die Botschaft der PND auf der kulturellen Wertschätzungsebene fatal. Hier trage die PND dazu bei, ein Bild des Menschen zu entwerfen, welcher eben nicht in seinen besonderen Fähigkeiten und Bedürftigkeiten ernstgenommen würde. Vielmehr würden kulturelle Wertemuster befördert und damit eine Botschaft ausgesandt, die das Selbstwertgefühl von Menschen mit Behinderungen zutiefst verletzten. Durch den ausschließlichen Fokus auf die Anerkennung von individuellen Rechten im bioethischen Diskurs und die Vernachlässigung der persönlichen und kulturellen Ebene seien die individual- und sozialethischen Anliegen der Behindertenbewegung von der Biomedizin und der Bioethik in wesentlichen Punkten nicht verstanden worden. Im Gegensatz zu Honneth sieht Graumann zudem durchaus einen berechtigten Anspruch auf Anerkennung der Bedürftigkeit auch in persönlichen Nahbeziehungen. Was daraus konkret für die Praktik der PND und die Reproduktionsentscheidungen von betroffenen Menschen folgt, wie solche Ansprüche an persönliche Nahbeziehungen und Fortpflanzungsentscheidungen moralisch gerechtfertigt durchgesetzt werden können und sollten, wird nicht weiter ausgeführt.

3.2 Dammbruchszenarien

Der zweite in der Bioethik insgesamt oft verwendete Gedankengang, der sich im Wesentlichen auf die Argumentation des deutschstämmigen jüdischen Philosophen Hans Jonas stützt, die er in seinem Buch „Das Prinzip Verantwortung“ entwickelt hat, sind so genannte sozialethische Dammbruchargumente. Durch die Zulassung einer bestimmten Praktik kommt es demnach zu einem irreversiblen Schaden auf bis zu drei verschiedenen Ebenen:[16]

- ein *primärer* (direkter, mittels jeder, als unmoralisch verstandener Einzelhandlung zugefügter) Schaden durch den Gebrauch der Praktiken. Aufgrund der in Deutschland vorgenommenen universalistischen oder pragmatischen Zuschreibung eines personalen Status an den Embryo vom Zeitpunkt der Befruchtung an kommt es zur Tötung eines Menschenwürdeträgers durch Nicht-Implantation bei IVF oder bei Abbruch einer

16 Vgl. Jonas (1979), Schöne-Seifert (1996).

Schwangerschaft, und zudem zu einer direkten Diskriminierung, einer Verletzung des Selbstwertgefühls von Menschen mit Behinderungen, deren kulturelle Gleichwertigkeit durch die Praxis in Frage gestellt wird.

- ein *sekundärer* Schaden, da die Praxis *miss*braucht werden könnte (hier: PID/PND zur Geschlechtsselektion aus Präferenzgründen oder aus unbegründeter Abwehr von Menschen mit Behinderungen).
- ein *tertiärer* Schaden, indem die Gesellschaft durch die in Frage stehenden Praktiken hin zu unmoralischeren Haltungen sozialisiert wird. Verwiesen wird insbesondere auf die Entstehung eines sozialen Drucks auf Frauen, PND und PID gegen ihren Willen anzuwenden, sowie auf eine mittelbar stärkere Diskriminierung behinderter Menschen in der Gesellschaft, deren Geburt durch PND/PID als verhinderbar erfahren wird.

Sowohl bei der Annahme eines sekundären als auch eines tertiären Schadens greift die Argumentation meist, wie oben geschildert, auf die Theorie der Biomacht von Foucault zurück.[17] Während bei der Annahme eines tertiären Schadens die Frauen selbst nicht zu Mittäterinnen werden (müssen), führt die zusätzliche Annahme eines primären und sekundären Schadens zur Verurteilung derjenigen Frauen, die diese Praktiken durchführen, als unmoralisch handelnde Akteurinnen, gegen die der nun primäre Hauptakteur Embryo zu schützen ist. Lediglich eine Ausnahme wird in dieser Argumentationsfigur noch als ethisch zulässig erachtet: Die Entscheidung einer Frau zum Schwangerschaftsabbruch, wenn sie aufgrund eines jedweden, ihr selbst überlassenen Motivs generell oder zu einem bestimmten Zeitpunkt kein Kind bekommen möchte, da Frauen ansonsten einem Gebärzwang unterlägen, der auch aus feministischer Sicht unhaltbar sei. Die Schwangerschaft wird als gemeinsame körperlich verbundene Zeitspanne zweier Menschenwürdeträger, der Abbruch als Selbstverteidigung analog zur Tötung in Notwehrsituationen konstruiert. Das Motiv, einen Fötus aufgrund einer vorgeburtlich diagnostizierten Erkrankung oder Behinderung abzutreiben, oder bei der IVF nur die Embryonen einzusetzen, die eine durch PID diagnostizierte Erkrankung oder Chromosomenfehlverteilung nicht aufweisen, wird dagegen aus unterschiedlichen Argumentationen heraus zu einer unmoralischen Handlung erklärt. Die Entscheidung für oder gegen die Austragung eines Kindes mit einer Behinderung oder chronischen Erkrankung wird in der Argumentation, wie oben geschildert, zwar meist als Entscheidung der Frau akzeptiert, deren Autonomie jedoch grundsätzlich in Frage gestellt. Ähnlich wird auch die Entscheidung von sterilen Frauen (oder Frauen mit einem sterilen Partner) für die Inanspruchnahme einer IVF als nachvollziehbar, der zugrunde liegende Kinderwunsch jedoch als vorwiegend gesellschaftlich auf der Basis eines patriarchalischen Frauen- bzw. Mutterbildes konstruiert und damit ebenfalls als nicht wahrhaft autonom gewertet.

Unabhängig von der möglichen theoretischen Problematisierung des Biomachtsargumentes ist die empirische Überprüfung der zugrunde liegenden

---

17 Vgl. Foucault (1971, 1988).

Annahmen notwendig. Insbesondere müssen sich Dammbruchargumente, welche nach Hans Jonas' Postulat der Heuristik der Furcht (1979) deren Verfechter mit größerer Macht ausstatten, als diejenigen, die von der Technik profitieren würden, einer – wenn auch schwierigen – empirischen Überprüfung stellen.

Hypothetisch angenommen wird in der dargestellten Argumentation,

1. dass Frauen aufgrund eines *externalen* gesellschaftlichen Drucks (der Foucault'schen ‚alten' Souveränitätsmacht), ein Kind mit einer Behinderung nicht zu bekommen, PND und PID gegen ihren Willen anwenden,
2. dass Frauen gemäß der Theorie der Biomacht in der Verbindung von Technologien der Souveränitätsmacht und des Selbst aus eigenen *internalisierten* Abwehrhaltungen gegenüber Menschen mit Behinderungen durch PND und PID die Geburt eines behinderten Kindes verhindern wollen,
3. dass sich die *Bedingungen* von Menschen mit Behinderungen verschlechtern werden, wenn die PND sich weiter ausbreitet und die PID zugelassen wird, da die Geburt von Kindern mit Behinderungen als verhinderbar erfahren wird und
4. dass Menschen mit Behinderungen sich *direkt* und zunehmend durch die Anwendung und Ausweitung der PND und des Schwangerschaftsabbruchs *diskriminiert fühlen*.

Wie steht es aber empirisch um diese Zusammenhänge? Und: Inwieweit sind die bisher vorgebrachten Argumente, die PND und PID klar als diskriminierende Praktiken ausweisen und wesentlich die Biopolitik in Deutschland bestimmt haben, gut begründet?

4 Lebensweltliche Ansichten und internationale Diskurse

Anders als in vielen unserer europäischen Nachbarländer sind diejenigen, die am unmittelbarsten betroffen sind, in den Experten- und Parlamentsdebatten kaum gehört worden: Paare, die aufgrund einer genetisch vererbbaren Erkrankung und bei bestehendem Kinderwunsch ‚wissentlich-willentlich' eine Schwangerschaft eingehen, bei der die Wahrscheinlichkeit groß ist, dass das zukünftige Kind eine genetisch mitbedingte Erkrankung erbt. Aber nicht nur diese so genannten Hochrisikopaare, sondern auch die Bevölkerung wird bisher nicht in biopolitische Entscheidungen einbezogen. Während beispielsweise in England die für die Zulassung der PID zuständige Behörde, die *Human Fertilisation and Embryology Authority*, Befragungen durchführt und Diskussionsforen veranstaltet, deren Ergebnisse einen direkten Einfluss auf die Politik ausüben, werden in Deutschland solche ‚*deliberative polls*' bisher nicht in Anspruch genommen. Auf die Hintergründe, die meiner Ansicht nach zu diesen – aus kontextsensitiver wie demokratietheoretischer Sicht – hochproblematischen biopolitischen Entscheidungsprozessen in Deutschland führen, bin ich an anderer Stelle eingegangen.[18] Bioethische Diskurse haben die Neigung, einen starken nationalen Bias zu haben. Erkenntnistheoretisch weiß die heutige Wissenschaftstheorie generell um viele blinde Flecke, um vermeintlich universell fraglos gegebene Wahrheiten, deren gesellschaftlich historische Bedingtheit erst dann teilweise offenbar wird, wenn man einen ethnographischen oder historischen Blick, also eine Außenperspektive auf die eigene Gesellschaft einnimmt und sich andererseits induktiv qualitativ mit dem realen lebensweltlichen Handeln und Denken befasst, statt sich allein in Expertendiskursen zu bewegen.

Wir haben in unseren empirisch-bioethischen Studien in der interdisziplinären Arbeitsgruppe Bioethik-Klinische Ethik am Zentrum für Konfliktforschung versucht, solche Perspektiven zu eröffnen. Bezogen auf die oben genannten Zusammenhänge ergaben unsere qualitativ wie quantitativ repräsentativ angelegten Untersuchungen folgende Befunde:[19]

4.1 Ambivalenz statt Eindeutigkeit ...

In der Debatte sind – sowohl von Gegnern als auch von Befürwortern der PND und PID – viele Schwarz-Weiß-Bilder gemalt und Lager gebildet worden, die den realen lebensweltlichen Konflikten wenig entsprechen. So wurde von der einen Seite komplett negiert, dass Behinderungen für Betroffene, ihre Eltern und Geschwister eine sehr große Belastung darstellen können, andererseits wurde das „Leiden an Behinderung" als fraglos gegeben angenommen. Weder ist Behinderung allein ein soziales Konstrukt, noch bedeutet eine Behinderung unbedingt subjektives Leid. Die Übergänge zwischen Behinderung und Erkrankung sind fließend. Hierbei ist es nicht so, dass Ärzte (‚die Biomedizin' oder ‚die Humangenetik') grundsätzlich immer diejenigen sind, die Krankheiten oder Behinderungen aggravieren. In unseren Befragungen von Paaren, die selbst (bei autosomal dominantem Erbgang) oder deren Kinder eine genetisch bedingte Erkrankung oder Behinderung haben, bewerteten Ärzte den Schweregrad von Erkrankungen mit früh tödlichem Ausgang tendenziell gravierender als die betroffenen Eltern. Dagegen bewerteten Eltern von Kindern mit chronisch verlaufenden Erkrankungen, wie Mukoviszidose und verschiedene Muskelerkrankungen, diese im Durchschnitt in den quantitativ-repräsentativen Befragungen als schwerwiegender als die behandelnden Ärzte. Ein Arzt äußerte in den qualitativen Interviews beispielsweise, Mukoviszidose sei für ihn „Normalität auf anderem Niveau". Dies sehen Eltern, deren Kind mit Mukoviszidose groß geworden ist, ähnlich, nicht aber Eltern, deren Kind an einer Komplikation der Mukoviszidose im Alter von acht Jahren gestorben ist. In einem anderen Fall berichteten Eltern von einem Kind mit einer Stoffwechselerkrankung, das als einjähriges Kind fast gestorben wäre und nun im Alter von drei Jahren gerade sitzen gelernt und erste Worte sprechen konnte, dass ihnen in der humangenetischen Beratung gesagt worden sei, in ihrem Fall würde bei einer weiteren Schwangerschaft die Durchführung einer Pränataldiagnostik und ein Schwangerschaftsabbruch

18 Krones (2006 a), Krones/Richter (2004).

19 Die ausführlichen Ergebnisse finden sich in verschiedenen Veröffentlichungen, u. a. in Krones (2006 b), Krones et al. (2004), (2005), (2006).

nicht in Frage kommen. Viele Eltern, die selbst betroffen sind, unter anderem auch ein Behindertenpädagoge und seine Frau (Lehrerin), eine Hebamme aus einem Geburtshaus mit einer genetisch mitbedingten Erkrankung, und einige Geschwisterkinder würden bei der familiär bestehenden Erkrankung eine PND durchführen lassen oder haben diese bereits durchgeführt und würden zum größten Teil auch einen Abbruch der Schwangerschaft in Erwägung ziehen. All diejenigen, die sich in ihrem privaten und/oder beruflichen Leben bereits mit größter Sorgfalt und Liebe um Menschen mit Behinderungen kümmern, oder die auch selbst betroffen sind, würden nach den geschilderten Argumentationen ihre Intoleranz gegenüber Menschen mit Behinderungen hiermit zum Ausdruck bringen und unmoralisch handeln. Außer in einem Fall hat keiner der 58 von uns qualitativ Befragten (deutsch- und türkischstämmige IVF-Paare und ‚Hochrisikopaare', Pädiater, Hebammen, Ethiker, Gynäkologen und Humangenetiker), bis auf eine Freundin eines Vertreters einer Behindertenorganisation, Frauen moralisch für die Durchführung einer PND und die Entscheidung zum Schwangerschaftsabbruch verurteilt.

4.2 ... auch in den Behindertenverbänden

In den Behindertenverbänden herrscht, anders als von einigen prominenten Vertretern geäußert, über die Bewertung der PND und PID ebenfalls keineswegs Einigkeit. Vielmehr gibt es durchaus einen heftigen Streit zwischen den in den Verbänden organisierten Eltern mit einem familiären Risiko und den von (nur teils genetisch bedingten) Behinderungen betroffenen Mitgliedern, so ein Leiter eines Behindertenverbands. Die Stellungnahmen der Selbsthilfeorganisationen Mukoviszidose e. V. und auch der Deutschen Gesellschaft für Muskelkranke fallen, wie auch die Stellungnahmen verschiedener Behindertenverbände im Ausland, dementsprechend nicht so aus, dass beispielsweise die PID eindeutig abgelehnt wird. Ein selbst von einer erblichen Form einer Behinderung betroffener Vertreter eines Behindertenverbandes meinte zur Frage, wie er selbst zur PND stehen würde, hier müsse er zwischen der politischen Ebene und der privaten Entscheidung differenzieren. Auf der politischen Ebene würde er die PND und PID ablehnen, er selbst könne es sich aber praktisch, trotz seiner Helfer ehrlicherweise schwer vorstellen, wie es für ihn als behindertem Vater wäre, ein Kind mit einer Behinderung großzuziehen. Die Frage, die Christian Judith im oben zitierten Streitgespräch an eine von Parkinson betroffene Frau gestellt hat, ist daher zu einem Teil an den falschen Adressaten gerichtet. Er müsste diese ebenso an sich selbst richten, sich fragen (und ehrlich beantworten), ob er, wenn er Vater werden würde, auf keinen Fall eine PND und einen Schwangerschaftsabbruch in Erwägung ziehen würde.

Viele Paare berichteten von einer geringen Bereitschaft zu verstehen, was es tatsächlich hieße, für ein schwerstbehindertes Kind zu sorgen, und damit über eine Verharmlosung und Verklärung ihrer Situation. Genau in der Ignoranz der hohen Belastung durch ein sehr geliebtes Kind mit einer Behinderung liege ein wesentliches Problem. Eine Mutter verwendete hierbei das Bild eines schweren Rucksacks auf ihrem Rücken, mit dem man immer weiter ginge und froh sei, dass man nicht fiele, und das einzige Signal sei: „Mensch, geh doch grade".

4.3 Sozialer Druck: in zwei Richtungen

Die „kritische Bioethik" hat sich in der Rolle der machtlosen Opponenten und Häretiker, die sich grundsätzlich gegen die Herrschenden wenden und für die richtige Sache eintreten, gut eingerichtet. Viele derjenigen, die diese Richtung maßgeblich vertreten, sitzen jedoch nicht nur bereits lange selbst in einflussreichen Machtpositionen. Diese Auffassungen, unter anderem der enge Zusammenhang von PND und PID und der Diskriminierung von Menschen mit Behinderungen haben die Gesetzgebung und die Voten der Enquetekommissionen des Bundestages zu bioethischen Fragen wesentlich beeinflusst. Frauen, die heutzutage Mütter werden, wurden durch verschiedene Frauenbilder und Ansichten zur Pränataldiagnostik geprägt. Die von feministischer und christlicher Seite, von ProfessorInnen, BioethikerInnen, Kirchenvertretern und PolitikerInnen seit den 1970er Jahren geäußerte Kritik an Reproduktionstechniken (und auch an ihren Nutzerinnen) ist selbstverständlich auch in der Gesellschaft angekommen und beeinflusst das Reproduktionsverhalten. Es besteht, so ergaben unsere qualitativen Interviews, daher für Paare, die vor (fast immer hochambivalenten) Fortpflanzungsentscheidungen stehen, ein sozialer Druck in zwei Richtungen: eine PND oder IVF/PID anzuwenden, aber auch, diese *nicht* anzuwenden, sowie Kinder zu bekommen und nicht zu bekommen. Paaren wird sowohl ein selektiver Schwangerschaftsabbruch nahegelegt, als auch ein solcher verweigert; für die Durchführung einer PID müssen in Deutschland lebende Paare ins Ausland fahren, was sie auch gemäß den Daten der belgischen, spanischen und niederländischen Zentren trotz großer Mühen in nicht unbeträchtlichem Maße in Anspruch nehmen. Der soziale Druck, eine PND oder PID durchzuführen, wurde von den 162 befragten Hochrisikopaaren, ebenso wie von 149 Paaren ohne bekanntes genetisches Risiko insgesamt als der am wenigsten wichtige Nachteil bewertet. In der von uns repräsentativ befragten Bevölkerung wurde die wahrgenommene Kontrolle über Fortpflanzungsentscheidungen insgesamt als hoch, und der soziale Druck, eine PND durchzuführen, bei denjenigen mit noch bestehendem Kinderwunsch (30 % von 1.027 Befragten) als gering bewertet, obgleich der Faktor sozialer Druck in dieser Richtung gemäß der empirischen Modelle auf prospektive Entscheidungen einen messbaren Einfluss hat. In der repräsentativen Untersuchung haben wir jedoch nach dem Druck, eine PND *nicht* anzuwenden, der in den qualitativen Interviews geäußert wurde, nicht gefragt.

4.4 Einstellung von Nutzern der PND und PID zu Menschen mit Behinderungen

Um eine zentrale Hypothese des Zusammenhangs von diskriminierenden Einstellungen und Reproduktionsentscheidungen zu untersuchen, haben wir in allen Stichproben die Einstellung gegenüber Menschen mit Behinderungen mittels zuvor validierter Skalen erhoben. Diejenigen, die eine PND bereits genutzt haben, und auch diejenigen, die voraussichtlich eine PID im Ausland durchführen lassen wollen (17 % der ‚Hochrisikopaare' mit Kinderwunsch, 9 % der IVF-Paare) haben keine ungünstigere, sondern teilweise sogar eine günstigere Einstellung gegenüber behinderten Menschen als diejenigen, die andere

Reproduktionsentscheidungen favorisieren. Ein deutlicher Zusammenhang besteht jedoch auf der Einstellungsebene: Diejenigen, die sehr positive Einstellungen gegenüber der PND und PID haben, und letztere beispielsweise weitestgehend liberalisieren wollen, haben eher ungünstigere Einstellungen, sowohl in den Expertenstichproben als auch in den Paar- und Bevölkerungsstichproben.

Was folgt nun aus den dargestellten Ergebnissen im Hinblick auf die postulierten Zusammenhänge und die zugrundeliegenden Thesen und Argumentationsstränge?

Hinsichtlich des *expressivist argument* muss konstatiert werden, dass bei den Nutzerinnen und Nutzern von PND und PID nach allem, was wir bisher wissen, keine negative Einstellung gegenüber Menschen mit Behinderungen besteht. Die Entscheidung, die Techniken zu nutzen, scheint anders motiviert und durch andere Faktoren verursacht zu sein. Die Botschaft geht also nicht bewusst von den Nutzern aus, deren Haltungen mit diesem Argument so nicht als moralisch unzulässig gewertet werden könnten. Hier müssen andere Geschütze aufgefahren werden, will man die Annahme, die Motive zum und die Praktik des selektiven Schwangerschaftsabbruchs und der PID seien moralisch grundsätzlich verwerflich, aufrechterhalten. Dass dies der Fall ist, wird in Deutschland kaum in Frage gestellt. Fraglose Gegebenheiten sind jedoch aus sozialwissenschaftlicher Sicht keine Wahrheiten, sondern trügerische Klarheiten des herrschenden Diskurses. Das Unbewusste, so Emil Durkheim, ist die Geschichte. Daher lohnt es sich, auf die geäußerten tief verwurzelten, gesellschaftshistorischen Menschen- und Familienbilder zu schauen, die in der bundesdeutschen Debatte als fraglos gegeben angenommen werden. Hierbei helfen interkulturelle Vergleiche und Außenperspektiven. Hier finden wir, zumindest diejenigen, die sich nur im bundesdeutschen Diskurs bewegen, Erstaunliches. Jüngst veröffentlichte komparative Arbeiten zur bioethischen und biopolitischen Debatte um Reproduktionstechnologien in Deutschland und Israel konstatieren beispielsweise folgendes:[20]

In der israelischen Bioethik und Biopolitik wird die Nutzung der PND – und selbst die Auswahl eines HLA-kompatiblen Geschwisterkindes durch PID, die auch im positiven Votum des Nationalen Ethikrates als unethisch angesehen wurde – vor allem als Ausdruck der Verantwortung und Liebe von Eltern gegenüber ihren Kindern verstanden. Zukünftige Kinder und ihre Eltern werden nicht als vollständig autonome Wesen, sondern als Teil der sozialen Gruppe Familie wahrgenommen, in der Abhängigkeiten und gegenseitige Verantwortungen bestehen. Das Recht auf Kinder wird als eines der fundamentalsten Menschenrechte interpretiert, zu dessen Verwirklichung gesellschaftliche Ressourcen zur Verfügung zu stellen sind. Bei der Entscheidung für oder gegen ein Kind mit einer Behinderung spielt wesentlich auch die Fürsorge gegenüber bereits geborenen Geschwisterkindern (mit und ohne) Behinderungen eine Rolle. Eltern hätten bei der Entscheidung für eine PND nicht (nur) die Sorge und das Motiv, dass sie ein behindertes Kind nicht lieben würden, sondern dass sie dieses zu sehr lieben, um ihm und auch den Geschwistern ein Leben

20 Hashiloni-Dolev (2007).

mit einer *„geschädigten Physis“*, wie Andreas Kuhlmann einmal Behinderungen bezeichnete, zuzumuten.[21]

In der bundesdeutschen Gesellschaft scheint, so diese Außenperspektive, bei Intellektuellen und Politikern die Vorstellung vorzuherrschen, dass ein starker Antagonismus und Interessenskonflikt zwischen Eltern und Kindern bestehe. Das Recht auf Kinder würde eher gering geschätzt, auch sei die Wichtigkeit, Kinder zu bekommen, in Deutschland laut Geburtenstatistik eher gering ausgeprägt. Die Familie werde in den Schriften vieler Intellektueller, wie zum Beispiel von Jürgen Habermas und auch in den biopolitischen Stellungnahmen als potentiell hochexploitative Gruppe, als eine Gemeinschaft von unabhängigen Menschen mit eigenen gegensätzlichen Interessen konstruiert. In Entscheidungen von Eltern werde kein Vertrauen gesetzt. Während in Israel eine ideale Elternschaft die Nutzung pränataler Diagnostik einschließe, würden in Deutschland die unbedingte Annahme des Kindes und der natürliche, schicksalhafte Verlauf von Schwangerschaft und Geburt als Ideal der elterlichen Verantwortung konstruiert.

Es gibt noch viele andere Perspektiven, welche die fraglos gegebenen Wahrheiten, Menschen- und Familienbilder im deutschen biopolitischen Diskurs in Frage stellen, so Ansichten aus der islamisch geprägten Kultur (die trotz ihres mittlerweile großen Anteils an der deutschen Kultur in den bundesdeutschen biopolitischen Gremien überhaupt keine Rolle spielt), oder auch die Untersuchungen der amerikanischen Feministin und Behindertenaktivistin Rayna Rapp,[22] die Frauen, welche die PND nutzen, nicht als bewusst oder unbewusst behindertenfeindlich motivierte Menschen, sondern als moralische Pioniere sieht, in einer Zeit, da technisch gesellschaftliche Koproduktionen sowohl Zwang als auch Ermöglichung, Freiheiten und neue Abhängigkeiten schaffen. Hinsichtlich der Abtreibung eines Kindes mit Down-Syndrom finden sich bei Rayna Rapp auch aufgrund der eigenen Lebensgeschichte neue Einblicke, welche die holzschnittartigen Argumentationen, warum Frauen sich gegen ein Kind mit Down-Syndrom entscheiden, zu lebensnäheren sensibleren Bildern formen. Auch diese Ansichten haben natürlich ihre eigenen blinden Flecke. Hinsichtlich der umstandslosen Annahme, dass die Nutzung der PND und der selektive Schwangerschaftsabbruch grundsätzlich moralisch verwerflich seien, regen diese Perspektiven, so hoffe ich, zumindest zum weiteren Nachdenken und Nachlesen an. Gegen die Schlagkräftigkeit des *expressivist arguments* sind weitere Argumente angebracht worden, die hier nicht ausführlich geschildert werden können.[23] Im Wesentlichen richtet sich die Kritik jedoch auf folgende Aspekte:

Diskriminierung ist ungerechtfertigte Ungleichbehandlung und richtet sich zudem auf die öffentliche Sphäre der Fernbeziehungen. Werden Eltern und Kinder als individuelle Personen ohne Abhängigkeiten und mit allein eigenen, gegenläufigen Interessen konstruiert, könnte das Antidiskriminierungsverbot greifen. Diese Auffassung der Eltern-Kind-Beziehung entspricht

21 Kuhlmann (2003), S. 157.
22 Vgl Rapp (2000).
23 Vgl. dazu Lindemann-Nelson (2000), Edwards (2004).

jedoch in keiner Weise der Situation und dem Verhältnis, in dem zukünftige Eltern tatsächlich zu ihren zukünftigen Kindern stehen.[24]

Wenn Paare bewusst keine Kinder bekommen, oder eine Frau ihr drittes Kind oder ein Kind abtreibt, nachdem sie von ihrem Partner verlassen wurde, möchte sie keine Botschaft an alle Kinder, an dritte Kinder oder an Kinder von alleinerziehenden Müttern richten, dass ihr Leben nicht lebenswert ist. Sie glauben vielmehr, dass es für sie und ihre Familie besser ist, in ihrer Situation, mit den vorhandenen Ressourcen und Abhängigkeiten, genau dieses bestimmte Kind nicht zu bekommen. Genau so stellt sich die Entscheidung von den meisten Paaren dar, die sich gegen ein Kind mit einer Behinderung oder Erkrankung entscheiden. Wenn sie eine familiäre Erkrankung haben, wissen diese Paare in der Regel, worauf sie sich einlassen würden. Ihre Entscheidung ist daher zumindest wohlinformiert. Dies trifft jedoch sicher nicht auf viele Schwangere zu, die, ohne umfassend in ihrem Sinne aufgeklärt worden zu sein, durch Screeningverfahren vor diese Fragen gestellt werden. Hier besteht ohne Zweifel ein großes Defizit, welches zur hochberechtigten Kritik an der derzeitigen Praktik der Aufklärung in der Schwangerschaftsvorsorge geführt hat. Die ‚Routineschwangerschaftsvorsorge' ist daher unbedingt verbesserungswürdig. Dabei muss dem Recht auf Wissen ebensoviel Raum eingeräumt werden wie dem ebenso zentralen Recht auf Nicht-Wissen. Das eingeforderte genetische Inkognito des zukünftigen Kindes oder gar die Vorenthaltung von Informationen über Möglichkeiten der PND, wie von einer Schwangerschaftsberaterin der Diakonie im Deutschen Ärzteblatt vorgeschlagen,[25] sind aus ethischer Sicht aber nicht zu rechtfertigen. Weyma Lübbe hat im Sinne dieser Überlegungen in einem ihrer Aufsätze fundiert dargelegt, warum das Diskriminierungsverbot, der Justitia-Aspekt der öffentlichen Sphäre, nicht in der Nahbeziehung gelten kann und der Caritas-Aspekt in der privaten Sphäre nicht erzwungen werden kann. Sie resümiert:

> „Diejenigen, die sich von den dazu hier vorgetragenen Überlegungen nicht überzeugt sehen, und nach wie vor der Ansicht sind, dass die Präimplantationsdiagnostik ein Recht der betroffenen Embryonen missachte, von ihrer genetischen Mutter unterscheidungsfrei angenommen zu werden, mögen bitte folgendes tun: Sie mögen ein Bild der Institutionen einer Gesellschaft entwerfen, die das Diskriminierungsverbot generell – und nicht nur, diskriminierenderweise, reproduktionswilligen Frauen gegenüber – in der Privatsphäre der Bürger zur Geltung bringt. Dann könnte man darüber sprechen, ob man in einer solchen Gesellschaft leben möchte."[26]

Jedoch: Die Botschaft des *expressivist argument* kommt an. Zwar gibt es bisher keine großangelegten Untersuchungen zu Ansichten von Menschen mit Behinderungen über die PND. Die Aussage von vielen in der Behindertenbewegung aktiven Wissenschaftlern und Betroffenen, dass sich Menschen verletzt und diskriminiert fühlen, und die Technik ihnen Angst und sie glauben mache, dass die Gesellschaft Behinderung (und damit ihre Existenz) zunehmend als

24 Vgl. Wiesemann (2006).
25 Braun (2006).
26 Lübbe (2003), S. 215.

vermeidbar ansieht, müssen sehr ernst genommen werden. Unsere Untersuchungen ergaben zudem nicht nur, dass Nutzerinnen und Nutzer der PND und PID keine ungünstigeren Einstellungen gegenüber Menschen mit Behinderungen haben, sondern auch, dass Einstellungskonglomerate in der Gesellschaft bestehen, in denen ungünstige Einstellungen gegenüber Menschen mit Behinderungen mit sehr positiven Einstellungen gegenüber selektiven Schwangerschaftsabbrüchen und der PID verbunden sind. Dies kann durchaus im Sinne des Dammbruchsargumentes als möglicher tertiärer Schaden und als negative Botschaft der Gesellschaft an Menschen mit Behinderungen interpretiert werden. Zwar zeigen makrosoziologische Untersuchungen, beispielsweise von Wolfgang van den Daele (2003), dass Vorurteile gegenüber behinderten Kindern im Längsschnitt abgenommen haben und sich die Integration bzw. Inklusion behinderter Menschen trotz weitverbreiteter Nutzung der PND in den letzten Jahrzehnten deutlich verbessert hat. Dies heißt jedoch nicht, dass diese Vorurteile verschwunden sind – sie werden möglicherweise nur subtiler formuliert. Zum anderen besteht die Gefahr, dass durch ein immer weiter um sich greifendes ökonomisches Denken wieder weniger Ressourcen für kranke und behinderte Menschen verwendet werden. Die von uns befragten Experten waren auch zu großen Teilen der Ansicht, dass die Einführung der PID gesellschaftlich negative Folgen für Menschen mit Behinderungen haben könnte.

Es ist zwar schon häufiger gesagt worden, aber es ist meiner Ansicht nach dennoch richtig: Solchen Tendenzen muss mit politischen Mitteln beigekommen werden, nicht aber mit strafrechtlich bewehrten Verboten und mit Anschuldigungen gegenüber denjenigen, die in unserer Gesellschaft Väter und Mütter werden und ihr Leben mit Kindern teilen wollen, sich aber aus guten Gründen gegen ein Leben mit einem behinderten oder kranken Kind entscheiden. So kommen wir vielleicht in nicht allzu ferner Zukunft dahin, den Fortpflanzungsentscheidungen von zukünftigen Eltern in Deutschland wieder mehr zu trauen, Reproduktionstechniken als menschliche gesamtgesellschaftliche Produkte, die sowohl Zwang als auch Ermöglichung bedeuten können, anzusehen und Menschen mit Behinderungen eindringlicher zu vermitteln, dass von unserer Gesellschaft keine Botschaft – durch welche Praktik auch immer – ausgehen soll und darf, dass ein Leben mit Behinderungen nicht lebenswert sei.

Literatur

Asch (1988): Adrienne Asch, Reproductive Technologies and Disability, in: Sherill Cohen, Nadine Taub, Reproductive Laws for the 1990s, New York 1988, p. 69–124

Braun (2000): Kathrin Braun, Menschenwürde und Biomedizin, Frankfurt a. M. 2000

Braun (2006): Kathrin Braun, Der Wunsch nach dem perfekten Kind, *Deutsches Ärzteblatt* 40 (2006), S. A295–297

Bundesärztekammer (1998): Bundesärztekammer, Richtlinien zur pränatalen Diagnostik von Krankheiten und Krankheitsdispositionen, *Deutsches Ärzteblatt* 95 (1998), 50, S. A3236–3242

Bundesärztekammer (2000): Bundesärztekammer, Diskussionsentwurf zu einer Richtlinie zur Präimplantationsdiagnostik, *Deutsches Ärzteblatt* 9 (2000), S. A 461–464

Degener/Köbsell (1992): Theresia Degener, Swantje Köbsell „Hauptsache, es ist gesund"? Weibliche Selbstbestimmung unter humangenetischer Kontrolle, Hamburg 1992

Deutsche Gesellschaft für Gynäkologie und Geburtshilfe (2003): Deutsche Gesellschaft für Gynäkologie und Geburtshilfe (DGGG), Schwangerschaftsabbruch nach Pränataldiagnostik, www.aerzteblatt.de/v4/plus/down.asp?typ=PDF&id= 1136

Düwell/Steigleder (2003): Marcus Düwell, Klaus Steigleder, Bioethik – Zu Geschichte, Bedeutung und Aufgaben, in: Marcus Düwell, Klaus Steigleder (Hrsg.), Bioethik. Eine Einführung, Frankfurt a. M. 2003, S. 12–40

Edwards (2004): Steve D. Edwards, Disability, identity and the „expressivist objection", *Journal of Medical Ethics* 30 (2004), p. 418–420

Ewinkel et al. (1985): Carola Ewinkel et al. (Hrsg.), Geschlecht: behindert – Besonderes Merkmal: Frau. Ein Buch von behinderten Frauen, München 1985

Foucault (1971): Michel Foucault, Die Ordnung des Diskurses, Frankfurt a. M. 1971/1977

Foucault (1988): Michel Foucault, Die Geburt der Klinik. Eine Archäologie des ärztlichen Blicks, Frankfurt a. M. 1988

Gerhardt (2001): Volker Gerhardt, Der Mensch wird geboren. Kleine Apologie der Humanität, München 2001

Graumann (2003 a): Sigrid Graumann, Bioethik oder Biopolitik? Die öffentliche Debatte über die „Selektion" und „Manipulation" menschlichen Lebens, in: Sigrid Graumann, Katrin Grüber (Hrsg.), Medizin, Ethik und Behinderung, Frankfurt a. M. 2003, S. 15–45

Graumann (2003 b): Sigrid Graumann, Sind „Biomedizin" und „Bioethik" behindertenfeindlich? Ein Versuch, die Anliegen der Behindertenbewegung für die ethische Diskussion fruchtbar zu machen, *Ethik in der Medizin* 15 (2003), 3, S. 161–170

Graumann (2006): Sigrid Graumann, Biomedizin und die gesellschaftliche Ausgrenzung von Menschen mit Behinderung, in: Heinrich Greving et al. (Hrsg.), Inklusion statt Integration? Heilpädagogik als Kulturtechnik, Gießen 2006

Haker (2000): Hille Haker, Stellungnahme zur PID. PID Anhörung am 13.11.2000 der Enquetekommission Recht und Ethik der Modernen Medizin des Deutschen Bundestages, Berlin 2000

Hashiloni-Dolev (2007): Yael Hashiloni-Dolev, A Life (Un)Worthy of Living: Reproductive Genetics in Israel and Germany, Dordrecht 2007

Jonas (1979): Hans Jonas, Das Prinzip Verantwortung, Frankfurt a. M. 1979

Judith (2001): Christian Judith, Hättest Du mich abgetrieben? Ein Streitgespräch, *Die Zeit*, 7 (2001), S. 27 f.

Köbsell (1989): Swantje Köbsell, „Unwertes" Leben darf abgetrieben werden – Bevölkerungspolitik in der Bundesrepublik, in: Die Grünen im Bundestag, Arbeitskreis Frauenpolitik (Hrsg.): Neue Aspekte in der Abtreibungsdiskussion: Bevölkerungspolitik und Tötungsvorwurf, Bonn 1989

Krones (2006 a): Tanja Krones, The Scope of the Recent Bioethics Debate in Germany: Kant, Crisis and No Confidence in Society, *Cambridge Quarterly of Healthcare Ethics* 15 (2006), p. 273–281

Krones (2006 b): Tanja Krones, Pränatal- und Präimplantationsdiagnostik aus der Sicht von Paaren mit einem bekannten genetischen Risiko, in: Sigrid Graumann, Katrin Grüber (Hrsg.), Biomedizin im Kontext. Beiträge aus dem Institut Mensch Ethik Wissenschaft, Berlin 2006, S. 201–220

Krones, Richter (2004): Tanja Krones, Gerd Richter, Preimplantation Genetic Diagnosis (PGD): European Perspectives and the German Situation, *Journal of Medicine and Philosophy* 29 (2004), 5, p. 623–640

Krones et al. (2004): Tanja Krones et al., Einstellungen und Erfahrungen von genetischen Hochrisikopaaren hinsichtlich der Präimplantationsdiagnostik (PID) – Nationale und internationale Ergebnisse, *Journal für Reproduktionsmedizin und Endokrinologie*, 2 (2004), S. 112–119

Krones et al. (2005): Tanja Krones et al., Public, expert and patients opinions towards preimplantation genetic diagnosis (PGD) in Germany, *reproductive Biomedicine online* 10 (2005), p. 116–123

Krones et al. (2006): Tanja Krones et al., What is the preimplantation embryo? *Social Science and Medicine* 63 (2006), p. 1–20

Kuhlmann (2001): Andreas Kuhlmann, Politik des Lebens, Politik des Sterbens. Biomedizin in der liberalen Demokratie, Berlin 2001

Kuhlmann (2003): Andreas Kuhlmann, Therapie als Affront. Zum Konflikt zwischen Behinderten und Medizin, *Ethik in der Medizin* 15 (2003), p.151–160

Lindemann-Nelson (2000): James Lindemann-Nelson, Prenatal Diagnosis, Personal Identity, and Disability, *Kennedy Institute of Ethics Journal* 10 (2000), 3, p. 213–228

Lübbe (2003): Weyma Lübbe, Das Problem der Behindertenselektion bei der pränatalen Diagnostik und der Präimplantationsdiagnostik, *Ethik in der Medizin* 15 (2003), 3, S. 203–220

Rapp (2000): Rayna Rapp, Testing Women, Testing the Fetus. The Social impact of Amniocentesis in America, New York, London 2000

Rauskolb (2000): Rüdiger Rauskolb, Häufigkeit einer Amniozentese aus Altersgründen – Ein Vergleich zwischen Ost und West, www.nestle-wissdienst.de/html/chefsache/pdf_download/95HLNE3.pdf [15.03.2007]

Rauskolb/Wenzlaff (2004): Rüdiger Rauskolb, Paul Wenzlaff, Amniozentese/Chorionzottenbiopsie aus Altersgründen, www.zq-aekn.de/web_aekn/zqhome. nsf/ContentView/BD3CBADD0CFC8393C1256FDB002BBDAE/$Fil/Workshop_ 4_Amniozentese.pdf

Schindele (1995): Eva Schindele, Schwangerschaft. Zwischen guter Hoffnung und medizinischem Risiko, Hamburg 1995

Schöne-Seifert (1996): Bettina Schöne-Seifert, Medizinethik, in: Julian Nida Rümelin (Hrsg.), Angewandte Ethik. Die Bereichsethiken und ihre theoretische Fundierung, Stuttgart 1996, S. 552–648

Schöne-Seifert/Rippe (1991): Bettina Schöne-Seifert, Klaus-Peter Rippe, Silencing the Singer: Antibioethics in Germany, *The Hastings Center Report* 21 (1991), 6, p. 20–27

Sermon et al. (2007): Karen D. Sermon et al., ESHRE PGD Consortium data collection VI: cycles from January to December 2003 with pregnancy follow-up to October 2004, *Human Reproduction* 22 (2007), 2, p. 323–336

Van den Daele (2003): Wolfgang van den Daele, Empirische Befunde zu den gesellschaftlichen Folgen der Pränataldiagnostik: Vorgeburtliche Selektion und die Auswirkungen auf die Lage Behinderter Menschen. Gentechnologiebericht der Berlin-Brandenburgischen Akademie der Wissenschaften, Berlin 2003

Volz (2003): Sibylle Volz, Diskriminierung von Menschen mit Behinderung im Kontext von Präimplantations- und Pränataldiagnostik, in: Sigrid Graumann, Katrin Grüber (Hrsg.), Medizin, Ethik und Behinderung, Frankfurt a. M. 2003, S. 72–88

Waldschmidt (2003): Anne Waldschmidt, Normierung oder Normalisierung: Behinderte Frauen, der Wille zum „Normkind" und die Debatte um die Pränataldiagnostik, in: Sigrid Graumann, Ingrid Schneider (Hrsg.), Verkörperte Technik – Entkörperte Frau. Biopolitik und Geschlecht, Frankfurt a. M. 2003, S. 95–109

Wendell (1996): Susan Wendell, The Rejected Body, New York 1996

Wiesemann (2006): Claudia Wiesemann, Von der Verantwortung, ein Kind zu bekommen. Eine Ethik der Elternschaft, München 2006

„Ohrenkuss ... da rein, da raus" – Menschen mit Down-Syndrom machen eine Zeitung

Rosanna D'Ortona

1 Die Entstehung: Ohrenkuss als Forschungsprojekt

Im Rahmen eines Forschungsvorhabens des Medizinhistorischen Instituts der Universität Bonn „Wie erleben Menschen mit Down-Syndrom die Welt? Wie sieht die Welt Menschen mit Down-Syndrom? – Eine Gegenüberstellung" wurde 1998 das Projekt „Ohrenkuss ... da rein, da raus" von Katja de Bragança gegründet. Die promovierte Biologin verfolgt zu jener Zeit einen völlig neuen und interaktiven Ansatz: Sie bezieht die Betroffenen und deren aktive Mitwirkung zur Realisierung des Projektes ein; Menschen mit Down-Syndrom bleiben nicht mehr Gegenstand einer Untersuchung, sie werden zum recherchierenden und schreibenden Subjekt. Die Zeitschrift „Ohrenkuss ... da rein, da raus" wird von Menschen mit Down-Syndrom in nahezu völliger Eigenregie gestaltet. Das dokumentiert, dass Menschen mit Down-Syndrom über ein großes Maß an kognitiven Fähigkeiten verfügen und widerlegt das – selbst in Fachkreisen zum Teil geltende – Vorurteil, dass Menschen mit Down-Syndrom weder lesen noch schreiben könnten. Die Unterstützung der Volkswagen-Stiftung im Rahmen des o. g. Forschungsvorhabens ermöglichte u. a. die ersten vier Ausgaben des Magazins „Ohrenkuss" zu den Themen Liebe (Nr. 1, 1998), Essen (Nr. 2, 1999), Akte-X (Nr. 3, 1999) und Reisen (Nr. 4, 2000). Auf der Expo 2000 in Hannover fand das Forschungsvorhaben seinen Abschluss mit einer Präsentation der realisierten Ausgaben.

2 „Ohrenkuss ... da rein, da raus" – das Magazin widerlegt Vorurteile

„Aber eine Zeitung hört doch nicht auf." (Angela Fritzen, Ohrenkuss-Autorin).

Seit der fünften Ausgabe zum Thema Arbeit ist „Ohrenkuss ... da rein, da raus" ein Magazin, das sich wie jedes andere auf dem freien Markt als Printmedium und Produkt behauptet.

Im weiteren Verlauf des Beitrags sollen Textbeispiele aus den vergangenen 18 Ausgaben und neun Jahren ohne weitere Erläuterungen für sich sprechen. Die Autoren dokumentieren ihre Sicht der Dinge, ihre Andersartigkeit und die spürbaren Blicke von Außen.

„Chromosomen 1" von Angela Fritzen, Ohrenkuss Nr. 9, „Frau und Mann", 2002

Die Ärzte müssen wissen wie die Chromosomen sind ob die ein Mädchen oder ein Junge sind. Die Mädchen haben zwei X Chromosomen und die Jungen ein X und ein Y. Weil der Arzt das Blut anguckt im Mikroskop. Die Menschen mit Down-Syndrom haben 47 Chromosomen. Einer mehr als die anderen.

„Alle sind behindert im Ohrenkuss" von Peter Rüttimann, diktiert, Ohrenkuss Nr. 9, „Frau und Mann", 2002

Ich bin auch behindert mit japanisch-chinesischen Augen. Ich hatte einen Kollegen – Onzi – aus Tunesien, da wohnen seine Eltern, der redet Englisch und er hat auch japanisch-chinesische Augen. Beim Nachtessen esse ich gerne mit Stäbchen, weil ich ein Chinese bin.

„Ich wurde so geboren" von Svenja Giesler, Ohrenkuss Nr. 9, „Frau und Mann", 2002

Ich werde oftmals geärgert von den anderen Mitschülern. Wegen meines Aussehens und darunter leide ich sehr. Denn keiner versteht mich, aber ich kann nichts dafür. Ich wurde so geboren. Selbst auch mein Herzfehler leide ich darunter. Andere starren mich an und fangen zu lachen und zu attackieren und das schmerzt ziemlich. Es gibt Leute, die mich wegen meines Gesichtes ärgern, das kränkt mich.

„Wie es ist das Down-Syndrom zu haben" von Hermine Fraas, Ohrenkuss Nr. 1, „Liebe", 1999

Ich kann einiges über meine geistige Behinderung Erscheinungsform schreiben. Ich habe ein Chromosom zuviel, das 21. Der Mann, der uns beschrieben hat, heißt Langdon Down. Der hat in England gelebt. Ich sehe so wie ein Chinese aus. Die Kinder von der Schule haben mich deshalb sehr gehänselt und das war nicht gerade lustig. Ich war auch sehr traurig darüber und ich habe auch sehr geweint auf dem nach Hauseweg. Ich habe aber schon als Kind mit den kleinen Jungs gespielt und da war ich auch sehr glücklich darüber.

Da habe ich über meine geistige Krankheitsform Down-Syndrom, habe ich auch früher verschwiegen und sie nahmen mich, so wie ich bin und da war ich auch sehr glücklich drüber. Ich bin sehr leicht erkältet und ich bin aus der

Wäschereigruppe herausgekommen. Dort hat es immer gezogen und es war immer Zugluft dort. Ich soll auch mit meiner Gesundheit selber aufpassen und auch auf mein Körperbau, weil ich auch so klein bin. Das sind mittelkleine Menschen und ich habe auch kleine Menschenhände, die sind auch sehr fleißig. Das sind die Down Menschen, die besonders mit dem Gewicht aufpassen müssen – leider – und ich sehe es nicht ganz ein. Ich war mit Mutti bei einer wunderschönen Veranstaltung in der alten Försterei und da habe ich auch (über) meine eigene geistige Behinderungsform alles erfahren, wie die anderen Leute, die nicht solch eine Behinderung haben und so, wie ich umzugehen habe zu lernen und zu reagieren.

„Ich habe Down-Syndrom" von Svenja Giesler, Ohrenkuss Nr. 9, „Frau und Mann", 2002

Ich habe Down-Syndrom, aber ich stehe dazu. Ich bin kein Alien, denn ich bin so, wie ich bin und jeder soll es verstehen und mich respektieren.

„Meine Arbeit, mein Beruf" von Peter Rüttimann (diktiert), Ohrenkuss Nr. 5, „Arbeit", 2000

Mein Beruf ist Englisch. Ich bin „Swissair-Kopfhörer-Mechaniker" bei den Airlines. Ich putze die Ohrmüschelis an den Kopfhörern, damit die Leute in den Airlines Musik hören können.

Die Stahlwatte fürs Pfannenputzen packe ich ein und auch die Federn für die Duschvorhangstangen. Die Federn für die Duschvorhangstangen muss ich abzählen, immer 100 Stück muss ich in die Bananenschachtel tun. 1.000 werden dann abgeliefert an die Fabrik Buestaler. Lasagneformen packe ich auch ein in Plastik. Mit der Lasagneform kann man Teigwaren im Backofen backen.

Ich bin auch bald Schauspieler. Ich gehe jeden Donnerstag zum Theater Hora, gegenüber dem Güterbahnhof. Ich muss alles nachmachen: Hunde-Katzen-Roboter-Stuhl zum sitzen.

Das wird bald ein Theaterstück, aber wie's heißt, weiß ich nicht. Ich habe Arbeit und Freizeit beides gerne.

Wenn ich arbeitslos bin macht der Marc, das ist der Chef, ein Telefon. Dann bringt er wieder Arbeit und eine neue Stelle. Der Marc kommt aus Afrika und ist weiß. Das Land heißt Zimbabwe und seine Mutter wohnt dort.

Ich bin behindert und in der Werkstatt. Behindert hat etwas mit schnell und langsam schaffen zu tun, deshalb bekomme ich auch keinen richtigen Lohn. Ich habe wenig Lohn 33 sfr. Ich bekomme aber Prämie für WC putzen und Boden putzen, dann bekomme ich 43 sfr. Ich hätte lieber mehr Lohn. Ich kaufe für den Lohn ein Geburtstaggeschenk für Peter Keller und Regina Sauter und trinke manchmal einen Kaffee. Dann hätte ich gerne ein Bankkonto und eine Bankkarte, dann komme ich immer an Geld. In Italien kommt italienisches Geld und in England kommt englisches Geld aus dem Automat.

„Das gehört eben halt mal zum Leben dazu“ von Julia Keller, Ohrenkuss Nr. 9, „Frau und Mann“, 2002

Ich habe die Behinderung Down-Syndrom, aber man sieht es mir nicht so an, weil ich vieles dazu gelernt habe. Man sieht es mir an den Augen an, das ich behindert bin, aber für mich ist es kein Leiden sondern es ist einfach da und das gehört eben halt mal zum Leben dazu. Und man soll sich so akzeptieren wie man ist. Aber was ich nicht leiden kann ist wenn mich jeder so dumm-blöd an glotzt. Als wäre ich nur behindert, obwohl das gar nicht stimmt. Ich bin zwar behindert aber nicht so wie die anderen Jugendlichen mit der Behinderung, sondern etwas normaler und ich weiß es auch nicht woher es kommt. Da ich auch mit Jugendlichen ohne Behinderung zusammen bin und mich darunter sehr wohl fühle, fällt es mir schwer als eine Behinderte ohne Freunde behandelt zu werden. Und außerdem bin ich sehr froh und stolz eine Schwester ohne eine Behinderung zu haben, die ich überalles in der Welt liebe.

„Weil er gerne kleine Kinder mag“ von Veronika Hammel, diktiert, Ohrenkuss Nr. 14, „Jenseits von Gut und Böse“, 2005

Wenn ich damals gelebt hätte, dann hätten die mich auch weggenommen, weil der Hitler keine behinderten Kinder gemocht hätte. Der hätte mich dann auch getötet. Meine Eltern und ich waren miteinander im Kino, dann haben wir diesen Film angeschaut, „Den Untergang“. Da war mir auch ein bisschen blass.

Wir waren auch bei einer Führung in Nürnberg, da hat die im Museum erzählt, dass der Hitler kleine Kinder gestreichelt haben, weil er gerne kleine Kinder mag.

Aber er mochte keine behinderten Kinder.

„Heute sieht es hier wunderschön aus“ von Carina Kühne, diktiert, Ohrenkuss Nr. 14, „Jenseits von Gut und Böse“, 2005

Meine Mutter hat erzählt, dass der Hitler die Leute mit Down-Syndrom nicht wollte. Ich denke mal, wenn die auch tot waren, haben sie die auch rein gesteckt ins Krematorium oder links liegen gelassen. Wie ich auch auf Fotos gesehen habe, wie die Leute ohne Sachen auf einen Haufen lagen. Das ist schon schrecklich.

Heute sieht es hier wunderschön aus.

Für die Häftlinge war das ein böser Ort und für die Bewacher ein guter Ort, vielleicht wollten sie es ja so, vielleicht hat es ihnen Spaß gemacht.

3 Professionalität und Förderung

Das Magazin „Ohrenkuss ... da rein, da raus“, das halbjährlich erscheint, besteht ausschließlich aus Texten von Menschen mit Down-Syndrom. Die monothematisch gestalteten Ausgaben befassen sich mit geschichtlichen und kulturellen Inhalten, der eugenischen Aussonderung und Vernichtung, der heutigen gesellschaftlichen Stellung von Menschen mit Down-Syndrom im Spiegel von Medizin und Fortschritt. Die Autoren schreiben über diese Inhalte dennoch nicht aus Sicht von Betroffenen, sie bearbeiten die Themen als Journalisten. Das Projekt Ohrenkuss verlangt ein hohes Maß an Professionalität, dem die Autoren gerecht werden. Dadurch erfahren sie eine Ebene des Respekts, die mit ihren Schreibkompetenzen einhergeht. Förderung erhalten die Autoren im Bereich des Lese- und Stimmtrainings, in Schreibmethodik und Wortschatzerweiterung und -festigung etc.

„Ohrenkuss ... da rein, da raus" ist ein Projekt der downtown-werkstatt für Kultur und Wissenschaft, erscheint zweimal im Jahr und ist im Abonnement erhältlich unter www.ohrenkuss.de.

Kontakt und Projektleitung:
Dr. Katja de Bragança und Dr. Bärbel Peschka
Redaktion Ohrenkuss
Buschstr. 22
D- 53113 Bonn

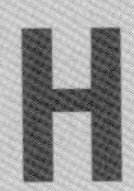

Auswahlbibliographien

Normal – anders – krank: Beiträge in medizinischer Perspektive

Andreas Kopytto und Michaela Thal

Elisabeth Aberer, Alfons Riedl, Stigmatisierung, *Der Hautarzt* 55 (2004), S. 1168–1171

Matthias C. Angermeyer, Das Stigma psychischer Krankheit aus der Sicht der Patienten – Ein Überblick, *Psychiatrische Praxis* 30 (2003), S. 358–366

Matthias C. Angermeyer, Important to investigate the dynamics of the stigma process, *HealthcarePapers* 5 (2004), p. 112–113

Matthias C. Angermeyer, Stigmatisierung psychisch Kranker in der Gesellschaft, *Psychiatrische Praxis* 31 (2004), Suppl. 2, S. 246–250

Matthias C. Angermeyer, A. Holzinger, Erlebt die Psychiatrie zurzeit einen Boom der Stigmaforschung? – Eine Analyse wissenschaftlicher Zeitschriften, *Psychiatrische Praxis* 32 (2005), S. 399–407

Matthias C. Angermeyer, Herbert Matschinger, Auswirkungen der Reform der psychiatrischen Versorgung in den neuen Ländern der Bundesrepublik Deutschland auf die Einstellung der Bevölkerung zur Psychiatrie und zu psychisch Kranken, Baden-Baden 1995

Matthias C. Angermeyer, Herbert Matschinger, The stigma of mental illness in Germany: a trend analysis, *International Journal of Social Psychiatry* 51 (2005), p. 276–284

Matthias C. Angermeyer, M. Richter-Werling, „Verrückt? Na und!" Ein Schulprojekt sensibilisiert Jugendliche für psychische Probleme, *MMW Fortschritte der Medizin* 145 (2003), 12, S. 38–41

Julio Arboleda-Florez, Heather Holley, Annette Crisanti, Understanding causal paths between mental illness and violence, *Social Psychiatry and Psychiatric Epidemiology* 33 (1998) Suppl. 1, p. 38–46

Ron B. Aviram, Beth S. Brodsky, Barbara Stanley, Borderline personality disorder, stigma, and treatment implications, *Harvard Review of Psychiatry* 14 (2006), p. 249–256

Pinar Ay, Dilsad Save, Oya Fidanoglu, Does stigma concerning mental disorders differ through medical education? A survey among medical students in Istanbul, *Social psychiatry and psychiatric epidemiology* 41 (2006), p. 63–67

J. Michael Bailey, Michael P. Dunne, Nicholas G. Martin, Genetic and Environmental Influences on Sexual Orientation and Its Correlates in an Australian Twin Sample, *Journal of Personality and Social Psychology*, 78 (2000), 3, p. 524–536

Michael Y. Barilan, The story of the body and the story of the person: Towards an ethics of representing human bodies and body-parts, *Medicine, Health Care and Philosophy* 8 (2005), p. 193–205

Anja Baumann, Wolfgang Gaebel, Entstigmatisierung seelischer Erkrankungen. Ein nationales Programm, *Nervenheilkunde* 25 (2006), S. 69–72

Tim Bayne, Amputees by choice. Body integrity identity disorder and the ethics of amputation, *Journal of Applied Philosophy* 22 (2005), 1, p. 75–86

Ina Becker, Stigmatisierung psychisch Kranker. Bedingungsmomente und Konsequenzen, Dissertation, Hamburg 1987

Daryl J. Bem, Exotic Becomes Erotic: Interpreting the Biological Correlates of Sexual Orientation, *Archives of Sexual Behavior* 29 (2000), p. 531–548

Alastair Benbow, Mental illness, stigma, and the media, *The Journal of clinical psychiatry* 68 (2007), Suppl. 2, p. 31–35

Emanuel Berghoff, Entwicklungsgeschichte des Krankheitsbegriffes, Wien, 2. Aufl., 1947

Karin Biskup-Meyer, Zur Frage der Stigmatisierung von Patienten in einer stationären Einrichtung für Psychiatrie im Kindes- und Jugendlichenalter eingebunden in eine große Kinderklinik, Dissertation, Lübeck 1993

Jörg Blech, Die Krankheitserfinder. Wie wir zu Patienten gemacht werden, Frankfurt a. M. 2003

Christopher Boorse, Health as a theoretical concept, *Philosophy of Science* 44 (1977), p. 542–573

Christopher Boorse, On the distinction between disease and illness, *Philosophy and Public Affairs* 5 (1975), p. 49–68

Christopher Boorse, A rebuttal on health, in: James A. Humber, Robert F. Almeder (eds.), What is disease, Totowa 1997, p. 1–134

Wim H. van Brakel, Measuring health-related stigma. A literature review, *Psychology, Health & Medicine* 11 (2006), p. 307–334

Bund der „Euthanasie"-Geschaedigten und Zwangssterilisierten e. V. (Hrsg.), Ich klage an. Tatsachen- und Erlebnisberichte der „Euthanasie"-Geschädigten und Zwangssterilisierten, o. O. 1989

Bundesärztekammer, Memorandum: Genetisches Screening, *Deutsches Ärzteblatt* 89 (1992), S. B1433-B1437

Georges Canguilhem, Das Normale und das Pathologische, München 1974

Arthur L. Caplan, James J. McCartney, Dominic A. Sisti (eds.), Health, Disease, and Illness, Washington 2004

Deborah Carr, Michael A. Friedman, Is obesity stigmatizing? Body weight, perceived discrimination, and psychological well-being in the United States, *Journal of Health and Social Behavior* 46 (2005), p. 244–259

Eunice Y. Chen, Molly Brown, Obesity Stigma in Sexual Relationships, *Obesity Research* 13 (2005), p. 1393–1397

Mark J. Cherry (ed.), Persons and their bodies. Rights, responsibilities, relationships, Dordrecht et al. 1999

Dirk-Andreas Claassen, Stigmatisierung psychisch Kranker. Stadt versus Land. Eine Untersuchung an 125 schizophrenen Patienten, Med. Diss., Hannover 1986

Ulrich Clement, Wolfgang Senf, Transsexualität. Behandlung und Begutachtung, Stuttgart 1996

Peggy Cohen-Kettenis, Friedemann Pfäfflin, Transgenderism and Intersexuality in Childhood and Adolenscence. Making Choices, Thousand Oaks, London, New Delhi 2003

Peter Conrad, Joseph W. Schneider, Deviance and medicalization. From badness to sickness, Philadelphia 1992

Amy E. Cooper, Mental illness stigma and care seeking, *Journal of Nervous and Mental Disease* 191 (2003), p. 339–341

Patrick W. Corrigan, The impact of stigma on severe mental illness, *Cognitive and Behavioral Practice* 5 (1998), S 201–222

Patrick W. Corrigan, Empowerment and serious mental illness. Treatment partnerships and community opportunities, *The Psychiatric quarterly* 73 (2002), p. 217–228

Patric W. Corrigan, From whence comes mental illness stigma?, *International Journal of Social Psychiatry* 49 (2003), p. 142–157

Patrick W. Corrigan, On the stigma of mental illness. Practical strategies for research and social change, Washington, DC 2005

Patick W. Corrigan, F. E. Markowitz, Amy C. Watson et al., An attribution model of public discrimination towards persons with mental illness, *Journal of Health and Social Behavior* 44 (2003), p. 162–179

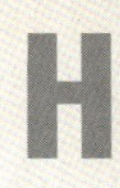

Patrick W. Corrigan, F. E. Markowitz, Amy C. Watson, Structural levels of mental illness stigma and discrimination, *Schizophrenia Bulletin* 30 (2004), p. 481–491

Patrick W. Corrigan, Vetta Thompson, David Lambert et al., Perceptions of Discrimination Among Persons With Serious Mental Illness, *Psychiatric Services* 54 (2003), p. 1105–1110

Patrick W. Corrigan, Amy C. Watson, Gabriela Gracia et al., Newspaper Stories as Measures of Structural Stigma, *Psychiatric Services* 56 (2005), p. 551–556

Isaiah Crawford, Stigmatization of AIDS Patients by Mental Health Professionals, *Professional Psychology: Research and Practice* 22 (1991), p. 357–361

Norman Daniels, Just health care, Cambridge 1985

Norman Daniels, Normal functioning and the treatmentenhancement distinction, *Cambridge Quarterly of Healthcare Ethics* 9 (2000), 3, p. 309–322

Marja F. I. A. Depla, Ron de Graaf, Jaap van Weeghel et al., The role of stigma in the quality of life of older adults with severe mental illness, *International Journal of Geriatric Psychiatry* 20 (2005), p. 146–153

Diagnostisches und Statistisches Manual Psychischer Störungen – Textrevision, München 2003

Sokratis Dinos, Scott Stevens, Marc Serfaty et al., Stigma. The feelings and experiences of 46 people with mental illness, *The British Journal of Psychiatry* 184 (2004), p. 176–181

Klaus Dörner (Hrsg.), Jeder Mensch will notwendig sein. Neue Chancen für das Recht auf Arbeit aller psychisch Kranken und Behinderten. 46. Gütersloher Fortbildungswoche 1994, Gütersloh 1995

Wilhelm Doerr, Heinrich Schipperges, Was ist Theoretische Pathologie?, Heidelberg 1979

Georg Driesch, Markus Burgmer, Gereon Heuft, Körperdysmorphe Störung (Body dysmorphic disorder). Epidemiologie, klinische Symptomatik, Klassifikation und differenzielle Therapieindikation; eine Übersicht, *Der Nervenarzt* 75 (2004), S. 917–931

Celia Deane Drummond (ed.), Brave new world? Theology, ethics and the human genome, London 2003

Wolf Eicher, Transsexualismus. Möglichkeiten und Grenzen der Geschlechtsumwandlung, Stuttgart 1992

Lee Ellis, M. Ashley Ames, Neurohormonal Functioning and Sexual Orientation: A Theory of Homosexuality-Heterosexuality, *Psychological Bulletin* 101 (1987), 2, p. 233–258

Judith A. Erlen, Functional Health Illiteracy. Ethical Concerns, *Orthopaedic Nursing* 23 (2004), p. 150–153

Aygun Ertugrul, Berna Ulug, Perception of stigma among patients with schizophrenia, *Social Psychiatry and Psychiatric Epidemiology* 39 (2004), p. 73–77

Sue E. Estroff, David. L. Penn, Julie R. Toporek, From stigma to discrimination. An analysis of community efforts to reduce the negative consequences of having a psychiatric disorder and label, *Schizophrenia Bulletin* 30 (2004), p. 493–509

Christopher G. Fairburn, Paul J. Harrison, Eating disorders, *Lancet* 361 (2003), p. 407–416

Annika Fechner, Hungrige Zeiten mit Magersucht und Bulimie, München 2007

Paul Jay Fink (ed.), Stigma and mental illness, Washington, DC u. a. 1992

Asmus Finzen, „Der Verwaltungsrat ist schizophren". Die Krankheit und das Stigma, Bonn 1996

Asmus Finzen, Stigma and quality of life in mental disorders, in: Heinz Katschnig, Hugh Freeman, Norman Sartorius (eds.), Quality of life in mental disorders, Chichester u. a. 1997, p. 69–76

Asmus Finzen, Gewalt gegen psychisch Kranke, *Soziale Medizin* 27 (2000), 5, S. 35–39

Asmus Finzen, Weltgesundheitsorganisation und Weltverband für Psychiatrie gegen Stigmatisierung psychisch Kranker, *Psychiatrische Praxis* 29 (2002), S. 105

Hans Förstl (Hrsg.), Frontalhirn. Funktionen und Erkrankungen, Heidelberg, 2. Aufl., 2005

Hans Förstl (Hrsg.), Theory of Mind. Neurobiologie und Psychologie sozialen Verhaltens, Heidelberg 2007

Peter Fonagy, György Gergely, Elliot L. Jurist et al., Affektregulierung, Mentalisierung und die Entwicklung des Selbst, Stuttgart 2004

Cheryl Forchuk, Geoffrey Hall Nelson, G. Brent Hall, „It's important to be proud of the place you live in": housing problems and preferences of psychiatric survivors, *Perspectives in Psychiatric Care* 42 (2006), p. 42–52

Karin Freyer, Elterliche Beurteilung von Therapieverlauf und Stigmatisierungsrisiken bei stationärer kinder- und jugendpsychiatrischer Behandlung, Dissertation, Göttingen 1992

Wolfgang Gaebel, „Open the doors". Weltweite Initiative gegen die Stigmatisierung psychisch Kranker, *MMW Fortschritte der Medizin* 145 (2003), 12, S. 34–37

Wolfgang Gaebel, Psychisch Kranke: Stigma erschwert Behandlung und Integration, *Deutsches Ärzteblatt* 101 (2004), S. A-3253-A3253

Wolfgang Gaebel (Hrsg.), Stigma – Diskriminierung – Bewältigung. Der Umgang mit sozialer Ausgrenzung psychisch Kranker, Stuttgart 2005

Wolfgang Gaebel, Anja Baumann, Interventions to reduce the stigma associated with severe mental illness. Experiences from the open the doors program in Germany, *Canadian Journal of Psychiatry* 48 (2003), p. 657–662

Wolfgang Gaebel, Anja Baumann, A. M. Witte et al., Public attitudes towards people with mental illness in six German cities. Results of a public survey under special consideration of schizophrenia, *European Archives of Psychiatry and Clinical Neuroscience* 252 (2002), p. 278–287

Petra Gelhaus, Theoretischer und Normativer Krankheitsbegriff, *Erwägen – Wissen – Ethik* 18 (2007)

Faye A. Gary, Stigma. Barrier to mental health care among ethnic minorities, *Issues in Mental Health Nursing* 26 (2005), p. 979–999

Steffi Geber, Überprüfung des Anomia-Konzeptes von Srole in Beziehung zur Depression an der psychosozialen Situation und Bewältigungsmustern der Stigmatisierung bei Psoriatikern und Neurodermitikern, Dissertation, Heidelberg 1990

Antje Gimmler, Christian Lenk, Gerhard Aumüller (ed.), Health and quality of life. Philosophical, medical, and cultural aspects, Münster 2002 (= Ethik in der Praxis: Kontroversen, 9)

Steven L. Gortmaker, Aviva Must, James M. Perrin et al., Social and economic consequences of overweight in adolescence and young adulthood, *New England Journal of Medicine* 329 (1993), p. 1008–1012

Janine Graf, Zusammenhänge zwischen wahrgenommener Stigmatisierung, sozialer Unterstützung und Lebensqualität von psychisch kranken Menschen, Zürich 2001

Janine Graf, Christoph Lauber, Carlos Nordt et al., Perceived Stigmatization of Mentally Ill People and Its Consequences for the Quality of Life in a Swiss Population, *Journal of Nervous and Mental Disease* 192 (2004), p. 542–547

Rudolf Gross, H. E. Wichmann, Was ist eigentlich „normal"?, *Medizinische Welt* 30 (1979), S. 2–13

Thomas M. Gross, Das Stigma psychischer Erkrankung, Butzbach-Griedel 2000

John M. Haas, The totality and integrity of the body, *Ethics and medics* 20 (1995), 2, p. 1–3

Dean Hamer, Peter Copeland, The Science of Desire: The Search for the Gay Gene and the Biology of Behavior, New York et al. 1994

Margret Hamm (Hrsg.), Lebensunwert – zerstörtes Leben. Zwangssterilisation und „Euthanasie", Frankfurt a. M. 2005

Jay Harcourt, Current issues in lesbian, gay, bisexual, and transgender (LGBT) health. Introduction, *Journal of homosexuality* 51 (2006), p. 1–11

Fritz Hartmann, Menschenwürde im Kranksein, *Wiener Medizinische Wochenschrift* 141 (1991), 1–2: Beilage Diskussionsforum Medizinische Ethik, Nr. 1, S. 1–2

Johannes Hebebrand, Peter Dabrock, Michael Lingenfelder et al., Ist Adipositas eine Krankheit? Interdisziplinäre Perspektiven, *Deutsches Ärzteblatt* 101 (2004), S. A2468-A2474

Miriam Heijnders, Suzanne van Der Meij, The fight against stigma. An overview of stigma-reduction strategies and interventions, *Psychology, Health & Medicine* 11 (2006), p. 353–363

Joachim Hempel, Über die pathoplastische und konstitutionsbiologische Bedeutung der vegetativen Stigmatisierung in der Psychiatrie, Berlin 1938

Wolfram Henn, Sind wir alle erbkrank?, *Universitas* 56 (2001), S. 266–274

Gregory M. Herek, AIDS and Stigma, *American Behavioral Scientist* 42 (1999), p. 1102–1112

Beate Herpertz-Dahlmann, Franz Resch, Michael Schulte-Markwort et al. (Hrsg.), Entwicklungspsychiatrie. Biopsychologische Grundlagen und die Entwicklung psychischer Störungen, Stuttgart, New York 2003

Birgit Hibbeler, Depression: Gegen Stigmatisierung, *Deutsches Ärzteblatt* 102 (2005), S. A-1320

Barbara Hocking, Reducing mental illness stigma and discrimination – everybody's business, *The Medical Journal of Australia* 178 (2003) Suppl., p. 47 f.

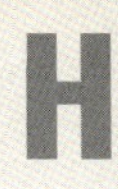

Rogeer Hoedemaekers, Henk ten Have, The concept of abnormality in medical genetics, *Theoretical Medicine and Bioethics* 20 (1999), p. 537–561

Ulrike Hoffmann-Richter, Die Stigmatisierung psychisch Kranker ist Teil unserer Kultur. Ein Aufruf zu ihrer Erforschung, *Psychiatrische Praxis* 30 (2003), S. 353–354

Friedhelm Holfort, Stigmatisierung als relevante Determinante in der Entwicklung sog. Verhaltensstörungen, Hagen, 2. Aufl., 1993

Anita Holzinger, Michael Beck, Ingrid Munk et al., Das Stigma psychischer Krankheit aus der Sicht schizophren und depressiv Erkrankter, *Psychiatrische Praxis* 30 (2003), S. 395–401

Peter Hucklenbroich, Hauptartikel: Krankheit – Begriffsklärung und Grundlagen einer Krankheitstheorie, *Erwägen – Wissen – Ethik* 18 (2007), S. 77–90

Gerhard Huetwohl, Wann eigentlich bin ich krank? Gedanken und Überlegungen zum Kranksein, Frankfurt a. M. 1996

James M. Humber, Robert F. Almeder (ed.), What is Disease?, Totowa 1997

Wendy Hussey, Slivers of the journey: the use of photovoice and storytelling to examine female to male transsexuals' experience of health care access, *Journal of Homosexuality* 51 (2006), p. 129–158

Jörg Hutter, Volker Koch-Burghardt, Rüdiger Lautmann, Ausgrenzung macht krank. Homosexuellenfeindlichkeit und HIV-Infektion, Wiesbaden 2000

Jens W. Jacobeit, Transsexualität – Transgender, *Blickpunkt Der Mann* 4 (2006), S. 3–5

Franz Josef Illhardt und W. Effelsberg (Hrsg.), Medizin in multikultureller Herausforderung, Stuttgart 1994 (= Medizinische Forschung, 7)

Corinna Jacobi, Chris Hayward, Helena C. Kraemer et al., Coming to terms with risk factors for eating disorders: application of risk terminology and suggestions for a general taxonomy, *Psychological Bulletin* 130 (2004), p. 19–65

Louise Jilek-Aall, Morbus sacer in Africa. Some religious aspects of epilepsy in traditional cultures, *Epilepsia* 40 (1999), p. 382–386

Megan-Jane Johnstone, Stigma, social justice and the rights of the mentally ill: challenging the status quo, *Australian and New Zealand Journal of Mental Health Nursing* 10 (2001), p. 200–209

Modest M. Kabanov, Mental health care and problems of stigmatization and compliance, *Dynamische Psychiatrie* 31 (1998), p. 174–179

Johanna Kamermans, Mythos Geschlechtswandel. Transsexualität und Homosexualität, Hamburg 1992

Erich Kasten, Body-Modification. Psychologische und medizinische Aspekte von Piercing, Tattoo, Selbstverletzung und anderen Körperveränderungen, München 2006

Claire M. Kelly, Anthony F. Jorm, Stigma and mood disorders, *Current Opinion in Psychiatry* 20 (2007), p. 13–16

Hildburg Kindt, Ethische Fragen im Umgang mit psychisch Kranken, in: Odo Marquard, Eduard Seidler, Hansjürgen Staudinger (Hrsg.), Ethische Probleme des ärztlichen Alltags, München 1988 (= Ethik der Wissenschaften, 7), S. 52–63

Werner Kissling, Die Stigmatisierung psychisch Kranker: Unser Problem?, *Psychiatrische Praxis* 27 (2000), S. 313–315

Lisbeth E. Knudsen, Steffen H. Loft, Herman N. Autrup, Risk assessment: the importance of genetic polymorphisms in man, *Mutation Research* 482 (2001), p. 83–88

Diane Kobrynowicz, Nyla R. Branscombe, Who considers themselves victims of discrimination? Individual difference predictors of perceived gender discrimination in women and men, *Psychology of Women Quarterly* 21 (1997), p. 347–363

Ute Kocks, Zur Frage der Stigmatisierung von Kindern und Jugendlichen durch den Aufenthalt in einer Klinik für Kinder- und Jugendpsychiatrie, Med. Dissertation, Lübeck 1994

Heike E. Krüger-Brand, Stigmatisierung, *Deutsches Ärzteblatt* 103 (2006), S. A-1502

Robert Kurzban, Mark R. Leary, Evolutionary origins of stigmatization, *Psychological Bulletin* 127 (2001), p. 187–208

Siegfried Lamnek, Felix Tretter, Psychisch Kranke und Psychiatrie im Meinungsbild der Münchner, *Krankenhauspsychiatrie* 2 (1991), S. 1–5

Wilhelm Lange-Eichbaum, Genie, Irrsinn und Ruhm. Die geheimen Psychosen der Mächtigen, Köln 2000

Janet D. Latner, Albert J. Stunkard, Getting worse: the stigmatization of obese children, *Obesity Research* 11 (2003), p. 452–456

Wolfgang Lenhard, Harald Ebert, H. Joachim Schindelhauer-Deutscher et al., Der Januskopf der Diagnostik: Eltern von Kindern mit Behinderung im Spannungsfeld zwischen Unsicherheit und Ausgrenzung, *Geistige Behinderung* 44 (2005), S. 99–114

Michael Lücke, Ulrich Knölker, Zur Frage der Stigmatisierung von Patienten in einer stationären Einrichtung für Kinder- und Jugendpsychiatrie, *Praxis der Kinderpsychologie und Kinderpsychiatrie* 40 (1991), S. 138–147

Martina Maier, Subjektives Erleben von Stigmatisierung und Diskriminierung schizophren erkrankter Menschen, Diplomarbeit, Salzburg 2002

Giovanni Maio, Ethische Grenzen kosmetischer Maßnahmen in der Zahnheilkunde, *Zahnärztliche Mitteilungen* 96 (2006), 10, S. 78–83

Miriam Maluwa, HIV- and AIDS-related stigma, discrimination, and human rights. A critical overview, *Health and Human Rights* 6 (2002), p. 1–18

Caroline E. Mann, Factors associated with stigmatization of persons with mental illness, *Psychiatric Services* 55 (2004), p. 185–187

Howard Markel, The Stigma of Disease. Implications of Genetic Screening, *American Journal of Medicine* 93 (1992), p. 209–215

Jean Martin, La vieillesse est-elle une maladie? La mort est-elle toujours l'ennemie du soignant?, *Médecine et hygiène* 59 (2001), 2367, p. 2201 f.

Tom Mason (ed.), Stigma and social exclusion in healthcare, London 2001

Wolfgang Mazal, Krankheitsbegriff und Risikobegrenzung, Wien 1992

Nadja Mazouz, Micha H. Werner, Urban Wiesing (Hrsg.), Krankheitsbegriff und Mittelverteilung, Baden-Baden 2004

Robert J. McCunney, Genetic testing: ethical implications in the workplace, *Occupational Medicine-State of the Art Reviews* 17 (2002), p. 665–672

Jean L. McSween, The role of group interest, identity, and stigma in determining mental health policy preferences, *Journal of Health Politics, Policy and Law* 27 (2002), p. 773–800

Ullrich Meise, Hubert Sulzenbacher, Hartmann Hinterhuber, Das Stigma der Schizophrenie. Versuche zu dessen Überwindung, *Fortschritte der Neurologie – Psychiatrie* 29 (2001), S. 75–80

Carlos A. de Mendonça Lima, The reduction of stigma and discrimination against older people with mental disorders: A challenge for the future, *Archives of Gerontology and Geriatrics*, Suppl. 9 (2004), p. 109–120

Carlos A. de Mendona Lima, Itzhak Levav, Lars Jacobsson et al., Stigma and discrimination against older people with mental disorders in Europe, *International Journal of Geriatric Psychiatry* 18 (2003), p. 679–682

Anna Middleton, Jenny Hewison, Robert F. Mueller, Attitudes of deaf adults toward genetic testing for hereditary deafness, *American Journal of Human Genetics* 163 (1998), p. 1175–1180

Alexander Mitscherlich, Tobias Brocher, Otto von Mering et al. (Hrsg.), Der Kranke in der modernen Gesellschaft, Köln, Berlin 1967

Anne Maria Möller-Leimkühler, Stigmatisierung psychisch Kranker aus der Perspektive sozialpsychologischer Stereotypenforschung, *Fortschritte der Neurologie – Psychiatrie* 72 (2004), S. 36–44

Klaus E. Müller, Der Krüppel: Ethnologia passionis humanae, München 1996

Sandra Münstermann, Gisela Steins, Stigmatisierung essgestörter Frauen in Abhängigkeit vom diagnostischen Ansatz und der Form der Essstörung, *Zeitschrift für Klinische Psychologie und Psychotherapie* 32 (2003), S. 1–9

Timothy F. Murphy, The ethics of conversion therapy, *Bioethics* 5 (1991), p. 123–138

Anna Myers, James C. Rosen, Obesity stigmatization and coping: relation to mental health symptoms, body image, and self-esteem, *International Journal of Obesity* 23 (1999), p. 221–230

Ursula Nacke, Stigmatisierung. Reaktionen der Gesellschaft auf Aussätzigkeit gestern und heute, gezeigt am Beispiel von Lepra und AIDS, Wallenhorst 1991

Tooru Nemoto, Lydia A. Sausa, Don Operario et al., Need for HIV/AIDS education and intervention for MTF transgenders: responding to the challenge, *Journal of Homosexuality* 51 (2006), p. 183–202

Chee-Hong Ng, The Stigma of Mental Illness in Asian Cultures, *Australian and New Zealand Journal of Psychiatry* 31 (1997), p. 382–390

Lennart Nordenfeldt, On the nature of health. An action-theoretic approach, Dordrecht, Boston, London, 2. Aufl., 1995

Carlos Nordt, Brigitte Müller, Christoph Lauber, Wulf Rössler, Erhöhte Stigmatisierung durch vergangenen Klinikaufenthalt? Resultate einer Befragung der schweizerischen Bevölkerung, *Psychiatrische Praxis* 30 (2003), S. 384–388

Manuela Nüesch, Stigmatisierungserleben und Stigma-Management. Eine empirische Untersuchung mit ehemaligen Klienten einer Tagesklinik, Luzern 2002 (= Reihe „ISP-Universität Zürich", 6)

Luc Pareydt, Normal et pathologique. Les „allures" de la vie, Paris 1995

John M. S. Pearce, Historical aspects of migraine, *Journal of Neurology, Neurosurgery and Psychiatry* 49 (1986), p. 1097–1103

David L. Penn, James Martin, The stigma of severe mental illness. Some potential solutions for a recalcitrant problem, *Psychiatric Quarterly* 69 (1998), p. 235–247

Franz Petermann, Michael Kusch, Kay Niebank, Entwicklungspsychopathologie, Wiesbaden 1998

Franz Petermann, Kay Niebank, Herbert Scheithauer, Entwicklungswissenschaft. Entwicklungspsychologie – Genetik – Neuropsychologie, Berlin 2004

Friedemann Pfäfflin, Geschlechtsumwandlung. Abhandlungen zur Transsexualität, Stuttgart 1992

Vanessa Pinfold, Peter Byrne, Toulmin Toulmin, Challenging stigma and discrimination in communities. A focus group study identifying UK mental health service users' main campaign priorities, *International Journal of Social Psychiatry* 51 (2005), p. 128–138

Vanessa Pinfold, P. Huxley, G. Thornicroft et al., Reducing psychiatric stigma and discrimination – evaluating an educational intervention with the police force in England, *Social Psychiatry and Psychiatric Epidemiology* 38 (2003), p. 337–344

Walter Pöldinger, Ralph Kocher, Schmerz in der Gesellschaft und in der Medizin, *Schweizerische Rundschau für Medizinische Praxis* 82 (1993), S. 255–259

David W. Purcell, Sexual orientation and professional ethics, in: William O'Donohue und Kyle Ferguson (ed.), Handbook of professional ethics for psychologists. Issues, questions, and controversies, Thousand Oaks et al. 2003, p. 319–342

John E. J. Rasko, Gabrielle M. O'Sullivan, Rachel A. Ankeny (ed.), The ethics of inheritable genetic modification. A dividing line?, Cambridge 2006

Lawrie Reznek, The Nature of Disease, London, New York 1987

Emma Rich, Anorexic dis(connection): managing anorexia as an illness and an identity, *Sociology of Health and Illness* 28 (2006), p. 284–305

Hertha Richter-Appelt, Intersexualität und Medizin – Erste Ergebnisse eines Forschungsprojektes, *Zeitschrift für Sexualforschung* 17 (2004), S. 239–257

Hertha Richter-Appelt, Intersexualität – Störungen in der Gechlechtsentwicklung, *Bundesgesundheitsblatt – Gesundheitsforschung – Gesundheitsschutz* 50 (2007), S. 52–61

Jennifer Boyd Ritsher, Poorni G. Otilingama, Monica Grajales, Internalized stigma of mental illness. Psychometric properties of a new measure, *Psychiatry Research* 121 (2003), p. 31–49

Jennifer Boyd Ritsher, Jo C. Phelan, Internalized stigma predicts erosion of morale among psychiatric outpatients, *Psychiatry Research* 129 (2004), p. 257–265

Wulf Rössler, Die Einstellung von Medizinstudenten gegenüber psychisch Kranken, *Nervenarzt* 67 (1996) 9, S. 757–764

Rosamond Rhodes, Margaret P. Battin, Anita Silvers (eds.), Medicine and social justice. Essays on the distribution of health care, New York et al. 2002

Karl E. Rothschuh (Hrsg.), Was ist Krankheit?, Darmstadt 1975

Nicolas Rüsch, Klaus Lieb, Martin Bohus et al., Self-stigma, empowerment, and perceived legitimacy of discrimination among women with mental illness, *Psychiatric Services* 57 (2006), p. 399–402

Oliver Sacks, Migräne. Evolution eines häufigen Leidens, Stuttgart 1985

Norman Sartorius, Lessons from a 10-year global programme against stigma and discrimination because of an illness, *Psychology, Health & Medicine* 11 (2006), p. 383–388

Norman Sartorius, Hugh Schulze, Reducing the stigma of mental illness: a report from a Global Programme of the World Psychiatric Association, Cambridge 2006

Heinrich Schipperges, Krankheit und Kranksein im Spiegel der Geschichte, Berlin 1999

Heinrich Schipperges, Eduard Seidler, Paul U. Unschuld (Hrsg.), Krankheit, Heilkunst, Heilung, München 1978

Gerhard Schmid-Ott, Das sichtbare und das unsichtbare Stigma: Stigmatisierung bei der Psoriasis vulgaris und bei psychosomatischen Erkrankungen, Habilitationsschrift, MHH Hannover 1999

Michael T. Schmitt, Nyla R. Branscombe, Diane Kobrynowicz et al., Perceiving Discrimination Against One's Gender Group has Different Implications, *Personality and Social Psychology Bulletin* 28 (2002), p. 197–210

Christian Schnabl, Untersuchungen zur möglichen neuroendokrinen Prädisposition der Transsexualität, Berlin 1983

Georg Schomerus, Herbert Matschinger, Matthias C. Angermeyer, Familiarity with mental illness and approval of structural discrimination against psychiatric patients in Germany, *Journal of Nervous and mental Disease* 195 (2007), p. 89–92

Beate Schulze, Matthias C. Angermeyer, Subjective experiences of stigma. A focus group study of schizophrenic patients, their relatives and mental health professionals, *Social Science & Medicine* 56 (2003), p. 299–312

Alex Schwank, Ruedi Spönlin (Hrsg.), Vom Recht zu sterben zur Pflicht zu sterben? Beiträge zur Euthanasiedebatte in der Schweiz, Zürich 2001 (= Reihe Soziale Medizin)

Volker Sigusch, Transsexualismus. Forschungsstand und klinische Praxis, *Nervenarzt* 68 (1997), S. 870–877

Christiane Sinding, Sylvie Fainzang, Stanislas Lyonnet et al., Normal et pathologique. Où se trouve la frontière aujourd'hui?, Montpellier 1999 (= Confrontation entre science et vivant, 1)

Jo Anne Sirey, Martha L. Bruce, George S. Alexopoulos, et al., Stigma as a Barrier to Recovery: Perceived Stigma and Patient-Rated Severity of Illness as Predictors of Antidepressant Drug Adherence, *Psychiatric Services* 52 (2001), p. 1615–1620

Michael Sohn, Ergebnisse der operativen Mann-zu-Frau-Genitalangleichung bei Transsexualität, *Blickpunkt der Mann* 2 (2004), S. 34–38

Julie Spencer-Rodgers, Nancy L. Collins, Risk and resilience. Dual effects of perceptions of group disadvantage among Latinos, *Journal of Experimental Social Psychology* 42 (2006), p. 729–737

Florian Steger, Von der Person zum isolierten Fall. Frank Schmökel in den Diskursen von Macht und Stigmatisierung, *Psychiatrische Praxis* 30 (2003), S. 389–394

Daniela Steinle, Zur Frage der Stigmatisierung und Entwicklung von Coping-Strategien bei stationär behandelten kinderpsychiatrischen Patienten, Dissertation, Tübingen 1997

Katarina Stengler-Wenzke, M. Beck, A. Holzinger et al., Stigmatisierungserfahrungen von Patienten mit Zwangserkrankungen, *Fortschritte Neurologie-Psychiatrie* 72 (2004), S. 7–13

Katarina Stengler-Wenzke, Johanna Trosbach, Sandra Dietrich et al., Experience of stigmatization by relatives of patients with obsessive compulsive disorder, *Archives of Psychiatric Nursing* 18 (2004), p. 88–96

Joan Stephenson, Protecting the mentally ill, *Journal of the American Medical Assocation* 294 (2005), p. 297–297

Maria-Christiana Stewart, Pamela K. Keel, R. Steven Schiavo, Stigmatization of anorexia nervosa, *International Journal of Eating Disorders* 39 (2006), p. 320–325

Marco Stier, Ethische Probleme der Neuromedizin. Identität und Autonomie in Forschung, Diagnostik und Therapie, Frankfurt a. M. 2006

Heather Stuart, Media portrayal of mental illness and its treatments. What effect does it have on people with mental illness?, *CNS drugs* 20 (2006), p. 99–106

Heather Stuart, Mental illness and employment discrimination, *Current Opinion in Psychiatry* 19 (2006), p. 522–526

Hubert Sulzenbacher, Rosi Schmid, Georg Kemmler et al., Schizophrenie bedeutet für mich gespaltene Persönlichkeit: Ein Programm gegen Stigmatisierung von Schizophrenie in Schulen, *Neuropsychiatrie* 16 (2002), S. 93–98

Johanna Taubert, Karl H. Henze, Ursula Moll, Gesundsein – Kranksein. Psychosoziale und kulturelle Aspekte, Baunatal 1994 (= Lernen in der Pflege, 2)

Janecke Thesen, Being a psychiatric patient in the community – reclassified as the stigmatized „other", *Scandinavian journal of public health* 29 (2001), p. 248–255

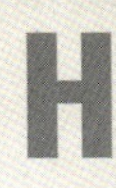

Vetta L. Sanders Thompson, Jeffrey G. Noel, Jean Campbell, Stigmatization, discrimination, and mental health: the impact of multiple identity status, *American Journal of Orthopsychiatry* 74 (2004), p. 529–544

S. Kay Toombs, The meaning of illness. A phenomenological approach to the patient-physician relationship, *The Journal of Medicine and Philosophy* 12 (1987) 3, p. 219–240

S. Kay Toombs, The meaning of illness. A phenomenological account of the different perspectives of physician and patient, Dordrecht 1993 (= Philosophy and medicine, 42)

Michael van Trotsenburg, Transsexualität. Überblick über ein Phänomen mit besonderer Berücksichtigung der österreichischen Sicht, *Speculum – Zeitschrift für Gynäkologie und Geburtshilfe* 20 (2002), S. 8–22

Michael van Trotsenburg, E. M. Cohen, M. Noe, Die hormonelle Behandlung transsexueller Personen, *Journal für Reproduktionsmedizin und Endokrinologie* 1 (2004), S. 171–183

Thomas Uhlemann, Stigmatisierung und Konformität: die individuelle und familiale Bewältigung einer angeborenen Fehlbildung – eine empirische Untersuchung zur Sozialisation von Jugendlichen mit einer Lippen-Kiefer-Gaumenspalte, Dissertation, Göttingen 1989

David L. Vogel, Nathaniel G. Wade, Ashley H. Hackler, Perceived public stigma and the willingness to seek counseling: The mediating roles of self-stigma and attitudes toward counseling, *Journal of Counseling Psychology* 54 (2007), p. 40–50

Otto F. Wahl, Telling is risky business. Mental health consumers confront stigma, New Brunswick 1999

Richard Warner, Local Projects of the World Psychiatric Association Programme to Reduce Stigma and Discrimination, *Psychiatric Services* 56 (2005), p. 570–575

Weltgesundheitsorganisation (Hrsg.), Internationale Klassifikation psychischer Störungen. ICD-10 Kapitel V (F). Klinisch-diagnostische Leitlinien, Bern, 5. Aufl., 2005

Claudia Wiesemann, Die heimliche Krankheit. Eine Geschichte des Suchtbegriffs, Stuttgart 2000

Claudia Wiesemann, Norm, Normalität, Normativität – Ein Beitrag zur Definition des Krankheitsbegriffs, in: Jörn Rüsen et al. (Hrsg.), Zukunftsentwürfe: Ideen für eine Kultur der Veränderung, Frankfurt a. M., New York 1999, S. 275–282

Urban Wiesing, Kann die Medizin als praktische Wissenschaft auf eine allgemeine Definition von Krankheit verzichten?, *Zeitschrift für Medizinische Ethik* 44 (1998), S. 83–97

Ines Winkler, Manuela Richter-Werling, Matthias C. Angermeyer, Strategien gegen die Stigmatisierung psychisch kranker Menschen und ihre praktische Umsetzung am Beispiel des Irrsinnig Menschlich e.V., *Gesundheitswesen* 68 (2006), S. 708–713

Martin Wollschläger, Fetischismus, Transvestitismus, Transsexualität, Homosexualität. Überlegungen aus klinischer und sozialhistorischer Sicht, Köln 1983 (= Pahl-Rugenstein-Hochschulschriften Gesellschafts- und Naturwissenschaften, 145)

Kerstin Wundsam, Anti-Stigma-Projekte in der Psychiatrie, Dissertation, TU München 2004

Normal – anders – krank: Beiträge in soziokultureller Perspektive

Michaela Thal und Andreas Kopytto

Johann S. Ach, Arnd Pollmann (Hrsg.), No body ist perfect. Baumaßnahmen am menschlichen Körper – Bioethische und ästhetische Aufrisse, Bielefeld 2006

Peter Alexander, Normality, *Philosophy* 48 (1973), p. 173–151

Helma Kathrin Alter, Gleiche Chancen für alle. Transidentität in Deutschland 1998/1999, Norderstedt 2005

Wiebke Ammann; Helge Peters, Stigma Dummheit, Bewältigungsargumentationen von Sonderschülern, Rheinstetten 1981

Christiane Ant, Transsexualität und menschliche Identität. Herausforderung sexualethischer Konzeptionen, Münster 2000 (= Studien der Moraltheologie, Abteilung Beihefte, 5)

Adrienne Asch, Distracted by disability, *Cambridge Quaterly of Healthcare Ethics* 7 (1998), 1, p. 77–87

Anthony R. D'Augelli, Charlotte J. Patterson (eds.), Lesbian, Gay and Bisexual Identities over the Lifespan, New York, Oxford 1995

Michel Autes und Gilles Ferréol, Intégration et exclusion dans la société française contemporaine, Lille 1993

Samuel R. Bagenstos, Subordination, stigma, and „disability", *Virginia Law Review* 86 (2000), S. 397–534

Thomas Barow, Die Debatte um die Entschädigung von Zwangssterilisierten in Schweden, *Geistige Behinderung* 43 (2004), 1, S. 57–65

Jürgen Basedow, Jens M. Scherpe (Hrsg.), Transsexualität, Staatsangehörigkeit und internationales Privatrecht, Tübingen 2004 (= Studien zum ausländischen und internationalen Privatrecht, 134)

Zygmunt Bauman, Verworfenes Leben. Die Ausgegrenzten der Moderne, Hamburg 2005

Ronald Bayer, Gays and the stigma of bad blood, *Hastings Center Report* 13 (1983), 2, S. 5–7

Sophinette Becker et al., Es gibt kein richtiges Leben im Falschen. Antwort auf die Kritik an den Standards der Behandlung und Begutachtung von ‚Transsexuellen', *Zeitschrift für Sexualforschung* 11 (1998), S. 155–162

Alan P. Bell, Martin S. Weinberg, Sue Kiefer Hammersmith, Sexual Preference: Its Development in Men and Women. An official publication of the Alfred C. Kinsey Institute of Sex Research, Bloomington 1981

Nachman Ben-Yehuda, Politics and Morality of Deviance. Moral Panics, Drug Abuse, Deviant Science and Reversed Stigmatization, New York 1990

Laura R. Biddle, Doe v. Heller, Freedom From Bodily Restraint and Associated Stigma – A Fundamental Interest, *Journal of Contemporary Health Law and Policy* 12 (1995), p. 239–267

Otto F. Bode, Vorurteile und Stigmatisierung: ökonomische Aspekte eines sozialen Phänomens oder soziologische Aspekte eines ökonomischen Phänomens, Venlo 1995 (= Diskussionsbeiträge der Arbeitsgemeinschaft Betriebswirtschaft der Hogeschool Venlo, 1)

Danica R. Bornstein, Jake Fawcett, Marianne Sullivan et al., Understanding the experiences of lesbian, bisexual and trans survivors of domestic violence. A qualitative study, *Journal of Homosexuality* 51 (2006), p. 159–181

Andrea Brackmann, Jenseits der Norm – hochbegabt und hoch sensibel?, Stuttgart 2005

Christoph Brecht, Wolfgang Fink (Hrsg.), „Unvollständig, krank und halb?" Zur Archäologie moderner Identität, Bielefeld 1996

James Brown, Say it loud, I'm black and I'm proud. Part 1 & 2, King Records 1968

Manfred Brusten (Hrsg.), Stigmatisierung. Zur Produktion gesellschaftlicher Randgruppen, Neuwied 1975

Scott Burris, Disease stigma in U. S. public health law, *Journal of Law, Medicine and Ethics* 30 (2002), p. 179–190

Judith Butler, Das Unbehagen der Geschlechter, Frankfurt a. M. 1991

William Byne, Bruce Parsons, Human Sexual Orientation: The Biologic Theories Reappraised, *Archives of General Psychiatry* 50, March (1993), p. 228–239

Roy Cain, Stigma Management and Gay Identity Development, *Social Work* 36 (1991), p. 67–73

Arthur L. Caplan, H. Tristram Engelhardt, James J. McCartney (eds.), Concepts of Health and Disease, Reading 1981

James I. Charlton, Nothing about us without us. Disability oppression and empowerment, Berkeley u. a. 1998

Mark J. Cherry (ed.), Persons and their bodies. Rights, responsibilities, relationships, Dordrecht et al. 1999

Kristen Clements-Nolle, Rani Marx, Mitchell Katz, Attempted suicide among transgender persons: The influence of gender-based discrimination and victimization, *Journal of Homosexuality* 51 (2006), p. 53–69

Richard R. Clopper, Short stature, stigma, and behavioral adjustment, *Growth, genetics & hormones*, Suppl. 1 (1992), p. 27–30

Matthew Colton, Stigma and social welfare, Aldershot et al. 1997

John H. Copes, Craig J. Forsyth, The Tattoo. A Social Psychological Explanation, *International Review of Modern Sociology* 23 (1993), p. 83–89

Patrick W. Corrigan, Amy C. Watson, Mark L. Heyrman et al., Structural Stigma in State Legislation, *Psychiatric Services* 56 (2005), p. 557–563

Nicole H. F. Cossrow, Robert W. Jeffery, M. T. McGuire, Understanding weight stigmatization. A focus group study, *Journal of Nutrition Education* 33 (2001), p. 208–214

Phebe Cramer, Tiffany Steinwert, Thin is good, fat is bad: How early does it begin? *Journal of Applied Developmental Psychology* (1998), p. 429–451

Jean-Claude Croizet, Jacques-Philippe Leyens, Mauvaises réputations Réalités et enjeux de la stigmatisation sociale, Paris 2004

Heidrun Czock, Frant Bettmer, Versuch der Verknüpfung struktureller Elemente der Entfremdung mit dem Prozess der Stigmatisierung und Ausgrenzung von psychisch Auffälligen in der sozialen Interaktion, Diplomarbeit Bielefeld 1978

Anton J. M. Dijker, Willem Koomen, The social psychology of stigmatization, Cambridge 2004

Anton J. M. Dijker, Willem Koomen, Stigmatization, Tolerance and Repair, Cambridge 2007

Simon Dinitz, Russell R. Dynes, Alfred C. Clarke, Deviance. Studies in the process of stigmatization and sociel Reaction, London 1969

Robert L. Dipboye (ed.), Discrimination at work. The psychological and organizational bases, Mahwah 2005

James R. Dudley, Living with stigma. The plight of the people who we label mentally retarded, Springfield 1983

Richard van Dülmen (Hrsg.), Entdeckung des Ich: Die Geschichte der Individualisierung vom Mittelalter bis zur Gegenwart, Köln, Frankfurt a. M. 2001

Lloyd M. Dunn, Exceptional children in the schools, New York 1964

Teri Elkins, James Phillips, Robert Konopaske, Gender-related biases in evaluations of sex discrimination allegations: Is perceived threat the key?, *Journal of Applied Psychology* 87 (2002), p. 280–292

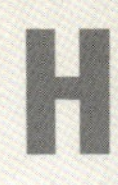

Carina Ey-Ehlers, Hochbegabte Kinder in der Grundschule. Eine Herausforderung für die pädagogische Arbeit unter besonderer Berücksichtigung von Identifikation und Förderung, Stuttgart 2001

Gerhard Falk, Stigma. How we treat outsiders, Amherst 2001

Volker Faust, Günter Hole (Hrsg.), Psychiatrie und Massenmedien, Stuttgart 1983

Barbara Feger, Hochbegabung. Chancen und Probleme, Bern 1988

Barbara Feger, Tanja Prado, Hochbegabung. Die normalste Sache der Welt, Darmstadt 1998

Peter Fiedler, Sexuelle Orientierung und sexuelle Abweichung, Weinheim, Basel 2004

Asmus Finzen, Psychose und Stigma. Stigmabewältigung – zum Umgang mit Vorurteilen und Schuldzuweisungen, Bonn 2001

Rainer Flöhl, Wachsende Ausgrenzung der psychisch Kranken. Organisationen und Strukturen dominieren. Furcht vor dem Abbau der Sozialleistungen, *Frankfurter Allgemeine Zeitung* 58 (2006), Nr. 219, S. N1

Astrid Fortenbacher, Hochbegabung bei Vor- und Grundschulkindern. Verhaltensmerkmale, Risiken, Förderung, Saarbrücken 2006

Inez Freund-Braier, Hochbegabung, Hochleistung, Persönlichkeit, Münster 2000

Andreas Frewer, Christian Säfken, Identität, Intersexualität, Transsexualität: Medizinhistorische und ethischrechtliche Aspekte der Geschlechtsumwandlung, in: Frank Stahnisch, Florian Steger (Hrsg.): Geschichte und Philosophie der Medizin, Stuttgart 2005, S. 137–156

Andreas Frewer, Rolf Winau (Hrsg.), Ethische Probleme in Lebenskrisen, Erlangen 2005 (= Grundkurs Ethik in der Medizin, 3)

Hans-Peter Frey (Hrsg.), Identität. Entwicklungen psychologischer und soziologischer Forschung, Stuttgart (1987)

Hans-Peter Frey, Stigma und Identität. Eine empirische Untersuchung zur Genese und Änderung krimineller Identität bei Jugendlichen, Weinheim 1983

Richard C. Friedman, Männliche Homosexualität. Psychoanalyse der Geschlechterdifferenz, Berlin u. a. 1993

Henry Frignet, Pour une éthique de la différence des sexes, *Revue Générale de Droit Médical* (2001), 6, p. 97–106

Ottmar Fuchs, Im Brennpunkt: Stigma: Gezeichnete brauchen Beistand, Frankfurt a. M. 1993

Uta E. Gerhardt, Michael E. J. Wadsworth (Hrsg.), Stress and stigma. Explanation and evidence in the sociology of crime and illness, Frankfurt a. M. 1985

Barbara Gissrau, Die Sehnsucht der Frau nach der Frau. Psychoanalyse und weibliche Homosexualität, München 1997

Erving Goffman, Stigma: Notes on the Management of Spoiled Identity, New York 1963

Erving Goffman, Stigma. Über Techniken der Bewältigung beschädigter Identität, Frankfurt a. M. 2005

Steven J. Gold, Moral controversies. Race, class, and gender in applied ethics, Belmont 1993

John P. Gomez, Steven J. Trierweiler, Exploring cross-group discrimination. Measuring the dimensions of inferiorization, *Journal of Applied Social Psychology* 29 (1999), p. 1900–1926

Sigrid Graumann, Katrin Grüber (Hrsg.), Anerkennung, Ethik und Behinderung, Münster 2005 (= Mensch – Ethik – Wissenschaft, 2)

Karl Gröning (Hrsg.), Geschmückte Haut. Eine Kulturgeschichte der Körperkunst, München 1997

Dominik Groß, Jan Steinmetzer, Transsexualität zwischen Medizin, Recht und Ethik. Ein europäischer Vergleich, in: B. Sharon Byrd, Jan C. Joerden (Hrsg.), *Jahrbuch für Recht und Ethik* 14 (2006/07), S. 581–609

Elisabeth Greif, Doing Trans/Gender. Rechtliche Dimensionen, Linz 2005 (= Linzer Schriften zur Frauenforschung, 29)

Heinrich Greving et al. (Hrsg.), Inklusion statt Integration? Heilpädagogik als Kulturtechnik, Gießen 2006

Arnold H. Grossman, Anthony R. D'Augelli, Transgender youth. Invisible and vulnerable, *Journal of Homosexuality* 51 (2006), p. 111–128

Robert Gugutzer (Hrsg.), body turn. Perspektiven der Soziologie des Körpers und des Sports, Bielefeld 2006

Anoushka Gunewardene, Gail F. Huon, Richang Zheng, Exposure to westernization and dieting: a cross-cultural study, *International Journal of Eating Disorders* 29 (2001), p. 289–293

Nurit Guttman, Guilt, fear, stigma and knowledge gaps. Ethical issues in public health communication interventions, *Bioethics* 18 (2004), p. 531–552

Thomas Hagen, Krankheit. Weg in die Isolation oder Weg zur Identität. Theologisch-ethische Untersuchung über das Kranksein, Regensburg 1999 (= Studien zur Geschichte der katholischen Moraltheologie, 34)

Rahman Haghighat, Towards a unitary theory of stigmatisation, *British Journal of Psychiatry* 178 (2001), p. 378–379

Michael Hagner, Geniale Gehirne. Zur Geschichte der Elitegehirnforschung, München 2007

Todd F. Heatherton, The social psychology of stigma, New York 2000

Annette Heinbokel, Hochbegabung im Spiegel der Printmedien seit 1950. Vom Werdegang eines Bewusstseinswandels. BMBF-Gutachten, Osnabrück, Bonn 2001

Stefan Heiner, Enzo Gruber (Hrsg.), Bildstörungen. Kranke und Behinderte im Spielfilm, Frankfurt a. M. 2003

Peter Herman (Hrsg.), Physical appearance, stigma, and social behavior, Hillsdale et al. 1986

Elisabeth J. Herskovits, Linda S. Mitteness, Transgressions and sickness in old age, *Journal of Aging Studies* 8 (1994), S. 327–340

Konrad Hilpert, Das Recht, anders zu sein. Die Aktualität der Toleranz, *Ethica* 3 (1995), 4, S. 339–363

Mathias Hirsch (Hrsg.), Der eigene Körper als Symbol? Der Körper in der Psychoanalyse von heute, Gießen 2002

Stefan Hirschauer, Die soziale Konstruktion der Transsexualität. Über die Medizin und den Geschlechtswechsel, Frankfurt a. M. 1999

Annamarie Jagose, Queer theory. Eine Einführung, Berlin 2001

Jan C. Joerden (Hrsg.), Diskriminierung – Antidiskriminierung, Heidelberg 1996 (= Schriftenreihe des Interdisziplinären Zentrums für Ethik an der Europa-Universität Viadrina Frankfurt/Oder, 1)

Edward E. Jones, Social stigma. The psychology of marked relationships, New York 1984

Steve Jones, Der Mann – ein Irrtum der Natur?, Reinbek 2003

Barbara Kamprad (Hrsg.), Im falschen Körper. Alles über Transsexualität, Zürich 1991

Manfred Kappler, Der schreckliche Traum vom vollkommenen Menschen. Rassenhygiene und Eugenik in der Sozialen Arbeit, Marburg 2000

Irwin Katz, Stigma. A social psychological analysis, Hillsdale, N. J. 1981

Matthias Kettner (Hrsg.), Wunscherfüllende Medizin?, Heidelberg 2006 (= Ethik in der Medizin, 18,1)

Alfred C. Kinsey, Wardell B. Pomeroy, Clyde E. Martin, Sexual Behavior in the Human Male, Philadelphia 1953

Alfred C. Kinsey, Wardell B. Pomeroy, Clyde E. Martin et al., Sexual Behavior in the Human Female, Bloomington, Indianapolis 1998 (1. Aufl.: Philadelphia 1953)

Fritz Klein, The Bisexual Option, New York, London, Norwood (Australia), 2. Aufl., 1993

Lothar Krappmann, Soziologische Dimensionen der Identität, Stuttgart 2005

Renate Kroll (Hrsg.), Metzler Lexikon Gender Studies. Geschlechtsforschung. Ansätze – Personen – Grundbegriffe, Stuttgart 2002

Janet D. Latner, Albert J. Stunkard, G. Terence Wilson, Stigmatized students: age, sex, and ethnicity effects in the stigmatization of obesity, *Obesity Research* 13 (2005), S. 1226–1231

Gloria Lee (ed.), The manufacture of disadvantage: stigma and social closure, Milton Keynes, Pa. 1987

James Lindemann-Nelson, Prenatal Diagnosis, Personal Identity, and Disability, *Kennedy Institute of Ethics Journal* 10 (2000), 3, p. 213–228

Bruce G. Link, Jo C. Phelan, Conceptualizing stigma, *Annual Review of Sociology* 27 (2001), p. 363–385

Bruce G. Link, Lawrence H. Yang, Jo C. Phelan et al., Measuring mental illness stigma, *Schizophrenia Bulletin* 30 (2004), S. 511–541

Wolfgang Lipp, Stigma und Charisma. Über soziales Grenzverhalten, Berlin 1985 (= Schriften zur Kultursoziologie, 1)

Arnold M. Ludwig, The price of greatness. Resolving the creativity and madness controversy, New York 1995

Thomas Lux (Hrsg.), Krankheit als semantisches Netzwerk. Ein Modell zur Analyse der Kulturabhängigkeit von Krankheit, Berlin 1999

Thomas Lux (Hrsg.), Kulturelle Dimensionen der Medizin, Berlin 2003

Brenda Major, Abortion as Stigma. Cognitive and Emotional Implications of Concealment, *Journal of Personality and Social Psychology* 77 (1999), p. 735–745

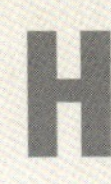

Arnd T. May, Tanja Kohnen, Körpermodifikationen durch Piercing: Normalität, Subkultur oder Modetrend?, Bochum 2006 (= Medizinethische Materialien, 167)

Hans-Georg Mehlhorn, Persönlichkeitsentwicklung Hochbegabter, Berlin 1988

Toni Meissner, Wunderkinder. Schicksal und Chance Hochbegabter, Frankfurt a. M. 1991

Carol T. Miller, Cheryl R. Kaiser, A theoretical perspective on coping with stigma, *Journal of Social Issues* 57 (2001), S. 73–92

Bettina Charlotte Moog: Das ‚Gespenst' der Gleichgeschlechtlichkeit – Transsexuelle zwischen Anerkennung und Diskriminierung, Masterthesis Wien 2005

Fritz Morgenthaler, Homosexualität, Heterosexualität, Perversion, Frankfurt u. a. 1994

Katja Neppert, Die Kontinuität der Ausgrenzung. Die Politik der „Wiedergutmachung" von NS-Verbrechen am Beispiel der Entschädigung Zwangssterilisierter, unveröffentlichte Diplomarbeit an der FU Berlin 1993

Jerome Neu, Sexual identity and sexual justice, *Ethics* 108 (1998), 3, p. 586–596

Gerhardt Nissen, Kulturgeschichte seelischer Störungen bei Kindern und Jugendlichen, Stuttgart 2005

Harold Noonan, Personal Identity, London 2003

Martha C. Nussbaum, Hiding from humanity. Disgust, shame, and the law, Princeton, N. J. 2004

Eric Olson, The Human Animal: Personal Identity without Psychology, New York 1999

Robert M. Page, Stigma, London u. a. 1984

Justin H. Park, Jason Faulkner, Mark Schaller, Evolved Disease-Avoidance Processes and Contemporary Anti-Social Behavior. Prejudicial Attitudes and Avoidance of People with Physical Disabilities, *Journal of Nonverbal Behavior* 27 (2003), p. 65–87

John Perry, Identity, Personal Identity, and the Self, Indianapolis 2002

Susan Peters, Is there a disability culture? A syncretisation of three possible world views, *Disability & Society* 15 (2000), S. 583–601

Troye Peticolas, Terri S. I. Tilliss, Gail N. Cross-Poline, Oral and Perioral Piercing. A Unique Form of Self-Expression, *The Journal of Contemporary Dental Practice* 1 (2000) 3, p. 1–9

Erdwin H. Pfuhl, Stuart Henry, The deviance process, New York et al. 1993

Christiane Pruisken, Interessen und Hobbys hochbegabter Grundschulkinder, Münster 2005

Wiebke Ramm, Die „Disziplinierung" des „transsexuellen Subjekts". (Re)Produktion normierter Zweigeschlechtlichkeit im institutionalisierten Geschlechtswechsel, *Forum Kritische Psychologie* 46 (2003), S. 82–100

Josef Rattner, Homosexualität. Psychoanalyse und Gruppentherapie, Olten 1973

Pia Reichert, Schizophrenie und Stigma, Deutsche Sporthochschule, Diplomarbeit, Köln 2003

Barbara Reichle, Wolfgang Lehmann, Inge Jüling, Hochbegabte Kinder. Erkennen, fördern, problematische Entwicklungen verhindern, Weinheim 2004

Matt Ridley, Eros und Evolution. Die Naturgeschichte der Sexualität, München 1995

Mary M. Rogge, Marti Greenwald, Amelia Golden, Obesity, Stigma, and Civilized Oppression, *Advances in Nursing Science* 27 (2004), p. 301–315

Sabine Rohrmann, Tim Rohrmann, Hochbegabte Kinder und Jugendliche. Diagnostik – Beratung – Förderung, München 2005

Detlef H. Rost (Hrsg.): Hochbegabte und hochleistende Jugendliche. Neue Ergebnisse aus dem Marburger Hochbegabtenprojekt, Münster 2000

Karen M. Ruggiero, Donald M. Taylor, John E. Lydon, How disadvantaged group members cope with discrimination when they perceive that social support is available, *Journal of Applied Social Psychology* 27 (1997), p. 1581–1600

Christian Säfken, Intersexualität, Transsexualität, Identitätskrise. Die Angleichung und Umwandlung des Geschlechts in medizinethischer und juristischer Perspektive, in: Andreas Frewer und Rolf Winau (Hrsg.), Ethische Probleme in Lebenskrisen, Erlangen u. a. 2005 (= Grundkurs Ethik in der Medizin, 3), S. 139–166

Liz Sayce, Beyond good intentions. Making anti-discrimination strategies work, *Disability & Society* 18 (2003), p. 625–642

Teresa L. Scheid, Stigma as a barrier to employment: Mental disability and the Americans with Disabilities Act, *International Journal of Law and Psychiatry* 28 (2005), p. 670–690

Peter Schellenbaum, Homosexualität des Mannes. Eine tiefenpsychologische Studie, München 1980

Susanne R. Schilling, Hochbegabte Jugendliche und ihre Peers. Wer allzu klug ist, findet keine Freunde?, Münster 2002

Jochen Schmidt, Die Geschichte des Genie-Gedankens in der deutschen Literatur, Philosophie und Politik 1750–1945, 2 Bände, Darmstadt 1985

Kurt W. Schmidt, Stabilizing or changing identity? The ethical problem of sex reassignment. Surgery as a conflict among the individual community, and society, Berlin 2002

Hans-Walter Schmidt-Hanissa, Florian Steger, Stigma, in: Bettina von Jagow, Florian Steger (Hrsg.), Literatur und Medizin, Göttingen 2005, Sp. 736–741

Wolf Schneider, Die Sieger. Wodurch Genies, Phantasten und Verbrecher berühmt geworden sind, München 1996

Alfred Schobert, Siegfied Jäger, Mythos Identität. Fiktion mit Folgen, Münster 2004

Sabine Schulte zu Berge, Hochbegabte Kinder in der Grundschule. Erkennen – Verstehen – Im Unterricht berücksichtigen, Münster 2001

Georg Schwikart, Sexualität in den Weltreligionen, Gütersloh 2001

Gretchen B. Sechrist, Janet K. Swim, Charles Stangor, When Do the Stigmatized Make Attributions to Discrimination Occurring to the Self and Others? The Roles of Self-Presentation and Need for Control, *Journal of Personality and Social Psychology* 87 (2004), p. 111–122

Sexual orientation and the law, Cambridge, Mass. 1990

Aiga Seywald, Physische Abweichung und soziale Stigmatisierung Zur sozialen Isolation und gestörten Rollenbeziehung physisch Behinderter und Entstellter, Rheinstetten 1978 (= Dortmunder Studien zur Philosophie, Psychologie, Soziologie und Erziehungswissenschaft, 3)

Aiga Seywald, Anstoßnahme an sichtbar Behinderten. Soziologische und psychologische Ansätze zur Erklärung der Stigmatisierung physisch Abweichender, Rheinstetten 1980 (= Dortmunder Studien zur Philosophie, Psychologie, Soziologie und Erziehungswissenschaft, 6)

Elaine V. Siegel, Weibliche Homosexualität. Psychoanalytische und therapeutische Praxis, München u.a. 1992

Anita Silvers, „Defective“ agents: equality, difference and the tyranny of the normal, *Journal of Social Philosophy*, 25th anniversary special issue (1994), p. 154–175

Anita Silvers, A fatal attraction to normalizing: treating disabilities as deviations from „species-typical“ functioning, in: Erik Parens (Hrsg.), Enhancing human traits: ethical and social implications, Washington 1998, p. 95–123

Charles W. Socarides, Der offen Homosexuelle, Frankfurt a. M. 1971

Kai Sommer, Die Strafbarkeit der Homosexualität von der Kaiserzeit bis zum Nationalsozialismus. Eine Analyse der Straftatbestände im Strafgesetzbuch und in den Reformentwürfen (1871–1945), Frankfurt a. M. 1998

Karim E. Souessi, Dissertation zur Frage der Abgrenzbarkeit von Transvestismus und Transsexualität bei Männern, München 1991

Aiga Stapf, Hochbegabte Kinder, München 2003

Ingeborg Stengel, Theo Strauch, Stimme und Person, Stuttgart 1996

Samuel M. Steward, Bad Boys and Tough Tattoos. A Social History of the Tattoo with Gangs, Sailors and Street-Corner Punks, 1950–1965, New York 1990

Jan Steinmetzer, Dominik Groß, Die Behandlung von Transsexualität und ihre ethischen Implikationen. Projektskizze, in: Dominik Groß, Tobias Heinrich Duncker (Hrsg.), Farbe – Erkenntnis – Wissenschaft, Münster 2006 (= Anthropina, 1), S. 177–188

Jan Steinmetzer, Dominik Groß, Tobias Heinrich Duncker, Ethische Fragen im Umgang mit transidenten Personen – Limitierende Faktoren des gegenwärtigen Konzepts von „Transsexualität“, *Ethik in der Medizin* 19 (2007), 1, S. 39–54

Lois M. Takahashi, Homelessness, AIDS, and stigmatization, Oxford 1998

Thomas Uhlemann, Stigma und Normalität. Kinder und Jugendliche mit Lippen-Kiefer-Gaumenspalte, Göttingen 1990

Jürgen vom Scheidt, Das Drama der Hochbegabten. Zwischen Genie und Leistungsverweigerung, München 2004

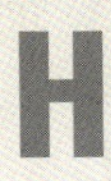

Lieven Vandekerckhove, Tätowierung. Zur Soziogenese von Schönheitsnormen, Frankfurt a. M. 2006

Irmela Vonessen, Aspekte der homosexuellen Übertragung und ihrer Handhabung. Göttingen 1980 (= Materialien zur Psychoanalyse und analytisch orientierten Psychotherapie: Beiheft, 4)

Robert Wachbroit, Normality as a biological concept, *Philosophy of Science* 61 (1994), p. 579–591

Michael Waldmann, Franz E. Weinert, Intelligenz und Denken. Perspektiven der Hochbegabungsforschung, Göttingen, Toronto, Zürich 1990

Shirley S. Wang, Kelly D. Brownell and Thomas A. Wadden, The influence of the stigma of obesity on overweight individuals, *International Journal of Obesity* 28 (2004), p. 1333–1337

Birgit Warzecha (Hrsg.), Medien und gesellschaftliche Stigmatisierungsprozesse, Hamburg 1999

Joachim Westenhöfer, Volker Pudel, Gesellschaftliche Aspekte von Essstörungen, *Praxis der klinischen Verhaltensmedizin und Rehabilitation* 3 (1990), S. 151–159

Rolf Winiarski, Psychodynamische Theorien zur Homosexualität und gay counseling, Frankfurt a. M. u. a. 1993 (= Europäische Hochschulschriften, Psychologie, 408)

Ulrike Winkelmann, Transsexualität und Geschlechtsidentität, Münster 1993 (= Sozialpsychiatrie und psychosoziale Versorgung, 3)

Ellen Winner, Hochbegabt. Mythen und Realitäten von außergewöhnlichen Kindern, Stuttgart 1998

Véronique Zbinden, Piercing. Archaische Riten und modernes Leben, Engerda 1998

Cornelia Ziegler, Barbara Zoschke, Bodypiercing, Wien 1995

Brigitte Ziob, Körperinszenierungen – Das veräußerte Selbst, *Psyche. Zeitschrift für Psychoanalyse und ihre Anwendungen* 61 (2007), S. 125–136

Kurzbiographien der Autoren

Lic. Phil. Gisep Buchli, geboren in Sent/Graubünden; Studium der Geschichte und Sozialgeschichte an der Universität Zürich (2004 Lizentiatsprüfung); *Forschungsschwerpunkt*: Geschichte der sog. Behinderten.

Rosanna D'Ortona, geboren in Esslingen; Studium in Bonn, seit 2005 Mitarbeiterin der Redaktion *Ohrenkuss*; Konzeption der Inhalte für die jeweilige Ausgabe und Organisation der *Ohrenkuss*-Lesungen.

Prof. Dr. med. Dr. phil. Stefan Evers, geboren in Heepen bei Bielefeld; Studium der Medizin (1992 Ärztliche Prüfung und Promotion) und der Musikwissenschaft mit Nebenfach Pädagogik (2002 Promotion) in Münster; seit 1992 Mitarbeiter der Klinik und Poliklinik für Neurologie des Universitäsklinikums Münster; 2001 Habilitation in Neurologie; 2005 Ernennung zum außerplanmäßigen Professor; aktuell Geschäftsführender Oberarzt; *Forschungsschwerpunkte:* Schmerzforschung, insbesondere Kopfschmerzforschung (derzeit Präsident der Deutschen Migräne- und Kopfschmerzgesellschaft), Epileptologie, Musikmedizin.

Dr. med. Petra Gelhaus, geboren in Hannover; Studium der Humanmedizin (1993 Ärztliche Prüfung, 2001 Promotion) und der Philosophie in Münster; 1996–1998 Leiterin der Geschäftsstelle der Ethikkommission des Universitätsklinikums Münster und der Ärztekammer Westfalen-Lippe, seit 1998 Wissenschaftliche Angestellte/Wissenschaftliche Assistentin am Institut für Ethik, Geschichte und Theorie der Medizin des Universitätsklinikums Münster; *Forschungsschwerpunkte*: Ethik der Humangenetik, Begründungsfragen in der Ethik, Didaktik der Medizinethik, Krankheitsbegriff.

Univ.-Prof. Dr. med., med. dent. et phil. Dominik Groß, geboren in St. Wendel; Studium der Geschichte, der Philosophie und der Klassischen Archäologie (1990 Magisterprüfung, 1993 Promotion in Saarbrücken), der Zahnheilkunde (1989 Zahnärztliche Prüfung, 1991 Promotion in Homburg) und der Humanmedizin (2000 Ärztliche Prüfung, 2001 Promotion in Ulm), 1998 Habilitation in Würzburg; seit 2005 Direktor des Instituts für Geschichte, Theorie und Ethik der Medizin an der RWTH Aachen; *Forschungsschwerpunkte*: Neuzeitliche und frühneuzeitliche Medizingeschichte (insb. medizinische Berufsgruppen), angewandte Medizinethik (Verteilungsgerechtigkeit, Neuroethik, Transplantationsmedizin).

Ltd. OA Dr. med. Ulrich Hagenah, geboren in Gelsenkirchen; Studium der Humanmedizin (1983 Ärztliche Prüfung, 1985 Promotion) in Düsseldorf; Facharzt für Kinder- und Jugendpsychiatrie und -psychotherapie, Facharzt für Kinderheilkunde; Leitender Oberarzt der Klinik für Kinder- und Jugendpsychiatrie und -psychotherapie am Universitätsklinikum der RWTH Aachen; *Schwerpunkte:* Essstörungen in der Adoleszenz, Somatisierungsstörungen.

Prof. Dr. med. Wolfram Henn, geboren in Saarbrücken; Studium der Humanmedizin in Homburg (1988 Ärztliche Prüfung und Promotion); Facharzt für Humangenetik, 1996 Habilitation für Humangenetik 6; 2002 Habilitation für Ethik in der Medizin; Leiter der Genetischen Beratungsstelle der Universität des Saarlandes in Homburg; *Forschungsschwerpunkte:* Ethische Probleme der Humangenetik, psychosoziale Aspekte geistiger Behinderung, Genetik von Hirntumoren.

Univ.-Prof. Dr. med. Dr. med. habil. Dr. phil. Peter Hucklenbroich, geboren in Münster; Studium der Philosophie (1977 Promotion), der Chemie (1979 Staatsexamen) und der Humanmedizin (1983 Ärztliche Prüfung, 1986 Promotion) in Münster, 1990 Habilitation in Münster, 1991 Umhabilitation in Hannover; Universitätsprofessor für Theorie und Geschichte der Medizin am Institut für Ethik, Geschichte und Theorie der Medizin der WWU Münster; *Forschungsschwerpunkte*: Theorie der Medizin, Theoretische Pathologie, Allgemeine Erkenntnis- und Wissenschaftstheorie, Künstliche Intelligenz in der Medizin, Klinische Ethik.

Mareike Kehl, geboren in Göttingen; Studium der Humanmedizin (2006 Ärztliche Prüfung) sowie der Soziologie, der germanistischen Linguistik und der Philosophie an der RWTH Aachen; Assistenzärztin am Universitätsklinikum Aachen; Doktorandin am Institut für Geschichte, Theorie und Ethik der Medizin an der RWTH Aachen; *Forschungsschwerpunkt:* Intersexualität.

PD Dr. med. Dipl.-Soz. Tanja Krones, geboren in Hattingen, Studium der Soziologie, Politik und Psychologie (1997 Diplom) und der Humanmedizin (2000 Ärztliche Prüfung und Promotion in Marburg); 2007 Habilitation für Ethik in der Medizin, Lehrbeauftragte für Klinische Ethik, Geschäftsführung Ethikkommission Philipps-Universität Marburg; *Forschungsschwerpunkte:* Ethische Aspekte der Fortpflanzungsmedizin, Evidenzbasierte Medizin und Ethik, Methoden der Bioethik, Klinische Ethik, Public Health Ethik.

Dipl.-Bibl. Andreas Kopytto, geboren in Königshütte; Studium des Bibliothekswesens und der wissenschaftlichen Information an der Schlesischen Universität in Kattowitz (1979 Magisterprüfung); 1990 in Deutschland anerkannter Abschluss als Diplom-Bibliothekar; seit 1993 Bibliothekar am Institut für Geschichte, Theorie und Ethik der Medizin an der RWTH Aachen.

Dr. phil. Arnd T. May, M. A., geboren in Recklinghausen; Studium der Philosophie (2000 Promotion), der Betriebswirtschaftslehre sowie des Öffentlichen Rechts in Göttingen und Bochum; seit 2006 wissenschaftlicher Angestellter und Fachkoordinator für Klinische Ethik am Institut für Geschichte, Theorie und Ethik der Medizin Aachen; *Forschungsschwerpunkte:* Patientenautonomie und Fürsorge, E-Health, Falldiskussion im Gesundheitswesen, Organisationsethik.

PD Dr. phil. Florian G. Mildenberger, M. A., geboren in München; Studium der Neueren Geschichte, Geschichte Osteuropas und Politikwissenschaften in München, London und Berlin (1998 Magisterprüfung, 2000 Promotion); 2003–2005 Projektassistent am Institut für Geschichte der Medizin der LMU München; 2005–2006 Mitarbeiter am Deutschen medizinhistorischen Museum Ingolstadt; 2006 Habilitation für Geschichte der Medizin in München; *Forschungsschwerpunkte:* Sexualgeschichte, Naturphilosophie, Geschichte der sozialistischen Eugenik.

Dr. phil. Dipl.-Phys. Sabine Müller, geboren in Bottrop; Studium der Physik (Nebenfächer: Chemie, Physiologie und Wissenschaftstheorie, Diplomarbeit in Neurobiologie, 1992 Diplom an der RWTH Aachen) und der Philosophie (2004 Promotion an der RWTH Aachen); seit 2006 Wissenschaftliche Angestellte und Fachkoordinatorin für Wissenschaftsethik und -theorie am Institut für Geschichte, Theorie und Ethik der Medizin an der RWTH Aachen; *Forschungsschwerpunkte*: Neuroethik, insbesondere ethische Probleme der Neurochirurgie; philosophische und naturwissenschaftliche Intelligenz-Theorien; biologische Grundlagen psychischer Phänomene.

Univ.-Prof'in Dr. med. Christiane Neuschaefer-Rube, geboren in Bonn; Studium der Humanmedizin (1986 Approbation, 1987 Promotion in Bonn); Fachärztin für Phoniatrie und Pädaudiologie, Fachärztin für HNO-Heilkunde; 2000 Habilitation für Phoniatrie und Pädaudiologie an der RWTH Aachen; seit September 2001 Hochschulprofessorin und Direktorin der Klinik für Phoniatrie, Pädaudiologie und Kommunikationsstörungen der RWTH; *Forschungsschwerpunkte*: Ansatzrohrforschung, Stimme bei Transgendern, Sprecheridentität, Sprechmotorik, Schluckstörungen, Obertongesang.

Dr. med. dent. Gereon Schäfer, geboren in Frankfurt a. M.; Studium der Zahnheilkunde (1989 Zahnärztliche Prüfung, 1995 Promotion in Homburg) sowie der Romanistik, der Klassischen Archäologie und der Geschichte (Saarbrücken); seit 2007 wissenschaftlicher Angestellter und Fachkoordinator für Medizingeschichte am Institut für Geschichte, Theorie und Ethik der Medizin an der RWTH Aachen; *Forschungsschwerpunkte*: zahnärztliche Professionalisierung 1919–1989 (aktuelles historisches Promotionsprojekt), Medizin und Zahnmedizin im Nationalsozialismus, Körpermodifikationen in medizinethischer Sicht.

Dipl.-Log. David D. J. Sander Scheidt, geboren in Mainz; Ausbildung zum Logopäden an der Lehranstalt für Logopädie des Universitätsklinikums Aachen (1996 Staatsexamen); Studium der Lehr- und Forschungslogopädie an der RWTH Aachen (2004 Diplom); Ph. D. Stipendium an der School of Communication, Arts, and Critical Enquiry der La Trobe University Melbourne; *Forschungsschwerpunkt*: logopädische Stimmarbeit bei Frau-zu-Mann-Transsexualität.

Jan Steinmetzer, M. A., geboren in Bad Neustadt/Saale; Studium der Neueren Geschichte, Deutschen Literatur- und Sprachwissenschaft (2002 Magisterprüfung) sowie der Linguistischen Informations- und Textdatenverarbeitung (2002 Diplom), jeweils in Würzburg; seit 2005 Wissenschaftlicher Mitarbeiter und Lehrkoordinator am Institut für Geschichte, Theorie und Ethik der Medizin an der RWTH Aachen; *Forschungsschwerpunkte*: Neuzeitliche und frühneuzeitliche Medizingeschichte, Ethik und Geschlecht, Medizin und Literatur.

Dipl.-Bibl. Michaela Thal (FH), geboren in Aachen; Studium an der Fachhochschule für Bibliotheks- und Dokumentationswesen in Köln (1984 Diplomprüfung), seit 1984 Bibliothekarin im Institut für Geschichte, Theorie und Ethik der Medizin an der RWTH Aachen.

Stefanie Westermann, M. A., geboren in Lünen/Westfalen; Studium der Neueren/Neuesten Geschichte und Politikwissenschaft (2005 Magister Artium in Osnabrück); seit 2007 Wissenschaftliche Mitarbeiterin am Institut für Geschichte, Theorie und Ethik der Medizin an der RWTH Aachen und Geschäftsführerin des Aachener Kompetenzzentrums für Wissenschaftsgeschichte; *Forschungsschwerpunkte*: nationalsozialistische Zwangssterilisations- und „Euthanasie“-Verbrechen und ihre Opfer nach 1945 (historisches Promotionsprojekt), Medizin und Nationalsozialismus, innermedizinischer Umgang mit der NS-Vergangenheit.

Korrespondenzadresse für alle Autoren:

Institut für Geschichte, Theorie und Ethik der Medizin
Medizinische Fakultät der RWTH Aachen
Wendlingweg 2
D-52074 Aachen
E-mail: gte-med-sekr@ukaachen.de
Internet: www.medizingeschichte.ukaachen.de